U0214668

整形美容外科学全书 **Vol.21**

儿童整形外科学

主编 穆雄铮 王 炜

浙江出版联合集团 浙江科学技术出版社

图书在版编目(CIP)数据

儿童整形外科学 / 穆雄铮, 王炜主编. — 杭州：
浙江科学技术出版社, 2015.4
（整形美容外科学全书）
ISBN 978-7-5341-6306-7

Ⅰ.①儿…　Ⅱ.①穆…②王…　Ⅲ.①小儿疾病 – 整
形外科学　Ⅳ.①R726.2

中国版本图书馆 CIP 数据核字(2014)第 257813 号

丛 书 名　整形美容外科学全书
书　　名　**儿童整形外科学**
主　　编　穆雄铮　王　炜

出版发行　**浙江科学技术出版社**
　　　　　杭州市体育场路 347 号　邮政编码：310006
　　　　　办公室电话：0571-85176593
　　　　　销售部电话：0571-85176040
　　　　　网 址：www.zkpress.com
　　　　　E-mail: zkpress@zkpress.com
排　　版　杭州兴邦电子印务有限公司
印　　刷　浙江海虹彩色印务有限公司

开　　本　890×1240　1/16　　　　印　张　44.25
字　　数　1 160 000
版　　次　2015 年 4 月第 1 版　　　印　次　2015 年 4 月第 1 次印刷
书　　号　ISBN 978-7-5341-6306-7　定　价　500.00 元

责任编辑　刘　丹　李骁睿　　　　**责任校对**　赵　艳
封面设计　孙　菁　　　　　　　　**责任印务**　徐忠雷

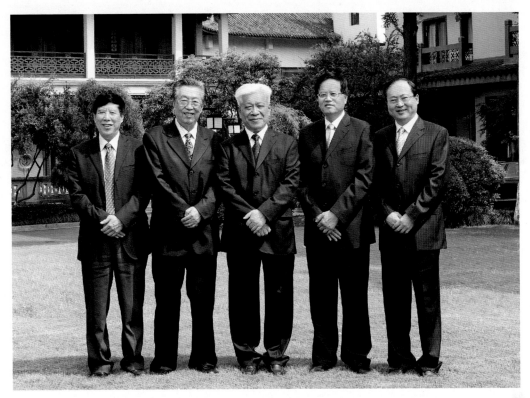

左起：艾玉峰、高景恒、王炜、张志愿、吴溯帆

《整形美容外科学全书》总主编简介

王炜（Wang Wei），1937 年生。整形外科终身教授，中国修复重建外科学会、中国医师协会整形美容分会的创始和筹建人之一，*Plastic and Reconstructive Surgery* 国际编委。在皮瓣移植、手畸形、食管缺损、晚期面瘫、腹壁整形、乳房整形、面部轮廓美化、年轻化及眼睑整形等方面有 40 余项国际国内领先创新。带教的医师成为大部分省、市的学科带头人，为美国、英国、意大利等国培养 20 多名教授和医师。编著中、英文图书 70 余部，发表论文 300 余篇，获国家发明奖等 20 余次。

张志愿（Zhang Zhiyuan），1951 年生。口腔医学博士、主任医师、教授、博士生导师，国家级重点学科——口腔颌面外科学科带头人，中华口腔医学会副会长，中国抗癌协会头颈肿瘤专业委员会主任委员。发表学术论文 313 篇（SCI 收录 68 篇），主编专著 10 部、副主编 5 部、参编 11 部（英文 2 部）；以第一负责人承担部委级课题 18 项，以第一完成人获国家科技进步二等奖 2 项。

高景恒（Gao Jingheng），1935 年生。1985 年破格晋升正高级职称，*Plastic and Reconstructive Surgery* 国际编委。主编专著 5 部，主审 10 余部，创刊杂志 2 本，现仍担任卫生部主管的《中国美容整形外科杂志》主编；在显微外科及修复重建外科临床研究中获得省部级科技进步奖 3 项。

艾玉峰（Ai Yufeng），1948 年生。原西安第四军医大学西京医院整形外科主任医师、教授、硕士生导师、主任。现任四川华美紫馨医学美容医院院长、学科带头人。发表论文 100 余篇，主编、参编专著 30 余部。

吴溯帆（Wu Sufan），1964 年生。1985 年浙江大学本科毕业，2003 年日本京都大学博士毕业，一直工作于浙江省人民医院整形外科。发表学术论文 80 余篇，其中 SCI 收录的英文论文 18 篇，主编、参编图书 17 部。

《儿童整形外科学》主编简介

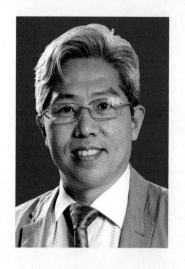

穆雄铮（Mu Xiongzheng）

复旦大学附属华山医院整形外科主任，主任医师、教授。1984年毕业于上海第二医科大学，1984～2010年在上海交通大学医学院附属第九人民医院工作，历任主治医师、副主任医师、主任医师。1997～1999年在法国巴黎和美国旧金山、达拉斯等地进修1年。担任过国际颅面外科学会（ISCFS）理事、常委，亚太颅面协会（APCA）理事、常委、主席；为中国颅面外科学组首任组长、国际整形重建和美容外科学会（IPRAS）专家组委员、国际美容外科学会委员、亚洲美容外科学会委员、《颅面外科杂志》（*Journal of Craniofacial Surgery*）编委、《美国面部整形档案》（*JAMA Facial Plastic Surgery*）特邀编委、《中华外科杂志》特邀编委、《中华整形外科杂志》编委、《中国修复重建外科杂志》编委等。

已发表论文90余篇（SCI收录11篇），主编《颅面外科学》（第2版），参编著作10部。入选上海市"曙光学者"，获卫生部科技二等奖（1994）、上海市科技进步一等奖（1994）、国家科技进步三等奖（1995）、上海市银蛇奖（1999）、卫生部科技二等奖（1999）、上海市医疗成果奖（2000）、中华医学二等奖（2009）等。

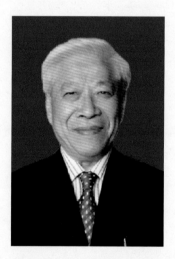

王炜（Wang Wei）

整形外科终身教授，中国修复重建外科学会、中国医师协会整形美容分会的创始和筹建人之一，*Plastic and Reconstructive Surgery* 国际编委，先后担任国内外30多个学会和杂志的主任、副主任委员、常委、副主编、编委等。

1961年从事整形外科，研究生毕业；大学四年级被选任上海瑞金医院心脏内科医师，管理26张床半年；1981～1982年为美国贝勒大学医学院等访问学者、客座教授。1967年起担任学科组长、副主任（常务）、主任，上海市医学重点学科和教育部"211工程"学科带头人。

1965年报告《大块皮肤组织瓣游离再植的实验研究》；1975年应用足背岛状皮瓣移植和游离移植；1977年进行游离空肠、空肠襻移植颈食管再造，近端空肠带蒂、远端血管吻合移植颈胸段食管再造；1985年被美国学者称为"世界上肠移植食管再造最有经验的医生"；1990年创造胸大肌肌皮瓣移植颈部食管再造；1991年创造背阔肌管状皮瓣移植颈段食管再造；1977年创造扩大第2足趾移植；1979年创新颞浅筋膜瓣加植皮治疗烧伤爪形手；1979年进行足底内侧岛状皮瓣移植；1979年将带0.8cm×5.0cm皮肤和神经血管的跖趾关节游离移植，用于手或颞颌关节再造；1980年与杨果凡同年报告前臂游离皮瓣移植；1980年编写的《医学百科全书》提出前臂游离皮瓣移植用于颈食管或阴茎再造，创造前臂逆行岛状皮瓣移植；1982年报告肢体淋巴水肿的病因及分类；1982年创造臀大肌瓣转移外伤性肛门括约肌再造，后用于直肠癌原位肛门括约肌再造；1985年创造微小血管"Y"形吻合法；1989年报告背阔肌游离移植一期治疗晚期面神经瘫痪；1995年以多神经蒂腹内斜肌瓣移植一期治疗晚期面神经瘫痪；在拇指发育不良的分类、美学再造、现代腹壁整形、假体隆乳、面部轮廓美化、年轻化、眼睑及鼻整形等方面有多项创新；1984年起实践"整形内科"与"美容内科"等，计40余项国内外领先成果在多国报告和发表。

为主管部门制定《中国整形外科医师培养目标细则》及《整形美容外科医疗范围和手术种类分类细则》。带教的医师成为大部分省、市的学科带头人，为美国、英国、意大利等国培养20多名教授和医师。

编著中、英文图书70余部，发表论文300余篇。主编的《整形外科学》是主任医师晋升、考研的主要参考书，被新加坡教授在美国杂志撰文推荐为"整形外科教科书旗舰"。

获国家发明奖等20余次。被 *The History of Microsurgery* 一书及 *Who's Who* 等多个世界名人录收录。

《儿童整形外科学》编委会

董晨彬　复旦大学附属儿科医院

程开祥　上海交通大学医学院附属第九人民医院

傅跃先　重庆医科大学附属儿童医院

鲁亚南　上海儿童医学中心

鲍　南　上海儿童医学中心

穆雄铮　复旦大学附属华山医院

绘　图　王林涛

　　　　周洁琪

总 序 《整形美容外科学全书》

—

现代中国整形外科，若以 1896 年发表在《中华医学杂志》(英文版)上的一篇整形外科论文算起，至今已有 118 年的历史。在半殖民地半封建社会的旧中国，整形外科的发展较慢。1949 年新中国成立以后，整形外科有了新的发展，尤其是改革开放后，整形外科获得了真正大发展的机遇。1977 年，在上海召开的"医用硅橡胶在整形外科的应用交流会"期间，笔者统计了全国全职和兼职的整形外科医师为 166 人，床位 732 张，几乎是近 600 万人口中，才有 1 名整形外科医师。2011 年有人统计，全国有 3000 多个整形外科医院、专科、诊所，有 2 万多名专业医师。30 多年来，整形美容医疗的就诊人数、从医人员迅速增加，中国或许是整形美容医疗发展最快的国家之一。

整形外科的快速发展是不均衡的。重点医学院校的整形美容外科专业队伍，其临床实践能力和创新研究成果，与亚洲国家或欧美国家相比，都具有较强的竞争力，特别在显微再造外科方面，处于世界领先水平。但在新建立的许多专科、诊所中，具有较高学术水平的专业人员相对较少；受过系统和正规训练，受益于国内外学术交流并在实践中积累了丰富经验的高素质医师的数量，远远不能满足学科发展的需求，编著出版整形美容外科高水平的学术专著，是学科发展刻不容缓的任务。

1999 年出版的两册《整形外科学》，已成为学界临床实践、研究、晋升、研究生考试的主要参考书。新加坡邱武才教授曾介绍："《整形外科学》是包括日本、印度、澳大利亚、新西兰在内的最好的教科书，是东方整形外科的旗舰……"他还在美国《整形再造外科杂志》上撰文推荐。近年来，随着整形美容外科不断发展，需要有更新、更专业、涵盖学科发展和创新性研究成果的学术专著问世。笔者 2006 年策划，2009 年 12 月向全国同行发起编撰《整形美容外科学全书》(以下简称《全书》)的邀请，迅速得到了国内外百余位教授、学者的积极响应。2010 年 9 月由成都华美美容医院协助承办了《全书》的编写会议，有百余位相关人员参加，会议成为编撰《全书》的动员大会，以及明确编撰要求、拟定编撰大纲的学术研讨会。如今，《全书》第一辑 10 分册已于 2013 年出版，第二辑 12 分册拟在 2014 年出版。这项编撰整形外科学术专著的巨大工程已结出了硕果。

2012 年 3 月《全书》第一辑被列为"2012 年度国家出版基金资助项目"，2013 年 4 月《全书》第二辑被列为"2013 年度国家出版基金资助项目"，这是整形外科学历史上的第一次，让所有参编人员在完成巨著的"长征"中增添了力量。编撰者们希望她的出版，可为中国以及世界整形美容学界增添光彩，并为我国整形美容外科的发展提供一套现代的、科学的、全面的、实用的和经典的教科书式的学术专著。这对年青一代的迅速成长和中国整形美容外科全面向世界高水平的发展都会发挥作用。正如我们在筹划编撰这套书时所讲"是为下一代备点粮草"。

二

《全书》的编撰者，有来自大陆各地的整形美容外科教授、主任医师、博士生导师、长江学者、国家首席科学家，还有来自中国台湾，以及美国、加拿大、韩国、日本、巴西等国家的学者、教授；既有老一辈专家，又有一批实践在一线且造诣深厚的中青年学者、学科带头人。笔者参加了大部分分册的编撰和编审过程，深深感谢编撰者们为编著《全书》所作出的奉献。《全书》的编撰，是一次学术界同行集中学习、总结和提高的过程，编撰者们站到本学科前沿编著了整形美容外科的过去、现在，并展望中国以及世界整形美容外科的未来。编撰者们深有体会：这是一次再学习的好机会，是我国整形美容外科向更高水平发展的操练,也是我国整形美容外科历史上一次规模空前宏大的编撰尝试。

三

在当今世界整形美容外科学界的优秀学术专著中,美国 Mathes S. J.(2006)主编出版的《整形外科学》(8 分册)被认为是内容最经典和最全面的教科书式的学术专著,但它在中国发行量极少,并且其中有不少章节叙述较简洁,或有些临床需要的内容没有阐明,因此,编撰出版我们自己的《全书》,作为中国同行实践的教科书尤为迫切。

在《全书》22 个分册中,除了传统的整形内容外,《正颌外科学》、《手及上肢先天性畸形》、《唇腭裂序列治疗学》、《儿童整形外科学》、《头颈部肿瘤和创伤缺损修复外科学》等专著,较为集中地论述了中外学者的经验,是人体畸形、缺损修复的指南。值得一提的是《眶颧整形外科学》和《面部轮廓整形美容外科学》分册,这是我国学者在整形外科中前瞻性研究和实践的成果。笔者 1994 年在上海召开的"全国第二届整形外科学术交流会"闭幕词中,号召开展"眶颧外科"和"面部轮廓外科"的研究和实践。在笔者 1995 年开始主持的"上海市重点学科建设"项目中,以及在全国同行的实践中,研究和推广了"颧弓和下颌角改形的面部轮廓美容整形","下颌骨延长和面部中 1/3 骨延长","眶腔扩大、缩小、移位和再造研究与实践",加上在眶部先天性和外伤后畸形修复再造中,应用再生医学成果和数字化技术,近 20 年来全国同行的数以万计的临床实践和总结,才有了《眶颧整形外科学》、《面部轮廓整形美容外科学》分册的面世。

《全书》中将《血管瘤和脉管畸形》列为分册。血管瘤、脉管畸形是常见疾病,不但损害患儿(者)的外形、功能,而且常常有致命性伤害。血管瘤、脉管畸形相关临床和基础研究,是近十多年来我国发展迅速的学科分支。对数十万计患儿(者)的治疗和研究积累,使得本分册的编撰者多次被邀请到美洲、欧洲和亚洲其他国家做主题演讲。世界著名的法国教授 Marchac 说:"今后我们有这样的病人,都转到你们中国去。"大量的实践和相关研究为本分册的高水平编撰打下了基础。

《肿瘤整形外科学》是一部填补空白的作品。它系统地介绍了肿瘤整形外科的基本概念、基本理论和临床实践,对肿瘤整形外科的命名、性质、范围、治疗原则和实践,以及组织工程技术在肿瘤整形外科的应用等做了详细论述。

《微创美容外科学》具体介绍了微创美容技术、软组织充填、细胞和干细胞抗衰老的应用和研究。

《全书》几乎涵盖了现今世界整形美容临床应用的各个方面,不仅有现代世界整形美容先进的基础知识和临床实践的论述,还有激光整形美容、再生医学、数字化技术、医用生物材料等医疗手段的应用指导,以及整形美容外科临床规范化、标准化研究和实践的最新成果。编撰者们力图为我国整形美容外科临床实践、研究、教育的发展建立航标。

从 1996 年《整形外科学》编撰起,到 2014 年《全书》全部出版,将历时 19 年,近百个单位、几百位学者参与。编撰者们参阅了中外文献几十万或百万篇,从数十万到数百万计的临床案例和经验总结中提炼出千余万字。中国现代整形外科发展的经验告诉我们,学习和创新是发展的第一要素,创新来自学习、实践和对结论的肯定与否定,经过认识→实践→肯定→否定→新认识→再实践→总结,不断循环前进。在学科前进的路途中,我们要清晰地认识自己,认识世界,要善于学习,不断创新,要有自己的语言和发展轨迹。

《全书》各个分册将陆续出版。虽然几经审校,错误和不足难以避免,恳切希望得到读者的批评和指正,以便再版时修正。

王炜
2014 年 4 月于上海

前 言 PREFACE

由王炜教授等担任总主编的《整形美容外科学全书》于 2012、2013 年出版了第一辑 10 个分册，其超越历史的雄心深深地鼓舞了业内同行。作为王炜老师的学生，对"为下一代准备粮草"计划作出应有的贡献是义不容辞的。

儿童整形外科学在我国的整形外科历史上似乎是空缺的，而对儿童进行整形手术在临床实践中又经常发生，业界迫切地需要一部专业著作来进行引导和规范。由于历史原因产生的计划生育国策，虽然使人口增长变得有序可控，但其带来的家庭和社会问题也不得不引起重视。家庭对儿童疾患所产生的关注和儿童疾患所造成的影响远远超过半个世纪以前，一旦家庭中唯一的孩子出现先天性畸形或者后天性损害，家人就会倾尽全力为其治疗，并对治疗结果期望过高，从而使医师的责任更为重大。

近 10 年来，医学临床学科的分化和合作日益加深，有些新学科如雨后春笋破土而出，有些学科因为专科的细化而消失。纵观整形外科的发展过程，它的精髓在于用外科手术方法或组织移植手段，对人体组织、器官的缺损、畸形进行修复和再造，对正常人形体进行改善和美化，如自体组织移植、颅面骨重塑；其形式呈跨学科的点状突破，如从头颅至躯干、四肢对某些畸形进行修复和重建。

儿童整形外科就是这样一个面向病患的多学科合作的产物，整形外科、儿童外科、神经外科、眼科、耳鼻咽喉科、皮肤科，甚至普外科都会或多或少地遇到儿童的整形问题。儿童整形治疗并不是成人整形治疗的缩小版，而是有其特有的规律和特点的。

另一方面，整形外科作为一门专有的外科技术，以往鲜有儿童和成人之分，几乎所有的整形外科医师都或多或少地处理过儿童病例，但是对于儿童治疗尚未形成系统的经验总结和理论认识。如对于组织是否保留、儿童因生长发育而可能产生的继发畸形的估计、治疗的适应证、手术年龄选择等问题，尚未完全明了，有时不免会处理不当或出现预期失误。

基于上述理解，王炜老师、我和沈卫民医师、鲍南医师等根据临床经验，并参照有限的国外文献编写了此书。

全书针对儿童先天性畸形、后天获得性畸形、肿瘤后畸形等所涉及的常见病、疑难病和复杂病例进行了有重点的介绍，包括病因、诊断、手术适应证、治疗方法、并发症防治、新技术应用等，希望读者通过此书对儿童整形外科有一个全面的了解。本书用较多篇幅介绍了一些比较少见、目前尚未纳入儿童出生缺陷监测的遗传性疾病，如颅缝早闭症等，希望以此使同行和社会认识及重视儿童整形外科，毕竟儿童的健康成长关乎国家和社会的进步，以及每个家庭的幸福。

本书是国内第一部关于儿童整形的专著，众多作者来自临床一线，都有丰富的经验。但作为国内首部儿童整形外科学方面的专著，本书在体例编排、系统完整性方面可能仍有不足，尚需读者提出宝贵意见，以臻完备。

穆雄铮

2014 年 12 月于复旦大学附属华山医院

目 录 CONTENTS

第一章
儿童整形外科的历史和特点

第一节　儿童整形外科的历史和治疗范围

儿童整形外科是以儿童各类先天畸形或后天获得性畸形所致的组织或器官的外形异常或功能缺陷为研究和治疗对象,以组织移植、修补、重建等外科手段来恢复或改进其正常外形和功能的外科分支领域。

整形外科的历史,可以追溯到古埃及。我国晋朝已经有唇裂修复的文字记载。然而,现代意义上的儿童整形外科历史,实际上和现代整形外科的历史一样,起始于20世纪的第二次世界大战,只是当时在治疗对象上没有区分成人和儿童罢了。

随着整形外科成为外科学分支学科,整形技术最早在儿童唇腭裂修补、儿童全耳再造、儿童先天性手畸形治疗、婴幼儿颅缝早闭症治疗、儿童眶距增宽症治疗、儿童血管瘤和血管畸形治疗中得到了很好的应用。国外整形外科大师 Gillies、Ivy、Converse、Millard、Constable、Tessier、Marchac 等在儿童整形中做了许多开拓性的工作。

儿童整形治疗占所有整形治疗的3%～5%,其中尤以先天性儿童畸形的治疗占多数。儿童整形外科治疗范围较为广泛,其治疗的主要内容为唇腭裂、多指(趾)、颅缝早闭症、血管瘤和血管畸形、小耳畸形、小儿男性乳房发育,以及胸廓和乳房发育不良等。近年随着医学界对儿童畸形认知的不断深入,其治疗范围还在逐渐扩大。

儿童整形外科可涉及下述几种畸形和疾患。

一、先天性畸形和缺损

如果父母因为某些缺陷或基因异常等原因,生育了身体某些部位有异常形态和异常生理功能的畸形婴儿,这种畸形和缺损即先天性畸形和缺损。这通常表现为一些体表外露部位的畸形:①发生在头面部的畸形,如唇裂、腭裂、面裂、眼耳鼻畸形、蹼颈及严重的颅面畸形,以及多种综合征等;②发生在四肢的畸形,如多指(趾)、并指(趾)、巨指(趾)、肢体环状缩窄等;③发生在泌尿生殖系统的畸形,如尿道上裂、尿道下裂、无阴道症、真假两性畸形等。

二、创伤性畸形和缺损

创伤性畸形和缺损是由机械性损伤、化学性损伤、高热、低温等因素所致的组织和器官的各类创伤后畸形和功能障碍,如全身、面部(或四肢)的热烧伤、化学烧伤、电击伤、放射性烧伤、切割伤、挤压伤、爆炸伤、撕脱伤、冻伤;高速交通工具发生事故所造成的头面部和四肢的组织畸形和缺损。

三、感染性畸形和缺损

某些感染如细菌性感染、脓疱症等,可造成大块组织坏死,其遗留的畸形和缺损往往需要整形,如严重的皮肤和皮下组织感染,抗感染治疗治愈后造成皮肤及深部组织的瘢痕挛缩,导致畸形和功能障碍。结核、麻风、梅毒、走马疳(坏死性口炎)亦可导致各种后遗畸形,但这类病例的发病率已随着医学的发展和人民生活水平的提高日益下降。

四、体表肿瘤

皮肤表面常见的各种肿瘤,如斑痣、黑色素瘤、血管瘤、淋巴管瘤、神经纤维瘤、皮肤癌等也可导致畸形和功能障碍。尤其是当这些肿瘤发生在头面部时,如果切除后能应用整形外科的原则和方法进行修复或重建,就可获得更好的疗效。

五、其他

如面神经瘫痪、颜面不对称畸形、斜颈畸形等。

第二节 儿童整形外科的特点、原则和基本技术

儿童整形有其独特的治疗原则和技术操作特点。在最常应用的组织移植中,由于儿童组织较成人弱小和纤薄,血管和神经等重要结构较成人细小而脆嫩,主治医师需要具有良好的解剖知识和操作能力。目前自体组织移植仍是治疗的主要内容,包括游离移植和带蒂移植两大类,后者在移植过程中必须以带血管蒂的方式分期进行,其特点是手术次数多,治疗时间长。如应用显微外科的微小血管直接吻合,使各种自体组织瓣可以在一次手术中完成移植,大大地缩短了疗程,减轻了病痛。

一、形态和功能的外科思路

传统外科对于病变组织或器官,通常以切除为主,即去除损坏部分以保证其余正常组织或器官不受累。对于同样的疾患,整形外科医师除思考消除病损以保证其余正常组织或器官功能以外,还会思考如何矫正畸形,重建或改善形态(外貌)或再造某些器官功能。因此,整形外科医师必须具备扎实的外科基础、广泛的整形知识,以及对手术部位形态和功能、诸多毗邻结构的深刻理解,在手术前做出精细的设计和实施方案。

人体许多器官的特有形态保证了其生理功能的正常运行,因此功能的恢复离不开形态的重建。功能的恢复和形态的重建应该在手术前同时设计和规划,而不是分开考虑。例如烧伤后眼睑外翻畸形,它既严重地影响闭眼功能,又使外貌丑陋。如果通过植皮术纠正睑外翻,不但能使患儿闭眼自如,而且能获得正常或接近正常的外貌。一般来说,功能和形态是统一的整体,然而有时由于医疗技术水平或技术条件限制,功能重建和外貌恢复难以达到一个理想的境界。随着医学科学的发展、技术的熟练,这些不够理想的情况会得到进一步的改善,达到新的平衡统一。

二、手术原则和个体设计

整形外科涉及全身的组织和器官,其治疗有一些基本原则和相对成熟、固定的手术方法。但因为个体的形态和功能有一些差异,所以手术设计也应因人而异。有些手术方法或手术原则,可以应用于大多数畸形和缺损的修复。但有时对某种畸形治疗有多种治疗方案和手术方法,术者可以从几种手术方案或方法中选择一种最佳的方案,而这种选择常依靠手术者的经验进行判断和抉择。另一方面,手术方法会由于科学技术的发展、手术者经验的积累而得到不断创新和提高。

三、基本手术原则和操作技术

(一)治疗时间的选择

1　定期手术　先天性畸形的患儿,其治疗应在适当年龄内进行。例如先天性唇裂一般应在小儿 3～6 个月内进行修补手术。腭裂一般在 1 岁以后就可以进行修复手术。颅缝早闭症患儿应及早明确诊断,在出生后 1 岁以内甚至 3 个月时就应该进行手术,有利于大脑正常发育。全耳再造一般在 6～8 岁进行手术。尿道下裂阴茎弯曲一般在 6～9 月龄时进行手术修复。阴茎体型或龟头型不伴有阴茎弯曲的患儿可选择在学龄前手术。阴道闭锁则应到青春期时再进行手术再造阴道。

2　择期手术　对某些畸形病例,在选择手术年龄或时间上无特殊规定。例如拇指缺损重建手术和瘢痕挛缩的矫治等,原则上应早日进行,但为了手术的安全可靠,应依据患儿的健康、局部瘢痕组织软化情况,选择一个最合适的时间进行。对手部烧伤后的瘢痕挛缩,则应在创面愈合后及早进行修复并尽早进行功能锻炼。

3　急症手术　在急症创伤且有皮肤缺损的情况下,为了更好地修复创面,控制或预防感染,更好地恢复功能,早期可进行游离植皮、带蒂皮瓣覆盖创面或应用显微外科技术以游离皮瓣覆盖创面。对面部烧伤后发生严重眼睑外翻的患儿,为了防止角膜暴露、溃疡或穿孔,应及早进行眼睑植皮手术。

(二)无菌技术

由于整形手术对外形的恢复具有很高的要求,因此和任何外科手术一样,必须强调严格的无菌操作。术后发生感染会影响手术效果,特别是在进行组织移植时,移植组织的血液供应受到暂时的中断或阻滞,组织对感染的抵抗力因而降低,因此遵守无菌操作原则就特别重要。正确使用抗生素及其他化学药物,在外科领域中对预防或控制感染具有一定的作用,但必须注意,任何抗菌药物都不能代替无菌操作。

(三)无创技术

无创技术是指在手术过程中,对每一具体手术操作要尽量避免造成不必要的创伤,要爱护组织,使手术造成的创伤减轻到最低限度。要尽量避免对组织作不必要的拉扯、挤压、钳夹、扭转或撕裂。使用的手术器械力求精密,刀片、缝针必须锋利,缝合材料要精细,以使组织损伤小。每一个操作动作要做到准确、迅速和熟练,应小心保护创面,彻底止血,防止术后血肿形成。所有这些都将有利于创缘的愈合,减少瘢痕形成。

(四)切口的选择

皮肤切口是整形外科手术操作中至关重要的一个环节,特别是在颜面部作切口时,切口愈合的结果对术后外貌有十分重要的影响。在躯干和四肢作切口时,医师还应注意切口的方向和位置对术后功能活动的影响。

由于人体皮肤真皮层内弹性纤维的方向不同,在皮肤表面形成了皮纹,皮纹的方向有一定的规律性(图 1-1)。

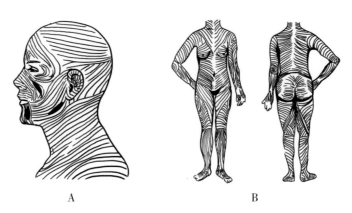

图 1-1　全身皮纹示意图
A. 头面颈部皮纹　B. 全身肢体皮纹

若切口与皮纹的方向平行,则切口愈合后,瘢痕形成少而不明显;若切口与皮纹方向垂直,则被切断的弹性纤维多,切口愈合后可导致明显宽阔的瘢痕,并将发生功能障碍(图 1-2)。在四肢关节部位作切口时,应避免和长轴并行的正中纵形切口,否则愈合后可产生直线状瘢痕挛缩,影响关节活动。因此在这些部位设计切口时,应采用侧方切口或采用 Z、L、N、S 形等切口,或尽可能多作锯齿状切口,就可以防止产生直线状瘢痕挛缩。

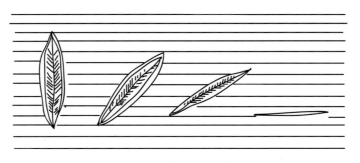

图 1-2　皮纹和切口关系
与皮纹垂直的切口最易形成挛缩

（五）缝合技术

皮肤切口的缝合技术,是整形外科手术操作过程中一项重要的技术,是一种基本功。为了减少缝合后的瘢痕增生、达到良好的愈合效果,要求对各层组织作准确和严密的对合,缝合后组织不存在过大的张力,创缘下无无效腔或血肿。张力下缝合可造成创口早期裂开,即使得到愈合,也可增加术后的瘢痕形成。无效腔和血肿的存在,不但会延缓创口的愈合,而且可能导致感染。

缝合时应选择精细的缝针和缝线,无损伤的带线缝针最为理想(通常用各种高分子材料制成缝线,如涤纶、聚丙烯纺织纤维、聚酯、尼龙等)。如在无张力下缝合,则使用的缝线应较细,以 5-0、6-0 为佳。

缝合方法除通常应用的各种外科缝合法(如间断缝合法、褥式缝合法等),在整形外科技术中,还应用一些特殊的缝合方法,如连续皮内缝合法、双圈褥式缝合法、三角尖缝合法等,这些缝合方法都有它们的适应证。但总的来说,应特别注意减少术后的瘢痕形成,特别是防止缝针穿过皮肤的部位形成点状瘢痕。在进行间断缝合时,应靠近创缘 2mm 以内进针,每一针距亦应较近,这样操作虽然耗费时间较长,却能使创缘密接,愈合良好,大大地减少瘢痕形成。

　　褥式缝合法(纵式或横式)虽然可以加强缝合的拉力,有利于具有一定张力的创缘缝合,但在颜面等暴露部位显然不宜采用。但这种缝合法可以使创缘外翻,对合良好。

　　双圈褥式缝合法适用于闭合腭裂手术中软、硬腭口腔黏膜面和肌层的创缘,可达到加强创缘组织接触面缝接的力量及使创缘外翻的双重目的(图 1-3)。

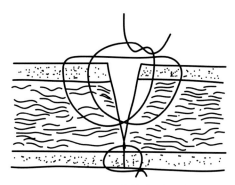

图 1-3　双圈褥式缝合法示意图

　　连续皮内缝合法缝线在真皮的基底层进行,可使创缘两侧密切对合,省去了皮肤缝合的步骤,可以进一步减少术后瘢痕形成(图 1-4),特别适用于眼睑、颜面部直线状切口的缝合。

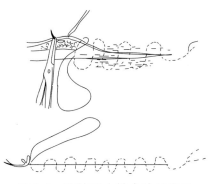

图 1-4　连续皮内缝合法示意图

（六）包扎和固定

　　手术后的敷料包扎,应视为整形手术的一部分,不可轻视。整形手术结束时的敷料包扎不同于其他外科手术,因为多数整形手术不只单纯地切除病损组织,同时涉及再造重建,如包扎不妥,可能影响手术效果,甚至导致手术失败。进行游离植皮后,适当的压力有利于皮片的成活;进行皮瓣移植时,压力过大会造成血液循环障碍,而适当的压力不但能消灭组织间无效腔,防止渗液和血肿,而且能减轻组织水肿,有利于静脉回流。

　　进行加压包扎时,应使用松碎纱布块、废纱头及棉垫等,外加压力绷带包扎,敷料厚度应达3cm 左右。包扎后在关节活动部位应用夹板或石膏固定。手部术后包扎固定应处于对掌功能位,腕关节背伸 30°。在进行器官再造或成形手术(如鼻再造、外耳再造等手术)后,都需要保持再造成形时的适当位置。固定时间的长短视手术而定。

四、常用整形手术

（一）Z成形术

Z成形术又称对偶三角皮瓣成形术。这是一种简单、实用而效果良好的整形手术,适用于解除索条状瘢痕挛缩,能达到松解挛缩、加长间距的效果。Z成形术基本方法是以挛缩线作为纵轴,沿挛缩线切开,并分别在轴的两个终点各作一条方向相反、相互平行的切口,形成大小形状相同而方向相反的两块三角形皮瓣。一般使两臂与纵轴之间保持60°夹角,然后将此块皮瓣掀开,互换位置进行缝合(图1-5)。术后由于切口方向的改变可增加瘢痕两端的长度,挛缩可以得到解除。

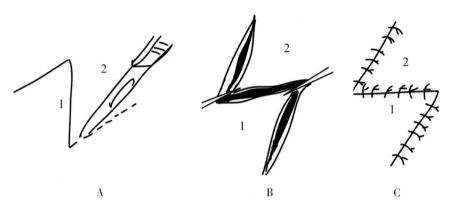

图1-5 Z成形术示意图
A. 切口设计并切开　B. 切开后皮瓣换位　C. 缝合后

在瘢痕条较长,邻近软组织有限,无法设计一个较大的Z形切口时,可以设计若干连续的小Z形切口,交换皮瓣位置后,同样可以达到解除挛缩和改善畸形的目的(图1-6)。但应注意在手术时必须将两侧所形成的斜方形皮瓣修剪成三角形皮瓣后才可以平整地缝合。这种多个Z成形术(连续Z形修整术)原则上也可以预防由直线状瘢痕所发生的挛缩。例如在切除面部直线状瘢痕时,可设计多个Z形小三角瓣交错缝合,常可得到很好的美容效果,但这种锯齿状缝合并不能达到延长长度的目的。

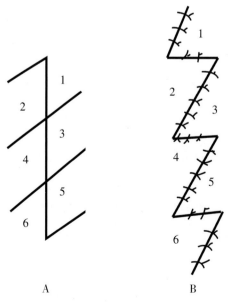

图1-6 连续Z形修整术示意图
A. 术前设计连续小Z形切口　B. 多个皮瓣换位缝合后

（二）V-Y 成形术

V-Y 成形术可以使错位组织得到转移和还原。切口设计是在错位组织处作 V 形切口,将邻近组织作皮下潜行分离,接着将所形成的三角形皮瓣上移复位,然后将 V 形切口两侧的组织拉拢,缝合而成 Y 形(图 1-7)。相反,如需将错位的组织由下向上推移,可先在错位组织处作 Y 形切口,然后将切口内所形成的三角形皮瓣分离后向下推移而拉到 Y 形切口的最下端,缝成 V 形,以达到组织复位的目的。轻度的下眼睑外翻、下唇外翻或唇缘缺损性凹陷等畸形,均可应用本手术来纠正,但手术前必须评估是否有可能在手术后形成更明显的瘢痕。

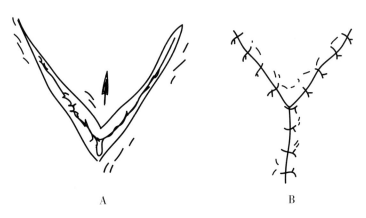

图 1-7　V-Y 成形术示意图
A. 术前设计　B. 缝合后

（三）五瓣手术

这是 Z 成形术的改良,适用于解除蹼状畸形,如第一指蹼(虎口)的挛缩、内眦赘皮等,也适用于指蹼间束条状瘢痕挛缩、掌背两侧有较正常的皮瓣组织者。切口设计如图 1-8,可在一侧形成两个小皮瓣,另一侧形成三个小皮瓣,于术中将瓣 2 及瓣 4 剪成三角形,然后相互交叉插入对方,继而缝合成锯齿形。

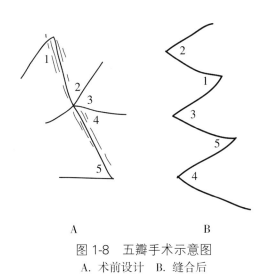

图 1-8　五瓣手术示意图
A. 术前设计　B. 缝合后

第三节 儿童整形外科的围手术处理

一、手术前后的全身和局部准备

（一）病史和体格检查

询问病史的目的主要在于明确诊断,但对儿童整形外科患儿来说,除了明确诊断外,还要了解畸形和缺损的形成原因和发展过程,及其带给患儿在生活上、心理上和学习上的不良影响和功能障碍。另外,不但应密切观察患儿的言语、反应和精神状态,以及对治疗的要求和期望,而且需了解患儿过去的治疗过程和对治疗的评价。

（二）照相、模型

整形手术涉及形态问题,因而相关部位的照相、摄像是显示畸形或缺损的良好手段。照相时必须注意光线、角度、位置和范围,以便清楚地显示畸形和缺损的形象特点和功能障碍情况。最好能从不同角度拍摄照片,并将患侧和健侧作对比。近来,数码照相的应用日益广泛,如用以照相,选用的像素不能过低,最少为 1280bits×960bits×24bits。对一些伴有功能性障碍的畸形,如面神经麻痹等,可选用摄像,动态保留术前和术后的资料。为了记录和保存立体的病例资料,还应使用石膏模型、塑料或蜡型制成畸形区的模型。对于骨性畸形,可以拍摄 Dicom 3.0 格式的计算机断层扫描(CT)图像,并将资料储存在计算机中,以便随时进行测量或三维重建处理;也可以将重建或设计的模板用三维打印技术制成实体模板或移植物,供手术中使用。当然还可通过数字化读取资料后用三维打印技术制作逼真的畸形模型,供临床研究或作为教学教具。

（三）手术区的准备

整形外科治疗范围十分广泛,包括颅颌面部、四肢和躯干等部位,每个部位都有其解剖特点,应依据不同的部位完成不同的术前准备。

二、手术后的处理

（一）更换敷料

更换敷料是术后重点工作之一,不可忽视。组织移植能否成活,虽取决于手术操作技术,但术后适时及认真地更换敷料,特别是术后第一次更换,仍然非常重要,应由施术者(主刀)或熟悉整个过程的助手担任。

（二）拆线

不同手术拆线的时间也不尽相同。面部手术应较早拆线以减少瘢痕形成。张力很小的切口可在术后第4~5天拆线,然后用多孔胶纸黏合。一般创口应在术后1周时拆线,但皮瓣移植等手术应较晚(术后第10~12天)拆线。游离植皮的拆线时间应依据皮片厚度来决定首次更换敷料及拆线的时间。皮内连续缝合法一般在术后1周拆线,然后用粘胶纸黏合。

（三）术后的功能锻炼

功能锻炼是许多整形手术后不可缺少的环节。手术本身一般只能为患儿的局部功能恢复创造条件,真正的功能恢复尚待术后物理性的锻炼,如理疗、体疗等措施。腭裂手术后需要进行语音训练。在颈部或四肢的游离植皮,若不进行理疗、体疗和支架牵引,非常容易导致皮片收缩,影响手术效果,甚至再度造成功能障碍。对肢体功能恢复来说,手术治疗只能起到50%的作用,而更重要的功能恢复需依靠手术后的理疗、体疗等措施。

三、整形手术麻醉特点

较大儿童(8岁以上)的整形外科手术,可以在手术部位施行局部麻醉,如神经传导阻滞或局部浸润麻醉等,但只适合较小的手术,如无须植皮的直接缝合手术、局部皮瓣转移手术等。对于一些较大的手术,或年龄小于8岁的儿童的手术,或同时对多部位进行的手术,就需要在全身麻醉下进行。

（一）低龄患儿的麻醉选择

某些先天性畸形的修复,往往需要在婴儿期就进行手术,如唇裂手术常在婴儿2～3个月时进行,腭裂手术近年来也已提早到6～12个月进行。这些患儿的麻醉关键主要在于气道管理方面,因此麻醉人员只有熟悉小儿麻醉的特点和技术,才能保证手术安全进行。

（二）颅颌面部及颈部手术

颅颌面部及颈部手术,术区和麻醉管理区都集中在头面部,给施行麻醉带来许多不便。有些颅面手术需通过颅内外联合路径进行,患儿通常在1～2岁时手术,术中时间较长,失血较多。有些由严重烧伤造成的颏胸粘连,或颞颌关节强直儿童病例,常不能按照常规方法进行气管插管。如进行气管切开术,又因颈部的异常位置而无法进行,这时如何维持呼吸道的通畅,以及麻醉药物如何选择和维持,就成为儿童整形外科麻醉的技术难点。

（三）手术时间和麻醉管理

儿童整形外科手术有时时间较长,又因儿童体质特点,术中情况瞬息万变,麻醉的管理需要十分重视,如对患儿的术中气体交换、循环张力、血容量补充等都应给予密切注意。

第四节　组织移植

把人体组织从一个部位移植到另一个部位,称为组织移植。这是19世纪60年代以后才发展起来的一种治疗手段,到20世纪20年代,组织移植技术已经广泛应用于临床,目前已成为整形外科进行各种修复治疗的一个常用方法。

组织的来源很多,大部分来自患儿自身,少数可来自动物,一些非生物性的物质,如贵金属(钛)、高分子材料(硅胶、聚四氟乙烯、涤纶等),亦已作为常用的修补材料和人工代用品,各有其适应证。

组织移植的范围十分广泛。若按照个体遗传学差异来进行分类,则可分为自体组织移植、同种异体组织移植和异种(动物)组织移植三种。

自体组织移植是指组织在同一机体内进行移植。由于不受机体免疫反应的影响,故移植物可以长期成活而不受排斥。同种异体组织移植是指用另一机体(别人)的某种组织来进行移植,但由于所移植组织的细胞膜上存在着组织抗原的不同型别,故可引起受体的免疫排斥反应,因此不可能长期成活,在应用上就存在一定的限制。但在同卵双胎之间进行这种移植是例外,包括异体同种器官在内,可以长期相容成活。异种(动物)组织移植是指将动物的某些组织移植于人体。由于这种组织在亲缘血统上有着更大的差异,排斥反应愈加强烈,成活时间更短,仅在极少数情况下被应用于临床,如应用猪皮移植覆盖创面,抢救严重烧伤患儿等。

组织移植以移植方法来分,则可分为游离移植、带蒂移植和显微游离组织瓣移植三大类。

游离移植是将局部组织完全和供区脱离而移植到别的部位,例如游离植皮、游离植骨等。带蒂移植是指在移植过程早期,移植组织需要一个蒂部,以和身体保持暂时性的血液循环联系,待3周后进行第二次手术断蒂,移植组织就可以在新的受区成活。带有皮下脂肪层的皮瓣组织移植时,就必须应用这种方式。显微游离组织瓣移植,实际上也是一种带蒂方式,但由于应用了显微吻合技术,可将供应组织瓣的微小血管(动静脉)、神经和受区的血管神经进行吻合,一次完成移植手术。

自体组织是整形外科最常应用的移植材料。人体有许多组织可供移植之用,如皮肤、真皮、黏膜、筋膜、软骨、骨骼、肌肉、肌腱、神经、血管、大网膜等,其中大部分可以用游离方式进行移植,但有些必须应用带蒂的方式进行移植,如皮瓣组织(皮肤及其皮下组织的通称)、大网膜等。

一、皮肤移植术

皮肤移植可以分为分层皮肤(皮片)移植、皮瓣移植、吻合血管的组织瓣移植三大类。

（一）分层皮肤(皮片)移植

1 皮肤的组织学概要 皮肤不仅是人体表面的一层保护性组织,而且和肝、肾脏等一样,还是人体的一个重要器官。儿童体表皮肤总面积根据年龄而有所不同,发育至成人可以达到15000~17000cm^2,约占总体重的1/6。皮肤不仅有感觉、分泌、排泄、调节体温等功能,还能阻止病菌和其他有害物质的侵入,防止体液、电解质和蛋白质的丢失,以保持生命,使机体与环境相适应。

皮肤可分为表皮和真皮两层,真皮下为皮下组织层。

表皮由上皮细胞构成,可分四层,即生发层、棘细胞层、颗粒细胞层和角化层。

表皮和真皮紧密联合,其交接部皱褶起伏,表皮生发层突入真皮的部分称为上皮脚,上皮脚之间的真皮组织称为真皮乳突。皮肤的许多附属器,如毛囊、皮脂腺、汗腺等都深入真皮的深部,并都有上皮细胞包绕(图1-9)。当表皮缺损时,这些埋藏在真皮内的上皮细胞会进行有丝分裂,成为表皮再生的主要来源。

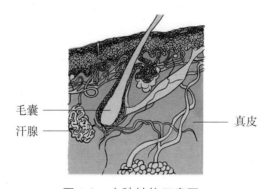

毛囊
汗腺
真皮

图1-9 皮肤结构示意图

真皮内有三种纤维组织,即胶原纤维、弹性纤维和网状纤维。弹性纤维和胶原纤维给皮肤以韧性和弹性,能耐受一般的摩擦和挤压,故植皮时所含的真皮组织愈厚,则移植后的功能和外形恢复愈好。

皮肤的质地、色泽和毛发分布等随部位不同而有差异,愈是邻接部位愈相似。皮肤的厚度视性别、个体和部位不同而异,眼睑皮肤最薄,女性皮肤较薄。

2 分层皮肤(皮片)移植的分类 依据皮肤厚度不同,分层皮肤(皮片)移植可以分为三种:刃厚皮片、中厚皮片和全厚皮片。

（1）刃厚皮片:或称表皮皮片,是最薄的一种游离植皮片。它仅含表皮层及一小部分的真皮乳突层。刃厚皮片不论在新鲜无菌创面上或肉芽创面上均易生长，但由于皮片很薄，真皮层弹性纤维少，故皮片成活后收缩很大，经不住外物摩擦。若这种皮片移植在关节活动部位或肌肉肌腱组织上，就会产生粘连，影响功能活动；若移植到面部，除发生挛缩畸形外，还会因色泽暗黑、表面皱缩而影响外貌。故这类皮片仅适用于暂时消灭创面，或用于大面积烧伤患儿的治疗过程中。

（2）中厚皮片：又称断层皮片，它除了包含表皮全层外，还含有部分真皮组织，相当于全厚皮片的1/3～3/4。中厚皮片可分薄、厚两种。由于它含有较厚的真皮纤维组织层，故成活后质地柔软，能耐受摩擦和负重，收缩较少，常可获得理想的治疗效果，但较厚的中厚皮片很难在有感染的肉芽创面上生长成活。中厚皮片成活后，仍可能发生色素沉着和轻度挛缩。

（3）全厚皮片：为包含全层皮肤组织在内的植皮片，其厚度由采皮的部位来决定。全厚皮片成活后，挛缩程度小，能耐受摩擦和负重，质地柔软，活动度好，色泽变化较少，是游离植皮术中效果最佳的一种。但全厚皮片不能在有感染的创面上生长成活，又因供皮区上已无上皮组织存留，面积较大的全厚皮片供区就不能拉拢缝合，需再取中厚皮片覆盖移植，故而全厚皮片的应用不免要受到限制。

全厚皮片包含毛囊，故在眉毛、睫毛缺失时，可应用正常眉毛或头皮组织移植进行修复。实际上这也是一种全厚皮片的游离移植。

（4）带真皮下血管网的皮片移植：亦称超薄皮瓣移植，它除了包含完整的真皮层组织和皮肤附属器外，还保存了完整而丰富的真皮内层血管网和真皮下血管网，同时还带有一层薄薄的脂肪组织，故皮片的厚度超过全厚皮片。这种皮片由日本的琢田贞夫创用（1977），成活后皮片质地柔软，弹性好，无收缩和皱纹，形态和功能均较满意，但由于移植要求较高，应用方面还受一定限制。

3 分层皮肤（皮片）移植的成活过程　皮片移植于受区后，创面就开始有血浆渗出，血浆不但通过所含有的纤维蛋白将皮片粘连于创面，而且供给皮片必要的营养物质。大约在5小时以内，皮片即较紧密地粘连于创面，随后生长肉芽组织。肉芽组织内毛细血管的内皮细胞迅速长入皮片的表皮和真皮层之间，建立新的血管网。较薄的皮片在术后第2～3天就可以有这种新生毛细血管生长，较厚的皮片则在第4天后可以见到。同时，皮片中原有的血管网则发生退行性变而逐渐在第4～8天消失。此外，在第4～5天时纤维细胞就开始生长，并与植皮片中的纤维细胞相接续。到术后第8天，血液循环已基本建立，皮片色泽红润。至第10天，纤维性愈合已达到成熟阶段，排列紧密，皮片已完全成活。与此同时，血液中的白细胞亦早已发挥作用，将皮片下的少量异物、细菌及细小血凝块等溶解吞噬。皮片愈薄，上述各种变化过程进行得愈快。此时，如果创面有细菌性炎性浸润或大量异物存在，植皮片区就可能因大量细菌繁殖造成感染，导致植皮失败。如创面与皮片之间存在薄层或厚层血凝块，上述毛细血管生长过程就受到阻碍。在薄层血肿存在时，可导致水疱形成，表皮坏死；若存在厚层血肿时，则可造成植皮片的坏死（此处指血凝块上方的局部植皮片）。

皮片移植成活后，真皮层中的弹性纤维常有退化现象，虽然它们在1年内可以再生，但排列结构和形式已与正常不同。皮片成活后，下方可因产生大量纤维结缔组织而发生挛缩，此即植皮片在术后发生的晚期收缩现象。皮片愈薄，收缩性愈大。但在植皮后2～3个月，皮片下可产生薄层脂肪组织，纤维组织亦渐趋软化，此时皮片逐渐恢复其弹性，柔软而可被推动。皮片成活后，神经纤维亦在第3～5天开始从创面向皮片内生长，大概在术后3个月，真皮层会有感觉神经末梢长入和分布。痛觉、触觉、冷热觉也相继恢复，其中以痛觉和触觉恢复较快，冷热觉恢复较慢。植皮后6～12个月时，感觉可完全恢复正常。毛囊最初呈现退化现象，不久亦可开始再生。汗腺功能的恢复视皮片的厚度而定：全厚皮片移植后，可望恢复交感神经活动，植皮区可恢复出汗功能，但通常不可能达到正常程度；中厚皮片移植后都不能恢复正常出汗功能。

[4] 供皮区的选择 采取分层皮肤(皮片)时,一般应选择儿童易被衣服遮掩的部位,如大腿外侧、胸侧壁、背部等,但由于色泽、质地等要求,也宜选择和受区相邻近、厚度相似的部位。例如在睑外翻整形时,可考虑用锁骨上、耳郭后或上臂内侧部位的皮片,但上、下睑植皮时,可选择上、下睑过多的皮肤组织。有些部位不适宜作为供皮区,如面颊部、关节、手足、会阴等部位。头皮组织很厚,皮源丰富,采薄片后创面很快愈合,可以多次供刀厚皮片的采取,往往成为抢救严重烧伤患儿(包括晚期瘢痕挛缩患儿在内)的一个优良供源。

[5] 皮片厚度的选择

(1) 按植皮部位和治疗目的来决定 如在颜面部、手掌、足跖,以及关节部位植皮时,皮片宜偏厚一些,以选用厚的中厚皮片或全厚皮片为佳。如在躯干或四肢植皮,当目的在于消灭创面,对功能活动要求不高时,可采用偏薄的皮片,甚至刀厚皮片。

(2) 按植皮区创面的性质和面积大小来决定 如在无菌新鲜创面上植皮,皮片可偏厚,以中厚皮片为宜。如在污染或已有肉芽组织的创面上植皮,则皮片不宜过厚,可选用薄的中厚皮片或刀厚皮片。在修复大面积烧伤创面时,应选用大张的薄皮片,如供区不足,则可应用邮票状或点状植皮。

(3) 按供皮区部位皮肤厚度来决定 供皮区的愈合有赖于创面上上皮细胞的残留量。如取皮过厚,供皮区创面愈合就容易受到阻滞,生长缓慢,愈合后也将发生增殖性瘢痕,产生痒、痛等不适症状,甚至发生创面愈合困难,出现溃疡。因此在考虑皮片厚度时,亦应考虑供区皮肤的厚度。如在背部取皮,可采取较厚皮片;如在大腿内侧取皮,则取皮厚度应较在大腿外侧取皮时薄。

(4) 分层游离植皮的反指征 大凡暴露骨表面(无骨膜)、肌腱神经表面(无腱膜或神经膜)、软骨表面(无软骨膜)等的病例,不能用分层游离植皮,而应选用有良好血液供应的皮瓣、皮管等进行修复。

[6] 采取皮片的方法

(1) 术前准备

1) 全身准备:术前应重视患儿是否有水和电解质紊乱,并做相应检查。如有血红蛋白过低或白/球蛋白比例失常等不良情况,应视为择期手术的反指征。

2) 局部准备:在患儿全身情况允许时,应在术前1天沐浴,剃除供皮区毛发。面部和头颅部手术时,以洗发为主,可不剃去头发。

3) 瘢痕组织切除:术前2~3天开始皮肤准备,应注意清除瘢痕缝隙中的污垢,使用1/5000高锰酸钾溶液浸泡是一个较好的方法,可在术前2天开始,一天1~2次,每次15分钟。

(2) 采皮方法

1) 徒手采皮法:是最简单、易行的一种采皮方法,可以采取刀厚皮片和薄的中厚皮片。需要较熟练的技巧,否则不易切取所需皮片的正确厚度和面积(图1-10)。

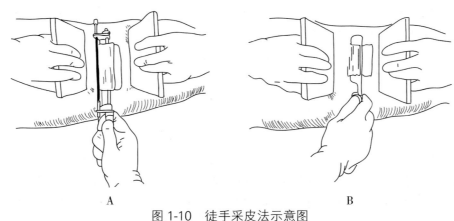

图1-10 徒手采皮法示意图
A. 专用采皮刀采皮 B. 剃须刀采皮

2）切皮机采皮法：切皮机的问世为采取游离植皮片提供了极大的方便，从根本上解决了徒手采皮法造成的厚度不易控制、面积小、边缘不齐、部位受限制等缺点，目前最常应用的是鼓式切皮机。此外，还有电动式、气动式等。鼓式切皮机每鼓面积为 $200cm^2$，厚度可通过调节刀片和鼓面的间距来确定。使用时需要特制的胶水分别涂于鼓面和皮肤上，在两者粘贴后便于切割（图 1-11）。亦有使用双面胶者。外科医师都应掌握切皮机的使用，它可以大大地提高手术的治疗效果。

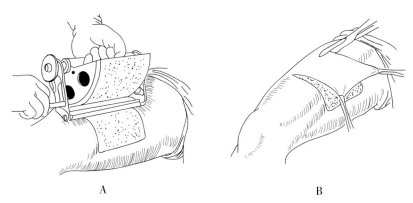

图 1-11　切皮机采皮示意图
A. 先应用鼓式切片制成皮片　B. 再以手术剪剪下皮片

切取刀厚皮片或中厚皮片后，供皮区创面上保存着部分真皮组织及含毛囊、皮脂腺等附件的上皮组织，故可借上皮细胞增生而修复创面。皮片切取完毕后，可先用温热盐水纱布在供皮创面上压迫止血，然后用一层凡士林纱布覆盖，外加几层纱布和较厚棉垫，再加压包扎。纱布和棉垫厚度一般不少于 5cm，以防止创面渗液湿透敷料。在一般情况下，供皮区可望在 3 周内愈合。

3）全厚皮片采皮法：全厚皮片移植一般仅为较小面积，故取皮时都不使用切皮机。采皮时都按所需的大小形状，用消毒纸片或布片铺在供皮片区上，用亚甲蓝画出轮廓，然后按图切取皮片，并使它不带有真皮下脂肪组织。供皮片区所遗留的创面，一般可直接拉拢缝合。如面积较大，不能缝合时，需要另取中厚皮片移植修复。

7　游离植皮手术方法　进行游离植皮的创面，大致可分为两大类。一种是新鲜的无菌创面，或已经进行清创的污染创面，另一种是慢性的有程度不同的感染的肉芽创面。前者在创面经彻底止血后，就可以进行皮片移植。后者则必须进行充分的术前创面准备，甚至全身准备。

植皮手术最基本的几个步骤是：①创面仔细止血。②安放皮片。③四周缝合固定。④加压包扎。加压固定适当时间。创面止血应尽量少用结扎法，除温纱布压迫止血法外，有些出血点可用血管钳夹住片刻，或用双极电凝器止血。渗血止住后，将皮片置于创面上，应在保持皮肤正常张力的情况下将皮片与创缘缝合。一般用间断缝合法，但在大面积植皮时，为了缩短时间，也可采用连续缝合法。操作时，应力求皮缘确切对合、不存在皱褶，操作轻柔细致，以保证皮片良好成活。缝合完毕后，用生理盐水或抗生素溶液冲洗皮片下，以驱除任何小的血凝块，最后加压固定。

8　游离植皮固定方法　固定方法有几种：

（1）简单包扎固定法：对于较小区域或四肢易于包扎的部位，可在受植皮片上放一层凡士林纱布，上加纱布、棉球或吸水性较强的棉垫，外用消毒绷带包扎。压力不宜过大，一般以 30～50mmHg（1mmHg＝0.133kPa）最为理想。在关节活动部位及其邻近区域植皮时，必须应用石膏托或夹板固定关节，以防止皮片移动，妨碍成活。

（2）打包加压固定法：适用于较大或面颈部及关节活动部位的植皮。方法是在植皮区先保留间断缝合的长线头,不予剪断,在皮片上安放纱布团或棉球团,最后将长线头相对打结加压,在其外面再加以妥帖包扎。打包法可维持充分的压力,保持皮片和创面紧密接触,有利于皮片成活。这种方法特别适用于眼睑、颈部、腋窝和会阴等部位的植皮。去除打包的指征:无感染的打包植皮通常在术后 10～12 天后去除打包;有感染的受植区域打包植皮应在术后 5～7 天去除打包;如果是在腔隙等Ⅱ类伤口或脓皮病等自身免疫性皮损或感染区域的植皮,在术后 3～5 天即出现打包缝线处的脓性渗出的,应立即去除打包。

(3)包模植皮法:此法适用于不宜进行包扎或加压的部位,例如在口腔、鼻腔、眼窝、阴道等腔穴内进行植皮。系用印模胶加温软化后,捏成和创面大小、深度相同的模型,将皮片的创面向外,缝合于此模型上,然后塞入腔穴内,使皮片密切接触创面。最后在外面进行妥善的包扎固定。

(4)暴露植皮法:此法适用于大面积灼伤的创面和不宜包扎的部位,如面部、臀部、会阴部。有时在感染严重的创面上,加压包扎常易引起感染加剧,亦可采用暴露植皮法。本法是将皮片固定或贴附于创面上,不加任何敷料,但必须对肢体妥善固定以制动。皮片在暴露过程中,其成活率可与应用加压包扎者完全相同,但要求患者密切配合,加强护理工作,以防皮片移位或因摩擦而脱落。

(5)负压植皮法:根据受植皮片大小,可以应用专门的负压装置,使受植区处于均匀负压状态,以使移植的皮片和受植床能够均匀接触而没有空隙。去除负压的时间可以参考本章本节"打包加压固定法"。

9 游离植皮成活 皮片在创面上需要维持一定的时间,才能产生新的血液供应。皮片愈薄,所需时间愈短。皮片愈厚,时间就愈长。刃厚皮片需要固定 4～5 天,中厚皮片需 6～8 天,全厚皮片则需 8～10 天,植皮后要经过这段时间间隔才可第一次更换敷料,进行拆线。打开敷料后,如皮片呈现红润色泽,皮片与创面粘连紧密,就表明皮片已经成活。如皮片呈暗紫色,且局部有波动感,就表明皮片下有血肿存在,或发生血清肿。如发现较早,可用空针筒吸出血清积液,或作小切口,或拆除部分缝线,将血凝块清除,继续加压,有望重新成活。如皮片上出现水疱时,常表示皮下有薄层血肿,应继续加压包扎,有望成活,但可能遗留皮肤色素脱失现象。水疱表皮有保护性作用,忌将水疱揭去而露出下方创面,否则可造成皮片全层坏死。如皮片转黑,渐渐形成干性坏死,应待分界线明确后,将它切除,在发生感染前,进行补充植皮,或任它自行愈合。

10 肉芽创面植皮 皮片能否在肉芽创面上成活,要依据创面的条件而定。肉芽创面必须分泌物少,肉芽组织细密结实,无水肿,色泽鲜红健康,才能适用于皮片移植。要使肉芽组织达到上述标准,必须进行全身和局部的准备。全身准备主要是维持患儿的血红蛋白和血清蛋白的水平。湿敷可以使肉芽创面得到很好的引流,减轻炎症,促进肉芽健康,是适用于植皮的最佳方法。最常用的湿敷溶液是生理盐水。如创面条件很差,分泌物多,并有坏死,则可应用次氯酸钠溶液(台金氏液)、苯扎氯铵溶液(洁尔灭液)或局部细菌敏感的抗生素溶液。如肉芽呈现水肿,可应用高渗盐水(2%～3%)。湿敷一般一天更换敷料 2 次。如采用滴入法,以长时间维持湿敷,效果更佳。一般准备 3～7 天即可进行植皮手术。对于有铜绿假单胞菌感染的创面(并非植皮的禁忌证),如采取积极的措施控制创面感染,加强引流,减少分泌,或再应用敏感的抗生素溶液湿敷,则皮片成活率仍然很高。

对于在肉芽创面上植皮的皮片,宜采用刃厚皮片或薄的中厚皮片。厚的中厚皮片和全厚皮片都不能生长成活。

11 皮片移植成活后的康复治疗 皮片在受区成活后,由于皮片本身的厚度不同,以及愈合过程中伴随纤维收缩,可以形成晚期收缩。收缩的程度还取决于植皮创面的情况,如基底有无瘢痕,四周组织有无较大活动性等,例如在眼睑、颈前部及关节屈曲面,皮片的收缩程度常较大。这种术后皮片收缩如任其发展,又未使用抗收缩措施,就将产生不良后果,影响最后的功能和外貌的恢复。抗收缩的方法很多,视部位和器官不同而定,如眼睑植皮后,可采用暂时性上下睑缘粘连方法;颈部收缩可戴颈托;手部挛缩植皮后,应采用物理治疗、体疗、功能锻炼支具治疗,以及职业训练等,这些措施对手部和其他关节活动功能恢复特别重要,不可忽视。

(二)皮瓣移植

皮瓣移植是具有血液供应的皮肤蒂部及其皮下组织的移植。其功能包括:①用于软组织缺损的修复,以保护体内器官或组织,如因软组织缺失而造成的骨、关节、肌腱、血管、神经、胸腹脏器的外露等;②用于畸形或器官缺失的修复及再造,如眉、睑、眼窝、鼻、耳、唇、舌、咽、食管、阴道、拇指及其余手指的再造等;③用于矫正外表的畸形,如增加体表的饱满度;④减少瘢痕,解除挛缩等;⑤用于改善局部组织的血液供应或充填无效腔等。

皮瓣移植按其移植方法可分为带蒂移植及游离移植两种,分别称为带蒂皮瓣移植、游离皮瓣移植。按其血液供应的形式不同,又可分为任意皮瓣移植、轴型皮瓣移植、肌皮瓣移植、肌间隙皮瓣移植等。按其所含的内容及功能的区别可分为:皮瓣移植、筋膜皮瓣移植、肌皮瓣移植、骨皮瓣移植、感觉皮瓣移植等。

1 带蒂皮瓣移植 指皮瓣移植过程中由蒂部与本体相连,由蒂部提供皮瓣的血液供应。

(1)任意皮瓣移植:皮瓣内不含有知名的动、静脉,移植时依靠皮瓣的蒂部提供其营养,因此,蒂的宽度直接影响移植皮瓣的长度及面积。为保证移植皮瓣的成活,移植皮瓣的长度与蒂部的宽度应有一定的比例,否则皮瓣的远端会由于血液供应不足而坏死或部分坏死。

肢体部位带蒂皮瓣的长宽比为1:1～2:1,一般而言以1.5:1较为安全。如果皮瓣的长轴与体表血管走行方向一致,则长宽比可达3:1;在头面部、会阴部可达4:1或5:1。如果皮瓣的长轴与体表血管走行方向垂直,或在小腿中下1/3交界处,其皮瓣的长宽比只能是1:1或1:2,才能保证移植皮瓣成活。

移植皮瓣的长度及面积与皮瓣蒂部宽度有关,而且其蒂部的厚度及其组织层次也直接影响移植皮瓣的长度比例。如果蒂部在深筋膜下,直达肌膜,则可使带蒂皮瓣的血液供应增加,移植皮瓣的长度比例可相应地加大,而不致造成皮瓣远端的坏死。

为增加移植皮瓣的长度比例,还可采用皮瓣延迟手术,但该术式增加了手术次数及时间。由于显微外科技术及组织扩张器的应用,此延迟术目前已经较少采用。

任意皮瓣可分为邻近皮瓣和远位皮瓣。通常只包含一个蒂部,但有时因设计要求,亦可有上下两个蒂部以保证良好的血液供应。

1)邻近皮瓣:是在缺损或创伤邻近部位设计一块皮瓣,应用局部转移以达到修复目的。由于皮瓣的厚薄、色泽、质地和缺损部位一致,故修复效果较好,通常只需一次手术就可完成。邻近皮瓣可以用多种方式进行,例如单蒂滑行皮瓣(图1-12)、双蒂滑行皮瓣(图1-13)、V-Y形皮瓣等。

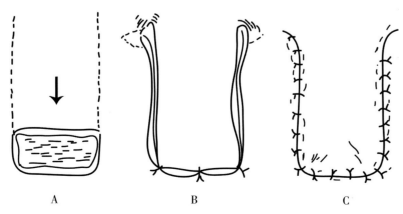

图1-12 单蒂滑行皮瓣示意图
A. 皮瓣设计 B. 皮瓣滑行后修剪"猫耳" C. 缝合后

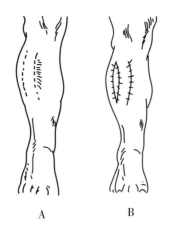

图 1-13　双蒂滑行皮瓣示意图
A. 术前设计　B. 缝合后

　　旋转皮瓣是邻近皮瓣的一种,它利用缺损邻近皮瓣组织的弹性和移动度,旋转一定角度以修复缺损。设计时可采用顺时针或逆时针方向进行,例如应用前额皮瓣进行鼻再造(图 1-14)、应用肩胸皮瓣旋转修复颈部瘢痕挛缩。

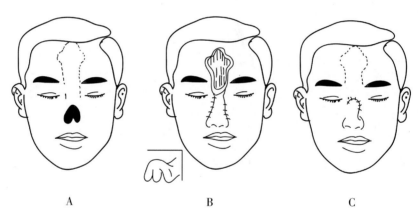

图 1-14　旋转皮瓣用于鼻再造术
A. 设计额部皮瓣　B. 额部皮瓣旋转至鼻缺损部位　C. 断蒂缝合后

　　Z 成形术是邻近皮瓣或组织移植中应用最广泛、最简便,而且很有效的一项技术。它由两个或多个对偶三角形皮瓣交错移植。Z 成形术由一纵轴及两条臂组成。臂与纵轴夹角为 30°时,交错移植后,长轴可延长 1%;夹角为 45°时,长轴可延长 50%;夹角为 60°时,长轴可延长 75%。但临床应用时由于皮瓣旋转不完全,其延长的长度常小于上述数学计算的结果,一般选用夹角为 60°的三角形皮瓣交错移植(图 1-15)。

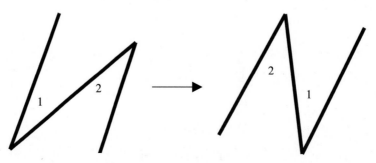

图 1-15　Z 成形术示意图

　　Z 成形术可用于蹼状挛缩畸形的矫正,以及条索状、环状狭窄畸形的矫正。因此,它可用于指屈曲挛缩畸形的矫正、虎口狭窄畸形的矫正,以及腋窝蹼状畸形的矫正等。鼻腔、耳道、咽、食管、尿道、肛门口的环状狭窄也可采用 Z 成形术进行矫正。在唇裂修复及腭裂修复中,Z 成形术也常被选用。

　　2）远位皮瓣:当邻近部位缺少适当正常组织作为皮瓣供区,或勉强应用可造成局部另一畸形时,则必须使用离缺损部位较远的组织进行修复。例如修复前臂大块皮肤组织撕脱伤时,可在上腹部设计远位皮瓣来修复。手术后需将上肢和上腹部作包扎固定,待 3 周后切断蒂部。这类皮瓣在移植过程中,通常在蒂部下方有部分创面裸露,易导致轻度感染,故又名开放型皮瓣,宜将蒂部缝成管状,或用中厚皮片移植以消灭创面,争取创口一期愈合。下肢交腿远位皮瓣是远位皮瓣的另一种形式,术后需将上下肢用石膏固定 3 周,给患儿带来生活上的极大不便(图 1-16、图 1-17)。

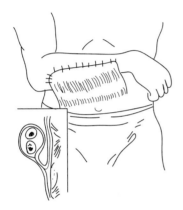 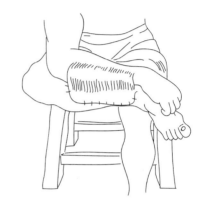

图 1-16　腹部远位皮瓣修复手臂缺损示意图　　图 1-17　下肢交腿远位皮瓣修复手臂缺损示意图

　　（2）管状皮瓣移植:管状皮瓣亦称皮管,是一种封闭式皮瓣。它是将两条平行切口间的皮瓣向内卷绕,缝合,形成圆柱状皮管(图 1-18)。由于显微外科技术的发展,游离皮瓣几乎完全代替了传统的皮管形成和移植,后者目前已很少应用于临床。

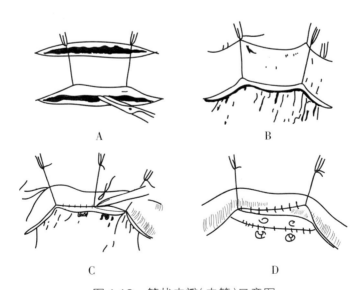

图 1-18　管状皮瓣(皮管)示意图
A. 切口　B. 掀起双蒂皮瓣　C. 双蒂皮瓣缝合成管状　D. 缝合皮管及创面

　　人体上任何体表部位,只要能将皮肤和皮下组织层缝合成管状皮瓣的均可制备成皮管。为了保证皮管的丰富血供,皮管应顺着皮下血管走行方向进行设计和制备,但和任意皮瓣相同,在长宽比上有一定的比例限制,一般长宽比是3:1。

（3）轴型皮瓣:此类皮瓣内含有与皮瓣纵轴平行的动、静脉,其血液供应丰富,皮瓣的长宽比不受限制。

轴型皮瓣因其构成不同可分为:

1）轴型（岛状）皮瓣:皮瓣旋转移植时,蒂部仅含有一对轴心动、静脉,有较大的旋转角度,可以被选来修复邻近或较远处的组织缺损;血液供应丰富,可用做感染创面的修复,还可用做缺损器官的再造,如以前臂逆行岛状皮瓣再造拇指、下腹壁岛状皮瓣再造阴茎或重建阴道等。岛状皮瓣可含有神经,而构成血管神经岛状皮瓣,例如环指的血管神经岛状皮瓣被用来恢复、再造已损伤的拇指的感觉,或修复拇指的缺损,或作部分的拇指再造。此类皮瓣有下腹壁皮瓣、髂腹股沟皮瓣、肩胛皮瓣、前臂皮瓣、胸外侧皮瓣、大腿外侧皮瓣、大腿内侧皮瓣、足背皮瓣等。

2）轴型（岛状）肌皮瓣:带有附着肌肉的轴型（岛状）皮瓣。其组织量大,血液供应丰富,使用方便,移植成功率高,如胸大肌肌皮瓣、背阔肌肌皮瓣、腹直肌肌皮瓣、股薄肌肌皮瓣等。

3）轴型（岛状）筋膜瓣:是带有血管蒂的较薄筋膜组织瓣,其血液供应丰富,其中以颞浅筋膜瓣最为常见。若带有头皮,则形成颞浅筋膜皮瓣;若同时带有延展的颅骨膜,则成为颞浅筋膜骨皮瓣等。

2 游离皮瓣移植　轴型皮瓣如果切断其动、静脉,形成一个带血管的组织块,并应用显微技术进行血管吻合,就称为游离皮瓣移植。儿童皮瓣的血管直径在1～1.5mm,较细,手术应由受过专门训练的医师来完成。

目前身体上可供游离移植的皮瓣、肌皮瓣、骨皮瓣、筋膜皮瓣、感觉皮瓣、静脉皮瓣的供区已近百种,其中可供移植的游离皮瓣供区有30余种,肌皮瓣20余种,如颞部皮瓣、筋膜瓣游离移植可用于头面部软组织及骨缺损的修复。上臂内侧皮瓣、上臂外侧皮瓣、肩胛皮瓣、下腹壁皮瓣、大腿内侧皮瓣、大腿外侧皮瓣及足背皮瓣等,可用于手创伤及四肢软组织缺损的修复。前臂皮瓣、锁骨上皮瓣、耳后皮瓣等可以用于面部软组织缺损修复。背阔肌肌皮瓣是大面积创伤软组织缺失的首选供区, 特别是用于四肢的大面积皮肤撕脱伤合并开放性粉碎性骨折病例的软组织缺损的修复,正确、及时地采用该肌皮瓣移植,可保存肢体,免于截肢之虞。对于肢体严重、广泛挤压撕脱伤病例,由于有显微外科皮瓣移植方法,可广泛清创,对各类缺损及损伤组织做立即修复,不但可保存肢体,而且能挽救患儿的生命。在软组织缺损修复中,背阔肌肌皮瓣、阔筋膜张肌肌皮瓣常是最佳的选择。

在游离皮瓣、肌皮瓣移植中,可以将两块甚至三块游离皮瓣一并移植,称为串联皮瓣、组合移植、桥接皮瓣等。为增加游离皮瓣供区的皮瓣面积,可采用组织扩张器预扩张后再行游离皮瓣移植,或先在某部位皮瓣内制成缺损器官形态,待二期手术时再将此复合游离组织块一并移植,称为"预制器官移植"。

二、其他组织的移植

皮肤是儿童整形治疗中应用最多的一种人体组织。除皮肤外,其他组织如真皮、黏膜、脂肪、肌腱、神经、肌肉、软骨、骨骼、血管等,亦可用来进行移植以供各种修复的需要。有些组织,如角膜、牙齿等,早已被其他专业医师用来移植。有些组织目前只限于应用自体移植,如真皮、黏膜、脂肪等;有的则扩大到应用同种异体组织,如软骨、骨骼、筋膜、角膜、血管等;有些则正在向应用异种组织移植方向发展,并已取得一些初步成果,如软骨、骨骼、筋膜等。进行肌肉移植时,必须同时进行血管及运动神经的吻接,方能在移植后恢复肌肉的正常收缩功能。

（一）真皮移植

将皮肤的表皮削去后，留下的真皮组织可作为埋藏充填之用。真皮组织富于弹性，质地致密坚韧，埋植后具有易成活、少吸收等优点。真皮组织移植后，如张力过大，可引起吸收和退行性变化。真皮组织可用来充填体表较小的凹陷，恢复外形；还可以用来修补复发性疝口或大块腹壁缺损。在处理膝关节不稳定时，真皮组织可用来加强关节韧带，也可用来填塞颞颌关节强直成形术后的骨间隙以防止复发，还可用于肘关节成形术中。真皮移植后可有轻度吸收，故应进行过度的矫正。真皮组织只限于应用自体移植。

（二）黏膜移植

黏膜与皮肤相似，可以作为一种移植修补材料。但由于仅有口腔、阴道壁等部位供应有限的黏膜，故应用受到限制。对具有一定视力的球结膜缺损（如球睑粘连），黏膜移植是唯一的修复材料。在唇部整形中，如唇红组织的缺损，可应用对侧唇黏膜或颊部黏膜来修复唇红，但这必须应用带蒂转移分期手术才能完成。许多部位的黏膜缺损，如口腔黏膜瘢痕挛缩、阴道瘢痕粘连、眼窝再造等，可采用大片的中厚皮片来代替黏膜，可以得到相似的功能效果。黏膜移植只限于应用自体移植。

（三）脂肪移植

脂肪移植包括带蒂方式的脂肪块切取移植和用负压抽取自体脂肪并经过适当处理后的注射移植。后者目前在临床上已经广泛应用，并取得良好效果。

（四）筋膜移植

筋膜是一种坚韧耐拉伸的结缔组织，如将它劈成索条状，可作为悬吊之用，用以治疗睑下垂、面神经瘫痪等畸形。片状筋膜还可用来修补疝口，闭合胸壁（或腹壁）缺损，修补硬脑膜，再造输尿管及修补破裂的肝脏等。小片折叠筋膜也可以用来充填体表小型凹陷，在肌腱修复部位作衬垫，或作为肌腱移植时的滑车，有时还可以直接作为肌腱替代物的移植材料。

筋膜移植材料大多采用大腿外侧的阔筋膜，它是人体最坚韧且面积很大的一层深筋膜组织。另外，也可应用异体的筋膜。新鲜的或经过干燥冷冻保藏的筋膜均可选用。异体筋膜移植初期，移植效果较好，可与新鲜自体筋膜相同，但最终可形成瘢痕组织，无抗张能力。

（五）软骨移植

软骨组织是一种很好的充填或支持材料，可以用来填补体表缺陷，如颅骨、眶缘、鼻骨等，也可以作为支持材料，应用于修复喉及气管缺损，进行全耳再造等。软骨质软，便于雕刻成形，移植后能保持活组织的特性及结构，但有时会发生弯曲、变形或被吸收的情况。

软骨组织内缺乏血管及淋巴管，移植后只能依靠由间质渗入的血浆供给营养。移植后仅与周围组织产生纤维性粘连，而不能和其他软骨或骨骼发生有机愈合。移植时不带有软骨膜。

自体软骨的来源多为肋软骨，第 6、7、8、9 肋骨的联合部位是最常选用的部位。较少量的软骨可采用耳郭软骨，其他如鼻中隔软骨、膝关节半月板等可在摘除后加以利用。

（六）骨移植

骨组织质地坚硬、不易变形、成活力强，可作为一种良好的移植材料。它既可以作为植骨术中重新连接不愈合骨的组织，又可以作为充填支持或塑形性移植材料，例如应用于颅骨缺损及鼻骨、眶骨、颧骨等畸形的修复手术中。

关于骨移植后骨愈合的原理学说，较早的是成骨细胞学说，认为骨生长主要是由骨膜深层的成骨细胞控制，骨内膜及哈氏管的成骨细胞亦参与新骨形成。另一方面，噬骨细胞顺着植骨块的基质逐渐进行摧毁和噬吞。成骨细胞亦随之产生新的骨基质，最终将全部植骨块替换为新的有活力的骨组织，从而完成一种爬行置换的成骨过程。另一种是间叶学说，认为植骨生长并不是成骨细胞活动的结果，而是整个植骨块保存了它的活力和钙化结构，并释放一种物质，促使移植部位的中胚叶组织形成新骨。因此，新骨形成是结缔组织化生的结果，可以发生在身体上任何部位，而不一定要有骨膜和成骨细胞的成活。但从临床实际观察，这两种成骨过程都曾发生过，因此目前的学说并不能全部解释植骨后的成骨机制。

目前除应用新鲜的自体植骨外，还可以考虑采用异体骨进行移植，目前都趋向于应用低温冷冻(-35°C)的同种异体骨，可获得较好的效果。异种骨也是一种可能的植骨来源，但近年来这方面的进展不快，尚不能代替自体、异体来源的植骨。

临床上，采取自体植骨的来源颇多，诸如髂骨嵴、肋骨、颅骨、胫骨等。这些骨组织在应用时也有多种方式，如块状髂骨嵴、碎块髂骨、肋骨段、半片肋骨、骨和骨膜等。近十年来，由于显微外科的发展，带血管的骨骼移植在特定的适应证下，已代替了过去的游离植骨术而获得优良疗效。应用带旋髂浅（或旋髂深）动、静脉的髂骨移植，或带前、后肋间动、静脉的肋骨移植，在受区和局部血管作吻合，可使植骨片在移植后得到充分的血供，从而把骨移植的过程转化成为一种单纯的骨折愈合过程，这就加快了骨移植愈合的时间并为植骨手术的成功提供了可靠的保证，可以说是骨移植方面的一大进展，但必须注意严格掌握手术适应证，以免滥用。

近年来，异种骨移植有了进一步的发展，如去除异种骨蛋白质、脂肪及一切软组织，使所有抗原性物质被清除，这样移植后就不可能产生免疫排斥反应，一旦它与成骨组织接触，就可以在移植部位产生新骨。

（七）肌腱移植

肌腱移植主要应用于修补肌腱的缺损。肌腱缺损的修复常以游离肌腱移植方式来进行。肌腱周围有一层滑膜，称为腱旁组织，有利于肌腱的滑动。滑膜是一种特殊的稀松组织，有长而富于弹性的纤维，具有较大的活动性。但并非每条肌腱都有丰富的滑膜组织，故在进行肌腱移植前必须妥善选择肌腱移植的来源。例如掌长肌常有很丰富的滑膜，去掉这条肌腱对手部功能无特别障碍，故常被用来作为肌腱移植的来源。切取肌腱时，必须对此滑膜妥加保护，以便在移植时，可连同此滑膜一并移植，使术后肌腱具有较好的滑动效果。

自体肌腱是最理想的移植材料，以掌长肌最为常用。但有时掌长肌先天性缺失，或因肌腱过细过短或同时需要两条肌腱修复时，则可采用足背的趾长伸肌腱、跖肌腱或指浅屈肌腱。但后两者的移植效果并不理想，因跖肌腱质地较硬，采取不易，而指浅屈肌腱较粗，且无腱膜组织。

（八）神经移植

游离的神经移植适用于周围神经断裂后缺损的修复。在严重的周围神经损伤情况下，也可以进行带蒂神经断端吻合转移术，例如在前臂电击伤后，正中神经和尺神经均有严重缺损的情况下，可先将正中神经和尺神经近心端断端互相吻合。6个月后，再在上臂切断尺神经近侧段，然后倒转向手部而与腕部的正中神经远侧段进行神经吻合。这种神经转移术可使正中神经分布区的感觉和皮肤营养得到较好恢复。

神经断端吻合后，髓鞘很快退化，神经鞘细胞在术后第4天时仍然存在，但以后就不易与周围来自神经内膜的大量成纤维细胞相区别。这时神经近侧端轴索的有髓鞘纤维开始伸入移植神经的间道内，有部分神经鞘细胞亦可能参与此种修复过程。不论感觉神经抑或运动神经在移植后，如口径对合良好，均可达到使轴索生长传导的目的。轴索有髓鞘纤维的生长速度在移植的神经中为每天1～2mm，而在神经断端远侧段中则为每天3.5mm。但近年来由于显微外科技术发展，使带血管的神经移植成为可能。带有自身血供的移植神经段为轴索的生长提供了更好的再生条件，加快了生长速度。应用此方法移植神经后,有大量再生神经纤维出现,密度高,分布较均匀;而不带血管的神经移植,再生纤维少,密度低而分布不均匀。神经移植的来源可采用自体的腓肠神经、长隐神经、耳大神经等。肢体截断后的神经亦可作为移植材料。移植神经直径应与修复神经大致相同,如所需移植的神经直径较粗,可用几条较细的神经如电缆状并成一股进行移植。在进行混合神经移植时,必须注意感觉纤维和运动纤维的正确对合,否则就可能造成运动纤维长入感觉径路的状况,影响功能的恢复。

带有血管供应的神经移植,最早由 Taylor 提出,并应用桡动脉供血的前臂桡神经浅支移植,但因此而牺牲一段桡动脉似乎欠妥。上海华山医院 1983 年提出静脉动脉化的神经移植,将一段小隐静脉和与它相连的腓肠神经进行吻合动脉的神经移植。应用显微外科技术,在放大镜下进行神经束膜缝合术,或鞘膜-束膜缝合,再加上应用电极测定感觉纤维及运动纤维的位置,可大大地提高神经移植的效果。近年来,国外在临床上应用胆碱乙烯酶以区分感觉纤维和运动纤维,但所需时间较长,尚未能普遍推广。

（九）肌肉移植

通过血管和运动神经吻合,可以将肌肉块作游离移植。如应用胸大肌或背阔肌移植,在显微操作基础上重建面瘫功能等。

（十）大网膜移植

大网膜具有丰厚的血液循环和淋巴循环。临床上可以利用显微外科血管吻合技术,应用大网膜游离移植修复颅骨、头皮缺损,或修复半脸萎缩症。

三、组织代用品的应用

除活体组织移植外,近年来,非生物性物质已随科学的发展而日益广泛地应用于人体。金属物质如金、铂、不锈钢,早已被应用埋植于体内而保持它的稳定性。近年来,稀有金属如钛、钒、钴铬钼合金亦被广泛应用,或制成骨板、骨钉,或拉成丝、织成网,用来固定骨折或修复缺陷畸形。陶瓷被制成人工关节,植入人体。这些金属或非金属物质已被证明具有可靠的临床疗效。最新动物实验证明,杂质在 0.5% 以下的纯钛在植入组织后,钛与骨组织可紧密结合,骨组织可直接与钛表面产生物理性及化学性结合,故纯钛为一种优良的金属性骨代用物。

但近 30 年来发展最快且最有前途的是高分子聚合材料,诸如尼龙、涤纶、丙烯酸酯、聚乙烯、聚四氟乙烯、甲基丙烯酸甲酯(有机玻璃)、硅胶等,它们已被广泛地应用于临床并已被证明效果优良,为体内组织所耐受。在整形外科领域,它们可制成薄板形以修补颅骨缺损(有机玻璃或丙烯酸酯),制成海绵多孔形以充填体表缺陷(硅胶、聚乙烯醇缩甲醛),制成网状或管形用于人造血管、大脑导水管、人工气管等(尼龙、涤纶、硅胶)。

硅胶是目前在医学上应用最广的一种高分子材料,它由高黏度聚二甲基硅氧烷经硫化而成。医用硅胶必须纯度很高,只允许加有少量配合剂,如白炭黑和硫化剂。硅胶是无毒的,与组织有较好的相容性,并有较好的抗凝作用。人体组织对硅胶的耐受性超过其他材料。它有良好的耐热性,故可高压消毒或煮沸消毒,也可在模内热压成型,故可制成耳壳模型、鼻梁模型、颏成型体及各种人工关节等硬块状成品,以便随时选用。但液态硅胶可引起多种严重并发症,应禁止直接注射使用。

皮肤扩张技术是将硅胶制成皮肤扩张器,将之埋入缺损部位邻近皮肤下,待创口愈合后注入生理盐水于扩张器的袋内,每周 1～2 次,以逐步扩张皮肤面积。最后取出扩张器,用已扩张的皮肤顺利修复缺损,获得比应用游离植皮术或皮瓣移植术更好的效果。

羟基磷灰石是一种生物相容性较好、理化性能稳定的人工骨替代材料,但其本身无骨诱导成骨能力,故应与其他材料如骨形成蛋白(bone morphogenetic protein, BMP)、胶原纤维蛋白黏合剂等生物材料,金属、合金等无机生物材料,红骨髓、脱钙骨等自身材料,其他多种材料(如磷酸三钙和胶原),胶原及自体骨碎片等复合使用。目前它已有效地应用于临床,被认为是 20 世纪 80 年代以来较为肯定的骨替代材料。

(王　炜　张涤生　穆雄铮)

参考文献

[1] 张涤生.张涤生整复外科学[M].上海:上海科学技术出版社,2002.
[2] 朱盛修.现代显微外科学[M].长沙:湖南科学技术出版社,1994.
[3] McCarthy J G. Plastic surgery[M]. Philadelphia: W. B. Saunders, 1990.

第二章
小儿围手术期管理

第一节　术前准备

手术既是一个治疗过程,又是一个创伤过程,手术打击对机体的各种代谢都有严重干扰。因为小儿对手术的耐受力、应变力及自身调节能力较差,所以做好充分的术前准备能使患儿接近生理状态,以便耐受手术。妥善进行术后处理能使患儿尽快恢复生理功能,防止各种并发症的产生,促进患儿早日康复。

一、术前准备

术前准备根据手术的急缓程度不同而有所差异。手术一般分为:①择期手术。例如并指分离、体表小肿块切除等。施行手术的早迟在短时间内不至于影响治疗效果。此类手术应做好充分的术前准备。②急诊手术。如腹裂、颈部巨大肿瘤压迫气道等,需在短时间内手术,术前要重点进行必要的准备,如迅速补液扩容,尽可能纠正休克,有时一些准备和处理可在手术过程中进行。③限期手术。例如唇裂、颅缝早闭等的手术。目前随着人们认识的提高及各种监护设施的完善,限期手术的范围逐渐扩大,以往的一些需急诊手术的病例,在严密监护、呼吸管理和营养支持的条件下,采取限期手术,等待病情稳定,可进一步提高治愈率。

术前准备包括患儿家属和医护人员两方面的心理准备和生理准备,主要是使患儿尽可能具备良好的心理和生理条件,安全地承受麻醉和手术打击,术后顺利恢复;医护人员则在于详细了解病情,全面检查,做出正确判断,制订合理的治疗方案,使手术达到预期的效果。

(一) 心理准备

患儿的心理准备是针对学龄前期和学龄期患儿的,医护人员通过亲切接触、交谈及温馨护理,可消除患儿的恐惧心理,使其配合操作。心理准备的另一个重要部分是针对患儿家属的。由于对疾病缺乏了解,道听途说,他们术前往往过于焦虑,如不详细解答病情、手术方案和可能的结果,术后将产生难以解决的医患矛盾。因此,手术前在明确诊断和制订手术方案后,应由主刀医师认真地与患儿父母及有关人员进行一次谈话,详细解答病情,尽可能说明手术方案,特别要说明术后可能产生的各种并发症及意外。另外,对手术中需要切除的器官要特别注明,对术后的一些特殊情况应加以解释,如需分次手术时要讲清以后的护理和将来的治疗方案等。坦率而得体的术前谈话可增进医患之间的理解和信任,使家属对术后可能出现的问题有一定的心理准备,有利于患儿顺利恢复。谈话的具体内容需详细记录,并请家属签字为证。

（二）患儿的生理准备

1 一般准备 全身情况良好、重要器官无器质性病变或处于功能代偿期的患儿，外科疾病对全身的生理状况仅产生较小的影响，手术的耐受力良好，只需进行一般的术前准备。

（1）体格检查和实验室检查：任何患儿术前都应进行全面的体格检查，除与病变有关的特殊体检外，应注意全身的营养状况、生长发育及心、肺、肝、肾等主要器官的功能。较小的手术仅进行包括出凝血时间在内的血、尿、粪三大常规检查，中等以上手术则需查：①血电解质及酸碱平衡；②包括血浆蛋白在内的血肝、肾功能；③胸部 X 线片（胸片）和心电图。

（2）术前禁食和补液：患儿术前禁食至少 6 小时，择期手术一般在术前晚上 10 时以后开始禁食。小婴儿或新生儿正常情况下 3～4 小时喂食一次，一般胃内容物在 2～3 小时能完全排空，术前禁食 4 小时即可，如需长时间禁食，同时进行肠道准备等，术前应进行适当补液，以免发生脱水。

（3）配血和输血：估计手术时间长、可能失血量多的患儿应进行术前配血和备血。对术前血红蛋白和红细胞压积低的患儿应进行输血，血红蛋白应提高至 9g/ml，红细胞压积＞30%，一般每日每千克体重输血 10ml，可提高血红蛋白 1～1.5g。

（4）控制体温：小儿体温调节中枢尚未成熟，各种外在和内在因素均可导致患儿术前发热，同时又容易发生高热惊厥，故术前的降温十分重要。物理性和化学性的降温方法均可使用，一般使肛温降至 38.5℃方能手术。新生儿术前的保暖是至关重要的，低体温不仅增加耗氧量，而且其所致的术后硬肿症往往造成手术失败。所以新生儿手术前应置于暖箱中，足月产儿温度调至 30～32℃，早产儿 32～34℃，相对湿度维持在 60%～70%。手术中需使用电热毯，保持室内温度。

（5）胃肠道准备：儿童整形外科大多数手术不涉及胃肠道，故不需要进行特别的胃肠道准备，如果术中产生胃肠道胀气而影响手术后恢复，术前可放置胃肠减压。

（6）抗生素的应用：外科手术预防性应用抗生素一直存在争议。一般认为，普通择期清洁手术不需预防用药，对明显污染、有发生感染的高度可能性或一旦发生感染将产生严重后果者，才预防性给药，如严重污染的创伤和大面积烧伤、连通口咽部的颈部手术、消化道穿孔和结肠择期手术前后、心脏和神经外科手术前后、近期曾患急性感染需急诊手术或免疫功能低下需手术者。目前主张预防性给药，方法为术前一次性给予足量抗生素，使组织内药物达到并保持有效浓度，术后用药不超过 3 天。

（7）其他：小儿术前皮肤准备一般不需剃毛，但术野的湿疹会影响伤口愈合，应尽早治疗。

2 特殊准备 对全身情况欠佳、重要器官有器质性病变、功能濒于失代偿或已有失代偿表现的患儿，需深入进行检查和研究，并做积极和细致的特殊准备，才能施行手术。

（1）营养不良：除恶性肿瘤患儿外，多数神经系统畸形的患儿术前也伴有营养不良，免疫功能低下和低蛋白水肿使这些患儿易发生术后感染和切口裂开。因此，术前应尽可能地进行营养支持，肠道营养和胃肠外营养均可。

（2）出血性疾病：小儿常见因血小板减少而进行脾切除手术的，术前可输单采（机采）血小板进行补充。毛细血管性出血如过敏性紫癜患儿，术前可应用激素治疗，口服泼尼松每天每千克体重 1～2mg。对有先天性遗传性凝血活酶缺乏的患儿，术前注射凝血因子和抗血友病球蛋白（antihemophilic globulin, AHG）浓缩剂及新鲜血浆均有助于术中和术后的凝血。

（3）肝功能障碍：有严重肝功能损害如营养不良、黄疸、腹水等的患儿，一般不宜施行任何手术；对有轻度肝损害的患儿，经适当的术前准备，可以进行手术。术前准备除营养支持外，还包括输注白蛋白提高血浆蛋白，给予保肝药物等。对凝血酶原时间延长的患儿还应补充凝血酶原复合物并补充适量维生素。

（4）肾上腺皮质功能不足：长期应用肾上腺皮质激素的患儿往往有肾上腺皮质功能不足，此类患儿对手术创伤应激能力差,术中和术后常出现低血压、呼吸抑制和麻醉苏醒延迟。故凡正在应用激素治疗或6～12个月内曾用激素超过1～2周者应遵循:①术前24小时及12小时各肌注醋酸可的松100mg。②手术时静脉注射氢化可的松。③手术当日醋酸可的松每6小时肌注50mg。④手术后逐渐减量,直至手术应激过去后才可停用。

(5)其他:恶性肿瘤患儿术前应用化疗或放疗,或带化疗药物于术中应用;糖尿病患儿术前应进行胰岛素治疗,术中和术后需反复测定血糖;癫痫患儿需一直服用抗癫痫药物;哮喘患儿发作期不宜手术。

二、术后处理

患儿送出手术室需由麻醉师和手术组医师陪同,以免途中发生意外。绝大多数小儿进行神经外科手术后应进入儿科重症监护室(PICU)观察治疗,待生命体征平稳、恢复自主呼吸、拔除气管导管后才能回到病室。由于小儿不易配合,各种导管容易脱落,此时应进行必要的固定约束,接好氧气管、输液管和各种引流管。

（一）术后监护

如施行中、小手术而情况平稳者,手术当日每隔30分钟测血压、脉搏、呼吸至清醒平稳即可;大手术或有可能发生内出血、气道压迫者,需密切观察,清醒平稳后仍需每隔1～2小时监测生命体征、经皮氧分压和尿量,特别应警惕出血、呼吸道梗阻等早期表现,以便及时处理。

（二）术后保暖

小儿手术后保暖工作十分重要。新生儿中等以上手术后均需置于暖箱中,以免发生硬肿症和体温不升的情况。使用热水袋时不要贴身,以免烫伤。

（三）饮食和补液

小儿非腹部手术一般在术后6小时开始进食。腹部手术需肠道功能恢复、肛门开始排气后,才开始进少量流质,以后逐渐增加并转为正常饮食。禁食期间,应用静脉输液供给水、电解质和营养,大手术有时禁食时间较长,特别是术后需呼吸机维持的患儿,有时需鼻饲或进行周围静脉营养和中心静脉营养。

（四）切口的观察和处理

每日观察伤口是否出血、红肿和渗出,小儿有张力的切口容易在5～7天裂开。缝线拆除的时间根据切口的部位和局部情况而定,头、面、颈和腹股沟在术后4～5天拆线,腹部、会阴部7天拆线,胸部8～10天拆线,四肢10～14天拆线。

（五）引流管的处理

因治疗需要,手术后患儿常带有各种引流管,除注意保持各种引流管通畅和每日记录引流量外,还应特别注意引流装置的妥善固定,以免脱落。

（六）各种常见症状的处理

1　疼痛　术后疼痛,尤其是胸部和腹部手术,常限制呼吸运动,抑制换气。婴幼儿以腹式呼吸为主,即使下腹部手术,也会导致肺活量减少。伤口疼痛和体位影响,限制了深呼吸和咳嗽。气道分泌物排不出,易发生肺部感染。婴幼儿术后的剧烈哭吵还会影响伤口愈合。因此术后镇痛对小儿而言不容忽视。一般的小手术,可采用经口或肛门应用少量解热镇痛药。中等以上手术,目前多采用经硬膜外或静脉持续性注入少量吗啡,可达到良好的术后镇痛。

2　发热　成人术后发热体温波动在0.5～1℃,一般属正常范围。小儿中等以上手术后往往会发热至38℃以上。发热时间在1～2天,超过39℃需注意降温,以免高热惊厥。当体温较高或发热持续时间较长时,应注意寻找原因,如脱水、感染等。感染是最常见的情况,静脉炎、留置导尿管后尿路感染、切口感染或肺部感染均可发生。小儿神经外科手术往往伴有术后高热,开始多为渗出液的吸收热,随后出现2~3周甚至更长时间的中枢性体温升高,表现为不规则的高热,此时需多方检查,排除中枢感染,给予长期口服解热镇痛药。

3 恶心、呕吐 恶心、呕吐常是麻醉后反应,小儿胃肠减压时亦会发生。由于体位为仰卧,小婴儿、新生儿常因呕吐而发生误吸,故对此类患儿术后床旁应常备吸引器,并注意保持鼻胃管通畅。

4 腹胀 神经外科非腹部手术后发生败血症可产生腹胀,小婴儿严重腹胀时横膈抬高,影响肺换气功能。术后一般的胃肠胀气,通过胃肠减压2~3天即可恢复,不需特殊处理;胃肠功能恢复较慢者可进行针灸治疗。

第二节 小儿液体疗法

一、小儿体液平衡特点

小儿年龄愈小,体液总量相对愈多,主要是间质含液量高(表2-1)。体液电解质的组成基本同成人,但出生数日的新生儿的血钾、血氯、血磷及血乳酸多偏高,血碳酸氢盐和血钙偏低。通常每消耗100cal[热量的国际单位是焦(J),卡(cal)是临床计算热量的常用单位,换算关系为"1cal=4.18J",本书为临床实际应用考虑,保留卡(cal)、千卡(kcal)作为热能、热量的单位]热能需要水 120~150ml,除出生数日的新生儿外,年龄愈小,水的出入量愈多。正常小儿每日热量和水的需要量见表2-2。另外,小儿缓冲系统、肺、肾及神经内分泌的调节功能差,容易受多种因素影响而发生水、电解质和酸碱平衡紊乱,如何及时妥善处理这些问题是小儿外科常遇到的问题之一。

表 2-1 不同年龄体液分布(占体重的百分比)

年龄	体液总量(%)	细胞内液(%)	细胞外液	
			间质液(%)	血浆(%)
新生儿	80	35	40	5
1岁	70	40	25	5
2~14岁	65	40	20	5
成人	60	40	15	5

表 2-2 不同年龄小儿热量、水需要量

年龄(岁)	热量(kcal/kg)	水[ml/(kg·d)]
<1	110	150
1~3	100	125
3~6	90	100
6~9	80	75
9~12	70	50
成人	40~50	

二、水、电解质和酸碱平衡紊乱

（一）脱水

脱水是指体液,特别是细胞外液容量的减少。根据血浆钠的浓度,可将脱水分为等渗性、低渗性和高渗性三种;根据脱水的程度,又可分为轻、中、重三度(表 2-3)。外科患儿常见的脱水为低渗性脱水,多由肠梗阻、肠瘘、腹膜炎或其他渗出性感染及烧伤等引起。脱水的临床表现视轻重而异,中度以上脱水表现为口渴、皮肤弹性减低、黏膜干燥、眼窝和前囟凹陷,重度者可出现循环衰竭。

表 2-3　脱水的临床分度

程度	失水占体重百分比	口干	眼球凹陷	前囟凹陷	眼泪	尿	皮肤弹性	周围循环
轻	<5%体重	稍干	稍有	稍有	有	有	正常	正常
中	5%~10%体重	较明显	较明显	明显	少	少	较差	四肢凉
重	>10%体重	明显	明显	明显	无	无	极差	低血压

（二）钾代谢异常

临床上以低血钾较为多见,发生的主要原因是钾的摄入不足或消化道丢失过多,当遇到重症脱水、酸中毒时,血钾多在正常范围,一旦酸中毒被纠正,细胞外钾转移入细胞内,就出现血钾降低。临床表现在血钾<3mmol/L 时才出现,如肌肉软弱无力、麻痹性肠梗阻、呼吸肌麻痹、心电图异常,甚至心律失常、心力衰竭。高血钾主要见于肾衰竭或严重挤压伤,表现为心跳减慢而不规则,可发生期前收缩和室颤,甚至心搏停止。

（三）酸碱平衡失调

血液中碳酸和碳酸氢盐含量之比为 1:20,这是保持 pH 为 7.4 的决定条件。如果某种因素促使这一比例发生改变,时间过久或体内代偿功能不足时,体液 pH 就会超出 7.35~7.45 的正常范围而发生酸碱平衡紊乱。代谢性酸中毒是最常见的酸碱平衡失调,主要见于腹泻、饥饿、肾衰竭或严重感染,临床表现为呼吸深而有力、不安、呕吐、头痛、嗜睡甚至昏迷,口唇呈樱桃红色,新生儿及婴儿表现为精神萎靡、拒食、面色苍白。代谢性碱中毒发生于严重的反复呕吐,如颅内压升高的患儿。呼吸性酸中毒的外科因素多为同时伴有胸部损伤的脑外伤,临床上可出现混合性的酸碱失衡,应根据临床表现、病史和血液生化检查结果进行判断。

三、小儿外科液体疗法

液体疗法的目的在于纠正水和电解质紊乱,恢复和维持血容量、渗透压、pH 和电解质成分的稳定,以恢复人体的正常生理功能。由于小儿生理和病理特点不同,小儿外科的液体疗法不同于成人外科和小儿内科,以纠正脱水为例,内科的腹泻患儿不可强求在 24~48 小时内完全纠正脱水,而对于外科的脱水则要求尽可能在几小时内纠正,以保证手术和麻醉过程的安全。

（一）补液的原则

补液首先要估算全日总输液量,包括日代谢基本需要量(日需量)、额外损失量和当日已存在的失衡量,以便根据不同情况采取不同的溶液,以达到治疗的目的。原则是先补充失衡量(等渗液),再补充日需量(其中 1/5 用等渗液),最后输入额外损失量(用 1/2~3/4 等渗液)。

水和电解质失衡量的估算主要是根据脱水的程度和血液生化检查结果进行判断。对于外科的低渗性脱水,以等渗液纠正。轻度脱水补充 50～60ml/kg,中度脱水补充 80～100ml/kg,重度脱水补充 100～120ml/kg。外科急腹症的脱水,不需将脱水全部纠正再施行手术,将失衡量基本纠正,生命体征维持平稳即可,剩余量可在术中、术后继续补充。酸中毒时,根据血 pH 和碱剩余计算输入的碳酸氢钠溶液,肝功能衰竭的患儿常用 1/6M 乳酸钠。

水的日需量与每日平均代谢率有关,临床上一般按体重计算,第一个 10kg 每日需液量 100ml,第二个 10kg 每日需液量 50ml,第三个 10kg 每日需液量 25ml。新生儿 24 小时内禁食可不补液,出生 1 周内每日需水分 50～75ml/kg。小儿大手术后 1～2 天内代谢率降低,需水量按 50%～70%供给,新生儿术后例外。发热患儿体温每升高 1℃,热能消耗增加 12%。

外科患儿的额外损失量包括:胃肠减压引流液、伤口或体腔引流液、创面渗出液等,一般按准确的收集量进行等量补充,根据临床经验可按表 2-4 估算。

表 2-4　补充各种损失液所需的水分与电解质

引流液 （每 100ml）	5%葡萄糖 （ml）	生理盐水 （ml）	1/6M 乳酸钠 1.4%碳酸氢钠(ml)	10%氯化钾 （ml）
胃液	40	60	0	0.6～1.5
小肠液	20	70	10	0.3～1.5
回肠液	10	75	15	0.3～1.5
胆瘘	0	67	33	0.4～1.5
胰瘘	0	50	50	0.4～1.5
结肠瘘	60	30	10	0.3～1.5
胃肠减压<6 个月	50	50	0	0.4～1.5
胃肠减压>6 个月	33	67	0	0.4～1.5
脓液、渗出液	0	67	0	0

外科患儿的输液分为术前、术中和术后三个阶段。术前重点为纠正脱水和酸中毒,迅速补充血容量,提高患儿对手术和麻醉的耐受性。术中继续补充失衡量,还应注意手术时的额外损失量,如体腔液的丧失和术中创面暴露的蒸发等。术后输液则进行较正规的全面计算,把日需量、额外损失量和失衡量三方面作为全日总输液量,一般以 1/3 张液进行补给。补液的速度:婴幼儿 9ml/(kg·h),新生儿可到 11ml/(kg·h),儿童 8ml/(kg·h),严重脱水或休克短时间补液速度可达 20ml/(kg·h),颅内高压、心力衰竭或肺部疾患时补液速度不超过 6ml/(kg·h)。

（二）儿科常用的溶液

非电解质溶液常用 5%～10%葡萄糖溶液。葡萄糖溶液输入体内,仅起供给水分和热能的作用,或纠正体液的高渗状态和酮中毒的作用,可视为无张力液体。电解质溶液包括生理盐水、复方氯化钠溶液(林格氏液)、碳酸氢钠溶液、乳酸钠溶液和氯化钾溶液等,主要用于补充体液,纠正体液离子浓度,纠正酸碱平衡失调或补充所需的电解质。将各种溶液按不同比例配成混合溶液,可以避免各自的缺点,更适用于不同的液体疗法的需要。临床几种常用的混合液简便配方如表 2-5。

表 2-5 常用的混合液简便配方

溶液种类	5%～10%葡萄糖(ml)	10%氯化钠(ml)	11.2%乳酸钠(ml)
等张糖盐溶液	500	45	0
1/2 张糖盐溶液	500	22.5	0
1/3 张糖盐溶液	500	15	0
2/3 张糖盐溶液	500	30	0
2/1 张溶液	500	30	30

（三）几种常见的小儿外科不同情况的输液原则和注意事项

1 新生儿的液体疗法 新生儿脱水及酸中毒的临床表现不明显，所以应详细询问出入液量，并进行密切观察。新生儿需水量视成熟程度、出生后日龄、所处环境等有所不同，胎龄越小者体液的比例越高。新生儿肾脏不及成人那样能有效地清除给予的水负荷，其尿浓缩能力仅为成人的一半，特别是早产儿，不能适应过多的液体，可导致动脉导管开发等不良后果。因此，在给予新生儿水和溶质时，应进行相当准确的计算（表 2-6）。新生儿的入液速度应适当减慢，其肾脏对钠和氯的排泄不如婴儿，所用的电解质应适当减少。一般出生后 10 日内血钾较高，如无明显低钾可不补钾。新生儿特别是早产儿，对乳酸盐代谢差，酸中毒时宜用碳酸氢钠进行纠正。

表 2-6 新生儿不同日龄液体需要量(ml/kg)

日龄	体重			
	<1kg	1～1.5kg	1.5～2.5kg	>2.5kg
1	100	80	60	40
2	120	100	80	60
3～7	140	120	100	80～100
14	150～200	150～200	150～200	150

2 急性感染的液体疗法 急性感染很容易发生体液紊乱，特别是感染性休克时，常见的体液紊乱为代谢性酸中毒和稀释性低渗状态。处理时应注意供给正常需要的热能、水和电解质，休克伴严重的酸中毒时以 5%碳酸氢钠进行纠正，稀释性低渗状态者应注意限制液量，以免加重心脏负担和水中毒。

3 颅内高压患儿的液体疗法 颅内压升高的患儿往往需要进行脱水治疗，但同时因禁食和呕吐等多种因素又需要补充液体，一般情况下，这种患儿的液体需要量为平常的 50%，在呕吐频繁时适量增加，并注意电解质的补充。

（李 昊）

参考文献

[1] 金汉珍,黄德珉,官希吉.实用新生儿学[M].第3版.北京:人民卫生出版社,2002:86-97.

[2] 廖清奎.临床儿科学[M].天津:天津科学技术出版社,2000:32-36.

[3] 陈敏章,蒋朱明.临床水与电解质平衡[M].第2版.北京:人民卫生出版社,2000:269-275.

第三章
儿科重症监护

一、概述

对于生命垂危和存在单个或多个脏器功能衰竭的患儿,采用生命和脏器功能监护是进行病情动态观察的有效手段,目的在于使观察病情的方法能适应危重患儿病情变化的快速性、多样性与不稳定性,目前主要针对一些与生命支持相关的内容设置监护指标,主要包括生命体征、呼吸系统功能、心血管系统功能、神经系统功能、肝肾功能、血液系统和消化道功能及内环境状态等。

危重症监护是危重患儿救治中的一项重要措施。机体是有机统一的整体,其各系统间存在着广泛的内在联系,各监护参数相互关联、相互影响。例如,呼吸衰竭患儿可同时伴有其他脏器功能变化,亦可表现为多脏器功能衰竭的初发阶段。因此,医师在进行呼吸系统危重症诊治时不仅要监护呼吸系统指标,还需全面掌握患儿整体的各种诊治信息。

监护是指通过医务人员的检查及电子监护设备对疾病的有关指标进行经常或连续动态的观察和分析,旨在全面、及时和准确地提供危重患儿病情的第一手资料,为医师早期识别病情动态变化、并发症和及时调整治疗提供参考依据,为抢救生命争取时间,为治疗效果的判断提供客观指标。对儿科危重患儿进行监护的重要性在于:患儿自身调节和代偿能力远不如成人,在生命垂危状态下和在病情进展时,其无法通过自身代偿调节机制进行功能代偿。即使在初期曾出现代偿反应,也很快会失代偿,患儿可在很短的时间内受到生命威胁。如能通过 24 小时不间断监测早期发现和诊断,将为第一时间给予相应处理提供有利条件,有利于病情的及早控制。

随着医疗技术的不断提高,利用先进仪器进行病情监测的项目日益增多,目前除生命体征外,血氧及二氧化碳、呼吸力学、血流动力学、脑电图、床旁影像等也均已列入危重监护内容。其中一些技术已向连续、无创、自动分析的方向发展,一些治疗设备(如人工呼吸机、连续血液净化仪等)也备有完备的监护配置以保证其在工作时万无一失。然而,目前监护设备所承担的监测项目还远不能满足临床的需要,其他监护项目必须由医务人员通过体检和化验完成。在分析病情时,只有综合患儿的各种信息,才能得到全面和正确的结论。

二、心血管系统监护

心血管系统的基本功能是输送氧,心血管功能障碍通常以氧的输送不能满足机体代谢需求为特征。心血管功能监测的本质是观察心排出量的变化。由于临床上较难持续、精确测量心排出量,一般采用一些间接指标来代替,其中包括创伤性监测和非创伤性监测。监测目标为判断心血管疾患的严重程度、治疗反应,鉴别疾病变化性质。

(一)心率和心律

心率和心律是反映心功能的基本指标,这两项指标出现异常时,通常存在较严重的心脏病变。

监测的具体目标为:判断心血管功能衰竭程度、对治疗的反应,鉴别某些心血管疾病。

1 监测方法 24小时不间断心电监护或脉搏血氧饱和度记录是监护病房的常用监护方法。这两种方法可做到对患儿心率进行24小时持续观察,出现的问题会及时从监护仪上反映出来。其中心电监护直接记录心电变化,是最可靠的监护方法。此外,医师通常还需借助听诊器间断进行检查,作为心电监护内容的补充。

2 临床意义 心率可较灵敏地反映心血管功能状态。心动过速时心动周期缩短,舒张期充盈不足,心排出量下降。心动过速不仅增加氧耗,使工作效率下降,还通常是危重患儿机体缺氧、过度炎症反应、心功能不全或循环容量不足的早期表现。在此期间应积极寻找原因,及时处理,防止心功能继续恶化和失代偿。心动过缓可导致心排出量下降,或提示心功能衰竭的终末期,患儿可在短时间内出现血压骤降和心搏骤停。对于存在意识丧失、周围循环不良者,应积极给予心肺支持和抢救。对于心动过缓原因为慢性心脏传导系统疾病的患儿,可通过药物或人工起搏方法,使其心率保持在每分钟50～80次以上。心电监护还可为及时发现心律失常、判断其性质提供依据,有利于及时、准确地诊断各种严重心律失常,如阵发性室上性心动过速、室性心动过速、重度房室传导阻滞等。在心电监护时应注意以下几个问题:

(1)心电监护的导联:心电监护的导联与标准心电图不同,且监护仪内滤波装置可使心电波形存在失真,故其分析价值不如标准心电图。当心电监护仪出现异常波形时,应及时做标准心电图来协助诊断。

(2)注意心率的个体差异:心率值与年龄和代谢状态有关。年龄较小者基础心率较快,安静睡眠时心率变慢。对于病情初步缓解后的心率减慢,应注意与病情进入终末期相鉴别。

(3)注意心电监护与心功能的关系:在严重心力衰竭和电机械分离时,心电图上可存在心电波形,但心脏无收缩或仅有微弱收缩,从心电监护上不易识别。此时可通过听诊器检查心脏冲动音进行鉴别。

(4)心电监护的胸部电极安放选择:心电监护的胸部电极安放应根据病情选择,在抢救时应留出心前区电除颤治疗部位。

(二)动脉血压

动脉血压(ABP)是血流动力学的重要指标之一,用于观察心脏后负荷与做功、心肌血液供应和外周循环灌注的指标。动脉血压主要与有效循环量、心肌收缩力、外周动脉阻力有关,并受血管壁弹性及血液黏稠度等因素影响。血压过高或过低均为病理状态,均需进行干预(表3-1)。

表3-1 不同动脉血压监测特点

监测方法	优点	缺点
扪脉法	非创伤性,不需监护仪	非持续性,休克时结果不准确
振动法	非创伤性,自动测量	非持续性
多普勒法	非创伤性,自动测量,灵敏度高	非持续性
动脉插管法	结果精确,持续监测,灵敏度高	创伤性,易致血栓、感染

1 监测方法

(1)袖带间接测量法:是最简单的无创测量方法,适用于患儿间断性血压测量或无有创监测条件的场合。测量时用普通血压计,将袖带包绕上臂后充气增压测量,在缓慢放气减压听到柯氏音时刻的压力值为收缩压,之后再次出现变音时的压力值为舒张压。除经典手动血压计外,此类测量方法还可用监护仪（振动法、多普勒法）进行半自动化测量，其测量时间间隔和血压异常报警范围均可根据需要进行设置或调整。袖带测量法的缺点有：不能进行不间断监测、对婴儿及休克者测量误差较大。

（2）动脉内直接测量法（也称有创测量法）：测量时需进行周围动脉内置管，利用电子压力监测仪直接监测动脉内压力及其动态变化。周围动脉一般选用桡动脉、足背动脉或股动脉。压力监测系统部件包括压电换能器、放大器、显示器和记录仪。该监测方法可得到周期性变化的连续动脉血压波形和数值。直接测量法测得的血压数值较为直观和可靠，受外界因素干扰小，且方便血气分析等血标本采样。此法主要用于血压不稳、休克等需连续血压监测的极危重患儿。

2 临床意义 动脉收缩压（systolic blood pressure, SBP）主要由心肌收缩力和心排出量决定，足够的收缩压可使血流克服各组织脏器循环的临界关闭压，以保证其正常灌流。小儿收缩压参考值可按"年龄×2＋（80～85）"估算，单位为 mmHg。收缩压低于 80mmHg 或高于 140mmHg 均提示患儿出现循环衰竭或高血压，应给予紧急处理。舒张压（diastolic arterial blood pressure, DBP）的重要意义在于维持冠状动脉血流，因为舒张期是心肌血流灌注的主要时相。平均动脉压（mean arterial pressure, MAP）是心动周期的平均血压脉压，通常用于评价整体血压情况，如 MAP 低于 50mmHg，提示血流灌注即将或已经出现异常，应注意进行循环支持。MAP 值为"DBP＋1/3 脉压"。脉压是指 SBP 与 DBP 的差值，一般为 SBP 的 1/3，在休克早期会出现脉压值变小，心包缩窄、哮喘时会出现脉压波动。血压过低会导致脏器灌注不足，高血压也可对机体产生损伤，如高血压脑病、心脏后负荷加重等，血压监护时应注意进行控制。血压正常还不能全面反映实际脏器灌注情况，因此在监护中应注意结合尿量、肢体末梢温度和血流充盈度进行全面判断。

（三）中心静脉压

中心静脉压（central venous pressure, CVP）是静脉系统反映血流动力学的指标之一，主要与循环血容量和静脉壁张力有关，并受右心功能状态影响，临床上用于监护评价各类重症休克、脱水、心力衰竭、心肺复苏（cardiopulmonary resuscitation, CPR）后的循环功能和血容量水平。临床上也可采用右心房压力监测，其临床意义同 CVP。

1 静脉导管置入 监测时经静脉穿刺将静脉导管置入腔静脉进行压力测定。穿刺静脉可选择股静脉、颈内静脉（锁骨下静脉应用较少）。由于静脉导管的位置较深，置管前施术者应对导管置入的管长进行预估，术后可进行 X 线摄片，观察导管顶端位置。导管顶端位置以在右心房入口处附近为适。压力监护仪的使用方法同有创动脉血压监测，开机后将标尺单位设置为 cmH₂O，定标时将第 4 肋间腋中线（右心房水平）作为"0"点参考点。深静脉置管者应注意导管的日常维护，防止气栓、血栓及导管逆行感染。

2 临床意义 CVP 的正常值为 0.49～1.18kPa，小于 0.49kPa 表示右心充盈欠佳或血容量不足，大于 1.52kPa 提示右心功能不良或负荷过多。

3 影响 CVP 的因素 CVP 升高的原因有心力衰竭、肺梗死、输液过量、纵隔压迫、张力性气胸、慢性肺疾患、缩窄性心包炎、高平均气道压通气、交感神经兴奋、抗利尿激素过多、肾素-血管紧张素-醛固酮系统亢进等。CVP 降低因素有失血、脱水、外周血管张力减退等。

（四）肺动脉置管监测

肺动脉置管应用静脉导管技术将一特殊漂浮导管置入肺动脉并进行血氧饱和度和血流动力学监测。肺动脉置管可用于心排出量、肺动脉压及肺动脉嵌压的监测。血管穿刺部位一般选择同 CVP 测定，导管经右心房、右心室进入肺动脉。

1 肺动脉嵌压测定 导管进入肺动脉后，将导管气囊充气，使其漂向肺动脉远端后嵌于分支处,此时测得的压力为肺动脉嵌压(pulmonary artery wedge pressure, PAWP),正常值一般在15～18mmHg。PAWP反映肺毛细血管压力和肺静脉压力,间接反映左心功能。急性左心衰竭时,PAWP升高,而CVP正常,输液过多时监测结果则相反。临床上PAWP测定用于鉴别心源性和非心源性肺水肿。

2 肺动脉压测定　插管方法同PAWP测定,但不进行气囊充气。正常肺动脉峰压一般在30mmHg左右。肺动脉压增高见于缺氧性肺血管收缩、先天性心脏病晚期,肺动脉舒张压的意义同肺动脉嵌压类似,也间接反映左心房压力。目前此项监测有被无创超声心动图多普勒检查代替的趋势。

3 心排出量监测　在肺动脉插管基础上进行,有四种监测方法(表3-2)。其中前三种为稀释法,指示剂分别为氧、心脏绿(cardio-green)和冷液体。监测时按指示剂被血流稀释的比例进行血流量(即心排出量)计算,常用于患儿治疗前后的心排出量对比观察。

血流动力学监测的常用指标计算及参考值见表3-3。

表 3-2　心排出量监测方法

方法	原理	优点	缺点
Fick 法	$CO=VO_2/(CaO_2-CvO_2)\times100$	可监测分流	操作复杂
染料稀释法	静脉注射染料后测定动脉血染料浓度	可监测分流	同上
热稀释法	注冰水后测肺动脉温度-时间变化	不需抽血,可反复测	受分流影响大
多普勒法	超声检测血流速度、血管口径	非侵入性	不精确,靠操作者经验

注:CO为心排出量,VO_2为氧耗量,CaO_2为动脉血氧含量,CvO_2为混合静脉血氧含量。

表 3-3　血流动力学监测

参数		公式	正常参考值
血流动力学参数	射血指数(SI)	$SI=CI/hr$	$30\sim60ml/m^2$
	心脏指数(CI)	$CI=CO/BSA$	$3.5\sim5.5L/(min\cdot m^2)$
	体循环阻力指数(SVRI)	$SVRI=79\times(MAP-CVP)/CI$	$800\sim1600dyne\cdot ml/(cm^5\cdot m^2)$
	肺循环阻力指数(PVRI)	$PVRI=79\times(MPAP-PAWP)/CI$	$80\sim240dyne\cdot ml/(cm^5\cdot m^2)$
氧输送	动脉血氧含量(CaO_2)	$CaO_2=1.34Hb(g\%)+0.003PaO_2$	$17\sim20ml/dl$
	混合静脉血氧含量(CvO_2)	$CvO_2=1.34Hb(g\%)+0.003PvO_2$	$12\sim15ml/dl$
	动静脉氧含量差值(a-vDO_2)	$a\text{-}vDO_2=CaO_2-CvO_2$	$3\sim5ml/dl$
	供氧能力(O_2-avail)	$O_2\text{-}avail=CaO_2\times CI\times10$	$550\sim650ml/(min\cdot m^2)$
	氧耗量(VO_2)	$VO_2=CI\times a\text{-}vDO_2\times10$	$120\sim200ml/(min\cdot m^2)$

注:CO为心排出量,BSA为体表面积,MPAP为肺动脉平均压。

三、呼吸系统监护

呼吸系统监护主要针对呼吸衰竭患儿。儿科呼吸衰竭原因很多,常见的有呼吸道感染、呼吸道梗阻、神经肌肉病变及气胸并发症等。呼吸系统监护内容包括对呼吸功能和肺气体交换变化的及时了解,对各种呼吸支持治疗(如人工气道)状态的了解和对并发症的监护。在监护和病情评价的基础上,医师会对治疗进行调整,以达到预期治疗目标。

（一）呼吸频率、节律及强度

呼吸频率、节律及强度是儿科危重症监护的基本内容。呼吸频率有一定的生理范围,过快或过慢均应考虑存在病理现象。小儿不同年龄呼吸频率正常参考值见表3-4。呼吸节律异常常见的形式有潮式呼吸、抽泣样呼吸、下颌呼吸和呼吸暂停等。呼吸节律异常常提示呼吸中枢功能异常。患儿在休息情况下出现呼吸困难、三凹征、点头状呼吸、辅助呼吸肌群(胸锁乳突肌、肋间肌、斜方肌等)激烈运动,提示呼吸系统处于代偿阶段,应注意给予适当呼吸支持。如出现极度呼吸困难、端坐呼吸、呼吸深浅不一、呻吟、口唇持续发绀、昏迷、呼吸频率和心率居高不下、呼吸暂停等症状,就提示呼吸衰竭,应及早给予机械通气支持。

表 3-4   各年龄小儿生理呼吸频率和心率

年龄	呼吸频率(次/分)	心率(次/分)	呼吸频率与心率之比
早产儿	50～60	130～150	1:3
新生儿	40～45	120～140	1:3
1岁及以下	30～40	110～130	1:4～1:3
2～3岁	25～30	100～120	1:4～1:3
4～7岁	20～25	80～100	1:4
8～14岁	18～20	70～90	1:4

（二）胸部 X 线片

颈、胸部正侧位 X 线片有助于上呼吸道梗阻的诊断,可根据气道阴影形态明确狭窄、梗阻部位。上呼吸道梗阻通常表现为吸气性呼吸困难,出现Ⅱ度或以上喉梗阻者需考虑建立人工气道和通气支持。胸部 X 线片用于对下呼吸道、肺部、胸腔及邻近组织器官病变进行诊断和动态监测,同时也用于气管插管位置和机械正压通气并发症的监护。对于 X 线片不能满足监测要求的少数患儿可考虑做胸部 CT 检查。另外,监护室摄 X 线片通常采用床旁方式。

（三）血气分析及无创监测

血气分析及无创监测是判断呼吸系统气体交换的主要指标,血样必须为动脉血,否则会影响其诊断价值,尤其对血氧水平的判断。从血气分析结果可以获得血氧和二氧化碳分压值并用于判断是否存在通气和换气状态异常。小儿动脉血气分析正常参考值与成人基本相同(表3-5),其中婴幼儿二氧化碳分压和碳酸氢盐较成人略低。为减少反复采血和进行气体交换连续动态监测,现已采用无创血氧和二氧化碳监测,部分替代有创血气分析。无创监测具有无穿刺痛苦、可进行连续动态观察的优点,常用的有经皮血氧分压($TcPO_2$)监测、经皮血二氧化碳分压($TcPCO_2$)监测、经皮血氧饱和度(SpO_2)监测、呼气末二氧化碳分压($PetCO_2$)监测四种,其中后两种方法操作简便,应用更广。由于无创监测存在易受一些疾病因素和环境因素影响、可靠性不如血气分析等缺点,在临床上通常采用两者结合的方法进行监护。经皮血氧分压监测原理为将皮肤局部毛细血管内血液动脉化,使氧经皮肤逸出,通过氧电极进行氧分压测定。本方法测定值与动脉血氧分压有明显相关性,但随年龄增长而减小。监测中需将皮肤加热至43℃,每2～4小时更换电极放置部位以防止烫伤,每8小时定标一次。若患儿有严重水肿、低体温、循环不良、局部皮肤血流量减少等问题,氧弥散也会受影响,所测结果会偏低。$TcPCO_2$监测原理同$TcPO_2$。SpO_2监测原理是通过氧合血红蛋白和还原型血红蛋白的不同吸收光谱进行氧饱和度测定的。该监测不需加热和定标,休克、低温和周围循环不良可影响监测精度。$PetCO_2$监测是通过监测肺泡二氧化碳分压来间接了解动脉血二氧化碳分压

（$PaCO_2$），因为在生理状态下 $PetCO_2$ 与 $PaCO_2$ 很接近。该监测结果在严重呼吸衰竭呼吸频率很快时会加大与 $PaCO_2$ 的差值，此时需每日进行血气分析，计算与 $PaCO_2$ 的差值，将 $PetCO_2$ 与差值的和作为治疗的目标基准。

表 3-5　小儿各年龄血气分析正常参考值

血气分析项目	新生儿	29 天至 2 岁	2 岁以上
pH	7.30～7.40	7.35～7.45	7.35～7.45
动脉氧分压（PaO_2）（mmHg）	60～90	80～100	80～100
动脉血二氧化碳分压（$PaCO_2$）(mmHg)	30～35	30～40	35～45
动脉血氧饱和度（SaO_2）(%)	85～95	91～98	91～98
标准碳酸氢盐（SB）(mmol/L)	20～22	20～22	22～26
碱剩余（BE）(mmol/L)	−6～3	−3～3	−3～3
缓冲碱（BB）(mmol/L)	/	45～55	45～55

（四）肺氧合评价指标

1　P/F 值　这是判断呼吸衰竭患儿肺氧合功能的常用指标。正常时为 400～500mmHg，<300mmHg 提示肺损伤，<200mmHg 可诊断为急性呼吸窘迫综合征（acute respiratory distress syndrome, ARDS），<150mmHg 者需给予机械通气。

2　肺泡-动脉氧分压差[$P(A\text{-}a)O_2$]　$P(A\text{-}a)O_2$ 为肺泡腔和动脉血之间的氧分压差值，即呼吸膜两侧的氧分压差值，其结果间接反映肺内氧合功能。正常人该差值为 10～30mmHg（吸纯氧时不高于 75mmHg），如差值增高，提示存在弥散功能障碍。由于该指标对轻度弥散功能障碍不敏感，临床多用于呼吸衰竭、ARDS 的诊断及其病情判断。$P(A\text{-}a)O_2$ 可通过公式计算获得，在吸氧时该值>100mmHg 提示有氧合障碍，当>450mmHg 时常需呼吸支持。

3　肺内分流（Qs/Qt）　生理情况下 Qs/Qt 为 3%～5%。检测可通过心导管检查测定或用简易公式估算，其结果间接反映通气血流比值（V/Q）情况。在出现肺不张、通气血流比值严重失调时，该分流值增大，此时肺内氧合效率下降，临床表现为给氧后发绀仍难以纠正，见于 ARDS、重症肺炎等疾病。如 Qs/Qt>10% 提示存在肺内血液异常分流、ARDS 或严重呼吸衰竭。该值异常亦可见于肺动静脉瘘、右向左分流型先天性心脏病等疾病，临床应注意鉴别。

4　氧合指数（OI）　为评价呼吸衰竭机械通气患儿肺换气障碍严重程度的指标。OI>20 提示存在严重氧合障碍，OI>40 一般均需接受体外膜肺治疗维持生命（表 3-6）。

表 3-6　常用肺氧合评价指标公式

指标	计算公式	备注
P/F(mmHg)	PaO_2 / FiO_2	FiO_2 为吸入氧浓度，PaO_2 为动脉氧分压
$P(A\text{-}a)O_2$(mmHg)	$713 \times FiO_2 - 1.25PaCO_2 - PaO_2$	
Qs/Qt(%)	$0.003 \times P(A\text{-}a)O_2 / [0.003 \times P(A\text{-}a)O_2 + Ca\text{-}vO_2]$	$Ca\text{-}vO_2$ 为动静脉氧含量差值，测定时须吸纯氧
OI(cmH_2O/mmHg)	（MAP+FiO_2%）/ PaO_2	MAP 为平均气道压

（五）呼吸力学监测

对于接受机械通气治疗的患儿，通过监测呼吸动态顺应性、气道阻力、压力容量环和流速容量环等,可以了解患儿的肺功能状态和治疗效果。对于 ARDS 患儿,可通过压力容量环调整最佳呼气末正压值。对于气道阻力大的患儿(如哮喘患儿)可根据气道时间常数设定吸呼比,减少肺内气体陷闭和气压伤。

（六）纤维支气管镜

纤维支气管镜兼有重症监护室(ICU)呼吸监护和治疗的功能。除用于疾病诊断外,纤维支气管镜还有从呼吸道内抽取病原学监测标本、气道局部病变动态变化的观察或活检、气道分泌物清理、肺灌洗和给药等用途。

四、肾脏监护

肾脏功能监测主要通过监测肾脏排泄废物的能力,对水、电解质代谢和酸碱平衡调节的能力进行,同时指导临床干预和进行动态监测。

（一）一般内容

常规观察记录患儿水肿、高血压、腹水,以及尿量变化等情况。病情严重者还需注意意识状态、心包摩擦音、浆膜腔积液等。正常婴儿尿量>每小时 10ml,儿童>每小时 20ml,尿量减少应鉴别脱水、休克等导致的血容量减少引起的肾血流灌注不足和由肾脏本身病变导致的功能衰竭。无尿、昏迷、心包摩擦音通常提示肾衰竭晚期。

（二）尿比重和渗透压

这两者是检查每日尿中排除溶质量的手段,尿比重反映溶质的质量与密度,渗透压是溶质浓度的指标,维持正常渗透平衡是保证机体各种物质代谢和脏器功能活动的必要条件,可用渗透计测定。正常饮食下,尿渗透压为 400~800mmol/L,最高可达 1200mmol/L。尿比重与渗透压的关系见表 3-7。

表 3-7　尿比重与渗透压的关系

比重	渗透压(mmol/L)
1.005	200
1.010	400
1.015	600
1.020	800
1.025	1000
1.030	1200
1.035	1400

（三）尿／血浆渗透压比值

24 小时混合尿/血浆渗透压比值<1.15 提示肾脏器质性病变引起浓缩功能不良,1.15~1.7 则应疑有肾脏疾病,>1.7 为功能性异常。血浆渗透压不能测定时,可用血浆渗透压公式推算:

血浆渗透压(mmol)＝血钠(mmol/L)＋血糖(mmol/L)×0.056＋血尿素氮(mmol/L)×0.357

血浆渗透压(mmol)＝2×血钠(mmol/L)＋10　　　　　　　　　　　　　（简化公式）

（四）血尿素氮／肌酐比值

正常比值为 10~15,肾性肾衰竭患儿仍保持 10~15,若>15 提示血流量减少,血尿素氮排除减少致浓度升高,为肾前性因素所致,也可以是高蛋白饮食、分解代谢增加使血尿素氮生成增加。

（五）尿钠

肾小管中99%的钠可重吸收,正常尿中钠很少。肾小管病变时钠的重吸收减少,尿钠可明显增多。尿钠>50mmol/L提示有肾小管病变,<20mmol/L多为肾前性因素所致。

（六）肾衰竭指数

肾衰竭指数(RFI)=尿钠/(尿肌酐/血浆肌酐),若RFI>2,提示肾小管坏死,<1为肾前性因素。

五、肝脏监护

对于所有危重病例,都需要动态监测肝脏功能,对于已出现肝脏衰竭的患儿,监测指标还有助于判断预后。

1 血清氨基转移酶 以丙氨酸氨基转移酶(ALT或SGPT)和天冬氨酸氨基转移酶(AST或SGOT)最为重要。氨基转移酶增高4倍,提示肝功能严重受损;出现胆酶分离(即胆红素增高而氨基转移酶水平下降)或ALT/AST比值<1,提示肝细胞坏死严重。

2 血氨 为肝性脑病的监测指标,正常$<60\mu mol/L$,肝昏迷者一般$>100\mu mol/L$。

3 凝血因子 肝功能损害严重时会出现多种凝血因子缺乏,检测可出现凝血酶原时间延长、凝血活酶生成时间延长。肝性脑病伴凝血因子V<15%者提示预后不良。

4 肝性脑病监测及诊断标准 肝功能衰竭时常伴有肝性脑病、肝昏迷,诊断及分期见表3-8。肝昏迷者还需给予脑电图及头颅CT检查。

表3-8 肝性脑病分级

级别	精神状况	震颤	脑电图
I级(初期)	欣快,偶有抑制,轻微意识障碍,语言不清,思维迟钝,睡眠改变	轻微	正常
II级(昏迷前期)	精神障碍加重,困倦,行为改变,括约肌失控	存在	异常
III级(半昏迷期)	嗜睡,但可唤醒,语言无条理,思维混乱	常有	异常
IV级(昏迷期)	对强刺激有反应(IVa)或对强刺激无反应(IVb)	常无	异常

5 腺苷脱氨酶 在核酸代谢中起重要作用,肝细胞坏死时,肝内腺苷脱氨酶(adenosine deaminase, ADA)释放入血,在血清中酶活力升高,其意义与氨基转移酶相似。

6 乳酸脱氢酶 主要测定同工酶,以鉴别病变器官的定位。正常肝脏乳酸脱氢酶(lactate dehydrogenase, LDH)中LDH2>LDH1>LDH3>LDH4>LDH5。肝病时LDH5升高,该指标比氨基转移酶更敏感地反映肝病的存在。

六、神经系统监护

神经系统功能内容丰富,分类复杂,临床监护与观察项目主要针对神经系统危重症,重点内容为中枢神经系统功能。目前利用仪器监护的项目不多,故部分主要监测项目仍需临床医师手工完成。

1 意识状态 反映大脑的基本功能,脑功能障碍或脑病变广泛时通常会出现意识障碍。意识状态一般分为四级:

（1）清醒：不需任何刺激而保持清醒状态。

（2）嗜睡：昼夜大部分时间处于睡眠状态，采用改良 Glascow 昏迷评分表进行动态评估（表3-9），最高分值为 15 分。<8 分者提示患儿处于深昏迷，并可诊断脑功能衰竭。

（3）昏迷：对强烈刺激有呻吟、肢体回缩反应，无意识反应。

（4）深昏迷：对任何刺激无对应性反应。

表 3-9　改良 Glascow 昏迷评分表

	功能测定		评分
	<1 岁	≥1 岁	
睁眼	自发	自发	4
	声音刺激时	语音刺激时	3
	疼痛刺激时	疼痛刺激时	2
	刺激后无反应	刺激后无反应	1
最佳运动反应	自发运动	按命令动作	6
	随局部痛刺激运动	随局部痛刺激运动	5
	随痛刺激肢体抽回	随痛刺激肢体抽回	4
	随痛刺激肢体屈曲	随痛刺激肢体屈曲	3
	随痛刺激肢体伸展	随痛刺激肢体伸展	2
	无运动反应	无运动反应	1

	功能测定			评分
	<2 岁	2~5 岁	>5 岁	
最佳语言反应	微笑，发声	适当的单词，短语	能定向说话	5
	哭闹，可安慰	词语不当	不能定向	4
	持续哭闹，尖叫	持续哭闹，尖叫	语言不当	3
	呻吟，不安	呻吟	语言难以理解	2
	无反应	无反应	无说话反应	1

2 瞳孔对光反射　主要反映中脑和脑干功能。瞳孔对光反射消失（瞳孔固定）多见于严重脑干病变、脑疝及脑死亡，但需注意排除药物（如阿托品、阿片等）作用因素。在病变早期，可表现为瞳孔忽大忽小、对光反射迟钝，脑疝早期还常表现为双侧瞳孔不等大。皮质病变及单纯延髓病变一般不影响对光反射。

3 颅内压监护　用于脑水肿、脑外伤、脑手术后患儿的监护。颅内压不仅与脑组织受压有关，还与脑血流灌注有关：

脑灌注压（CPP）＝平均动脉压（MAP）－颅内压（ICP）

正常值＞5.33kPa（40mmHg）

当平均动脉压（MAP）下降，颅内压（ICP）升高，ICP/MAP＞0.5 时脑血流灌注会受到影响，如 ICP/MAP＞1.0，提示脑灌注压为 0，血液供应中断。颅内压监测方法分为有创和无创两部分。探测部位有脑室内、脑实质内、硬膜下或蛛网膜下腔及前囟。颅内压超过 2kPa（或 15mmHg）可诊断为颅内高压症（表 3-10）。

表 3-10　颅内压增高分级

程度	颅内压（mmHg）
轻度	＜20
中度	＜40
重度	＞40

（1）有创监测法：直接将测压探头置于脑室内、脑室周围脑组织内、蛛网膜下腔或硬膜外进行持续监测，监测信号可经监测仪直接读数。该法优点为可进行连续不间断监测，结果准确（尤其是脑室内和脑组织内），并可同时进行脑脊液引流减压治疗和脑内温度监测。缺点为持续有创监测有导致颅内感染的危险，患儿需给予制动，防止导管意外脱离。

（2）非创伤性测压法：将传感器置于未闭的前囟处，直接读数测压。该法仅适于前囟未闭的婴儿。

4 脑电图　记录脑电活动，反映大脑皮质神经元活动和功能状态，间接反映脑部病变程度。皮质病变部位、范围及异常放电均以脑电变化形式反映在脑电图上。脑电监测适用于脑外伤、脑炎、颅内高压症、脑围术期患儿，在 ICU 内可利用床旁脑电监测仪对患儿脑电活动进行连续监测。出现持续低幅慢波（＜4Hz）提示脑部病变严重。

5 脑刺激诱发电位　通过视觉、听觉等刺激诱发神经冲动传入，监测颅内外各级神经元的电活动变化。该监测主要反映脑干和感觉神经末梢的功能。危重患儿监护中以脑干听觉诱发电位（brainstem auditory evoked potential, BAEP）应用较多，其中Ⅰ峰、Ⅲ峰、Ⅴ峰分别代表听神经、耳蜗核、中脑叠体的电活动。脑干损伤时表现为传入时间延长，Ⅴ峰电位降低。

6 脑血流监测　是一种无创性监测，经颅多普勒（transcranial Doppler, TCD），利用超声多普勒原理进行颅内血流探测，主要用于观察缺血性病变和血流分布的变化，辅助诊断脑死亡。

七、体温监测

危重患儿体温波动概率高，重病患儿可出现两极体温，后者对机体代谢及脏器功能均会产生不利影响。体温过高会使神经系统兴奋性增高，机体消耗增加，代谢酶失活。体温过低可影响心脏、循环、呼吸、免疫等功能。高热会诱发脑炎患儿抽搐发作，体温不升可促使呼吸暂停、心力衰竭及休克发生。因此，对患儿体温进行连续监测，有利于医师掌握体温动态变化并作出及时处理，防止两极体温出现。此外，体温变化也是反映病情程度的一项重要辅助指标，超高热、体温呈两极波动、持续体温不升等均提示病情严重或病情已进展到晚期。患儿中心体温监测一般采用肛温监测，正常值为 36.5～37.5℃。体表体温监测采用皮肤温度法，通常用于与中心温度进行比较，根据两者差值了解患儿微循环情况，如差值＞2℃，提示外周血管高度收缩。

八、儿科机械通气监护

儿科机械通气质量和效果在很大程度上取决于机械通气的监护和管理。各种监护可早期、及时发现疾病变化和治疗中出现的问题，提供有用的信息，有利于及时处理问题，避免严重后果。患儿机械通气监护的主要内容有气管插管位置及状态、机械通气患儿的气体交换状态、呼吸机工作状态，以及撤离呼吸机过程的监测等几个方面。

（一）气管插管位置及状态

气管插管是最常用的人工呼吸通道，对危重患儿来说，该通道是维持呼吸的生命线，它的易位或阻塞将直接影响通气疗效。气管导管顶端的理想位置为支气管隆突以上 1～2cm 或胸部 X 线片中第二胸椎水平。在观察中，可结合吸痰过程、胸片，了解和判断气管导管顶端位置、通畅度及是否易位。当机械通气中出现下列表现时应检查气管导管位置是否正常：呼吸费力、气管导管外露段增长、出现喉发音、气管导管近端不能监测到呼气二氧化碳。经口插管者应注意固定牙垫位置，防止牙齿将导管夹闭。导管阻塞多见于气管导管内径较细小的婴幼儿，常见原因为气道分泌物结痂、导管扭转或折叠。监护时应经常检查外导管固定、患儿体位，对痰液黏稠者加强气道内湿化并人工排痰。婴幼儿机械通气者应注意镇静和肢体束缚，防止其挣扎或自行拔管。发生气管插管松动者，应立即重新固定；怀疑导管脱出者，应立即重新气管插管。此外，定期气管内病原学培养也是机械通气患儿肺部院内感染的监测内容之一。

（二）机械通气患儿的气体交换状态

机械通气期间应对通气效果进行动态观察。如患儿上机后安静入睡，面色转红，无明显呼吸窘迫，胸廓运动良好，两肺呼吸音对称，提示通气效果良好。反之应结合有关检查，寻找和解决有关问题。胸部 X 线片除用于观察气管插管位置外，还用于动态了解肺部病变、两肺膨胀情况和有无气压伤。血气分析结果有助于指导通气参数的调整。如上机后血气中 $PaCO_2$ 仍较高，可增加指令每分通气量（例如增加潮气量、通气频率、吸气峰压等），并注意镇静以减少矛盾呼吸。如 $PaCO_2$ 低于正常范围，则应降低通气量。当 PaO_2 较低时，可提高气道平均压，具体方法如通过提高吸气峰压、呼气末正压和吸呼比等，或通过提高患儿的 FiO_2，直至 PaO_2 维持在理想范围。在调整通气参数的同时应注意排除气道不畅、气管插管脱管、通气管大量漏气、肺不张、气胸等因素引起的气体交换异常。

（三）呼吸机工作状态

除气道通畅外，应确保呼吸机工作正常。应经常检查的内容包括气道压力指示、报警指示、湿化瓶温度及水位、通气管路漏气情况、供氧压力等，并定时做好有关记录。如出现异常应立即寻找和排除故障或更换呼吸机。更换呼吸机时，应在安装、准备及试机无误后方可与患儿连接。机械呼吸期间应尽量调整通气设置，使患儿自主呼吸与呼吸机工作"合拍"，避免躁动，以提高通气效率，减少并发症。在必要时，可根据实际情况加用镇静剂（地西泮、潘库溴胺、吗啡等），以配合机械呼吸的正常进行。

（四）撤离呼吸机过程的监测

一般在患儿病情好转、呼吸功能改善后开始撤离呼吸机。撤机过程是患儿从控制呼吸向自主呼吸过渡的过程，在此期间应重点监测患儿自主呼吸是否能胜任自身基本通气要求。撤机过程中如出现呼吸急促、辅助呼吸肌参与呼吸运动等表现，提示当前通气支持力度暂时不能满足机体通气需求，应立即减缓或暂停继续撤机步骤，寻找并解决有关原因。在脱离呼吸机后短期内（一般 24 小时），患儿还可出现通气异常问题，故仍需继续对患儿的通气能力进行评估，并观察气管插管拔除后是否出现喉水肿。

（李　昊）

参考文献

［1］Puelacher W C, Wisser J, Vacanti C A, et al. Temporomandibular joint disc replacement made by tissue-engineered growth of cartilage[J]. J Oral Maxillofac Surg, 1994,52 (11):1172-1177.

［2］Tsai C L, Liu T K, Fu S L, et al. Preliminary study of cartilage repair with autologous periosteum and fibrin adhesive system[J]. J Formos Med Assoc, 1992,91(3): 239-245.

［3］Vacanti C A, Kim W S, Mooney D, et al. Tissue engineered composites of bone and cartilage using synthetic polymers seeded with two cell types[J]. Orthop Trans, 1993, 18:276.

［4］Vacanti C A, Paige K T, Kim W S, et al. Experimental tracheal replacement using tissue-engineered cartilage[J]. J Pediatr Surg, 1994,29(2):201-204.

［5］Zimber M P, Tong B, Dunkelman N, et al. TGF-Beta promotes the growth of bovine chondrocytes in monolayer culture and the formation of cartilage tissue on three-dimensional scaffolds[J]. Tissue Eng, 1995,1(3):289-300.

第四章
儿童整形中的特殊技术

儿童整形外科治疗中有些特殊的技术,如牵引成骨、激光放射治疗、矫形器(支具)的使用等在治疗中起到非常重要的作用。

第一节　矫形器(支具)

矫形器在一些儿童治疗中可以起到较为重要的作用,它能预防或矫正头颅、四肢、躯干畸形,或为增强其正常形态或支持能力提供帮助。矫形器通过力的作用来改善形态或功能,多用于手术治疗前准备和治疗后维护,通常也称支具。一般可分两类,即静止型矫形器和动力型矫形器。静止型矫形器没有可活动的组成部分。动力型矫形器可由多种活动部分组成,其动力由橡皮筋、弹簧、滑轮或微型电动机提供。

一、矫形器的基本功能

1 通过限制异常活动或运动范围以稳定与支持形态和功能,或稳定关节和恢复肢体的承重能力。

2 通过对畸形部位的固定、保护,保持头颅、肢体的正常对位关系。

3 通过某种装置(橡皮筋、弹簧或其他外源力)以代偿暂时失去的肌肉功能或头颅形态。

4 通过力的作用矫正功能或预防畸形的加重。

二、矫形器的类型

1 静止型矫形器　用以维持预定的外形或功能,如腋部外展位支具,肘部伸直位或功能位支具,腕关节、掌指关节、指间关节功能支具和对抗位支具,髋关节外展位支具,膝关节伸直位支具和踝关节功能位支具,头颅、颈、脊柱外形矫正支具,胸腰骶支具等。

2 动力型矫形器　用以对抗畸形,如伸指支具、屈指支具、屈掌指关节支具、伸掌指关节支具、拇指外展位支具、助屈肌腱支具、防尺偏支具等。

三、矫形器材料

20 世纪 80 年代前,矫正器主要由有机玻璃、铅皮、石膏等材料,经打孔用铆钉连接而成,其缺点是费时而笨重。20 世纪 80 年代初开始使用可自凝的热塑夹板,对制作功能性支具较为方便,缩短了制作支具的时间。

四、矫形器制作注意事项

1 制作支具时要依照头颅、躯干、四肢的轮廓形态,热塑制作时要使支具夹板和该部位服帖。

2 四肢支具应不影响关节的活动,如前臂部分,其长度要占前臂的 2/3,其宽度为前臂外侧至内侧中线之间的距离;掌侧手夹板的末端止于掌侧远端折痕处,以不妨碍掌指关节 90° 屈曲为限。

3 骨隆突处要避免受压。

4 动力型支具牵引关节后,要密切注意四肢末端的血供,必要时需调整牵引力量。

5 患儿带上支具后,应经常随防患儿,修改支具,调整牵引力量,观察、记录带支具后的疗效,直至形态或功能基本恢复正常。

第二节 皮肤软组织扩张术

皮肤软组织扩张术(简称皮肤扩张术)将硅胶制成的组织扩张器(简称扩张器)经手术埋置于缺损区外围的皮下层,定期注入生理盐水,使其表面皮肤逐渐被牵伸扩张,从而提供"额外"的皮肤组织用以修复邻近组织缺损,或产生一定的腔隙以适应植入骨或赝复体。

皮肤软组织随深部结构的膨隆而逐渐伸张,是人体的一种生理病理现象。Neumann(1957)试用聚乙烯气球(囊)埋置于乳突区皮下致使组织扩张,为一例创伤性耳郭部分缺损的患儿行耳郭再造术,但因供注射空气用的聚乙烯导管的一端置于皮外而失败。Radovan(1976)发展了 Neumann 的设计思想,首先设计了以硅胶制成的扩张器用于临床,并获得成功。同年,Austard 与 Rose 设计自行膨胀的扩张器成功。张涤生、金一涛(1985)在国内率先开展组织扩张术并取得良好效果。皮肤扩张术能提供与缺损区组织色泽、质地、厚度相近似的充裕皮肤组织,既可修复组织缺损,又不产生新的供区痕迹。

一、扩张器分类

大多数软组织扩张器是由硅胶制成的,分为两类:

1 可控扩张器 以往扩张器内定期注入生理盐水的方式进行扩张。由 Radovan 设计,共由三部分组成(图 4-1)。

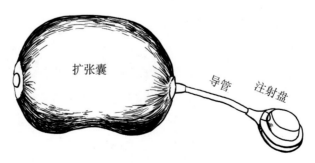

图 4-1 软组织扩张器示意图

(1)扩张囊:为主体部分,有不同容量、规格、型号可供选用。

(2)注射盘:由此注入扩张液,呈乳头状。其基底为含有直径约 2cm 的金属平板或硬塑料板,可以避免穿刺针穿透注射盘。内有特制的瓣膜系统,注入溶液后能自行封闭,使溶液不致从针孔外溢。

(3)导管:连接注射盘与扩张囊。使用时将扩张器全部置入皮下,定期经皮肤向注射盘内注入扩张液,经导管流入扩张囊,使其膨胀。

2 自行膨胀扩张器 由 Austard 设计,为半渗透性硅胶膜制成的密闭囊,内含一定容量的氯化钠饱和溶液,使囊壁内外产生渗透压差,细胞外液经囊壁渗入囊内使囊逐渐膨胀。其优点是无需多次注入生理盐水。缺点是膨胀速度不易控制,一旦囊液外溢可导致周围组织坏死,故目前仍是可控扩张器的应用较为普遍。

二、组织扩张的基础研究

(一)扩张组织的组织学变化

多数作者的动物实验及临床观察组织切片显示,扩张组织的组织学改变可归纳为以下几点:①表皮层的厚度无明显的变化,基底细胞的有丝分裂活跃,在扩张后的 24 小时内,基底细胞的有丝分裂是正常细胞的 3 倍。有丝分裂的增加引起细胞数量的增多是导致扩张器表面皮肤面积增加而表皮层不变薄的最主要原因。②真皮组织变薄,但扩张结束后 5 周开始逐渐增厚,2～3 个月内基本恢复正常。因此,扩张导致的真皮变薄是短暂的。③皮肤附属器毛囊和汗腺彼此分离,但形态正常。④扩张器周围有纤维囊形成,内含大量梭形的成纤维细胞及平行排列的胶原纤维束。

扩张皮肤的超微结构观察则显示,扩张后表皮层基底细胞的有丝分裂活跃,含有大量的大而散在的张力丝,上皮细胞间隙变窄,基底细胞层起伏明显。真皮层内含有大量排列紧密的胶原纤维束、活跃的成纤维细胞和少量早期出现的肌成纤维细胞,表现为成纤维细胞体积大,胞浆丰富,胞核及核仁大。真皮层内存在大量新生毛细血管,电镜下可见血管的内皮细胞大而肿胀,管腔小,管壁厚。偶尔可见毛细血管周围有淋巴细胞漏出。周围纤维囊由活跃的成纤维细胞和大量的胶原纤维组成。

(二)扩张组织的血流动力学变化

1 扩张皮瓣 是延迟皮瓣的一种。应用放射自显影技术测定的结果显示,扩张 5 周后猪皮肤血管的数量增加,沿着真皮层的血管扩张,真皮血供增强。对岛状皮瓣蒂部皮肤进行扩张的动物实验结果显示,扩张不但不影响岛状皮瓣的成活,反而增加血管的管径和供血范围,扩大岛状皮瓣的切取范围。扩张后随意型皮瓣的长、宽比例为 2.47:1,而对照组为 1.78:1。差别有统计学上的显著性意义。扩张皮瓣的延迟主要与扩张刺激导致真皮层血管增生、数量增多有关。

2 扩张器囊内压与皮肤血流的关系 应用 Hunt 方法测定皮瓣的组织氧分压(TPO_2)发现扩张皮肤可以耐受 TPO_2 下降。扩张使 TPO_2 接近"0",但在 10～20 分钟后即可回升,48～72 小时恢复正常。动物实验显示在囊内压为 16.3kPa 时,其上的皮肤组织仍可成活。10～30 分钟后囊内压开始下降,24～48 小时显著下降。临床观察到在囊内压达 3.7kPa 时,患者已感到明显不适,但 10～15 分钟内随即减轻,此时可抽出少量扩张液至患者可以耐受为止。另有学者同时报道了囊内压与皮瓣血流的关系。在埋置扩张器的第 7、14、21 天分别测出囊内压与相应的皮瓣血流,结果显示在胸、腹部两者的关系存在不同,因而认为可扩张的皮肤面积与部位有关。面积与囊内压呈指数曲线关系,即随着扩张容量的增加,皮肤面积的增加逐渐变小,这可能是持续不断扩张的皮肤易变性降低的结果。囊内压扩张达 13.3kPa 并在 1 小时内下降,囊内压随时间呈函数变化。这种组织的适应性由皮肤的弹性、松弛性、继发形成的纤维囊壁的弹性所决定。此时,扩张皮肤的血流仍为适度下降,不伴有循环闭塞、组织坏死的现象,可能与纤维囊的抗张力作用有关。扩张后血流的下降与由囊内压造成的组织压升高、血管痉挛及室温下注入的冷却盐水使血管收缩有关。随着扩张时间的延长,囊内压对扩张皮肤血流的影响越来越小,第 7 天时为 0.9kPa,血流为 56%,第 21 天时为 2.3kPa,血流为 87%。这可能是由于第 7 天时纤维囊尚未形成,皮肤扩张时血管延伸痉挛,第 21 天时形成的坚韧而富有弹性的纤维囊可对抗皮肤扩张,保护血管的缘故。笔者(1992)进行了同样的动物实验研究,在以猪为实验动物的实验中发现,初次注水扩张至囊内压为 18kPa 时,皮肤血流降为 0,但随即恢复至扩张前水平。在以后每次扩张中,皮肤血流随着囊内压的增加变化不明显。扩张后的最大囊内压尽管超过了毛细血管动脉端的血管内压,理应导致血流被阻断,而实验结果则显示血流很快恢复,其可能原因如下:①随着皮肤软组织结构的适应性变化,扩张器的囊内压在逐渐下降,减少了对皮肤血流的阻断影响。②皮肤软组织的血流在三维空间均受到高于毛细血管动脉端压力的扩张刺激时,其血流可被完全阻断,而扩张器的囊内压仅为单维方向加在皮肤软组织的血管上,其他两维空间可起缓冲压力的作用。③动物厚而富有弹性的皮肤及皮下组织进一步缓冲了加在皮肤软组织血管上的压力。后期扩张器周围纤维囊的形成,既可缓冲压力,又可为皮肤软组织提供"额外"的血液供应。④皮肤软组织受压后产生的一过性血流阻断,可启动毛细血管的自身调节机制,增加毛细血管的开放数量。因此,皮肤软组织的血流很快恢复到扩张前水平,不会发生因皮肤缺血、缺氧而导致的皮瓣坏死。

（三）扩张皮肤的物理、生物力学特性的变化

对扩张后皮肤面积的估计,目前尚无科学的计算方法。最初的观点认为,使用基底面积与缺损组织面积相同的扩张器,皮肤扩张 1 倍即可手术修复缺损,或在扩张的皮肤面积大于组织缺损面积和扩张器基底面积之和时行二期手术修复。扩张皮瓣的面积与皮肤弹性组织的弹性回缩有关。扩张皮肤的弹性回缩程度要比正常皮肤严重。笔者经过多年的临床应用后认为,扩张皮肤的面积至少是缺损面积的 3 倍时方可行二期手术修复。其中面积的 1/3 在扩张器取出后因扩张皮肤的近期回缩而消失,另 2/3 的一半用于修复缺损,另一半则用于闭合供区。扩张后皮肤弹性回缩严重的机制尚不清楚。切除纤维囊和转移皮瓣时,避免沿着扩张器基底切除,并作呈圆形切口,可以降低皮瓣的弹性回缩,增加扩张皮瓣的实际面积。扩张皮肤面积的增加主要取决于扩张器囊内压的高低,而不是每次扩张容量的多少。因为扩张器周围纤维囊的形成,可影响扩张容量。

皮肤软组织经扩张后之所以能够延伸增加其面积,主要由其生物力学性质所决定。从力学角度分析,皮肤软组织的每一次扩张过程包括皮肤受扩张力而出现的瞬间过度拉伸,皮肤应力的松弛和应力状态的平衡。范志宏等(1992)进行了扩张后猪皮肤生物力学特性的实验研究,从扩张皮肤的本构关系、应力松弛特性、扩张皮肤的强度参数及应变能密度等四个方面进行了离体实验。结果显示,扩张后皮肤的弹性明显下降,易扩张性减低,扩张刺激可以导致皮肤生物力学特性的改变,并且认为皮肤软组织弹性的下降主要取决于扩张刺激的强度(即扩张的次数和每次扩张的压力),从而提示在临床上,皮肤软组织虽可反复扩张,再生"新"的皮肤组织,但随着扩张次数的增加,皮肤软组织的易变性下降,扩张效果明显下降,并且认为扩张刺激所致的皮肤软组织应力状态的改变是导致扩张皮肤回缩严重的主要原因之一。

（四）扩张后"额外"皮肤组织的来源

扩张后"额外"皮肤组织的来源尚未定论,可能与以下因素有关:

1 皮肤变得松弛　皮肤的弹性组织适应了长期作用于其上的机械性扩张产生的压力而变得松弛。

2 新生组织的形成　应用氚标记的胸腺嘧啶脱氧核苷及其他确定性技术显示,皮肤的表皮细胞在扩张期间及扩张后一段时间内的有丝分裂明显高于正常,有新的表皮细胞增殖。新增殖的表皮细胞可使表皮层增厚,皮肤的表面积增大。组织扩张相当于组织细胞培养,并具有组织细胞培养

所没有的保留皮肤的颜色、特殊组织结构、毛发、神经支配等优点。表皮层的增厚与由扩张刺激、外科操作刺激、扩张器和局部皮肤的摩擦刺激引起的基底细胞有丝分裂增加及细胞增殖有关。

3 延伸替代　周围的皮肤组织延伸替代。

（五）快速扩张

在临床上，常规的皮肤扩张过程需要 6～12 周才能完成。如何缩短疗程，已成为一个迫切问题。1988 年 Mustoe 报道，在治疗 2 例脑膜膨出症时，应用了快速扩张法，第一例扩张共 15 天，每次注入生理盐水相隔 1～3 天，共注射 8 次，总量达 1020ml，但手术后有 3cm² 的皮肤和更广泛的皮下组织发生坏死。在第二例中，将扩张时间延长到 24 天，共放置 2 个扩张器，一侧注入 480ml，另一侧为 570ml，分 6 次注射。注射时使用水压计，测定扩张器内压力在 5.33kPa，以保持低于毛细血管灌注压。每次注射相隔时间为 3～5 天（Radovan 的方法相隔 7～9 天），手术获得成功。以上病例的经验说明快速扩张皮肤的可行性。随后 Mustoe（1989）将快速扩张和常规扩张进行动物实验研究，就物理学、生物力学、组织学和生物化学的变化进行观察比较，实验分成 2 周扩张组和 6 周扩张组。结果发现在 2 周组中，皮肤得到 34.4% 的扩展，而常规的 6 周组则扩大了 35.8%，两者无显著差别。这种扩展包括皮肤本身的牵拉增长和周围皮肤的松动。在 6 周组中肉膜变薄，而 2 周组的皮肤厚度无明显差别，这说明前者只是肉膜层中的肌肉组织受到扩张而变薄。两组皮肤弹性的生物力学性质均无改变，但张力与松弛比值略见降低，从对照组的 53.5% 下降到 6 周组的 48.8%（$P < 0.05$）。与未经扩张的正常皮肤相比，胶原活动在两组中均有增高（$P < 0.001$）。

Mustoe 从实验得出的结论是，快速扩张和常规扩张均未发生对皮肤组织本身的任何致害作用。Schmid 等（1991）也就此问题进行动物实验，希望能找出快速扩张的极限点，其实验的结果表明，在稍低于毛细血管灌注压的定压扩张下，3 天持续扩张就可以安全舒适地获得一般 2 周或更长时间的常规法所得到的皮肤扩张量，30%～40% 的皮肤是从扩张器上方的皮肤扩张而来，其余 60%～70% 则是由于周围皮肤动员而得。这点在临床上有重要的指导意义。在电镜下，扩张皮肤的真皮层有大量胶原纤维保持正常的交织状态，这证明快速扩张的皮肤系来自原先存在的组织，而非新皮肤的生长。目前快速扩张技术可以应用于创伤性组织缺损修复、头皮扩张、脑膨出修补等。

Ehlert 等（1991）报道术中即时扩张治疗头、面部肿瘤切除后的组织缺损 6 例成功，显示术中即时扩张可以免除常规组织扩张多次手术及扩张过程有碍外表形态的问题，同时又避免了因常规扩张时异物扩张器置入体内 6～8 周所致的感染机会增多的问题。报道指出术中即时扩张的组织来源主要为：①皮肤组织的蠕变；②皮肤组织的弹性；③皮肤真皮层内胶原纤维间组织液的挤出及组织液按皮肤延伸方向的重新安排。这与皮肤组织蠕变、表皮细胞分裂增加及胶原纤维合成加速导致的常规扩张后皮肤组织量的增加有着根本不同，前者主要是机械性延伸，而后者有新生组织的形成。Wilmshurst 等（1991）报道在切除面部恶性肿瘤时，也可以立即在邻近位置放置扩张器；肿瘤区则作暂时性游离植皮，待皮肤扩张后进行第二次手术，切除植皮区并将缺损修复。报道中还介绍了一种自动注射泵，可以进行缓慢而持续地自动注入，每次数小时，患儿可依局部舒适程度而自己控制开关。

三、组织扩张的临床应用

（一）手术适应证

组织扩张因能提供"额外"的皮肤组织用以修复缺损，解决供区的不足，故其临床用途甚广。主要适应证包括烧伤晚期的瘢痕整复，外伤或感染后瘢痕的整复，体表病变如文身、良性肿瘤切除后创面的修复，头皮、耳郭及鼻等器官缺损后的再造，神经缺损段扩张增长的吻合，神经功能的重建，供移植的皮片或皮瓣的预制等。凡体表各部需要修复或再造而局部供区不足时,均可考虑应用。

不能合作的较小儿童(8岁以下),扩张部位做过放射治疗后血供不良、污染或有炎症等情况存在者,则不宜应用软组织扩张技术。

（二）手术方法

1 一期埋植扩张器　在缺损外围选择合适供区,扩张囊的基底应与缺损的大小近似。皮肤切口位于日后将形成皮瓣的游离缘或原有瘢痕缘,可能时,应与扩张囊的方向垂直,以减少切口缝合后的张力。切开后在皮下组织层潜行剥离形成腔隙,其范围应大于扩张囊的基底。在切口的另一侧或任何与扩张囊相距4～6cm的适宜部位作一小的腔隙,以放置注射盘,距离不可太近,以免穿刺不当误伤扩张囊而导致注射液外溢。可将注射盘与周围组织缝合一针以制动,分层缝合切口。扩张囊植入时可排空或注入少量生理盐水。

创口愈合稳定后定期注入生理盐水。先用手指触及注射盘并固定之,以23号头皮静脉针经皮肤刺入注射盘,当针尖触及盘底时,开始注入生理盐水,用量以至表面皮肤稍呈苍白为度,过量时应适当回抽减压,以免压力过大而影响皮肤血供。通常每1～2周注射1次,每次注射量为扩张囊容量的10%～20%,注入后患儿稍感不适,经24～48小时后扩张器表面皮肤变软,能触及扩张器。多数病例扩张的皮肤呈粉红色,表明血供正常。需要扩张的皮肤面积视缺损的大小而定。根据Radovan的130例经验,平均所需扩张时间为3～8周。所需扩张皮肤的面积应该是缺损区的3倍以上,因为其中1/3在扩张器取出后因扩张皮肤的近期回缩而消失,另2/3的一半用于修复缺损,另一半则闭合供区。

2 皮肤扩张达到要求时进行二期手术　取出扩张器,同期修复畸形。经原切口取出扩张器,切除缺损区瘢痕或病变组织,利用扩张的皮肤形成局部推进或旋转皮瓣,修复缺损区。如术中发现皮瓣面积不足,可在皮瓣下再次放入扩张器继续扩张。

（三）手术有关问题

1 扩张器的选择　组织扩张术的成功与否与扩张器的选择有密切的关系,选择扩张器的原则如下:①扩张器导管应有足够长度,使注射盘放置的位置远离扩张囊,可避免在注射扩张液时穿刺针误入扩张囊内。②底盘坚硬的扩张囊可向外单向扩张,以减轻对深部组织的扩张。③精确估计受区可被扩张的皮肤软组织范围,尽量选用较大的扩张器。④扩张器注射盘的纵切面高度应尽量小,以减轻其对皮肤软组织的压力创伤。

目前常用的扩张器形状有圆形、矩形和肾形等,大小按扩张器的容量区分,小到几毫升,大到1500ml不等应结合缺损区面积、形状、部位和手术目的加以选择,如长方形、椭圆形缺损可选用矩形扩张器,乳房部位用圆形扩张器,皮管部位用圆柱形扩张器等。通常所用的扩张器的底面积相似或大于缺损区的面积,亦可以选择多个扩张器,但其底面积之和应大于缺损区面积。在面部及手部应选用小的扩张器,而在躯干部则可选用较大的扩张器。

2 注射盘的位置　组织扩张术通常将整个扩张器埋入体内,但也可将注射盘置于体外,优点是:①可避免因皮肤穿刺产生的疼痛,此点尤其适用于小儿;②可及时发现因注射盘的机械故障产生的液体渗漏,便于更换。因外置注射盘与体外环境接触,有引起整个扩张器污染的可能,故扩张后需要在皮瓣下植骨或植入假体的病例不宜采用。

3 扩张面积的估计　皮肤扩张后面积的估计,一般均以扩张囊的底面积和实际测量值为依据。根据组织缺损大小选用相似底面积的扩张器,待完全充盈扩张后,皮肤的表面积约为缺损的2倍,用以修复缺损和覆盖供区。但由于皮肤的弹性,在扩张器取出后,扩张的皮肤会产生一定程度的回缩,如按此方法操作估计常感组织量不足,可造成缝合困难和术后瘢痕的增宽。据作者10例次移位皮瓣在扩张器取出前后面积的测定,平均回缩率为 32%,故扩张面积达缺损的 3 倍时进行二期手术较为合适。一期手术时应尽量选择较大容量的扩张器,二期手术前用卷尺反复测量扩张皮肤的面积,不足时可过度扩张 10%~20%,以增加扩张皮肤的面积。有文献报道,应用数学公式或电子计算机处理系统推算面积虽有一定的参考价值,但实际应用常感不便,重要的是临床经验。

4 扩张皮肤的皮瓣设计 一般在扩张器植入体内后第 10 天拆线,切口愈合良好即可注水扩张,一般主张每周扩张 1~2 次,在 6~8 周后完成扩张。近年来有文献报道"快速扩张",即缩短注水的间隔时间,在较短的时间完成扩张。如每日扩张,只需 7~10 天,扩张器即可完全充盈。但快速扩张患者又有胀疼不适、并发症的发生率较高、皮瓣的即时回缩严重等不足。因此,为保证手术成功,多数患儿以采用常规扩张为宜。早期组织扩张术是根据受区及病变的形状选择不同形状的扩张器,但随着经验的积累,人们认为在不发生扩张器折叠的情况下应尽量选择较大的扩张器。扩张获得的组织量越多,皮瓣的设计越自如。扩张器取出后通常沿着纤维囊的边缘切开,按扩张皮瓣覆盖的范围切除病变。用过度扩张的方法来弥补小容量扩张器的不足将导致切口裂开及皮瓣的不足,此时应立即更换较大的扩张器。过去强调扩张皮肤最适合设计成推进皮瓣,而现在人们则认为因扩张皮肤后的血流增加,可以做些附加切口(可以设计成旋转或易位皮瓣)以增加覆盖面积,如额部扩张组织后以修复鼻缺损。由于扩张器取出后移位皮瓣易产生回缩,导致皮瓣长宽比例的改变,可能影响其血供,应加注意。推进或旋转推进皮瓣由于蒂宽,发生的血供问题较少。下肢部位的组织扩张,一般主张采用推进皮瓣,有利于皮瓣成活。

5 纤维囊的处理 埋置扩张器的周围形成一个坚韧的纤维囊壁,已被临床和动物实验所证实。超微结构显示囊壁中含有变长的具有收缩功能的扁平成纤维细胞、少量的肌成纤维细胞和平行排列的胶原纤维束。因而一般认为带有纤维囊的皮瓣回缩严重,实际面积较小。为防止扩张皮瓣的回缩,可在纤维囊内应用降低成纤维细胞活性的抗收缩剂(如细胞松弛素 D)、玻璃酸酶、前列腺素 E、秋水仙碱等药物,加快扩张速度。切除纤维囊除使扩张皮肤充分伸展以增加有效面积外,因皮瓣较薄,修复缺损后的外观也会更加满意。

纤维囊的作用除在扩张期间缓冲加在皮肤上的张力而保护皮肤的血供外,是否还额外提供其上皮肤的血供,目前尚有争论。有人认为,切除纤维囊不影响扩张后任意型皮瓣的成活,并不增加其上皮肤的血供。而另有人认为,纤维囊可以增加皮瓣的血供,故主张保留纤维囊。

四、不同部位软组织扩张术的应用

(一)头面部的应用

头皮缺损过多时,常无法以头皮皮瓣转移进行满意的修复,用皮片或远位皮瓣则不能解决秃发问题,故目前头皮扩张仍为最理想的方法,占全头皮 50%左右的缺损可一次性获得满意的修复。扩张器置入帽状腱膜下层后,最初由于头皮坚韧,收效不大,但经 1~2 次扩张后,头皮可呈现"突然"的松弛,此后即较显著。扩张后,虽然头皮的毛囊间距增加,毛发较为稀疏,但是仍足以形成接近正常的头皮。扩张的头皮推进或旋转时,在蒂的一侧或两侧形成的"猫耳"畸形不必修正,日后常能自行消失,否则可影响皮瓣血供,增加日后瘢痕宽度。当头皮缺损严重,经一次手术扩张的头皮不能完全覆盖缺损时,可将扩张器再次放在推进皮瓣下,或同时在缺损区周围置入几个扩张器以获得足够的扩张头皮(图 4-2)。

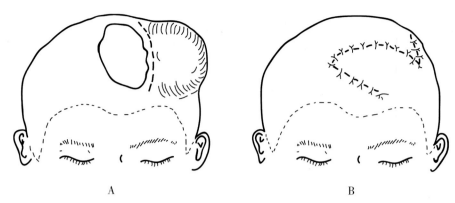

图 4-2　扩张器在头皮修复中的应用
A. 扩张器置入及切口设计　B. 扩张器取出并修复头皮缺损后

（二）面颈部的应用

组织扩张用于面、颈部畸形的修复可获得满意的形态效果。扩张器置于皮下或颈阔肌下，置入时应避免损伤面神经。下睑外翻可通过眼睑扩张修复，选择容量为 1.2ml、大小为 10～30mm 烟卷状定向扩张器，由外眦角斜形切口放入，注射盘放置于颞部。颊部组织扩张可用于唇颊部组织缺损的修复。颈部扩张适用于下面部缺损的修复，皮瓣下可同时植骨，扩张器的容量可选择 700ml 以上，扩张后并未发生面神经麻痹、呼吸循环及吞咽障碍（图 4-3）。

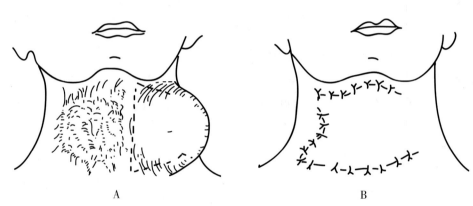

图 4-3　扩张器在颈部修复中的应用
A. 扩张器置入及切口设计　B. 取出扩张器并修复颈部瘢痕后

由于面颈部组织薄，皮下组织及肌层缺如，下颌及颈部活动时，在扩张器的部位易产生剪切力，损害其上的皮肤，而且在注射生理盐水使皮肤扩张后，扩张器会因重力作用下降至下颌骨或锁骨处而折叠，因此面颈部组织扩张的并发症明显多于其他部位，故应谨慎。

（三）躯干部的应用

组织扩张术在躯干部位主要应用于体表良性肿瘤切除后缺损的修复、躯干烧伤后瘢痕的修复及扩张皮瓣的预制等。躯干部组织扩张的特点是容易在缺损区周围同时放置几个扩张器，以提供较大面积的皮肤，供修复缺损使用。躯干部皮肤扩张迅速且相对无痛，每周扩张 1～2 次，5～6 周内即可达到预期的扩张量。除了修复躯干部软组织缺损外，躯干部组织扩张可用以修复颈部、腋窝等部位的组织缺损。躯干部的肌皮瓣、筋膜皮瓣可先行扩张，以增加皮瓣面积，或使皮瓣切取后供区无须植皮，直接缝合，减少瘢痕。此外，躯干部位的扩张也是大面积烧伤瘢痕患儿切取全厚皮移植修复的一个重要手段之一。

（四）四肢部的应用

修复四肢皮肤软组织缺损，组织扩张是一种有价值的方法，可形成合适的皮瓣用于覆盖肌腱、神经和骨组织。扩张前分别测量缺损部肢体的周径与缺损区的宽度，在扩张过程中定期复测。每周扩张一次，直到符合要求为止。扩张的皮肤形成推进或旋转推进皮瓣，修复较大面积的文身、瘢痕切除后或深部组织裸露的创面，以获得较好的形态与功能效果。手部可用微型扩张器（1.5mm×8mm）修复先天性指蹼或加长手指残端。膝及膝关节以下部位的开放性伤口为禁忌证，用其他方法封闭伤口后方可应用扩张术。大腿及臀部的层次多而厚，可取缺损边缘切口，以最低限度减少瘢痕形成。在膝部以下也可行皮肤组织扩张，但只有在肢体周径的一半皮肤正常时方能采用。采用与扩张器纵轴垂直的切口更安全，可防止切口裂开、扩张器暴露，扩张的速度应适当放慢。转移皮瓣时力求简单，尽量不使用旋转皮瓣。所需皮瓣较大时，应用多个小的扩张器代替一个大的扩张器，既可防止扩张器歪斜，又可缩短扩张的时间。应注意，当有环形损伤，特别是淋巴管损伤时，扩张后会加重淋巴管梗阻及远端淋巴管的淤滞，导致感染和淋巴管炎的发生。

（五）体表器官再造中的应用

1　额部皮瓣　鼻再造扩张的额部皮瓣是部分或全鼻再造的最为理想的方法。其优点在于扩张的额部皮瓣血供好，薄且易于折叠，供区可直接拉拢缝合，避免了传统的额部皮瓣行鼻再造时额部供区需要植皮的缺点。经冠状切口或发际切口，在额肌下平面植入200ml容量的矩形扩张器，皮瓣转移时带一侧滑车上动脉，纤维囊壁可修去，便于折叠形成鼻翼和鼻小柱。但需注意，缺少皮下组织支持的额部皮瓣在发生收缩时，易导致再造鼻的继发畸形，因此，一期或二期植入的鼻软骨支架要有足够大的形态。

2　乳突区皮肤　耳再造外伤性、烧伤后或先天性外耳缺损，在乳突区皮肤完好的条件下均可使用组织扩张术一期行全耳再造。将150ml容量的矩形扩张器置入乳突区的皮下组织层，应避免组织扩张器的折叠而损伤其上较薄的皮肤。扩张充分后，将雕刻好的耳软骨支架植入需扩张皮肤下以塑形。因该部位的皮肤较薄，易于双重折叠，所以再造的耳郭外形极佳，但术后因扩张皮瓣的收缩，往往导致再造耳的软骨吸收或变形，所以术后应用再造耳热塑夹板应固定半年以上，这一点尤为重要，已被认为是必不可少的预防再造耳畸形的重要方法。

（六）组织扩张术在其他方面的应用

对于大面积烧伤患儿，当瘢痕周围无正常皮肤，又无自体皮肤来源时，临床医师往往束手无策，而扩张的瘢痕皮肤可以修复更为严重的瘢痕组织或由瘢痕挛缩所产生的严重畸形。

Robin等（1989）首次将软组织扩张术用于截瘫患儿下肢溃疡的治疗。通常认为，无感觉的部位，特别在骨隆突的部位应避免局部持续性受压；而扩张的压力在三维空间上均匀分布，即使囊内压超过毛细血管充盈压，也不会影响毛细血管的灌注而导致皮肤坏死，而且形成的纤维囊可保护其上的皮肤，但临床上应特别注意囊内压的监测及局部皮肤的血供。

Raymond和Zubowice等先后报道了成功应用组织扩张为连体双胎行分离手术的案例。在出生后46天即可埋置皮肤组织扩张器，修复面积达90cm²。

（七）神经扩张

神经可以通过扩张而被牵伸延长，利用延长的神经修复神经缺损，避免了牺牲有功能的神经供区及神经移植需要两个缝合端的缺点。据报道，用容量70ml的扩张器扩张8周，9根正中神经和尺神经的平均长度增加2.5cm。神经扩张需要压力的监护，避免压力过大而影响神经的传导。

五、组织扩张术的并发症及其预防

组织扩张术并发症的发生与医师的手术操作技能、病变部位及病例选择有关。一般软组织扩张术并发症的发生率为 5%～10%。并发症的严重性及其对治疗结果的影响与发生的时间有关,扩张早期产生的并发症对结果产生的影响较扩张晚期严重。常见的并发症及处理如下。

(一)血肿及血清肿

血肿是由止血不彻底或未放引流引起的。在放入扩张器后,在扩张囊内注入适量生理盐水以消除囊周围无效腔,并放置引流或负压吸引 48 小时。血肿发生后可经切口抽吸,但应谨慎,避免针头刺破扩张囊。必要时应重新切开,清除血肿,彻底止血。

(二)感染

感染多由消毒不严引起,术中及每次注入生理盐水时均应严格遵守无菌操作原则。轻度感染可用抗生素控制及局部引流、冲洗。如果无效,就应取出扩张器,至少 3 个月后才能重新放入。

(三)扩张器外露

扩张器过度扩张、切口分离、切口感染或扩张囊经过皮肤坏死区都可能造成扩张器外露。剥离时腔隙不够大,造成扩张囊折叠或注射盘表面的皮肤受磨损也可导致扩张器外露,故剥离腔隙大小要足够,每次注入的扩张液应避免过量。扩张期间扩张器出现暴露不必立即停止扩张,尤其在扩张即将结束时,可覆以抗生素纱布继续扩张。扩张器外露时如无感染,也可抽液减压,清创缝合,继续扩张。但扩张器暴露得越早,再扩张的机会也越少,此时应取出扩张器待日后再手术。

(四)皮瓣坏死

皮瓣坏死多发生于瘢痕、曾放射治疗及局部有血管性疾患的皮肤下,扩张的速度过快也会引起皮瓣坏死。另外,施术者手术操作时所分离的腔隙不在同一层次,导致其上皮肤厚薄不一,由于扩张力的压力集中,可导致较薄皮肤的血供障碍、坏死,应慎用或适当放慢扩张速度。在局部麻醉下手术时,局部麻醉药中所含的肾上腺素也是导致皮瓣边缘坏死或部分坏死的常见原因。

(五)扩张囊漏液和瘪缩

轻度的扩张囊漏液不必更换扩张器,但扩张囊瘪缩时必须在取出后 1～2 周更换扩张器。扩张囊瘪缩多发生于以下几种情况:①术前置入时已有破损未查出。②扩张器的扩张囊与导管连接处、导管与注射盘连接处较薄弱,易产生皱褶裂隙。③注射盘的单向阀门作用不强或穿刺针太粗。④注射扩张时,针头误穿入扩张囊。因此,术前选择质量上乘的扩张器、仔细检查后再置入体内、穿刺注射时用 5 号或 7 号针头穿刺、避免误穿入扩张囊内是预防扩张器不扩张的重要措施。

为减少或杜绝并发症的发生,保证手术成功,施术者应严格掌握手术适应证,取得患儿合作,精心选定扩张部位、切口部位、扩张器的形状与容量。术中注意无菌操作、止血、增加皮肤的血供。扩张过程中应掌握注射间隙与注射量,避免囊内压过高。

第三节　激光在儿童整形中的应用

激光与半导体、核能、计算机一样,是 20 世纪人类科技进步的成果之一,激光医学是由此派生出的一门新兴的边缘学科。1961 年,红宝石视网膜凝固机在美国问世,这是世界上第一台医用激光器。1963 年，美国的 McGuff 发表了"激光生物效应的探讨"一文。同年，Goldman 就尝试利用激光的生物学效应进行体表疾病的治疗。从此以后，激光生物学作用机制的研究与激光医疗设备的开发突飞猛进，带动了激光临床应用范围的迅速拓展，一些以往在治疗上缺乏良策的疾病终于有了新的解决之道。比如，葡萄酒色斑、毛细血管扩张等浅表血管性疾病的治疗，太田痣、咖啡牛奶斑等先天性色素增多类疾病的治疗，以及人工文身或浅表的外伤性文身的消除等都是典型的例子，激光是这些疾病的首选治疗方法。

一、激光治疗的特点

（一）激光的基本特征

激光因具有方向性强、亮度高、单色性好和相干性好等特性，所以具有强大的应用价值与潜力。

1　方向性强和亮度高　衡量光源方向性好坏的标志是光束的发散角，激光是一束发散角极小的定向发射光，其发射角可小于 0.1mrad（毫弧度），几乎可认为是平行光，光能量完全集中于一个方向上。激光的方向性好就意味着可以把激光束传播到很远的距离而仍然保留极大的强度。在应用范围内激光强度几乎和距离无关，激光束通过聚焦可以获得极小的焦斑，达到 0.1μm 大小，甚至可对细胞进行切割或焊接。激光具有高亮度，其亮度甚至可达太阳表面亮度的百万倍以上。应该指出的是，这里所谓的亮度是指辐射亮度，与人眼的感光亮度无关。

2　单色性好　不同波长的可见光作用于眼的视网膜上，使人感觉到不同的颜色，如波长 630～670nm 之间呈红色，波长 570～600nm 之间为黄色，某一颜色的光不是处于单一的波长，而是有一个波长范围，也称谱线宽度。谱线宽度愈窄，光的单色性愈好。激光几乎是单一波长的光，其谱线宽度可小至亿分之一纳米，要比单色性最好的氪灯单色性高 10 万倍。

3　相干性好　干涉现象是光波的特征之一，但普通光只有在特殊装置下才能获得相干光，而激光束在频率、位相上都是同步的，在相当长的距离内保持着恒定的位相关系。因此，激光的相干性比普通光强得多。

（二）激光器的基本结构

激光器有五个基本结构，即工作介质、激光谐振系统、电源系统、冷却系统和控制系统。工作介质是指激光器中受特定外源性能量激发后能产生激光的物质，物质特性决定了输出的激光的波长、功率、能量等。由于并非所有用于激发工作介质的能量都能转化成激光，其中大部分转化成热能，导致工作介质温度上升，所以必须通过冷却系统把工作介质的温度控制在许可温度之内。目前在整复外科应用的激光器还多配备微型计算机控制系统，通过控制面板调整输出功率与参数。此外，激光器的工作介质需要外来能源激发才能进入激发态，固态激光常由闪光灯、弧光灯或另一种激光作为泵浦源，该过程称为光学泵浦，气体激光器则选择高压电源来泵浦工作介质。

（三）激光治疗的分类

一般激光器按照其工作介质或运转方式分类。

1　按工作介质分类　一般激光器的名称是根据其受激发光的工作介质来命名的，例如工作介质是铜蒸气，就称为铜蒸气激光器。受激发光的工作介质按其物态特性可以分为固体、气体、液体和半导体四大类。

2　按运转方式分类　由于激光器所选择的工作物质及激光器的使用目的不同，所以相应的运转方式也不同。常用的有单脉冲式、重复脉冲式、连续式、Q 突变式和波形可控式 5 种运转方式，与之对应地就有 5 种激光器。

（四）临床常用的激光物理量

基本的激光参量包括波长、频率、功率、能量密度等。波长是光在一个振动周期内所传播的距离，以纳米（nm）为单位，临床上往往依据波长与吸收组织的特性相结合来决定治疗的靶组织。波长同时也决定了光在组织中的穿透深度。在可见光范围内，反射随波长增加而增加，投射也随波长增加而增加，但吸收则随波长增加而减少。功率反映了一定时间内所做的功的大小，或能量传递的速率，单位是瓦（W），即焦/秒（J/s）。能量密度是在 1 秒的持续照射时间里，在单位面积内传递的能量的大小，以焦/平方厘米（J/cm²）为单位。上述单位在日常的激光操作中均要使用。

二、常用激光治疗及其特点

临床激光治疗的进展取决于治疗原理的研究与新型激光器的开发。

（一）Nd:YAG 激光器

Nd:YAG 激光器的工作物质是掺钕:钇铝石榴石，其中钕是发光物质，钇铝石榴石是基质，输出波长为 1064nm 的近红外激光，连续输出的功率高达数百瓦。Nd:YAG 激光器具有连续波长、准连续波长、倍频、Q 开关和自由运行脉冲等不同模式。由于其 1064nm 波长在软组织中穿透力强，可达到 3～5mm 的深度，并可与光导纤维联合使用，连续输出时常用于组织汽化、血管凝固、切割等。目前应用较多的是 Q 开关 Nd:YAG、Q 开关倍频 Nd:YAG 及脉冲 Nd:YAG 激光器。Q 开关 Nd:YAG 激光器输出的波长 1064nm 激光是近红外光，十分易于被黑色文身颗粒吸收，也可被黑色素吸收，是消除黑色文身的首选治疗手段之一，也有人将它作为太田痣的首选治疗。Q 开关倍频 Nd:YAG 激光器是通过波谐转换将 1064nm 的基本波长转换成一半的波长，即 532nm。这种经过双重晶体后转换成的激光是绿光。Q 开关倍频 Nd:YAG 激光除可被黑色素、文身颗粒吸收外，还可较特异地被红色文身颗粒吸收。脉冲 Nd:YAG 激光波长 532nm，脉冲宽度 2～10ms 可调。因为脉冲宽度可调，为根据靶血管直径选择治疗脉宽提供了可能，且治疗用的波长在血红蛋白吸收峰的附近，所以也是葡萄酒色斑或其他浅表血管性疾病选择性光热作用治疗的选择之一。

（二）脉冲染料激光器

染料激光器是一种液体激光器。自 Sorokin 等（1966）成功研制染料激光器以来，现已发现数千种有机染料可实现受激辐射输出，其中有实用价值的激光染料已达到近百种。每种染料都有一个波长连续的谱线宽度可供调谐，每种染料的可调谐波长范围在数十纳米至数百纳米。脉冲染料激光器以脉冲闪光灯或其他激光为泵浦源。在整复外科中常用的是脉冲 585nm 激光、脉冲 510nm 激光。由于血红蛋白在 585nm 附近存在能量吸收高峰，脉冲宽度（以下简称脉宽）450μs、波长 585nm 的脉冲染料激光，成为以葡萄酒色斑为代表的多种浅表血管性疾病的最常用的治疗方法。另一种常用的脉冲染料激光器可发出波长 510nm，脉冲持续时间 300μs 的绿色可见光，主要被黑色素或文身染料吸收，作用原理与 Q 开关倍频 Nd:YAG 激光相似，用于治疗体表色素性疾病或文身。此外，脉冲染料激光器发出的波长 630nm 的红光，还可作为葡萄酒色斑、体表肿瘤等浅表血管性疾病的光动力学治疗的光敏光源。

（三）红宝石激光器

红宝石激光器的工作介质是固体的红宝石晶状体棒，红宝石晶状体是在刚玉基质中掺入少量氧化铬拉制而成的，其中铬离子是辐射激光的激活离子，输出的是波长 694nm 的红光。Q 开关红宝石激光器的脉宽为 20～40μs，峰值功率可达 10MW 以上。该激光可被黑色素或蓝黑色的异物颗粒吸收，是一种选择性较高的色素增生类疾病或文身的治疗手段。近年，已有人开始尝试将脉冲红宝石激光用于多毛症的实验与治疗。激光脱毛的原理仍然是利用了毛囊富含的黑色素对 694nm 波长的相对高选择吸收,达到光热破坏的目的。

（四）翠绿宝石激光器

闪光灯泵浦翠绿宝石激光器与红宝石激光器相似,翠绿宝石激光器也是发射红光,使用的工作介质是翠绿宝石晶状体,波长较长,为755nm,脉宽为40~80μs。该波长也易被黑色素或黑、蓝及绿色异物颗粒吸收,由于Q开关翠绿宝石激光提供的瞬间高能与短脉宽,使组织的损伤较小,因此它是色素增生类疾病与深色文身的治疗方法之一。长脉冲的翠绿宝石激光也可以用于选择性激光脱毛。

（五）CO_2激光器

CO_2激光器在医学上的应用十分广泛,它通过光热作用切割组织。CO_2激光器发出的波长10600nm的远红外不可见光,能迅速被水吸收,使细胞内外的水分即刻受热而汽化。但连续过量的热传导导致了非特异性的周围组织损伤,容易出现增生性瘢痕患者无法接受的并发症。近年出现了两类较新的CO_2激光器,一类是高能超短脉冲CO_2激光器,在每600μs至1ms的脉冲时间内,能产生高达500MJ的高能,使照射组织瞬间完全汽化,从而防止了治疗组织的残余热量的非特异性传导,使破坏的精度大大降低。另一类是新型CO_2激光器,采用通用的连续CO_2激光器,配以微处理器控制的高速旋转镜头,输出的高能量密度的激光呈螺旋式扫描,使每照射点的时间短于皮肤的热弛豫时间,输出的每光斑直径2~6mm,完成一次旋转周期的时间约0.2s。这两类新型CO_2激光器的出现,使利用激光进行的皮肤表面重塑成为可能,并可用于临床的面部细小皱纹消除、萎缩性痤疮瘢痕的治疗等,而不产生传统的皮肤磨削或化学剥脱术中常见的深度控制的困难,从而减少了瘢痕形成、永久性色素改变等并发症。

三、激光在儿童整形中的应用

（一）浅表血管性疾病

继1981年Apfelberg把氩离子激光用于浅表皮肤血管性疾病的治疗之后,近年应用480~630nm波长的激光治疗浅表血管性疾病已较为普及。其原理主要是依赖选择性光热作用,在580nm波长附近毛细血管内血红蛋白达吸收高峰,而周围组织吸收的能量相对较少,同时兼顾脉冲长度与能量,既达到血管闭塞,又可尽量减少过高能量导致的热释放损伤周围组织。目前可选择激光治疗的体表血管性疾病包括葡萄酒色斑、各种类型的皮肤毛细血管扩张、草莓状毛细血管瘤、充血的增生瘢痕等。

1 **葡萄酒色斑**　又称鲜红斑痣,民间俗称"红胎记"。这是一种常见的先天性的毛细血管畸形,发病率约为0.3%。多数病例的病理基础是在真皮的浅层或更深的层次存在畸形的毛细血管网,多数深度在0.8mm以内。此类疾病出生时即部分或完全发现,以后随着身体生长而成比例扩大,病灶未发现细胞增殖存在的依据,但畸形血管随着年龄的增长,在长期异常血流动力学的作用下,可能出现不同程度的扩张,65%的患者在40岁前已出现增厚与不同程度的结节形成,以下为叙述方便,把未出现明显增厚或多发结节形成的浅表葡萄酒色斑称为普通型葡萄酒色斑,而出现增厚或多发结节的称为扩张型葡萄酒色斑。普通型葡萄酒色斑的治疗主要可以考虑选择性光热作用的激光治疗和光动力学治疗。

（1）选择性光热作用:自从1985年美国食品药物管理局(Food and Drug Administration, FDA)批准脉冲染料激光器的临床应用以来,输出波长585nm、脉宽450ms的脉冲染料激光得到日益广泛的应用,成为浅表血管性疾病激光光热作用治疗手段的代表。因为其波长与577nm的血红蛋白β吸收峰接近,450ms的脉宽所释放的能量足够导致靶血管内凝固,又要短于热弛豫时间。脉冲染料激光仍然是目前葡萄酒色斑的一线治疗方法,但要求治疗的次数较多,每次治疗往往都可导致一定程度的减轻。治疗结果以一组 76 例的报道为例,患者平均经过 9.1 次(2～19 次)治疗,平均达到79%的消退。另一组 118 例患者平均经过 6.6 次(2～18 次)治疗,15.3%的患者最后达到几乎完全消退(即消退 90%以上),65.3%的患者达到大部分消退(消退 50%～90%),17.8%的患者仅小部分消退(消退 11%～49%),1.6%的患者经过治疗后几乎没有反应(消退<10%)。一组 500 例治疗后患者的并发症统计如下:2 例出现萎缩性瘢痕,但未发现继发的增生性瘢痕,1%的患者出现长期的色素沉着,2.6%的患者出现暂时性的色素减退。脉冲染料激光的治疗十分安全,易于操作,并发症少,术后可以正常工作,治疗过程短,因此是目前使用最广泛的治疗方法,尤其对学龄前儿童更适宜。另外,长脉冲的倍频 Nd:YAG激光成为选择性光热治疗的另一选择,其原理也是选择性光热作用原理。

(2)光动力学治疗:或称光化学治疗,光敏物质在注入血液循环后的一定时相内,在血管内存在高浓度,而在恶性肿瘤的光动力学治疗中,血管内皮细胞和肿瘤的血管系统被认为是最重要的靶部位,此时用与该光敏物质的发射光谱相对应波长的光照射靶组织,被组织吸收的光子在光敏物质的参与下,产生一系列的光生理与光化学作用,导致了靶组织中酶的失活、细胞的破坏,进而达到微小血管的破坏。目前在各种光动力学治疗中常用的光敏物质有多种,其中使用较广泛的是血卟啉衍生物。光源可选择非相干光和激光两类。非相干光即普通光源,早期治疗时常选择非相干光,如卤素灯、汞弧灯、氙弧灯、冷荧光灯等,尤其以"高压汞弧灯加适当滤光片及冷却系统"应用为多。通过一系列滤光装置后,光的强度大为降低,效率不高,因此,除面积过大的肢体葡萄酒色斑外,光动力学治疗的光源应首选激光。激光具有亮度高、单色性好等特点,临床可选择的激光器包括染料激光器、铜蒸气激光器、金蒸气激光器、高功率多路并联输出的氦氖激光器、氩离子激光器等。

小面积或散在的葡萄酒色斑病灶更适合用激光治疗,婴幼儿、儿童虽然无法耐受门诊光动力学治疗,但是可以接受激光治疗。此外,一些用光动力学治疗效果不理想的病例,仍可能经激光治疗达到较好的效果。葡萄酒色斑的治疗选择尚需更多的研究才能得到明确的定论。

上述治疗对仅存在轻度病灶扩张的葡萄酒色斑仍有效,但对于畸形血管已严重扩张,病灶明显增厚或广泛瘤状结节形成的患儿,可选择整复外科手术治疗,此类病灶是氩离子激光治疗的首选对象。由于此类病灶对治疗后外观的要求较低,经过次数较少的非特异性光热作用治疗,如二氧化碳激光或 Nd:YAG 激光汽化等,也可达到较明显的改善效果。

2 婴幼儿血管瘤 婴幼儿血管瘤本质上是内皮细胞及毛细血管异常增生而形成的良性肿瘤,常见于体表。根据新生血管在皮肤分布层次的不同,可能被称为草莓状血管瘤、海绵状血管瘤或混合型血管瘤。首先,因为以染料激光为代表的激光光热作用的有效治疗深度多在 8mm 以内,所以仅可能对浅表的鲜红色的毛细血管实现选择性破坏,而对更深在的病灶无效;其次,由于激光治疗仅是物理性的破坏,无法阻止增生期毛细血管瘤的血管新生与细胞增殖,所以婴幼儿血管瘤接受脉冲染料激光等选择性光热作用治疗的适应证是:较明显影响外观的、稳定期或消退早期的浅表毛细血管瘤。经过1～3 次的治疗,以上症状往往可达到较理想的效果。

3 其他体表血管性疾病 选择性光热作用激光治疗还对体表的多种血管性疾病有效,如对毛细血管扩张的凝固、充血性增生性瘢痕退色等均有明显的效果。

(二)皮肤黑色素增多性疾病

皮肤黑色素增多性疾病包括真皮黑色素细胞增多性疾病(如太田痣等)和表皮黑色素产生增多的疾病(如咖啡牛奶斑、雀斑等)。这类疾病发生率高,过去缺乏理想的治疗手段,一直是整复外科及皮肤科的一大难题。针对黑色素细胞的选择性光热作用的出现,为这类疾病提供了较理想的治疗方法。选择性光热作用激光治疗是黑色素增多性疾病的首选治疗方法。目前常用的激光包括波长 1064nm 的 Q 开关 Nd:YAG 激光、波长 755nm 的 Q 开关翠绿宝石激光、波长 694nm 的 Q 开关红宝石激光、波长 532nm 的 Q 开关倍频 Nd:TAG 激光,以及相对较少使用的波长 510nm 的闪光灯泵浦脉冲染料激光。

黑色素对上述较大波长范围的激光均能较好吸收,而 Q 开关激光提供的毫微秒级脉宽与瞬间高能实现了对黑色素颗粒的选择性光热作用,对其他皮肤组织的损伤很小,成为色素增多性疾病与深色文身的首选治疗方法。

1 太田痣 它是一种常见的色素性胎记,是常与三叉神经周围分支分布相一致的真皮层黑色素增多性疾病,镜下可见真皮网状层散在分布着树枝状或纺锤状黑色素细胞。大约半数的患者出生时即可发现,但个别患者到青春期才逐渐显现,有的黑色素细胞还同时分布于结膜、角膜及视网膜上。利用上述激光进行太田痣的治疗可以达到理想的效果,一般只要 3~7 次治疗即可接近完全消退,每次治疗间隔 6~8 周。治疗的次数与病灶特点的关系最密切,而与上述激光波长的关系为次。从黑色素细胞内的黑色素颗粒在肉眼观察与黑色素细胞镜下分布的规律上看,当细胞分布于真皮浅层时,往往呈淡棕色或棕色。分布在真皮较深层时,表现为蓝色或灰黑色。同一颜色的深浅又与黑色素细胞的分布的密度有关。这一规律在进行治疗时对判断预后及治疗次数十分实用。

太田痣治疗的对象是畸形分布的黑色素细胞,这些黑色素细胞仅存在数目上的增多,每次治疗存在"累加"的结果,因此治疗效果较可靠,未见复发的报道。由于太田痣的分布较深在,有些作者认为 1064nm 激光的穿透力最大,是更理想的波长选择,利用高能量密度治疗时可使治疗次数减少。

上述激光治疗后罕见增生性瘢痕、皮肤质地改变,以及持久的色素改变等,因此明显优于其他治疗手段。选择性光热作用激光治疗是目前太田痣的首选治疗。

2 咖啡牛奶斑 咖啡牛奶斑是先天性的皮肤淡棕色斑块,色泽自淡棕至深棕色不等,表面皮肤质地完全正常,是单纯的表皮色素增多的表现,也见于神经纤维瘤病及其他神经外胚层综合征。镜下表现与雀斑十分相似,主要表现为表皮中的黑色素数量异常增多,但黑色素细胞的数量是正常的。

咖啡牛奶斑由于存在局部黑色素细胞代谢活跃等特点,其治疗的结果有时难以预料。部分病灶可能在治疗后出现反应性的色素加深,使治疗难以继续。咖啡牛奶斑治疗平均次数较多,有一组 34 例大面积咖啡牛奶斑病例,均为 I、II 类皮肤,经 8.4 次(4~14 次)治疗,达到完全消退,术后 1 年随访无复发。其中术后 5 例出现平均 8 周的色素沉着加重,需等待反应性的色素加深自然消退后继续治疗。术后一般不出现色素减退或脱失、皮肤质地改变及瘢痕形成,但也有部分患者一次治疗即能达到接近完全消退的效果。

3 雀斑 雀斑系常染色体显性遗传病,主要见于曝光部位。雀斑的颜色视日光照射量而异,冬季颜色浅,呈淡棕色;夏季颜色加深,呈棕色或暗棕色。镜下表现为表皮基底层的黑色素增多,表皮突不伸长。黑色素细胞虽体积较大,树枝状突较长,但数目正常或减少。雀斑的组织病理学改变与咖啡牛奶斑、黄褐斑几乎相似,无法区分。

激光的选择性激光光热作用也适用于雀斑的治疗。可以选择波长较短的激光,如波长 532nm 的 Q 开关倍频 Nd:YAG 激光,使用 2~3mm 的小光斑,治疗简便、安全,多数经 1~2 次的治疗即可达到消退效果。1 年后复发的病例较少,但是否会出现更长随访后的复发,尚无明确的结论。值得一提的是,少数患者可能出现反应性的色素沉着,需耐心等待其自然消退后再确定治疗计划。

4 其他色素性疾病 除了上述的三种常见黑色素增多性疾病外,老年斑是常见的表皮黑色素沉着,也属于黑色素增多性疾病,通常可选择上述多种激光的选择性光热治疗,一般经 1~2 次治疗即可治愈。

（三）文身

通常所指的文身是一种人工的化装，又称人工文身。职业文身常是由专业文身人员利用专用工具将不可溶的颜料（如卡红、靛蓝、铬绿、钴蓝和汞等）刺入皮下所形成的各种花纹与图案。但目前在中国最常见的文身还是由非专业人员用缝针将墨水刺入皮下形成的，多数是黑色或蓝色的。镜下可见在以真皮层为主的范围内，存在色素颗粒及数量不同的嗜色素巨细胞积聚。

利用激光进行文身治疗的探索早在 20 世纪 60 年代初就已经开始，近十年内，随着选择性光热作用原理的推广应用及激光技术的发展，激光治疗才成为文身的首选治疗。目前常用于文身治疗的激光包括波长 1064nm 的 Q 开关 Nd:YAG 激光、波长 755nm 的 Q 开关翠绿宝石激光、波长 694nm 的 Q 开关红宝石激光、波长 532nm 的 Q 开关倍频 Nd:YAG 激光，以及波长 510nm 的闪光灯泵浦脉冲染料激光。

巨脉冲模式在短脉冲时间内提供了极高的能量，产生的瞬间高温使文身颗粒因热膨胀而破碎，碎片颗粒较大，容易被组织中的巨噬细胞或其他炎症细胞所吞噬，最后被输送至局部淋巴结。此外，治疗过程中也有部分碎片经表皮消除。

对于黑色文身，上述的激光治疗均可出现明显的效果。一般认为，业余文身经过 3～5 次治疗多可消除。以一组 Q 开关翠绿宝石激光的治疗结果为例，业余文身与职业文身达到清除时的平均治疗次数分别为 4.6 次与 8.5 次。

另一类常见的文身是外伤性文身，即外伤性的粉尘沉着，主要是因为车祸、擦伤、爆炸等造成大小、密度不等的异物在皮肤及皮下沉着。此类文身的治疗需根据异物的颗粒大小、色泽、深浅而定，较表浅的可以通过上述激光的选择性光热作用治疗达到理想的效果，但对于异物颗粒较大而密集的病例，可能难以奏效，只能选择手术治疗。

激光作为整复外科的一种不可忽视的新的手段，已经为一些棘手问题的解决提供了良好的方向，为整复外科提供了一个新的发展点。随着激光技术的发展与普及，其必将纳入整复外科的常规治疗范畴。因此，整复外科医师需要掌握更多的相关知识，并结合传统的手术治疗，才能为患者选择更合理、全面的治疗方案。

（穆雄铮　沈卫民　林晓曦）

第四节　组织工程及其应用

一、组织工程学概述

在修复重建外科领域中，组织器官的缺损或功能丧失的修复一直是临床治疗中的难点。治疗方法有异种、同种异体、自体组织移植及人工合成代用品的应用。异种移植可引起急性排斥反应；同种异体移植因供体匹配、受体同化、组织保存及传染性疾病等问题被限制了应用；自体移植来源有限且可造成供区缺损，所取组织可能因为血供较差而影响成活或难以塑形；人工合成的代用品存在易感染和被排除出体外的危险，还可能与患者的免疫系统发生反应。因此，人们一直在寻找修复或替代组织器官缺损的理想方法。

早在 20 世纪 50 年代,人们应用营养液和酶将组织离解为有功能的细胞成分,开始了体外细胞培养的研究。细胞工程的诞生使大规模细胞制备成为可能。进入 20 世纪 80 年代后,组织类型培养技术的普及和细胞间相互作用的体外研究,使重建有功能组织的技术成为可能。

Green(1977)试图将分离的软骨细胞种植于去钙的骨内形成软骨,但没有成功。Grande(1989)通过注射自体软骨细胞悬液修复兔关节软骨缺损,因细胞无附着的锚基,修复效果不理想。这期间人们一直在寻找理想的传送细胞的物质——细胞载体。Vacanti 等(1988)从一种羊齿植物的生长方式中得到启示,提出了三维立体培养的概念。这个概念在后来的实验中得到证实。他们将分离的胎鼠和成鼠肝细胞、胰岛细胞和小肠细胞种植到三维的聚合物支架上,发现细胞吸附在支架表面,在体外培养期间可以成活,并可由支架携带回植到体内,从而确立了细胞外基质替代物,即细胞培养支架在组织工程学中的地位。细胞培养支架为细胞提供了锚基,可携带大量细胞到特定的部位,同时起到机械支撑作用,防止细胞受到周围环境中压力和张力的作用,为组织形成提供了潜在的空间,并有引导组织再生的作用。另外,细胞培养支架也为细胞提供了生存的三维空间,有利于细胞获得足够的营养物质,进行气体交换,排除废料,使细胞按预制形态的三维支架生长。

软骨组织是当今组织工程学研究得最多的组织。因为软骨只含有一种细胞,即软骨细胞,这种细胞可以大量分离并易于成活和培养。软骨细胞的耗氧量低,是肝细胞耗氧量的 2%,在活体内不需要血管而可通过扩散作用获得营养。Vacanti(1988)将分离的软骨细胞种植到生物相容性良好、可生物降解的合成材料上,在裸鼠体内形成了新的软骨组织。Vacanti(1991)将牛的肩关节软骨细胞种植到非编织的可降解缝线上,回植于裸鼠皮下,形成了新的透明软骨。Paige(1995)将可注射性聚合物作为细胞载体进行了研究, 将含钙藻酸盐水凝胶与软骨细胞混合后注射到裸鼠背部皮下,形成了新的软骨组织。关于软骨组织工程的应用研究也有报道,如利用组织工程化软骨替代鼻中隔软骨、颞下颌关节的研究(Puelacher,1994),修复关节软骨缺损(Grande,1995)及人耳郭形态软骨的预制(曹谊林,1997),以及复合组织如气管组织的研究(Vacanti,1994),为临床应用开辟了广阔的前景。

皮肤是第一个应用于临床的组织工程化组织。Allen(1994)采用组织工程化人工真皮-TC 治疗深度烧伤创面,获得了成功,Black(1994)以组织工程化人工真皮治疗慢性溃疡,疗效明显优于对照组。这些研究将有助于解决一直以来困扰临床医师的皮肤来源问题。

二、组织工程学的概念和研究方法

组织工程学是一个跨学科的新领域,它应用工程学及生命科学的原理产生新的组织、器官,用来恢复、维持或改善受损组织和器官功能。其具有下面三个优点:①以少量的组织或器官形成大块的组织和器官,达到真正意义上的无创伤修复。分离的细胞可在体外进行培养、扩增,使细胞数量大大增加,从而形成较所取组织、器官大得多的新组织、器官。②利用有功能的活组织和器官修复。因形成的组织工程化组织和器官具有原组织和器官的功能和形态,从而达到真正意义上的功能重建。③可按损伤组织或器官的形态进行修复。组织工程化组织和器官可按损伤组织或器官的大小和形状进行预制,从而达到真正意义上的形态重建。

组织工程学的研究方法是将分离的高浓度有活力的细胞种植于生物相容性良好、可生物降解的合成聚合物或天然的细胞载体中,体外培养后回植到体内,达到形成新的具有功能的自身活体组织或器官的目的。细胞载体将细胞携带到特定部位,其表面具有特定的修饰物质如生长因子等,具有促进细胞分裂和组织形成的作用。在细胞分泌基质逐渐形成组织的过程中,细胞载体不断降解,其降解产物被机体代谢排除。

目前细胞载体按其来源可分为人工合成的高分子聚合物及天然生物材料两大类；按其物理性状可分为固体和液体两类。固体的聚合物可呈非编制的缝线状、无纺网状或泡沫状。其代表物质有聚羟基乙酸（polyglycolic acid, PGA）、聚乳酸（polylactic acid, PLA）及聚乳酸-羟基乙酸共聚物（polylactic-coglycolic acid, PLGA）。天然的细胞载体是从人或动物的组织中提取的，如胶原等。这些固体的载体可以是开放的，也可以是封闭的。开放、多孔、三维空间的细胞载体为植入的细胞提供了网状或多孔结构，回植后与宿主组织融为一体，细胞和分子可以在宿主组织与植入的细胞之间自由移动，使新组织容易形成，同时也提供了最大程度的扩散系数。在载体完全降解后，形成了新的组织和器官。密闭的载体通过膜性结构将细胞与机体分隔开来，这层膜允许营养物质和气体通过，对于抗体和免疫细胞则是一道屏障。膜性结构内的细胞分泌的活性物质通过膜进入体内，参与调节人体组织、器官功能与代谢的活动。液体细胞载体主要代表为藻酸盐水凝胶，其在室温标准大气压下为胶冻状，在4℃标准大气压下呈水溶液状，可利用此特性将其与细胞混合后注射到体内，形成新的组织或器官（图4-4）。

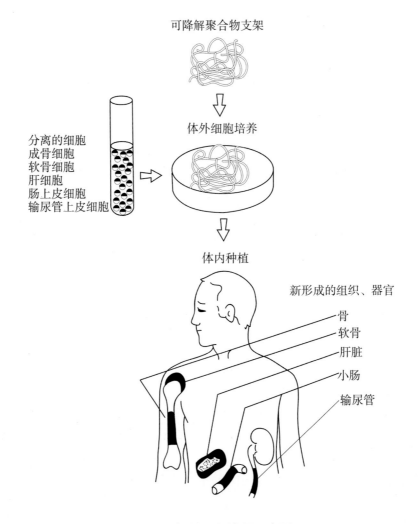

图4-4　组织工程流程示意图

（一）皮肤组织工程

皮肤作为人体最大的组织，是人体与外界环境接触的屏障。它是一种复杂的高度有序的组织，具有持续增殖的表皮。表皮由以角质细胞为主的细胞构成，包括角质层、弹性蛋白、纤维蛋白、角质蛋白、明胶、肌动蛋白及原胶原蛋白，构成结缔组织层以发挥皮肤较强的抗张力作用。临床有关皮肤替代的应用研究报道较多:Bell 等(1979)应用了牛胶原提取的全厚皮等价物。Yannas(1982)使用体外培养的角质细胞在体内介导新皮形成复合材料。Cuono(1986)使用了冻干异体皮。Hansbrough(1992)对生物工程化皮肤进行了评价。人工真皮是利用组织工程技术制造的用于临床的商品化的真皮替代物,它可诱发正常的皮肤愈合过程,已用于大面积烧伤患者的暂时性皮肤覆盖(Allen 等,1994)及慢性皮肤溃疡的治疗(Black,1994),也是研究体外上皮化和胞外基质与黏附上皮相互关系的良好模型[Landeen 等(1992),Contard 等(1993)]。人工真皮的基础是人二倍体成纤维细胞的培养,后者在聚合物支架上生长并分泌基质蛋白和生长因子。细胞来源于新生儿包皮按标准方法培养的成纤维细胞株(Jakoby 和 Pastan,1979)。母血样常规检测传染性疾病,包括艾滋病病毒(human immunodeficiency virus, HIV)、T 淋巴细胞依赖性病毒(human T-cell leukemia virus, HTLV)、单纯疱疹病毒(herpes simplex virus, HSV)、巨细胞病毒(cytomegalovirus, CMV)、肝炎病毒。培养细胞的初次筛选包括细菌、支原体及 8 种人病毒(腺病毒、HSV1、HSV2、CMV、HIV1、HIV2、HTLVⅠ、HTLVⅡ)。取第 3 代细胞建立主细胞库,取第 5 代细胞建立操作者工作细胞库。细胞库还需符合美国食品和药物管理局(FDA)及欧洲专利医学制品联合会(CPMP)的检测标准。将第 8 代细胞种植到聚合物支架上,此时细胞总数已倍增 30 倍,约为生长周期一半时的细胞型。这样一份可制得 23000m² 的人工真皮,优于尸体皮移植,且安全。接种的细胞初浓度为 $1 \times 10^5 \sim 3 \times 10^5$ 个/cm²,4～7 天后,细胞以几何倍数增殖到 $0.8 \times 10^6 \sim 1.5 \times 10^6$ 个/cm²。第 1 周几乎无胶原生成,而 7 天后至收获细胞的 16～25 天基质产生旺盛。胶原沉积很可能超过 25 天,但一般在胶原沉积速率较高时收获人工真皮。

用于治疗严重烧伤患者的人工真皮-TC 是将上述制得的人成纤维细胞接种到一层尼龙网上,并粘贴一层薄的硅胶膜制成的。尼龙网构成了人工真皮组织生长的三维空间,硅胶膜则充当人工表皮(无免疫原性),可阻止液体丢失。随着细胞生长,蛋白及各种因子逐渐分泌,产生三维组织基质(Mansbridge,1995)。在生长期末分离密闭的反应体系,以封闭每个生物反应体或反应盒进行包装。密封盒储存于－70℃冰箱内供临床医师使用。临床对 10 例烧伤患者采用人工真皮-TC 和尸体皮同时治疗,结果前者可覆盖创面达 6 周以上,后者可覆盖创面 2～4 周,显示人工真皮对创面覆盖的良好效果。

治疗皮肤慢性溃疡采用的是与人工真皮-TC 性质相似的一种新生儿成纤维细胞产品,即人工真皮-Ulcer,可极大地改善目前对慢性皮肤溃疡的治疗效果。将成纤维细胞接种于网状聚合物支架上,细胞在此三维空间生长,最终目的是模拟新生真皮的生长环境,刺激正常真皮生长并可避免真皮损伤以产生瘢痕。此产品可冻存,供医师直接使用。在一组 50 例患者的临床前期试验中,使用 8 剂人工真皮-Ulcer 治疗,结果 50%的创面愈合,而接受常规治疗的对照组仅 8%创面愈合。治疗组的创面随访 4 个月至 1 年,均未复发。在一组静脉性溃疡的治疗中,人工真皮-Ulcer 治疗组复发率为 6.3%,而对照组复发率为 19.7%。以人工真皮-Ulcer 治疗临床常见的压迫性溃疡也有效,治疗组治愈率为 46%,对照组治愈率为 25%。人工真皮-Ulcer 对糖尿病溃疡的治疗也显示了令人欣喜的结果,其结果正在统计中。

（二）软骨组织工程

软骨损伤或疾病后自发修复能力有限。早期骨关节炎的发生主要是由于损伤的关节软骨所致。全身软骨结构的缺损或损伤很难重建或修复,常常需要人工假体来替代。在软骨结构的重建过程中,使用合成材料有许多潜在的危险和并发症,如感染、外露、断裂、植入体的松脱及与宿主免疫系统的反应都限制了它们的使用。软骨重建,如耳的再造,常用的方法是从患者自体远处部位切取软骨,然后雕刻成所需的形状。此方法尽管造成了继发性的病损,但可获得较满意的外观或功能上的效果。异体移植存在着供体匹配、组织保存、供体不足、感染机会增加及传播疾病等问题。

Bruns(1992)、Tsai(1992)、Upton(1981)报道采用骨膜修复关节软骨缺损后持续被动运动可刺激软骨的形成,但软骨膜或骨膜的应用一直没有成功。Miura(1994)将骨膜暴露于生长因子如转化生长因子(transforming growth factor-β_1, TGF-β_1)能刺激骨膜形成软骨组织,但形成的软骨是否存在退化和吸收问题有待长期观察。Brittberg(1994)采用培养的自体软骨细胞悬液修复人膝关节较深的软骨缺损,先以取自胫骨前方的骨膜瓣覆盖软骨缺损,再将软骨细胞悬液注射于软骨缺损部位,结果软骨缺损得到了不同程度的修复。

Green(1977)试图将分离的软骨细胞种植于脱钙骨中形成软骨,但没有成功。采用细胞悬液形成软骨遇到困难后,传送细胞的装置(即细胞载体)得到了发展。许多天然材料被用做细胞载体,获得了不同程度的成功。Wakitani(1989)和Kimura(1983)将软骨细胞种植于胶原凝胶内形成了软骨。这种凝胶不仅能传送细胞,而且在培养期间能使细胞保持原有的表型,避免其在单层培养期间分化。Itay(1987)采用纤维蛋白胶传送细胞,结果软骨缺损很少修复,主要是因为纤维蛋白胶影响了细胞的活力和功能。Upton(1981)采用纤维蛋白胶和胶原海绵,利用软骨膜形成透明软骨,但新形成的软骨与周围软骨之间没有形成很好的界面愈合。Hsieh(1996)研究了利用多肽刺激软骨细胞形成软骨组织,取得了较好的效果。最近,遗传工程也作为一种新方法来修复关节软骨缺损。Kang(1996)将外源基因通过逆转录病毒引入兔关节软骨细胞,转化的细胞用来异体移植修复关节软骨缺损。这种方法通过逆转录病毒介导的转基因技术,使转染细胞能刺激基质的合成,具有很大的应用潜力。

可供移植的组织和器官的不足促使人们寻找其他的方法,其中之一是在20世纪80年代早期提出的采用组织工程技术形成新的组织。Vacanti(1988)将分离的软骨细胞种植于生物相容性良好、可生物降解的合成材料上,结合组织培养技术形成了新的软骨组织。Vacanti(1991)将牛的肩关节软骨细胞接种于非编织的可降解缝线上,种植于裸鼠皮下形成了新的透明软骨,并采用不同染色方法对不同时间形成的软骨组织进行了组织学评价。以5-溴脱氧尿核苷(BrdU)或荧光染料标记细胞,证实新生成的软骨是由植入的细胞产生。Puelacher(1994)通过控制聚合物的类型和数量而改变聚合物支架的形状、大小、降解时间及对细胞的吸附力,并筛选出软骨形成的理想细胞浓度。

Paige(1995)对可注射性聚合物作为细胞载体这一课题进行了研究。将含钙藻酸盐水凝胶与软骨细胞混合后,注射到裸鼠背部皮下,形成新的软骨组织,也可将含钙藻酸盐水凝胶与软骨细胞的复合物注入一定形状的模具内,成型后再回植到体内,形成具有特定形状的软骨组织。

关于软骨组织工程的应用实验研究也相继有报道。Puelacher(1994)进行了组织工程化软骨替代鼻中隔软骨及颞下颌关节的研究。Vacanti(1992)在裸鼠体内进行了再生人耳郭形态软骨的尝试。Vacanti(1994)在裸鼠体内成功地形成了衬有纤毛柱状上皮的管状软骨复合组织,并进行了气管替代动物实验研究。Grande(1995)利用软骨细胞支架复合物成功地修复了兔关节软骨缺损。Zimber(1995)利用生长因子对可降解聚合物进行修饰,发现它能促进细胞分裂和组织形成。曹谊林(1997)对Vacanti(1992)的方法进行改进,国际上首次在裸鼠体内形成了具有精细三维结构和皮肤覆盖的人形耳郭软骨。综上所述,利用自体细胞形成组织工程化软骨来治疗损伤或患病的关节软骨或重建体内软骨结构,在不久的将来将成为一种普遍应用的手段。

(三)骨组织工程

关于骨缺损的治疗,目前主要有两类方法:一是使用有机或无机骨永久性替代骨组织,如骨水泥可通过注射方式对不规则的骨缺损进行充填,二是用金属材料制作的"股骨头"对坏死的股骨头进行替换。这两种材料可获得高强度的机械力学支持。当一种十分强硬的物质替代骨组织时,它会吸收骨组织原来所承担的日常活动时产生的应力,形成应力遮挡,使骨组织失去对骨缺损的再生反应,所以上述替代物邻近区域仍处于骨缺损状态。二是用骨组织重建骨缺损,包括自体和异体骨移植。它们可提供支架,使缺损邻近骨组织长入并产生新的细胞外基质,进行骨重塑。尽管上述方法得到了广泛应用,但异体骨移植存在一定的危险性:未加工的异体骨可携带病毒,如肝炎病毒、HIV病毒,或可能遭受免疫排斥反应;加工后的骨组织得到广泛应用,但加工后的骨组织失去了正常的骨诱导能力。自体骨移植受来源及产生新创伤等问题的限制,但它有骨传导和骨诱导功能,有成骨细胞存在,且无传播疾病的危险。组织工程学是近年兴起的一个新领域,其不受来源限制,不会传播疾病,不存在免疫排斥反应,为骨缺损的修复开辟了广阔的前景。目前关于骨组织工程研究主要集中在下列两个方面。

1 骨组织诱导　使用一种孔性的可降解支架来充填缺损。这种支架具有骨诱导和骨传导能力,能引发成骨细胞及该区域其他细胞长入并吸附于支架上。细胞生长于支架中,且不会超出支架生长。随着基质堆积,骨组织逐渐形成,并发生重塑。由于其具有愈合和重塑的潜力,可以使非有机组合的孔状物质随组织长入形成有机结构的骨组织。用于制作这类支架的材料主要有生物陶瓷及聚延胡素酰丙烯(polypropylene fumarate, PPF)。

2 细胞传输　骨传导支架上的自体成骨细胞或成骨母细胞,对于骨缺损的愈合具有重要的功能。成骨细胞移植有助于骨组织的长入和细胞外基质的形成。移植细胞能释放广谱生长因子,促进骨诱导和骨再生。所以细胞传输具有骨移植优点的同时,避免了供体来源限制、供体部位损伤及免疫排斥反应。多聚α羟化酯对于骨移植来说是一个很有前途的细胞传输物质。其他具有传输功能的物质有PLA、PGA及PLGA。

Vacanti(1993)将牛骨膜细胞种植于PG-无纺网内形成细胞-支架复合物后,植入裸鼠皮下形成了新的骨组织。细胞-支架复合物体外培养期间,培养液上清液免疫组化染色骨特有蛋白骨钙素呈阳性,说明有功能成骨细胞的存在。细胞-支架复合物体内回植后,对不同时间点取材进行大体及组织学观察,早期标本中可见到软骨组织,但其中有点状血管侵入,以后逐渐形成成熟规则的骨组织。10周后标本具有骨的形态,其中有明显血管增生、区域性的软骨膜内骨化、小的软骨岛及骨髓细胞成分。

Kim(1994)采用软骨细胞-PGA复合物和成骨细胞-PGA复合物修复裸鼠颅骨2cm×2cm大小的缺损获得成功。实验证明9周、12周后,以软骨细胞-PGA复合物充填的骨缺损内为软骨组织,以成骨细胞-PGA复合物充填的骨缺损已被新的、规整的骨组织修复,而单纯聚合物充填和未做任何充填的缺损均未修复。曹谊林(1995)将体外培养的成骨细胞-PGA复合物种植于裸鼠右侧股血管周围,6周时肉眼及组织学观察形成的组织,发现其主要由软骨构成,其中有些骨样小岛。随着时间的延长和血管的侵入,骨样组织逐渐形成带有血管蒂的有规则骨小梁的骨组织。经带血管蒂移植,该骨能成活,并可修复骨缺损。

Freed(1993)有选择地将软骨细胞或成骨细胞种植于聚合物上,或将种有软骨细胞和成骨细胞的聚合物缝在一起,形成了骨和软骨复合结构。早期的标本显示只有软骨形成,随着时间的延长,肉眼和组织学观察证实有新的骨和软骨形成。骨组织主要存在于种植有骨膜细胞的聚合物一侧,而种植了软骨细胞的一侧只有软骨组织形成,无骨组织形成,因此在骨和软骨之间形成了明显的界面。Asselmerer(1993)认为这个现象说明,成骨细胞种植到体内后先形成与软骨类似的组织,最后通过软骨内骨化方式形成成熟骨组织,而软骨细胞以类似方式形成成熟的软骨组织。

(刘彦春)

［1］张涤生.张涤生整复外科学［M］.上海：上海科学技术出版社，2002.

［2］许礼根，关文祥，周丽萍，等.活动性功能支具在烧伤手畸形中的应用［J］.中国康复医学杂志，1991，6（1）：32-33.

［3］Schneider L H, McEntee P. Flexor tendon injuries, treatment of the acute problem［J］. Hand Clinics, 1986,2(1):119-131.

［4］Radovan C. Breast reconstruction after mastectomy using the temporary expander［J］. Plast Reconstr Surg, 1982,69(2):195-206.

［5］Argenta L C, Marks M W, Pasyk K A. Advances in tissue expansion［J］. Clin Plast Surg, 1985,12(2):159-171.

［6］Cherry G W, Austad E, Pasyk K, et al. Increased survival and vascularity of random-pattern skin flaps elevated in controlled, expanded skin［J］. Plast Reconstr Surg, 1983,72(5):680-687.

［7］Mustoe T A, Bartell T H, Garner W L. Physical, biomechanical, histologic, and biochemical effects of rapid versus conventional tissue expansion［J］. Plast Reconstr Surg, 1989,83(4):687-691.

［8］Marks M W, Mackenzie J R, Burney R E, et al. Response of random skin flaps to rapid expansion［J］. J Trauma, 1985,25(10):947-952.

［9］张涤生，金一涛.皮肤软组织扩张术应用于烧伤晚期整复（附10例报告）［J］.中华整形烧伤外科杂志，1985，1（4）：241-245.

［10］范志宏，关文祥，金一涛，等.皮肤软组织快速扩张对随意型皮瓣长、宽比例影响的实验研究［J］.中华整形烧伤外科杂志，1992，8（3）：208-210.

［11］范志宏，张涤生，关文祥，等.皮肤软组织快速扩张的实验研究［J］.中华整形烧伤外科杂志，1995，11（5）：375-379.

［12］Achauer B M, Vander Kam V M, Padilla J F 3rd. Clinical experience with the tunable pulsed-dye laser(585nm) in the treatment of capillary vascular malformations［J］. Plast Reconstr Surg, 1993,92(7):1233-1241.

［13］Anderson R R, Parrish J A. Selective photothermolysis: precise microsurgery by selective absorption of pulsed radiation［J］. Science, 1983,220(4596):524-527.

［14］Alster T S. Improvement of erythematous and hypertrophic scars by the 585nm flashlamp-pumped pulsed dye laser［J］. Ann Plast Surg, 1994,32(2):186-190.

［15］Bass L S. Understanding laser-tissue interactions helps predict clinical effects［J］. Plast Reconstr Surg, 1995,95(3):607.

［16］Goldman M P, Fitzpatrick R E, Ruiz-Esparza J. Treatment of port-wine stains (capillary malformation) with the flashlamp-pumped pulsed dye laser［J］. J Pediatr, 1993,122(1):71-77.

［17］Nelson J S. Selective photothermolysis and removal of cutaneous vasculopathies and tattoos by pulsed laser［J］. Plast Reconstr Surg, 1991,88(4):723-731.

［18］Rosenberg G J, Gregory R O. Lasers in aesthetic surgery［J］. Clin Plast Surg, 1996,23(1):29-48.

［19］Asselmeier M A, Caspari R B, Bottenfield S. A review of allograft processing and sterilization techniques and their role in transmission of the human immunodeficiency virus［J］. Am J Sports Med, 1993,21(2):170-175.

［20］Cao Y, Vacanti J P, Paige K T, et al. Generation of neo-tendon using synthetic polymers seeded with tenocytes[J]. Transplant Proc, 1994,26(6):3390-3392.

[21] Cao Y, Vacanti J P, Paige K T, et al. Transplantation of chondrocytes utilizing a polymer-cell construct to produce tissue-engineered cartilage in the shape of a human ear [J]. Plast Reconstr Surg, 1997,100(2):297-302.

[22] Freed L E, Vunjak-Novakovic G, Langer R. Cultivation of cell polymer cartilage implants in bioreactors[J]. J Cell Biochem, 1993,51(3):257-264.

[23] Grande D A, Pitman M I, Peterson L, et al. The repair of experimentally produced defects in rabbit articular cartilage by autologous chondrocyte transplantation[J]. J Orthop Res, 1989,7(2):208-218.

[24] Grande D A, Southerland S S, Manji R, et al. Repair of articular cartilage defects using mesenchymal stem cells[J]. Tissue Eng, 1995,1(4):345-353.

[25] Hansbrough J F, Cooper M L, Cohen R, et al. Evaluation of a biodegradable matrix containing cultured human fibroblasts as a dermal replacement beneath meshed skin grafts on athymic mice[J]. Surgery, 1992,111(4):438-446.

[26] Kim W S, Vacanti C A, Upton J, et al. Bone defect repair with tissue-engineered cartilage[J]. Plast Reconstr Surg, 1994,94(5):580-584.

[27] Miura Y, Fitzsimmons J S, Commisso C N, et al. Enhancement of periosteal chondrogenesis in vitro. Dose-response for transforming growth factor-beta 1 (TGF-beta 1)[J]. Clin Orthop Relat Res, 1994,301:271-280.

[28] Paige K T, Cima L G, Yaremchuk M J, et al. Injectable cartilage[J]. Plast Reconstr Surg, 1995,96(6):1390-1398.

[29] Puelacher W C, Kim S W, Vacanti J P, et al. Tissue-engineered growth of cartilage: the effect of varying the concentration of chondrocytes seeded onto synthetic polymer matrices[J]. Int J Oral Maxillofac Surg, 1994,23(1):49-53.

第五章
儿童整形心理相关问题

　　躯体畸形往往会给成长中的孩子带来很多生理上的不便，而由此造成的孩子本身的能力减弱、父母的过度关注、旁人的惊讶怜悯、伙伴的隔离异化，都可能对不同年龄阶段的孩子造成不同的心理影响。

一、躯体畸形对儿童成长的重大影响

　　根据艾森克的理论，在孩子的成长经历中需要完成多个里程碑式的任务。若不能按时完成相应任务，将对孩子的成长造成影响。

　　出生至1岁主要完成的心理任务是基本信任。婴儿必须学会信任别人对他们基本需要的照料。如果照料者前后不一致，婴儿可能认为世界是危险的，这里的人是不可信任或不可靠的。这个阶段中照料者的照顾能力是否能满足婴儿的需要是较为关键的因素。照顾存在先天畸形或创伤后的婴儿的难度远远高于正常婴儿。例如，先天性唇裂的孩子吸吮能力较正常婴儿差，吃奶时易疲劳，需要采用少量多次的方式喂养。先天性腭裂的婴儿有奶水流入呼吸道引起肺炎的危险，更需要耐心，放慢喂奶速度。但这样的喂养方式对于那些仅存在唇腭裂，却拥有正常消化功能的婴儿来说显然是无法满足的。对于大面积烫伤、烧伤的婴儿来说，皮肤上的创伤使得他们无法像正常婴儿那样享受父母的拥抱和爱抚，但父母的拥抱和爱抚对于婴儿安全感的建立，稳定情绪的维持，社交、认知功能的培养，甚至免疫功能的发育都有着重要的意义。

　　1～3岁的幼儿需要学会"自主"：自己吃饭、穿衣、讲究卫生等。如果不能实现这种自立，可能导致孩子怀疑自己的能力，感到羞耻。躯体畸形可能会影响孩子的运动功能，从而延缓其自主能力的发育，不能发展出适龄的自理行为。另外，孩子外表的畸形、反复出入医院、长年小心谨慎的护理，都会让父母们对这些孩子格外呵护和怜爱，但这也使得他们可能会低估孩子的能力，并给予过度保护，妨碍孩子自主行为的发育。

　　3～6岁的儿童试图像成人一样做事，例如做家务等，甚至期望能够承担他们力所不及的责任。有时候他们所采取的目标或活动会与父母或其他家庭成员发生冲突，这些冲突可能使他们感到内疚。家长在养育过程中需要达到一个平衡：既让孩子保持这种主动性，又要让他们学会不侵犯他人的权利、权益和目标。这个要求对于患儿的家长来说也常常是一个难以完成的任务。出于对孩子的内疚、怜爱和低估，家长会更多地限制孩子参与这类活动，长此以往，可能会抑制孩子承担责任的主动性，而过分迁就和退让，也会让孩子无法学会人际交往中的界限和尺度。

　　6～12岁的儿童需要学会掌握社交及学习技能。这一阶段儿童经常将自己与同伴相比较。通过努力，儿童将获得一定的社交和学习技能，从而感到很自信。不能获得这些技能则会使儿童感到自卑。一些先天性畸形的孩子可能合并存在智力发育迟缓或注意力问题，这将影响其学习能力。活动受限也可能会导致孩子需要比同龄儿付出更多的努力，才能掌握同样的技能。通常这个年龄段的孩子已经开始逐渐脱离父母和家庭,而把更多的时间投入与老师和伙伴的相处中。但存在躯体缺陷的孩子因为父母和自身条件的限制,将会较晚进入这一阶段。

12～20岁孩子开始进入青春期,是童年向成熟迈进的重要转折点。青少年反复思考着"我是谁"。在这一阶段中他们必须完成建立基本的社会和职业"同一性"的任务,否则他们就会对自己成年后的角色感到困惑。伙伴是这一阶段孩子生命中最重要的角色。通过与伙伴的交往,从他们的态度和评价中,青少年们将逐步在心里把自己的形象描绘清晰。不幸的是,存在缺陷的孩子们因为医疗、父母过度保护或本身的回避行为,与伙伴相处的机会较同龄儿少,并且由于外观上的与众不同,会使得他们在同龄孩子中成为一些"特殊的人"。这些经历都将对孩子建立"同一性"的过程造成影响。

综上所述,与众不同的外观和功能上的受限,对孩子整个成长过程都会造成或多或少的影响,使他们有可能无法按时完成本年龄段的重要成长任务,从而对其心理行为造成影响。

二、躯体畸形儿童并非必然出现心理行为问题

头面部畸形是最容易被发现的外观缺陷,关于这类儿童、青少年心理行为的研究也最多。尽管手术矫正可以减轻呼吸和喂养等功能性问题,并使孩子看上去正常一些,但即使是最先进的手术,也不可能使其达到完全正常的程度。另外,矫形术后仍可能遗留视力、语言和听力等方面的障碍。所有这些问题,再加上之前所提到的发育性任务完成方面的影响,我们常常会想当然地认为这些孩子会在心理行为发育上存在异常。但国内外的研究结果显示,尽管这类儿童发生心理问题的风险的确较正常儿童高,但大部分孩子的问题并不具有临床意义,因此这类孩子并非必然会出现心理行为问题。

事实上,一部分国外的研究发现,头面部畸形的孩子在2岁以后的各年龄段,包括青春期,攻击行为的发生比例甚至低于正常对照。虽然其中的保护性因素尚未得到证实,但推测可能与父母对这些孩子的养育模式有关。例如,大部分头面部畸形孩子的家庭中,父母都会采用格外关注的模式来养育孩子,表现为高程度的保护和低程度的强制和敌对约束,这些方式都有助于保护孩子免于发展出攻击行为。

我国一项关于12～24岁非综合征唇腭裂青少年患者的研究也显示,尽管患者组的自我评价低于正常对照组,但并无统计学差异。而在关于"自信心"及"他人评价与心理承受能力"方面,患者组较正常对照组具有更良好的心理状态。患者组对周围社会的评价优于正常人群,也可与父母维持更良好的亲子关系。但他们在结交新朋友和参加集体活动等方面仍低于正常对照组。该研究同时显示,在不同年龄段,不同疾病类型对患者组心理状态的影响作用也不同。例如,少年期唇腭裂患者的自我评价最低,到了青年期则是单纯唇裂患者自我评价最低,而单纯腭裂患者在这两个阶段中自我评价都较另两类患者高。这可能是由于现代社会对美貌的理想化,使得外观成为个人吸引力的重要组成成分,青少年期又正值对外观的担忧程度到达顶峰的年龄段,因此,外观缺陷越明显的青少年,自我评价越低。

国内外的研究表明,虽然头面部畸形的孩子在生活中的确经历了挫折和磨难,但并非所有的挫折都是无益的。在适当的年龄、适当的环境中遇到的挫折反而会增强个体不回避困难的勇气和勇敢面对失败的心理承受能力,并且更能降低对外界和他人的要求,更容易满足,并善于放大愉快情绪,以减少外界不良刺激对自己造成的伤害。

三、躯体畸形儿童可能存在的心理行为问题

尽管大部分外观存在畸形的孩子有良好的适应能力，但该人群心理行为问题发生的比例仍高于正常儿童。

（一）社交退缩

幼儿期的社交退缩通常是由于父母担忧孩子的身体状况，或父母在与外界交往中感受到他人的一些负性情绪（如惊讶、恐惧、可怜等），由于害怕孩子受到躯体或情感上的伤害，父母会对孩子采取过度保护措施，人为减少他们与外界的交往，以至于使孩子没有机会学习必要的社交技能。学龄期至青少年期的社交退缩除了与社交技能有关，还与孩子的自我评价低，以及一些内化的情绪（如焦虑、抑郁、内疚等）有关。另外，一些研究也显示孩子们在与外观存在畸形的伙伴相处时，常会采用一些不友好的行为模式（如嘲弄、取笑、排斥、欺负等）。尽管很多有外观畸形的孩子看上去能够克服病耻感，但我们仍需要进一步研究来了解他们的具体应对策略。

（二）焦虑

包括主观的焦虑体验、外显的不安行为和生理反应。不同的患儿在这三方面的表现程度不一样，或以其中的一种为主要表现形式。年幼儿童由于语言发育尚未完善而难以很好地表达他们的不安或恐慌，表现为爱哭闹、不安、易烦躁、不愉快、难以安抚等，让人感觉是"麻烦的孩子"。年长儿童可表现为注意力不集中、烦躁、过分敏感、多虑、易与他人发生冲突等。躯体症状包括疲劳、注意力不集中、肌肉紧张、食欲不振、睡眠障碍、排泄习惯紊乱等，常伴交感神经兴奋所产生的自主神经功能紊乱的症状，有的会伴随惊恐发作。幼年期的焦虑情绪常针对特定处境，以到医院检查、离开家庭、与依恋对象分离等处境较为多见。年长儿除了特定处境外，也可表现为无特定对象的广泛性焦虑，还可能表现为惊恐发作。

（三）抑郁

以与处境不相称的心境低落为主要表现，包括兴趣丧失。

1　学龄前儿童　通常表现为：①缺少笑容，不愉快心境，对游戏活动不感兴趣。②易哭泣，易激惹，躯体诉述十分常见。③食欲不振，睡眠障碍。④可能会伤害自己或他人，或毁坏物品。

2　学龄儿童　临床表现逐渐趋向成人，表现为：①长时间抑郁，易激惹，社会交往减少。②注意力不集中，成绩下降，记忆减退，兴趣减少。③自我评价降低，自罪自责，产生消极意念，并伴睡眠障碍等。

3　青春期儿童　症状与成人基本相似，多表现为躯体诉述、绝望、社交退缩，易激惹也较常见。此外，常可出现反社会行为、饮食障碍、注意力缺陷和多动，乙醇、药物滥用及自杀率明显增高。

（四）注意力问题、学习困难

家长常常会反映躯体畸形的孩子存在注意力不集中的问题，有些孩子还会存在学业上的困难。躯体畸形患儿可能合并存在脑发育问题，而更多地接受各种治疗也会妨碍儿童正常的学习生活，因此他们在学业表现上可能会较同龄儿差。另外，内化症状如焦虑、抑郁等情绪，也会令孩子表现坐立不安、警觉性高、做事没条理、丢三落四等注意力不集中的症状。因此对家长诉述的注意力问题还需进行详细评估，以排除其他混杂因素。

四、儿童躯体畸形对家庭的影响

养育一个外观有畸形的孩子具有相当的挑战性。在最初的震惊过后，家长别无选择地需要立刻适应孩子外观和功能上的异常，并尽早熟练掌握养育和护理技巧。其他人对外观畸形孩子的负

性反应,可能会使得这个家庭被孤立而缺少支持。这除了会增加养育压力外,也可能会促发家长本身的情绪和行为问题,从而影响其对孩子的有效养育。

父母持续存在的养育压力感,对孩子的适应能力有不良影响作用。研究发现,当父母感到失望,并认为孩子达不到自己期望时,往往预示着他们在一开始就无法接受孩子的畸形。与后期针对特殊养育需求的适应度和应对能力相比,对孩子存在缺陷这一事实的接受程度,对父母压力水平的影响更大。因此,无论家长看上去是否需要,早期给予心理和生活上的支持都是非常重要的。

与正常孩子相比,存在畸形的孩子会促发家庭采用低活力和低反应性的养育模式。家长将更多的时间花在保证孩子的基本需要及医疗护理上,而纯粹的以互相取乐为目的的亲子互动却可能被有意无意地省略。这可能源于家长缺乏足够的精力和时间,也可能与对孩子的失望情绪相关。但这种互动模式对孩子来说是否为非适应性的,目前尚无定论。

五、躯体畸形儿童心理行为问题的干预和治疗

（一）针对家庭

针对躯体畸形患儿父母所设计的特定辅导,有利于父母和孩子的心理健康。应尽早用口头或书面形式,给予关于孩子疾病的正确信息,以及护理养育指导。必要时可在心理或精神科医师的协助下帮助家长尽早接受孩子的缺陷。其次,帮助家庭与其他有同样患儿的父母保持联络也是非常有用的支持性服务,可以减轻家庭被孤立的感觉。若已发现家长和孩子存在具有临床意义的心理行为问题,可采用针对家长的个体心理治疗或针对家庭所有成员的家庭治疗。

（二）针对孩子

大部分孩子并不需要接受正规的个体心理治疗,可采用一些集体治疗,以提高孩子的自我接受度,并借此练习改善社交技能。

若确实存在具有临床意义的心理行为问题,可采用:

1. 支持性心理治疗　通过对自我的支持,加强应对机制,维护自尊心,把情绪痛苦降到最低。支持可以很短暂(例如一次探访),也可以较长,甚至持续在整个治疗中。治疗应该关注"此时此地",通过消除那些和疾病有关的强烈情绪反应来缓解患儿症状。医师通过积极和有益的方式来容纳焦虑,并维护患儿的功能。治疗的目标不是揭开无意识的动机和冲突,而是给予教育、鼓励和支持。通过给予保证和解释,通过指出患儿的能力,消除对疾病及其治疗的误解。治疗师的目标是通过支持和加强现有的防御机制来改善患儿对躯体疾病的反应。

2. 叙事治疗　将意义构建作为主要概念和目标。在治疗中,医师让患儿讲述他们自己的故事,对于躯体疾病患儿来说,这些故事常常和他们的疾病相关。医师帮助患儿对他们的故事赋予意义,并由此增加他们对自己和他人的理解。

3. 认知行为治疗　是问题取向的治疗方式,通过识别和改变关于自我、世界,以及未来的非理性观念来调整行为。对躯体疾病患儿的此项治疗是基于这样的认识前提:患儿对他们疾病存在的认知曲解对治疗造成了负面影响。认知行为治疗可以用来处理疾病所导致的悲痛情绪,或其他对治疗有干扰作用的特定情感反应。它可以被应用于纠正关于躯体症状的负性认知和对于躯体疾病的非理性思维,以及治疗疾病合并的情感或焦虑症状。

4. 游戏治疗　在儿童期,游戏是孩子的一种主要沟通方式。躯体疾病会直接或非直接(反应性)影响到游戏功能,而游戏功能的恢复也预示着躯体疾病的好转,或心理治疗疗效的出现。游戏可作为一个媒介,使得患儿能够更好地理解和把握患病的这段经历。将真实的医疗用具作为玩具,可以减少患儿的紧张,并使其获得掌控感。通过游戏也可以帮助孩子适应其厌恶的跟疾病有关

的事物(例如治疗操作、手术、外表与众不同、住院等)。另外游戏也为孩子表达紧张、痛苦、愤怒、嫉妒等情绪提供了一个安全的平台,并有利于孩子通过游戏来探索解决自己情绪问题的方式。

5 药物治疗 对于立刻需要解决的问题,或严重影响正常学习、生活的心理行为问题,可在心理或精神科医师的指导下使用药物治疗。

(朱大倩)

参考文献

[1] 杜亚松.儿童心理障碍治疗学[M].上海:上海科学技术出版社,2005.

[2] Richard J S,David R D.儿科心身医学临床手册[M].高鸿云,译.北京:人民卫生出版社,2009.

[3] Pope A W, Snyder H T. Psychosocial adjustment in children and adolescents with a craniofacial anomaly: age and sex patterns [J]. Cleft Palate-Craniofacial Journal, 2005,42(4):349-354.

[4] Li Y, Cao F, Cao D, et al. Predictors of posttraumatic growth among parents of children undergoing inpatient corrective surgery for congenital disease [J]. J Pediatr Surg, 2012,47(11):2011-2021.

第六章
颅缝早闭症

颅缝早闭症,又称狭颅症,是在 1851 年由 Virchow 首次发现并命名的。这一名称涉及一组疾病,特点为一条或多条骨缝过早闭合。根据不同骨缝的闭合而有不同的命名。其发生率为 1:1900,男性较多,占 63%。

原发性颅缝早闭症出生时即有,为一条或多条骨缝过早融合,根据不同的骨缝闭合,产生不同形状的头颅畸形,并可阻碍脑的生长。继发性颅缝早闭症因脑发育不良或脑萎缩,导致颅骨无法正常生长,多条骨缝闭合,其头颅外形与正常儿一样匀称,但形状狭小。当低于正常同龄儿平均头围 2%～3% 时,称其为小头畸形。

一、病因

颅缝早闭症可以由很多因素引起:遗传、染色体异常、母亲怀孕时受药物及放射线的影响,怀孕期间母亲代谢及内分泌紊乱,如低血糖、甲状腺功能低下、垂体功能低下等。有报道,怀孕期母亲摄入丙戊酸钠可以引起胎儿额缝早闭,形成三角头畸形。另外,胎儿或新生儿期间中枢感染、颅内出血、颅脑损伤、缺血缺氧性脑病及严重营养不良还可以引起脑发育不良,导致小头畸形。

二、病理

头颅骨生长的机制尚未完全明了,目前有很多解释。婴幼儿期颅骨生长比较公认的主要机制是脑组织的生长,将颅骨缝撑开,使颅骨腔扩大。脑组织处于快速生长期,颅脑不断地生长增大,使骨缝被不断撑开,骨缝区新的骨组织不断形成,头颅因而逐渐扩大。颅骨的增大及后续形状随大脑的发育而定。当大脑扩张时,新的骨组织在垂直于颅缝处形成。然而,当一处骨缝过早闭合时,它就失去了形成新骨的能力,当大脑扩张时,其余骨缝随脑组织生长不断扩大,而此条骨缝无法生长,导致头颅骨不均匀扩大,从而产生头颅畸形。不同部位颅缝闭合产生不同形状的畸形。小头畸形是由于颅脑发育缓慢,不能够在短期内对整个颅缝造成足够的撑开力,颅骨缝逐渐趋于失用性闭合。

三、临床表现

头颅畸形是患儿就诊的主要原因。不同的骨缝闭合,产生不同形状的头颅畸形。原发性颅缝早闭症还可以伴有颅内压升高,少数情况下甚至对智力造成一定影响。继发性颅缝早闭症,即小头畸形,由于大脑发育落后,常常伴有智力低下。

(一)矢状缝早闭

矢状缝早闭,又称舟状头畸形,其外观具有前后径拉长、横向狭窄的呈船形的特点。代偿性前后径的生长,通常会引起额骨与枕骨的膨出(图 6-1)。随着年龄增长,双颞水平的狭窄与鳞状颞突的消失会进一步加重。

矢状缝早闭是最常见的颅缝早闭,其占北美颅缝早闭患儿的50%～60%,且男性发病率为女性的3～4倍。由于正常的人字缝与冠状缝保证了前后轴的代偿性生长,矢状缝早闭的患儿罕有脑部发育受限,神经发育通常也是正常的。

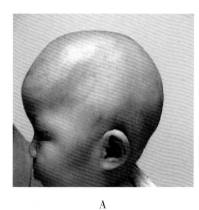
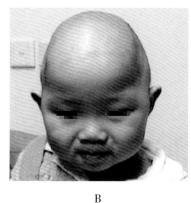
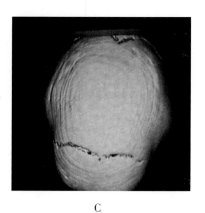

A   B   C

图6-1　矢状缝早闭

A、B. 外观可见头颅前后径拉长、双颞部狭窄,前额前倾,后枕外凸,顶骨高耸　C. CT三维重建显示矢状缝闭合

（二）双侧冠状缝早闭

双侧冠状缝早闭,又称短头畸形、尖头畸形(塔状头)。颅顶的生长方向以朝上为主。颅骨前后径短,并向两侧过度生长,呈短、宽、高头形。由于有效眼眶容积不足,可出现突眼症(图6-2)。双侧冠状缝早闭常常并发于颅颌面畸形, 常伴有常染色体显性疾病Apert综合征、Crouzon综合征、Pfeiffer综合征和Saethre-Chotzen综合征等。女性略占多数。

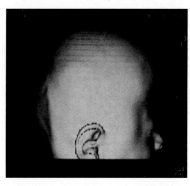
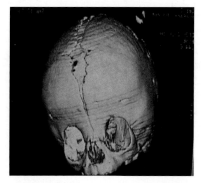

图6-2　双侧冠状缝早闭

颅骨前后径短,向两侧和颅顶方向过度生长,呈短、宽、高头形,前额和上眼眶内陷,眼球外突

（三）单侧冠状缝早闭

单侧冠状缝早闭,又称为前额斜头畸形,表现为患侧眶上缘平坦,前额后移,并可及隆起的冠状缝骨嵴。由于代偿生长,在对侧前额与患侧颞部表现为过度膨出。患侧耳部较健侧前移。在某些极度严重的病例中,甚至可能影响整个颅底,导致患侧鼻孔指向异常(图6-3)。

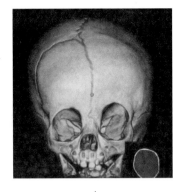
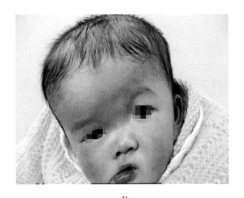

A　　　　　　　　　　　B

图 6-3　左侧冠状缝早闭

表现为前额斜头畸形,左侧眶上缘平坦、上移,前额内陷,右侧前额过度膨出

（四）额缝早闭

这是一种较少见的颅缝早闭形式,占 5%～10%。根据额缝早闭的时间和范围不同,表现为从轻到重的一系列畸形。在晚期闭合的患儿中,由于颅骨大部分已经完成生长,头部外观正常,通常不易观察出来,只在前额中线处可触及骨嵴。而在早期闭合,则会引起患儿严重的三角形头颅,称三角头畸形。前额子弹头样、尖、狭窄、有角,前额中线有明显骨嵴。眼眶向前成角,导致眼间距缩短,眼眶侧面后移,筛骨发育不全,以及严重的双颞部狭窄(图 6-4)。

额缝早闭可能合并有颅内压升高。在前颅窝的局部颅内压升高,会影响大脑额叶。认知损害和行为异常的发生率在额缝早闭的患儿有着显著的升高。

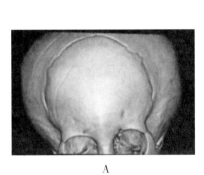
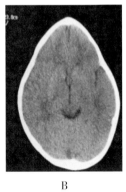
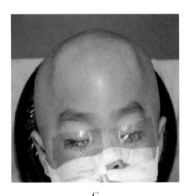

A　　　　　　　　　B　　　　　　　　　C

图 6-4　额缝早闭

前额子弹头样、尖、狭窄,中线有明显骨嵴,眼眶向前成角,双颞部狭窄

（五）人字缝早闭

人字缝的过早融合是最为少见的,它会产生颅脑后部特征性的畸形,后枕人字缝处颅骨异常隆起(图 6-5)。若为单侧人字缝闭合,则患侧枕骨平坦,呈后枕斜头畸形。

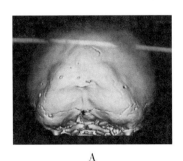
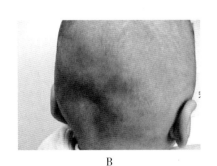

A　　　　　　　　　　　B

图 6-5　人字缝早闭

A. CT 三维重建示后枕人字缝处颅骨异常隆起　B. 单侧人字缝闭合时,患侧枕骨平坦,呈后枕斜头畸形

四、诊断

诊断通常可以通过特征性的头颅外观表现判断,并通过颅骨影像学资料进行确诊。过早闭合的颅缝会导致骨嵴形成,在触诊中可以摸到,这一体征有助于诊断。但确诊大多需要依靠头颅 CT 三维重建扫描,对取得个体化影像资料、制订术前方案有较大的帮助。

对于全颅缝早闭,还应包括磁共振成像(magnetic resonance imaging, MRI)扫描,排除先天性畸形,如前脑无裂畸形、潜在脑部发育异常等问题。

手术时需采取俯卧头后仰位,患儿有必要行 CT 和 MRI 检查,对颅底及颈枕交界进行全面评估,以判断有无 Chiari 畸形、枕骨大孔狭窄或变形等,防止患儿手术苏醒后变成四肢瘫痪。如果术前发现颅颈交界区畸形,就应适当调整患儿手术体位,避免过伸状态或者颈部的过度受压。

颅内压升高的诊断有时较为困难,从颅骨平片上看到内板的脑压迫痕记("锤罐征"表现),或者晚期在裂隙灯下使用眼底镜检查视乳头的变化,都能推测颅内压的升高。在儿童或婴幼儿,轻微的行为异常,或者前囟饱满,往往是早期颅内压升高的表现。颅内压监测探头可以读出精确数值,作为最终分析手段。但对这种操作应较为保守,只有在少数情况下,仅对已经出现症状提示颅内压升高的患儿,或者需要紧急决定是否以手术缓解颅内压的病例,可以考虑使用。

另外,术前单光子发射计算机化成像(single photon emission computed tomography, SPECT)研究发现,很多过早闭合的颅缝会导致其下方脑脊液的异常流动,术后恢复正常,大脑实质的血液供应也得到了改善。

五、手术时机

对于确切的手术时机仍存在一定争议。考虑到脑部发育主要在出生后的第一年,持续膨胀性生长的脑组织作为致畸因素,使颅缝早闭症的头颅随着年龄的增长而愈发变形,而如果延迟手术至数年以后将会导致颅底畸形进行性加重,引起面部发育异常及上下颌骨不对称。因此,越来越多的颅面外科医师和神经外科医师达成共识,即 1 岁前施行手术治疗为最佳方案。笔者比较倾向的年龄是 5~8 个月,这也是大多数外科医师的选择。该时间段有几个好处。首先,其血容量大于新生儿,手术相对安全,颅骨也有一定厚度,比新生儿菲薄的颅骨容易固定。其次,此时骨组织可塑性强,容易重新塑形,在 12 月龄后,尽管可以施行手术,但由于颅骨更为坚硬,术后未必能达到最佳效果。第三,重塑留下的骨缺损修复较快,因为此时未成熟骨膜上的成骨生长相当活跃。第四,在生命中的第一年,大脑容积几乎要增加 3 倍,手术打开过早闭合的颅缝和压迫的颅骨,扩大了颅腔空间,有利于脑组织的快速生长。通常在颅缝再造和骨性重构后,随之而来的大脑生长还可作为额外因素,保持和改善手术后的头部外形。最后,在患儿还未出现自我意识的年龄(5 岁或更小)之前行早期纠正手术,能避免因畸形外貌产生的情感或心理创伤。

另外,还有些医师主张在 2 月龄前尽早手术。如条带状截骨,脑室镜下颅缝再造,术后使用塑形头盔来改善颅顶外观。

全颅缝早闭患儿,手术年龄需要提早,4~6 月龄是择期手术的理想时间。对于严重的全颅缝早闭及颅骨生长受限的患儿,极少有等待到 6 月龄手术的。

颅缝早闭的儿童发生语言和学习障碍的概率也会升高。虽然仍没有明确的证据支持手术纠治能够改善认知功能,但是在接受外科干预的患儿中,1 岁以后再治疗的病例在日后的认知落后发生率上要高于 1 岁前治疗的病例。

颅内压升高是需要积极手术治疗的指征。

六、术前准备和麻醉

术前准备包括血常规、血浆凝血酶原时间(prothrombin time, PT)测定和活化部分凝血活酶时间(activated partial thromboplastin time, APTT)测定。由于在术中显著失血的风险较高,术前需进行血型鉴定。由于手术中可能出现大量失血或液体丢失,至少需要两根大静脉置管。在术中和术后液体管理中,需要用到动脉穿刺置管和中心静脉置管来监测全身血容量。中心静脉置管的另一好处是能够减少术后在病房中外周静脉穿刺,减轻护理工作。留置 Foley 导尿管有助于监测尿量,留置肛温探头有助于监测核心体温。在心前区放置多普勒超声监护仪测定血流量,有助于探测术中可能发生但难以预料的空气栓塞。由于患儿体积小,相对体表面积大,容易出现低体温,因此在手术床上需要把保温毯垫在患儿身体下,并使用暖风机保暖。手术室的环境温度按照患儿保持正常体温的最佳水平设置,而不是为了满足手术成员舒适。当铺巾后,患儿的热辐射损失降低,手术室温度可以重新调整以适应手术成员。划皮前预防性应用抗生素。

七、体位

患儿的体位摆放取决于受累畸形的特异性:是同时伴有额、枕部畸形,主要累及额部,还是主要累及枕部?对于同时合并额、枕部畸形的患儿,手术需要额骨瓣和枕骨瓣截骨,应采用改良俯卧位(类似狮身人面像),即俯卧头后仰位(图 6-6),这种体位能够暴露眶上缘至枕骨大孔。需要强调的是如果存在颅颈交界区畸形,就应放弃这种体位,转而采用改良仰卧位,即仰卧时头尽量前屈位(图 6-7)。仰卧位通常用于那些只有眼眶、额部和顶骨畸形,没有明显枕部畸形的患儿。仰卧位能够达到从眶上缘到人字缝稍上方的暴露。由于得到的枕骨暴露有限,可以抬高患儿头部,使之前屈(改良仰卧位),这样的体位必须小心,并与麻醉师很好地配合,防止气道导管折叠。若畸形主要位于枕部,则采用俯卧位。此体位通常可以暴露从枕骨大孔到冠状缝前若干厘米。无论是俯卧位还是改良仰卧位,都必须十分注意保护面部,保证下方柔软,防止压疮。

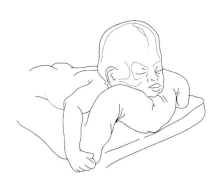

图 6-6　俯卧头后仰位

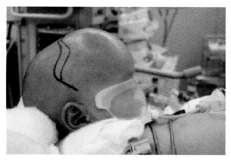

图 6-7　仰卧头前屈位

因为术中需要 180°接触头面部区域,所以麻醉师应位于患儿足端水平。全部器械放在一个单独的大操作台上,与护理人员一同位于麻醉师的对侧,同样是在手术床的尾端。一张小的 Mayo 托盘车横于患儿腹部上方,将那些马上要用到或正在用到的器械置于其上,便于取用。

八、手术目的和原则

手术治疗的目的是畸形颅骨的切开整形及颅脑的充分减压。治疗原则是打开闭合区域,恢复颅骨的正常形态,改善头颅总体外观,并提供足够的颅内空间缓解潜在升高的颅内压及作用于大脑的局部压力,并适应将来大脑的生长和膨胀。

较大的患儿由于骨质硬化,颅骨生长变缓,手术原则略有不同。在大于 3 岁的患儿中,手术更要求稳定的骨形态,加强颅骨固定,不留骨间隙。

九、手术技巧

手术方法多种多样,依据医师的经验和喜好而定。下面就每一条颅缝早闭,介绍几种常用、有效的方法。

(一)矢状缝早闭

以双侧冠状波浪形切口从一侧耳上延伸至对侧。向前掀开皮瓣,暴露眶上缘。操作时不需要把眶上缘全部掀开至眶周组织,而是向后掀开皮瓣,超过人字缝。如有枕骨膨大,掀开的范围还要到达突出的下方。在剥离骨膜时,把颞肌与皮瓣一同掀开。

矢状缝早闭的骨瓣重建有着诸多变异的方法。但总体来说,手术原则是双额部和双枕部的颅骨瓣截骨,缩短头颅前后径,双侧颞骨和颅底骨切开减压。以眶上缘上方 1cm 为前界,用气钻切下单独的整块额骨骨瓣,接着将枕骨瓣取下。颅骨多处钻孔,有助于切开各块骨瓣。在移除骨瓣的时候,需要极度小心谨慎地处理来保护矢状窦、窦汇和横窦。使用双极电凝可以很容易地对从矢状窦上发出的导静脉进行电凝止血。正中覆盖矢状窦的骨瓣保持不动,在颅顶骨中央留下一条形骨桥,以备后用(图 6-8)。同时,将两侧包含矢状缝的颞骨瓣切割开,不要从硬脑膜上分离下来,让其附着在硬脑膜上,成为浮动骨瓣。由于矢状缝早闭的颞骨凹凸不平,可以用气钻将其横竖切割成小块状,使其妥帖地附着在硬脑膜上,不但能改善颞部外观,而且能够进一步减压,以便于使颅脑向两侧生长发育(图 6-9)。继续在颞骨岩部进行垂直方向切开,切成栅栏样骨板,在基底部向外拗成青枝骨折,以达到增加外侧突出和扩大颅底宽度的目的(图 6-10)。

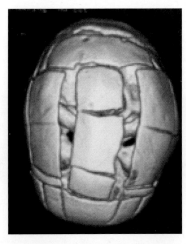

图 6-8　保留正中覆盖矢状窦的顶骨骨桥

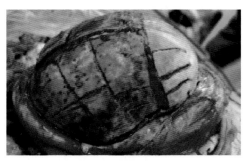

图 6-9　将颞骨浮动骨瓣用气钻横竖切割成小块状,附着在硬脑膜上

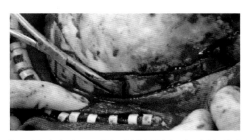

图 6-10　在颞骨岩部切开成栅栏样骨板,向外拗成青枝骨折

一般来说,枕骨骨瓣较为凸出,横径狭小。为了达到更正常的凸面外观,枕顶骨瓣切割成放射状,塑成理想形状,创造出一个更柔和的曲率,并使横径变宽,然后对额骨骨瓣进行类似的处理。额部除了过度膨出外,在靠近两侧颞部处也过于狭窄。为了纠正这个外形,将骨瓣进行放射状截骨,重塑凸面弯曲度,把前额整平、整宽,就好像"枕骨做法"。完成后,首先将额骨骨瓣复位(图 6-11)。额骨骨瓣与眶上缘可以通过可吸收缝线或可吸收连接片重新固定。将先前保留的颅顶骨中央条形骨桥于前后两端各截去近 1cm 宽的骨条,达到减小前后径的目的。额骨骨瓣向后倾斜、挤压,与顶骨桥前方末端一起用可吸收连接片固定(图 6-12)。然后将枕骨骨瓣复位,骨瓣后方在颅底中部以可吸收线固定,骨瓣向前倾斜、挤压,与顶骨桥后方末端一起用可吸收连接片固定。由于额骨的后倾和枕骨的前倾并与顶骨桥固定,整个颅腔的前后径能够缩短 1～2cm,大脑向左右两侧膨出,颞骨横径变宽。有时,额骨骨瓣、枕骨骨瓣和顶骨桥硬性固定后,颅脑会被压紧,可以用铣刀将顶骨桥横形切断,松解颅脑顶部压迫。此时,可以看到整个畸形的颅脑外形明显改善(图 6-13)。

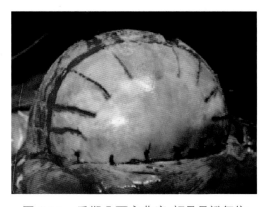

图 6-11　重塑凸面弯曲度,额骨骨瓣复位

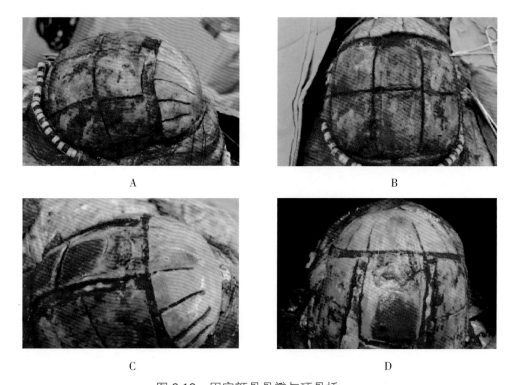

图 6-12　固定额骨骨瓣与顶骨桥

A、B. 术中侧面和上面观示额骨骨瓣与顶骨桥间留有 1cm 宽的间隙　C、D. 术中将额骨骨瓣与顶骨桥固定

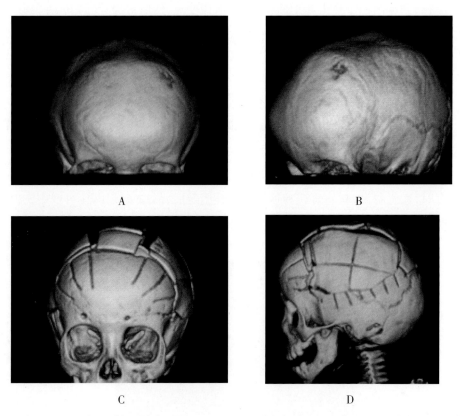

图 6-13　CT 三维重建示前倾的额骨得到纠正,头颅前后径变短,高耸的顶骨降低,颞骨内陷消失

A、B. 手术前　C、D. 手术后

（二）双侧冠状缝早闭

　　双侧冠状缝早闭的畸形主要有两方面影响。第一,颅骨过高及两侧眶上缘和眶外缘后凹。第二,尖头畸形,这是个较难解决的畸形,因为它不易矫正,如果失败将影响整个手术效果。可以通过

两方面加以解决：①颅顶骨截骨术和两侧眼眶前移；②扩大整个颅底区域，有助于颅顶最高处下移，同时造成整个头部的高度降低。正是由于第二个目的，手术有必要采用改良俯卧位，即所谓的"狮身人面像体位"，来同时纠正额部和颅顶畸形。

以标准双侧冠状波浪形切口从一侧耳后延伸至对侧。注意将切口设计在前发际线后面，但同时要保证足够向前的空间以便掀开皮瓣时能暴露眼眶区域。将皮瓣翻开，到达眶上缘水平。注意保护眶上神经血管束，有时需要用细小的骨凿敲开眶上孔，以游离血管神经。继续向两侧扩大，剥开皮瓣，到达眶外侧缘，分离至外眦与眶前缘连接处，向内侧到达但不剥开内眦肌腱的起点。对鼻泪管同样要注意保护。在分离过程中一并暴露鼻根部。向下外侧掀开到下颌骨前缘、颊突和颧弓前缘。颞肌自起点游离，附着在相应皮瓣上而一同被翻下，以便能够到达颞下凹。从眶外侧缘一直到颧弓与颞骨后部相连接处暴露颞骨和蝶骨。这个区域为此后榫接延伸做好准备。当眶部截骨完成后，眶上骨单元将被前移和重塑，来补偿本类畸形中颞部的狭窄。

需要强调的是，双侧冠状缝早闭患儿的治疗需进行个体化方案。以下介绍两种不同的颅骨整形方法。

1 方法一 在双侧翼区、前部顶骨矢状缝旁和冠状缝正后方进行钻孔。同样，在矢状窦和横窦旁多处钻孔。当额部和顶枕部的骨瓣都被掀开后，在横窦水平面下方剥离硬脑膜和颅骨，在枕骨区域中线和中线旁进行栅栏状切割，将枕骨基底向后拗成青枝骨折。外掰造成骨折，能增加头颅前后径，扩大颅腔骨性容积。在重力作用下，脑组织和硬脑膜移位或下沉，从而降低头顶高度。异常凸出的颞骨鳞部维持原位，只进行桶辐状截骨。用可吸收连接片将扩大前移的眼眶紧实固定。把枕骨骨瓣重新塑形并拉直，通过朝中央的放射状截骨，用骨弯钳将骨瓣适当地向外拗成骨折。对额骨和顶枕骨以相似的方式截骨，重新塑形，再放回正常的位置上。最后用较松的连接来保持各骨瓣处于理想的位置（图6-14）。

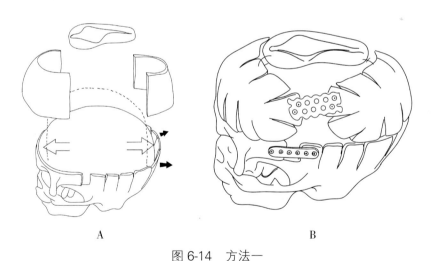

A   B

图6-14 方法一
A. 扩大前后颅腔 B. 固定眼眶，骨瓣重新塑形，用较松的连接保持各骨瓣
于理想的位置

2 方法二 从骨膜下方游离皮瓣，向前暴露眼眶区域，向后暴露枕骨大孔区域。把眶顶和内外侧眶壁的上半部分眶骨膜剥离开，然后标记双侧额部和枕部截骨骨瓣。设计截骨位置的思路是，移除额、枕骨瓣，同时保留中线顶骨和双颞骨桥骨性支撑，既保护矢状窦又保护窦汇，并可用于高度调整。

（1）眼眶前移：在额前部和颞窝分离硬脑膜。用宽的脑压板保护硬脑膜，用窄的脑压板保护眶内眼球,在眶顶进行双侧截骨,从眶缘后方5～10mm开始,向内延伸到鸡冠部稍前方,额鼻缝上方向外延伸,经过蝶骨嵴上方,到额颧缝下方。将眶板前移,并稍稍向下倾斜,纠正额眶的过高或内陷。保持眼眶外侧角弧度,用加热塑形的可吸收连接片,在眼眶外侧部将前移的眼眶与颞底骨固定(图6-15)。

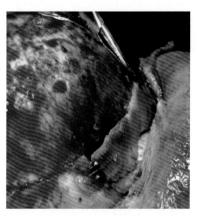

图6-15 眶板前移,在眼眶外侧部与颞底骨固定

(2)各骨瓣截取:按照事先的标记,保留中线顶骨和双颞骨桥,作为骨性支撑。切割下双侧额部骨瓣和枕部骨瓣(图6-16)。有些病例双侧枕骨瓣较大,枕部静脉窦粗大,骨瓣难以从硬脑膜上分离下来,可以将双侧枕骨瓣分成左右两块,分别切割下来。最后,将颞骨底、枕骨底用铣刀切割成栅栏样,用骨弯钳把骨瓣向外拗成青枝骨折,以扩大后颅腔。

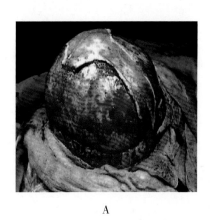
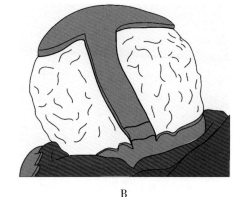

A   B

图6-16 保留颅骨中央骨桥作为支撑
A. 保留中线顶骨和双颞骨 B. 切割下双侧额骨瓣和枕骨瓣

(3)缩减高度:当额眶和枕骨扩大完成后,把颅内压监测光导纤维经过右侧顶骨穿刺入大脑实质内,做缩减高度前的准备。等待约20分钟,待颅内压稳定后,在双侧颞顶骨桥两边末端处各截下1cm宽的骨片,将骨瓣轻轻缓慢地向下压紧,用可吸收连接片固定在底部边缘,结果既能缩减颅顶高度,又能使扁平的颅脑向前后方向膨胀(图6-17)。如果有需要,在固定双顶骨瓣前,可将其进一步向后方移动,再下压,从而使颅顶后移。由于在额枕联合处的去骨瓣操作缓解了颅脑的压力,在缩减高度时,颅内压多保持在正常范围。尽管如此,如果在操作过程中患儿颅内压显著升高,注意要避免使压力持续高于2.66kPa。

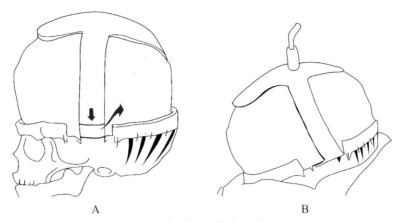

图 6-17　缩减颅顶高度示意图

A. 在双侧颞顶骨桥两边末端处各截下 1cm 宽的骨片　B. 在颅内压监测下,将
骨桥轻轻缓慢地向下压紧,用可吸收连接片固定在底部边缘上

（4）最终再成型：将额骨和枕骨重塑曲度,并常需重新定向来纠正颅顶的短头外观,缩窄额部
和顶枕部异常增宽的弧度。联合使用可吸收连接片和缝线将塑形后的额骨骨瓣固定在眶骨上。额
骨骨瓣和上眼眶的对合要严密牢固,避免前额在外观上出现不美观的间隙或不规则形状。骨瓣在
朝向颅顶处不要固定,保持自由浮动,以免限制日后的前颅生长。在枕骨区域,使用可吸收缝线或
可吸收连接片将重塑曲度的枕骨骨瓣与颅底骨连接固定,同样在朝向颅顶处保持自由浮动（图
6-18）。这样,没有刚性固定的颅顶区域在日后可以获得膨胀生长（图 6-19）。

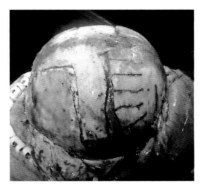

图 6-18　重塑曲度后的额骨骨瓣和枕骨骨瓣回位

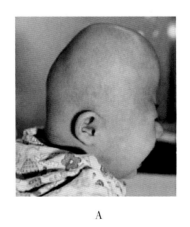
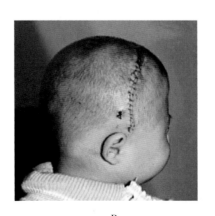

图 6-19　尖头畸形,头颅呈短、宽、高,术后头颅膨胀生长,头颅圆滑饱满

A. 术前　B. 术后

（三）单侧冠状缝早闭

手术切口及皮瓣的剥离和双侧冠状缝早闭相同。进行双侧冠状开颅,后方切缘区域包括两侧融合或未融合的冠状缝,前方切缘区域包括眶上缘上方约1cm水平。额骨骨瓣取下后,向后牵拉额叶和颞叶,注意保护前下方的每个嗅球。截下整个眼眶的至少1/2,包括眶顶、眶内侧壁上部、眶外侧壁和眶底外侧到眶下裂的部位。用柔软的脑压板牵开额叶和眶周内容物。使用截骨刀截下眶顶。在颅前窝,要求内侧截到鸡冠,外侧截到翼点。用来复锯完成从翼点到额颧缝的截骨,以及经鼻额缝从一侧泪嵴到对侧泪嵴的截骨。使用3mm骨凿,以锤子轻轻捶打完成截骨。眶上骨瓣被完整卸下后重新塑形。重塑眼眶包括:前移患侧的眶外侧缘;前移在前后位平面后缩的眶上缘和眶下缘;重塑患侧眼眶的全部外观以匹配对侧眼眶。眼眶放到纠正的位置后,以塑形后的可吸收连接片和螺钉,将两侧眶外侧壁固定在邻近的颞骨上。

前额骨瓣切割成放射状,用骨弯钳重新塑形,形成新的弧度,使左右匀称,并匹配眶上结构,达到重建平滑饱满而且对称的前额的目的(图6-20)。必要时,还可以把额骨骨瓣旋转180°,利用其后缘更接近正常的曲度来匹配眶上结构(图6-21)。最后用可吸收连接片或可吸收缝线把额骨固定在眼眶上。

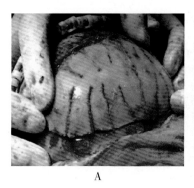
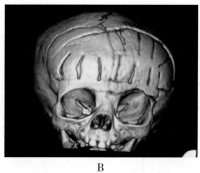
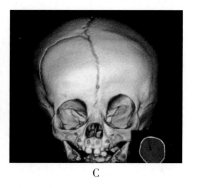

A　　　　　　　　　　　　B　　　　　　　　　　　　C

图6-20　前额骨瓣切割成放射状

A. 术中示放射状骨瓣塑形　B. 术中CT三维重建　C. 术后CT三维重建显示患侧(左侧)前额较术前改观,达到饱满、对称的效果

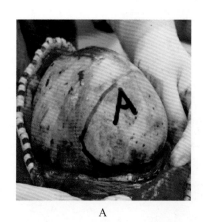
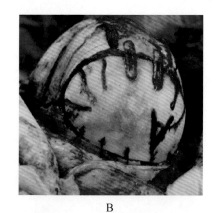

A　　　　　　　　　　　　B

图6-21　额骨瓣旋转法

A. 待旋转的额骨瓣　B. 额骨骨瓣旋转180°,利用其后缘更接近正常对称的前额骨曲度来匹配眶上结构

（四）额缝早闭

手术要求采用双侧冠状线波浪形切口,从一侧耳后延伸至对侧。切口要靠前,以便掀开皮瓣后能到达眼眶。向前翻开皮瓣,直到眶上缘水平。保护眶上神经血管束,让它仍旧附着在头皮前部。然

后在骨膜下方游离至眶上缘。笔者把眶上神经血管束从切迹内剥出，一般人切迹是闭合的，需要先将其打开。继续解剖骨膜下水平暴露眶顶，注意避免损伤眶周内容物。接下来从泪嵴内侧到额颧颅缝，暴露眶顶，小心保护鼻泪管，在游离此处时，同时暴露鼻根部。

进行双侧冠状颅骨切开术，范围包括整个受累颅缝，从鼻根到颅顶，都是将要卸下的骨瓣。为了提供最大的安全性，在矢状缝两侧旁开 1～2cm（冠状缝后方）处各钻一枚小孔。在轻柔地游离静脉窦后，开颅，掀下骨瓣。用剥离子从颅骨上游离硬膜。注意防止硬膜撕裂，一旦发生，必须立即修补。翻开骨瓣，将其传送到另一独立的操作台上，进行放射状截骨。

然后牵开额叶和颞叶，注意保护前方的嗅球，准备卸下眼眶的二分之一，进行重新塑形。将位于颅前窝的硬膜从一侧翼点到对侧翼点的范围剥离下来。然后进入颞下部区域，再到达颅底。在中线处的筛板水平进行分离。用骨凿在眶顶进行截骨。在颅前窝，向内侧截骨到达鸡冠，向外侧截骨到达翼点。经过蝶翼时，分离约成 45°角，在保护眼眶的同时，保证蝶骨缘被完全打开。使用来复锯完成蝶骨缘到额颧颅缝的截骨，以及经过鼻额缝完成从一侧泪嵴到对侧泪嵴的截骨。使用 3mm 骨凿和榔头轻轻捶打，完成截骨。于是眶上骨瓣就作为一个双侧的复合体被移下，传送到独立的操作台进行重建。

为纠正眶距过短，笔者把眶上骨瓣在中线处一劈为二，外展，在眶间造出缺口，从额骨上截下增厚的骨块移植物，插入其中以填补空隙，使用可吸收连接片进行刚性固定（图 6-22）。用骨弯钳在眶外侧与榫头状结构交界的地方拗出新的弧度。然后，根据术前 CT 三维重建测量结果，将眶上骨瓣回位，前移 7～15mm，再用可吸收连接片固定在眶上骨瓣的最外侧末端，把它固定在一个已经前移的位置上，以获得最大程度的前移支撑力，防止日后复发。由于蝶骨骨缘的翼点区域显著狭窄，在颞骨鳞部采用桶板状截骨方式，向外拗成骨折，进一步扩大双侧颞部宽度。

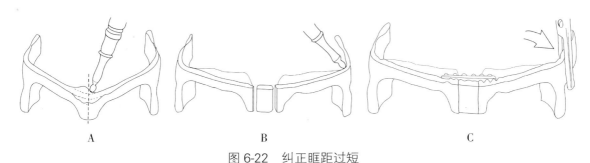

图 6-22　纠正眶距过短
A. 眶上骨瓣从中线处劈开，外展　B. 从额骨上截下骨块，插入眶间缺口　C. 用可吸收连接片刚性固定

额骨在多处放射状截骨后，进行重新塑形。可以采用各种方法去除三角头畸形，如通过截骨移除中央隆凸来达到切除中线额缝嵴的目的（图 6-23）。使用骨弯钳来进行适当的矫正。当双侧额骨瓣都塑形对称后，用可吸收连接片和螺钉将额骨瓣固定在前移后的眶上骨瓣上。

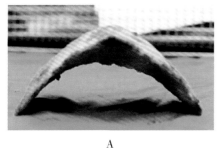 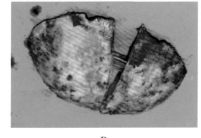 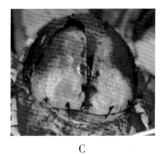

图 6-23　三角头额骨瓣塑形法
A. 取下额骨瓣　B. 将三角头额骨中间一劈为二，向外展平　C. 以可吸收连接片固定，再固定在矫形后的眼眶上

眶上缘和额骨的前移造成的骨缺损,用颞肌前移的方法弥补。通常,在外耳前部稍后方断离颞肌,然后将其前移,就能完全覆盖因前移造成的骨缺损。使用可吸收缝线,经过眶上缘轮廓,可以把颞肌固定在前移的位置上。

（五）人字缝早闭

切开头皮到帽状腱膜下层并掀开,向后翻开皮瓣,暴露整个枕部。单独游离骨膜层,向下直到颈项肌群,将肌肉与骨膜一起用单极电凝分离掀开。用湿纱布覆盖骨膜和肌肉,防止脱水皱缩。在横窦附近,上矢状窦两旁各钻孔一枚。用铣刀进行双侧顶枕开颅,并将骨瓣分成两块。如果在矢状缝处硬膜粘连非常紧,强行开颅可能损伤静脉窦,可留下矢状窦处条状骨瓣,并在手术后期使其作为塑形骨板的连接点。开颅的范围须到横窦上方水平,并足够向前包覆整个平坦的顶、枕和颞部区域。注意在大静脉窦和窦汇处要格外小心,如果在这里截断了静脉窦,出血汹涌将危及生命。

进行放射状截骨,对桶板状骨瓣进行改造,用骨弯钳和蚊式血管钳将其向后拗弯,重塑两块顶枕骨瓣,产生对称的曲度(图 6-24)。健侧膨出的颞骨常可旋转后放在患侧,扩大此侧的后颅。用双极电凝皱缩代偿膨出的硬膜,用可吸收微型连接片将骨瓣重新连接起来。

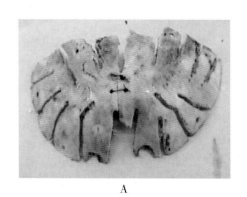 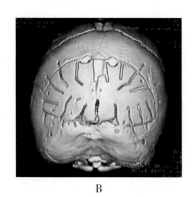

| A | B |

图 6-24　放射状截骨

A. 取下畸形的枕骨骨瓣,进行放射状截骨,向后拗弯,产生对称的曲度,再重新回位固定　B. 头颅 CT 三维重建示回位固定后

十、特殊器械

推荐使用高速钻(开颅)系统进行截骨。因为这些患儿通常有典型的变薄的颅骨,内板障严重被侵蚀,所以在开颅时需要一套能够良好控制的高速钻系统,来进行颅骨切割和分离脑膜。

在颅骨重建中需要以微固定系统稳定颅骨瓣。在早期,多使用钢丝来固定骨瓣,但是由于钢丝易烂穿皮肤,现逐渐被舍弃。近年来的临床观察发现,金属连接片和螺钉也会让生长发育中的儿童产生让人难以接受的被动的颅骨朝向颅内的移位,并且在术后 CT 上产生伪影。因此,笔者认为 3 岁以下的儿童不宜使用金属固定连接片,可以用可吸收连接片。

儿童颅面外科手术中的一项显著进步是可吸收连接片与可吸收螺钉固定工具的引入。这些由高分子乳酸聚合物构成的全新生物材料在植入后的 9～15 个月可完全吸收降解。研究表明,它们从最初使用时就具有与此前的金属连接片相当的抗张力特性,在进行颅顶三维重建时具有相同的能力。特别是在年幼的和综合征型颅颌面畸形的患儿中,可吸收连接片和可吸收螺钉几乎可以完全替代金属固定系统。由于这些材料是可以吸收的,那些关于日后可能出现移位或限制颅面生长的顾虑都可以打消。

十一、并发症及处理

这些复杂的颅颌面操作有着相当多的并发症。笔者的经验是,如果外科医师在术前、术中、术后都准备周到,大多数并发症都可以避免。

（一）出血

手术中最严重的并发症是过度出血。由于术中广泛开颅,大面积皮瓣暴露,截骨,因此潜在的出血量较大。利用一些有效技术可以将出血量控制到最低。麻醉医师应保持患儿术中处于低血压状态,即平均动脉压为6.65kPa(50mmHg)。注意细节处理,以减少不必要的出血,如在切开头皮前注射肾上腺素、使用头皮夹、仔细电凝等。在切开头皮时,对切口边缘和颅骨膜止血需要格外仔细,要对骨切缘及硬膜严密止血,特别需要留心从矢状窦发出的导血管。当大静脉窦暴露时,要立即用脑棉覆盖来止血。使用双极电凝能够很轻易地将脑膜上的出血止住。一定要避免损伤静脉窦,这是最严重的并发症。开颅时不慎撕裂静脉窦,会立即引起致命的后果。可以在静脉窦两侧钻孔,然后从骨板下小心分离硬脑膜,尽量在完全游离硬脑膜后再进行截骨。一旦静脉窦撕裂,多数情况下,用明胶海绵加脑棉或速即纱等直接压迫出血区域,可止住多数出血。某些情况下,静脉窦撕裂需要先用细线缝合关闭。尽管如此,在操作中仍然可能出现较显著的出血,因此,手术医师与麻醉医师的紧密沟通非常重要。关注的重点放在快速识别过度出血、及时补充液体和血液。笔者在截骨时就开始输血,因为截骨时期是这类手术中婴幼儿出血最多的手术阶段。在缓慢出血时,犹豫等待输血往往会造成术中突发事件。

（二）脑脊液漏

需要非常仔细地寻找硬脑膜撕裂部位,发现后立即进行修补,否则会导致持续的脑脊液漏,引发术后大量帽状腱膜下积液,并增加感染风险,影响骨瓣愈合。在掀开骨瓣,特别是冠状缝、人字缝、额缝处骨瓣前,应小心地将硬脑膜从其上剥离开,避免硬脑膜撕裂。如果硬脑膜撕裂,可以用单股可吸收缝线进行修补。

（三）感染

如果发生骨髓炎,就有很高的移植骨瓣坏死、吸收的风险。任何颅颌面手术,术前就应开始应用抗生素预防皮肤细菌入侵。坚持术中严格的无菌操作。颅颌面手术操作时间长,骨屑积聚,颅骨整复扩大颅腔后常常留下很多无效腔,这些都是增加感染风险的高危因素。因此,有必要在结束手术、翻回皮瓣前,对全部骨瓣、骨瓣间沟槽,以及周围区域进行大量冲洗,清除残余的碎片、骨屑,这可以显著降低术后感染的风险。

（四）静脉空气栓塞

静脉空气栓塞也是风险之一,尤其是在"狮身人面像体位"（即改良俯卧位）下,患儿术中血容量减少或者因疏忽而破入静脉窦的时候。静脉空气栓塞可在心前区使用多普勒超声监测,或者使用潮气末容量气体光谱分析检测。以下方式可以最大限度地减少静脉空气栓塞的风险:①严密止血;②在进行任何截骨操作时用大量生理盐水浇灌;③用脑棉覆盖暴露的静脉窦,并以生理盐水浇灌术野,防止更多气体进入循环系统而引起栓塞。

（五）眼球及脑组织损伤

如果在截骨时,没有采取适当的防范措施,可能会对大脑本身和眼球造成损伤,但对于有经验的外科医师来说,这个风险还是相对比较低的。

（六）脑积水

多颅缝早闭的儿童有着较高的脑积水发生率。对于脑积水的治疗时机,是在颅颌面重建前还是重建后有着不同的观点。笔者的观点是重建手术在前,分流手术在后。笔者发现有些全颅缝早闭的病例在纠治后,脑积水会得到缓解而不需要治疗。反之,过早对脑积水进行分流手术,若出现分流过度导致脑组织显著塌陷,将会对颅骨重建产生反作用。另外,长时间的重建手术会增加已经放置分流管者的感染风险。当然,如果患儿由于颅内高压危及生命,就应先行分流手术,以缓解颅内高压。

(鲍　南)

参考文献

[1] Mendonca D A, White N, West E, et al. Is there a relationship between the severity of metopic synostosis and speech and language impairments?[J]. J Craniofac Surg, 2009, 20 (1):85-88; discussion 89.

[2] Ruiz-Correa S, Starr J R, Lin H J, et al. New severity indices for quantifying single-suture metopic craniosynostosis[J]. Neurosurgery, 2008, 63(2):318-324; discussion 324-325.

[3] Rodt T, Schlesinger A, Schramm A, et al. 3D visualization and simulation of frontoorbital advancement in metopic synostosis[J]. Childs Nerv Syst, 2007, 23(11):1313-1317.

[4] Selber J, Reid R R, Gershman B, et al. Evolution of operative techniques for the treatment of single-suture metopic synostosis[J]. Ann Plast Surg, 2007, 59(1):6-13.

[5] Kelleher M O, Murray D J, McGillivary A, et al. Non-syndromic trigonocephaly: surgical decision making and long-term cosmetic results[J]. Childs Nerv Syst, 2007, 23 (11):1285-1289.

[6] Maltese G, Tarnow P, Lauritzen C G. Spring-assisted correction of hypotelorism in metopic synostosis[J]. Plast Reconstr Surg, 2007, 119(3):977-984.

[7] Davis C, Lauritzen C G. Frontobasal suture distraction corrects hypotelorism in metopic synostosis[J]. J Craniofac Surg, 2009, 20(1):121-124.

[8] Barone C M, Jimenez D F. Endoscopic craniectomy for early correction of craniosynostosis[J]. Plast Reconstr Surg, 1999, 104(7):1965-1973; discussion 1974-1975.

[9] Clarren S K, Smith D W, Hanson J W. Helmet treatment for plagiocephaly and congenital muscular torticollis[J]. J Pediatr, 1979, 94(1):43-46.

第七章
单纯性颅缝早闭症

第一节　病因和病理

颅缝早闭症是一类出生时或出生后早期即发生的生理性颅缝过早闭合的疾病。由于涉及的颅缝多寡不同，疾病的严重程度和表现形式也各异。颅缝早闭症的病因至今尚未十分明确，其生理病理方面的变化有其自身的特殊性。颅缝早闭症临床类型的多样性决定了其生理病理的复杂性。

一、病因

遗传和基因突变在颅缝早闭症患者中多有发现。据文献报道，综合征型颅缝早闭症有 100 种以上，大部分属于显性遗传，少部分属于隐性遗传。

近十年来的基因突变研究和病理机制研究结果表明，不能排除颅缝内部基因突变致病的可能性。

在家鼠颅缝置换实验中，Bradley 把额缝置换到矢状缝的位置，把矢状缝前置到额缝的位置，发现矢状缝提早闭合，而正常早闭的额缝仍保持开放未闭，研究者由此认为颅缝闭合的快慢取决于骨缝所处的位置，而不是颅缝的内在因素。

此后，Longaker 实验确认，来自硬脑膜、具有不同表型性质的颅缝细胞可以作用于颅缝的开放和闭合，并指出在颅缝闭合过程中出现转化生长因子 $β_1$（transforming growth factor-$β_1$, TGF-$β_1$）和成纤维生长因子 mRNA（fibroblast growth factor mRNA, FGF mRNA）的超表达。在闭合颅缝的硬脑膜细胞内有 IGF-1 和 LL-MRA 表达，而在开放颅缝的额成骨细胞内部没有这类基因的表达。这说明通过这类表达，可产生硬脑膜和骨缝之间的交互作用。

对于矢状缝和额缝发生早闭的颅缝早闭症，Graham 提出颅盖机械压迫致病学说，因为这两种颅缝早闭症的共同点是男性居多和胎头过大，符合子宫内颅盖承受机械性压迫的假设。一些实验结果支持这种学说，并指出在早闭颅缝内 TGF-β 表达增加。Daniel Marchac 的资料表明，存在受机械性压迫的颅缝早闭症病例，并强调纵行颅缝（矢状缝和额缝）早闭患儿以双胎和臀位者居多。

Marie 指出，在闭合的颅缝内有加强的局灶性骨形成，这种骨形成和成骨细胞的超常成熟有关，而与成骨细胞的增殖加速无关，同时 Marie 认为早闭和正常颅缝在骨吸收上并无区别。

在另一些结合成纤维生长因子受体（fibroblast growth factor receptor, FGFR）、S252W 基因突变的 Apert 综合征的研究中有人发现，颅缝骨性融合机制是基于成骨细胞的超前程序性细胞凋亡。

在研究颅缝骨化的分子生物学机制方面，一些研究结果指出，在相关成骨细胞内有蛋白激酶 C 同工酶 α（protein kinase C α, PKC-α）、白细胞介素 1α（interleukin-1α, IL-1α）和 RNA ase 三种效应器的超表达。在研究鼠颅骨成骨细胞中，Mansu Khani 也发现分别相当于 Crouzon 病和 Apert 综合征中的 C342Y、FGFR2 和 S252W 突变的可抑制成骨细胞的超前程序性细胞凋亡。

近来已有许多基因研究和分子生物学水平的发病机制研究。希望我们在不远的将来，对颅缝早闭症的发病机制有更深入的了解。

颅缝早闭症的颅内压和颅容积之间的关系也是研究者关心的。Gault 在一组颅缝早闭症病例中发现，虽然并不存在颅内压和颅容积之间显著的统计学相关性，但是患儿的基础颅内压大于 1.995kPa(15mmHg)，同时发现儿童的颅容积缩小具有统计学意义。如果以不同年龄所测得的智商为标准，患儿的神经心理状态和颅内压呈正相关。颅内高压儿童的智商测试成绩显著低于正常颅内压儿童。Marchac 等(1987)在对 302 例儿童颅内压的测定数据分析中，发现正常儿童智商正常率为 90%，而颅内高压者仅为 73%。

治疗年龄在颅缝早闭症的智力障碍中起着重要的作用。早期诊断时，颅内高压儿童的智商常常是正常的，而智力障碍发生的概率随着颅内高压儿童年龄的增长而上升，这个规律在多颅缝早闭症患儿中表现更为突出。减压性矫形手术可以制止颅内高压智力障碍的病理进程，但无法改变已经形成的智力障碍。颅内高压并不是影响颅缝早闭症儿童正常智力发育的唯一因素。脑畸形，特别是在 Apert 综合征中的脑畸形，对智力发育起着重要的负面影响。

最近，Haywand 在叙述复合颅缝早闭症的临床表现时，着重指出了颅内压、脑血流灌注及呼吸障碍等错综复杂的病理和临床改变对患儿的严重影响，建议应该对那些以往被忽视和低估的综合征型颅缝早闭症中发生的问题(如睡眠呼吸暂停低通气综合征等)进行系统的研究。笔者认为由于睡眠呼吸暂停低通气综合征所引起的儿童慢性缺氧，经过治疗是可以得到改善的。在 Crouzon 病和 Apert 综合征患儿中，40%有阻塞性呼吸暂停的临床表现，治疗后其呼吸暂停症状改善十分明显。

笔者认为对颅面畸形患儿如何融入社会，以及其后需要进行调节的心理平衡问题，应给予应有的重视。在精神病学范畴内，Fealon 医师指出，颅缝早闭症患儿，特别是冠状缝早闭症患儿，有出现精神问题的风险。颅面畸形儿童的母儿关系和家庭关系的平衡等问题不容忽视。

二、病理机制

Virchow 认为颅缝早闭症所致的头颅畸形并非杂乱无章，而是按早闭颅缝的数目和部位形成不同的临床类型。大脑自然生长作为头颅塑形的原动力，其高峰主要发生在出生后的 3 年内，而出生后的 2 个月更是大脑生长的最高峰，颅腔容积可以扩大达未来脑容量的 50%。大脑生长的方向是由脑组织的中央向前、后、左、右四方扩展，把顶骨、额骨、枕骨和颞鳞部向左右分开，把枕骨推向后方，把颅前窝和眶额平台推向前上方。这个位于硬脑膜囊内的大脑，其生长推力可以调整并决定头颅的最后形状。Lenton 的动物实验证实了 Virchow 定律对颅骨发育的意义。

根据 Virchow 定律，有扩张颅缝能力的大脑，其辐射状生长与发生早闭颅缝的拉力呈垂直对抗，从而造成早闭颅缝区颅骨生长的中止、未闭颅缝区颅骨的代偿性生长，进而造成代偿性头颅畸形。其特征为头颅畸形和早闭颅缝呈垂直方向相关，与未闭颅缝的平行方向相关(图 7-1)。

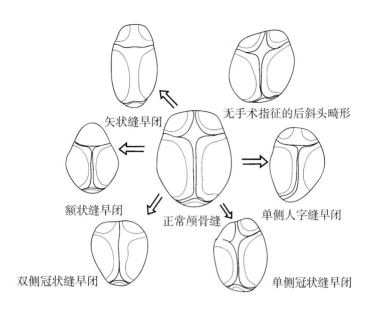

图 7-1 符合 Virchow 定律的各种头颅畸形和相关颅缝早闭症

三、流行病学

颅缝早闭症的流行是指在规定时间内的患儿总数对平均人口的商值。而其发生率或频率是指在规定时间内新发生患儿对新生儿的商值,即多少新生儿中出现一个颅缝早闭症患儿。实际上,新生儿诊断病例,并不包括因胎期诊断出畸形而中止妊娠的病例,在某种程度上这影响了颅缝早闭症流行统计值的正确性,如学龄儿童因其他疾病而在影像学检查中被发现患有颅缝早闭症,因此实际上颅缝早闭症的发病率应远高于现在得到的数据。

国际上报道的颅缝早闭症发生频率不等,有报道为 1/4000～1/1700,或出生婴儿中的 1/2000,其中伴发综合征的比例为 15%～40%。法国的资料显示,3 年(1990～1992)平均发现新生儿颅缝早闭症 1040 例,因此新生儿颅缝早闭症对总新生儿的商值为 1/2100,说明每 2100 个法国新生儿中有一个颅缝早闭症病例。

一般来说,颅缝早闭症的发病率为 1/2500～1/2000,在高加索人中以矢状缝早闭多见,可达到单纯性颅缝早闭症的 40%～55%,其次为冠状缝早闭,占 20%～25%,第三为额缝早闭,占 5%～15%,最少的为人字缝早闭,占单纯颅缝早闭症的 0～5%。亚洲人的发病情况略有不同,发生最多的当为冠状缝早闭,其次为矢状缝早闭,额缝和人字缝早闭的情况和高加索人相差无几。国内目前尚未见颅缝早闭症发病率的相关报道。

老夫少妻的婚姻关系下,后代尖头畸形的发病率较高。在非综合征型颅缝早闭症中,发病率与父母的年龄无明显的统计学差异。Reefhuio 和 Honein 发现高龄产妇年龄和新生儿先天性畸形(特别是颅缝早闭症)呈正相关。

在颅缝早闭症中可出现许多相关的染色体畸形,其中某些畸形在基因的定位方面起重要的作用。

Cohen 认为几乎在所有染色体组内都可以发现染色体异常,只是没有出现畸形改变。但某种染色体对畸形有易感性,例如出现中间缺失的染色体 7p 和颅缝早闭症有明显的相关性。在 Photai 报道的 32 例病例中,有 14 例发现这种相关性。有些细胞基因学家把 7p15.3 区和 7p21 区定为导致颅缝早闭症的光谱带危象区,在这个区域内找到与颅缝早闭症相关的 TWIST 和 GL13 基因十分重要。

三角头畸形常与 9、11、13 号染色体的畸变合并发生。有报道,三角头畸形与单染色体 9pl、单染色体 13ql 和 13 号常染色体畸形相关;也有报道,在 15 例 Hq23 染色体中间缺失的患者中,12 例为三角头畸形患者。必须指出的是,这类三角头畸形病例都会同时存在其他畸形。有文献称,在 36 例三角头畸形中,7 例同时出现 3p22～p24 和 11q23～q24 染色体中间缺失的表现,几乎每个病例都出现智力障碍。

第二节 分类和临床表现

颅缝早闭症的主要解剖特点是一条或多条颅缝发生过早的融合而缺失。颅缝早闭畸形并非随意发生,而是严格遵循 Virchow 定律,其特点是与早闭颅缝呈垂直面的颅腔缩短和与正常颅缝成平行面的颅腔拉长。按这个定律表现的不同畸形可以按照不同形态的畸形来命名。通常按照是否发生综合征的情况进行分类。

一、舟状头畸形

舟状头畸形在高加索人中最常见,Marchac 组报道,畸形占单纯颅缝早闭症的 50%。此畸形由矢状缝早闭引起,头颅的宽度变小,头颅前后方向拉长而出现畸变。顶骨区颅腔宽径的缩短是所有舟状头畸形的共性。颅盖向前拉长,使额骨前突(图 7-2),向后拉长,加剧枕骨膨突,前后双向拉长或中等度前后延长。Montaut 和 Stricker 将其命名为狭长头(leptocephalia)的狭额舟状头畸形、楔形头(sphenocephalia)或阔额舟状头畸形。有提到额缝对后两种畸形产生致病作用的说法。

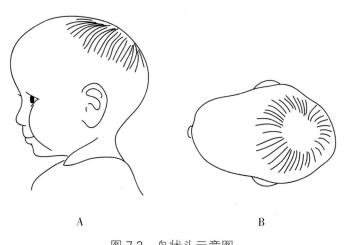

图 7-2 舟状头示意图
A. 侧面观 B. 上面观

临床诊断方面,胎儿出生后立刻可以确诊,产前可进行超声诊断(图 7-3)。早闭颅缝的骨嵴突起可见、可扪及,是鉴别新生儿"臀位头颅"的一过性畸形的可靠体征,因为一过性头颅畸形常没有颅缝骨嵴突起,数周后畸形自行消失。但应该注意的是,5.5% 颅缝早闭者是臀位,5.5% 为双胎产儿,这就得出子宫内压迫致病的机械性发病机制。

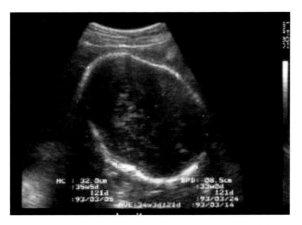

图 7-3　产前进行超声诊断可发现舟状头畸形

1　男性患儿明显多发,以图 7-4 的患儿为例。

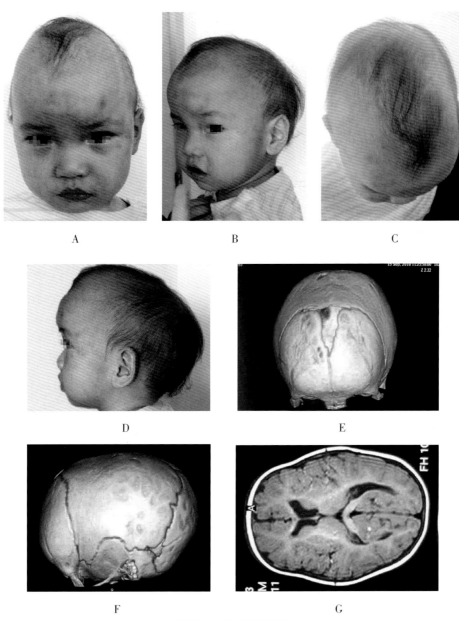

A　　　　　　　　B　　　　　　　　C

D　　　　　　　　　　　　E

F　　　　　　　　　　　　G

图 7-4　舟状头畸形
A、B、C、D. 正、侧面观及上面观　E、F. CT 三维重建示颅缝　G. 颅内

2 颅内高压的患儿很少见,即使有些患儿后期出现颅内高压,也少有临床症状。

二、三角头畸形

三角头畸形在欧洲的发病率居第二位,占单纯颅缝早闭症病例的 21.6%。三角头畸形 (trigonocephaly)是由额缝早闭导致的。

出生后即呈现显著的畸形特征,胎期超声图像也可以确诊(图 7-5)。

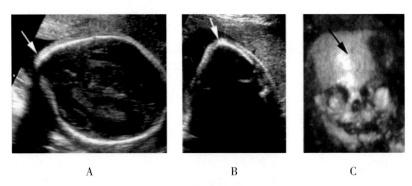

A   B   C

图 7-5　胎期超声检查中可以发现三角头畸形
箭头所指即为畸形部位,表现为三角形的前额及早闭的额缝

三角头畸形因头颅前额部像古代船三角形船头一样而得名。患儿的额头呈三角形缩窄,从鼻根到前囟的垂直正中骨嵴分外显著。扩展到面部的前额三角形狭窄和双颞间间距的缩短造成明显的眶距缩窄症(图 7-6)。

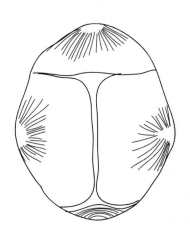

图 7-6　三角头畸形示意图

男性发病率高于女性。因三角头畸形有 6.8% 的双胎和 5.3% 的臀位发生率,因而有学者提出机械性宫内压迫致病的假设,其理由是早闭的矢状缝和额缝都是纵行的骨缝。

有学者指出,三角头畸形的发病率近年有所上升,以 1990 年为界,在全部颅缝早闭症中其发病率从此前的 10% 增高到此后的 20%。一些儿童神经外科中心也有其发病率增高的报道。

三、斜头畸形

斜头畸形(plagiocephaly)是指头颅左右不对称。斜头畸形可以分为两类:一类为与单根冠状缝骨性融合相关的额面不对称畸形,另一类是与先天性斜颈及位置性颅内高压病所造成的顶枕部颅后不对称畸形。

第一类畸形是临床上常见的畸形,在亚洲人中多见。它是由单根冠状缝的骨性融合而导致额面不对称性斜头,在骨性融合的一侧,额突消失,前额后缩,眼眶向上移位并后缩,常伴有颞部隆突,鼻根向患侧偏斜。健侧面额部一般仍正常,但颞部隆突比较突出,从而加剧额面的不对称,结果造成眼眶水平轴失去平衡,鼻纵轴失去垂直位置的平衡,而使面部呈失衡畸形(图 7-7)。这种畸形在新生儿已经十分明显,因此婴儿出生后早期进行手术矫治很有帮助。

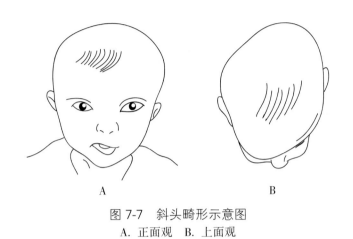

图 7-7　斜头畸形示意图
A. 正面观　B. 上面观

骨性融合的冠状缝在患儿头上即可看见。大多数的斜头畸形患儿伴有斜视。

与纵轴发生早闭的颅缝早闭症不同,斜头畸形以女性居多,占 69%,双胎率为 3.5%,臀位率为3.8%。

据报道,前额部位的斜头畸形患儿中,12.7%伴发颅内高压症状,而颅内高压患儿中又有 0.8%的患儿出现眼底的视乳头水肿,一般发生在 2 岁以后。

四、短头畸形

短头畸形(brachycephaly)和双侧冠状缝早闭有关。临床上表现为额骨向前方的伸展障碍,特别是眶上区膨出不够而造成眉弓退缩,额下部眼眶带后缩、扁平,甚至内陷。由于额骨下部的过度后缩,额骨上部反而显得前突,犹如突出在面前的悬挂物,或上额向前向上突出,程度上超过尖头畸形。有些病例还有不同程度的双颞部隆起。总体而言,头颅显得扁平而宽阔(图 7-8)。

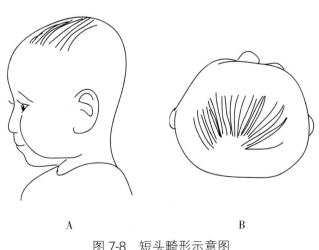

图 7-8　短头畸形示意图
A. 侧面观　B. 上面观

短头畸形发病率占全部无综合征型颅缝早闭症病例的 5.3%，双胎率为 3%，臀位率为 2.3%，女性居多，占 66%。

五、尖头畸形

尖头畸形（oxycephaly）在新生儿中很少发现，通常要到 2～3 岁后才出现。尖头畸形在北非好发，常伴有佝偻病史（图 7-9）。

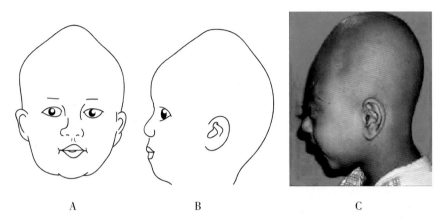

图 7-9　尖头畸形
A、B. 示意图　C. 患儿照片

尖头畸形在临床上表现为眉弓后缩，扁平的前额反常地向后倾斜，颅盖侧壁偏向中心，头颅整体向前囟点高处抬起，形似梨状。额鼻角过分开阔，时常出现突眼症状。

半数患儿可合并累及矢状缝的双侧冠状缝早闭，大多数病例至少有 2 条颅缝发生骨性闭合。颅内高压好发（61.6%）且严重，其中视乳头水肿占 10%，视乳头水肿中有 13% 已发展到视神经萎缩。文献记载有因全颅骨切除后，颅骨再形成而发生尖头畸形的病例。

六、后枕扁平畸形

后枕扁平畸形是由后枕部的人字缝早闭症（craniosynostosis of lambdoid suture）所致，较为罕见，一般占颅缝早闭症患儿的 0.8%。单侧人字缝早闭引起患侧顶枕骨扁平和对侧顶骨的过度膨隆，为后斜头畸形。双侧人字缝早闭后整个枕骨呈扁片状，形成切杆样（图 7-10）。较少发现颅高压病例。

在单侧人字缝早闭症的临床诊断中，应注意如何鉴别位置性后斜头畸形和早闭性后斜头畸形。位置性后斜头畸形是由于产道挤压所致，经矫正头颅不良位置以后，可以自行消失，无须手术。

值得一提的是，产科医师为了防止新生儿突发死亡，会在产前告诫妈妈把新生儿置于仰卧位置。这项措施确实降低了新生儿的猝死发生率，但其不良反应是增加位置性后斜头畸形的发生率。文献中位置性后斜头畸形儿童中，71% 为男性，9% 为双胎，35% 伴发先天性斜颈。右侧后扁平头占 59%，其中 97% 为顶枕骨扁平，同时 3% 伴发额骨扁平。

应该指出，一些学者所报道的人字缝早闭症的高发病率，显然是和没有区分位置性后斜头畸形有关。

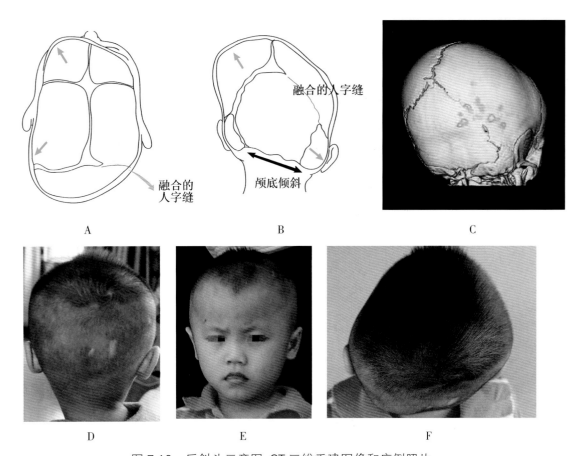

图 7-10　后斜头示意图、CT 三维重建图像和病例照片

A、B. 后斜头畸形示意图上面及背面观　C. 头颅 CT 三维重建图像示融合的人字缝　D、E、F. 后斜头畸形病例背面、正面观及上面观照片

第三节　诊断

一、临床症状和鉴别诊断

　　颅缝早闭症的诊断主要是依靠临床表现。在各种类型的颅缝早闭症中,头面部畸形的特征可以用来确定哪一条或哪几条颅缝受累,以及是否骨性早闭。通常只有在某些综合征型颅缝早闭症中需要作鉴别诊断。

　　几乎全部患儿在出生时已经出现头面部畸形, 继而由影像学检查来明确临床诊断是否正确,或排除错误的颅缝早闭症诊断。一般而言,诊断较为简单和明确。诊断方面容易产生混淆的问题有二:其一为非颅缝早闭性颅盖不对称,其二为继发性颅缝早闭症。

　　（一）体位性头颅畸形

　　体位性头颅畸形表现为单侧或双侧的顶枕骨扁平。这种畸形发病率很低,其特点是由人字缝早闭所造成的头颅畸形只限于枕骨的扁平。体位畸形指的是出生前和出生后头颅因局部承受外力压迫所造成的暂时可逆性的颅骨扁平畸形。与人字缝早闭症产生的枕骨扁平畸形相比,体位性顶枕骨扁平程度较轻,有同侧额部突出,使人感到体位性扁平的半个颅盖整体突向前方,而人字缝早闭的额部突出和扁平枕骨的对侧相邻。体位性斜头畸形的扁平侧耳向前移位,而人字缝早闭症的扁平侧耳却移向后方。

用保守的方法可以纠正婴儿的体位性斜头畸形,即在患侧背部放一靠垫,使 2／3 背部倾斜到健侧,使扁头脱离接触性压迫以便纠正婴儿体位性斜头畸形,体位性扁平有望消失,或至少在很大程度上得到改善。

另外,校正不良体位还可以选择的方法是,睡醒时让婴儿取卧位,把灯光、玩具放在扁头的对侧以鼓励婴儿把头转向健侧。如果伴有先天性斜颈畸形,务必及早做物理治疗,切勿耽误,因为在出生 6 个月以内疗效最佳,以后疗效逐渐降低,16 个月以后就很少有治疗效果。

对个别重症体位性斜头或扁头畸形,严重影响外形者,可考虑在出生后 15～18 个月内接受矫正手术。手术区域内有颅骨静脉窦,应注意手术范围内的重要结构。手术创伤很大,务必严格掌握手术指征。可以采用矫形头盔的保守治疗方法,但是其效果并不比切实可行的体位改变办法明显多少。

对单侧额骨扁平的儿童,优先考虑的诊断是单侧冠状缝早闭性斜头畸形。其特征性的头颅畸形表现为单侧额头扁平,同侧眉弓反而压低,鼻中线向健侧偏斜。后前位头颅 X 线片显示单侧颅缝早闭性前额斜头畸形患侧的蝶骨小翼抬高(图 7-11)。

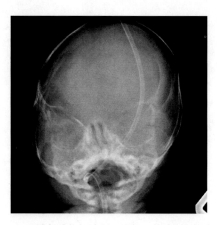

图 7-11　前额斜头畸形图像:左侧体位性斜头畸形的眉弓下垂,鼻中线偏向健侧,蝶骨小翼抬高,右侧颅缝早闭性斜头畸形的眉弓抬起,鼻中线向患侧偏斜

(二)继发性颅缝早闭症

诊断标准较为明确,但有时畸形并不严重,或者畸形非常轻微,需要依靠影像学资料仔细检查方能发现畸形。

如前额狭隘和额嵴发育不良畸形,在婴儿早期的颅骨上可以见到颅缝,但由于大脑停止发育生长,其临床表现和三角头畸形相似,颅缝缓慢地发生骨性融合。CT 和磁共振检查可见到颅骨和大脑的解剖学损害。

脑积水分流术后由于大脑发育不良,可出现颅缝缓慢骨性融合的类似现象。继发性颅缝早闭症并无明显的临床体征,往往依据颅骨 X 线片作出颅缝早闭症的临床诊断,这种误诊只有当发生脑室分流后综合征时才被纠正。在某些接受早期脑室分流的患儿,特别是早产儿中,可出现和舟状头畸形相似的重症颅脑畸形。

二、影像学检查

影像学检查的目的旨在根据临床症状和初步诊断,结合头颅骨骼畸形的影像学特征,以明确诊断和鉴别诊断。X 线头颅正位、侧位、斜位摄片是首选的检查方法,计算机断层头颅扫描和头颅 CT 三维重建图像是对实质性脏器和骨骼结构检查必不可少的检查手段, 必要时应做磁共振三维成像以了解脑组织等软组织的改变。

（一）各型颅缝早闭症的影像学共性

颅缝的病理性变化主要是颅缝骨性融合,也等同于颅缝消失。在病变早期,尚可见到颅缝。随着病变的进展,颅缝开始变狭,并逐渐失去线性特点和正常的颅缝线性弯曲形态。头颅 CT 扫描检查可以发现,早闭的颅缝增厚,向颅内外的缝缘突起。头颅 CT 三维重建可以追踪到一根或多根骨性融合的颅缝。只是偶尔会发生人字缝骨性融合的 X 线假象。

局限于早闭颅缝区域呈弥漫性分布的颅骨指压切迹是颅内高压的典型 X 线征象。婴儿指压切迹的加深可造成颅骨呈腔隙状变薄(图 7-12)。在重症颅内高压 CT 颅片中,颅骨呈腔隙状变薄而形成的颅骨骨刺可以深入大脑实质内(图 7-13)。在三角头畸形中,正中线早闭的额缝会变厚(图 7-14)。

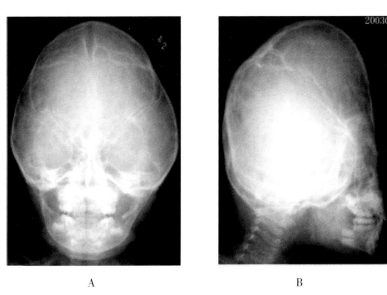

A　　　　　　　　　　　B

图 7-12　颅缝早闭中广泛的指压切迹
A. 头颅 X 线正位片　B. 头颅 X 线侧位片

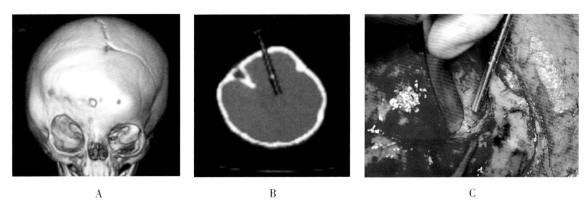

A　　　　　　　　　B　　　　　　　　　C

图 7-13　斜头畸形的眶上缘与蝶骨嵴一起嵌入脑实质内
A. CT 三维重建显示右侧冠状缝早闭　B. 平扫 CT 显示蝶骨嵴和眶上缘联合嵌入脑实质内　C. 术中所见嵌入脑组织内的蝶骨嵴

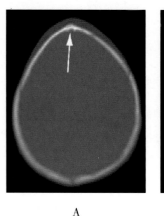
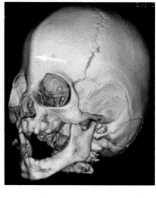
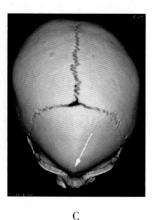

A   B   C

图 7-14　三角头畸形 CT 片可见额缝变厚

A. CT 平扫,箭头所指为额缝　B、C. CT 三维重建可见额正中骨嵴增厚

（二）各型颅缝早闭症的影像特征

1 舟状头畸形　头颅 X 线后前位(正位)摄片可以发现颅腔正面狭窄明显,在顶骨区更为突出。侧位片发现头颅前后径拉长,颅底呈水平向扁平,前颅颅底拉长。CT 常见蛛网膜下腔增宽。

2 三角头畸形　头颅 X 线后前位(正位)摄片可见前额变狭。三角头畸形的特征性 X 线征象是眼眶主轴线偏向内上方向,而眶内壁的垂直向变短和眶距缩窄使三角头畸形患儿表现一副浣熊样眼神。侧位片可明显看到增厚的额缝。

3 短头畸形　侧位片可见颅前后径缩短,前额下部扁平或凹陷,上部凸出。正位片显示双颞膨隆和蝶骨小翼高升,后者是双侧冠状缝骨性融合的 X 线特征。向上向外伸长的眼眶显出一种魔鬼般的眼神(图 7-15),断层摄片可见左右颞窝扩大。

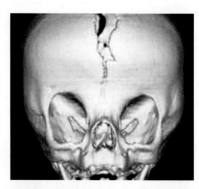

图 7-15　双侧冠状缝早闭性短头畸形中的"魔鬼眼神"

4 前额部斜头畸形　正位摄片可以清晰地显示前额部斜头畸形的特征性影像,表现为额面高度不对称,患侧眼眶向上向外牵拉、眶上缘上移和蝶骨小翼高升。鼻根向患侧偏移。整体形成名副其实的额面侧突。断层摄片可见颅底严重的畸形结构影像,特别是患侧颞窝扩大和颞骨岩部前方移位。注意,在少见的体位性前额部斜头畸形的颅片中,眼鼻部结构的改变表现为眶上缘下移和鼻根偏向健侧。

5 后枕部斜头畸形　绝大多数后枕部斜头畸形为体位性,单侧发生。在很罕见的单侧人字缝早闭症中,可以在 X 线斜位片上显示人字缝已消失。

6 双侧人字缝骨性融合　孤立的双侧人字缝骨性融合非常少见,X 线片可见双侧人字缝消失,常见于与矢状缝骨性融合并存。

7 尖头畸形　常见早闭的冠状缝和矢状缝已消除。额鼻联合和额骨倾向后方、顶骨内倾,整个额鼻顶骨向前囟点靠拢。非典型的尖头畸形并不少见,畸形程度较轻或没有任何体征。颅骨弥漫性指压切迹是常见的 X 线表现。

（三）动态影像学检查

不论手术与否,对早闭颅缝的跟踪性检查,以及对颅骨指压切迹的随访都是必要的,以便监控颅高压及其他临床症状的严重程度,特别是预防颅内高压性眼病的出现。手术以后的病例,则应定期检查手术拼接的转位颅骨板的动态变化,即是否已形成良好的头颅外形,是否有过大的颅骨缺损,以及是否出现新的不良再骨化的颅骨。

三、产前诊断

单纯性颅缝早闭症的产前诊断目前已逐渐有所报道,主要以胎儿超声检查为主。胎儿超声检查,是对颅缝作形态方面的分析,间接作出是否有颅缝早闭症,或是否有严重的综合征型颅缝早闭症的产前诊断。羊水内基因突变研究有助于颅缝早闭症的诊断,并可预测疾病预后。

从事产科超声诊断工作的医务人员,包括放射科医师、妇产科医师和助产士在内,都应熟悉胎儿颅缝和囟门的解剖。而根据超声回波反差原理,无回波空间的颅缝、囟门和有回波功能的周围骨化点之间,颅缝和囟门的超声定位标志应该是显而易见的。

采用中轴切面的超声标记图是常规操作技术可以达到的水平,但观察时不是十分清楚。虽然冠状缝平面能见度清晰,但其技术不是所有超声工作者都能掌握的。至于二维超声检查,要进行颅缝和囟门的探查,务必采取技术难度很高的切面扫描后才可以看到比较清楚的超声图像,这不是所有医务人员可以做到的。

三维超声是一种可以修改、矫正和控制超声容量的新技术,可以目测病理性颅缝和囟门,在发现畸形和测量方面更为精确(图 7-16)。

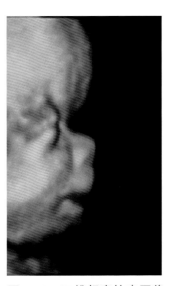

图 7-16　三维超声检查图像

总而言之,二维超声中轴切面有控制超声图像质量的功能,但切面扫描技术难度大,从而影响质量,这可以解释为什么以前胎儿颅缝早闭症诊断成功的比例较低。较新的三维超声仪,操作方便,操控性强,不但可以促进出生前颅缝早闭症诊断的发展,而且有助于对颅骨生长中发生的病理生理现象作出新的认识。

四、单纯性颅缝早闭症所致的功能问题

(一)颅内高压

对颅缝早闭症患儿进行定期的颅内压检测有助于明确是否有进行性颅内高压存在。事实上,任何一种类型的颅缝早闭症均有发生颅内高压的危险。可以确定的是,颅内高压的发生率和早闭颅缝的多少成正比;同时颅内高压发生率随着患者年龄的增大而增高。

眼底变化、颅骨板的病变和颅内高压之间并无很明显的相关性。在被确诊的颅内高压患儿中,85%眼底正常,35%有颅骨指压切迹的 X 线表现。

颅内高压和神经心理状态的关系比较密切,颅内高压儿童的生长系数和智商都明显低于正常儿童。

(二)眼科问题

各种临床类型的颅缝早闭症引起的眼科方面的相关问题的都应该进行全面的检查和分析。散光患儿往往怕光,伴发散光的比例高达 40%,散光所造成的弱视是无法矫治的。颅缝早闭症常会并发斜视,其原因可能是眼眶解剖异常所造成的差视性外隐斜视。详细分析眼外斜肌运动功能后可以发现,手术有助于斜视的改善。在斜头畸形中垂直性斜视发病率可高达 67%。

未及时矫治颅内高压的眼底视乳头水肿,容易进而发生视神经萎缩,同样是眼科的一个严重并发症。Staveou 指出晚期或复发的颅缝早闭症患儿发生颅内高压和视神经萎缩的机会最多。

有文献指出,颅缝早闭症并发的呼吸障碍、睡眠呼吸暂停症所造成的慢性缺氧也和视神经萎缩有关,或可造成严重的视觉灵敏度障碍。

(三)智力障碍

一般测定智力程度的方法为 Brunet-Lezine 试验(童龄为 1~2.5 岁)、Brunet-Lezine 精神运动发育量表(2.5~3 岁)、新智力量表(大于 3 岁)。对语言障碍患儿,可以采用 Wechsler 儿童智力量表作智力应答测定。通常颅内压正常患儿的智力障碍发生率为 25.8%,而颅内高压($>15mmHg$)患儿智力障碍却高达 49%($P<0.0001$)。患儿年龄越大,智力障碍越严重,这个规律适用于各种类型的颅缝早闭症。并发脑畸形的颅缝早闭症患儿智力发育较差,脑小畸形患儿早期表现头围很小,很容易和一些颅缝早闭症(如短头畸形)等混淆。

有时会发生视觉灵敏度减退,多见于尖头畸形。其次为听力减退,表现为传导性听力减退,也可见于有 FGFR3 内 P250R 基因突变的冠状缝早闭症。

Ropero、Salyer 等对患有颅面部畸形的患儿与母亲之间的关系进行研究,并与正常儿童进行比较后发现,以母儿之间接触次数、微笑的频率、对话长短为客观指标,其畸形患儿和正常儿童的差异非常明显,并证明患儿和母亲之间出现了感情依恋的破裂和母儿关系的破坏。学校教师对畸形儿童教学和生活方面的歧视也非常有害,并影响颅面畸形儿童的学习成绩。

第四节　手术治疗

在许多存在明显畸形并存在(或可能存在)大脑受压迫危险的病例中,是否采取手术治疗,应予慎重考虑。笔者认为,进行前额和颅部的重新成形手术是应采用的手术方法。这个手术大大地优于传统的颅骨切开术,但对于畸形并不严重,功能影响不太明显者,是否应该进行手术治疗,应参

考一些功能基础问题来进行抉择:X 线片是否显示颅骨内板有"指压印"、眼底检查是否有视力障碍、是否有颅内压增高、颅内体积可应用纵向切面的 CT 片来计算。

颅内压是否增高是最重要的手术指标。可以在头皮上作一小切口,用骨钻钻开一小孔,将记录针插入此孔内,并与测压仪连接。在 12 小时内测出颅内压,并记录变化。此外,也可以在 X 线片上获得相同信息。但在可疑病例中,还必须进行更多的比较性研究,以决定它是否可以替代颅内压来作直接测定。如颅内压增加,应立即进行手术。如颅内压正常,并无功能问题,则应征求家属意见,以决定是否接受手术。但必须告知家长的是,如延后进行手术,则手术将更为困难,而且手术的最后效果亦不如在婴儿期进行为佳。

从手术年龄看,短头畸形可在出生 2～3 个月、体重 5kg 时进行,可采用浮动前额骨瓣前移手术;其他非综合征型颅缝早闭症,手术适宜在出生 6～8 个月进行,通常应在婴儿 12 个月以前。

前额部的重新成形原则,迄今仍未改变。矫正各种类型的颅缝早闭症仍然按照 1973～1977 年间 Marchac 医师等提出的一些理论和技术来进行处理,但增加了一些改进内容:①在三角头和短头畸形手术时,应更牢固地进行固定。②切口应在冠状缝前切开,愈前方愈好。③颞部的形态必须细心地予以重建。在前额上方常需安置一块植骨片。④在骨切开线后方的颅骨畸形,可在它的边缘上作垂直切开,形成青枝骨折予以矫治。⑤余下的颅骨缺陷可用在劈开颅骨后的外层骨板或混有骨胶的骨条片予以修补。

一、斜头畸形

斜头畸形(plagiocephaly)是指一类涉及颅骨(包括额颅及枕颅)、眼眶和面部的不对称畸形。

(一)额部前斜头畸形

额部前斜头畸形(frontal plagiocephaly)(简称前斜头畸形,又称单侧冠状缝早闭症)主要是指额颅部、上面部的不协调。它包括颅面结构和器官在三维空间的上下不齐、前后突度不一和左右位置不对称。其特点是畸形很少局限于某一器官或解剖结构,而呈现多部位、多器官的不协调,给人一种扭曲和变形的直观印象。

1　手术指征　继发于产道挤压的前斜头畸形,虽然在正常新生儿中有一定的发生率,但大多数无须手术治疗,只要父母给予合适的按摩,或让婴儿在睡眠时保持一定的位置,即可改善头形。较严重者可预制矫形头盔,在出生 6 个月以前佩戴。只有极少数有严重前斜头畸形和面部不对称畸形的患儿,需要手术治疗。

由单侧冠状缝早闭症所致的真性前斜头畸形应在患儿 6 个月至 2 岁时选择手术治疗。手术目的主要是将高低不平的前额展平,尽量减少由于斜头畸形而继发的鼻根、眼眶和中面部的歪斜。通常手术时的年龄愈小,塑形愈容易,以后的继发畸形也相对较小。

一般单侧冠状缝早闭症很少伴发颅内压增高,也不至于继发智力发育障碍,因而大多数患儿的治疗目的主要是改善额部和眼眶的外形,而非单纯扩大颅腔。只有极少数有颅内压增高的患儿,或伴发综合征型颅缝早闭症的患儿,需要手术扩大颅腔以减少颅内压力。

前斜头畸形的手术治疗包括额颅的塑形、眼眶的矫治和对中面部颌骨畸形的正颌手术。对于婴幼儿,手术的基本内容是额颅形态的塑造和额眶骨带的重置。

眼眶的矫治和面部歪斜的矫治(如正颌手术)须待患儿 6～12 岁,或发育完成再行考虑。

2　手术方法　额颅形态的塑造和额眶骨带的重置按照其沿革,通常有两类方法可供选择:一类为单侧的额颅截骨术(Hoffman 法、Whitaker 法、McCarthy 法等),另一类为双侧的额颅截骨术(Marchac 法、Mulliken 的改良 Marchac 法等)。目前以双侧的额颅截骨术最为流行,并积累了数千例的临床成功经验。

（1）Hoffman 和 Mohr 法（单侧额颅截骨术）：为了去除早闭的冠状缝，扩大颅腔，以促进大脑的正常发育，Hoffman 和 Mohr 于 1976 年报道了该手术方法（图 7-17），即在颅缝早闭侧（额部扁平侧）的眶上额带和颅顶部截骨，将眶上缘和眶外眦块折断后前移。截骨的边缘包以硅胶薄片以防止颅缝再次融合。此法又称为外眦前移法（lateral canthal advancement），其缺点是对眶上缘的塑形效果欠佳。

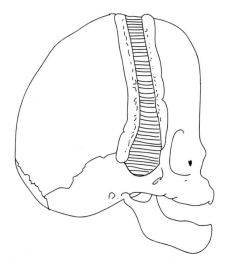

图 7-17　Hoffman 和 Mohr 法：去除早
闭的冠状缝，截骨端用硅胶薄片包裹

（2）Whitaker 法和 McCarthy 法（单侧额颅截骨术）：在 Hoffman 和 Mohr 法中，眶上缘和额颅瓣固位不良，为此 Whitaker（1977）设计了一种带眶上缘舌形骨瓣的以楔式固定的单颅瓣截骨法（图 7-18）。在此基础上，McCarthy 对额瓣的截骨进行改良，使额瓣的截骨范围超过中线，而在眶上带的中份作青枝骨折，使眶外缘和颞部骨带可以尽量前移和获得良好固定（图 7-19）。

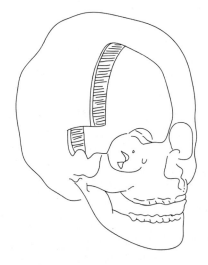

图 7-18　Whitaker 法：带眶上缘舌形骨
瓣的以楔式固定的单颅瓣截骨法

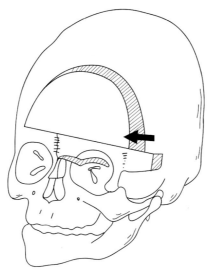

图 7-19　McCarthy 法：额瓣的截骨范围超
过中线，在眶上带的中份作青枝骨折

（3）Marchac 法：为使前额部塑成正常自然的弧度，Marchac 于 1978 年设计了双侧额眶部的截骨成形术，其目的是在扩大和前移扁平后缩的患侧额颅的同时，将代偿性过度膨出的对侧额眶部予以重新塑形，以达到整个额眶部的协调和一致（图 7-20）。此种截骨方法可以使额骨和眼眶在前后、上下方向的不平衡同时得到纠正。

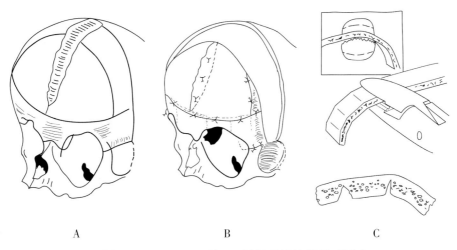

A　　　　　　　　　B　　　　　　　　　C

图 7-20　Marchac 法：双侧额眶部的截骨成形术
A. 手术设计图　B. 术后额眶前移固定后　C. 术中骨塑形

近来，诸多学者倾向于用 Marchac 法治疗前斜头畸形，其长期随访结果与单侧法比较，效果更为良好。有些学者对 Marchac 法进行改良，取得了更好的效果（如 Mulliken 改良 Marchac 法，图 7-21）。一般来说，5 岁以后的患儿就诊，前斜头畸形多伴有相应的鼻、中面部、颏部的畸形，一次大的手术以后，还需进行一些其他的手术如正颌截骨术、颏成形术、鼻成形术等，以进一步改善颅面部形态。

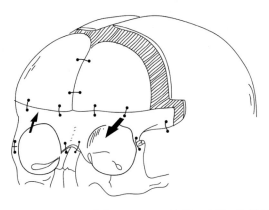

图 7-21　Mulliken 改良 Marchac 法的双侧额颅截骨术

　　笔者较多选用 Marchac 法,同时对一些前斜头畸形伴眼眶高低不齐的患儿,进行单侧眶周截骨术后的眶移位术(图 7-22)。

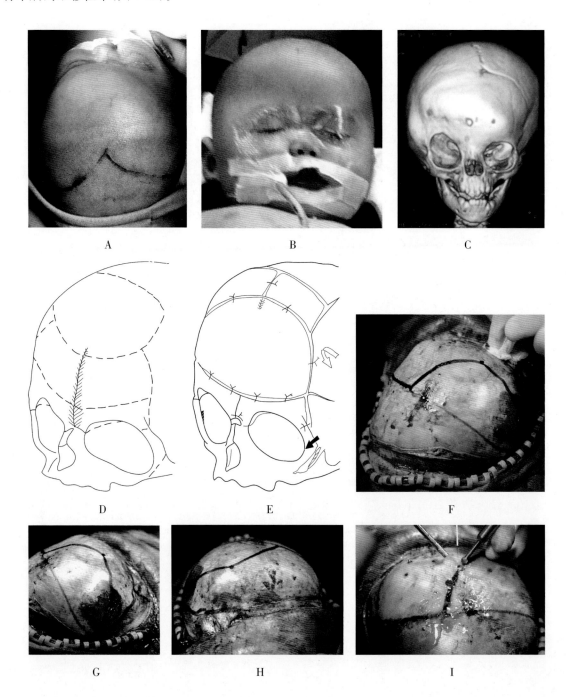

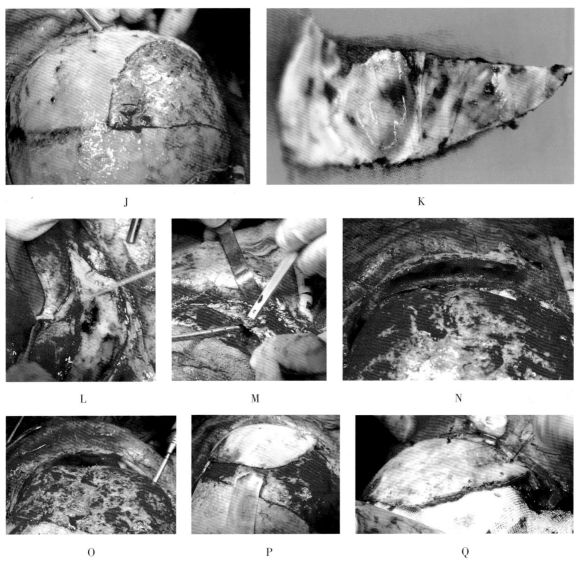

图 7-22　右侧冠状缝早闭症所致斜头畸形手术治疗

A、B、C. 术前照片及 CT 三维重建片　D、E. 截骨手术设计示意图　F、G、H. 术中显露颅眶骨后设计截骨线，其中 H 为正面观，显示眶边缘的设计线　I、J. 开颅，取下颅骨板　K. 显示取下的颅骨板内板有指压迹，提示存在慢性颅内压增高　L. 在早闭侧眶外缘，有骨性切迹深入颅中窝　M. 用小骨凿断开额眶骨带　N、O. 双侧额眶骨带断开后患侧向前向下移位，和对侧眼眶对称后，重新固定额眶骨带于新的理想位置　P、Q. 按设计取下预留的前额骨板，固定于额眶骨带上

（4）牵引成骨在单侧冠状缝早闭症中的应用：鉴于早闭颅缝切开后有迅速再闭合的倾向，以及在截开额眶骨带并前移后仍有矫正不足的临床问题，笔者自 2008 年开始应用直线型内置式牵引器，结合传统颅眶截骨手术治疗斜头畸形，得到较好效果（图 7-23）。

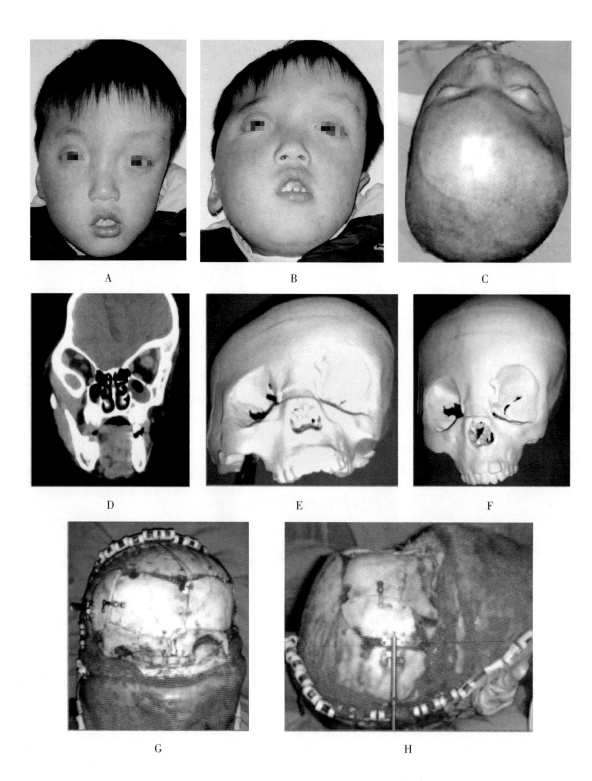

A

B

C

D

E

F

G

H

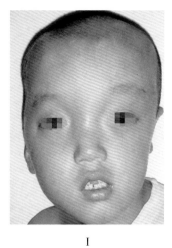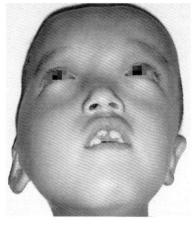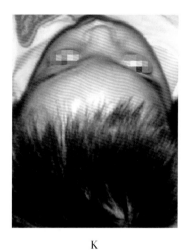

| I | J | K |

图 7-23　应用内置式牵引器以传统截骨术治疗斜头畸形

A、B、C. 术前患儿照片　D、E、F. 术前头颅 CT 冠状位扫描和根据 CT 资料 3D 打印的畸形头颅模型　G、H. 术中设计额骨板和安装内置式牵引装置　I、J、K. 术后 2 周患儿照片

　　手术中的截骨按照术前设计或者手术中即时设计。其方法是将前额和额眶骨带翻转，或分段截开，用连接片固定；在患侧安置直线型牵引装置；牵引操纵杆从头皮发际穿出。手术后 1 周开始旋转牵引杆，通常是每天进行 2 次操作，每次前移 0.5mm（一圈）的患侧骨缝。当牵引至预定位置时（可以做影像学检查来确定）停止牵引。2～3 个月后取出牵引装置。

　　手术后 6～12 个月的随访 CT 显示，在牵引后前移的额骨和眼眶骨缝中有新骨形成。较传统的截骨手术方法，牵引成骨的方法在手术后的复发程度更小。

　　法国 Eric Arnaud 医师和 Daniel Marchac 医师发明了内置式专用的额眶骨带和中面部牵引成骨装置［Arnaud & Marchac 牵引装置（KLS Martin 公司产品）］，通常需要在头颅两侧各安置 1 个。内置式牵引装置的操纵杆经头皮引出体外，以便手术后定期牵引（图 7-24）。

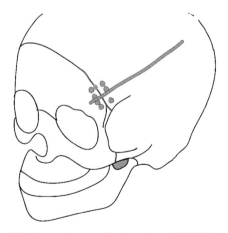

图 7-24　Arnaud & Marchac 牵引装置

　　日本 Sugawara 医师设计了一种外置式的颅骨牵引和塑形装置。他在头颅外侧固定一个支架，在支架中间依据额部头颅外形做成一个和正常头颅形态相似的片状网架，从每个网架间隔中用钢丝牵引小块状离断的额部颅骨板。

　　瑞典 Lurenz 医师在截开早闭的冠状缝后用 2～3 个 Ω 型弹簧圈撑开骨缝。

3 手术注意点

（1）手术年龄和适应证：如果早期发现斜头畸形应该早期进行治疗。这是因为斜头畸形不但涉及额颅部外形，限制部分颅前窝的发育，有些严重的病例还会有颅内压的增高，引起其他相关症状。当然，临床总结表明，前斜头畸形更多的是影响外形，真正发生颅脑相关功能性问题的比例并不是很高（不到1%）。早期手术矫治的优点：一是婴幼儿颅骨比较薄，塑形容易；二是1岁以内的婴幼儿面部发育刚刚开始，如果早期矫治额眶畸形，可以降低斜头畸形对面部发育的负面影响，或可引导中面部较为正常的发育进程。

对于CT扫描明确诊断的冠状缝早闭症，应在1岁以内进行手术矫正。有时虽然囟门尚未关闭，甚至囟门过大，而一侧冠状缝发生早闭，或累及颞鳞缝、眶颧缝等，仍应早期进行额颅骨和额眶骨带的重塑。

（2）基本步骤：经鼻或口腔气管插管全身麻醉。以头皮冠状切口入路，在帽状腱膜层分离。设计截骨线。开颅、截骨，取下患侧的额颅骨瓣和额眶骨带，塑形改造后，将额眶骨带和额颅骨瓣复位，固定于健侧前移位，同时患侧行眶周截骨，去除宽5mm的眶下缘骨条使整个右眼眶下移5mm，以钢丝固定。分层缝合软组织和皮肤。小儿最好用可吸收材料固定。

（3）治疗关键：离断额骨-眶上缘骨带并前移、外展是手术中的关键，这个手术步骤决定了重塑后的额部颅骨形态和位置，同时扩大了因颅缝早闭而形成的颅骨最狭窄部，扩大了颅腔容积，可以降低颅内较高的压力。临床经验表明，只有将额眶骨带足够地前移、适度地下降，才能维持额颅和眼眶上缘的良好发育，并可引导中面部较为正常的发育趋势。

（4）额眶骨带过度前移的估计和作用：对于较为严重的斜头畸形，患侧额眶骨带的过矫正（over correction）十分必要。早闭的冠状缝有很明显的再闭合倾向，如果单纯切开早闭的颅缝，切开后维持时间不充足，切开的颅骨缝将会很快重新闭合，相关研究也证明，此现象和颅缝早闭症中FGFR过度表达呈正相关。另一方面，即使固定了额眶骨带，当头皮回复以后仍有向内的皮肤张力，对额眶骨带造成向内的推力。通常过度前移的幅度在3～5mm。

（5）牵引成骨的适应证：对于严重斜头畸形，患侧额部突度和额眶骨带与健侧前后向距离相差10mm以上者，可考虑使用牵引成骨技术。

（6）并发症及处理：手术后并发症主要为脑脊液漏，通常为手术中取下颅骨板时撕裂硬脑膜所致。在单侧冠状缝早闭症的患侧眼眶外侧、颞部、鼻根和正中额眶骨带区域，由于硬脑膜和颅骨粘连较紧，分离时很容易撕裂硬脑膜，尤其是有些患儿的眶外侧会形成异常突出的骨嵴，嵌入硬脑膜中，用颅骨铣刀时在这个部位会出现停顿，此时应从另外的方向再用铣刀开颅，避免用力操作而撕裂硬脑膜。在鼻根和正中额眶骨带直至鸡冠处，有时在颅内可以发现有条索状硬脑膜嵌入正中筛板和前颅底，此时应该小心地一手用镊子或蚊式血管钳夹住硬脑膜条索，另一手使用脑膜剥离子将此嵌入的条索从颅骨上慢慢剥离出来。一旦出现硬脑膜撕裂，在可能的情况下应该尽量仔细修补。修补区域最好再用脑膜补片覆盖，以策安全。

手术后应让头抬高与床成30°平卧。手术后如有脑脊液漏，尤其是出现脑脊液鼻漏者，应保持鼻腔的清洁和通畅，控制补液量和使用脱水剂，大多数患儿1～2周后可以自愈。脑脊液漏还需要与手术区域的血肿和血清肿鉴别。少数硬脑膜撕裂较为严重。持续1个月以上的脑脊液漏，应该考虑再次手术修补漏口。

（7）效果评定和随访：手术前后断层头颅和面部CT扫描、头颅CT三维重建的比较可作为效果评定的指标。

在CT扫描中，冠状面的平扫和定位测量有良好的应用价值，可测定两侧眼眶水平的高低差异、眼眶间距离、眼球间距离等。手术时年龄较小的儿童,应追踪观察其颅面发育情况和智商的水平。通常术后的 1～2 个月、3～6 个月及术后的 5 年内应该定期安排随访。

患儿在早期手术以后,尤其是 1 岁以内,由于大脑有足够的发育空间,额骨和眼眶可以得到源于自身发育的塑形,智力发育也可能有所进步。

以笔者早期的经验,术中前移的额眶骨带和额颅骨板最多和对侧正常颅眶位置对齐。从随访结果看,2～3 个月后 2 / 3 的患儿患侧额眶部有 2～4mm 的回复,但 1 年以后的变化甚少。

近 5 年来笔者在术中采用过度前移额眶骨带和额颅骨板的方法,通常前移幅度较正常侧多 3～5mm,术后随访效果显示,额颅和额眶部形态良好。

(二)枕部后斜头畸形

枕部后斜头畸形(occipital plagiocephaly)可由单侧人字缝早闭症或产道的不对称挤压所致。两者有时不易鉴别,X 线片不一定能发现早闭的人字缝。通常枕部扁平一侧的耳位置较靠前,同侧额部前突。大多数患儿没有明显的颅内压增高症。由于枕后部头颅歪斜,有时会出现代偿性的颈、肩部歪斜。正面观察时,面容较为正常。头颅 CT 三维重建片可以明确诊断。

1 手术指征 明显的轻度后斜头畸形可不予手术。较为明显的后斜头畸形,早期发现应早期手术治疗,最好在出生后的 6～12 个月。

2 治疗方法

(1)非手术治疗:对于轻度后斜头畸形,只要通过频繁调整婴儿的睡姿,将仰卧改为侧卧,就可完全矫正。还有一些并不需要任何处理,当婴儿能够坐立时,即逐渐恢复。

产道挤压所致的中重度畸形,可以通过头颅塑形带、矫形头盔(或称为塑形头盔)得以纠正,但是需要在婴儿 6～12 个月内进行。美国哈佛大学医学院附属麻省总医院儿童物理治疗中心建议在进行塑形头盔订制前,必须请神经外科医师对婴儿的脑部发育进行全面评估,尤其是要排除颅缝早闭症等疾病;由神经外科医师、矫形专业医师、儿科医师共同决定婴儿是否需要佩戴塑形头盔。患儿应直接在医院由专业医师做物理测量,以确保矫正质量。佩戴时间通常每天 18～20 小时,维持 3～6 个月;每个患儿的治疗时间稍有不同,应该根据婴儿月龄、畸形程度等而定。佩戴后应定期由医师调整,一般每 2～3 周调整一次。

塑形头盔外层是硬的保护壳,内层是泡沫材料。头盔通过给婴儿头部施加持续、温和的压力来限制枕后部突出区域的生长,促进平坦区域自然生长。头盔的作用是使头部外形在生长发育过程中,随着不间断调整,在一个规则的塑形空间中渐趋正常。

(2)手术治疗:Hoffman 和 David 等建议切除融合侧的人字缝以纠正畸形(图 7-25),同时在截开骨缝的边缘包以硅胶薄膜,以防止骨缝的再次融合。

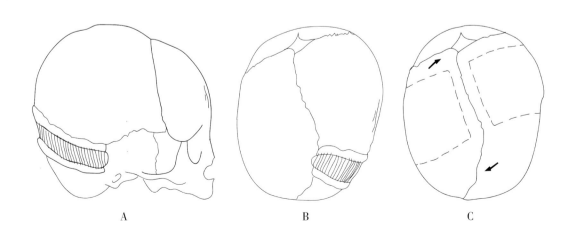

A B C

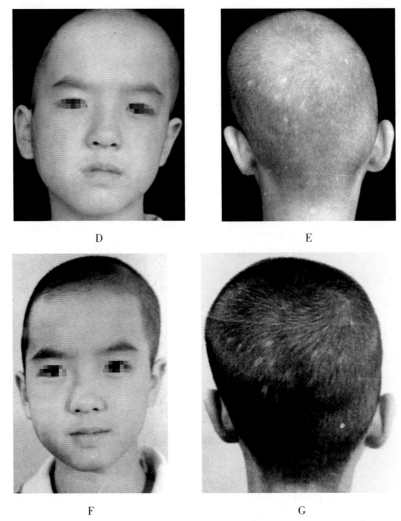

D　　　　　　　　　E

F　　　　　　　　　G

图 7-25　Hoffman 和 David 法
A、B、C. 设计示意图　D、E. 术前　F、G. 术后

也可以对后斜头畸形进行顶枕部颅骨瓣的移位和重新塑形，但手术以后需要用头帽固定，或保持侧卧位 1 个月，效果良好(图 7-26)。

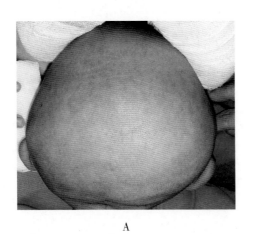

A

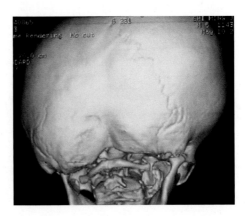

B

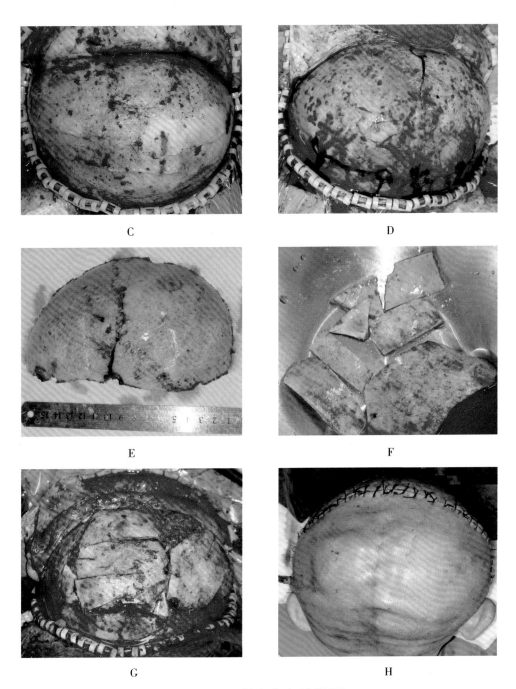

图 7-26 后斜头畸形重新塑形

A、B. 术前照片及 CT 三维重建片　C. 显露后颅,见早闭的人字缝　D. 设计截骨线　E、F. 取下枕部颅骨并分成数块　G. 枕部重新拼接　H. 头皮缝合后

二、短头畸形

短头畸形(双侧冠状缝早闭症)是指由双侧冠状缝早闭症而致的额头平坦而高耸,无额枕突出的头颅畸形,其外形异常从侧面观察尤为明显。

（一）手术指征

短头畸形的治疗中应重视手术时机的选择。一般在 1 岁以内发现疾病,应尽早完成颅腔的扩大和前额的矫形,使脑组织得到正常发育的空间,同时重建颅额部前突的正常外形。

3 岁以后,学龄儿童,甚至青春期的短头畸形患儿,治疗目的以改善颅面外形为主,手术结果和改善大脑发育的相关性十分有限。

伴有综合征型颅缝早闭症的短头畸形,应该尽早手术,以增加颅底的前后距离,有效扩大颅腔容积,同时改善颅面外形。

伴有颞鳞缝、突眼等症状的短头畸形,一旦发现,应尽早手术。

伴有脑积水的短头畸形,可以先做脑积水分流手术。

（二）手术目的

单纯短头畸形的手术目的主要是截开额眶骨带和额颅骨板,重新塑造额部突出和额鼻角,达到正常的颅面外形。

伴有综合征型颅缝早闭症的短头畸形,手术方案应预设主要手术目的和次要手术目的,尤其是伴有颞鳞缝、突眼等症状的短头畸形。主要手术目的是治疗中必须完成的目标,如为扩大颅腔容积、增加颅底前后距离而应完成额眶骨带的足够前移和固定;次要手术目的是手术中尽量能完成的目标,如扩张颞部、改善面部外形等。手术过程中如果风险过大可以适度放弃。

（三）手术方法

法国 Daniel Marchac 医师提出的额眶骨带和前额颅骨板前移手术（图 7-27）是目前较为有效的手术方法。手术关键有两点:一是眶上骨带的重叠和单点固定,以使眶上缘和额骨板可以随额叶大脑的发育而向前移动。二是选择和形成完整、有良好弧度的前颅骨板,以重塑前额形态。

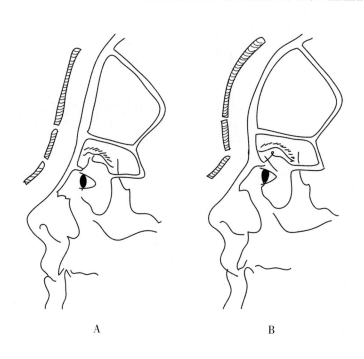

A　　　　　　　　B

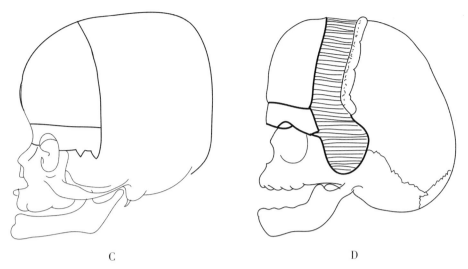

图 7-27　Marchac 额眶骨带和前额颅骨板前移手术
A. 术前平坦或后倾的额颅部　B. 应该形成的良好额鼻角　C. 短头矫正术前设计　D. 前
移额眶骨带和前额颅骨板

　　小儿短头畸形通常会伴有其他畸形，或其他颅缝的早闭。在额颅高耸或额部向后倾斜的病例中，可在形成眶上骨带的同时，取下其上额颅骨板，进行塑形改造，拼接成有正常弧度的前额骨板；有时为了保证效果，可以制成有正常突起弧度或过度前倾的额颅骨板，然后重新固定在额眶骨带上（图 7-28）。

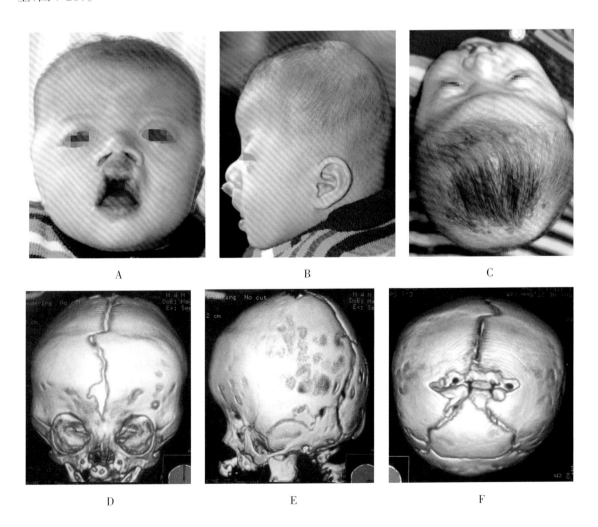

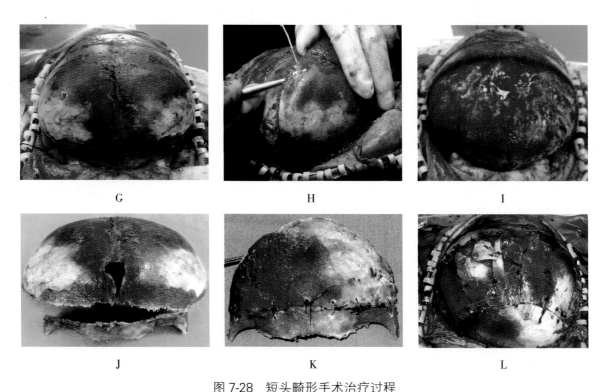

图 7-28 短头畸形手术治疗过程

A～F. 术前照片及头颅 CT 三维重建图像　G、H、I. 取下额骨瓣,显需硬脑膜　J、K. 将取下的额骨瓣塑形　L. 额骨瓣复位固定后

　　婴儿患者额顶部颅骨板成形复位后的间隙可不予植骨或固定。成年患者塑形前移后的额颅骨板间隙可用 2～3 条骨板作桥样连接固定,其余间隙可不予植骨。

　　对短头畸形合并有其他颅面畸形(如 Crouzon 综合征)的患者,手术的关键是最大限度地前移额眶骨带以扩大颅底的最大直径,从而可以增加颅腔的容积,以容纳大脑的发育所需空间。临床上也有因为额颅骨带前移不充分而导致复发的病例,可以作为此观点的反证。

　　该病例在出生后 8 个月时即因为双侧冠状缝早闭的短头畸形(同时伴有颅底和中面部发育不良的 Crouzon 综合征)而在其他医院做了较为彻底的全颅重建手术,当时手术医师截开颅缝,并留下较大的空隙以防复发,额眶骨带也锯开,并有前置固定,但锯开的额眶骨带位置较高,且前置的距离较少。手术以后 2 个月,患儿家属即感觉头颅外形逐渐回复原样,1 年以后患儿头颅完全回复手术前的形状,即来院做第二次头颅重建手术(患儿当时 2 岁)。术前全头颅 CT 三维重建片提示,全部颅缝都已经闭合,局部有颅骨缺损(原手术留下较大颅骨间隙处),伴脑积水。手术中形成的额眶骨带下移至鼻根部,考虑到额眶骨带的前移可能不够充分,这次手术中将额眶骨带尽量前移并固定在鼻骨。手术后随访 1 年余,未见复发。

　　(四)手术关键及注意点

　　短头畸形中发生颅内压增高和智力发育异常的比例较斜头畸形稍高,有些患儿可伴有多颅缝早闭症或综合征型颅缝早闭症,因而早期手术很有必要。随着儿科麻醉和监护技术的提高,1 岁以内手术的安全性大大提高,故而应该争取一旦发现畸形就尽早手术。

　　就手术过程而言,早期手术的术中出血相对可以控制,发生颅骨缝和硬脑膜粘连的机会比较少,因而手术中发生硬脑膜撕裂的机会也相应少,术后的并发症也相对较少。其次,患儿愈小,颅骨愈容易截开,甚至用手术剪刀即可剪开骨片,操作难度较小,可以缩短手术时间,减少手术创伤。

　　当然,患儿全身血容量也相应较少,手术中应注意止血,并随时监测血容量的变化。

　　由于额眶骨带是颅底的一部分,是颅缝早闭症重建后的最大颅骨直径区域,手术中的关键步骤是额眶骨带的形成和尽量前移。额眶骨带位置不能仅在眶上缘。额眶骨带在眶外侧部位时应在眼眶外缘的中上1/3，在内侧时应在鼻根或眼眶内缘的中上1/3位置。形成额眶骨带后，应该尽量前移，并将额眶骨带的内侧板固定在鼻根的外侧骨板上，或者将额眶骨带和鼻骨重叠固定，随后将额眶骨带的两侧眶外缘和原截骨端的眶外缘前置重叠固定（最好用可吸收材料的坚固内固定）。

　　青春期或成人的短头畸形矫正手术，主要以头颅外形重建为主，手术目的不再以扩大颅腔为首要，而应该以形成有正常外形的额部骨板为主。

　　用以形成额部正常形态的骨板，应该首选顶颅或者颞颅的有完整弧度的整块半圆形骨板，将之固定在额眶骨带上，半圆形骨板的高度一般和发际线相当，其长度应该和额眶骨带的正面宽度相当。半圆形骨板应该有向前微膨出的弧度，和正常人的额部形态相似。当半圆形额颅骨板固定在额眶骨带上时，应该形成正常的额鼻角（图7-29）。

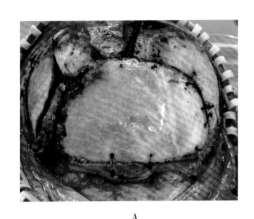
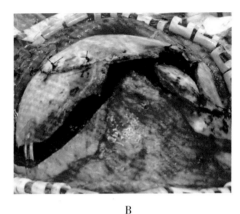

A B

图7-29 半圆形额骨板的形成

A. 正面观：额骨板高度和发际线相当，长度和额眶骨带相匹配　B. 上面观：额骨板有稍微向前的弧度

　　有些短头畸形虽然双侧冠状缝发生早闭，但患儿的囟门很宽大，额缝未闭而影响额部半圆形骨板的完整性。此时最好在顶颅或者颞颅部寻找有合适弧度和大小的完整半圆形额骨板，移置于额眶骨带之上并予良好固定。如果无法形成完整的额骨板，权宜之计是将分开的额缝两侧的额骨板分别取下再进行拼接，但需注意，拼接应该完整并且坚固，最好用2～3块可吸收连接片在额骨板的内侧作坚固固定，切忌用钢丝或者缝合线打孔固定。手术中应注意的是，头枕部截骨不能用钢丝作骨板间的固定，如果患儿手术后仰卧，极有可能因钢丝磨破头皮而须进行二期手术来取钢丝、修正头皮等；另有些短头畸形患儿经过手术以后，颅腔虽然有所扩大，但是额部形态欠佳，或额部中间凹陷成角，或额部高耸，影响美观。

　　法国Marchac医师曾对大病例组双侧冠状缝早闭症的患儿进行系统随访，分析扩大颅腔和手术重建颅骨的效果。其结果表明，在大多数病例中，颅骨外形重建的意义较扩大颅腔更大。

　　（五）手术效果及评估

　　应用法国Marchac医师的方法矫正短头畸形，目前已经成为国际上治疗该疾病的首选。Marchac的随访资料提示，虽然目前并不能完全理解短头畸形患儿的发育过程，但是早期手术改造了头颅外形以后，干预了短头畸形的发育过程，其20余年随访结果非常令人鼓舞。可以这样认为，改造了以额眶骨带和前额为主的额颅骨板外形以后，头颅前部和额眶，包括鼻根、面中部都趋向于向正常面部外形的形态发育。

　　当然，这需要更长时间的随访和资料积累。青春期和成人的短头畸形，主要是改善额部外形，术前应告知患者手术的风险（图7-30和图7-31）。

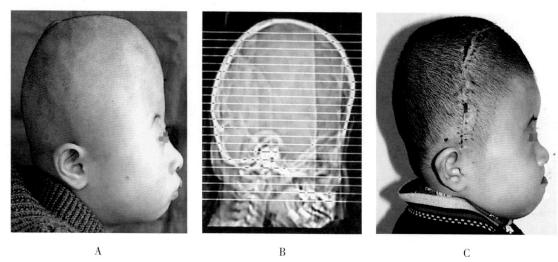

图 7-30　短头畸形（2 岁）
A. 术前侧面　B. 术前 X 线侧位片　C. 术后 2 周侧面

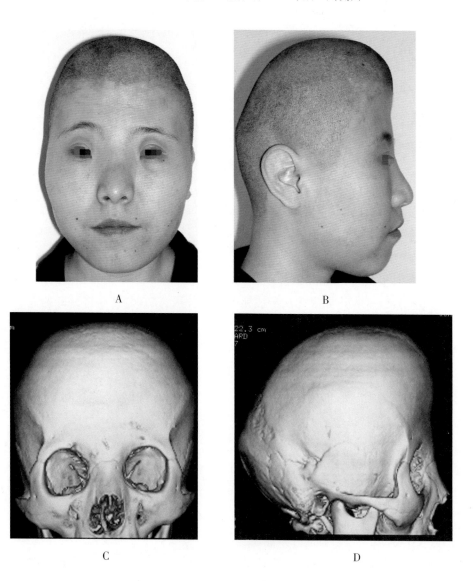

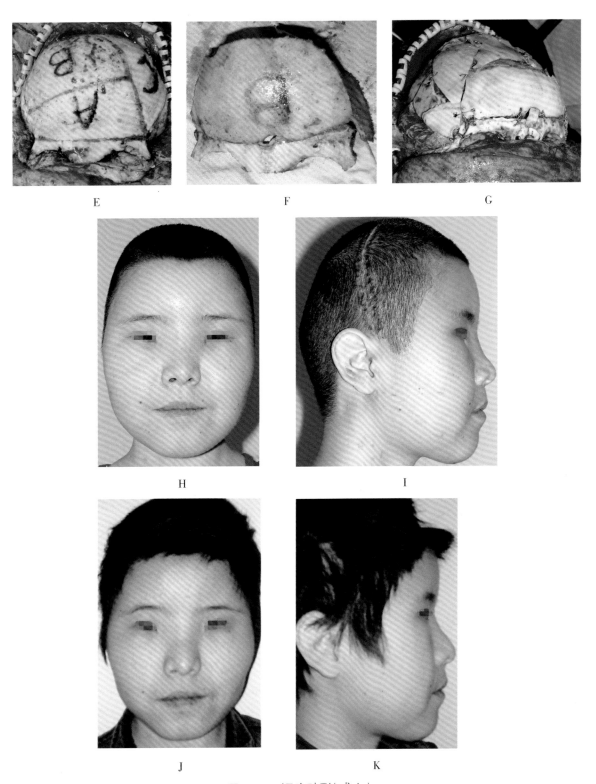

图 7-31　短头畸形（成人）

A、B、C、D. 术前照片及 CT 三维重建　E、F、G. 术中截骨设计及重塑颅骨　H、I. 术后 2 周　J、K. 术后半年

　　瑞典的 Lauritzen 医师 1998 年利用 Ω 形弹簧圈张开后的回缩弹性，应用于短头畸形、舟状头畸形等的矫治，有一定效果。该方法切口较小，但是弹簧圈的牵引效果依赖医师的经验，只能在临床实践中逐渐摸索积累，在此基础上，其技术水平才能有所提高（图 7-32）。

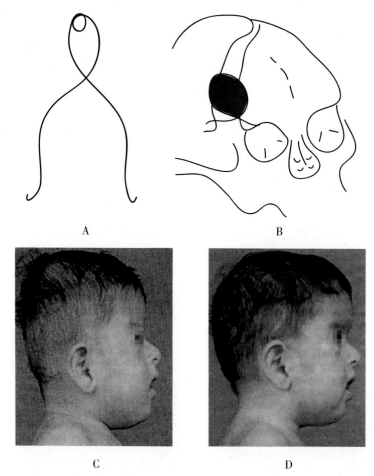

图 7-32　应用弹簧圈改善额部外形（Lauritzen 医师提供照片）
A. Ω 形弹簧圈示意图　B. 在额眶部放置 Ω 形弹簧圈　C. 术前
D. 术后

术后疗效的评估主要依靠手术前后 CT 资料的对比，用计算机辅助设计或者评估软件可以轻松地测量出手术前后额部头颅的变化，包括点、线段和平面。

术后随访非常重要，一般 6～12 个月应该有一次随访，包括面诊和 CT 检查。

三、三角头畸形

三角头畸形是额颅正中的额缝过早闭合所致的一种前额部畸形，也称额缝早闭症。其主要特征为头颅前额部呈三角嵴状。这种先天性的额骨畸形可延及眉弓、鼻根和眼眶，并出现额、眶、颞部的相关畸形。

（一）手术目的

三角头畸形手术治疗的目的主要是改善颅面前额部的外形。有些学者所持的减轻颅骨对额叶大脑的压迫的观点似乎对临床没有多少指导意义，在术前与患儿家属的谈话中应明确这一点。

（二）手术年龄

手术年龄应以 3 岁以内为宜。

如果出生后即发现严重的或者明显的三角头畸形，为防止由于额骨畸形而可能发生的大脑额叶的压迫，可以在出生后 2 个月以后就选择手术治疗。程度较轻的病例可在 6 个月至 3 岁阶段选择手术整形。

（三）手术方法

目前有五种方法可供选择。

1 额缝切开术　这是某些学者早期选用的手术方法。Matson（1960）曾以切开额缝，同时在截骨缘包覆硅胶薄膜来防止骨缝更新愈合。David 等对此法进行改良，认为效果尚好（图 7-33）。目前已较少采用此类手术。

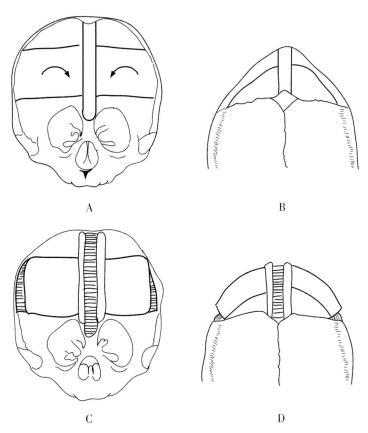

A   B

C   D

图 7-33　三角头畸形额缝切开术示意图（David 改良法）
A. 设计截骨线（正面观）　B. 设计截骨线（上面观）　C、D. 切开额
缝，截骨缘包以硅胶薄膜以防止骨缝更新愈合（正面观和上面观）

2 额骨瓣和额眶骨带前移重新额眶成形　法国 Marchac 医师（1978）介绍了一种额颅骨瓣和额眶骨带同时前移并作骨片成形的手术方法。先将额眶骨带截下，在两侧作青枝骨折，塑形后前移固定，于骨间隙植骨使额眶骨带保持前移位置，然后将整块额骨前移固定在额眶骨带上，留下额顶部较大的空隙，以允许额叶大脑充分向前发育（图 7-34）。

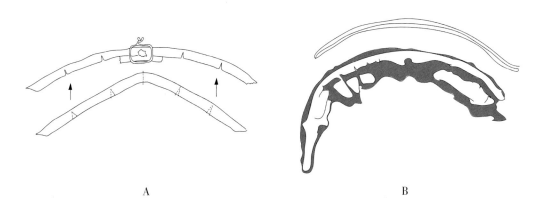

A   B

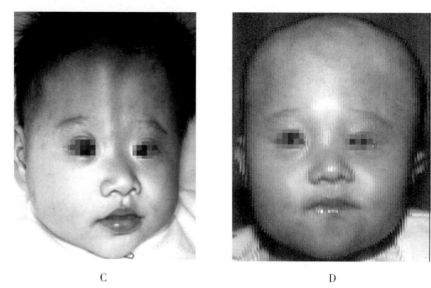

C   D

图 7-34 三角头畸形额眶骨带的塑形

A. 额眶骨带外展 B. 在眶外侧颞侧塑形 C. 术前 D. 术后

  Thomas Rodt 应用三维可视化术前设计指导进行截骨,从开放未闭的冠状缝着手游离额骨。在眶上缘以上 1.2cm 处横断额骨以便取下额眶骨带。其中间部很厚,特别是额骨连接处的骨海绵,可厚达 1cm,切断困难。把眶额分为三块骨块,重新塑形,眶前移和额骨成形,做到了精确的畸形矫正,同时术后用 CT 三维重建进行评估(图 7-35)。

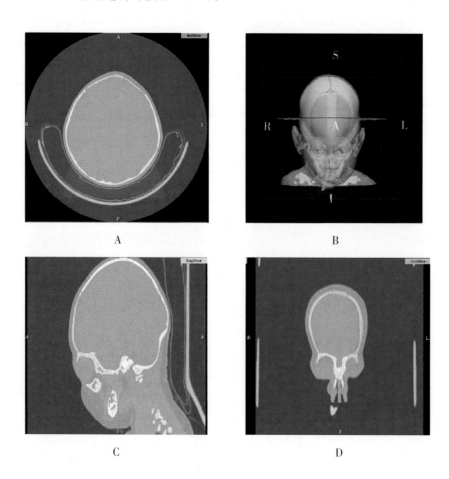

A   B

C   D

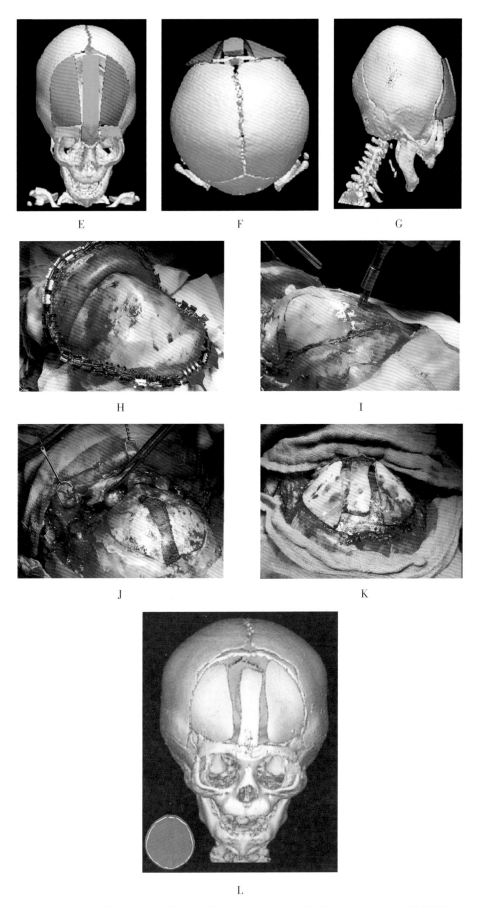

图 7-35 应用三维重建可视化设计进行眶前移和额骨成形(Thomas Rodt 提供照片)
A、B、C、D. 术前 CT 三维重建图像 E、F、G. 术前 CT 三维重建手术设计图 H、I、J、K. 术中按设计截骨的情况 L. 术后 CT 三维重建反映额骨成形效果

Michael 将整个额骨切成多条骨条重塑额形,把额眶骨带截成四块,先从眶间中央截开,再从眶顶斜形截骨,重新对额眶骨带塑形,形成一个有正常弧度的额眶骨带。同时取两小块额骨垫高颞部,改善了颞部的凹陷,同时较好地矫正了呈三角的眉,但手术操作繁琐(图 7-36)。

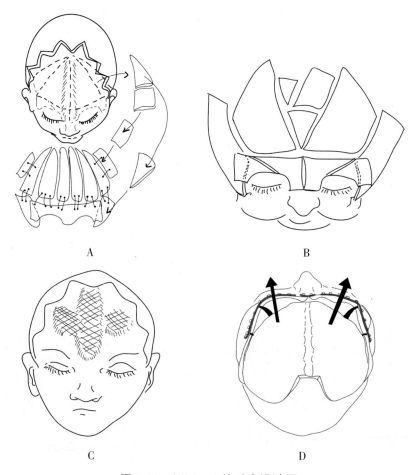

A   B

C   D

图 7-36　Michael 的手术设计图

为了解决三角头畸形术后颞部凹陷的问题,Jesse Selber 设计了一种新型的眶成形的方法,使额颞分出了角度,从而解决了颞部凹陷的问题(图 7-37)。

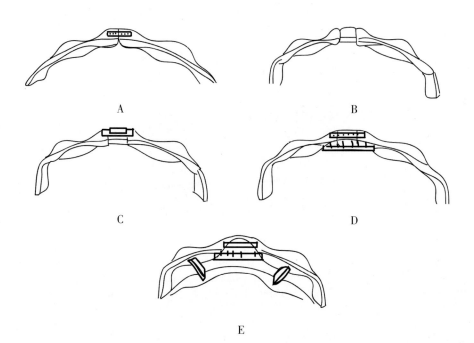

A   B

C   D

E

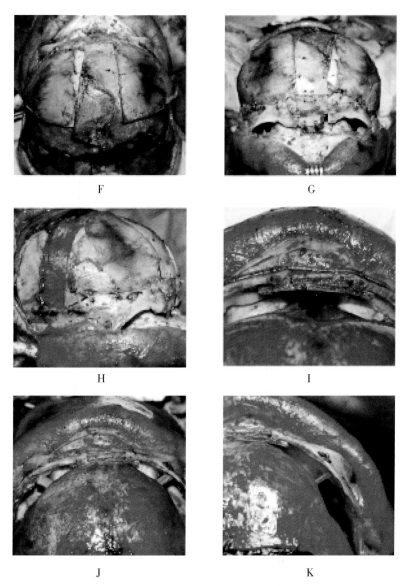

图 7-37 Jesse Selber 新型的眶成形的方法
A～E. 三角头眶成形方法示意图 F～K. 术中过程图

3 矫正三角头畸形同时矫正眶距过窄的术式 Posnick（1993）设计在矫治三角头畸形的同时,改善眶距过窄和额部狭小的手术方法。该手术方法较为复杂(图 7-38)。骨膜下分离范围应包括两侧的整个眼眶周围,以及上颌骨上份和颧骨、颧弓、鼻骨、筛骨等。截骨后,额眶骨带中间分开,留下间隙以改善眶距过窄,将额眶骨带及截开的眶架前倾并外移后重新固定,双侧额部截骨块也相应向两侧扩张后重新固定。此术式的优点是手术不仅改造了畸形的额眶部,还使与三角头畸形有关的眶距过窄和额部狭窄同时得到改善,使患儿术后表现更接近正常人。但由于手术方法较为繁复,应由操作熟练的手术医师主持,且术后可能发生额骨块吸收、脑脊液漏等并发症,应予注意。

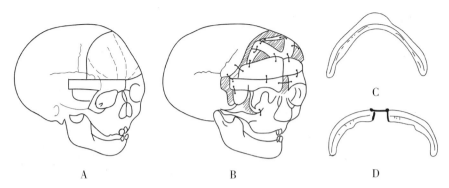

图 7-38　Posnick 的三角头畸形和眼眶、颞部同时塑形手术

A. 设计截骨线　B. 术后重新固定的骨架　C. 三角额眶骨带　D. 塑形后的额眶骨带

Giovanni Maltese 用弹簧延长器在矫正了三角头畸形的同时固定在两个眶骨之间,以弹簧的弹性延长眶距来矫正眶距过窄(图 7-39)。

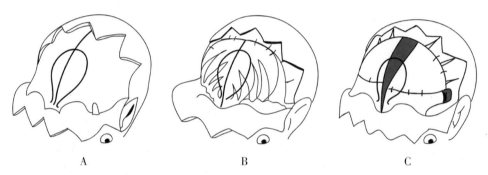

图 7-39　Giovanni Maltese 的弹簧扩张额部颅骨板法

A. 安放弹簧的位置　B. 线形截骨　C. 弹簧牵引后额骨扩张

Charles Davis 用弹簧延长器在矫正了三角头畸形的同时固定在两个眶骨之间, 由弹簧的弹性牵拉鼻额缝,来延长眶距,以矫正眶距过窄(图 7-40)。

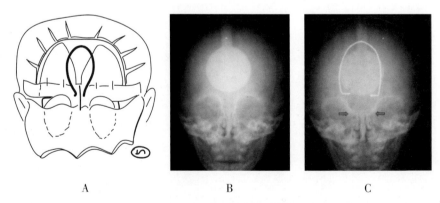

图 7-40　Charles Davis 使用弹簧延长器

A. 截骨线及弹簧安放　B、C. 术后 X 线片见额眶部已扩大

4　内镜微创手术　应用内镜操作额缝再造手术的疗效尚有争议。Barone 和 Constance 报道采用内镜进行额缝再造治疗三角头畸形效果较好,但有年龄限制,越早治疗效果越好,同时要佩戴矫形帽。David F. Jimenez 报道采用内镜进行额骨瓣再造额部来治疗三角头畸形获得较好效果, 在舟状头畸形和斜头畸形的治疗上均取得疗效。

5 小儿颅形异常的动态支具治疗 小儿颅形异常的支具(颅形矫形器)治疗由来已久,1979年 Clarren S. K.就描述了用一种头盔来治疗颅形异常,这种疗法在 2001 年通过 FDA 认证,其编号为"21 CFR 882.5970"。William J. Barringer,MS 对美国 12 家儿童医院的颅面中心中使用颅形支具的情况进行了随访,认为它是一种较好的颅面手术术后固定器,它可以矫正或弥补手术中的不足。Stephen Higuera,MD 对 6 例术后用颅形支具治疗的患儿进行了细致的观察和测量,认为它是非常有效,且在将来能广泛应用的治疗手段。

(1)治疗的时间和年龄的选择:开始治疗时间国外多控制在出生后 13 个月,治疗的时间多控制在 1 年。也有报道开始治疗时间在出生后 6 个月内,治疗的时间为 6 周。笔者认为只要手术完成颅缝再造后,都可用颅形支具矫形,只是佩戴时间要长些,一般在 1.5 年。但非手术方法矫正头颅畸形,应该在出生后 6 个月内就要佩戴颅形支具,开始的月龄越小效果越好,但最小月龄不应小于 2 月龄。笔者的治疗时间也控制在 1 年,如果外形改善,但还有缺陷,可延长半年,也可认为是进行第二个疗程的治疗。

(2)颅形支具矫形的应用范围及适应证的选择:笔者认为颅形支具既可用于非颅缝早闭症程度的头形异常和颅缝早闭症术后的再矫形和固定,又可用于内镜颅缝再造后的头形矫形。单颅缝早闭症程度较轻的婴儿,早期也可试着给患儿佩戴支具,作为手术前的辅助治疗。

(3)头颅支具使用方法及指标观察:根据患儿年龄及头型可以制作适宜的支具。将支具打开,戴在头上,用尼龙搭扣固定。支具佩戴时间一般为 1 年。但每天可拆下而对头部按摩,防止头部皮肤受损,每天按摩 15 分钟,之后再戴在头上。2~3 个月由主诊医师调整支具的大小。可用电吹风把低温塑板制作的头颅支具吹软,调整头形即可。

(4)头颅支具治疗注意事项:①支具制作时应以头颅模型为基准,但支具内要留出空间作为畸形部颅骨生长的代偿空间。②支具制作时低温塑板不宜加热太久,操作时不宜过度拉伸以免固定时影响其强度。边缘用电吹风吹软并磨光,以免划伤皮肤。③注意保护支具内头颅有突出点部位的头皮免受压伤。有时为固定颅形支具,尼龙搭扣可能收得太紧,使突出的颅骨表面皮肤受压,短头畸形的患者表现为颞部皮肤破溃,斜头畸形表现为额枕部皮肤破溃。解决的方法是:收紧尼龙搭扣时不要太用力,要逐渐加力,并可在这些突出点内加衬海绵作为预防。

动态支具是目前使用比较多的颅形支具。材质方面可分为硅胶类和硬海绵两类,硅胶类的支具佩戴舒适,但有时要充气才能起到抑制畸形颅骨生长的作用,可以分为开放式、全密闭式、充气式三种。

(四)并发症与疗效评估

1 并发症 文献报道有死亡、脑脊液漏、骨髓炎、植骨吸收、头皮瓣坏死及视神经损伤等并发症,但发生率并不很高。即使在 Posnick 采用较为复杂的手术方法的病例中,也未发生死亡、脑脊液漏、骨髓炎等并发症。

2 疗效评定 这类畸形主要以外形改善与否作为评定的指标。可用手术前后照相、X 线片、CT 片等作为评定的依据。

Waitzman 等测定 CT 片上颅腔、眼眶、中面上部及颧骨区的骨性标志点和线距,以观察手术前后前颅部二维的改变,测定内容包括外侧眶间距、颧骨间距、内眶距等。

Salvador 测量 CT 三维重建片上的三角头畸形严重程度指数(trigonocephaly severity indices,TSI)和额严重程度指数(metopic severity index, MSI),其难度在于如何选取空间立体坐标和相关平面,需要计算机工程师和临床医师反复校对以确定测量点的立体位置和平面,以此来综合评估三角头畸形的术后矫正情况,其结果更为精确。

四、舟状头畸形

舟状头畸形（scaphocephaly）也称矢状缝早闭症，是由于头颅矢状缝和囟门早闭导致的颅部畸形。患儿头颅呈舟状，前后径长，左右径狭窄。严重者头颅呈马鞍状畸形，枕极及额极均过度膨出，前额亦高耸突出。颅顶中央部有一道前后向的骨嵴隆起。

（一）手术目的

舟状头畸形是一种以头颅外形异常为主，对智力发育的损害较轻或不十分明显的颅面畸形。手术目的以改善头颅外形为主，大多数病例治疗效果较好。有语言障碍的病例，术后症状常可得到缓解。手术治疗有助于患儿心理状态的改善。相反，在6岁以内未行手术者，颅指数可从63降低到57。

（二）手术时机选择

手术可有早期手术和后期手术两种选择方式。

早期手术是指在婴儿出生后3个月进行，但原则上只适用于出生时就发现的最严重型的舟状头畸形，或发现同时存在有冠状缝早闭的病例，以预防出现颅缝早闭症。

后期手术指在出生后4个月到4岁，或任何其他年龄较大的病例中进行的手术，以改善头颅外形为主要目的。

（三）手术方法

1 **早期手术方法** 澳大利亚的David J. David医师（1954）参照Ingraham和Matson的方法进行改良。其操作技术（舟状头畸形矫正术David法）如图7-41所示。

置小儿于半坐位。在头颅正中部作头皮纵行切开，从前囟前1～2cm开始直达枕后人字缝尖后方3～4cm处。然后在矢状缝两侧做颅骨切开术。在纵行颅骨截除的中间部分保留2～3cm宽的颅骨板，以保护矢状静脉窦（矢状窦）免受损伤。截除部位应超越矢状缝及人字缝至少1cm，截除颅骨宽度约在2cm。如前囟门仍开张未闭，则可在人字缝部位将两侧截骨部位联合，这时中央部的颅骨条便得到游离，此步骤有利于今后大脑的发育。

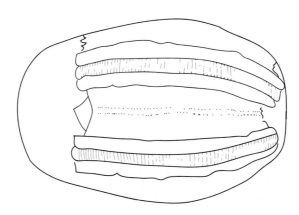

图7-41 舟状头畸形矫正术David法

在矢状缝两侧做颅骨切开术。中间部分保留2～3cm宽的颅骨板。截骨完毕后，必须使用硅胶薄膜将两侧骨缘包掩，以防止术后骨性融合而复发。但Till（1975）建议仍可采用中央部截骨的技术。术中必须保护好矢状窦，以免破裂出血。此种术式对年幼婴儿较为安全。

此手术方法对外形改善效果较好，可使舟状头畸形消失。定期X线片检查可显示顶骨向外扩张。David建议在矢状缝两侧作颅骨截开，除了改善外形以外，颅指数在术后也会有所改善，其典型病例颅指数手术前为61,随访至6岁时已达到71。

2 后期手术方法 后期手术方法(Rougerie手术法,1972)根据年龄不同略有变化,手术约在患儿4个月到3岁进行。手术原则是在中央颅顶部保留颅骨带,将两侧颅骨平行分解成两片骨瓣,前端超过冠状缝,后方到人字缝。不足6个月的婴儿,骨瓣保持不动。超过6个月的儿童,把骨瓣撬起后,将其前端重新安置和固定在额骨后缘,中央缘则用几片植骨片和中央骨带固定,其他两个边缘则任其游离(图7-42和图7-43)。颞骨鳞部作青枝骨折处理,向两侧撑开,以扩张颅腔。

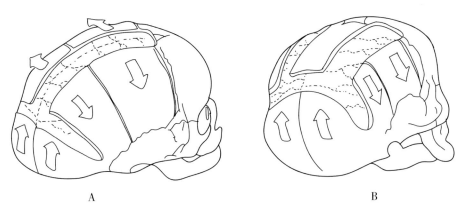

图 7-42 顶枕部作多个 T 形截开的 Rougerie 法
A. 幼小婴儿,不留中间骨板的截骨法 B. 稍大儿童,留中间骨板的截骨法

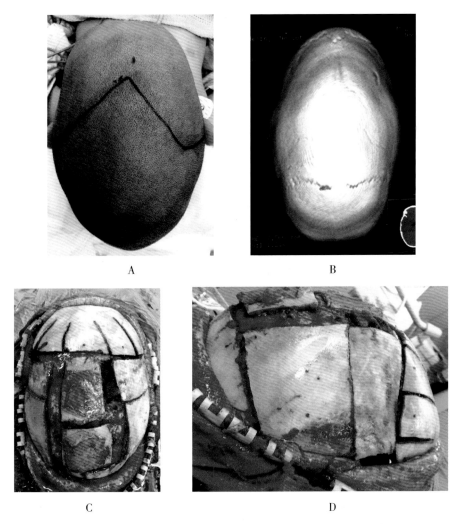

图 7-43 舟状头畸形手术治疗(18个月)选用 Rougerie 法
A. 术前画线定位 B. 头颅 CT 三维重建 C. 术中截开颅骨上面观 D. 术中截开颅骨侧面观

此手术方法在矫正头颅横向狭窄方面效果良好,但无法解除枕极部的隆突畸形。矫正枕极部隆突的方法是将枕骨骨瓣截下后作青枝骨折处理,或全部折断,然后矫正复位。但手术剥离时有损伤横窦而引起大出血的可能,故一般较少采用。

3 Marchac 手术法 该手术方法适用于以额部畸形为主的舟状头畸形。术前应先进行颅骨畸形的全面分析设计,以确定手术方案。手术原则是后缩和下放额极部,提高颅顶,前移枕极部和增宽头颅横径。

手术时先作一长而偏后的冠状切口,充分暴露整个颅骨穹隆,确定前额及顶骨各最佳骨瓣的位置,作出画线定位。如前额不太狭小,将它后旋就足以矫正额极的前突畸形,否则应采用骨瓣移位术。然后在前方起自眶上区,后方止于枕骨鳞部基底,设计 4~5 块横行游离颅骨骨瓣。分离时应特别注意避开上矢状窦,以避免大出血。特别危险的步骤是在分离枕极部时,慎防损伤横窦。最后可进行移位和重新组合,以矫正头颅畸形。

五、小头畸形

小头畸形(microcephaly)也称头小畸形(相对脑小畸形),是指头围较正常小儿低 2 个标准差以上的全头颅发育畸形。

1 手术指征 如为脑小畸形所致的小头畸形,手术没有意义;如系多颅缝早闭症所致的小头畸形,扩大颅腔,尤其是扩大颅底的容积,有利于颅骨和大脑的发育,尚有手术指征。但对较小的患儿,评估是否存在脑小畸形较为困难。CT 扫描可以发现严重的脑发育不全畸形,但是很多患儿早期如果没有脑积水等征象,很难判定是否有脑发育异常。虽然有时患儿的智力测定可以作为参考指标之一,但不能作为手术的依据。

2 手术目的 手术的首要目的是扩大颅腔,以改进脑发育的外部环境。如果患儿家长坚持,头颅外形改善只可以作为手术的次要目的。

3 手术方法 通常选用用于治疗短头畸形、三角头畸形等的手术方法。基本手术内容是前移额眶骨带,扩大额颅和颞颅部容积,重塑额部骨板的外形。

六、手术效果评价

对以额颅的重新成形手术治疗颅缝早闭症的效果,必须从功能和形态两方面进行评价。

1 功能性效果评价 功能性效果的评价必须基于是否发生神经性症状,如阵发性抽搐、头痛、视力障碍,以及基于智力水平如何等。虽然对小儿患者很难评出智商,但心理学家已研创了一系列有效的测验,其结果显示:①在婴儿期进行手术的孩子,其智商常高于后期手术的儿童。②如并发其他畸形,预后往往较差。③进行全颅骨手术后,二期复发的机会较少。

2 形态效果的评价 依据整形外科医师对所有整形手术的外观效果评价。应在 50cm 距离外(正常谈话距离)进行观察,并在一般日间光线下进行。如有可能最好安排一位并非医师的第三者在场。此第三者不知道患儿过去的情况则更佳。

3 评价标准 评价标准按下述几种分级:①优。无不正常情况存在,未见畸形,无瘢痕形成。②良。有畸形或瘢痕,存在某些较显著的问题,或仍有修整必要。③差。存在显著畸形,须考虑再次手术矫正。

事实上,理想的评价应由独立第三方来进行,而并非由医师本人进行评价。医师的评价要求可能较一般人的要求更高,这或许是由于从医师角度出发,更容易发现一些较小的不完美情况。评价的主要依据是手术治疗区域,而并不考虑未手术的正常区域。

(穆雄铮 鲍 南 沈卫民)

［1］穆雄铮,毛青,冯胜之,等.双额扩展截骨术治疗幼儿颅缝早闭症［J］.中华整形外科杂志,2001,17(1):14-16.

［2］张涤生,穆雄铮.从颅面外科到颅颌面外科［J］.中华整形外科杂志,2006,22(6):405-408.

［3］Mu X.Introduction of Prof Tisheng Chang: the pioneer of plastic and craniofacial surgery in China［J］.J Craniofac Surg, 2009,20(2):1636.

［4］冯胜之,张涤生,穆雄铮,等.先天性颅缝早闭症的治疗［J］.中华整形外科杂志,1995,11(6):406-411.

［5］沈卫民,王刚,崔杰,等.斜头畸形的颅成形术［J］.中华整形外科杂志,2007,23(6):459-462.

［6］刘迎曦,于申,孙秀珍,等.鼻腔结构形态对鼻腔气流的影响［J］.中华耳鼻咽喉头颈外科杂志,2005,40(11):846-849.

［7］王吉喆,张军,孙秀珍,等.鼻腔流场数值模拟与鼻声反射相关性研究［J］.医学与哲学:临床决策论坛版,2007,28(5):52-54.

［8］Mathes S J, Hentz V R. Plastic surgery［M］. 2nd ed. Philadelphia: Saunders Elsevier, 2005.

［9］Meling T R, Due-Tonnessen B J, Hogevold H E, et al. Monobloc distraction osteogenesis in pediatric patients with severe syndromal craniosynostosis［J］. J Craniofac Surg, 2004,15(6):990-1000; discussion 1001.

［10］Bradley J P, Gabbay J S, Taub P J, et al. Monobloc advancement by distraction osteogenesis decreases morbidity and relapse［J］. Plast Reconstr Surg, 2006,118(7):1585-1597.

［11］Cohen S R, Boydston W, Hudgins R, et al. Monobloc and facial bipartition distraction with internal devices［J］. J Craniofac Surg, 1999,10(3):244-251.

［12］Cohen S R, Boydston W, Burstein F D, et al. Monobloc distraction osteogenesis during infancy: report of a case and presentation of a new device［J］. Plast Reconstr Surg, 1998,101(7):1919-1924.

［13］Meling T R, Tveten S, Due-Tonnessen B J, et al. Monobloc and midface distraction osteogenesis in pediatric patients with severe syndromal craniosynostosis［J］. Pediatr Neurosurg, 2000,33(2):89-94.

［14］Mathijssen I, Arnaud E, Marchac D, et al. Respiratory outcome of mid-face advancement with distraction: a comparison between Le Fort Ⅲ and frontofacial monobloc［J］. J Craniofac Surg, 2006,17(5):880-882.

［15］Castro R P, Castro R F, Costas L A, et al. Computational fluid dynamics simulations of the airflow in the human nasal cavity［J］. Acta Otorrinolaringol Esp, 2005,56(9):403-410.

［16］Ishikawa S, Nakayama T, Watanabe M, et al. Visualization of flow resistance in physiological nasal respiration: analysis of velocity and vorticities using numerical simulation［J］. Arch Otolaryngol Head Neck Surg, 2006,132(11):1203-1209.

［17］Hentschel B, Bischof C, Kuhlen T. Comparative visualization of human nasal airflows［J］. Stud Health Technol Inform, 2007,125:170-175.

第八章
综合征型颅缝早闭症

颅缝早闭症如同时伴有面部和四肢畸形者,称为综合征型颅缝早闭症。有从百余种文献中归纳的综合征,也有自医学杂志的少数病例报道后命名的综合征,但尚无有关综合征型颅缝早闭症病例资料的综合性分析报道。Marchac 医师在法国巴黎 Necker 儿童医院收治的 3199 例颅缝早闭症病例中,综合征型颅缝早闭症共 487 例,占 15.2%。临床多见的有 Crouzon 综合征、Apert 综合征、Pfeiffer 综合征、Saethre-Chotzen 综合征和颅额鼻发育不良综合征。

第一节 分类和临床表现

一、Crouzon 综合征

1912 年由 Crouzon 描述并命名了伴有头颅畸形、颜面畸形和牙颌畸形的遗传性颅面成骨不全畸形,称其为 Crouzon 综合征或 Crouzon 病。其典型特征是头颅双侧冠状缝发生过早闭合,眼球突出,前额、上颌骨因发育不足而后缩,并出现反𬌗畸形(图 8-1)。

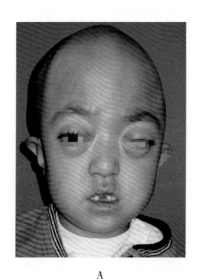
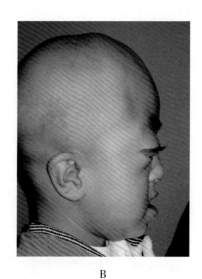

A B

图 8-1 Crouzon 综合征
A. 正面观 B. 侧面观

在产前超声检查时,可以早期发现一些较为严重的畸形(图 8-2)。

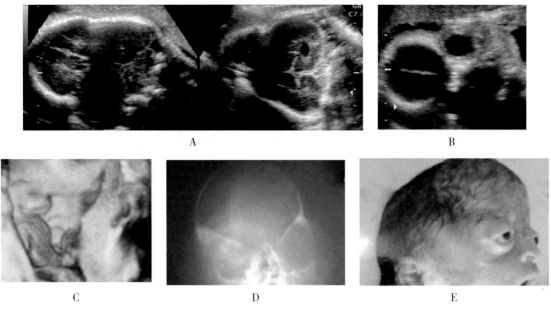

图 8-2　产前超声检查发现畸形

该综合征患儿在出生后慢慢地出现症状和体征,在 2 岁后才明确诊断,以后病情慢慢加剧。偶有早发型先天性 Crouzon 综合征的报道,表现为影响呼吸的重症上颌骨发育不良和严重的突眼(图8-3)。也有特殊 Crouzon 综合征的介绍,即出生 1 年内表现为舟状头畸形,而在 1 岁以后才逐渐出现以面部成骨不全为特征的 Crouzon 综合征的体征,并伴有其他颅缝的延迟闭合。

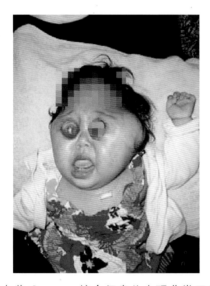

图 8-3　有些 Crouzon 综合征患儿表现非常严重的突眼

不同程度颅面部的成骨不全,决定了颅面部畸形出现的早晚和形成畸形的速度。另外,Crouzon 综合征具有进行性发病的特点,发病越早,病情越重。有产前或产后立刻发病的重症 Crouzon 综合征,其眼球突出严重,以至无法闭眼而影响眼球的成活,从而需要急诊做眼睑成形手术以达到眼睑临时覆盖眼球的目的;也有婴儿因呼吸困难而要求急诊气管切开的。虽然产前或产后早发型 Crouzon 综合征较为罕见,但一旦出现,应该早期进行额面前移术;对较小的婴儿可以选择简单的面部牵引,即用较粗的钢针横穿双侧颞面部,然后在床边做外置式悬挂牵引。

常见的 Crouzon 综合征在就诊时一般无明显的功能性症状,但在病情逐渐加重的病例,先是出现冠状缝早闭,继而累及矢状缝。轻型 Crouzon 综合征早期没有任何颅缝早闭症的表现,但出生后面部就可出现特征性的突眼、外斜视和反𬌗症状,1~2 年后才出现典型的颅面部畸形。

Crouzon 综合征颅内压增高症的发生率很高,有文献报道发生率可高达 68.6%,视乳头水肿为 17%,视神经萎缩为 3.4%,脑积水为 25%。脑积水可分为颅脑性脑积水和机械性脑积水两种,前者由后破裂孔阻塞所致,后者是由小脑扁桃体嵌入压迫造成脊髓空洞症所致。开放枕骨大孔可有效地治疗脊髓空洞症,但对脑积水患儿应行脑室脑池分流术以缓解症状。

本病有伴发椎间融合型颈椎畸形的报道。

以皮肤畸形改变为特征的另一型 Crouzon 综合征是伴有黑棘皮症的 Crouzon 综合征,皮肤改变主要位于颈部和关节屈曲部位的皮肤,临床表现为皮肤增厚和色素加深。此类伴皮肤病变的 Crouzon 综合征的基因特点为 FGFR3 基因的突变,而其他类型的基因突变位于 FGFR2。

二、Apert 综合征或尖头并指(趾)畸形

法国 Emile Apert 医师在 1906 年报道的综合征是 1 例伴有四肢并指(趾)畸形、尖头畸形等的颅面部复合畸形,并以他的名字命名。

Apert 综合征在新生儿时即出现明显的尖头、并指(趾)畸形,每个病例均可发现双侧冠状缝早闭症的病变,而纵行方向的额缝和矢状缝通常保持正常开放,有时这些纵向颅缝在出生后几个月内反而呈代偿性颅缝扩大(图 8-4)。

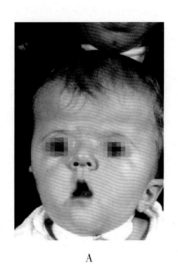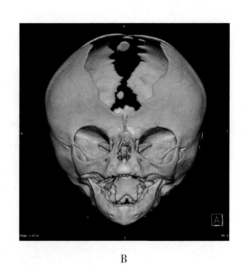

A   B

图 8-4 Apert 综合征患儿和头颅 CT 三维重建片
A. 正面观 B. 头颅 CT 三维重建

颜面部畸形主要为严重的上颌骨发育不良,临床表现为安氏(Angle)Ⅲ类反𬌗(图 8-5)、鹰钩鼻、颜面宽阔、眶距增宽和严重突眼。睑裂呈反蒙古眼型,向外向下倾斜。上腭盖深而狭长,文献报道 27% 的患者可伴发腭裂。有张口畸形,其原因可能是上颌骨发育不良引起的呼吸道阻塞后代偿性张口呼吸。并指(趾)的皮肤和指(趾)骨同时合并,可以表现为第二、三、四指合并成为一个形似团块的巨大中指,拇指(趾)关节可呈骨性融合。

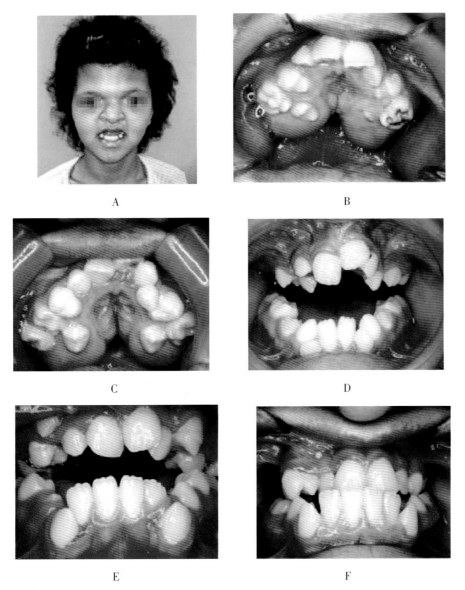

图 8-5　Apert 综合征中常见的咬合畸形

　　Apert 综合征的并指(趾)畸形可以分为 3 型：Ⅰ型的拇指(通常足趾无异常)以一层皮肤和团块状的中指相连,后者居中,为第二、三、四指合并而成；Ⅱ型拇指(𮢶趾)活动自由；Ⅲ型五指(趾)合成一团(图 8-6)。

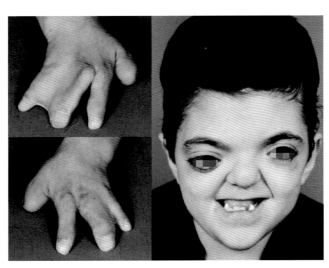

图 8-6　伴发手畸形的 Apert 综合征

还可以出现脊椎融合畸形,特别是颈 5 与颈 6 之间的融合较为常见,Thompson 组的 Apert 综合征中发生颈椎融合的发病率为 67%,并认为其病变可能是进行性的。其他骨性畸形累及肩关节、肱骨、肘关节、髋关节、膝关节和胸廓,也有上呼吸道如气管畸形的报道。还可能存在其他的口腔、牙齿和上腭畸形。

本综合征的头颅呈尖头畸形改变,可以有颅底前后径的短缩。Cohn 报道 1 例头颅呈三角头畸形改变。

Apert 综合征的发生和染色体基因突变有很大关系。动物实验(大鼠)提示,p38 MAPK 和 Apert 综合征的发生关系十分密切。皮肤方面的病理改变为多脂、增厚和皮肤痤疮。

不少患者有大脑发育畸形,其典型病理改变为脑实质变大。脑室有扩大,但非进行性扩大,有文献报道仍有进行性脑积水的情况发生。有报道 Apert 综合征伴发内脏错位、肠不良旋转、透明隔畸形等。需要注意的是,当发现有透明隔缺损和囊变时,提示 Apert 综合征的预后极差。躯体畸形的发病率一般,心脏畸形为 10%,生殖泌尿系统畸形为 9.6%,听力减退为 56%,颅内压增高症约为 45%。

三、Saethre-Chotzen 综合征

Saethre 医师在 1931 年首次报道一颅缝早闭症患者,其特点是发际很低、面部不对称、短指(趾)、部分并趾(指)、小指屈面畸形和脊椎多发畸形。患者的母亲、父亲、妹妹及其儿子患有并指(趾)和头颅畸形(图 8-7)。1 年以后,Chotzen 报道的另一男性患者和他的两个儿子,除患有颅缝早闭症畸形以外,还伴有面部不对称、眶距增宽、上腭畸形、侏儒、耳聋和智力障碍。为此,该复合畸形以上述两位医师的名字来命名。

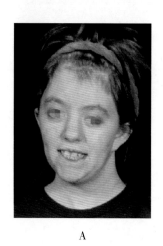
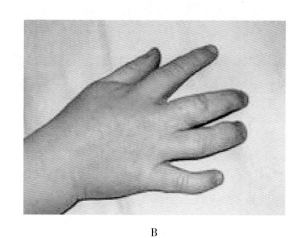

A   B

图 8-7 Saethre-Chotzen 综合征
A. 面部正面观 B. 手部畸形

Saethre-Chotzen 综合征(SCS)也称为尖头并指综合征Ⅲ型(acrocephalosyndactyly syndrome Ⅲ)。临床上表现多样,复合出现的畸形很多,给诊断带来许多困难,因此每个病例应该追查家属中是否有类似的畸形。因为此综合征可以在任何一条颅缝发生骨化早闭,所以其所导致的畸形也各不相同,但多数早闭发生在双侧冠状缝,造成额部扁平和额鼻角呈直线样畸形。颜面部可出现单侧或双侧的上睑下垂,面部不对称和眶距增宽症是常见的面部畸形。耳畸形表现为小、圆和缲边儿的耳轮,以及被横越耳甲的圆锥所隔开的方舟状耳甲。四肢短小而拇指巨大,拇指有时呈劈裂畸形,但不偏斜。在第二和第三指(趾)之间常可见到膜性并连。该综合征的另一特征是巨大踇趾呈外翻畸形,X 线片示末节指(趾)骨有骨性切迹阴影,多见皮纹异常,特别是手掌独纹畸形、指纹三角位置偏向远端等,隐睾多见。

四、Pfeiffer 综合征

1960 年由 Pfeiffer 医师提出的伴有手足膜状并指（趾）、拇指（踇趾）变粗内翻偏弯畸形的短头畸形综合征。X 线片可见第一掌（跖）骨肥大，以及内翻巨指（趾）和拇指（踇趾）骨呈三角形改变。巨大拇指（踇趾）常常一分为二。短指（趾）畸形、肘关节融合和指（趾）关节粘连也可同时出现。

Pfeiffer 综合征的短头畸形表现各异，但临床上多会出现冠状缝早闭症和矢状缝早闭症。可出现上颌骨发育不良，并伴有眶距增宽症和睑裂外侧向下倾斜，呈反蒙古眼样。还可发生眼球突出，如突出严重，会导致无法闭眼而使眼睑丧失保护眼球的能力的严重程度。常见斜视，这些畸形在程度上要比 Apert 综合征所表现的轻微（图 8-8）。耳可以变小。鼻咽腔可以缩窄，常引起鼻后孔漏斗部狭窄，可造成令人担忧的呼吸困难问题。可有气管软骨钙化畸形，像发生在 Crouzon 综合征的气管畸形一样，常有这种畸形的报道。脊椎可以畸形，特别是伴发颈椎融合和骶尾骨异常，较为常见。

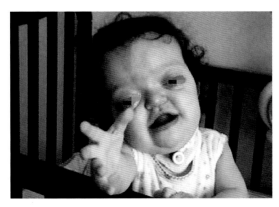

图 8-8　Pfeiffer 综合征的面部表现

与 Crouzon 综合征相同，颅内畸形主要有脑积水、小脑扁桃体嵌梗和因后破裂孔阻塞所造成的颅内静脉回流障碍。严重者呈三叶苜蓿状头颅畸形的重症 Pfeiffer 综合征，其严重的颅盖畸形表现为颞窝特别突出，伴发额顶区壁层狭窄，造成具有特征性的三叶苜蓿状面部畸形。先天性脑积水是较为常见的并发症。这类重症畸形也可见于 Apert 综合征，表现为早发型 Crouzon 综合征和恐惧性侏儒症。

Cohen 把 Pfeiffer 综合征分成 3 种临床类型：Ⅰ 型为显性常染色体典型散发性综合征；Ⅱ 型为三叶苜蓿状头颅畸形性综合征，常并发严重中枢神经系统畸形；Ⅲ 型类似 Ⅱ 型，但无三叶苜蓿状头颅畸形（图 8-9）。Ⅱ、Ⅲ 型均为散发病种，常是致命的。

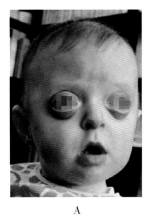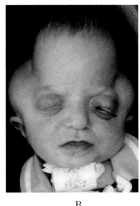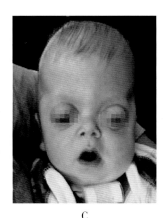

A　　　　　　　　　　　B　　　　　　　　　　　C

图 8-9　Pfeiffer 综合征的 3 种临床类型
A. Ⅰ 型　B. Ⅱ 型　C. Ⅲ 型

五、颅额鼻发育不良综合征

颅额鼻发育不良综合征是由 Cohen 从额鼻发育不全病中挑选出来的一组临床多症状同时出现的疾病,是由双侧或单侧(罕见)冠状缝早闭所造成的,伴有重症眶距增宽症和巨型鼻裂的严重颅额鼻畸形。有膜状并指(趾)和指(趾)甲分开的报道(图 8-10)。

女孩临床表现比较突出,男孩症状和体征比较隐蔽,可有轻度的眶距增宽症。

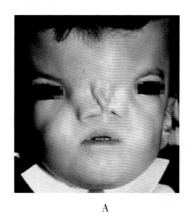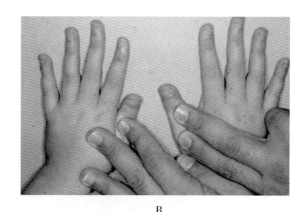

图 8-10　颅额鼻发育不良综合征
A. 面部畸形　B. 手畸形

六、Carpenter 综合征

由 Carpenter 在 20 世纪初提出,并在 1966 年被正式提名为 Carpenter 综合征。其表现为患儿首先出现人字缝和矢状缝早闭,继而这种早闭逐渐累及冠状缝而造成综合征型颅缝早闭症(图 8-11)。如果畸形突出而明显,还可以表现为三叶苜蓿状头颅畸形和突出的颞突。手指短胖弯曲。足趾并合和多趾畸形是本综合征的特点。

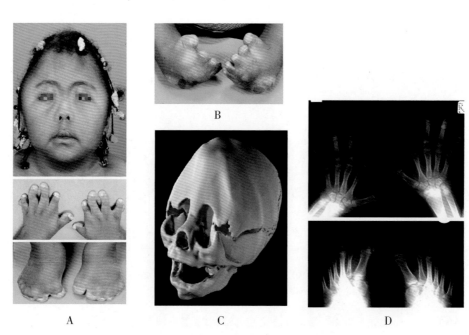

图 8-11　Carpenter 综合征的骨骼和手足表现
A、B. 颅面部、手、足畸形　C、D. 相应的影像资料

七、复合畸形

在综合征型颅缝早闭症病例中,复合畸形相当好发,脑积水发生比例较高,可以表现为进行性脑积水,多见于 Crouzon 综合征和 Pfeiffer 综合征。Apert 综合征常并发大脑畸形,有进行性脑室扩大、透明隔缺损或囊变和胼胝体发育不良。Crouzon 综合征伴发小脑下部、脑干下部和第四脑室畸形的 Arnold-Chiari 病者,可高达 36%,有时伴有颈椎脊髓空洞症。Cenallia 证明小脑嵌顿与人字缝早闭有关。Apert 综合征者腭裂和唇腭裂并不罕见。

综合征型颅缝早闭症用临床症状来区分有时比较困难。近年来,随着基因诊断技术日益发展,用染色体的基因定位和筛选可以发现一些相似的综合征型颅缝早闭症中不同的畸变基因位点,对于明确诊断有很高的参考价值。现摘录文献资料如下(表 8-1)。

表 8-1　不同的综合征型颅缝早闭症的突变基因和相应临床表现

病型	症　状	突变基因
尖头并指综合征	宽眼距,低发际,眼睑下垂,厚指蹼,耳畸形,斜视,睑裂水平呈八字下垂	TWIST1
Robinow-Sorauf 综合征	宽眼距,鼻中隔偏曲,后颅扁平,耳畸形,斜视,下颌前突,双耻骨	TWIST1
Muenke 综合征	冠状缝早闭,宽眼距,头大,脱发,面颊扁平,耳下垂	FGFR3
Crouzon 综合征	颅缝早闭,特别是冠状缝,尖头,中面部发育不全,眼眶变浅,宽眼距,前额短,脱发,突眼,鹰鼻,耳下垂,斜视,牙列拥挤,牙齿异位萌出,下颏前突,肱骨或股骨变短	FGFR2 和 FGFR3,FGFR2 突变热点位于第 8～10 号外显子
Pfeiffer 综合征	颅缝早闭,特别是冠状缝,宽眼距,颌骨发育不良,鹰鼻,听力丧失,突眼,牙列拥挤,腭弓过高	FGFR1 和 FGFR2
Apert 综合征	颅缝早闭,特别是冠状缝,宽眼距,额头前突,颅后枕部扁平,突眼,中面部畸形,牙列拥挤,腭裂,耳下垂,扁平或凹陷面容,拇指短或有指蹼	FGFR2 突变集中于 S252W、S252F、P253R
单侧冠状缝早闭型	颅缝早闭症的症状。如左侧受累,其症状近似尖头并指综合征	FGFR(Any)
Baller-Gerold 综合征	头颅短平,突眼,额头扁,皮肤异色病,手指数有改变伴桡侧畸形,桡骨或拇指发育不良或缺失,智力发育不良	
Beare-Stevenson 综合征	颅缝早闭,分叶状颅	FGFR2
Saethre-Chozten 综合征	颅缝早闭,特别是冠状不对称的扁平前额,发际线低	TWIST
Boston 型	颅缝早闭,分叶状颅,前额后移,额部隆起	MSX2
颅额鼻发育不良	颅缝早闭,特别是冠状缝,额骨中线缺损,眶距增宽	EFNB1 突变:T155P、M158V、M158I

第二节　诊断

一、产前诊断

颅缝早闭症的产前诊断目前已逐渐有所报道,尤其是严重的综合征型颅缝早闭症的产前诊断的个案报道,主要以胎儿超声检查诊断报道为主。胎儿超声检查,是对颅缝作形态方面的分析,间接作出是否有颅缝早闭症,或是否严重的综合征型颅缝早闭症的产前诊断。羊水内基因突变研究有助于颅缝早闭症的诊断,并可判断预后。

（一）颅缝和囟门的超声解剖学

从事产科影像诊断工作的医务人员,包括放射科医师、妇产科医师和助产师在内,都熟悉胎儿颅缝和囟门的解剖。根据超声回波反差原理,无回波空间的颅缝、囟门和有回波功能的周围骨化点之间,颅缝和囟门的超声定位标志应该是显而易见的。

采用中轴切面的超声标记图是常规操作技术可以达到的,但观察时不是十分清楚。虽然冠状缝平面能见度清晰,但其技术不是所有超声工作者都能掌握的。至于二维超声检查,如果要用来进行颅缝和囟门的探查,务必采取技术难度很高的切面扫描,才可以看到比较清楚的超声图像。

三维超声仪是一种可以修改、矫正和控制超声容量的新技术,可以测病理性颅缝和囟门,在发现畸形和测量方面更为精确(图8-12)。

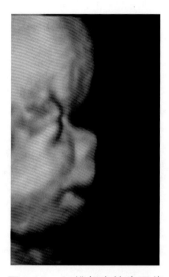

图 8-12　三维超声检查图像

总而言之,二维超声中轴切面有控制超声图像质量的功能,但切面扫描技术难度大,这会影响质量。较新的三维超声仪,操作方便,操控性强,不但可以促进出生前颅缝早闭症诊断的发展,而且有助于对颅骨生长中所发生的病理生理现象作出新的认识。

（二）综合征型颅缝早闭症的产前诊断要点

主要表现为颅面部和四肢的畸形。

产前诊断中 Apert 综合征、Crouzon 综合征、Pfeiffer 综合征、Saethre-Chotzen 综合征、Greig 综合征和 Antley-Bixter 综合征的个案报道较多,系列报道并不很多。

在所有综合征型颅缝早闭症中,最多见的是冠状缝融合,最少见的是矢状缝闭合。

产前诊断中最多见的畸形为颅面部的形态畸变和四肢手足的畸形。

颅面部形态畸变可以分为四个阶段的连续性畸变过程:阶段 I,畸形可见;阶段 II,额突畸形;阶段 III,额突加鼻根隆突;阶段 IV,额面中部的骨发育不全导致伴发眶距增宽症或眼球突出。上述诸项畸变并非具有特异性,有时表现为不同程度的畸形可发生在同一患者身上的综合征型临床表现。

四肢和手足的畸形:并指(趾)畸形中,足趾膜性并趾的诊断比较困难,而手指骨性并指比较容易发现。踇趾畸形在 Pfeiffer 综合征中显得粗、圆而偏离其他小趾。多指(趾)畸形有中轴后位和中轴前位六指(趾)之分,后者多见于 Carpenter 综合征。此外,在 Antley-Bixter 综合征中应注意是否有股骨失去内弯正常弧度的病理情况出现。其他罕见的并发畸形有 Apert 综合征中的胼胝体发育不全、Carpenter 综合征中的心脏疾患和 Pfeiffer、Apert 综合征中多见的骨脊融合畸形。

1 Apert 综合征 这是由冠状缝骨性融合所造成的短头畸形,伴随的面部畸形是中面部发育不良。一经胎儿镜检查诊断为 Apert 综合征之后,其他检查应该用超声仪来完成。有膜性或骨性并指(趾)的超声图像,其中并指的图像形似连指手套,后者在 3 月胎期内即可见到。

出生前即可作出脑室扩大的诊断。还有报道产前发现左心发育不良和大动脉缩窄等心血管畸形的。

有报道在超声诊断中先发现膈疝,继而又发现 Apert 综合征,其最终诊断需要由分子生物学检查证实。

在胎儿 3 周时,其四肢的超声成像并不很清晰。如此时怀疑颅缝早闭症,而超声诊断又不十分明确时,可抽取血样做分子生物学检测,如发现 FGFR2 突变对明确诊断有重要的意义。值得重视的是,有 FGFR2 突变的 Apert 综合征预后极差。有报道怀 Apert 综合征胎儿的产妇,超声检查的死胎比例较高。

2 Crouzon 综合征 冠状缝骨性融合是确定无疑的病因。面部畸变严重,伴有突眼,后者常常具有特征性的临床症状,可以作为确定诊断的第一症状。有因家族成员基因突变病史而在 3 月胎期内用宫内胎儿滋养层活检而明确 Crouzon 综合征诊断的, 也有用分子生物学诊断技术作出伴有黑色棘皮病的 Crouzon 综合征诊断的。

3 Pfeiffer 综合征 Hill 首次在 1994 年介绍产前作出 Pfeiffer 综合征诊断的病例报道。Pfeiffer 综合征的症状出现较早,畸形较为严重,特别是 Pfeiffer Ⅱ型综合征,畸变更为明显,给产前诊断提供了有利条件。有关胎儿综合征病例屡有报道,其中头颅、面部畸形和眼球突出都很严重。常常是因为偏位的巨大踇趾畸形为第一体征而作出 Pfeiffer 综合征的定位性诊断的。因此,在胎儿 12 周,没有出现头颅畸形以前,也可以根据其踇趾畸形而作出正确的综合征诊断。

最近的文献报道,特别强调胎儿连指手套状手部畸形在产前诊断三叶苜蓿形头颅畸形中的关键性和重要性,同时指出气管扩大畸形也是超声诊断 Pfeiffer 综合征的辅助性体征。三维超声有助于手指和气管畸形的早期诊断。也有产前诊断中发现骨脊融合畸形的报道。有报道用三维超声和多层扫描技术,发现与脊柱主轴高度成角的骶骨畸形。多层扫描也可发现肘关节骨性融合。

4 Antley-Bixter 综合征 首次产前诊断家族性 Antley-Bixter 综合征是在 1983 年, 超声检查提示肘关节失去活动,肱桡骨性融合和股骨变形、症候学多变,包括面中部发育不全所造成的耳畸变、鼻后孔漏斗状闭锁、心脏畸形、生殖泌尿系统异常和肛门闭锁。产后主要危险是由上呼吸道阻塞性畸形造成的足以立刻威胁生命的呼吸道并发症,在四肢主要为长细指(趾)畸形改变。

5 Carpenter 综合征 产前诊断的报道很少,有报道胎儿镜诊断(1994)、Carpenter 综合征的超声诊断等。主要畸变结合了冠状缝早闭症的中面部发育不良、中轴前六指(趾),偶见心脏疾病。

6 Saethre-Chotzen 综合征 其相关畸形是中度额突畸形和冠状缝骨性融合。在畸形高危产妇中,妊娠 3 个月时就可发现胎儿的头颅畸形改变。至于具有本征特征性的膜性并指(趾),不是超声检查所能发现的。

总之,产前诊断中超声检查颅缝畸变的阳性检出率是明确无误的。作为超声的窗口,通过颅缝还可以观察颅内大脑是否有良好的发育。对颅缝早闭症高危人群进行超声普查,可以发现早闭的颅缝。在颅缝早闭症高危家族人群中,超声检查颅缝早闭症的发生与否,是安全而可靠的。相反,对颅缝早闭症的低危人群而言,超声检测颅缝早闭症的发生概率较低,无实际意义。至于综合征型颅缝早闭症的诊断,重在对相关复合畸形,特别是颅面部和四肢畸形的发掘,从而列出症状不明显的早期颅缝早闭症的诊断,并告知家属患儿应该注意的事项。

二、临床诊断

在各种类型的颅缝早闭症中,头面部畸形的特征可以确定哪一条或哪几条颅缝受累,以及是否骨性早闭。通常只有某些综合征型颅缝早闭症需要作鉴别诊断。诊断的主要依据为患儿的临床表现。

除了头颅外形异常以外,面部的症状还可以表现为有眶距增宽症、突眼、上睑下垂和上颌骨发育不良。应认真检查耳的形态、大小和对耳轮的轮廓,以排除早期畸变。四肢方面要注意的畸形有:膜性并指(趾)、短指(趾)畸形、拇指屈曲畸形、巨踇趾偏斜畸形和多指(趾)畸形。需详细检查腕关节和膝关节活动,以排除畸形。

三、影像学检查

影像学检查的目的是根据临床症状和初步诊断,结合头颅骨骼畸形的影像学特征,明确诊断和鉴别诊断。影像学检查还有助于单纯性颅缝早闭症及综合征型颅缝早闭症的分类,追查相关颅内外畸形。X线头颅正位、侧位、斜位摄片是首选的检查方法,头颅计算机断层扫描(头颅CT)和头颅三维计算机断层扫描图像重建(头颅CT三维图像重建)是对实质性脏器和骨骼结构检查必不可少的检测手段,必要时应做磁共振三维成像检查以了解脑组织等软组织的改变。对综合征型颅缝早闭症更要求进行磁共振、血管造影(检测静脉回流)、全骨骼摄片和心脏、脊髓超声检查等相关检查以对畸形作全面的评估。

Apert综合征几乎全都是由双侧冠状缝早闭所引起,X线侧位片可显示上颌骨发育不全。磁共振是必不可少的检查手段,可以发现颅内联合畸形病变。常见脑室扩大,但并无进行性脑积水的X线征象。常见透明隔囊变或缺损。可见胼胝体发育不良或缺损。小脑延髓池常扩大,但并无小脑扁桃体嵌顿。四肢摄片主要是检查并指(趾)的骨性改变。

Crouzon综合征的早闭颅缝多变,骨性指压切迹多见,后颅凹缩小,磁共振常发现小脑扁桃体嵌顿及其因影响颈髓而引起的脊髓空洞症。血管造影可以发现在后破裂孔区静脉回流障碍和代偿性静脉回流途径。脑积水是常见的进行性病变。X线头颅侧影定位片和头颅侧影测量可以发现颅底结构、上颌骨相对下颌骨的发育不足。

不论手术与否,应用动态影像学检查对早闭颅缝的跟踪性检查,以及对颅骨指压切迹的随访都是必要的,以便监控颅内压增高及其他临床症状的严重程度,特别是预防颅内压增高性眼病的出现。舟状头畸形和Crouzon综合征的颅缝骨性融合常常是进行性的,其随访检查是必要的。手术以后的病例,则应定期检查手术拼接的转位颅骨板的动态变化,即是否已形成良好的头颅外形,是否有过大的颅骨缺损,以及是否出现新的不良再骨化的颅骨。

四、功能损害测定和评估

（一）颅内高压

对颅缝早闭症患儿进行定期的颅内压检测有助于明确是否有进行性颅内高压存在。

事实上,任何一种类型的颅缝早闭症均有发生颅内高压的危险。可以确定的是,颅内高压的发生率和早闭颅缝的类型有关(表8-2),同时颅内高压发生率随着患者年龄的增大而增高。

眼底变化、颅骨板的病变和颅内高压之间并无很明显的相关性。在被确诊的颅内高压患儿中，85%眼底正常，35%有颅骨指压切迹的X线表现。

颅内高压和神经心理状态的关系比较密切，颅内高压儿童的生长系数和智商都明显低于正常儿童。

Thompson发现在综合征型颅缝早闭症中，后破裂孔区静脉回流梗死的发生率为51%～99%。Gunzaler认为上呼吸道阻塞和综合征型颅缝早闭症的颅内高压可能有一定的相关性。

综上所述，在颅缝早闭症手术以前，特别是对手术指征尚有不确定性时，测定颅压是一项有益的措施。

表 8-2　早闭颅缝类型和颅内高压发生率的关系

早闭颅缝类型	检查次数	颅内高压发生率(%)
舟状头畸形	256	15.2
斜头畸形	38	7.9
三角头畸形	63	12.7
短头畸形	32	31.3
尖头畸形	99	61.6
人字缝早闭	6	/
复合畸形	18	44.4
Crouzon 综合征	32	68.8
Apert 综合征	20	45
其他综合征	31	29

注：表 8-2 是法国 Marchac 医师的临床统计资料，其中通过硬脑膜外传感器测量 595 次，包括晚上睡眠时间在内，不少于 12 小时的颅内压检测资料。超过以 15mmHg 为基线的颅内压定线锁定为颅内高压。在颅内高压曲线中，把高达 45mmHg 的反常睡眠期平台高度也包括在内。

（二）眼科问题

各种临床类型的颅缝早闭症所引起的眼科方面的相关问题，都应该进行全面的检查和分析。综合征型颅缝早闭症所造成的眼科的并发症最多。

突眼是较为常见的症状，患者突出的两眼球似青蛙眼。笔者统计的 45 例中，Crouzon 综合征患者的突眼度（图 8-13）平均为：左 18.6mm，右 19.9mm，而中国人正常突眼度为 13～14mm，可存在散开性斜视。从下面观，可见鼻根平塌，鼻梁及鼻孔宽阔。侧面观则可见鼻尖弓状隆起，呈鹦鹉喙状。

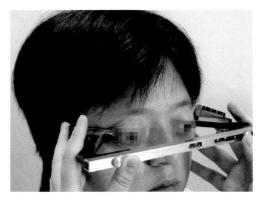

图 8-13　突眼度测量：平视时用 Hertel 突眼
计测量骨性眶外缘到角膜的前后向距离

视力方面的影响主要来源于眼睑闭合不全,缺乏眼球的保护组织,长期角膜暴露导致暴露性角膜炎,严重者可致角膜白斑,导致失明。目前,应用角膜移植技术可使患儿重见光明。在少数病例中,由于存在视神经管狭窄,视神经发生继发性损害,可以出现真性视力障碍。

伴发散光的比例高达 40%,散光所造成的弱视是无法矫治的。在综合征型颅缝早闭症中伴发的散光,可能是上睑下垂、眶解剖失常和眼睑闭合不良后角膜暴露性损伤的结果。

任何类型的颅缝早闭症,不论是否为综合征型,常会并发斜视,其原因可能是眼眶解剖异常所造成的差视性外隐斜视。在综合征型颅缝早闭症中的斜视常为水平型斜视,仰望时斜视更加突出,双眼视觉备受制约。经详细分析眼外斜肌运动功能之后,手术有助于斜视的改善。在斜头畸形中垂直型斜视发病率可高达 67%。散光患儿往往怕光。

在综合征型颅缝早闭症患儿中,眶距增宽几乎是具有特征性的症状,通常发生在 Crouzon 综合征、Apert 综合征、Pfeiffer 综合征中。

未及时矫治颅内高压的眼底视乳头水肿,易进而发生视神经萎缩,同样是眼科的一个严重并发症。不同类型的综合征型颅缝早闭症中,视神经萎缩的发生比例并不相同,其中首推尖头畸形和 Crouzon 综合征危害最大(表 8-3)。Staveou 指出晚期或复发的颅缝早闭症患儿发生颅内高压和视神经萎缩的机会最大。

有文献指出,颅缝早闭症并发的呼吸障碍、睡眠呼吸暂停症所造成的慢性缺氧也和视神经萎缩有关,或可造成严重的视敏度障碍。

在 Saethre-Chotzen 综合征中经常见到的睑下垂,其手术矫治虽有难度,但对恢复视觉灵敏度而言,手术是唯一的选择。

表 8-3　主要颅缝早闭症类型并发视乳头水肿和视神经萎缩的发生率

颅缝早闭症类型	视乳头水肿发生率(%)	视神经萎缩发生率(%)
舟状头畸形	0.4	0.1
三角头畸形	0.3	0
斜头畸形	0.8	0
短头畸形	0	0
尖头畸形	9.8	12.7
复合畸形	4.3	0.9
Apert 综合征	3.2	0
Crouzon 综合征	16.6	3.4
Saethre-Chotzen 综合征	0.4	0.1
Pfeiffer 综合征	5.6	1.9
颅额鼻发育不良综合征	0	0
其他综合征	4.1	0.9

(三)牙齿咬合异常

综合征型颅缝早闭症的另一典型症状是严重反𬌗畸形。下颌骨虽属正常,但由于上颌骨严重后缩,可表现为下颌骨的相对前突。在孩童时,上下颌骨的畸形关系并不明显,但青春期或成人后这种不协调就显得十分突出,牙列不齐,上下牙弓不匹配,上腭狭长,腭盖高拱,上下牙齿咬合关系呈反𬌗状。

软腭及悬雍垂较正常人长。鼻咽腔很小,有时会影响呼吸,导致口呼吸习惯及打鼾。笔者统计Crouzon综合征患者($n=45$)的后鼻棘至咽后壁距离平均为9.56mm,而正常人后鼻棘至咽后壁距离为27.79mm。严重时造成睡眠时呼吸困难,即阻塞性睡眠呼吸暂停综合征(obstructive sleep apnea syndrome,OSAS)。由于鼻咽腔很小,大多又伴有牙齿咬合异常,故患者可以出现发音不准、共鸣音含糊、辅音不清等语音障碍。有些病例可以存在外耳道狭窄甚至闭锁,导致听力障碍;如同时存在上呼吸道感染,欧氏管耳咽管口阻塞,亦会进一步影响患者听力的发育。

头颅X线的定位测量在诊断和治疗Crouzon综合征时有重要意义。常用的为X线侧影定位测量。Crouzon综合征患者的头颅常呈短头畸形形态。在法国Nancy市的一组病例中,颅周径(头围)较正常儿童为小,平均缩小2～3cm。平均颅顶指数和短头畸形相似,平均为86.6。颅底和颅基底(枕骨大孔)夹角缩小是造成颅底拱背的原因,该夹角平均为109°。面角增加8°～10°(Bertelsen,1964)。笔者统计Crouzon综合征患者($n=45$)平均颅面角∠SNA为70.9°,颅面角∠SNB为85.1°,颅面角∠ANB为－14.2°,前颅底长(SN)为61mm。

(四)智力反应

可选用的测定智力程度的方法有Brunet-Lezine试验(1～2.5岁)、Brunet-Lezine量表(2.5～3岁)、新智力量表(>3岁)。对语言障碍的患儿,可采用Wechsler儿童智力表作智力应答测定。

往往有多个因素影响颅缝早闭症患儿的智力反应。

1 颅内高压 Marchac医师对469名未接受任何治疗的颅缝早闭症患儿进行颅内压和智力测定中发现,颅内压正常患儿的智力障碍发生率为25.8%,而颅内高压(>15mmHg)患儿却高达49%($P<0.0001$)。

2 儿童的年龄 确诊时患儿年龄越大,智力障碍越严重,这个规律适用于各种类型的颅缝早闭症。

3 合并脑畸形 合并脑畸形的颅缝早闭症患儿智力发育较差,脑小畸形患儿早期表现头围很小,很容易和一些颅缝早闭症(如短头畸形)等混淆。

4 合并感觉障碍 感觉障碍主要为视觉灵敏度减退,多见于尖头畸形。其次为听力减退,好发于Apert综合征中,表现为传导性听力减退,也可见于有FGFR3内P250R基因突变的冠状缝早闭症。

5 儿童的心理影响 Ropero、Salyer等对患有颅面部畸形的患儿与母亲之间的关系进行研究,并与正常儿童进行比较后发现,以母儿之间接触次数、微笑的频率、对话长短为客观指标,畸形患儿和正常儿童的差异非常明显,并证明患儿和母亲之间出现了感情依恋的破裂和母儿关系的破坏。学校教师对畸形儿童教学和生活方面歧视也非常有害,并影响颅面畸形儿童的学习成绩。Galli指出Apert综合征并不一定存在智力障碍,切勿把颅面畸形儿童等同于智力障碍患儿。笔者认为,应当把畸形儿童心理障碍列为手术指征之一(表8-4)。

表8-4 不同年龄不同颅缝早闭症在接受任何治疗前所测发育商数和智力商数的比率

颅缝早闭症类型	病例总数	<1岁		>1岁		P
		病例数	比率(%)	病例数	比率(%)	
舟状头畸形	503	275	93.8	228	78.1	<0.01
三角头畸形	289	158	82.9	131	80.9	NS
斜头畸形	197	114	90.4	83	80.7	0.08
短头畸形	60	37	89.2	23	52.2	<0.01
尖头畸形	130	77	/	53	45.8	/

颅缝早闭症类型	病例总数	<1 岁		>1 岁		P
		病例数	比率(%)	病例数	比率(%)	
复合畸形	38	11	86.4	27	59.3	<0.04
Apert 综合征	38	11	45.5	27	3.4	<0.05
Crouzon 综合征	74	10	80	64	65.6	NS
其他综合征	77	30	70	47	48.9	0.07

注:所检为法国 Marchac 医师资料:1417 例,尖头畸形儿童都在 1 岁以上。比率为发育商数和智力商数的比率(百分比)。

智力发育延迟多见于综合征型颅缝早闭症。在非综合征型病例中,多颅缝早闭症对智力的危害高于单纯颅缝早闭症,尖头畸形最为多发(见表 8-4)。伴有 FGFR3 中 P250R 基因突变的冠状缝早闭颅缝早闭症的预后很差。在对 Saethre-Chotzen 综合征所进行的分子生物学检测中发现 TWIST 基因的畸变对患儿神经心理学发育的影响很大,染色体中间缺失的患儿,其智力发育障碍的危险性比基因内突变者要高出 8 倍。

第三节　治疗

Crouzon 综合征的手术治疗在综合征型颅缝早闭症的治疗中具有代表性。由于其畸形主要发生在中面部,上颌骨块呈严重后陷,出现中面部断层。其中尤以蝶骨发育不全为关键因素,它造成颅底狭窄;如合并有双侧冠状缝早闭,并伸展到颅顶部及侧颅缝,可以造成上颌骨发育不全,从而导致反𬌗、中面部突度不明显,以及中颅凹突入眼眶的眼球代偿性膨出。眼眶的发育不全和异常尤为明显,表现为眶上壁所在的前颅底前后径变短、眼眶很浅,以至不能容纳整个眼球,故而出现严重的突眼症状。

为便于选择合适的手术方法,法国 Stricker 医师(1994)曾按疾病的严重程度将 Crouzon 综合征分为 5 种形式:上颌型 Crouzon 综合征、假性 Crouzon 综合征、颜面型 Crouzon 综合征、颅型 Crouzon 综合征、颅面型 Crouzon 综合征。

一、治疗目的

一些较为严重的患儿,出生后早期即有双侧冠状缝早闭、颅内压增高、脑积水等,并伴功能障碍所致的临床症状,如颅内压增高引起的头痛、突眼引起的角膜和球结膜炎症、上颌骨发育不良引起的阻塞性睡眠呼吸暂停综合征等,一经发现即应手术治疗,当以解决功能障碍为第一手术目的,同时兼顾颅面外形的改善。

有些 Crouzon 综合征患儿,出生后颅面部畸形并不很明显,1 岁以后逐渐出现尖颅、突眼、反𬌗、碟型脸等特征,给家属和患儿本人带来心理阴影,故改善容貌常常是家属和患儿的第一手术目的。此类患儿越早手术越好,既能改善外形,也可以扩大颅腔,减少可能继发的功能障碍。

二、手术时机

随着颅面外科手术技术的成熟和完善,目前对 Crouzon 综合征患儿的治疗时机分为三个阶段。

（一）婴幼儿期

在出生后的 1～2 周岁内一旦发现此综合征的患儿,可以考虑做额眶前移和颅骨塑形术。这是因为 Crouzon 综合征畸形伴发的双侧冠状缝早闭症既限制了颅腔和眼眶上缘的向前发育,又影响了颅面部上 1/3 的容貌外形,而此时颅面中部尚未开始发育,上颌骨结构比较薄弱,无法承受 Le Fort Ⅲ型截骨前移后的固定。额眶前移术可以将眶上缘向前延伸 10mm 左右,骨性眼眶的上半部分容积可以得到扩大,眼球会相应地向后陷落,从而改善一部分突眼症状;同时,前额骨板随着额眶骨带前移,颅前窝的容积增大,可以有效地改善颅内压增高的问题;对一些颞部狭窄或后枕部突出的患儿,在施以颅骨塑形术时,也可以同时扩大颞侧骨板,或如舟状头矫正术一样重塑后枕部。

如上颌后缩特别明显,以至出现严重阻塞性睡眠呼吸暂停综合征者,可以考虑做简易的中面部牵引前移。

如果伴有颅脑其他畸形,如第四脑室狭窄（Arnold-Chiari 病）等,可以做枕颅部的牵引扩张或截骨扩大手术。

如果患儿在 2～6 岁时就诊,同样可以进行额眶前移和颅骨塑形术,但需要注意的是,随着患儿年龄增加,硬脑膜和颅骨的粘连就越来越严重,开颅手术的难度会增加,手术中的出血也会增多。笔者曾遇到 1 例因硬脑膜与颅骨内板高度粘连而出现硬脑膜多处钙化的患儿(图 8-14),开颅时极易撕破硬脑膜。

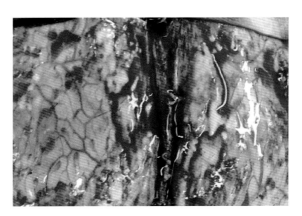

图 8-14　在严重粘连的颅骨下面,见硬脑膜表面多处钙化

（二）学龄期

学龄期患儿如果已经在早期做过额眶骨带前移和颅骨塑形,仍有中面部发育障碍者,可以考虑做 Le Fort Ⅲ截骨术加牵引成骨术。这是因为手术截骨以后,中面部骨块仍在原位,但如果做中面部的整体前移,创伤较大。选用牵引成骨术,只做截骨而不做中面部的整体前移,可以减少手术创伤,等待 1 周的手术不应期过后,应用牵引支架每天定期定量地前移中面部松动骨块,可以平缓而匀速地将松动的中面部上颌骨块拉到预计的位置。在这个牵引过程中,颅底和上颌骨后缘逐渐增大的骨间隙内会形成与自身成骨速度相匹配的新骨,同时扩大了鼻腔的骨性腔隙,进而改善呼吸状态。如存在严重气道阻力者,术前应该做气管切开术,并经气管切开处插管麻醉。

学龄期也可采用自体脂肪注射眶下缘以改善部分突眼症状。

在学龄期 10 足岁以后,可以辅以牙科正畸治疗,矫正上牙列狭窄和不齐,同时为未来的正颌手术,如上颌骨前移或下颌骨后退做牙列术前准备。

如存在阻塞性睡眠呼吸暂停综合征者,可以考虑做咽腔成形手术,或增加血氧饱和度的保守治疗。

严重的颅面型 Crouzon 综合征患儿,可伴眶距增宽、外眦下移、上颌高拱和牙列不齐,有些 Apert 综合征也表现为相同的临床症状。这些病例可以行 Monobloc 和 Bipartition 联合手术。

（三）青春期（成人）

患者青春期（15 岁）以后,甚至等到成人后就诊,如果已经做过额眶前移和颅骨塑形,可以考虑做中面部截骨前移,即 Le Fort Ⅲ 型截骨前移术;如果已经在学龄期前做过额眶前移、颅骨塑形、中面部牵引成骨术等,但还存在较为明显的反𬌗者,可以做正颌手术,即 Le Fort Ⅰ 型截骨前移手术,或者同时行 Le Fort Ⅰ 型截骨前移和双侧下颌升支矢状截骨后退术;如已经做过上述手术,但仍有轻度突眼、中面部凹陷、鹰鼻畸形等者,可以做梨状孔周围充填术（自体骨、人工材料等）、自体脂肪充填术、鼻成形术等。此年龄段就诊者如果尚未做任何治疗,可以根据症状行一次颅面成形手术。

1 发育良好者 如果前额骨和上眼眶、眉弓、额窦等发育良好,突眼并不十分严重;伴反𬌗者,可以行传统的单纯颅外法 Le Fort Ⅲ 型截骨前移术,通常可以在矢状位前移中面部 10～15cm。如存在严重气道阻力者,可全身麻醉后行气管切开插管术。

2 发育不良 如果双侧冠状缝早闭致前额骨发育不良,或额窦较小、眉弓后倾有严重突眼畸形、额颅后缩等症状者,可行额眶前移术,并同期完成 Le Fort Ⅰ 型截骨术;也可行 Monobloc 颅面整块前移手术。

三、围手术准备

（一）术前检查

手术前做常规检查如心肝肺肾等的功能检查,各项指标均应在正常范围内。

一般需准备术中输血。考虑让婴幼儿做额眶前移和额颅成形手术的,应准备 200～400ml 的全血或成分血。学龄期如行中面部牵引成骨术,应准备 400～600ml 的全血或成分血。青春期或成人后行 Le Fort Ⅲ 型截骨前移术者应准备 1000～1200ml 全血或成分血。

术前需做相关影像学检查,包括头颅 X 线正侧位片、头颅 X 线侧影定位片、全头颅 CT 平扫和三维成像片。用 Dicom 3.0 格式保存的 CT 原始资料可以在相关的软件中运行;做数字化测量和术前模拟,也可以用此 CT 原始资料打印出头颅模型,以便使手术前的设计精确;纸质模型价格较为便宜,可以作为初步的模拟,但要在模型上做截骨模拟比较困难;石膏粉模型相对较为精细,但遇水易碎（图 8-15）;聚酯模型既精细又可以做切割操作,但价格较贵。

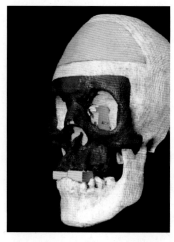 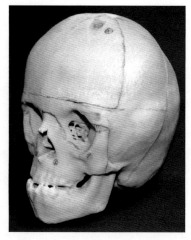

A   B

图 8-15 按照 CT 原始数据打印的头颅模型

A. 头颅纸质模型 B. 头颅石膏粉模型

照片资料是必不可少的。目前多用数码相机拍摄照片,注意拍摄的距离不能太近,如果是单反数码相机,建议用50～90mm的镜头拍摄;如果是简单卡片机,建议用3倍以上变焦状态拍摄。通常照相包括6个方向:正位、抬头位、左斜侧位、左正侧位、右斜侧位、右正侧位。

石膏牙模对 Le Fort Ⅲ型截骨前移术十分重要。术前可以将石膏上下牙模固定在牙咬合架上,在石膏模型上进行截骨模拟。通常要达到正常咬合关系,上颌骨需前移9～11mm。在石膏模拟后,按正常咬合关系制作术后咬合牙垫(聚氯乙烯板)(图8-16),以备手术中校对咬合关系时用。术前应告知患者,术后需作4～6周的颌间结扎,其间应维持流质饮食,其目的在于使患者有心理上的准备,在术后颌间结扎期间可以得到患者的良好配合。

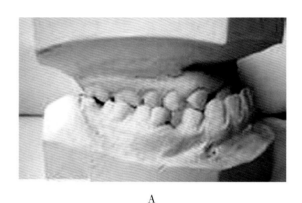
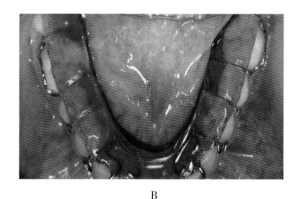

A B

图 8-16 术前准备的石膏牙模和咬合牙垫

A. 石膏牙模 B. 咬合牙垫

（二）麻醉选择及监护准备

通常选用经鼻咽腔插管的全身麻醉。

对中面部截骨前移的病例,术前或术毕之前应留置胃管,术后作胃肠减压,以吸去口腔分泌物和胃肠反流。这是因为有些病例术后要作颌间结扎,胃肠道和口腔分泌物在全身麻醉尚未完全醒转时,易逆向流入呼吸道导致窒息。近年来,术中坚固内固定技术已得到广泛应用,大多数病例术后无须做即时上下颌骨的颌间结扎,因而可以免去留置胃管之苦。

术中放置中心静脉压监护可以及时补充流失的血液及体液。颅内外联合手术者应作颅内压监护,简便的方法是经硬脊膜下留管测定颅内压,术中必要时可经此管放出脑脊液以减低颅压,但此法近年已不常用。术中麻醉医师应密切注意鼻咽部插管是否损伤;Wolfe(1993)曾报道,手术医师术中切断全身麻醉鼻插管,导致呼吸危象。

（三）风险评估

风险评估通常需要多学科一起讨论后决定。婴幼儿患者更应该由儿科麻醉师和儿科心脏病重症监护室(cardiac intensive care unit, CICU)专家参与手术方案讨论和评估,尤其是失血估计、患者代偿能力预估、是否使用自体血回输、是否使用成分输血等,作出术前规划。有些呼吸道阻塞较为严重的 Crouzon 综合征患者,应根据麻醉师和耳鼻咽喉科医师的会诊意见,决定是否做气管切开麻醉,或术后是否延期拔去气管插管,抑或带管在外科重症监护室(surgical intensive care unit, SICU)观察。

即使手术后安全返回常规病房,床边的应急设备还是必需的,包括气管切开包、吸氧装置、负压吸引装置、口腔雾化器等。医护人员应该经过心肺脑复苏训练和口腔手术后观察护理的培训,及时排除可能发生的术后隐患。特别需要注意的是,术后各种通气管、引流管、监护管的整理、记录和清洁十分重要。笔者曾遇一例术后带鼻腔通气插管回病房,因未接三通接口而发生意外肺部通气阻塞致气胸的病例,就是因为当班护士见氧气管自鼻腔通气管脱出,"好心"地将氧气管用宽胶布紧密固定于鼻腔通气插管出口,未留任何呼吸的空间和通道,以致该通气插管只有外源氧气进入而无法呼出气体,肺部张力过高,最终发生气胸。

良好的医护团队和长期密切的合作经验,是减少手术风险的重要因素。

（四）术式缘起和演进

Crouzon 综合征的治疗开始于 Gillies(1942),他应用 Le Fort Ⅲ 型手术截断上颌骨,并前移以矫正突眼和反殆畸形。但 Gillies 的截骨手术过于简单,骨块前移后的空隙未予植骨,因而手术效果不佳。当时 Gillies 认为此手术过于危险,且效果不良,曾私下告诉同事,建议放弃此类手术。

Tessier 采用颅内-颅外联合径路方法,进行了 Le Fort Ⅲ 型截骨前移术的尝试,获得了满意的效果,并在 1977 年首次报道。在 Tessier 成功经验的鼓舞和启发下,Converse 等首次尝试将额骨和眶、上颌骨整块截骨前移,并称之为整块(en bloc)手术。其后 Tessier 本人也开始了额眶和上颌骨的分次前移手术,两次手术间相隔 3 个月。

Converse 和 Tessier 的额眶、上颌同时前移手术均有较高的感染率,且手术风险大,可能出现死亡、失明、骨吸收等严重的并发症。1978 年墨西哥的 F. Ortiz-Monasterio 医师首次报道了颅内外同时手术行额眶上颌前移的整块性(Monobloc)手术,7 例手术中有 5 例为 4～6 岁儿童,获得良好效果。其后 Tessier 等重复了 Monobloc 手术,认为效果良好,可以推广。对于这种较为复杂而难度很高的 Monobloc 手术,褒贬不一,如德国 Muehlbauer 医师(1983)和法国 Marchac 医师(1985)认为此类手术过于危险,建议尽量少做。而美国 Wolfe 医师和法国 Tessier 医师(1993)认为在小儿 Apert 综合征中应用 Monobloc 手术效果最佳,并可同时行中面部及眼眶的中间劈开、骨块内旋的中面部劈开术(Bipartition 术)以纠正 Crouzon 和 Apert 综合征中伴有的宽眶距、高腭弓畸形;并认为只要手术熟练,完全可以减少严重并发症的发生。2013 年法国 Eric Arnaud 报道,在 210 例 Monobloc 和 Bipartition 手术中发生脑脊液漏或感染的比例在 27% 左右。笔者在 45 例 Crouzon 综合征的治疗中曾有 3 例行 Monobloc 手术,效果良好,仅有短暂性脑脊液鼻漏,无感染和骨吸收发生,但笔者认为此类手术只应该由手术经验非常丰富的医师来操作。

（五）选用不同的术式

术式选择按 Stricker 的分类法,各类 Crouzon 综合征(包括部分 Apert 综合征)可选用下列不同的术式:

1 上颌型和假性 Crouzon 综合征（1～2 型） 青春期或成人患者可选用颅外法 Le Fort Ⅲ 型截骨前移术(即 Tessier Ⅲ 型手术,自身稳定型)。此类患者前额或额窦相对突出,仅中面部后缩,伴轻、中度突眼。

2 颜面型 Crouzon 综合征（3 型） 青春期或成人患者可行颅外法 Le Fort Ⅲ 型截骨前移术。严重额部后倾或平坦者,可考虑行 Monobloc 手术或以 Tessier 法行二期额眶、上颌前移术。

3 颅型 Crouzon 综合征（4 型） 小儿患者可仅行单纯的额眶前移术,待成年以后再行 Le Fort Ⅲ 型截骨前移术。成人患者可行 Monobloc 手术。

4 颜面型 Crouzon 综合征（5 型） 多伴有眼眶向外侧倾斜分开,伴眶距增宽症和腭部正中高拱,甚至有腭部裂开者。学龄期患儿可行 Monobloc 和 Bipartition 联合手术以一期矫正上述畸形。

四、手术方法

（一）额眶前移及额颅塑形手术

在婴幼儿期，此类手术可以改善颅内压、重塑额颅骨板外形、充分前移额眶和眉弓、改善眼眶上半部分过短所致的突眼畸形。

1 准备 取平卧、头高位。经口腔气管插管，全身麻醉（图 8-17）。如后鼻腔狭窄明显，而无法正常插管者，可以考虑气管切开后经气管开口插管，而后施行全身麻醉。护理方面，应在术中准备气管切开包、深静脉埋管包、静脉切开包、腰穿包、胸穿包、导尿包等。

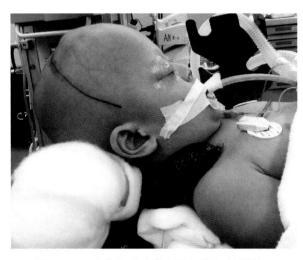

图 8-17 手术取头高位，经口腔气管插管

2 显露 以冠状切口进路。切开头皮后，在帽状腱膜层分离，两侧都分离至颞区。正中及眶上、颅顶部以工字形切开颅骨膜，由正中向两侧掀起颅骨膜并尽量保持颅骨膜的完整性。在颞肌附着处用电刀切开致密的肌腱和颅骨之间的连接，在颞肌下，在颞部颅骨表面分离颞肌和颅骨膜瓣；向前，分开颞肌与眼眶外缘的肌性附着；向下，分开颞肌与颧骨颧弓的附着，并显露骨性眼眶上缘和外缘，以及颧骨上缘和颧弓的前 1/3。前额中央部位的骨膜下分离宜向前至额眶缘上 2cm 处，切开额眶部骨膜，然后在骨膜下剥离，由中央向两侧骨膜下剥离显露眼眶上缘、眶上窝、眼眶内侧壁和筛骨纸板、泪囊窝；向下分离，显露鼻根部的鼻骨和上颌骨鼻突。

3 截骨 截骨线设计包括额眶骨带设计、前额颅骨板设计、确定移动额眶骨带和前额颅骨板的固定位置等。掀起骨膜后，可以用亚甲蓝笔标记截骨线，也可用电刀尖标记截骨线。截骨后的眶带至少要达到眼眶外缘的中分，最好包括整个眼眶外缘。可以在额眶骨带的后缘做一个舌状带，以便于额眶骨带前移后的固定。

4 前额颅骨板的选取 前额颅骨板的弧度和宽度应该在原颅骨上选取，最好在能够形成自然前额颅骨板弧度的部位选择宽度和高度与额眶骨带相匹配的颅骨板，经标记后保留此颅骨板备用。如果前额弧度僵硬扁平，可以在取下前额颅骨板后经过 2～3 次折断，形成既有合适前突弧度，又能和前移的额眶骨带相匹配的前额颅骨板。

5 固定 前移的额眶骨带在中央部位应该与前移的鼻根部截骨端重叠固定。两侧眶外缘应该用可吸收板和眶颞未截骨部位做坚固内固定。前额颅骨板和前移的额眶骨板之间可以用 3-0 或者 4-0 的 PDS 可吸收缝线缝合固定，而无须用坚固内固定。颅骨截开后，其他部位的颅骨间隙可以用剩余的颅骨碎片贴着硬脑膜安放，用生物胶固定（图 8-18）。

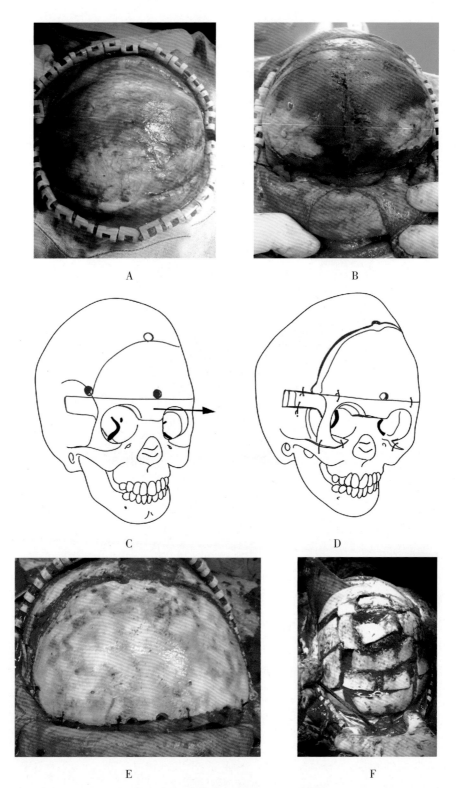

图 8-18 额眶前移及额颅塑形手术

A. 显示颅骨膜剥离范围　B. 掀起颅骨膜后做截骨的标记　C. 截骨示意图术前　D. 截骨示意图术后　E. 前移的额眶骨带和前额颅骨板　F. 截骨后间隙用颅骨片覆盖

　　婴幼儿期 Crouzon 综合征多伴有短头畸形。有些患儿囟门和额缝在 3～5 个月时尚未闭合，但双侧冠状缝早闭非常明显，或伴有颞鳞缝早闭而致颞部凹陷，以致颅内压增高明显，囟门反而更大，额缝也无法正常闭合。此时前移额眶骨带非常必要，前移的幅度应该足够大，以尽早去除限制颅底发育的狭窄因素。

Crouzon 综合征伴发严重的双侧冠状缝早闭症或其他颅缝早闭症者,应该尽早手术。如果延迟到学龄前,甚至学龄期再手术,手术操作难度会大增,手术效果也不如早期好。笔者在一例 5 岁患儿 Crouzon 综合征伴尖头畸形的手术中发现,颅骨内板和硬脑膜有非常紧密的粘连,取下颅骨板后,见整个前颅部的硬脑膜有多个钙化点,颅内压很高,以致必须前移额眶骨带 15mm(图 8-19)。

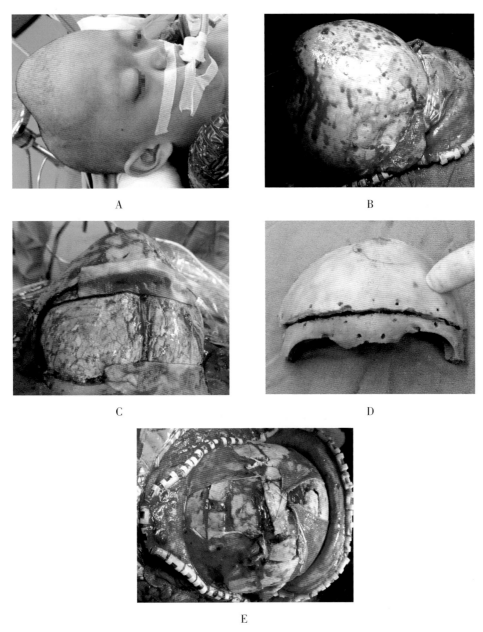

A

B

C

D

E

图 8-19 Crouzon 综合征(5 岁)术中发现颅骨内板和硬脑膜紧密粘连,以及硬脑膜上多个钙化点
A. 术前 B. 颅骨膜剥离后 C. 术中见硬脑膜上多个钙化点 D. 额眶骨带和前额颅骨板
E. 额眶骨带和颅骨板前移,骨间隙用剩余颅骨片覆盖

当 Crouzon 综合征伴有脑干下部及第四脑室畸形的 Arnold-Chiari 病时,早期就会出现明显的颅内压增高,脑室增大,加重了突眼症状。在做额眶骨带前移和颅骨塑形前,应该请颅脑外科医师会诊,根据颅内压增高和脑积水的严重程度,决定何时做脑室-腹腔分流术。

过度前移额眶骨带是必需的。以笔者的经验,这类患者因为颅内压非常高,颅骨内板吸收比较明显,以致无法形成完整的前额颅骨板。可以扩大开颅范围,甚至做全颅截开,以便在整个头颅部先选择较为致密的颅骨作为前额骨板，而剩余的颅骨板可以分块安放在硬脑膜表面，以浮动形式随大脑发育自行形成新的颅骨外形(图 8-20)。

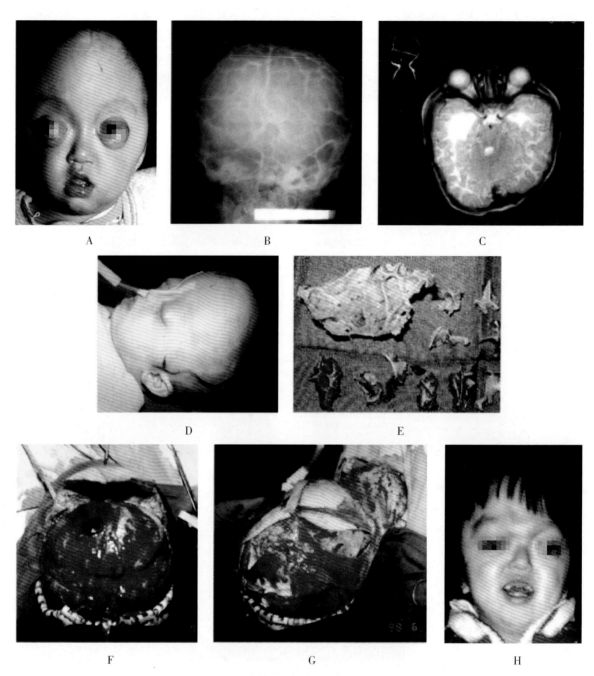

图 8-20　Crouzon 综合征伴发 Arnold-Chiari 病(8 个月)

A. 术前正位照　B. 头颅 X 线后前位片见广泛的指压切迹印　C. 头颅 CT 平扫见明显颅前窝前后径短伴发后颅 Chiari 病　D. 术前准备　E. 术中取下的颅骨板已成虫蚀状　F. 术中额眶骨带和前额骨板前移 20mm　G. 头皮缝合前　H. 术后 3 年随访正面照

(二)颅外法 Le Fort Ⅲ型截骨前移术(自身稳定型的 Tessier Ⅲ型截骨术)

学龄期 Crouzon 综合征患者如果额部发育良好而需行中面部整块牵引成骨前移术；青春期或成人患者额部发育良好，而拟行一期中面部截骨前移术者，可选择此术式。

平卧，经鼻插管全身麻醉。横颅冠状切口进路。切开头皮后，在帽状腱膜层分离，两侧至颞浅筋膜下、颞肌之上；向前到额眶缘上 2cm 处，切开额眶部骨膜，然后在骨膜下剥离，于眶外侧缘、眶耳平面水平切开骨膜和颞肌浅层；止血后用剥离子作钝性分离，向两侧达颧骨颧弓表面，剥除颧弓上附着的颞肌和翼内肌。在骨膜下完全剥离眼眶的外侧壁、内侧壁,注意凿开眶上孔以显露眶上神经血管束,并游离之。用骨膜剥离子从眼眶的内外两侧向眶底和眶下缘剥离,并与眶下缘的内外侧交通。在骨膜下将额部剥离至鼻根部或侧鼻软骨处。如此整个眼眶、颧弓和上颌骨的骨膜已完全剥离开。彻底止血后,用亚甲蓝或着色笔在骨面上设计截骨线,包括颅额部、中面部、颧骨颧弓等。

用电动或气动来复锯或摆动锯进行鼻根、眶外侧缘、眶内下缘及颧弓的截骨。截骨完成后用 Kawamoto 骨凿(弯头长骨凿)插入口内的上颌结节后方,轻轻凿开上颌结节和翼板的联结(图 8-21B)。然后用 Rowe 上颌持骨钳插入双鼻孔和上腭之间,夹持整个上颌骨和中面部,并上下、左右摇动整块中面部骨块,使之完全松动后向前拉出,使中面部骨块前移后达到正常的咬合关系。在上下牙列间置入咬合垫,用颌间结扎固定上颌中面部骨块,固定时应呈轻度超𬌗,以防术后骨块后缩。最后,在中面部骨块截骨前移后的骨间隙内植骨,即在眶外侧缘、眶上缘、颧弓、鼻根部及上颌结节后的诸间隙内植入自体髂骨或肋骨。植骨后各骨块间须行钢丝结扎或以小钢板固定(图 8-21)。

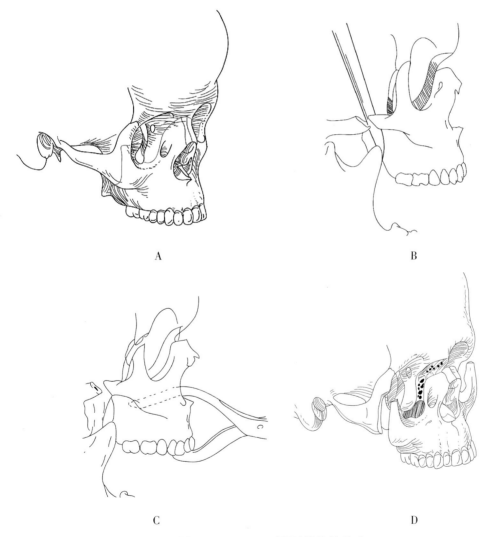

图 8-21　Le Fort Ⅲ 型截骨前移术
A. 截骨线设计　B. 断开颧弓,凿开上颌结节和翼板的联结　C. 用上颌持骨钳拉出中面部　D. 上颌骨前移后

应注意的是,上颌结节后的植骨较难固定,有时骨块可滑落到咽后壁的咽旁间隙中而达不到骨固定作用。为此,Wolfe 建议在上颌结节植入的骨块上固定一根引线,植骨后将引线缝扎于前方牙槽骨,一旦骨块滑脱,即可提起固定线,拉起移植骨块。这不失为一种简单而有效的骨固定方法。

此手术因术后行颌间结扎，当麻醉未完全清醒时易致口腔分泌物和陈旧性血性物倒流所造成的窒息。术前或术中应置胃管，术后 2 天内行持续胃肠减压以减少口腔内分泌物。术后可在头皮瓣内置负压引流，2～3 天后去除。术后流质饮食 2～3 周。颌间结扎固定 6～8 周后去除。头皮切口 7～10 天拆线。

（三）颅内-外联合前移、额眶部 Monobloc 截骨术

小儿病例（6 岁以下）可进行额眶前移法以扩大颅腔、前移眶顶部如前述。如颅内压增高较为明显，或伴短头、塔头畸形，或额窦发育很差者，可行颅内-外联合前移、额眶部 Monobloc 截骨术。切口及分离与前同。额眶面截骨，形成额颅块、眶带块及上颌块三大块向前移动，因而也有人称此法为"三块法前移"。前移骨块间分块固定，在额颅、眶两侧、额眶骨带两端及颧弓断开处分别植骨并固定。复位头皮瓣后，再分层缝合。

Monobloc 方法一次性地前移颅眶及上颌部，有效地增加了前颅底长度，增大了眼眶容积，同时也改善了颅的外形，是较为彻底而有效的手术方法（图 8-22）。但由于此法将颅面及额颧等部的联结打断，尤其是额眶面前移后存在较大的额鼻间隙，使颅前窝（颅内）与鼻筛部（颅外）交通。通常手术中会产生颅底的硬脑膜撕裂，如当时不予修补或修补不严，可形成脑脊液鼻漏。颅内外交通和脑脊液鼻漏会是较为棘手的术后并发症，同时增加了颅内感染的机会，严重者可致脑膜炎、额骨大范围吸收坏死等。Fearon 和 Whiteker（1993）比较 Le Fort Ⅲ型截骨前移术和 Monobloc 手术的感染率后指出，前者的感染率仅 5%，而后者的感染率达 50%。

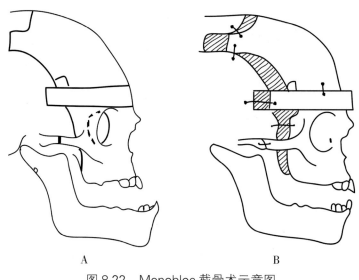

A   B

图 8-22   Monobloc 截骨术示意图

A. 术前截骨设计   B. 颅面骨截开固定后

为减小额鼻间隙的无效腔，进而减少感染和持续性的脑脊液鼻漏，笔者在截骨前移后的颅底之额鼻间隙中植入大块的髂骨，并将植入骨块的边缘修成楔形嵌入颅底。笔者在 5 例 Monobloc 手术中应用此方法后，脑脊液鼻漏 1 周即自愈，无感染及骨吸收发生。6 个月后外形维持良好。术后负压引流应置于颞肌下而不能放在额部，以防止负压过大而使额鼻间隙增宽，致颅内外交通更趋明显。

有趣的是，1985 年 H. Kawamoto 和 A. Wolfe 在上海第一次全国颅面外科学习班中作为演示手术展示了一例学龄后期 Crouzon 综合征病例。当时两位美国医师行颅面联合截骨后，整块前移稍嫌过度，在场观看的中国医师以为这是东西方审美差异导致的。从 10 年后的随访来看，这种过度颅面前移，不失为预防复发的好方法（图 8-23）。

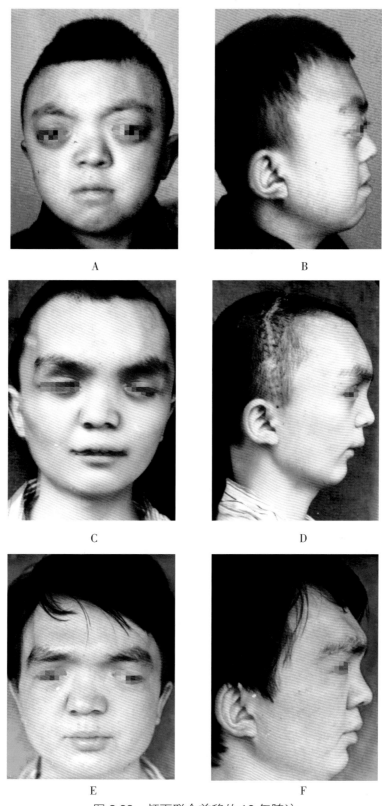

图 8-23 颅面联合前移的 10 年随访
A、B. 术前 C、D. 术后 2 周 E、F. 术后 10 年

（四）一期行额眶面前移和眶中面部中间劈开术

Tessier 将 Monobloc 手术和 Bipartition 手术（van der Meulen 法，1979）联合使用，用以治疗颅面型的 Crouzon 综合征和 Apert 综合征（1979）。Bipartition 手术示意图如图 8-24 所示，进行复杂的截骨术，同样注意植骨和骨固定。Tessier 认为，进行此种联合手术，由于 Bipartition 手术减少了额鼻间

隙的无效腔,故可以减少颅内感染和骨吸收的发生率。但应注意下列几点:①额眶骨带应弯曲成良好的弧度,最大限度地减少额鼻无效腔;②用颅骨膜关闭鼻筛部的黏膜缺损,以隔开颅内外交通;③双鼻孔插入鼻通气管3～5天,让空气能自由进出,以免气体由筛部缺损口进入颅内;④术后不使用脱水剂,使大脑能充分膨胀,以充满额鼻间无效腔。

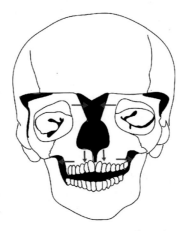

图 8-24　Bipartition 手术示意图

Tessier 认为对于一个训练有素的颅面外科医师,Monobloc 手术要较 Le Fort Ⅲ型前移术容易;而增加一个 Bipartition 手术也只是多增加了约 2 小时的手术时间,效果却远超原有手术,同时能减少感染等并发症。Wolfe 共施行 14 例、Tessier 共施行 65 例,其中仅 2 例发生感染,1 例发生骨吸收,总体效果良好。

（五）颅面牵引成骨技术

牵引成骨技术,是指应用传统颅面截骨手术如 Le Fort Ⅲ型截骨手术、Monobloc 截骨手术等以后,不做即期的中面部或者颅面部前移,而是等到 1 周以后,应用外置或内置的骨牵引装置,每天逐渐地前移离断的中面部或颅面骨块,并使这种前移速度和牵引后骨间隙中成骨地速度匹配;当中面部或颅面部到达理想的位置,即停止牵引,并固定数月,以使骨间隙中新生骨质良好成骨,有利于有效防止复发。

中面部牵引成骨技术可以适用于学龄期的 Crouzon 综合征患儿,或者中面部后缩极为严重,预计应用传统颅面截骨手术一次前移后极有可能复发者。Bradley 和 Kawamoto 认为 Monobloc 截骨牵引主要适用于一部分严重综合征型颅缝早闭症的患儿,他们不但有严重中面部的凹陷和额部后缩,还存在严重的上呼吸道阻塞,如严重的睡眠呼吸暂停综合征,依赖气管插管,严重的眼球突出,角膜暴露,或继发角膜炎、角膜溃疡、失明等。Meling 认为在 Crouzon 综合征的患儿出现颅内压增高,夜间睡眠血氧饱和度低到75%,上呼吸道反复感染,反𬌗畸形严重,进食困难时可以考虑对患儿进行 Monobloc 截骨加牵引。

牵引装置分为内置式和外置式两种。美国的 Bryant A. Toth 和 Martin Chin(1998)较早试用内置式中面部牵引器。该装置由冠状切口入路,主要埋置于颧突和颞颅部,但是其牵引杆需从面颊部传出,仅留较小的面部瘢痕(图 8-25)。

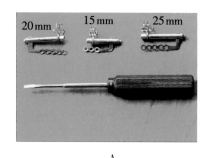 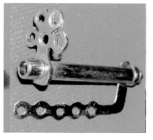 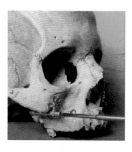

图 8-25 BA Toth 和 M Chin 的内置式中面部牵引器
A. 牵引器部件　B. 牵引器主要部件　C. 牵引器安装部位

法国 Eric Arnaud 和 Daniel Marchac 设计的内置式牵引器（由马丁公司代理产品）同样由冠状切口置入，其操纵杆由耳后引出，避免了面部的瘢痕。为了颅、面同时牵引，需要 2～4 个牵引器（图 8-26）。

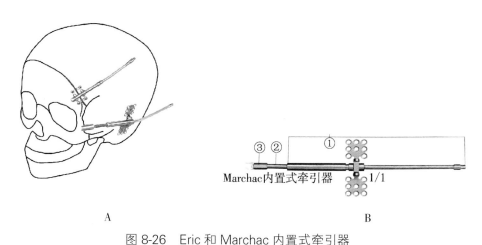

图 8-26 Eric 和 Marchac 内置式牵引器
A. 牵引器安装示意图　B. 牵引器装置说明：①牵引和固定部件；②内置连接部件；③凹槽型支撑连接部件

外置式中面部牵引器主要以 Halo 系统的装置为主，较为著名的是 RED（图 8-27）和 BLUE，前者为德国马丁公司产品，后者为美国 Water Lorenz 公司产品。国内宁波慈北公司的产品和上述产品相近，但价格便宜。

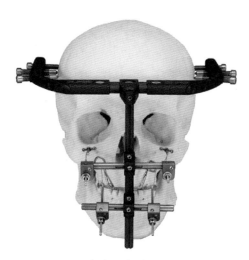

图 8-27 外置式中面部牵引器（马丁公司 RED）

关于内置式或外置式牵引器的选择,Cohen 提出了内置式牵引器的诸多优点,包括内置式牵引器易被患儿接受,内置式牵引器固定牢靠,内置式牵引器便于切口的护理。Bradley 和 Kawamoto 也认为内置式牵引器易被患儿接受,有利于获得一个较长时间的牵引巩固期,有利于患儿获得一个较稳固的成骨,同时他们还认为患儿不易接受外置式牵引器的装配,外置式牵引器调整较为复杂,而且难以获得一个较长的牵引巩固期,可能牵引巩固期只能达到 3 周。外置式牵引器的应用会给患儿及其家人带来诸多不便,如在日常生活中都必须小心谨慎地保护外置式牵引器,需要其家人专人看护患儿数月,患儿也无法上学。此外,外置式牵引器装配比较复杂,尤其是将外置式牵引器装配于一个正中的位置时需要反复调整。

笔者较常应用外置式牵引器,其优点一是价格便宜,二是牵引方向可以随时调整,有利于在颅面牵引前移成骨的同时获得一个较好的𬌗关系;外置式牵引器牵引力量确实可靠;在患儿能够较好配合,家属看护细致的情况下外置式牵引器能够获得一个足够长的牵引巩固期;拆除牵引支架不需再次打开冠状切口。此外,应用外置式牵引器需在患儿两侧外眦角下方 0.6cm 处和双侧鼻唇沟部旁作约 0.4cm 长的皮肤切口,术后会留下瘢痕,需与患儿家属说明。操作方法如下:

术前按照 CT 获得的 Dicom 3.0 格式数据,在电脑中做中面部截骨模拟图(图 8-28)。打印头颅模型。经鼻腔插管全身麻醉。双侧冠状切口入路。按照传统 Le Fort Ⅲ 型或 Monobloc 术式进行中面部截骨,但截骨后只做中面部折断而不做前移。

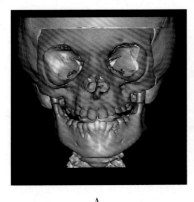 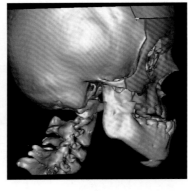 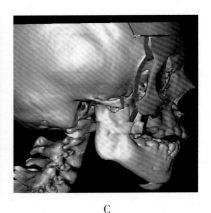

A   B   C

图 8-28　基于 CT 数据资料的术前设计模拟图
A. 术前正面截骨范围设计　B. 术前侧面设计　C. 预拟中面部前移的设计

牵引器安装。于双侧外眦角下方 0.6cm 处和双侧鼻唇沟部切开 0.4cm 的皮肤,剥离至骨膜下,固定牵引钉于颧骨和上颌骨上,将牵引架用固定钉固定于颅骨上,随后用钢丝将牵引钉和牵引架连接起来,通过调整牵引杆来获得一个合适的牵引方向,牵引方向为向前稍向下。调试牵引器并确认能够前移 20mm,两侧中面部骨段移动较一致、阻力相近后结束手术。

牵引过程。术后观察及恢复。到第 7 天开始牵引。牵引速度为每天 1mm。笔者多使用国产外置式牵引器,旋转杆每转 1 圈,牵引器伸长 0.5mm,故每天可分早上、下午两次进行,并详细记录。

当连续牵引,中面部前移到达理想位置,且上下颌骨所对应的牙列咬合关系较为良好时,可以停止牵引前移。以笔者经验最多可前移 27mm(图 8-29)。出院后保持牵引器 3～4 个月。回访拆除牵引架,去除牵引钉。

对于冠状缝早闭而导致前额后缩明显的病例,可以做前额颅骨板切开后在外置式中面部牵引支架的横向主杆上方另置一牵引横杆,安放左右两侧的牵引杆,同时牵引额骨板和中面部。

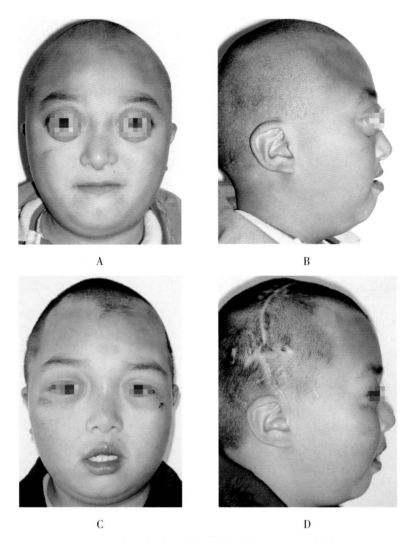

图 8-29　中面部牵引成骨技术治疗 Crouzon 综合征
A、B. 术前正、侧位　　C、D. 术后正、侧位

对于青春期或成人较为严重的 Crouzon 综合征，如果术前估计中面部所在的上颌骨需要在前后方向前移超过 15mm 以上者，为防止手术后的复发，应选择中面部截骨后的牵引成骨技术，虽然治疗周期较长，但是手术完成以后的远期复发率要明显低于采用传统单纯中面部截骨前移者。

（六）婴幼儿简易中面部牵引前移

婴幼儿中面部极度后缩影响呼吸者，因骨骼脆弱又不易固定，很难用常规的牵引器和截骨方法，故可选用此法。此类患儿气道十分狭窄或变形，经口腔或鼻腔插管困难，这种情况下施加麻醉既不易达到要求又不安全，这时可以经气管切开插管后再施以全身麻醉。简易的方法是选用较粗的克氏钢针，经一侧颞颊部横穿整个中面部，到另外一侧颞颊部穿出。用较长的细钢丝分别固定在从左右两侧穿出的克氏钢针的外露端上。将婴幼儿置于有支架的床上平卧，将牵出的面部左右两根细钢丝向上引，继而经滑轮向床尾下与计重的垂砣连接。垂砣可以从 50～100g 开始，每天逐渐增加重量，直至患儿中面部牵出为止。待呼吸状态改善后固定此牵引装置 1～2 个月。

（七）后枕部牵引成骨

对综合征型颅缝早闭症伴枕颅扁平、第四脑室根部狭窄（Arnold-Chiari 病）的病例，可以将后枕部颅骨倒 U 形截开，位置通常在乙状窦之上。用 Ω 形弹簧圈或直线型内置式牵引器（Eric 和 Marchac 装置）将截开的倒 U 形枕颅逐渐牵开。Eric 等（2013）报道，牵开枕颅部，可以有效改善第四脑室的梗阻,进而改善脑脊液循环。但此方法仍有一些并发症,如硬脑膜撕裂、出血等。

（八）三叶苜蓿状头颅畸形的治疗

三叶苜蓿状头颅畸形手术目的、术前检查和 Crouzon 综合征相同。但如伴有颅内压增高,或较严重的脑积水,则治疗的预后较差。如果颅内压较高并伴有较严重脑积水者,建议先做脑室腹腔分流术以改善脑积水症状。如果脑积水并不十分严重,或者脑积水腹腔引流术后 6 个月以上,可以对三叶苜蓿状头颅畸形进行治疗。三叶苜蓿状头颅畸形的治疗目的主要是降低颅内压、改善视力、改善颅面外形。通常突眼症状和眶距增宽症的严重程度不如 Crouzon 综合征那么明显,而三叶苜蓿状头颅畸形不仅外形不好看,还有颅前窝的形态异常。其他症状如鼻根扁平、中面部发育不良等需要到青春期后行二期手术进行治疗。

三叶苜蓿状头颅畸形形态异常表现在短头和两侧颞部凹陷。开颅手术后,额眶骨带形成和过度前移,是重塑颅骨外形的第一个重要步骤,一般额眶骨带最好能够前移 1.5～2.0cm,这样可以让颅底径足够宽大以增加颅腔容积,同时额鼻角的外形也可以渐趋正常。前移额眶骨带以后,开颅取下颅骨板的范围应该向上超过颅顶、向两侧跨过颞部颅骨(图 8-30)。

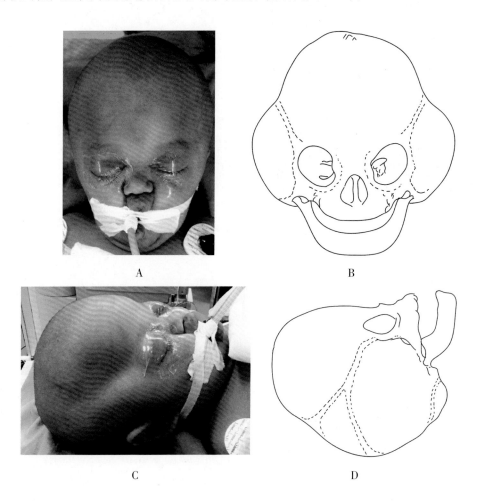

A

B

C

D

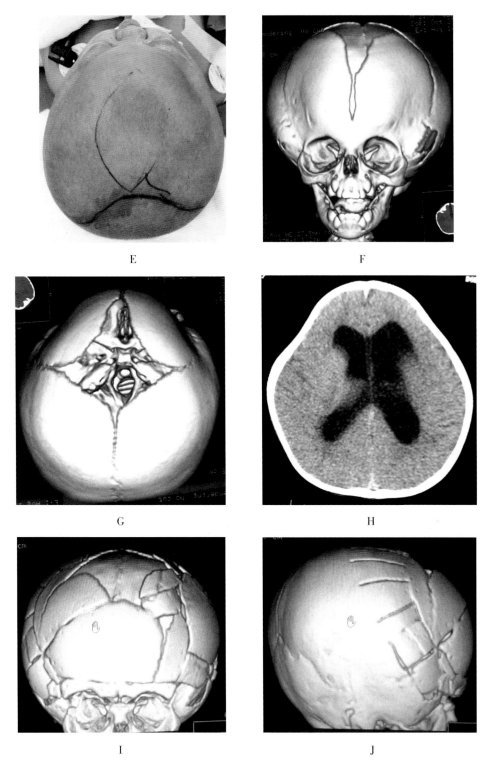

图 8-30　三叶苜蓿状头颅畸形患儿(11 个月)手术治疗前后
A、B. 术前正面观及示意图　C、D. 术前侧面观及示意图　E. 术前上面观　F、G、H. 术前 CT
及 CT 三维重建　I、J. 术后 CT 三维重建

　　年龄稍大的患儿手术难度也相应增大,早闭颅缝与其下的硬脑膜有较多的粘连,开颅操作中容易撕裂硬脑膜而产生脑脊液漏。另外,颞部凹陷区域所对应的颅前窝和颅中窝交界处,会有增生的颅骨板嵌入硬脑膜之中,手术时应注意(图 8-31)。

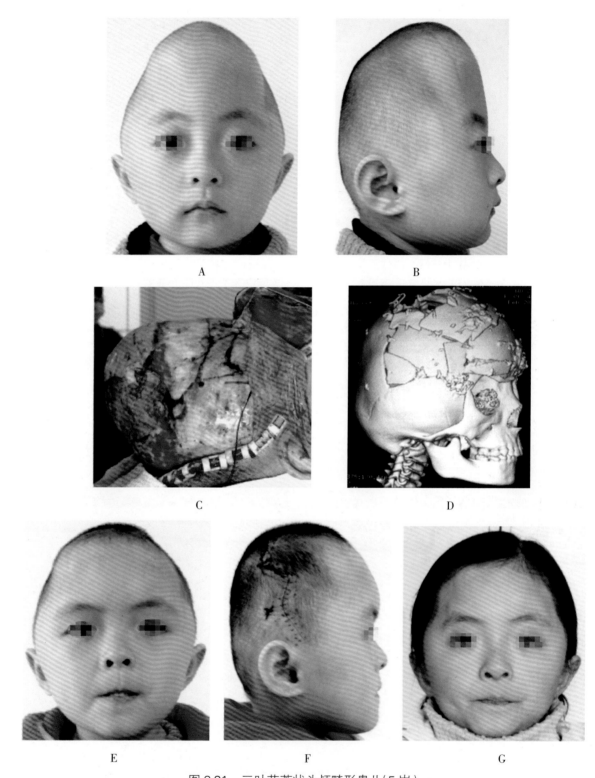

图 8-31　三叶苜蓿状头颅畸形患儿（5 岁）

A、B. 术前正面观、侧面观　C. 术中截骨设计　D. 术后 CT 三维重建　E、F. 术后正面观、侧面观　G. 术后 3 年随访正面观

五、手术中注意事项

　　患儿年龄越大，硬脑膜和颅骨的粘连就越紧密，开颅手术的难度就越大，手术中的出血也可能越多。笔者曾经在一例 5 岁 Crouzon 综合征患儿的开颅手术中发现，不但硬脑膜和颅骨内板存在非常紧密的粘连，而且硬脑膜表面出现多发的钙化灶。

六、并发症

（一）死亡

Crouzon 综合征的手术治疗较为复杂，有些需要行颅内外联合手术，可有一定的死亡率。死亡原因可为心血管异常、脑血管异常、脑水肿、颅内血肿、呼吸道阻塞（如窒息）等。死亡率在 0.31%～0.37%不等。笔者迄今共进行 60 余例 Crouzon 综合征矫正术，无死亡病例。

（二）脑脊液鼻漏

颅内外联合进路的截骨前移术，可因撕破硬脑膜或脑膜修补不善而产生脑脊液鼻漏。此种情况在 Monobloc 手术中发生率较高。额眶面前移后在颅底部出现筛板断开，筛窦开放，鼻黏膜因鼻根前移破裂且有较大缺损，一般很难缝合修补。此种情况可用大腿阔筋膜或额部颅骨膜修补鼻筛部的黏膜和骨缺损，以隔开颅内外交通。脑脊液鼻漏的发生率在 1.5%～3.2%不等。在笔者所收治的14 例病例中，仅有 2 例有脑脊液鼻漏，体位引流后 1 周消失，无持续脑脊液鼻漏形成。一般来说，对于持续不愈的脑脊液鼻漏应保持鼻腔通畅，不使之堵塞，以防止逆行感染而导致颅内感染；必要时应进行硬脑膜修补术。

（三）颅内血肿形成

有些患儿因有脑血管畸形，或因手术中凿骨而形成颅内血肿。笔者曾收治的 1 例在术后 48 小时后出现脑内小血肿（5ml），经保守治疗后自愈。手术中轻柔的操作和施术者的默契配合可防止此并发症。

（四）感染

据报道 Monobloc 手术的感染率最高，半数病例可形成硬膜外脓肿和死骨（以额眶骨带为主），但 Wolfe 和 Tessier（1993）报道：死骨形成及脓肿发生率仅有 3.1%～5.9%。笔者所收治的 2 例Monobloc 手术患儿，术后未发现感染及死骨形成。这可能与手术方法和手术的熟练程度有较大的关系。

（五）失明或视力减退

这种并发症并不多见，一旦发生则较难恢复。多数发生在眼球突出明显，甚至眼球突出于眼眶之外者。另外，这种并发症可发生于手术不慎而损伤视神经者。笔者所收治的 14 例病例手术后未发生此类并发症。

（六）血肿或血清肿

由于术中止血不彻底或术后引流不畅，会形成局部血肿或血清肿。有些深部血肿或血清肿不易吸收，可形成局部的继发感染，影响移植骨的成活。一旦发现血肿或血清肿，可行局部穿刺抽出。笔者收治的 45 例病例中有 2 例发生颧眶深部的血肿和血清肿，经局部吸出后好转。

（七）其他并发症

其他并发症包括睑下垂、斜视、眼眶不齐、移植的鼻骨外露、角膜擦伤、呼吸道不畅等。眼部的上述畸形待截骨手术完成以后 1～2 个月请眼科医师会诊解决。颌间结扎期间呼吸道不畅者可放置鼻通气导管，阻塞严重者可行气管切开术。

七、手术效果评估和二期整复术

Crouzon 综合征的术后效果评价应从三个方面考虑：手术前后软组织形态、手术前后颅面骨结构、是否需行二期整复术。

（一）手术前后软组织形态

手术前后颅面外形的软组织改变，或者说面形轮廓的改变，最为直观而明确的观察方法仍然是手术前后照片的对照。

计算机的广泛应用为软组织形态的定量分析开拓了前景。目前可应用计算机辅助模拟成像系统对术前的畸形进行预测和手术设计，因而也可应用此系统对术前、术后的面部外形轮廓进行比较分析。其关键是确定颅面部的标志点、线段和面角，以此作为测量依据。

突眼度测量是评价眼眶深浅和眼球突出情况的客观指标。常用 Hertel 突眼计，测定眶外缘至角膜的垂直距离。许尚贤(1958)报道中国人的正常突眼度为 13～14mm。女性略低于男性，相差约1mm。儿童突眼度较小，12 岁以后开始接近成人。38.6%的正常人两眼突出度不等，右眼略大于左眼，有时可差 3mm。笔者统计 45 例 Crouzon 综合征病例的突眼度，术前左眼平均为 18.6mm，右眼平均为 19.9mm。术后左眼平均为 13.2mm，右眼平均为 13.9mm，均接近正常。从外形改变上看，术后 Crouzon 综合征的突眼均得到明显的改善。

（二）手术前后颅面骨结构

颅面骨结构的评价基于 X 线片(主要为头颅侧位定位片)和 CT 扫描片的资料分析。

笔者测定 45 例 Crouzon 综合征病例的头颅侧位定位片，术前术后颅面角和线段的改变见表8-5。中面部骨块的术后改变趋势是向前向下，其标志点的改变见表8-6。

表 8-5　手术前后颅面角和线段的改变

项目	术前	术后	改变量	正常值(参考)
∠SNA	70.9°	74.5°	3.5°	81.8°
∠SNB	85.1°	80.8°	4.2°	79.2°
∠ANB	−14.2°	−6.3°	7.8°	2.6°
SN	61mm	71.1mm	10.1mm	76.9mm
PNS-咽后壁	9.56mm	18.89mm	9.30mm	27.79mm

表 8-6　手术前后中面部主体骨块标志点的改变

标志点改变	前移量(mm)	下移量(mm)
Or	10.8	1.1
ANS	10.1	2.2
PNS	9.6	1.6

注：上述两表中，∠SNA 为上颌骨与颅底的关系角，∠SNB 为下颌骨与颅底的关系角，∠ANB 为上下颌骨的关系角，SN 为前颅底长度，PNS-咽后壁为后鼻棘至咽后壁的垂直距离(代表咽腔的直径)，Or 点为眶底点，ANS 点为前鼻棘点，PNS 点为后鼻棘点。

中面部骨块经截骨前移后，鼻根点(N)、上齿槽座点(A)均有位置改变，使∠SNA 增加，∠SNB减少，∠ANB 减小，上述三个上下颌骨与颅底的关系角，经手术后较术前有 4°～8°不等的改变，其值均较术前接近正常值。同时鼻根点(N)前移后，SN 也增加 10mm 左右，提示眼眶的上壁伸长，眶容积增大，使眼球被眼眶所容纳。另外，X 线定位测量片上 PNS-咽后壁与患者咽腔大小和是否存在上呼吸道阻塞有关；中面部前移后，PNS 也同时前移，使患者咽腔扩大，能有效地改善上呼吸道阻塞。测量头颅定位片上各颅面角、线段、座点的意义在于：①确定手术的效果，并进行定量分析。②作为评价畸形复发的基础。Bachmayer 和 Ross(1986)等报道 19 例 Le Fort Ⅲ 型截骨术后的长期随访结果，提出中面部骨块在水平方向可有 9.4%的复发，在垂直方向可有 5.5%的复发，尚属较为稳定。笔者发现，代表中面部骨块的三个标志点 Or、PNS、ANS 前移和下移的幅度与畸形是否复发有关;有 5 例术后为水平前移或轻微上抬者发生前牙轻微开𬌗,上下颌不能良好锁定,最终此类前移的中面部骨块较其他病例更易发生回缩,导致部分复发;这可能与术中鼻根至筛板的截骨线没有向下倾斜及鼻根缺乏足够的植骨有关。③在儿童病例,可以追踪其术后的颅面发育是否正常。Bachmayer 和 Munro(1986)发现,Le Fort Ⅲ型截骨前移术对儿童病例 5～6 年以后的中面部发育的影响主要是水平方向发育不足,垂直方向则与正常人相同,因而建议到成人以后手术,或待二期进行 Le Fort Ⅰ型截骨前移术。关于 Le Fort Ⅲ型截骨前移术对下颌骨发育的影响,Bu 和 Kaban 等(1989)认为,尽管术前畸形患者的下颌面角增加、MP-SN 距离增加、下颌升支长度变长、下颌升支和下颌体的长度比大于正常人,但发育期的儿童行中面部手术以后对下颌角的形状和长度均无影响,只是下颌骨相对颅底的关系角增加。④前移 PNS 点,扩大咽腔通气道的测量有利于配合患者进行改善呼吸阻塞、提高发音效果的有关辅助治疗。

病例测量分析:任某某,男,颅面型 Crouzon 综合征。12 岁时行颅内外联合进路的 Le Fort Ⅲ型截骨前移术(Monobloc 法),当时额眶及上颌骨平均前移 10mm,下移 11.0mm。牙列咬合由安氏Ⅲ类𬌗关系(反𬌗),变成安氏Ⅱ类𬌗关系(轻度超𬌗)。术后 7 年随访的头颅侧影定位测量显示,由于手术干预了畸形的颅面骨架结构, 使额颅和中面部能按照较为正常的轨迹完成颅面部的生长发育。表 8-7 所示为该病例的头颅测量比较。

表 8-7　Le Fort Ⅲ型截骨术后 7 年的头颅相关测量值比较

年龄	∠SNA	∠SNB	∠ANB	ANS-PNS	N-ANS	N-S	Ar-Pg	N1-N2	Or1-Or2	A1-A2
12 岁	77.5°	81.5°	−4°	42mm	40mm	55mm	92mm	/	/	/
19 岁	71.5°	69.5°	2°	55mm	45mm	80mm	100mm	25mm	22mm	15mm

从表 8-7 可见,随着年龄的增长,下颌骨长度增加,因而 Ar-Pg 的距离由 12 岁时的 92mm,增加至 19 岁时的 100mm。因 Le Fort Ⅲ型截骨术(Monobloc 法)在额颅和中面部进行,以下颌骨及 Pg 点为不变的参照点, 颅面中部有下述改变:①∠SNA 由 77.5°减小至 71.5°, 减小量为 6°。∠SNB 由81.5°减小至 69.5°,减小量为 12°。∠ANB 由−4°变为 2°,改变量为 6°。上述三个角的改变,给笔者一个提示:尽管手术后 7 年的∠SNA 和∠SNB 与正常值相差甚远,但不应忽视手术对 N 点和 A 点的影响, 可以完全改变上述两个角的值, 因而∠SNA 和∠SNB 不能作为决定畸形改善与否的观察指标。另一方面,∠ANB 反映了上下颌角的协调与否,其角度的改变与手术对骨性标志点的改变关系不大,因而可作为较为客观的观察中面部变化的指标。②ANS-PNS 表示中面部的长度(深度)。本例中该值由术前的 42mm 增加至 7 年后的 55mm,去除手术前移 10mm 的值,实际生长发育过程中中面部长度增加了 3mm。另一方面,N-ANS 表示中面部的高度(面高)。本例中其值由术前的 40mm 增加至术后 7 年的 45mm,增加了 5mm。面长度和面高的改变提示:Le Fort Ⅲ型截骨术非但不会影响上颌骨的生发中心,相反,它能使中面部向着较为协调、正常的轨迹生长发育。③从同为颅面部长度(深度)的线段和一些标志点的比较来看,N-S(代度前颅底长度)由术前的 55mm 增加至术后 7 年的 80mm,去除手术前移的 10mm,实际生长发育性前移的量为 25mm。Or 点前移的量为 22mm,A 点前移的量为 15mm。去除手术前移 10mm 的量,N 点、Or 点、A 点前移(生长发育性)的值分别为 15mm、12mm、5mm。若以 N 点、Or 点、A 点三点代表前移上颌中面部的整块,可以发现 Le Fort Ⅲ型截骨术后,中面部生长发育的轨迹是一个向前向下的旋转弧。这种手术干预后的颅面生长发育现象提示,颅内外联合进路的 Le Fort Ⅲ型截骨前移术(Monobloc 法)打开了早闭的额颅骨缝、颅底骨缝和中面部诸骨缝,同时并不影响颅骨和中面部首块的生发中心。截开骨块的发育轨迹是逐渐趋

向于正常的颅面结构,即 N 点和 N-S 的最大增加可以改善前颅底和鼻根部的长度不足,进而增加眶上壁深度。Or 点的适度前移,可以使眶下壁深度增加,眼眶能容纳正常眼球,进而改善突眼症状。A 点的少量前移是为了维持上下殆关系的正常锁定,同时能保持一定的颅突度。

该随访病例的头颅测量比较给了笔者一些提示,即颅内外联合进路的 Le Fort III 型截骨术对颅面骨发育前期(14~16 岁以前)的患者可能同样有效,它使得颅中面部截首块呈向前向下旋转的弧形发育轨迹,表现为额颅部有了最大的向前发育,眶底上颌骨中份有中度前移,而上牙槽点(上颌骨下份)的前移量最小,这些改变既能达成颅面部的正常外形,同时也能维持良好的前颅底长度、眼眶深度和正常的咬合关系。而在面部诸角的测定中,以∠ANB 的改变较为有观察价值。

(三)基于 CT 资料分析中面部截骨前移手术对 Crouzon 综合征患者鼻腔结构的改变

目前基于 CT 扫描的 Dicom 3.0 格式资料已经通用,且易于保存。在 CT 二维平面上,笔者选用后鼻棘点(PNS)、悬雍垂尖点(U)、会厌尖点(EPI)、气管食管分叉顶点(OES)的切面,分析中面部截骨前移术前后的面积改变。结果显示,手术前后上述各点的截面积有显著改变(图 8-32),如在 PNS 的气道截面积,手术后平均增加了 210.3±219.3mm²,悬雍垂尖点(U)的气道截面积,手术后平均增加了 65.1±42.2mm²。

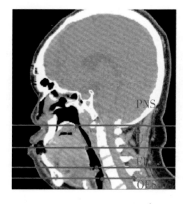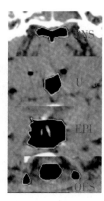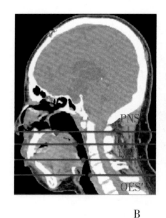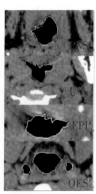

图 8-32　中面部前移对上呼吸道剖面的影响
A. 术前　B. 术后

应用计算机处理 CT 资料后对上呼吸道三维体积进行测量的结果显示,中面部截骨前移手术以后,上呼吸道的体积增加明显,如在气管食管分叉顶点(OES)的气道流量平均增加了 9.1±6.9ml (图 8-33)。

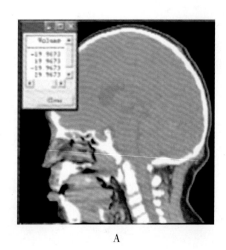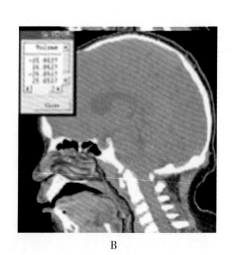

图 8-33　中面部前移对上呼吸道三维通道的影响
A. 术前　B. 术后

（四）基于流体力学和有限元分析手术对 Crouzon 综合征患者鼻腔结构的改变

首先采用 CT 扫描获取 Dicom 3.0 格式数据文件,建立颅面畸形(craniofacial deformity,CFD)的有限元模型(图 8-34),在 fluent 软件中模拟并分析静态吸气相 Crouzon 综合征患者鼻腔的流场特征,并对患者的术前术后鼻腔流场变化信息进行对比分析。其结果显示:Crouzon 综合征患者鼻腔呈现前后径较短并且较为高拱的结构特点;鼻瓣区为鼻腔最为狭窄的区域,静态吸气相局部呈现较高的气流流速(平均 2.469m/s)及鼻腔壁面剪切力,是产生明显压降的关键区域;随着距前鼻孔距离的增加,鼻腔内压力逐渐下降,下鼻甲前端(大约距前鼻孔 2cm 处)的鼻腔压降已占有整个鼻腔压力的大部分(占总鼻腔压力的 69%～88%,平均 79.24%)。吸气相压强分布大部分集中在鼻腔前段,尤其在鼻瓣区至下鼻甲前端平面,鼻瓣区压强变化明显,压强占总鼻腔的 45%～87%,平均值为 77.9%,鼻瓣区为鼻腔最小截面区域,气流通过所产生的压力变化明显(图 8-35)。

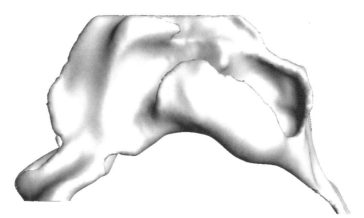

图 8-34　Crouzon 综合征的颅面畸形鼻腔有限元模型
鼻腔前后径较小,前后径平均值为 5.7cm,上下径相对较长,鼻腔底多弓状拱起,水平位置较前鼻孔高,总体呈现前后压缩并且较为高拱的鼻腔结构特点,而相对流出道的后鼻孔及鼻咽部来说相对狭小,多数患者有不同程度的鼻中隔偏曲

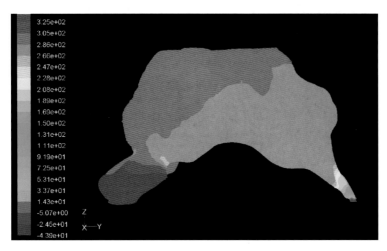

图 8-35　吸气相气流数值模拟压强分布

模拟气流从双侧前鼻孔进入,从鼻咽部流出,分析发现 11 例鼻腔模型总鼻道气流速度较下鼻道及中鼻道大;最大流速位置位于鼻瓣区附近,平均 2.469m/s,下鼻甲前端平面平均流速 1.66m/s;越靠近后鼻孔流出道,流速越低;在鼻中隔偏曲侧流速明显大于对侧鼻道;较小的鼻腔截面积和鼻中

隔偏曲造成狭小的通气道均会影响到气流流速,产生较高的鼻腔侧壁剪切力;截骨前移或牵引成骨术增加了鼻腔前后径,改变了鼻阻力。通过有限元分析,可以直观地认识到 Crouzon 综合征患者鼻腔内气流分布状况及手术对鼻腔结构和气流场的影响,鼻瓣区对鼻腔气流流场分布起关键性作用,截骨前移或牵引成骨术改变了鼻阻力,改善了鼻腔通气功能,但不影响鼻腔气流场的分布(图 8-36)。

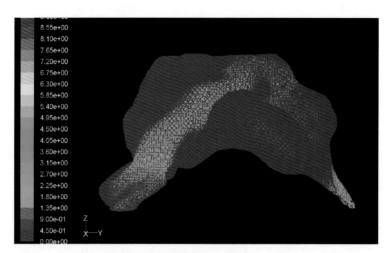

图 8-36　吸气相气流速度分布云图

Crouzon 综合征鼻腔高拱,鼻腔上下径较大,气流轴向流动上、下方流速差别较大时,更易产生涡流现象,多发生在鼻腔顶前端和下鼻道上部(图 8-37)。

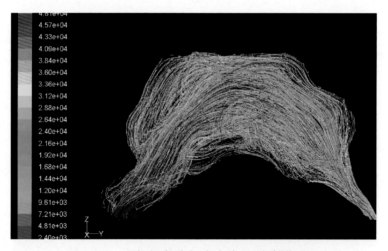

图 8-37　吸气相鼻腔气流迹线图(左侧位观)

手术前移中面部后 Crouzon 综合征的鼻腔结构发生明显改变,中面部前移使得鼻腔前后径明显增大,由术前的平均 5.59cm 增加到术后的 7.28cm。随着鼻腔前后距离的增加,鼻腔整体压缩高拱的形态得以改善,接近于正常鼻腔形态,尤其是后鼻孔及鼻咽部容积也得以扩大,这极大地改善了鼻腔流出道的面积大小,该部位的面积由术前的平均 0.26cm²,改善为术后的平均 0.68cm²。影响整体鼻腔气流分布的鼻瓣区在手术前后截面积大小发生了改变,由术前的平均 0.68cm²,改善为术后的平均 0.85cm²(图 8-38)。

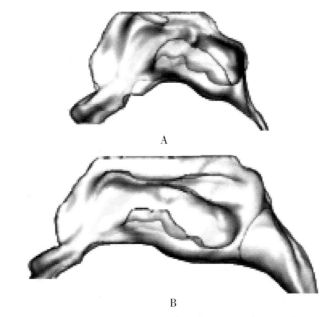

图 8-38　Crouzon 综合征治疗前后鼻腔结构变化（左侧面观）
A. 术前　B. 术后

术前术后鼻瓣区压力的比较显示局部压力在术后明显下降，术后鼻瓣区仍为影响鼻腔整体气流分布的关键区域，局部鼻瓣区压降仍明显，压力占总鼻腔的 52%～87%，平均值为 71.6%，距前鼻孔 1cm 以内距离鼻腔压力下降明显，距离越远，压力下降越不明显。手术后，在鼻瓣区和鼻咽部流出口处速度分布显示较术前有明显下降，均值分别为 4.35m/s 和 2.25m/s，可能与术后鼻瓣区和流出口横截面积改变明显相关（图 8-39）。

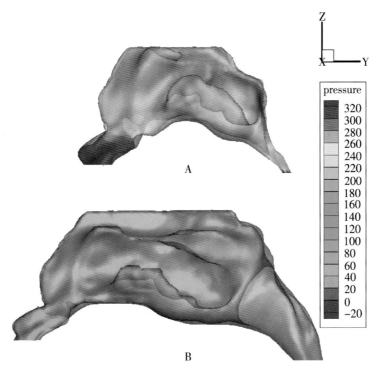

图 8-39　同一患者治疗前后鼻腔气流压力分布的改变
A. 治疗前　B. 治疗后

吸气相气流分析：术后气流轴流方向分布基本没有变化，总鼻道中部流量较中、下鼻道内气流流量相对较大，术前多发生涡流现象的是鼻腔顶前端和下鼻道部位，术后鼻腔结构的改变均有不同程度的改善，尤以鼻腔顶前端明显(图8-40)。

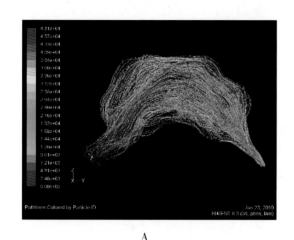
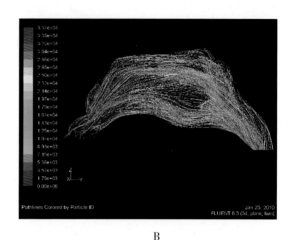

图 8-40　同一患者术前术后鼻腔气流迹线图比较
A. 术前　B. 术后

连续呼吸气流在计算机上用离散的方式处理(有限元体积法)，可以按照计算流体力学(computational fluid dynamics, CFD)分析的基本思路。Crouzon 综合征由于颅面骨性结构特点决定了鼻腔呈现类似前后压缩高拱状，研究数据显示，鼻腔最小截面积通常发生在鼻瓣区，平均值为 $0.83cm^2$，下鼻甲前端处截面积平均为 $1.16cm^2$，仅次于鼻瓣区的最小截面积，相当于距前鼻孔 1cm 范围，为鼻腔最狭窄区域，其压强变化明显，压强占总鼻腔的 45%～87%，平均值为 77.9%。一般而言，鼻腔内的呼吸气流阻力与鼻腔横截面积成反比，证实了气流场分布及迹线图中显示的相对宽阔的总鼻道与下鼻道、中鼻道交界处会流经大部分气流的现象。Crouzon 综合征手术治疗后，鼻腔整个形态结构上有明显改变：手术前 Crouzon 综合征患者鼻阻力平均值为 0.797kPa·s/L，明显高于正常人鼻阻力($Rn=0.126～0.328$ kPa·s/L)；手术后鼻阻力较术前明显减小，均值为 0.2136 kPa·s/L，属于正常人范围，说明术后患者主观上鼻腔通气明显好转。

（五）二期手术及其评估

Crouzon 综合征手术以后可有不同程度的复发。疗效评价的另一方面是通过观察是否进行二期手术，以及以二期手术的大小间接反映复发的程度。

Whitaker 提出评价 Crouzon 综合征矫正术成功与否的三度标准：

① 一度(优)　不需行二期手术。

② 二度(良)　二期需行 Le Fort Ⅰ 型或颅部扩大等中型手术。

③ 三度(差)　二期需行 Le Fort Ⅲ 型截骨前移术或 Monobloc 手术。

在 Whitaker 的资料中(Fearon, Whitaker, 1993)，34 例随访患者(共 29 例手术)，一度 8 例，占 33.3%，二度共 11 例，占 45.8%，三度 5 例，占 20.9%。笔者 45 例手术共 29 例获得随访，均未行二期整复手术；虽然可以评价为一度，但这和医疗福利状态、患者家属支付能力、患者对畸形的容忍程度等有关。

（穆雄铮）

第四节 颅缝早闭畸形相关基础研究

颅缝早闭症是一种常见的先天性颅面畸形,表现为一条或多条颅缝在脑组织发育完善之前提早发生骨性闭合,其发病率占常见颅面发育畸形发病率的第二位(约为 1/2500,仅次于唇腭裂畸形)。患者颅腔狭小,可出现三角头、舟状头、斜头等颅骨形状异常,也可表现为复杂的颅面畸形综合征,如 Crouzon、Apert 综合征。患儿表现为面容丑陋、心理障碍、智力发育迟缓等,严重者在发育过程中可因危险的并发症而危及生命,是一种严重危害小儿的先天性畸形。原发性颅缝早闭症的发病机理至今仍未明了,目前对该症唯一的治疗手段为出生后经颅径路畸形矫正、颅腔减压,多需 2～3 次分期手术,手术风险大,并发症多,费用高,且术后效果不尽如人意。因此,对这类疾病的遗传机制研究与防治具有重要的社会意义。

本文将介绍颅骨发育、颅缝闭合的理论背景,并对颅缝早闭症的遗传机制研究,尤其是对综合征型与非综合征型颅缝早闭症的研究进展作一综述。

一、骨的形成

骨由骨祖细胞、前成骨细胞、成骨细胞、骨细胞和破骨细胞及细胞外骨基质组成。骨祖细胞为多能间充质干细胞,可分化为前成骨细胞,后者定向分化为成骨细胞,成骨细胞增殖并合成分泌骨基质如胶原和蛋白多糖,当骨基质钙化后形成新骨,成骨细胞被包埋于其中转变为骨细胞(图 8-41)。

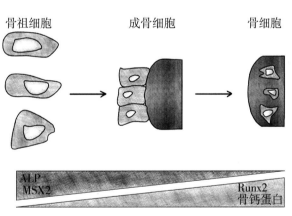

图 8-41 成骨细胞系及常用标志基因表达趋势

成骨细胞增殖分化的发展阶段可通过潜在形态及生化指标变化予以界定,成骨细胞胞体较大呈矮柱状或椭圆形,而骨细胞胞体较小,呈扁椭圆形,多突起,相邻骨细胞的突起相互连接。碱性磷酸酶(ALP)是成骨细胞分化早期、细胞外基质成熟的标志;骨钙素(OC)则是成骨细胞分化晚期,细胞外基质矿化、羟基磷灰石沉积的标志。骨形成蛋白(BMP)、成纤维细胞生长因子受体 1(FGFR1)、成纤维细胞生长因子受体 2(FGFR2)及转录因子 Runx2/Cbfa1 等均为成骨细胞分化的标志。

目前,随着研究的不断深入,在骨形成过程中,成骨细胞发育及其调控的分子机制也逐渐得以揭示。钙、维生素 D、Runx2、成纤维细胞生长因子(FGF)、无机磷酸盐、骨形成蛋白(BMP)和甲状旁腺激素等均起重要调节作用。此外,机械应力亦对骨形成与重建产生影响。

骨重建是指去除骨骼局部旧骨代之以形成新骨的过程, 是破骨细胞与成骨细胞一个成对的、相偶联的细胞活动过程。破骨细胞由分化的多核巨噬细胞组成,主要分布在骨质表面,破骨细胞向局部释放乳酸及柠檬酸等,在酸性条件下,骨内无机质被降解,以钙离子的形式排入血中,行使去除旧骨(即骨吸收)的功能。破骨与成骨过程的平衡是维持正常骨量的关键,机体骨重建失衡可导致骨质疏松症。

二、颅骨发育

颅骨由脑颅(颅顶或颅盖)和面颅(颅底)两部分构成,颅骨发育约开始于胚胎第 23 天,颅顶骨与颅底骨的发育表现为两种不同的方式。颅底骨起源于外胚层神经嵴,由间充质主要以软骨内成骨的方式发育形成,与长骨类似。颅顶骨起源于中胚层,由脑组织周围的间充质以膜内成骨的方式发育而成,成骨细胞分泌细胞外基质(I 型胶原、蛋白多糖等),基质矿化而形成新骨。在胎儿期和婴儿期,颅顶骨骨化尚未完成,各扁平骨之间存在致密结缔组织构成的膜性连接,包括囟门和颅缝。后囟在出生后不久即封闭,前囟在出生后 1 年半至 2 年之间消失,颅缝的闭合时间则较迟。

近年来,少数学者对颅顶骨单纯膜内成骨的发育理论提出质疑,他们在发育的颅顶骨例如人类人字缝、额缝及小鼠 Apert 综合征模型冠状缝组织中发现软骨成分,在人类矢状缝、人字缝及大鼠冠状缝组织中发现软骨特异性标志物。此外,Aberg 等还证实小鼠颅盖来源细胞体外诱导可分别向成骨细胞或成软骨细胞分化。

三、颅缝

人类颅盖含冠状缝、矢状缝、额缝和人字缝 4 条颅缝,许多动物颅盖亦含有类似的颅缝结构,因此可用做研究颅缝发育的体内模型。在人类,除额缝在 3 岁左右闭合外,其余的颅缝至成年早期均保持开放。人类额缝类似于鼠类后额缝,啮齿动物的后额缝通常在出生后 2 个月内闭合(图 8-42)。

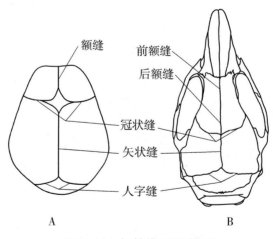

图 8-42　颅缝位置示意图
A. 人类　B. 鼠类

颅缝结构包括颅骨骨膜、颅缝间充质、成骨前缘及其下的硬脑膜。由许多不同类型的组织细胞构成,其中具有多向分化潜能的骨祖细胞系细胞占绝大多数。硬脑膜含神经与血管,可分泌生长因子从而调控颅骨的发育。随着颅缝间充质细胞增殖,向成骨细胞分化,颅骨成骨前缘不断向颅缝侧靠拢,颅缝逐渐闭合。纤维颅缝组织(如同颅骨间灵活的关节连接),调节头颅的发育和外形结构,正常的颅缝闭合过程依赖颅骨成骨前缘及颅缝区细胞的增殖、分化与凋亡来维持良好的平衡。上述任何一个过程发生改变,可导致颅缝早闭或颅裂,其中以颅缝的提早闭合较为多见。

四、颅缝的开放与闭合

国际上关于颅骨发育、颅缝闭合的理论认为,来自发育大脑的信号是颅骨形成的关键因素,硬脑膜分泌的可溶性生长因子介导的信号转导系统在传送从大脑到脑颅的信号方面起非常重要的作用,大脑、硬脑膜和发育的颅骨、颅缝之间复杂的相互作用,最终引起颅缝的闭合。一旦颅缝周围的生化环境变化及基因遗传的改变干扰了此复杂的生长发育体系,便可导致颅缝的异常闭合。

颅缝早闭症的研究始于 1851 年,最初的观点认为颅缝的闭合只与两端的颅骨成骨前缘相关,周围组织结构的影响较小,此后,学者们开始对颅缝周围间充质、硬脑膜及骨膜旁分泌生长因子介导的颅缝闭合展开研究。

（一）颅骨膜、颅缝间充质、硬脑膜

将大鼠颅骨膜去除,颅缝的闭合不受影响,这一事实证实颅骨膜对颅缝闭合无调控作用,这一现象在胚胎与新生颅缝上均得到证实。对颅缝间充质细胞因子表达谱的研究证实,内源性的细胞因子表达源于外界生长因子的调控作用。

硬脑膜是一层厚胶原膜,富含血供,在颅缝闭合过程中起重要的调控作用。最初关于硬脑膜旁分泌作用的研究,是在大鼠颅缝与硬脑膜之间植入一层硅胶膜,阻止硬脑膜分泌的激素和细胞因子对颅缝起作用, 显著延迟了后额缝的闭合时间;1996 年另一项将后额缝与矢状缝通过手术互换位置的研究显示,原本应于出生后 50 天闭合的后额缝仍保持开放,而原本应保持开放的矢状缝却提早发生闭合。近来的研究发现, 硬脑膜可通过分泌骨诱导性生长因子如转化生子因子 β 家族 (TGF-βs)和 FGFs,调控成骨前缘的颅骨发育及颅缝的闭合。

（二）颅缝闭合

小鼠后额缝的研究发现,颅缝以自颅内向颅外,自前向后的方向闭合,因而推断与小鼠后额缝类似的人类额缝也是以同样的顺序闭合。

颅缝闭合是指颅缝两端的颅骨成骨前缘发生骨性融合,主要为颅缝区细胞由增殖状态转变为分化状态,即前成骨细胞分化为成骨细胞。此外,细胞的正常凋亡也对维持颅缝开放状态起关键作用,凋亡失调可能导致颅缝早闭。

五、颅缝早闭症

早在 1791 年,Sommering 便提出头颅畸形与颅缝提早发生闭合有关。1852 年明确"颅缝早闭症(craniostenosis)"一词作为描述颅缝提早发生闭合的专业术语,关于颅缝早闭症的发病机制研究已开展近两个世纪。

颅缝早闭症可根据受累颅缝、是否合并其他综合征、发病原因进行分类(表 8-8)。

表 8-8 颅缝早闭症分类

术语	定义
单颅缝早闭症	单条颅缝受累
复合颅缝早闭症	2 条以上颅缝受累
单纯型(非综合征型)颅缝早闭症	不伴身体其他部位的发育畸形
综合征型颅缝早闭症	颅缝早闭作为复合性综合征的部分症状,伴身体其他部位的发育畸形
原发性颅缝早闭症	病因不明
继发性颅缝早闭症	由已知病因所致

人类额缝通常在 3 岁左右闭合,额缝早闭的发病率约占颅缝早闭症的 10%,可导致三角头畸形。冠状缝早闭见于 30% 的颅缝早闭症患者,可分为单侧冠状缝受累或双侧受累,分别表现为斜头或短头畸形。矢状缝被认为是最常受累的颅缝,的发病率约占颅缝早闭症的 40%,新生儿发病率约为 1/4000,表现为舟状头畸形。人字缝早闭最少见,发病率约占颅缝早闭症的 2%～4%,可单侧或双侧受累,头颅畸形呈梯形。

（一）非综合征型颅缝早闭

非综合征型颅缝早闭症最常见,约占颅缝早闭症 80% 的文献报道,原因不明,与遗传、致畸和机械等因素相关。多数非综合征型颅缝早闭症患者遗传学研究未发现基因突变,亦有少数突变基因发现报道, 例如 TWIST1 基因 Ser188Leu 突变与矢状缝早闭相关,Gly67Ala 突变与额缝早闭相关,Ala186Thr 突变、Pro139Leu 突变与冠状缝早闭相关;FGFR1 基因突变亦见于 2 例非综合征型颅缝早闭症患者;FGFR2 基因 Ala315Thr 突变与矢状缝早闭相关;FGFR3 基因 Pro250Arg 突变均与非综合征型颅缝早闭症相关;近来,在非综合征型颅缝早闭症患者中发现 EFNA4 基因(受体酪氨酸激酶家族)突变。

（二）综合征型颅缝早闭症

综合征型颅缝早闭症较罕见,约占颅缝早闭症 20% 的文献报道,截至目前,至少发现 150 种综合征型颅缝早闭症,并按突变基因进行分类(表 8-9)。

表 8-9　综合征型颅缝早闭症

综合征	发病率	发表时间	致病基因
Apert	1/20000～1/16000	Apert, 1906	FGFR2
Saethre-Chotzen	1/50000～1/25000	Saethre, 1931 Chotzen, 1932	TWIST1
Boston 型	1/1000000	Jabs, 1993	MSX2
Pfeiffer	1/100000	Pfeiffer, 1964	FGFR2
Crouzon	1/25000	Crouzon, 1912	FGFR2 和 FGFR3
Jackson-Weiss	—	Jackson, 1976	FGFR1 和 FGFR2
Beare-Stevenson	1/3000000000	Beare, 1969	FGFR2
Muenke	1/30000	Muenke, 1997	FGFR3
Shprintzen-Goldberg	—	Schprintzen, 1982	FBN1
Antley-Bixler	—	Antley, 1975	FGFR2

综合征型颅缝早闭症通常伴有其他骨骼或肢体畸形,例如 Apert 综合征常伴并指(趾)畸形,Saethre-Chotzen 综合征伴并指,Pfeiffer 和 Jackson-Weiss 综合征常伴宽拇指和脚趾,Shpritzen-Goldberg 综合征常伴蜘蛛脚样指和屈曲指;此外,尚伴有心脏、耳发育畸形和智力发育迟缓等。综合征型颅缝早闭症于非综合征型相比,手术后更具复发倾向,颅缝重新发生融合,因此往往需长期多次治疗。

六、常见致病基因

（一）成纤维细胞生长因子受体

成纤维细胞生长因子受体(FGFR)家族包括 FGFR1～FGFR4 四种蛋白,作为细胞间信号分子在胚胎发生和分化过程中起重要作用。FGFR 与成纤维细胞生长因子(FGF)结合,激活酪氨酸激酶,通过一系列下游信号分子级联反应,向细胞内传递信号。FGFR 信号通路与创伤愈合、血管形成及胚胎发育等密切相关,与颅缝早闭症相关的 FGFR 突变达 50 种以上,多数为错义突变,通常表现为功能获得性显性突变。除FGFR4 外,其余 3 种亚型突变均与颅缝早闭症相关(表 8-10)。

表 8-10 FGFR 突变与颅缝早闭症

基因	突变	所对应的综合征	参考文献
	P 252 R	Pfieffer	Muenke,1994
FGFR1	I 300 T	Antley-Bixler	Huang,1996
		Non Syndromic	Kress,2000
FGFR2	A 344 P	Pfieffer	Shotelersuk,2001
	A 344 G	Crouzon	Gorry,1995
	C 273 F	Pfeiffer	Oldridge,1995
	C 342 G	Pfeiffer	Cornejo-Roldan,1999
	C 342 S	Jackson-Weiss	Tartaglia,1997
		Pfeiffer	Addor,1997
		Crouzon	Reardon,1994
	C 342 R	Crouzon	Reardon,1994
	C 342 Y	Crouzon	Reardon,1994
	F 276 V	Pfeiffer	Cornejo-Roldan,1999
	G 338 E	—	Pulleyn,1996
	G 384 R	—	Pulleyn,1996
	I 288 M	Pfeiffer	Cornejo-Roldan,1999
	P 253 R	Apert	Wilkie,1995
	Q 289 P	Crouzon	Gorry,1995
		Saethre-Chotzen	Freitas,1996
	S 252 W	Apert	Wilkie,1995
	S 267 P	Pfeiffer	Cornejo-Roldan,1999
	S 351 C	Antley-Bixley	Chun,1998
		Crouzon	Okajima,1999
		Pfieffer	Okajima,1999
	S 354 C	Crouzon	Reardon,1994
	S 372 C	Beare-Stevenson	Przylepa,1996
	W 290 C	Pfeiffer	Tartaglia,1997
	Y 281 C	Crouzon	Tsai,2001
	Y 340 C	Pfeiffer	Cornejo-Roldan,1999
	Y 340 H	Crouzon	Reardon,1994
	Y 375 C	Beare-Stevenson	Przylepa,1996
	A 391 E	Crouzon	Meyers,1995
FGFR3	P 250 R	Pfeiffer	Bellus,1996
		Saethre-Chotzen	Paznekas,1998

1 FGFR1 FGFR1 突变最常见于 Pfeiffer 综合征 Pro252Arg 错义突变，突变通过加速成骨细胞的增殖与分化，引起颅缝早闭。FGFR1 Ile300Thr 碱基置换突变见于多例 Antley-Bixler 综合征及非综合征型三角头畸形患者。

2 FGFR2 FGFR2 突变是颅缝早闭症最常见的基因突变类型（已明确突变类型达 40 种以上），主要见于 Pfeiffer 和 Crouzon 综合征 Cys342Tyr(C342Y) 突变，此外，还可见于 Pfeiffer 综合征 Trp290Cys 突变、Beare-Stevenson 综合征 Tyr375Cys 突变、Apert 综合征 S252W、Q289P 突变及 Jackson-Weiss 综合征等。

3 FGFR3 FGFR3 突变常见于骨骼异常，与颅缝早闭症相关的突变类型包括 Crouzon 综合征 Ala391Glu（A391E）突变、Saethre-Chotzen 综合征 P250R 突变、Muenke 综合征及非综合征型颅缝早闭症等。

（二）扭转基因

扭转基因（TWIST）是一种高度保守的碱性螺旋-环-螺旋转录因子家族重要成员，在人类与动物胚胎发育中起关键调控作用，基因突变与 Saethre-Chotzen 综合征相关，突变可导致 TWIST 蛋白的 DNA 结合域效能下降从而导致功能缺失。

（三）肌节同源盒基因 2

肌节同源盒基因 2(MSX2) 的 P148H 碱基置换突变导致 Boston 型颅缝早闭症，研究证实突变基因编码的转录因子可加强 DNA 结合力，从而表现为功能获得性突变。

尽管上述基因突变已被证实可导致不同类型的综合征型颅缝早闭症，但对基因介导的信号转导通路确切作用机制的了解仍然很少，研究认为常见的突变基因(FGFR1、FGFR2、FGFR3、MSX2、TWIST)可能通过类似的信号通路相互作用。在 Saethre-Chotzen 综合征小鼠模型中，TWIST 基因单倍体效率不足，除颅缝早闭症外，尚表现 FGFR2 表达下调。Guenou 等研究成骨细胞 TWIST 基因与 FGFR2 启动子的相互作用，提示两者具有共同的信号作用通路。骨形成蛋白 BMPs，具有诱导骨形成和刺激间充质细胞向成骨细胞分化的功能，可能通过 FGF 信号通路发挥调控作用。研究亦显示 MSX2 作用机制与 FGFR 信号通路相关，BMP4 可诱导神经管细胞分泌的 MSX2。

七、常见致病基因修饰小鼠模型

国际上近年来的研究趋势是制造相关致病基因修饰小鼠模型，进行颅缝早闭症遗传分子机制及基因或细胞治疗的研究。

目前较成熟的是成纤维细胞生长因子及其受体(FGF/FGFR)信号转导通路的研究。FGFR 突变可导致 Apert、Pfeiffer 和 Crouzon 等综合征型颅缝早闭症，现有的基因修饰小鼠模型详见表 8-11。

表 8-11 Apert、Pfeiffer、Crouzon 综合征基因修饰小鼠模型

综合征	人基因突变位点	基因修饰小鼠模型
Apert	FGFR2$^{+/S252W}$,FGFR2$^{+/P253A}$ FGFR2 杂合子 外显子 9(IIIc)含 Alu 插入片段;上调间充质细胞 FGFR2-IIIb 基因表达	FgfR2$^{+/S252W}$ FgfR2-IIIc$^{+/\Delta}$ 通过外显子 9(IIIc)的缺失,上调间充质及神经细胞 FgfR2-IIIb 的表达
Crouzon	FGFR2(细胞外区许多杂合突变) 最主要的:+/C278F +/C342Y +/S347C	FGFR2$^{+/C342Y}$
Pfeiffer	FGFR2(细胞外及细胞质区许多杂合突变) FGFR1$^{+/P250Arg}$	FGFR1$^{+/P250Arg}$ FGFR1+/+;2 或 4 拷贝数 BAC 编码的 FgfR1^{P252Arg} 整合入 4 号染色体

FGFR2 基因敲除小鼠表现严重的发育缺陷和胚胎致死。FGFR2 Ser252Trp 转基因小鼠可存活并显示 Apert 综合征表现型,典型特征为严重的冠状缝早闭,进一步研究发现冠状缝间充质细胞数量减少,Bax 蛋白(细胞凋亡相关)表达增加,此外这种突变小鼠也被用于软骨、心、脑、胸腺、肺和肠发育畸形的研究。FGFR2 Cys342Try 转基因小鼠显示 Crouzon 和 Pfeiffer 综合征表现型,除了颅缝早闭外,颅缝和长骨区还出现大量增殖的骨祖细胞。FGFR3 G380R 转基因小鼠表现软骨发育不全、侏儒症,尚未用于颅缝早闭症的研究。

TWIST 基因敲除纯合子小鼠表现严重的胚胎致死性(约胚胎 11.5 天死亡);杂合子小鼠能存活,出现冠状缝早闭、颅面畸形、后肢多指畸形等 Saethre-Chotzen 综合征表现型,因此用于该综合征的研究。

MSX2 转基因小鼠——脯氨酸 Pro 置换为组氨酸 His,出现颅缝早闭症表型,MSX2 P148H 突变小鼠引起基因过表达,表现严重的颅缝早闭及腭裂畸形。

八、环境致畸因素

环境因素导致颅缝早闭症较为罕见,包括机械压力如头颅宫内受压、药物或化学致畸剂、血液代谢紊乱等因素。Graham 等提出胎儿头颅宫内受压与额缝、矢状缝和冠状缝早闭有关;其他研究亦证实子宫畸形、脐带缠绕、多胎妊娠等因素导致的宫内头颅受压与颅缝早闭症有关。此外,Persson 等应用黏合剂将兔冠状缝黏合,造成外源性压迫,结果导致颅缝早闭症。进一步研究认为,这是由于头颅宫内受压,诱导局部成骨生长因子的表达,从而引起颅缝的提早闭合。有报道,母亲孕期服用氟康唑(抗真菌药)、化疗、吸烟等导致所产儿非综合征型颅缝早闭。此外,代谢紊乱亦可导致颅缝早闭症,例如佝偻病等甲状旁腺激素代谢异常患儿并发颅缝早闭、胎头血肿机化致颅内钙化引起颅缝早闭、葡萄糖-6-磷酸脱氢酶缺乏导致 Apert 综合征、黏多糖症与小头畸形相关。

(杨娴娴)

参考文献

[1] 冯胜之,张涤生,穆雄铮,等.先天性颅缝早闭症的治疗[J].中华整形外科杂志,1995,11(6):406-411.

[2] Meling T R, Due-Tonnessen B J, Hogevold H E, et al. Monobloc distraction osteogenesis in pediatric patients with severe syndromal craniosynostosis[J]. J Craniofac Surg, 2004,15(6):990-1000; discussion 1001.

[3] Bradley J P, Gabbay J S, Taub P J, et al. Monobloc advancement by distraction osteogenesis decreases morbidity and relapse[J]. Plast Reconstr Surg, 2006,118(7):1585-1597.

[4] Cohen S R, Boydston W, Hudgins R, et al. Monobloc and facial bipartition distraction with internal devices[J]. J Craniofac Surg, 1999,10(3):244-251.

[5] Cohen S R, Boydston W, Burstein F D, et al. Monobloc distraction osteogenesis during infancy: report of a case and presentation of a new device[J]. Plast Reconstr Surg, 1998,101(7):1919-1924.

[6] Meling T R, Tveten S, Due-Tonnessen B J, et al. Monobloc and midface distraction osteogenesis in pediatric patients with severe syndromal craniosynostosis[J]. Pediatr Neurosurg, 2000,33(2):89-94.

[7] Mathijssen I, Arnaud E, Marchac D, et al. Respiratory outcome of mid-face

advancement with distraction: a comparison between Le Fort Ⅲ and frontofacial Monobloc [J]. J Craniofac Surg, 2006,17(5):880-882.

[8] Castro R P, Castro R F, Costas L A, et al. Computational fluid dynamics simulations of the airflow in the human nasal cavity[J]. Acta Otorrinolaringol Esp, 2005,56(9): 403-410.

[9] Ishikawa S, Nakayama T, Watanabe M, et al. Visualization of flow resistance in physiological nasal respiration: analysis of velocity and vorticities using numerical simulation [J]. Arch Otolaryngol Head Neck Surg, 2006,132(11):1203-1209.

[10] Hentschel B, Bischof C, Kuhlen T. Comparative visualization of human nasal airflows[J]. Stud Health Technol Inform, 2007,125:170-175.

[11] Bailie N, Hanna B, Watterson J, et al. A model of airflow in the nasal cavities: implications for nasal air conditioning and epistaxis[J]. Am J Rhinol Allergy, 2009,23(3): 244-249.

[12] Xiong G X, Zhan J M, Jiang H Y, et al. Computational fluid dynamics simulation of airflow in the normal nasal cavity and paranasal sinuses[J]. Am J Rhinol, 2008,22(5): 477-482.

[13] Garcia G J, Bailie N, Martins D A, et al. Atrophic rhinitis: a CFD study of air conditioning in the nasal cavity[J]. J Appl Physiol, 2007,103(3):1082-1092.

[14] Lee H P, Poh H J, Chong F H, et al. Changes of airflow pattern in inferior turbinate hypertrophy: a computational fluid dynamics model[J]. Am J Rhinol Allergy, 2009,23(2): 153-158.

[15] Mautner V F, Kluwe L, Friedrich R E, et al. Clinical characterisation of 29 neurofibromatosis type-1 patients with molecularly ascertained 1.4 Mb type-1 NF1 deletions [J]. J Med Genet, 2010,47(9):623-630.

[16] Tessier P, Guiot G, Derome P. Orbital hypertelorism: Ⅱ, definite treatment of orbital hypertelorism (OR.H.) by craniofacial or by extracranial osteotomies[J]. Scand J Plast Reconstr Surg, 1973,7(1):39-58.

[17] van der Meulen J C. The pursuit of symmetry in cranio-facial surgery[J]. Br J Plast Surg, 1976,29:84-91.

[18] van der Meulen J C. Medial faciotomy[J]. Br J Plast Surg, 1976,32:339-342.

[19] Hohoff A, Joos U, Meyer U, et al. The spectrum of Apert syndrome: phenotype, particularities in orthodontic treatment, and characteristics of orthognathic surgery[J]. Head Face Med, 2007,3:10.

[20] Soanca A, Dudea D, Gocan H, et al. Oral manifestations in Apert syndrome: case presentation and a brief review of the literature[J]. Rom J Morphol Embryol, 2010,51(3): 581-584.

[21] Hsu C M, Lin M C, Sheu S J. Manifested strabismus in a case of Apert syndrome [J]. J Chin Med Assoc, 2011,74(2):95-97.

[22] Allam K A, Wan D C, Khwanngern K, et al. Treatment of Apert syndrome: a long-term follow-up study[J]. Plast Reconstr Surg, 2011,127(4):1601-1611.

[23] Chen L, Li D, Li C, et al. A Ser252Trp [corrected] substitution in mouse fibroblast growth factor receptor 2 (FGFR2) results in craniosynostosis[J]. Bone, 2003, 33 (2): 169-178.

［24］Wang Y, Karim B O, Iacovelli A J, et al. Abnormalities in cartilage and bone development in the Apert syndrome FGFR2（＋/S252W）mouse［J］. Development, 2005, 132（15）: 3537-3548.

［25］Hajihosseini M K, Wilson S, de Moerlooze L, et al. A splicing switch and gain-of-function mutation in FGFR2-IIIc hemizygotes causes Apert/Pfeiffer-syndrome-like phenotypes［J］. Proc Natl Acad Sci U S A, 2001, 98（7）: 3855-3860.

［26］Eswarakumar V P, Horowitz M C, Locklin R, et al. A gain-of-function mutation of Fgfr2c demonstrates the roles of this receptor variant in osteogenesis［J］. Proc Natl Acad Sci U S A, 2004, 101（34）: 12555-12560.

［27］Zhou Y X, Xu X, Chen L, et al. A Pro250Arg substitution in mouse Fgfr1 causes increased expression of Cbfa1 and premature fusion of calvarial sutures［J］. Hum Mol Genet, 2000, 9（13）: 2001-2008.

［28］Hajihosseini M K, Lalioti M D, Arthaud S, et al. Skeletal development is regulated by fibroblast growth factor receptor 1 signalling dynamics ［J］. Development, 2004, 131（2）: 325-335.

［29］Rice D P. Craniofacial anomalies: from development to molecular pathogenesis［J］. Curr Mol Med, 2005, 5（7）: 699-722.

［30］Morriss-Kay G M, Wilkie A O. Growth of the normal skull vault and its alteration in craniosynostosis: insights from human genetics and experimental studies［J］. J Anat, 2005, 207（5）: 637-653.

第九章
脑膨出

一、概论

脑膨出（encephalocele）是指中枢神经系统部分组织经颅骨缺损处向颅外疝出，多见于枕部及鼻根部，包括：①脑膜膨出（meningocele）。脑膜和脑脊液疝出。②脑膜脑膨出（meningoencephalocele）。脑组织和脑膜疝出。③积水性脑膜脑膨出（meningohydroencephalocele）。脑组织、脑膜和一部分脑室疝出（图 9-1）。

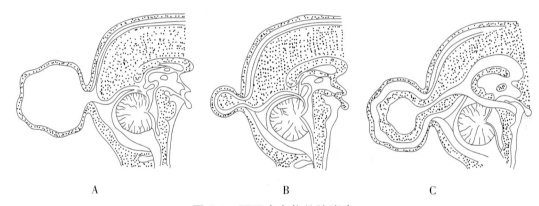

图 9-1　不同内容物的脑膨出
A. 脑膜膨出　B. 脑膜脑膨出　C. 积水性脑膜脑膨出

（一）分类

脑膨出通常好发于颅骨的中线部位，少数偏向一侧颅顶或颅底。偏向颅顶者可自枕、额、顶或颞部膨出，以枕部多见；偏向颅底者可自鼻根、鼻咽腔或眼眶部膨出，以鼻根部居多。大多数的脑膨出分类标准是基于颅骨的缺损部位，可分为颅后部脑膨出和颅前部脑膨出（表 9-1）。

表 9-1　脑膨出的分类

颅后部脑膨出	颅前部脑膨出
枕骨型	鼻额骨型
窦汇上型	鼻筛骨型
窦汇下型	鼻眶骨型
枕颈型	额骨间型
顶骨型	颅面裂型
额顶骨间型	前颅底型
顶骨间型	翼咽骨型

续 表

颅后部脑膨出	颅前部脑膨出
前囟型	翼眶骨型
后囟型	翼上颌型
颅前部脑膨出	翼筛骨型
前顶型	经筛骨型

（二）流行病学及发病率

脑膨出在新生儿中的发病率为 4/100000～8/100000，是脊膜膨出的 1/10～1/5，发生胎次以第一、二胎居多，早产儿约占 20%。因为大约 70% 的脑膨出患儿可以引起流产，所以其真正的发病率可能更高。种族和地理因素也影响发病率和脑膨出的部位。在东南亚地区，病变在鼻额部的脑膨出发病率是其他部位的 9 倍。在北美和欧洲，脑膨出的发病率很低，其中 66%～95% 发生在枕部。

几乎所有的脑膨出都是散发的，部分病例被认为是已知疾病（如鼻前部发育异常或迷走组织综合征）的一部分。枕骨型脑膨出可以合并脊柱脊膜膨出、Arnold-Chiari 病畸形或脊髓纵裂。前顶型或前颅底型脑膨出可以合并其他的头颅畸形，如唇裂、腭裂、眼组织残缺、颅缝早闭、胼胝体发育不全或脂肪瘤。

（三）发病机制

脑膨出的发病机制尚不完全清楚，但普遍认为它是由先天发育异常引起的，与胚胎时期神经管发育不良有关。正常在妊娠数周后，外胚层即有神经管形成，同时中胚层发育成骨、软骨、纤维组织、脂肪、血管等。中胚层的形成通常是渐进、连续、分段的过程，一般从头部开始，到尾部结束。约在胚胎第四周末时神经管完全闭合，若神经管在闭合过程中发育不良或闭合不全，由中胚层形成的颅骨、脑膜及蛛网膜下腔等的发育就会发生障碍，这可能是脑膨出的主要病变。闭合时间越晚的部位，发生率越高。

（四）临床表现

1 局部症状　一般多为圆形或椭圆形的囊性膨出包块，大小各异，大者近患儿头部，小者直径仅数毫米或几厘米；有的出生后即较大，有的逐渐增大。其表面软组织的厚薄程度相差悬殊，个别者可薄而透明，甚至脑脊液破溃、渗漏而发生反复感染，导致化脓性脑膜炎。厚者软组织丰满，触之软而有弹性，有的表面似呈瘢痕样而较硬。其基底部可为细的蒂状或广阔基底，有的可触及骨缺损之边缘。囊性包块一般较软而有弹性，可触及波动感，触压可使颅内压增高，当患儿哭闹时，包块会增大，而张力会增高。透光试验阳性，在脑膜脑膨出时有可能见到膨出的脑组织。

2 神经系统症状　轻者无明显神经系统症状，重者与发生部位及受损的程度有关，可表现为智力低下、抽搐（或不同程度的瘫痪）、腱反射亢进、不恒定的病理反射。如发生于鼻根部时，可造成一侧或双侧嗅觉丧失。

3 邻近器官的受压表现　膨出物突入眶内时，可致眼球突出及移位，眶腔增大。突入鼻腔可影响呼吸或表现为侧卧时才呼吸顺畅。膨出发生于不同部位，可有头形的不同改变，如枕部巨大膨出，可由于长期侧卧位导致头的前后径明显增大而呈舟状头。

（五）诊断

1 影像学检查　根据病史及临床表现，一般作出正确诊断并不困难，但仍需进行影像学检查以明确脑膨出的具体情况。

（1）头颅 X 线平片：对于诊断帮助不大，现已极少使用。

（2）头颅 CT：可显示颅骨缺损的形态及鉴别囊内容物。对颅顶前半部脑膨出者，CT 三维重建技术可以帮助决定是否需要颅面重建及选择重建方法；对颅底脑膨出者，冠状 CT 可显示更好。

（3）头颅 MRI：MRI 对颅骨缺损的分辨不如 CT 清晰，但是 MRI 是鉴别囊内容物及这些内容物与周围神经和血管结构关系的金标准。磁共振动脉造影（magnetic resonance angiography，MRA）和磁共振静脉造影（magnetic resonance venography，MRV）序列成像有助于描绘静脉窦的引流部位。

2　产前诊断　脑膨出的产前诊断较准确的是依靠羊膜腔穿刺，而更普遍的是依靠超声检查法。羊膜腔穿刺能测定甲胎蛋白和乙酰胆碱酯酶。胎儿超声检查可以发现大的脑膨出，甚至探测囊内有无实质性组织，已成为用来排除神经系统先天畸形的常规检查。超声检查法的进展如三维成像，提高了检查的精确度。胎儿 MRI 检查现在也已经施行，具有更清晰的影像。

3　鉴别诊断　鼻咽部脑膨出应与鼻息肉和该部位肿瘤鉴别，尤其儿童患者在行鼻咽部穿刺活检时，应考虑脑膨出的可能性，避免发生脑脊液漏及颅内感染。

顶枕部脑膨出主要与头皮良性肿块和颅周窦鉴别。头皮良性肿块常不在中线，哭闹时肿块无改变，X 线平片或 CT 可见肿块位于颅骨外，颅骨无缺损。颅周窦或血管瘤与颅内静脉窦相通，随头部位置改变而发生大小变化，穿刺可抽到血液，注入造影剂可使颅内静脉窦显影。

（六）治疗

脑膨出一般均需手术治疗，手术时机的选择取决于脑膨出本身，过去曾以出生后 6～12 个月为宜，而目前国内外均主张尽早手术。新生儿的脑膜膨出应该尽早修补，手术效果常较理想。皮肤缺损、存在出血、脑脊液漏和溃疡形成都说明修补手术应尽早进行。而气道梗阻、视觉损害是需要更进一步早期干预的适应证。然而，当合并复杂的头面部畸形时，需待患者的年龄和全身条件被认为达到最佳时再行手术治疗。

手术目标是切除囊袋，保留神经组织功能，利用发育正常的皮肤缝合伤口。完善的术前影像学检查，尤其是 MRI 检查，能帮助制订外科手术计划，大多数脑膨出都能够得到有效的修补。然后，如果巨型脑膜脑膨出或脑膜脑室膨出合并神经系统症状、智力低下及明显脑积水者，囊内发育不良的脑组织数量超过颅内脑组织，术后神经功能仍将严重残缺，手术治疗对其意义不大。

手术过程中必须获得必要的监测信息，包括体温、血压、脉搏、心电、血氧饱和度等；在患者胸口放置多普勒超声探头，以便在手术操作到静脉窦部位时监视循环系统内有无气体存在。婴儿的体温必须维持在 37℃左右，因为低体温患儿很难耐受手术。

儿童对失血耐受性很差，整个手术过程必须严格止血，对失血量估计不足将会导致低血压。

对伴有脑脊液漏的巨大颅后部脑膨出或需行颅面重建手术的病变，围手术期应给予广谱抗生素，同时注意支持治疗。

二、颅后部脑膨出

枕骨型、枕颈型、顶骨型脑膨出经常被归类为颅后部脑膨出，它们具有一些共同特点，因此归为一类讨论。①顶骨型脑膨出发生在前囟和人字点之间，也包括这两点发生的膨出。②枕骨型脑膨出发生在人字点和枕骨大孔之间，进一步分为窦汇上和窦汇下膨出两个亚型。③枕颈型脑膨出是指合并颈椎缺损时的脑膨出。一般而言，枕骨型较顶骨型更普遍。

（一）临床表现

枕部或顶部中线有囊性肿物，大小不一，或基底部宽广，或呈蒂状（图 9-2）。囊表面由正常或退变的皮肤覆盖，局部可多毛，偶见皮肤缺如，脑组织外露。囊腔与颅腔相通。囊腔透光试验阳性，为单纯脑膜膨出；囊腔透光试验阴性者，为脑膜脑膨出。顶部脑膨出囊内常含有脂肪瘤组织、结缔组织及畸形神经组织成分。

颅后部脑膨出患者主要表现为颅外的畸形，这些畸形可与其他综合征相关联，也可见散发的病例。最常见的畸形包括心脏异常、多囊肾、肢体复位缺陷和多指（趾）畸形。

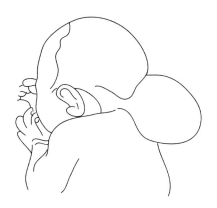

图 9-2　枕骨型脑膨出

（二）伴随表现

枕骨型脑膨出呈现值得注意的形态学特征排列：①最常见的表现包括脑干的畸形，通常呈 S 状扭曲；②小脑的异常，可能出现小脑缺如；③小脑蚓部缺如或反转；④小脑半球反转压迫脑桥并且脑干向后移位；⑤后颅窝狭小；⑥后颅窝囊肿，类似于 Dandy-Walker 畸形；⑦小脑幕和硬脑膜的静脉窦抬高；⑧枕骨向尾侧移位等。

顶骨型脑膨出合并的脑畸形通常包括：背侧囊腔直接与脑室系统沟通及前脑无纵裂畸形，后者是严重的大脑半球中线融合畸形。

（三）治疗

1　手术体位　颅后部脑膨出的修补术常需在俯卧位或侧卧位时进行。

2　手术步骤　首先是皮肤切开，根据囊的结构和大小，选择直线或梭形切口。术前标出待切除的头皮的范围非常重要，切除范围应适度，使剩余头皮能够严密缝合。皮肤应在脑膨出的基底部位作弧形切开，在软组织和硬膜之间的层次采取钝性分离。然后打开膨出囊，释放脑脊液，检查囊内容物。如有发育不良的神经组织影响正常的缝合，可沿骨缘将其切除。切除多余的硬脑膜，但必须留下足够的部分用以修补，尽量做到无渗漏严密缝合。皮肤和皮下组织间断缝合（图 9-3）。

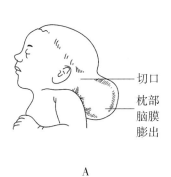

切口
枕部脑膜膨出

A

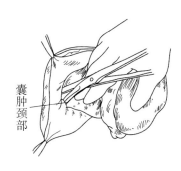

囊肿颈部

B

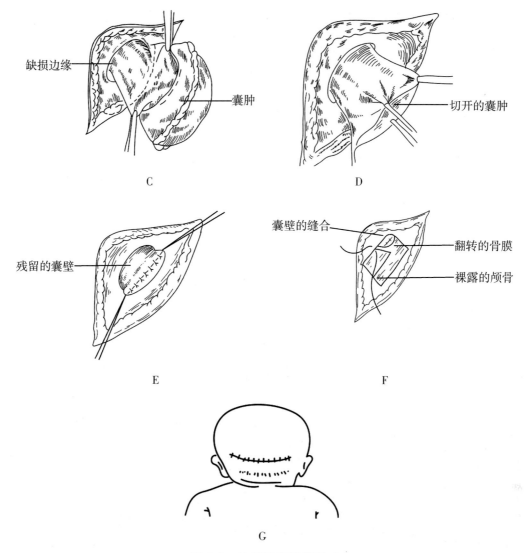

图 9-3　枕部脑膨出修补术
A. 切口　B. 从皮肤切口处分离囊肿颈部至骨块组织　C. 沿虚线切开囊壁探查　D. 囊壁已切除，钳起囊膜准备缝合　E. 囊壁间作间断缝合　F. 在骨缺损缘翻转骨膜作加强囊壁缝合　G. 皮肤作间断缝合

　　硬脑膜和皮肤缝合必须没有张力，若张力太大，可能导致愈合困难，甚至裂开、脑脊液漏或感染；若保留过多硬脑膜和皮肤，不仅缝合部位松弛，还易导致无效腔和膨出复发。

　　颅后部脑膨出的骨缺损范围一般不大，修补术后在硬脑膜的引导下，新骨不断形成，骨缺损会不断缩小甚至闭合。特殊情况下，当疝出的脑组织过多并且合并小头畸形时，脑膨出修补是很困难的。Gallo 报道可用金属钛网制作一个坚硬的外壳来保护疝出的脑组织。笔者建议尽可能用自体分离的颅骨骨瓣来关闭较大的骨缺损。

　　（四）并发症

　　1　术中并发症

　　（1）出血：大的病变常有大动脉供血和静脉回流，必须仔细分离血管并电凝切断。在切除硬脑膜前，准确定位矢状窦、横窦、枕窦及窦汇，尽量避免损伤。如果出血来自静脉窦，一般以明胶海绵压迫即可控制。缝合硬脑膜时注意不要阻塞静脉窦，以免引起静脉回流障碍。

　　（2）空气栓塞：在主要静脉窦开放时发生的严重并发症，采取头高 15°～30° 的体位可降低其发生的可能性。

（3）脑干损伤：有功能的神经组织，特别是部分脑干被切除。

最常见的表现是术后患儿必须依赖呼吸机维持呼吸。术前影像学检查判断膨出囊内容物及术中仔细辨别神经组织可以避免此并发症。

2　术后并发症

（1）局部积液：如果脑脊液吸收障碍，液体会积聚在修补部位，影响切口愈合。可以通过穿刺抽液、加压包扎来控制。

（2）脑积水：表现为患儿头围增大、前囟饱满，经颅超声检查可见脑室进行性扩大，可以行脑室-腹腔分流术进行治疗。除非绝对必要，新生儿期应尽量避免行分流术。脑膨出经过适当修补，仍有脑脊液漏，常提示存在脑积水。脑膜脑膨出脑积水的发生率远高于脑膜膨出脑积水。

（3）颅内感染：伤口脑脊液漏会增加颅内感染风险，抗生素的正确应用可预防及控制感染。如果同时合并脑积水，必须先给患儿放置脑室外引流，待伤口愈合、感染治愈后，再行脑积水分流手术。

（4）癫痫：癫痫的发生与中枢神经系统发育不全的关系比其与脑膨出修补的关系更大。

（五）预后

预示颅后部脑膨出患者预后不良的因素包括：囊内有较多的神经组织、膨出位置过于靠后、小头畸形、需要行分流手术的脑积水等。其他因素包括合并大脑畸形等，对预后影响很小。单纯的脑膜脑膨出，经过手术治疗后，一般效果较好，手术可降低死亡率，降低脑积水的发生率，减少或缓解神经系统的损害症状。合并有神经功能障碍、智力低下和其他部位畸形的脑膜脑膨出，预后较差。手术不能解决其他畸形或改善智力。

三、颅前部脑膨出

颅前部脑膨出可分为前顶型和前颅底型。前顶型脑膨出存在一个内部缺损，穿透盲孔到达筛板前部，而前颅底型脑膨出穿透筛板或蝶骨体。前颅底型脑膨出会造成蝶骨缺损，影响更多重要结构，故此比前顶型的病变更严重。根据骨缺损的位置和脑膨出囊袋内的解剖结构，前顶部和前颅底脑膨出都可进一步分为不同的亚型（图9-4）。

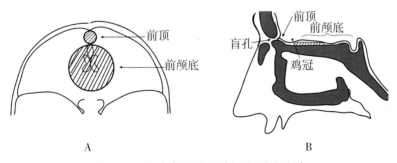

图 9-4　鉴别前顶型和前颅底型脑膨出
A. 冠状位颅脑前部的基底　B. 矢状位

与前顶型有密切关系的缺损在盲孔前面到鸡冠的位置，前颅底型脑膨出可以从蝶骨和蝶窦的缺损处突出。

（一）临床表现

1　前顶型脑膨出　在眉间或鼻根中线、鼻旁或内眦处及眶顶出现肿块，通常有皮肤覆盖，哭闹时肿块可增大（图9-5）。膨出肿块逐渐增大，引起面部畸形，如鼻根扁宽，眶距增宽，眼睑呈三角形，双眼挤向外侧，严重时双眼闭合不全。膨出囊自眼眶后方膨出，可使眼眶扩大、眼球突出，引起

Ⅱ、Ⅲ、Ⅳ、Ⅴ和Ⅵ等颅神经损害的症状。

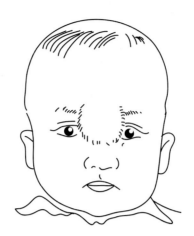

图 9-5　前顶型脑膨出(鼻根部)

2　前颅底型脑膨出

(1) 临床特点:面部存在畸形(鼻根宽阔、眶距增宽、双颞径增大),鼻腔或咽部中线囊性肿块,而外部一般见不到肿块。部位较靠后的病变,特别是位于蝶骨附近的病变,疝出物中常包括下丘脑、垂体及垂体柄、视神经、视交叉及大脑前动脉等重要结构。

(2) 典型表现:鼻塞、经口呼吸、打鼾、鼻腔出现分泌物是前颅底型脑膨出突入鼻咽部的典型表现。在婴儿期即可出现这些症状,但开始时经常被忽略。

(3) 可能伴随的其他畸形:包括五官距离过近、唇裂、腭裂、鼻裂、小眼畸形、组织缺损、颅缝早闭、胼胝体发育不全等。

(二) 诊断

1　影像学表现

(1) 头颅 X 线正侧位片:鼻窦及眼眶平片和分层片可发现界限清楚、边缘光滑而无硬化缘的骨缺损。

(2) 头颅冠状 CT 扫描和 MRI:可显示囊内组织,有无脑积水和合并脑畸形。当病变在鼻部和颅腔之间有一狭窄的颈时,MRI 在连续显示方面的敏感性比 CT 更高,在区别脑组织与炎性鼻部团块方面,MRI 同样也比 CT 优越。

2　鉴别诊断

(1) 鼻息肉:脑膨出有搏动,靠近鼻中隔,可导致鼻腔扩大,并可能伴有鼻中隔缺损。鼻息肉没有搏动,位置靠外侧,发源于鼻甲,并不导致鼻腔扩大。影像学显示向下弯曲的筛板或蝶骨更进一步提示脑膨出。对儿童而言,鼻息肉并不是常见疾病。

(2) 其他疾病:还需与皮样囊肿、颅骨骨膜窦、鼻根部神经胶质瘤、畸胎瘤、筛骨脑膜瘤、血管瘤等鉴别。

(三) 治疗

1　手术修补的时机　前顶型脑膨出应早期修补,以防止骨缺损不断扩大、修复困难及视力损害加重。但合并复杂的头面部畸形时,治疗可能需推迟。

前颅底型脑膨出常合并器官距离过远。有研究者认为,婴儿期早期完全矫正可使不断发育的眼球和脑向重建的面部骨骼模型方向发育,但婴儿可能难以耐受手术持续的时间和出血量,早期完全矫正器官距离过远也可能会影响面部的发育。笔者的经验是假如脑膨出修补术在出生后 2～3

年内进行,一度和二度的器官距离过远均会自行恢复,早期眼眶易位术是不恰当的。三度器官距离过远和中线部位面裂的病例需要进行眼球内径的复位术。

2 手术方法　一般认为,较颅外手术,硬膜内入路治疗颅前部脑膨出的效果更好,复发风险更低。

患儿取平卧位,冠状切口有利于暴露前颅盖和额部组织及暴露需要修补的缺损。去除额骨,切开硬膜,结扎前部矢状窦并切断,掀起双侧额叶,探查膨出的囊颈部,发育不良的脑组织可电凝后去除,但在前颅底型脑膨出中,需要保留疝出物内包含的重要结构。前颅底硬脑膜要小心保留以便修补缺损。如果简单缝合无法修补缺损,可用原有硬膜或联合使用人工硬膜。如果颅骨缺损很小,可不必修补;较大的颅骨缺损必须修补,笔者建议尽量选择自体骨瓣。

前颅底型脑膨出的疝出物位置更靠后,为了暴露缺损区域,需要牵拉更多的脑组织,所以采取相应的脑保护措施颇为重要。

因为术后感染等问题,当试图复位或从上方切除囊内容物时,每一步操作都应确定未涉及鼻腔。笔者在脑膜修补和颅骨闭合后,将鼻部膨出组织切除。

存在大型腭裂的患者,可以考虑使用经腭硬膜外修补,可减少对间脑、视觉传导通路、Willis 环等所有与囊袋粘连结构的受损风险,也可以避免过度牵拉造成的脑水肿(图 9-6)。

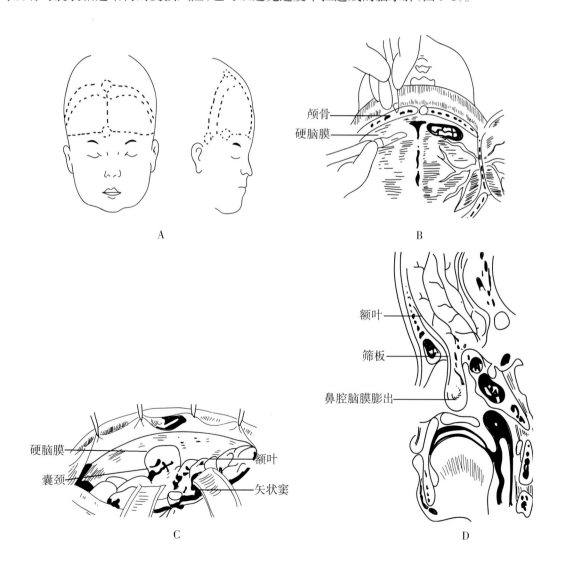

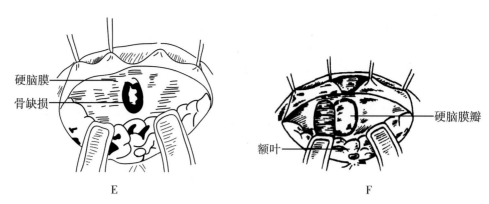

图 9-6　颅前部脑膨出修补术

A. 双侧冠状切口的正侧面观　B. 骨窗前缘切开硬脑膜　C. 切开硬脑膜,结扎矢状窦,用脑压板额叶,显露膨出的囊颈　D. 鼻腔内脑膜膨出,经过筛板　E. 异常脑组织切除,见硬脑膜缺孔及骨缺损　F. 自邻近切取硬脑膜瓣做硬脑膜缺孔修补

（四）并发症

1 脑积水　与枕部病变不同,颅前部脑膨出术前和术后的脑积水并不常见,这可能是因为前部的蛛网膜下腔没有重要的脑脊液循环通路。当脑膨出缺损极大,额叶向前移位时,牵引间脑向前移位并使中脑导水管扭曲梗阻,可能导致脑积水。

2 嗅觉障碍　在前顶型脑膨出中,嗅觉器官会形成部分疝囊,术后嗅觉缺失很难避免。除非嗅觉器官严重发育不良或为了适当的缝合硬膜,术中应试图保留嗅觉器官。

3 其他并发症　因暴露病变时过度牵拉脑组织而导致脑肿胀;下丘脑功能失调,表现为术后尿崩;罕见的前颅底颞叶脑膨出可能会伴有癫痫,但通常随着脑膨出的治愈而治愈。

（五）预后

颅前部脑膨出的预后无论是在生存率方面还是在智力发育方面都好于颅后部脑膨出。手术的程度和最佳时机依赖于疾病本身。除严重病变合并小头畸形,颅前部脑膨出的预后与缺损的大小、内部有无脑组织及患者诊断时的年龄均无关。

四、闭锁性脑膨出

闭锁性脑膨出也称为隐匿或退化型脑膨出,或者中脑脑膜膨出。特点是在枕骨或顶骨中线区域有一个小的、无囊的、扁平或结节状的头皮下病变。病变由脑膜、血管、神经或胶质成分构成。病灶表面的皮肤特征多变,可表现为脱发、过度增生、血管瘤或皮肤脱色。

该病变需与皮样囊肿及颅骨骨膜窦相鉴别。闭锁性脑膨出患者的骨缺损是椭圆形或狭长形,并且由内向外逐渐变窄,而皮样囊肿患者的骨缺损是圆形并且由外向内逐渐变窄。颅骨骨膜窦在患者直立位时,病变会出现体积缩小。在许多病例中,CT 和 MRI 显示直窦和幕内静脉异常,带蒂的组织直接对着松果体上隐窝。

通过马蹄形切口,在组织平面内仔细解剖,这些病变常能被修复,骨膜通常可用于小的膨出组织进行转移修复。

（陈若平）

［1］蒋先慧.小儿神经外科学［M］.北京:人民卫生出版社,1994.

［2］雷霆.小儿神经外科学［M］.第 2 版.北京:人民卫生出版社,2011.

［3］Simpson D A, David D J, White J. Cephaloceles: treatment, outcome, and antenatal diagnosis［J］. Neurosurgery, 1984,15(1):14-21.

［4］Kerszberg M, Changeux J P. A simple molecular model of neurulation［J］. Bioessays, 1998,20(9):758-770.

［5］Manfredi M, Donati E, Magni E, et al. Spinal dysraphism in an elderly patient［J］. Neurol Sci, 2001,22(5):405-407.

［6］Lanigan M W. Surgical repair of myelomeningocele［J］. Ann Plast Surg, 1993,31 (6):514-521.

［7］Bindal A K, Storrs B B, Mclone D G. Occipital meningoceles in patients with the Dandy-Walker syndrome［J］. Neurosurgery, 1991,28(6):844-847.

［8］周良辅.现代神经外科学［M］.上海:复旦大学出版社,2001.

［9］Winn H R, Kliot M, Brem H,等.尤曼斯神经外科学(第 1 卷):神经外科导论与肿瘤学［M］.第 5 版.王任直,译.北京:人民卫生出版社,2009.

［10］Plaum P E, Riemer G, Froslie K F. Risk factors for pressure sores in adult patients with myelomeningocele -a questionnaire-based study［J］. Cerebrospinal Fluid Res, 2006,3:14.

［11］van den Abbeele T, Elmaleh M, Herman P, et al. Transnasal endoscopic repair of congenital defects of the skull base in children［J］. Arch Otolaryngol Head Neck Surg, 1999,125(5):580-584.

［12］Schaberg M, Murchison A P, Rosen M R, et al. Transorbital and transnasal endoscopic repair of a meningoencephalocele［J］. Orbit, 2011,30(5):221-225.

［13］石斌,王俊英,孙胜平,等.新生儿脑脊膜膨出的手术治疗［J］.中华神经外科杂志,2000,16(5):331-332.

［14］杨树源,只达石.神经外科学［M］.北京:人民卫生出版社,2008.

［15］王忠诚.王忠诚神经外科学［M］.武汉:湖北科学技术出版社,2005.

［16］Calado E, Loff C. The "failures" of spina bifida transdisciplinary care［J］. Eur J Pediatr Surg, 2002,12(Suppl 1):S51-S52.

［17］Roume J, Genin E, Cormier-Daire V, et al. A gene for Meckel syndrome maps to chromosome 11q13［J］. Am J Hum Genet, 1998,63(4):1095-1101.

［18］Burduk P K, Mierzwiński J, Burduk D, et al. Spontaneous temporal bone meningo-encephalocele［J］. Otolaryngol Pol, 2008,62(2):199-203.

［19］Bronsteen R A, Comstock C H. Central nervous system anomalies［J］. Clin Perinatol, 2000,27(4):791-812.

［20］Pericak-Vance M A, Speer M C, Lennon F, et al. Confirmation of a second locus for CMT2 and evidence for additional genetic heterogeneity［J］. Neurogenetics, 1997,1(2): 89-93.

［21］Battibugli S, Gryfakis N, Dias L, et al. Functional gait comparison between children with myelomeningocele: shunt versus no shunt［J］. Dev Med Child Neurol, 2007,49(10): 764-769.

［22］雷霆.神经外科疾病诊疗指南［M］.第 2 版.北京:科学出版社,2005.

［23］Vogel T W, Manjila S, Cohen A R. Novel neurodevelopmental disorder in the case

of a giant occipitoparietal meningoencephalocele[J]. J Neurosurg Pediatr, 2012,10(1):
25-29.

[24] Vachha B, Adams R C. Memory and selective learning in children with spina bifida-myelomeningocele and shunted hydrocephalus: a preliminary study[J]. Cerebrospinal Fluid Res, 2005,2:10.

[25] Klein O, Thompson D. Spontaneous regression of lipomyelomeningocele associated with terminal syringomyelia in a child, case report[J]. J Neurosurg, 2007,107(3 Suppl): 244-247.

[26] Galli M, Albertini G, Romei M, et al. Gait analysis in children affected by myelomeningocele: comparison of the various levels of lesion[J]. Funct Neurol, 2002,17 (4):203-210.

[27] Grewal A S, Hochman J B, Chen J M. Iatrogenic temporal bone meningoencephalocele arising from the posterior fossa[J]. Otol Neurotol, 2011,32(4):e28-e29.

[28] Verguts J, Roovers J P, de Ridder D, et al. Posterior intravaginal slingplasty with preservation of the uterus: a modified surgical technique in a young myelomeningocele patient[J]. Gynecol Obstet Invest, 2007,63(4):203-204.

[29] Blount J P, Gordon A S, Grant J H, et al. Multidisciplinary staged surgical management of bifrontal meningoencephalocele with long-term follow-up[J]. J Neurosurg Pediatr, 2013,11(4):478-484.

[30] Faulkner H J, Sandeman D R, Love S, et al. Epilepsy surgery for refractory epilepsy due to encephalocele: a case report and review of the literature[J]. Epileptic Disord, 2010,12(2):160-166.

[31] Franco D, Alonso N, Ruas R, et al. Transsphenoidal meningoencephalocele associated with cleft lip and palate: challenges for diagnosis and surgical treatment[J]. Child's Nerv Syst, 2009,25(11):1455-1458.

[32] Semaan M T, Gilpin D A, Hsu D P, et al. Transmastoid extradural-intracranial approach for repair of transtemporal meningoencephalocele: a review of 31 consecutive cases [J]. Laryngoscope, 2011,121(8):1765-1772.

[33] Chowchuen B, Thanapaisal C, Chowchuen P, et al. Frontoethmoidal meningoence-phalocele: challenges and the Tawanchai center's long-term integrated management[J]. J Med Assoc Thai, 2011,94(Suppl 6):S129-S140.

[34] Oucheng N, Lauwers F, Gollogly J, et al. Frontoethmoidal meningoencephalocele: appraisal of 200 operated cases[J]. J Neurosurg Pediatr, 2010,6(6):541-549.

[35] McLone D G, de Leon G. Atretic encephalocele[J]. Pediatr Neurosurg, 1998,28 (6):326.

第十章
眼睑眼眶畸形

第一节　眼睑畸形

一、眼睑、眼眶的局部解剖学

眼部的整形手术涉及眼睑、眦角、韧带等软组织结构及其他邻近组织(图 10-1)。

眉毛部位的组织可分成皮肤、皮下组织和肌肉、肌层下疏松组织,以及骨膜等四层,前三层组织紧密相连,可在骨膜上推动。肌层中包括眼轮匝肌、额肌及皱眉肌,其肌纤维彼此交织。其中额肌起于帽状腱膜,止于眉部的皮肤及皮下组织中,主司额部皮肤的皱褶,提高眉毛和上眼睑以使眼裂开大。在使用筋膜移植悬吊睑下垂时,将筋膜条固定于眉上缘的肌层组织中,即可达到提上睑的效果。

眼睑分上、下两部分,上睑较下睑大而宽。上下睑缘间的空隙称睑裂。眼睑皮肤很薄,是人体最薄皮肤之一,尤以上睑为薄,且富于伸展性。许多人上睑有明显的上睑皱襞(俗称"双眼皮")。这是由于上睑提肌有一部分肌纤维直接附着于皱襞下方的皮肤上。睁眼时,其上方的皮肤相对地下垂而形成此皱襞。它的位置在上睑缘上方 3～4mm 处。除此皱襞外,还有下睑皱襞、颧骨皱襞,亦为重要的标志。下睑皱襞相当于下睑板的下缘,在下睑缘下方 3～4mm 处,在年轻人并不显著。颧骨皱襞相当于眶下缘的部位。

眼睑的皮下组织疏松,与其下方的眼轮匝肌间很少粘连,易于积存血液及发生水肿。

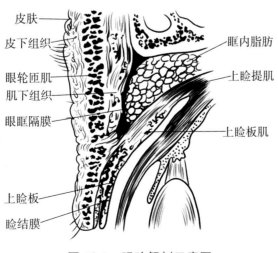

图 10-1　眼睑解剖示意图

上眼睑组织分层很多,其下半部可分皮肤、皮下组织、眼轮匝肌、肌下组织、睑板及睑结膜等六层。上半部则可分成七层,即皮肤、皮下组织、眼轮匝肌、眶隔隔膜、眶内脂肪、上睑提肌、上睑板肌。

眼轮匝肌有闭合眼睑的功能,受面神经支配。此肌起于内眦韧带,呈椭圆形,在上下睑围绕睑裂,再会合在外眦韧带的前方。上睑的眼轮匝肌下方为疏松的肌下层间隙,与眉部的肌下层相通,主要的血管神经分布都在此层。手术中作局部浸润麻醉时,应直接注入此层中才能得到完全的麻醉效果。

肌层下方为眼眶隔膜和睑板,两者相连构成上眼睑的强韧的支持组成。上睑眼眶隔膜的上部有眶内脂肪与上睑提肌分开,渐向下方与上睑提肌合并而附着于上睑板前面。下睑眼眶隔膜在颞侧与外眦韧带联合,鼻侧则附着于泪骨和泪囊的后面。眼眶隔膜是连接睑板与眶缘之间很薄的一层结缔组织,它的作用是将眼睑与眼眶分开,以防止隔膜前方或后方发生血肿或感染时相互扩散。

睑板呈半月状,是由强韧的纤维组织构成,含有许多睑板腺,分泌皮脂腺以润滑睑缘,防止组织液浸湿眼睑皮肤。上睑板较厚实,宽 7~9mm。下睑板薄而狭,宽约 5mm。睑板浅面与眼轮匝肌稀松相连,深面则与睑结合膜紧密附着,难以分离。睑板内外侧端分别由坚强的韧带与骨部相连。外眦韧带附着于眶缘后方约 3mm 处,使外眦角紧贴于眼球。内眦韧带则由上下睑板的内侧脚交汇而成,较宽而附着于上颌骨额突的泪嵴,并分出一小股附于后泪嵴。内眦韧带因外伤断裂后,内眦角即移向外侧,而致眼裂缩小及提上睑功能不全。

上睑提肌主司提上睑作用,受动眼神经支配,起于视神经孔附近周围的纤维环,紧贴眶上壁,在上直肌上方向前,到眶前部时则肌腹消失,成为扇形的纤维腱膜,而止于上睑板前方及上缘,部分则穿过眼眶隔膜,与眼轮匝肌同止于上睑皮肤中。除此之外,腱膜纤维还在鼻额两侧发出内侧脚和外侧脚,而与内、外眦韧带相附着。上睑提肌腱膜后面又附着一块薄的受交感神经支配的平滑肌——上睑板肌,它止于睑板上缘,为睁开上眼睑之用。轻度的上睑下垂被认为是由于它肌力弱所致。

结膜是眼睑最内层组织,形成结膜囊。它由睑结膜、穹隆结膜及球结膜三部分组成。上下穹隆的结膜松皱,便于眼球转动,上穹隆深 8~10mm,直抵上眶缘,下穹隆较浅。这些松动多褶的结合膜可以用来作为修复球结膜缺失之用而不至影响眼球活动。球结膜除在角膜边缘逐渐移行为角膜上皮并与之固定外,其余部分都可移动。睑结膜则与睑板紧密相连。

泪乳头及泪小点在上下睑缘近内眦处,泪小点紧贴球结膜,泪液由此经泪小管进入泪囊而流入下鼻道。眼睑外翻时泪小点失去了正常接触即造成溢泪症状。内眦韧带断裂时常并发泪小管撕断,引起阻塞或狭窄等结果。

睑缘宽约 2mm,表面为皮肤组织,其前缘圆钝,长有睫毛数排。睫毛方向在上睑部位略向上翻,在下睑部位略向下卷。睑缘的后缘成锐角,紧贴球结膜。前后缘之间为睑间缘,此处皮肤颜色呈灰白色,称为灰线。睑板腺即开口于灰线的后方。沿灰线切开时可将睑板分成两层,即前面的皮肤及眼轮匝肌和后面的睑板及睑结膜。睑缘到近内眦角时完全圆钝,睫毛在此处消失,该处即是泪乳头及泪小点。

正常人的睑裂左右宽约 30mm;上下睑缘间的距离一般为 7~8mm,尽力睁眼时可达10mm 以上。内眦角一般较外眦角低 3~4mm。内眦角圆钝,与眼球相距 5~7mm,其中有泪湖、泪阜及结膜半月皱襞。外眦角呈尖角状,紧贴于眼球球结膜。

眼的开闭主要由上睑的活动来完成。闭眼时,上睑下垂,眼球上翻,将角膜隐蔽于上睑后方,不外露。如闭合不全即成"兔眼"。

眼睑的血管,动脉供应是由眼动脉及泪腺动脉所分出的内外两侧上下睑动脉,在眼轮匝肌及睑板之间相互吻合,形成三个动脉弓。其中两个分别在上下眼睑的游离缘,一个在上睑板的上缘。静脉多而粗大,睑板前方的静脉流入内眦静脉及颞浅静脉,睑板后方的静脉则汇入眼静脉。

眼睑的神经支配,眼轮匝肌由面神经颧支所支配,上睑提肌则由动眼神经及分布于上睑板肌的交感神经支配。感觉神经被三叉神经的分支所支配,主要是眶上神经与由额神经分出的滑车上神经,上睑的内眦部还有鼻睫神经分出的滑车下神经分布。外眦部则有泪腺神经的分支。下睑则主要有眶下神经与滑车下神经分布,外眦部还有泪腺神经的小分支分布。

二、眼睑手术概述

眼睑部的疾病包括先天性畸形、外伤、感染及切除各种肿瘤后的缺损畸形等。

眼睑部位的整形手术是比较精细的手术,在眼睑和眼眶部位进行整形手术时,要求更高。施术者必须具有基本的眼科知识及手术操作原则,以一丝不苟的工作作风及轻柔细致的操作技术进行手术。对视力正常的患儿进行手术必须注意保护角膜,勿使其受到丝毫损伤。如发生角膜擦伤溃疡及睫状体炎症时,必须及时会诊处理。睑板及结膜囊内的手术,必须在局部没有感染的情况下进行。如有泪囊炎、眶骨骨髓炎等慢性炎症时,必须先采取积极措施,清除病灶,待炎症消散后再进行手术。有慢性炎症的泪囊,应先行摘除。但若因眼睑长期外翻而造成慢性结膜炎时,则在结膜继续暴露的情况下,炎症就不可能好转,故应采取适当措施以控制感染。一旦分泌物减少,情况有所改善,就应尽早进行睑外翻纠正手术。任何手术结束时,应冲洗结膜囊内淤血块,并检查囊内有无异物存留。术中还必须彻底止血,防止术后发生血肿,影响手术效果。术后宜加压包扎双眼 2～3 天以防止血肿及减轻局部水肿。

较小的眼部整复手术,都可以在局部浸润麻醉或神经阻滞麻醉下进行。一般应在 1%～2% 普鲁卡因液中加入肾上腺素适量（每 10ml 麻醉液加入 1 / 1000 肾上腺素溶液 1 滴）。结膜囊内可用 0.5%～1% 丁卡因溶液滴入,酌情应用。在手术范围较大的患儿,只在必要时使用,以防因麻醉而造成角膜损伤。对难以取得合作的患儿,可考虑应用全身麻醉。

（一）眦切开和眦角成形术

在眼裂较小或两侧眼裂长度不对称时,可在外眦角做眦角切开成形术。本手术可使睑裂得到永久性放大,亦可用来矫治因外伤或感染而造成的眦角睑缘粘连。在眼睑缺损修复时,亦可同时做眦切开术,以放松眼睑外侧部分,以利于缺损缝合。此外,在做眼窝再造术或其他眼部手术时需暂时扩大睑裂者亦可进行眦角切开术,手术结束时就将它在原位缝合。

手术在局部麻醉下进行,用左手食、拇两指将上下两睑分开,拉紧外眦部皮肤并推向鼻侧。用小直剪刀在水平方向将外眦组织全层剪开。再将剪刀头从创口插入球结膜下作潜行分离,直达上下穹隆部位,以使外侧部分的球结膜完全松动。并将外眦韧带作部分切断,以获得永久性效果。然后将同一水平方向的球结膜拉到外侧,与切开处的顶端缝合一针以固定（用 5-0 丝线）。再将其余球结膜分别向上下方向与皮肤切开的创缘缝合,缝合前应在上下睑缘修正及剪除少许组织以使睑缘弧度自然正常,球结膜亦作必要的修剪（图 10-2）。术后用眼膏涂眼并包扎创口。本手术亦可以作为放大眼裂的一项美容手术。

在先天性上睑下垂合并内眦赘皮及眼裂过小的病例中,外眦切开术可与纠正下垂及内眦赘皮成形术一并施行。

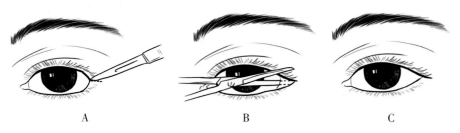

图 10-2　外眦角切开扩大术

A. 在外眦部皮肤上作横切口　B. 用钝头小剪刀剪开球结膜,作潜行分离,并部分剪断外眦韧带　C. 分别将球结膜与上下眼睑睑缘缝合

(二)眦成形、眦固定和睑裂缩短

本手术是将外眦角适当缝合,使睑裂永久或暂时性缩小,以达到治疗目的。本手术适用于面神经瘫痪后的兔眼、下睑外翻或松弛畸形。轻度眼球突出的患者亦可应用本法以缩小睑裂保护角膜。

最简单的手术方法是将外眦角的上下睑缘连同睫毛及其毛囊截除所需的长度,然后用丝线穿过创面缝合以缩小睑裂,或将松弛的下睑缘与外眦韧带固定。一些较复杂的用于睑外翻的手术将在"睑外翻纠正术"中叙述。

(三)睑缘粘连术

这种手术的目的是将上下睑缘作暂时性愈合,适用于应用游离植皮术纠正睑外翻畸形,以防止植皮片以后收缩而引起外翻复发。手术方法:①在外眦部皮肤上作横切口。②用钝头小剪刀剪开球结膜,作潜行分离,并部分剪断外眦韧带。③分别将球结膜与上下眼睑睑缘缝合。

这种粘连通常在睑缘中 1/3 的两旁进行。手术方法是在睫毛内用尖头刀片在上下睑中 1/3 的两旁相对处各削去睑缘组织一条,宽 3～4mm,深 1～1.5mm,注意勿损伤睫毛毛囊。有时还可以将睑缘劈开一部分。然后用褥式缝合,将上下创面相对紧密缝合,用小橡皮片塞入缝线下打结。结扎不宜过紧,否则术后水肿会使缝线撕脱组织。术后 10 天左右拆除缝线,上下睑缘即已融合在一起。这种粘连大约在术后 3～6 个月,睑部植皮已稳定后予以剪开解除。剪开后不至造成睑缘解剖缺损。术后保证不发生感染是睑缘粘连术成功的重要条件,应加强这方面的预防及相应治疗措施。

手术方法:①在上下睑缘作 4 个长方形削除。②在粘连处创面上作对合褥式缝合,用小橡皮片作垫子。③将上下睑缘缝合在一起。本手术常与睑外翻纠正术同时进行。在严重上下睑外翻时,这种粘连范围还可扩大到仅留出中央部瞳孔处及内外眦角的空隙,其余睑缘均予切开,做粘连手术。睑缘全部粘连适用于需要更好保护角膜以达到治疗目的的情况,手术方法是将上下眼睑全部做粘连手术,仅在内外眦角各留出小孔,作为结膜囊的引流出口(图 10-3)。

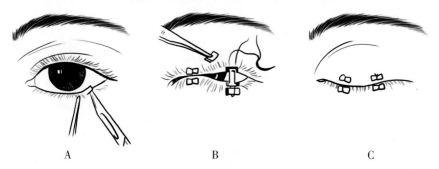

图 10-3　睑缘粘连术

A. 按图中操作在上下睑缘分别作 4 个长方形剔除　B. 在粘连处的创面上作对合褥式缝合,用小橡皮片作垫子　C. 将上下睑缘缝合在一起

（四）睑劈开术

眼睑可在睑缘灰线上劈开，使它分成前、后两叶，前叶包括皮肤及眼轮匝肌，后叶包括睑板及睑结膜。这两层组织可以自然地完全分开，愈合后也不至引起改变或畸形。在许多眼睑缺损修复手术中都需应用这个手术原则。

劈开方法之一是沿灰线作横切口，用剪刀插入切口中作钝性分离到所需深度。手术中注意不可损伤睫毛毛囊。另一方法，切口可在睑缘后缘切开，再斜向切入皮肤、肌肉与睑板之间。但至少须距睑缘 3mm 方不会伤及毛囊。一般以第一种方法较好（图 10-4）。

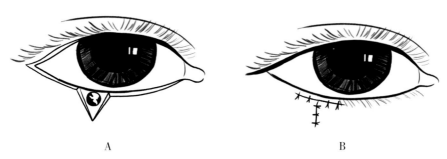

A   B

图 10-4　睑劈开术
A. 缺损仅在睑缘前叶皮肤上　B. 劈开灰线，前叶创缘直接拉拢缝合

在睑缘有楔形创口须予修复缝合时，应使用这项基本手术技术。为了避免缝合处直接重叠，造成术后睑缘切迹，故在创口两侧睑缘作劈开后，于一侧创缘后叶切除三角形睑板一块，再在前叶另一侧切除同等形状大小的皮肤肌层一块，然后用褥式缝合，由结膜穿入，由皮肤穿出，缝合皮肤。

（五）睑外翻纠正术

睑外翻是指上下睑向外方翻出，致使睑结膜暴露，泪小点脱离其与眼球的接触位置，上下睑闭合不全及角膜外露等情况。可单独或同时发生在上下眼睑或两侧眼睑。外翻程度各有不同，轻度外翻仅有兔眼（闭合不全），结膜发生干燥肥厚的慢性炎症，以及流泪、畏光等症状。严重外翻（特别是上睑外翻或上下睑同时外翻）可造成眼睑完全不能闭合，致使角膜长期暴露而导致溃疡及白斑，严重损害视力，甚至造成失明。

睑组织（特别是下睑）在严重长期外翻后，睑缘及睑板组织常产生增长现象，有时正常睑缘形态亦因此破坏，有慢性睑缘炎，睫毛脱落消失。

临床上睑外翻可分为痉挛性、瘫痪性、老年性及瘢痕挛缩性四类。在整复外科患者中，则以瘫痪性及瘢痕挛缩性外翻最为常见。

瘫痪性外翻出现于面神经瘫痪后，是由于眼轮匝肌失去闭合功能，肌肉失去张力而松弛，并因重力牵引而致。在永久性面瘫时，可在外眦部做睑缘粘连术以缩小眼裂，纠正睑外翻。手术在外眦部沿睑缘剖开 4～5mm，并将上睑缘前方的边缘组织切除，然后将上下睑缘创面进行缝合。手术时先沿睑缘在外 2/3 处作剖开，成为前、后两叶，然后在内板中段切除等边三角形组织（包括睑板及睑结膜一起），大小视需要而定。再切除外眦角三角形皮肤及皮下组织一块，此三角形为一等腰三角形，腰长为底的 2 倍。然后将下睑的皮肤组织瓣充分分离，以能覆盖外眦角外侧的创面为度。先缝合睑板三角形切口。最后将下睑皮瓣拉向外上方缝合创面，并将前叶外眦部过多的睫毛缘切除。为了消灭两叶间的无效腔，可在前后叶间加褥式缝合固定。

老年性外翻是由组织松弛，重力牵拉所致，亦可应用上法纠正。

瘢痕挛缩性外翻多由于眼睑及其邻近组织的皮肤，因感染、外伤或烧伤等原因，伤口愈合后形成瘢痕挛缩而造成。眼睑及附近组织受切割伤后形成线状瘢痕垂直于睑裂时也可以引起外翻。上颌骨骨折并发眶底骨折及颧骨骨折时,由于骨组织移位,下眶缘及眶底有坍陷畸形,致使下睑缺少支持组织而造成外翻。面部烧伤后的瘢痕挛缩引起的睑外翻是最常见的一种。而额部及颅骨的广泛瘢痕组织常会加重上睑外翻;同样,眶下、面颊部,甚至颌下、颈部的广泛瘢痕亦会严重地影响下睑的外翻。必须予以正确诊断及相应治疗,才可获得满意矫正。

手术方法:①沿睑缘剖开后,在内板中段切除三角形组织一块。②切除下睑外眦角外侧皮肤及皮下组织一块。③最后将下睑皮瓣拉向外方缝合。

治疗睑外翻的基本要求是要使睑组织返回正常部位,达到闭合眼裂,保护角膜,并使泪小点重新恢复与眼球接触,改善及矫正溢泪。纠正睑外翻的手术方法很多,可依据外翻程度及邻近组织的条件而加以选用。

(六) V-Y 手术

轻度的下睑外翻,如局部未有广泛性瘢痕挛缩的外翻,可以考虑应用 V-Y 手术原则来进行修复。在年轻患者,且下睑皮肤正常者,不宜任意采用本法,以免造成瘢痕,影响外貌及引起患者不满,故宜谨慎决定。

手术时先在下睑下方设计一个 V 形切口,V 字的缺口对着下睑,V 字的尖角依据外翻范围而增减。然后分离 V 形皮瓣及邻近组织,小心止血,将皮瓣向上方推移,而将切口缝成 Y 形。外翻畸形即可得到矫正(图 10-5)。

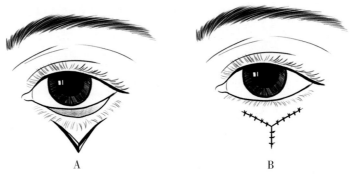

图 10-5　睑缘 V-Y 手术
A. 设计 V 形切口　　B. 切口缝合成 Y 形

(七) Z 成形术

下睑外翻可应用 Z 成形术原则来解除挛缩,矫正畸形。这种交错的三角形皮瓣不宜过大,以免术后在眶下区产生明显的瘢痕。如索条状瘢痕较长,应设计几个连续的 Z 形切口。上睑有相似情况亦可应用本法。

(八) 游离植皮法

游离植皮手术是矫正睑外翻最常应用的一种方法。手术比较简单,可以一次完成,适用于上下睑几乎任何程度的外翻。缺点是由于皮片移植后常发生收缩,易再度产生外翻,需要做第二次手术以矫正。

如外翻较轻,缺损较小,移植皮片来源可来自耳后、上臂内侧及锁骨上区等部位的全厚皮片。所谓耳后皮片,一般是指发际前乳突区的皮片,但实际上耳轮后侧面的皮肤较薄,更适合睑组织的修复。在修复小型上睑或下睑外翻时,常选用同侧或对侧正常上睑皮肤进行移植。这种皮片移植后,不论在色泽、质地方面还是在后期收缩方面都可得到很满意的效果。但手术前必须考虑到正常侧上睑是否能供应足够大小的皮片，一般上睑能供应 1cm（或以上）宽、4cm 长的梭形皮片。否则切除过多，就有造成兔眼畸形的危险。在眼睑外翻比较严重的情况下，特别是上下睑同时外翻、邻近组织均有瘢痕需要切除时，则上述部位的全厚皮片就不敷应用。此时可采用无毛区如大腿内侧的大片中厚皮片进行移植。

　　矫正下睑外翻时，手术前先将睫毛剪除，冲洗结膜囊。手术一般都在局部浸润麻醉下进行。离下睑缘约 3mm 处，与睑缘平行切开皮肤。切口必须较长，在内眦部位应超越眦角而达鼻根侧部，外侧应到达眦角外上方，这样使植皮片形成向上方的吊带状，而使下睑得到支持以对抗组织的重力下垂。如切口下方尚有瘢痕组织时，应在它的下方另作切口，与原切口交会成梭形，将梭形切口间的瘢痕组织完全切除。然后将外翻的下睑组织逐步分离，翻向原位，而与眼球贴紧。小心切除皮下的瘢痕组织。注意分离时应在一个平面作平行分离，亦可在切口下方的皮下作潜行分离。切不可在一处作纵深切入，在该处植皮后会造成严重组织凹陷畸形，甚至导致术后医疗纠纷。在严重眼睑灼伤后引起的睑外翻，常已有眼轮匝肌的损伤。此时如过度修剪皮下瘢痕组织，必然同时切除肌肉纤维，从而影响将来闭合功能的恢复。手术至此，下睑缘即可松弛而回到正常位置，并注意泪小点的复位。如仍嫌不足，可在组织牵拉最紧张之处予以切断，小心止血，勿作过多结扎，多用压迫止血。随即做睑缘粘连术。

　　如外翻严重，睑缘有增长的现象，则在矫正外翻后出现睑缘组织（包括睑板及睑结膜）过多的现象。此时必须将过多的组织作适当的楔形切除，再进行细致缝合。然后用布片或 X 线胶片按创面形状大小，剪成片，在已选定的供皮区上采取全厚皮片。缝合供皮区创口，将皮片的皮下组织修剪，勿使其带有任何皮下脂肪。随即将植皮片安放在眼睑创面上，四周作间断缝合，留下线头作打包加压。如面积较大，采用中厚皮片移植时，可采用 0.4～0.45mm 的皮片。将皮片放置在移植部位，边缝合，边修整，留下线头作打包加压。先在植皮片上敷一层细油纱布，其上加棉花球或软质细纱布一小团（不宜过大），最后将四周线头相对结扎，加压固定皮片，压力不宜过大，以免影响睑缘粘连的正常愈合。在上睑的小面积的植皮片亦可用一片印模胶作为加压材料，印模胶须趁软时制成较薄的片，四周修剪光洁，放置于皮片上，将留置线头打结加压。但在下睑，因印模胶易于损伤角膜，故不适用。

　　手术完毕后，用冲洗器从眼角将结膜囊内滞留的凝血块冲洗出来。从眼裂中挤入金霉素眼膏少许，加置眼垫加压包扎。如仅在一侧作矫正手术，术后亦宜作双眼包扎，以避免健侧眼球活动而影响手术部位的固定。3 天后可去除健侧包扎，手术侧则继续包扎。术后每隔 1～2 天，更换一次敷料，用棉签拭去分泌物，使局部保持干燥清洁，防止发生感染。术后 9～10 天拆除加压包扎及缝线。睑缘粘连的缝线亦可同时拆除，或稍迟 1～2 天。如粘连的睑缘因感染而脱落（多出现于原有睑缘炎的情况下），可提早拆线。仅在可能及必要的情况下，可试行再次缝合，否则留待以后再酌情处理。

　　皮片成活后，由于睑组织具有活动性，且四周结构松弛，植皮片特别容易收缩，此种收缩常发生于术后不久，故宜进行早期理疗。一般在 3 周后开始作适当理疗。局部手法按摩是一种患者能自己操作的软化植皮的方法，应嘱患者主动积极进行，防止皮片有过多的收缩。

　　睑缘粘连一般需要在术后 3～6 个月解除，但在一些全面部灼伤患者中，虽已超过 6 个月，由于面部其他区域的瘢痕继续进行挛缩，故切断粘连后眼睑仍可逐渐出现外翻现象。在这种情况下，不但要更久地保持粘连，而且还需要再次进行补充的植皮手术。

　　在上下睑同时有严重外翻的情况下，常需要在外、内眦部将上下睑创面连成一片，并将内侧创缘靠近鼻梁中央部位。在左右眼睑同时外翻时，创面不宜越过鼻梁中线而与对侧相连接，两侧创面应有 1～2cm 间隙，否则将来植皮片收缩时可影响效果。如鼻梁中部亦有瘢痕需要处理时，宜在以后另一次手术中治疗为佳。上下睑同时植皮时可应用一整块皮片同时修复上下睑创面,在中央部位剪除一条 0.5cm 的梭形皮肤,以适用于眼裂。采皮时如能按照与皮纹同一方向取皮及植皮,术后效果就会更好些。

除上述情况外,手术中还有几点值得注意。修复睑外翻的游离植皮范围一般不宜过小。如果皮片过小,术后的收缩程度就相对地增加,而影响手术效果。因此,在必要时应切除一部分正常的或已经植过皮的区域以扩大创面。在内眦部位植皮常是一个比较困难的问题,植皮区过小或在内眦部形成垂直的线状瘢痕就会造成挛缩性的内眦赘皮,需要在以后作进一步修正。必要时可考虑应用邻近皮瓣转移,以得到较好的手术效果。

(九)邻近皮瓣转移法

历时较久的下睑外翻,特别是由烧伤引起的外翻,以应用皮瓣转移修复的效果较好。在轻度下睑外翻时可应用上睑的皮瓣来修复。但在外翻比较严重时,这种皮瓣就难以达到修复要求,这是由于上睑组织有一定限制,如果皮瓣过长就不易成活,过宽大则上睑创面无法缝合。有时也可以设计颞部皮瓣来进行修复。

在外翻程度比较严重的情况下,特别是在已经进行过游离植皮后仍出现外翻时,可考虑使用颞部或颧部皮瓣来修复。一般来讲,颞部皮瓣适用于上睑外翻的修复,颧部皮瓣适用于下睑外翻的纠正。

先依照此方法将局部瘢痕切除或切开,以解除外翻,使睑组织回复到正常位置上(应用皮瓣修复时,一般可以不做睑缘粘连术)。然后依据缺损处的长度及宽度,在颧部设计一块皮瓣,旋转角度不宜过大,以不超过 90° 为宜。皮瓣蒂部应较宽大以保证充足的血液供应。面部软组织血液供应丰富,故此处皮瓣通常可达到长宽比 3:1～5:1 的比例,而仍然会很好成活。注意使颧部皮瓣的内侧缘弧度适应修复下睑缘形态的需要。皮瓣的厚度应均匀适度,并附带一定厚度的皮下脂肪层以保证血供,然后将它转移到移植部位。供皮区随即作拉拢缝合,并将皮瓣与创缘缝合。因组织有相当一部分发生扭转,故在蒂部常出现组织隆起,可在术后 3～4 周以手术调整或任其自然平复(图 10-6)。

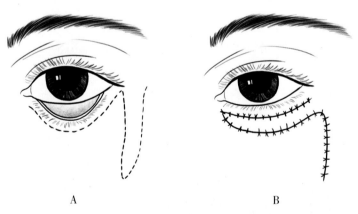

A   B

图 10-6　邻近皮瓣转移修复下睑外翻
A. 下睑切口和颧部皮瓣设计　B. 颧部皮瓣转移矫正下睑外翻

面部广泛烧伤的患者由于瘢痕组织缺乏弹性,颧部皮瓣似无作皮瓣转移的条件,且供皮瓣区亦不易拉拢缝合,乍看起来,这种病例就不适合用皮瓣转移来纠正外翻。在应用游离植皮效果不佳的病例中,仍可利用瘢痕性皮瓣转移修复下睑外翻,供皮区的创面无法作拉拢缝合时,可用游离植皮覆盖。

邻近旋转皮瓣手术亦适用于睑部血管瘤、黑色素斑痣等病理组织切除手术后的创面修复。这在预防由于应用游离植皮而发生的睑外翻是有很大作用的。

应用皮瓣修复睑外翻的优点是：手术后的效果比游离植皮稳定,外翻不易复发,皮瓣色泽与周围一致,外形亦常使人满意。缺点是皮瓣有时会比较厚,如用来修复上睑缺损可影响上睑的正常活动及出现臃肿外形。

（十）睑内翻和倒睫矫正术

睑内翻通常由睑板收缩而引起,内翻严重时就会发生睫毛倒翻,刺激及摩擦角膜,引起疼痛及角膜损伤。睑内翻可分成痉挛性及瘢痕性两种。

急性痉挛性睑内翻多由于炎症刺激引起眼轮匝肌反射性痉挛, 以至睑缘内转而造成内翻,等到炎症消失、痉挛解除,睑内翻可自行恢复。倒睫对角膜的刺激又进一步引起眼轮匝肌的反射性痉挛,从而增加了内翻程度。治疗方法是在下睑缘下方切除皮肤及眼轮匝肌、下睑板各一条,将创口缝合,即可将下睑缘外翻。另一治疗方法是将下睑板前方的眼轮匝肌纤维缩短和拉紧,以加强眼轮匝肌的力量来维持下睑板的正常位置。瘢痕性睑内翻是由于睑结膜或睑板受慢性炎症刺激而引起瘢痕挛缩,造成眼睑内卷,通常是沙眼的一种后遗症。当结膜囊受严重化学性灼伤,发生球睑粘连后而产生的拉力也可造成睑内翻。

倒睫亦可以单独存在而并无睑内翻。这是由于睫毛毛囊及毛束由于外伤而造成位置的变化而致。

霍茨（Hotz）手术适用于上眼睑内翻。其方法是切除部分眼睑皮肤及眼轮匝肌,并将睑板修薄使内翻得到矫正。手术时先在睑缘上方3～5mm处作平行于睑缘的切口。在外眦部位,切口距睑缘还应再宽1～2mm,以利于术后该处的淋巴回流,减少肿胀。在此切口上方切除上睑皮肤一条,切除的宽度可按上睑皮肤的松弛程度来决定。可用无齿小镊子来试行夹持过多的皮肤,使闭眼时不会发生兔眼为度,一般以切除4～6mm为宜。注意,如果切除过多,就有发生上睑外翻及兔眼的可能。然后切除梭形切口间的皮肤及其下方的部分眼轮匝肌,直达睑板。再将切口下方的眼睑皮肤作皮下分离,并适当剪除此处的皮下组织,到隐约可见睫毛毛囊为止。注意勿损伤毛囊及睫毛肌。然后用锐刀片将增厚的上睑板削薄,削到正常厚度或已不再呈现坚硬感觉时为止。小心止血,最后进行缝合。缝合时先将缝针穿过近睑缘侧皮肤,再在睑板上扣住一针,继而从另一侧创缘上穿出皮肤。此种缝合的目的是使睑缘皮肤紧而牢地固定在睑板上愈合,并使睑缘向外方翻转,从而纠正倒睫。第一针缝好后暂勿结扎,依次将全部眼睑皮肤切口依此方法缝后,再逐一打结,完成手术（图10-7）。术后眼内挤入少许眼膏,外加敷料加压包扎。7天后拆除缝线。

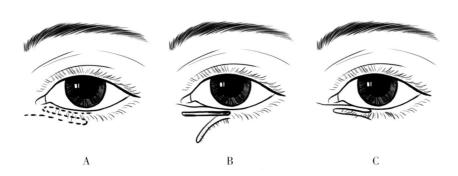

图 10-7　睑内翻（倒睫）矫正术

A. 将集中于一段的倒睫,设计两个对偶皮瓣　B. 按设计线切开皮瓣,深达睑板,包括毛囊
C. 两个对偶皮瓣交叉转位后缝合

手术成功关键在于：

1 缝线扣住睑板位置的高低与矫正程度有关，缝得愈高，睑缘被拉起也愈高，矫正程度也愈大。

2 缝于睑板上的缝线要避免缝在上睑提肌的肌腱上，否则由于上睑提肌的牵拉会使睑缘处出现三角切迹。

3 睑板以削薄到正常厚度为止。有时可在睑皮肤切开以前，先沿睑缘灰线切开，作一深 1～2mm 的浅沟，然后在睑外皮肤切口上，应用内卷缝合法缝合，以助睫毛向外翻转。这种方法对重度内翻病例效果较好。

（十一）内眦赘皮的整形

内眦赘皮是出现在内眦角前方的一片垂直的皮肤皱襞，它遮掩了内眦的正常外形及一部分视野。有先天性及后天性两种。

先天性内眦赘皮常与上睑下垂同时存在，多同时发生在两侧，有家族遗传史。这种孩子出生后，两眼间距宽，眼裂小，鼻梁平塌，面容无精神，可误诊为内斜视。逐渐长大后，由于鼻骨逐渐发育提高，情况可能有所改善。因此，不应过早进行整形手术，一般需待 10 岁以后。如果为严重内眦赘皮伴小眼症者，可在学龄前进行整形手术。

后天性内眦赘皮多因外伤、烧伤或感染后的瘢痕所造成，多为单侧。常合并有眦角移位、泪小管断裂、内眦韧带断裂等情况。

内眦赘皮可应用 Z 成形术原则来进行矫正。轻度的赘皮只需设计一个 Z 形切口即可得到整复。较严重的赘皮，则应用双 Z 形切开的手术效果较好。在合并有上睑下垂和眼裂小的病例中，必须在以后再做上睑下垂的整复术。两个手术之间至少相隔 4～6 个月。

双 Z 形切开矫正内眦赘皮手术，是在赘皮上设计上下两个 Z 形切口，分别转移后，使上方的三角瓣向上睑移动，下方的皮瓣则向下睑移位，同时将内眦角向鼻根部移位，以解除赘皮，暴露内眦角。手术时先用亚甲蓝在赘皮上设计两个 Z 形切口，其中央线在赘皮游离缘上，如此形成四个三角形皮瓣 a、b、c、d。皮瓣的大小视赘皮的大小而定。a 和 c 角度相等，约为 60°，b 和 d 角度较大，成90°。上下睑的两个切口长度与 Z 形切开的另一臂相等。剥离皮下组织，将这四个小皮瓣互相转换位置，再缝合固定。

在矫正严重的内眦赘皮合并睑裂分开、上睑下垂情况时，可以应用墨氏（Mustarde）手术方法，效果较好。

墨氏手术是先在鼻侧部用亚甲蓝定出正常内眦角应处的部位，注意两侧对称。将皮肤拉向鼻侧，使赘皮消失（本法中不考虑赘皮的大小）。在目前的内眦角定第二点，连接这两个点（P 及 P′）。将此线平分，在平分点上作两条斜切口，与平行线的内侧部分各成 60°角，其长度约等于 P 与 P′之间距离减去 2mm。再在切口末端各作另一形成 45°角的斜切口，长度与之相等。最后在 P′点上沿上下睑缘各作同样长度的切口。

切开及分离这四块皮肤组织瓣，深达眼轮匝肌。暴露内眦韧带。在 P 点部位用钝性分离，推除软组织，露出该部骨膜，慎勿损伤内眦静脉。以 3-0 丝线的双针用褥结法将 P′点部位的内眦韧带拉向 P 点而固定于该处骨膜上。最后将这四块组织瓣作适当修剪，互换位置予以缝合（图 10-8）。手术后无须包扎，5～6 天后拆线。

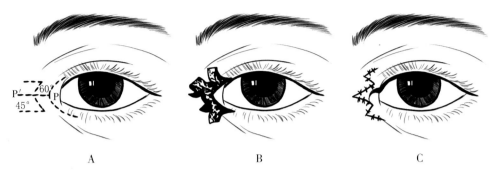

图 10-8　墨氏(Mustarde)手术矫正严重内眦赘皮
A. 切口设计　B. 分离及掀开四个组织瓣　C. 交错缝合

在有显著的眼裂分开情况下,将内眦韧带固定于骨膜上常不可靠,这时可按照内眦韧带断裂的修复术,将韧带用不锈钢丝固定于鼻骨上钻出的小孔中。此外,在内眦韧带过度紧张的情况下,也可考虑在外眦角处作 1cm 长的横切口,将外眦韧带切断,这样外眦角就可以向内侧移动而减轻内眦部位的张力。有时也需要在外眦部位做眦切开术以放大眼裂。

由于瘢痕而形成的内眦赘皮通常并发其他眼睑损伤及畸形,如睑外翻、睑缘粘连、眦角移位等。对面部烧伤的患儿,此种情况更显得复杂。这类畸形常不是几个 Z 形切口就可以解决问题的,有时需要在设计 Z 形切口的同时,考虑将部分瘢痕组织切除,进行皮瓣转移或游离植皮,以及用其他畸形的修复方法方可获得比较好的效果。

(十二)上睑下垂的修复

上睑下垂是指由于上睑提肌的功能减弱或消失,导致张眼时,上睑睑缘位置低于正常,部分或全部遮盖瞳孔,影响正常视野的情况。

上睑下垂有先天性及后天性两种。先天性上睑下垂是由于上睑提肌发育不全,或支配它的运动神经功能不全所致。发生在两侧者常较单侧多见。有时可与内眦赘皮、眼裂小、眼睑狭窄、斜视等情况同时存在。后天性下垂多为单侧,发生于外伤后,肌肉本身或动眼神经受损伤所致。额肌损伤亦可导致上睑功能障碍,常见于这个部位的皮肤撕脱伤后。动眼神经的肿瘤或瘫痪可使上睑发生下垂;亦见于重症肌无力,多在双侧同时发生。此外,上睑下垂可能由于上睑受外伤后形成瘢痕性增厚,或伤后水肿(包括手术后水肿)久不消退而造成上睑组织的水肿,减弱了上睑提肌的作用,在治疗上造成困难。

先天性双侧上睑下垂的患儿,由于视物障碍,逐渐造成头部后仰、皱额、蹙眉等不良姿势,故应及早进行手术修复。但年龄过于幼小时,眼睑及其周围组织发育未全,组织脆弱,手术不易成功。一般在 5 岁以后进行手术。在合并有内眦赘皮等畸形时,必须先予以整复,然后再施行下垂矫正手术。外伤性上睑下垂,最少须在创伤愈合 1 年后,待局部组织松软,部分功能已恢复时才可考虑手术。在一些由于组织水肿或肌肉神经损伤而造成的暂时性下垂的病例中,经过这个阶段的观察后,往往已经恢复正常,无须再进行手术。

手术前应对局部做必要的检查,以确定上睑提肌的功能是否完全消失。

上睑下垂的程度及上睑提肌的作用功能测定:当两眼张开平视前方时,上睑睑缘的正常位置,应在角膜上缘与瞳孔上缘之间。如果低于这个水平,即有下垂存在。记录睑裂高度并记录角膜或瞳孔被遮盖多少毫米。检查时,一种方法是用拇指紧压眉部,以排除额肌的作用。嘱患儿睁眼,如睑裂并不增宽,表示上睑提肌作用完全消失。如为单侧性下垂,可与正常侧作比较。如睁眼时睑裂略为增宽,表示上睑提肌仍有部分功能存在。另一种方法是将上睑翻开,嘱患儿向上看,可以从上睑板上缘观察上睑提肌的活动情况,如上睑板有内收活动,表示肌肉功能仍有部分保留。

上直肌功能测定:将两眼上睑拉起,嘱患儿眼球向各方向运动,并比较双眼,以观察各眼外肌与上直肌的功能,以确定有无同时存在上直肌功能减弱。

下颌瞬目综合征测定:这是一种下颌活动和瞬目反射的连带运动。嘱受测对象进行咀嚼活动,注意观察有无该综合征。如果患该综合征时,可将上睑提肌截断,而代之以悬吊术治疗。相反,如果采用上睑提肌缩短术,则可加重该综合征。

常用的整形手术为上睑提肌缩短及前徙术和上睑额肌筋膜悬吊术。这两类手术各有其适应证(在复杂的病例中也可以合并应用)。前者适用于上睑提肌功能尚有部分保留时,后者则适用于肌肉功能全部消失的病例。在应用上睑提肌缩短术后效果不良时,以后也可以再做筋膜悬吊术;而外伤性下垂合并额肌功能消失者则可借助于上睑提肌的断端吻合及缩短前徙术以恢复功能。从这点来看,这两种手术原则上是相辅相成,各具优点的,应该依据具体情况予以灵活应用。此外,还有第三种手术,是借助于上直肌的上提力量来矫正睑下垂。但由于该手术后常发生复视、斜视、暴露性角膜炎及睑内翻等并发症,现已很少应用。

1 上睑提肌缩短及前徙术 本手术原则适用于上睑提肌功能未全部丧失的病例,不论先天性或后天性下垂均适用。稍大儿童手术可在局部麻醉下进行,双眼应在一次手术中完成。

先将上睑翻开,露出上穹隆顶部,在此处结膜下用2%普鲁卡因肾上腺素溶液作局部浸润麻醉。在上睑缘上5mm处作横行切开,分开结膜创口,暴露上睑提肌腱及上睑板肌。用三对双针丝线(4-0)穿过结膜创口上缘,线环在结膜面上,缝线距离应相等。将这六个线头集合在一起,以止血镊子夹住作为牵引及最后缝合之用。拉紧缝线将结膜提起,用钝头小剪刀将结膜下方的上睑提肌腱小心分离,直达上穹隆的最高处。另用三针缝线穿过靠近上睑板上缘的上睑提肌腱作牵引用,每针缝线穿过肌肉后随即打结,将肌纤维束紧紧缚住。然后用尖刀沿睑板上缘将上睑提肌腱切断。提起牵引缝线将肌肉拉起,用剪刀小心将肌肉与下面组织分离,并进一步将它与眶隔膜分开,并在内眦及外眦部用剪刀将肌腱的内角及外角剪断。这时上睑提肌就可以完全松弛地被拉出来,将牵引缝线做一拉一松的动作来测定上睑提肌的弹性及确定缩短长度。理论上说,要矫正每1mm下垂需要切除2~3mm的肌肉或1mm的睑板。但这个规则并不适用于外伤性下垂,因为外伤时必须将纤维化的肌肉全部切除。切除之前,先将早先穿过结膜创口上缘的三对缝线从预定的肌肉切口上方2~3mm处穿出。这样,当切除肌肉后,结膜创口上缘与截短的肌肉缘便相合在一起(注意中央一对缝线穿出肌腱时应比两侧缝针稍向前方,以避免日后在中央部分形成拱形)。随即剪除所需切除的肌肉组织。然后将睑板与眼轮匝肌分离,并切除所需部分的睑板组织(图10-9)。

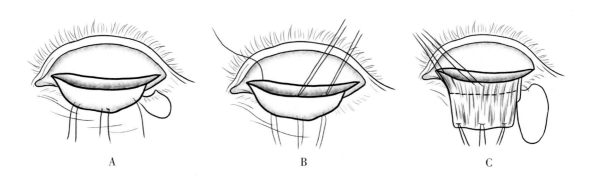

A   B   C

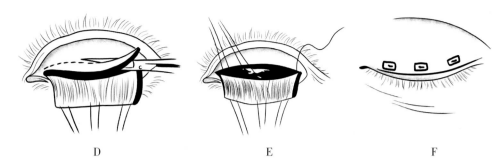

图 10-9　上睑提肌缩短术治疗轻度上睑下垂

A. 上睑结膜切开　B. 三对缝针作为牵拉之用　C. 分离上睑提肌腱膜　D. 剪除部分上睑提肌　E. 缝合截短的肌肉缘　F. 术后用纱布钉固定

为了在术后形成正常眼睑皱襞,用另外三对双针丝线,在肌肉边缘三对缝线上 3～4mm 处,分别穿过上睑提肌纤维,然后再穿过眼轮匝肌而在离睑缘 4～5mm 处穿出皮肤。在皮肤上打结,保留线头不予剪短。

然后将穿过结膜及肌肉的三对双缝线在已被截除的睑板处穿过眼轮匝肌及皮肤而在睫毛上方穿出。将上睑放回正常位置,将缝线在皮肤上垫以小橡皮片后结扎。剪短线头,上睑提肌及睑板缘无须缝合,结膜亦然,均可自然愈合。

最后将留置的长线头向下方拉到眶下去,用胶布固定,借以保持上睑闭合状态,以保护角膜。术后加压包扎 2 天,以后每天更换敷料,7 天后拆线。

外伤性上睑提肌断裂后所造成的上睑下垂,亦可应用上睑提肌缩短术,将上睑提肌的残端与上睑板上缘作吻合固定,术后常可获得满意的功能恢复。但应注意手术中,由于上睑提肌本身菲薄,损伤后大多已形成瘢痕化,故分离时应十分小心,随时嘱患儿做提睑活动,以确定肌肉的位置。

❷ 游离筋膜上睑悬吊术　这是应用筋膜移植借额肌的拉力来代替提上睑作用。当额肌收缩时可以提拉上睑而开大眼裂。这种手术原则几乎适用于任何类型的上睑下垂,特别是上睑提肌功能全部消失的病例。也有人曾应用丝线或金属丝来代替筋膜,但效果不稳定,常有并发症,现已较少应用。

应用筋膜悬吊的手术方法很多。有的是用筋膜条形成 V 形悬吊,有的形成 U 形,有的则形成 W 形或山形,以后两者较好。手术在局部麻醉下进行,先在患儿大腿外侧取阔筋膜一条,长约 16cm,宽约 0.6cm,并把它分成两条,各宽 0.2～0.3cm。如果在单侧手术,就只需一半材料。

在眉上缘相当于内外眦及瞳孔正中位置各作一横切口,长约 0.6cm。用蚊式钳作钝性分离,暴露额枕肌组织。接着在睑缘上方 0.3cm 外 1/3 与中 1/3 交界处,及内 1/3 与中 1/3 交界处各作一 0.3cm 的横切口。用小型筋膜引针,从眉毛中央切口插入,通过上睑皮下组织,从睑缘切口之一穿出。将小条筋膜穿入引针的小孔中,把引针从眉上切口拉出。这样筋膜两端就在这两个切口外露出,眉上一端用蚊式钳夹住固定,慎勿使它滑出。再将引针从眉上另一切口插入皮下,在睑缘上同一切口中穿出,如此再把筋膜另一端在眉上切口中引出。这样筋膜就在上睑的一侧形成 V 形。将筋膜的 V 形尖端用细丝线(5-0)固定在睑缘部的睑板上。再用相同方法在上睑的另一半形成另一个 V 形筋膜条,与上一半合成一个 W 形。依同样方法固定筋膜尖端于睑板上,并先将睑缘上两个切口的皮肤缝合。然后将眉上方的筋膜在适当的拉力下,用缝线缝合固定在额枕肌组织上(图 10-10)。

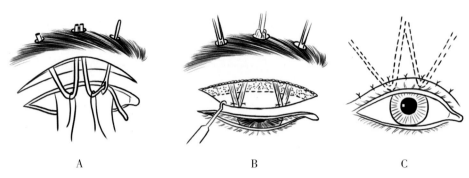

图 10-10　游离筋膜上睑悬吊术
A. 穿引筋膜条　B. 筋膜条下端与睑板固定　C. 筋膜条上端与额肌固定

手术成功的关键在于保持适当程度的张力。如果张力过小,提上睑作用就不显著;反之张力过大,就会造成兔眼,而且患儿术后会有紧张牵拉的感觉。最适合的位置是使患儿在手术结束时闭眼时有轻度的兔眼出现,并注意双眼的对称。剪除过多的筋膜组织。最后缝合眉上缘的三个小切口。术后涂眼膏,加压包扎。7 天后拆线。虽然术后短期内兔眼仍然存在,但经过一段时间的锻炼活动后,兔眼即可消失。在此阶段内临睡前应涂眼膏保护。

（十三）重睑成形术

全称为重睑皱襞成形术,又称双睑皱襞成形术。此美容手术对于稍大儿童的轻度上睑下垂矫正可以提供借鉴。

1　埋线法　埋线法的基本原理是通过尼龙线将上睑皱襞处的真皮和睑板上缘或提上睑肌浅表腱膜结扎固定、产生粘连,来替代提上睑肌腱膜的纤维附着于上睑皮肤的作用,从而形成双睑。主要适用于眼皮较薄、皮肤无松弛,且年纪较轻的单睑病例。其优点是操作简便,容易掌握,术后肿胀不明显,无手术痕迹,术后可以即刻恢复工作,而且即使效果不理想,还可以再行切开法补救。缺点是适应面较窄,有愈着区脱落、重睑消失的可能。

麻醉以 1%利多卡因加 1:100000 肾上腺素溶液 1ml 注射于上睑预定线处,1%丁卡因滴入睑内数滴。如果从结膜面进针,结膜内可适当注入少量 1%利多卡因肾上腺素溶液。埋线方法虽然很多,但原理基本相同,只是在进针方式、缝合方式及是否作小切口等方法上有些不同。

（1）画线:将上睑缘上 6～8mm 处作为重睑皱襞预定线,一般参考患者的要求和根据患者上睑皮肤紧张度,来决定重睑的宽度。如果上睑皮肤较松弛,重睑皱襞线可略宽,可用镊子夹持上睑松弛皮肤,使睫毛刚刚翘起,此时所夹持皮肤的宽度为 n,"n/2＋5"即算出重睑线的高度,如果可夹持松弛的皮肤宽度为 6mm,那么重睑高度则定为 8mm。

（2）定点:①三点法:在上睑的中点为最高点,在内眦与最高点之间及外眦与最高点交界处,在每一定点处,用亚甲蓝标记,各作 3mm 小切口或缝合点 a-b、c-d、e-f。②四点法:上睑线从内眦尽头、外眦睫毛尽头、眼裂中内和中外三分之一交界处定出 a-b、c-d、e-f、g-h 四个约 4mm 的小短线或短线,两头用亚甲蓝扎针固定。

（3）缝合:固定缝线一般用 5-0、6-0 单丝尼龙线,针可用 5×12 三角针或 6×14 细长圆针,也可用 5-0、6-0 的 3/8 弧单丝尼龙无损伤缝针。缝合可以从皮肤面进针,也可以从黏膜面进针。关键是要把真皮和睑板,或真皮和提上睑肌筋膜作可靠的结扎。

如果从皮肤面进针,则需用护眼板保护眼球。第一针从 c 点进针,针尖触及护眼板,略退一点,在睑板表面滑行,穿针从 d 点出针,将 c-d 两端线反复上提,确认已带住上睑提肌腱膜或睑板后,缝线再由 d 点原针眼进针,经皮下致密真皮,由 c 点针眼出针并先打"活结",如重睑弧度良好,即打四个结固定。重复此法，另外缝合数针。一起剪掉线头，并将线头退缩回针眼内。

如果从黏膜进针，就需将上睑翻转，在睑板上 2mm，黏膜面相应 c 点处进针，从皮肤 c 点出针，另一头再从 c 点的黏膜面进针，经黏膜下层至 d 点黏膜面进针，再从 d 点的黏膜面进针，从皮肤 d 点出针，然后从皮肤面 c 点经真皮下至 d 点出针，打结，剪断线头，将线头埋入深部。

埋线可以不作切口，而从原针眼内进、出针，但为方便手术，也可以作一个 3～4mm 的浅小切口，深度不要超过真皮层。其优点是操作简便、可靠，避免了进、出针不能完全在同一针眼的麻烦及避免了上皮细胞卷入针眼以后可能发生的皮样囊肿。在此小切口内还可适当抽除些眶隔脂肪，剪去一点眼轮匝肌，缝线的线结也可埋入此切口深部。

如果小切口深达真皮下层，并去除眼轮匝肌、脂肪的切口，必须作前层真皮–睑板的埋线缝合，然后再作一切口对皮肤与皮肤缝合，2 天后可拆除此皮肤缝线（图 10-11）。

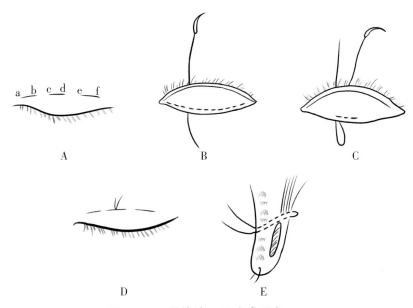

图 10-11　埋线法双重睑成形术
A. 设计定点，并作表皮切开　B. 从黏膜 c 点进针至皮肤 c 点出针　C. 再将线的另一头从黏膜 c 点进针，经黏膜下层至 d 点黏膜面，然后从皮肤 d 点出针　D. 在小切口内打结，将线头埋入深处　E. 埋线法剖面示意图

因为 5-0、6-0 尼龙线较细，故打结后尼龙线会慢慢嵌入黏膜内，所以缝线可以不用在黏膜下穿行，而直接从黏膜面进针，皮肤面出针。以往，大多数做法都是不穿透黏膜面的。从皮肤进针的就挂在睑板表面，或睑板上缘的浅层，以及上睑提肌的睑板上缘附着处。这样操作虽简便，但很难确实地挂住睑板，以后所形成的重睑易松脱、消失。从黏膜面进针的，往往需翻转睑板，缝线先穿至黏膜下，然后才从原针眼进针，从皮肤出针。这种方法可以确保缝线挂住上睑提肌筋膜，较从皮肤进针法可靠，但操作稍微繁复一些。因 5-0 尼龙线打结后，可直接从黏膜 c 点进针，皮肤 c 点出针，黏膜 d 点进针，皮肤 d 点出针，而省去在黏膜下穿行这一步。这样操作更为方便，缝合可靠，无一例因发生缝线摩擦角膜而引起角膜炎。

2　结扎法　适用于皮肤无松弛、上睑脂肪不多又不愿接受手术的年轻单睑者。其原理是利用缝线将皮肤至睑板上的上睑提肌腱膜结扎后，产生水肿粘连，从而形成双睑皱襞。

在上睑预定线上确定 a-b、c-d、e-f 六点位置，每两个点距离应相等。用金属护眼板保护眼球，翻转上睑，用三角针 1 号线，从结膜面穹隆部相当于 a 点处进针，从皮肤面 a 点出针，缝针再从结膜面 a 点进针，斜向结膜面 b 处，从皮肤面 b 点出针，然后 a-b 两点间皮肤处加纱布垫或硅胶管垫结扎,同法完成 c-d、e-f 两处缝线。术后 7～10 天拆线。此方法术后组织水肿明显,但拆线后恢复较快,双睑线自然,没有手术瘢痕。如果术后患者对外形不满意,可以早期拆线,恢复其原样(图 10-12)。

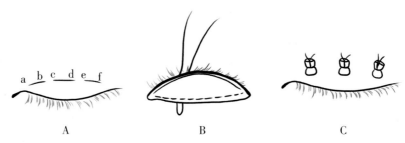

图 10-12　结扎法双重睑成形术
A. 定点　B. 从结膜面穹庭部相当于 a 点出进针,从皮肤 b 点出针　C. 加压结扎

3 切开法　适用于各类单睑,同时可以矫正上睑皮肤松弛和上睑臃肿,手术形成的双睑稳固不易消失。术后早期有手术瘢痕线,半年后渐退。

在距上睑缘 6～8mm 处用眼科镊子挑起皮肤,测试、核对此线所形成重睑线是否自然美观,如果可取,就用亚甲蓝标记。切口内端起于内眦,眼裂中内 1/3 交界处为最宽点,外眦部切口距睑缘可更宽 1～2mm(广角形)。此有利于切口下方淋巴回流,减少术后水肿。或平行或自然弧度下行(新月形)。最宽点离睑缘最高不应超过 8mm。否则术后效果常欠佳,易引起不满意。如上睑皮肤松弛,可同时将松弛的皮肤宽度标出,可用无齿眼科镊子在上睑夹持松弛的皮肤,以上睑皮肤舒展为度,睫毛不动,定出最宽点后,按上睑皮纹划出新月形切除皮肤的范围,或广尾形皮肤切除范围。

麻醉采用 1% 利多卡因加肾上腺素溶液,每侧上睑注射约 1ml,局部浸润麻醉,麻醉层次一般在眼轮匝肌和睑板前脂肪结缔组织层,如果过深会引起上睑提肌暂时麻痹,给术中手术效果观察带来麻烦,但过浅在缝睑板和内眦处有痛觉。

按设计线切开皮肤,在切口线下方将眼睑皮肤进行皮下剥离达睑缘,去除睑板前的睑部眼轮匝肌,如果睑板前脂肪较多也可以适当去除一些,但睑板前疏松组织不要剥离得太干净,以免损伤上睑提肌腱膜,造成缝合时固定睑板困难。如果为水泡眼,就可看见眶隔筋膜反褶下垂达睑板,铺于睑板前,可以用剪刀将眶隔筋膜反褶轻轻地从睑板上边分边推,使眶隔筋膜复位至睑板上缘处,如果脂肪从眶隔内膨出,可适当地去除一些,不可去除得过多,以免造成眶部凹陷,或眶隔粘连而形成"三眼皮"等。目前常有患者要求形成欧洲式上睑,去除大量上睑眶隔脂肪,结果术后上眼窝显得过于凹陷,眼形十分难看,悔之不及。殊不知东西方人眼睑解剖结构不同,难免弄巧成拙,以至修复困难。去脂后,眶隔开口一般不必缝合。内外眦的睑板要暴露清楚,以便确切地缝合。

用 5-0 丝线作睑板间断固定缝合,从皮肤切口缘进针,在睑板上缘的睑板上睑提肌腱膜上扣一针,然后从切口另一侧皮肤出针,这样间断缝合 5～7 针。其中 3 针为关键,中内 1/3 处的一针决定了重睑的高度,内眦的一针决定了内眦角的形态,外眦部的一针决定了重睑的长度。缝针扣住睑板的高度一般至少与皮肤切口等高,最好是高出 1～1.5mm,这样使睑缘皮肤紧致,睫毛外翘,上睑皱襞更明显和牢固。外眦部最后挂住睑板的一针是位于外眦睫毛消失处的睑板,内眦部也必须挂住睑板,否则易形成双眼皮不到头,或半截双眼皮(图 10-13)。术后伤口涂少量眼膏,上睑包扎 24 小时,术后 5～7 天拆线。

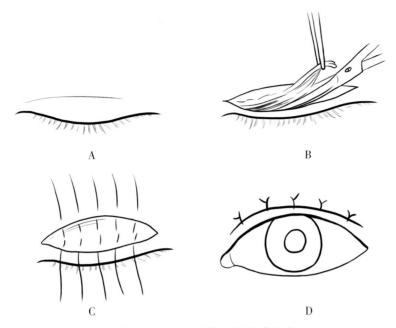

图 10-13　切开法双重睑成形术
A. 设计并按设计线切开皮肤　B. 去除睑板前眼轮匝肌　C、D. 作皮肤睑板间段固定缝合

（十四）突眼症矫正术

突眼症大多发生于甲状腺功能亢进而引起的眼球突出于眼眶外方的情况。先天性颧骨发育不全症在幼小时也出现典型的突眼症状。突眼多为双侧性，仅少数情况出现于单侧。单侧性高度近视的突眼原因是眼球前后轴径增长。

正常眼球突出指数是指从角膜最前方的一点到眼球在侧眶缘部的最后点之间的距离。西方人此指数在 16～18mm 之间，东方人则略大。对轻度突眼患儿，整形外科医师常特别注意巨大的眼袋和过多的松弛眼睑皮肤，未同时注意存在突眼症状而漏诊，故在进行常规眼袋手术和切除眼睑过多皮肤后，才发现患者患有突眼症而处于一个令人难堪的情况，即下眼睑下垂而致部分眼球巩膜暴露，上眼睑不能正常闭合，造成极不美观的外貌。严重者出现更加恼人的症状，如眼部烧灼感、眼部痒感、泪溢、暴露性角膜炎等。患者常将这些症状归咎于整形手术失败，但实际上是由于患有突眼症。

<u>1</u> 轻度突眼　突眼指数较正常大 2～3mm，可首先考虑采用上睑提肌部分切除术，以松解上睑组织而获得更多的覆盖角膜；如同时存在上睑部凹陷畸形，可再采用自体筋膜充填移植。如下睑存在凹陷，并有角膜缘裸露，则需彻底松解下眼直肌和它们在眶骨缘的附着点。此外，还需要对一块采自侧鼻软骨的软骨进行软骨移植术，以及对一条带蒂睑板条进行外眦角固定成形术。Olivau 提出：大量地去除眼球周围及眶内脂肪组织可以较好地改善突眼症状，但此法不一定都有效。

<u>2</u> 中度突眼　突眼指数比正常大 4mm。治疗上，可在眶底人为地造成眶底骨折，使眼球落入上颌窦内，可望改善突眼。此外，如再将眶内壁作骨折处理以进入筛窦，则可以获得几毫米的扩大。如还需作进一步扩大，则可将眶侧壁作骨折处理及将部分颧骨切除。

<u>3</u> 严重突眼　突眼指数超过正常 12mm 或以上则属严重性突眼。此时手术范围需扩大到颧骨及眶骨侧缘。眶骨侧缘后的骨板予以咬除，直达颅底部，然后再彻底咬除眶底及眶内壁。如此时发现有巨大的额窦存在，就获得了整个眶腔的四方性扩大，从而使突眼现象得到很好的改善。但在少数情况下，即便如此彻底手术，突眼症状仍然得不到完全矫正。这是眼球周围的脂肪组织及眶隔存在瘢痕化的缘故。

（十五）球睑粘连的整复

球睑粘连是指部分或大部分结膜和眼球发生粘连，使眼球活动受到限制。它多发生在外伤、化学性灼伤或爆炸伤以后，亦可发生于重度沙眼或结膜溃疡性疾病后。粘连有时仅发生在睑缘附近，穹隆部则正常，或单独发生在上睑，或下睑伴有穹隆的消失。严重的可以造成睑结膜、球结膜及部分角膜发生粘连而导致视力障碍。球睑全部粘连时，结膜及穹隆全部消失，上下睑缘粘连，角膜全部遮盖，造成失明。

球睑粘连为轻度，即仅有轻微功能影响时，无须治疗。如有索条状粘连，可用 Z 成形术加以解除。在仅有单一眼睑（上睑或下睑）粘连时，则在切开粘连后，利用正常睑的球结膜作广泛分离，其后滑行到缺损处，以覆盖睑板上的创面，并暂时将上下睑缝合粘连在一起。3～4 周后再剪开睑缘粘连，球侧创面留待自愈。一般来说，上穹隆部的结膜多皱褶，松动度大，可供分离后向下方拉拢，作修复下睑结膜缺损之用，而利用下穹隆部的结膜修复上睑的球睑粘连是比较困难的。

因此，较大面积的粘连在局部结膜不足以修复的情况下，必须应用黏膜的移植来修复创面。手术时先将粘连分开，直到穹隆底部，并观察眼球活动是否已经恢复正常。然后在下唇或颊部切取一片黏膜，缝合于眼球及睑板的创面上。黏膜移植前必须将黏膜下组织作适当修剪，以使其成为半透明的薄片，以免术后过于臃肿。缝合时，下穹隆底部应用褥式缝合法缝合在下睑皮肤上，而后穿出固定。

在广泛球睑粘连时，必须彻底切除粘连组织及进行黏膜移植。为了防止黏膜移植后发生收缩，影响手术效果，可在术前预先制备丙烯酸酯薄壳状模型，并在角膜部位开窗。黏膜缝好后将模型放置于结膜囊内，以保持上下穹隆的深度，并得到适当的加压作用。手术后用缝线将上下睑暂时缝合在一起，加压包扎；最好作双眼包扎，以免手术部位的活动影响黏膜成活。手术后 7～10 天拆除上下睑缝线，取出模型，并剪除过多或坏死的黏膜。此后，继续戴用此壳状模片数月，以防止黏膜的后期收缩。

在分离角膜上粘连时，应小心地将角膜最外层的组织削除，慎勿造成角膜穿孔。角膜上创面待其自愈，不进行黏膜移植。

如视力已受影响，在完成球睑粘连分离手术后，可请眼科会诊，评估是否做角膜移植手术。

（十六）眦角韧带断裂的整复

上、下睑板两端均有韧带附着于眶骨上，这能保持眼睑的正常位置。内眦韧带附着于眶骨内缘较前方（即上颌骨额突的泪嵴上）。在上睑内眦等部位皮肤撕脱伤时，韧带常同时被撕断。内眦韧带断裂后，常同时出现上睑下垂、外伤性内眦赘皮、眼裂缩小、泪小骨断裂（或泪囊损伤）、眦角移位、下睑外翻等症状。在做整复手术前，应考虑到除上睑下垂、泪器损伤需另行处理外，其他情况均应在一次手术中进行修复。

内眦韧带有上、下两股，连接上、下睑板。内眦韧带又分前、后两叶，前叶较粗大，附着于前泪嵴；后叶较薄，附着于后泪嵴。因其与睑板张肌混合在一起，故除有向内的拉力外，还有牵引睑板向后的力量。在做韧带断裂复位手术时，应以后泪嵴为标志，效果较好。内眦韧带损伤的部位各不相同，有的是靠近附着处的全部断裂，有的仅有上或下睑板端的部分断裂。

1 内眦韧带断裂整复　在整复部分内眦韧带断裂时，只需将睑板断端找出，用细不锈钢丝将其缝合于未被撕脱的内眦韧带上即可。在内眦韧带虽已断裂，但正常附着处仍有其残余组织存在者，可用不锈钢丝将断端缝于该处。在内眦韧带完全撕脱而找不到残端的情况下，就需要做内眦韧带的重新复位固定术。

在内眦角内侧靠近鼻根部作弧形切口。切口尖端呈圆形，位于正常侧内眦角的对称部位，双臂横向上下睑，分离及切除皮下的瘢痕组织，使上下睑及其周围软组织得到充分游离，暴露上下睑板内侧端及其断裂韧带的残端。然后在内侧眶缘后方暴露泪嵴，找出后泪嵴，用小钻头在该处钻 2 个小孔（相距约 0.5cm），慎勿钻破鼻黏膜。用一段细不锈钢丝将其一端略弯曲，从上孔插入，在黏膜及骨间向下推进，在下孔中露出钢丝，然后用小钩插入下孔中将钢丝钩出。将此钢丝穿过小缝针，用它来穿过韧带残端或直接在上下睑板的内端进行扭转固定。剪去过多的钢丝头。手术中注意内眦复位的理想位置，可随时与对侧比较。最后缝合皮肤创口（图 10-14）。应注意内眦角复位后切口外侧的皮肤组织出现过多的现象，故应予以剪除后调整，调整范围包括 Z 形切开。

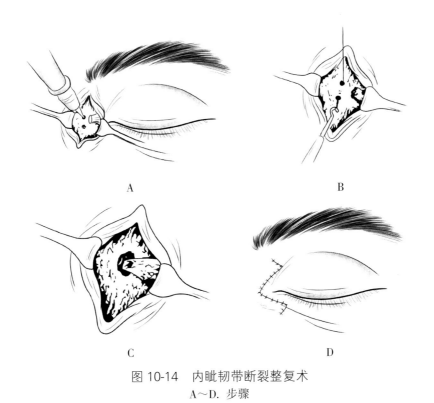

图 10-14　内眦韧带断裂整复术
A～D. 步骤

如同时有睑外翻时，可随即做植皮或局部皮瓣转移。手术结束时眦角移位、外伤性赘皮、眼裂横径缩小等畸形均可同时得到整复。在某些眼裂横径较小的病例，可同时做外眦角放大手术。手术后加压包扎，3 天后更换敷料，7 天后拆线，继续包扎 4～5 天。在并发上睑下垂的病例，应在手术后 6～12 个月再做矫正手术。

2 外眦韧带断裂整复　外眦韧带断裂后，常出现外眦角向下歪斜的畸形。手术整复时可在外眦角沿眶外缘作弧形切口来切开皮肤，清除瘢痕组织，暴露眶骨外缘，用小骨钻在颧骨的眶骨结节上钻 1 个小孔。剥离上下睑外眦部皮肤，找出外眦韧带残端，或睑板的外侧端。用不锈钢丝穿过骨孔与外眦韧带或睑板的外侧端结扎。应注意复位后的外眦角须高于内眦角 2～3mm。最后缝合皮肤创口，加压包扎，7 天后拆线。

外眦韧带断裂手术整复方法的原则亦可适用于为达到美容目的的矫正双眼外眦角向外下方倾斜的八字畸形。手术时先暴露下斜的外眦韧带，并切断。然后在眶缘平行部或略向上方的部位裸露眶缘骨，用小骨钻钻 2 个小孔，再将细钢丝穿过外眦韧带及骨孔结扎固定。眼裂外下斜畸形可得到满意的矫正。

（十七）泪小管损伤的整复

泪道的损伤常与内眦韧带断裂同时发生。当眼睑组织有撕裂伤时，泪小管可被拉断，如立即进行对合复位，常可获得功能上的恢复。如损伤较大，加上处理不佳，就可造成泪小管或泪囊的完全性阻塞,引起溢泪症状。鼻骨或泪骨骨折也可能造成骨性泪道的阻塞。

泪小管受外伤而切断后,可立即予以修复。方法是用泪道探针从泪点处插入,在伤口中穿出后再寻出离断的泪小管口将探针插进去,然后将四周软组织及皮肤妥善缝合。泪道探针保持7~10天后取出。如断裂口不易辨认,可用注射器将消毒牛奶从皮下用力注入泪囊,可见到牛奶自断口中溢出,即可找到。另一方法是将1号丝线穿过2只小圆针,一针从断管的外侧口中穿入而在泪小点处穿出,另一针从断管的内侧口穿入,进入泪囊,然后向上穿过深部组织在鼻侧部内眦韧带上方穿出皮肤。这条线暂时放置一边,直待手术结束时,加一块小纱布轻松地打结。继而将眼睑组织对合,并将内眦韧带复位,缝合固定。

1 泪小管断裂 穿线插管手术以上述方法进行手术后常不易保持泪道通畅,造成狭窄或闭塞的机会较多,从而导致修复手术失败。应用穿线插管术治疗泪小管阻塞的方法,不论在创伤早期或伤口已愈的晚期病例,均可采用。

手术可在局部麻醉下进行。先沿内眦部的原创伤瘢痕部位切开皮肤。暴露内眦韧带并切断。用泪管探针从断裂的泪小管口(如下泪小点)插入,直达创口内,找到泪小管断裂的外侧端。适当分离此断端口的周围组织,继而分离及显露泪囊,在泪前嵴骨壁处作纵行切开约0.6cm长,以剖开泪囊。从泪囊中可窥得泪小管进入泪囊的入口。再用探针从此入口处插入而到达泪小管断裂部的内侧端口,并作适当分离。这样泪小管断裂部的两端开口均已暴露。

然后用带有细丝线的泪道探针从泪囊内壁插入鼻泪道。在额镜下可在下鼻道中窥见探针的头部及附带的丝线环。用拉线钩将此丝线环钩出鼻孔。将预制的聚氯乙烯管的丝线端穿入自鼻孔中拉出的丝线环内。从泪囊中抽出探针,使聚氯乙烯管的细端随丝线经鼻泪道而进入泪囊。再从泪小管断裂部的内侧口中插入探针,进入泪囊,而将聚氯乙烯管的细端引出,并将此细端经断裂部的外侧口,从泪小管口引出。用5-0丝线将泪小管断裂部的内外两侧口作端端吻合,约三针已够。丝线缝合只在管腔黏膜下进行,防止丝线露于泪小管内。继而将手术开始时切断的内眦韧带重新缝合。然后缝合皮肤切口。

最后将聚氯乙烯管的粗端尽量向上推,使管的粗端到达泪小管,到不能再向上拉为止。随即将细端的丝线扭成一团,以透明胶纸固定于颧颊部。把露出的鼻孔外的聚氯乙烯管齐鼻孔部剪除。

如上下泪小管同时断裂,或当上泪小管同时有阻塞或狭窄的情况存在时,应将下泪点穿出的聚氯乙烯管细端再从上泪点穿入上泪小管及泪囊,并经此而重新经鼻泪道从鼻孔中穿出。亦可将聚氯乙烯管先从上泪小管口穿出后,再进入下泪点而经泪囊穿出鼻孔外。将聚氯乙烯管粗细两端在鼻孔部拉紧,并予以固定及剪短。

这种聚氯乙烯管约保持3个月后就拔除。此时泪小管应流畅,泪溢症状消失。

2 泪囊鼻腔吻合手术 如泪囊有狭窄或瘢痕性阻塞,而泪囊较大,或囊膜未破碎损伤者,经保守治疗无效时,可考虑试行泪囊鼻腔吻合术。术前可用碘油造影(正侧位片)观察泪囊后位置及大小。但有时可能有假性囊腔,故必须在手术中探查,才可以决定能否做此手术。术前必须预先清除泪囊炎症病灶。

手术在局部浸润麻醉下进行。术前先用0.5%丁卡因滴眼,以使结膜囊泪小管及泪囊获得表面麻醉。将探针插入泪点确定泪囊的位置。用一小片棉花蘸10%丁卡因溶液,塞在下鼻甲并进入中鼻道。然后在内眦角内侧3~4mm处的前泪嵴部位作弯形切口,长约2cm,分开皮下的眼轮匝肌纤维,暴露内眦韧带。将内眦韧带切断,其下方即为泪囊所在。内眦韧带宽约2mm,而正常泪囊上下的长度为12mm,约有2mm在韧带之上,有8mm在韧带下方。将泪囊的下2/3部分从泪槽中分离出来,并将它拉向外侧,这时就可以暴露出前泪嵴、泪囊槽及后泪嵴,但暴露范围不应超越后泪嵴,否则可能损伤睑板张肌而造成泪点内卷及内眦韧带畸形。

然后用 10mm 直径的环钻在前泪嵴及泪囊槽部位开一骨窗,环钻的中心应在前泪嵴上。钻开骨组织后用骨膜起子将骨片下的鼻黏膜分离,慎勿将其穿破,取出骨片。再用咬骨钳小心地将骨窗扩大,并将骨孔后缘咬成直线形,直到骨窗达到 10mm 直径大小。然后在鼻黏膜上作一个工形切口,压迫止血。在泪囊上同样作一个工形切口。两个切口的位置应以能相对合为准。将两个切口的后面的组织瓣用 3-0 无损伤羊肠线作褥式缝合,再将前面的组织瓣作同样缝合,这样泪囊就直接与鼻腔相通。最后将内眦韧带重新缝合,并缝合皮肤创口。外加敷料压迫包扎,防止术后出血。5 天后拆线。手术后第 7 天可用加有肾上腺素的生理盐水从泪小管中轻轻灌洗泪囊,一天 1 次,维持 1 周。以后每周灌洗一次,直到全部愈合(图 10-15)。

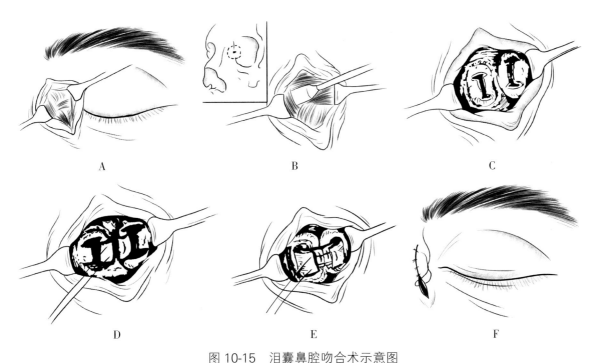

图 10-15　泪囊鼻腔吻合术示意图

A. 切开皮肤并显露泪囊　B. 用骨膜剥离子剥开筛部骨膜　C. 泪囊作工形切口,同时打开骨窗,显露鼻黏膜　D. 鼻黏膜工形切开,与泪囊切口相对　E. 泪囊黏膜和鼻黏膜相对缝合　F. 皮肤缝合

在泪小管全部阻塞或泪囊已缩窄的情况下,就不能施用上述手术。这种情况适合先做泪囊摘除术,术后再进行泪道再造术。但对于泪道的重建目前尚无较好的方法。有人将聚氯乙烯管上包埋黏膜移植以重建泪道,但手术后易发生阻塞。也有人曾试用静脉移植来代替泪器,直接连接下穹隆到鼻腔以引流泪液,但最后静脉栓塞而未获成功。国内外曾有人应用黄金制成小管埋入,虽在临床上已应用多年未曾脱出,但金管仍属异物,可引起结膜慢性炎症导致最后脱落。

在严重泪道阻塞,泪道亦已破坏的情况下(如婴儿结膜在受到急性金黄色葡萄球菌感染后,常造成此种严重并发症),或在该部位受到严重创伤,泪囊已遭受破坏的情况下,可用泪道插管术,置入特制硅胶软管或 Medpor 聚乙烯异形管。方法是从内眦角部结膜下穹隆部插入,如泪囊仍然存在,则可通过泪囊下端直接进入下鼻道。然后将硅胶管的喇叭口,用细 Dexon 线与球结膜切口作暂时缝合。鼻孔部硅胶管则在孔口稍内处剪断。术后每天应用氯霉素眼药水进行冲洗,一天 3 次,以排除眼结膜内分泌物阻塞管腔。如泪囊已破坏,则在作球结膜下穹隆切开后,用圆形小骨钻在鼻骨侧部打一个小骨孔,由此将硅胶管通过此孔进入下鼻道,依法固定。

（十八）睑缘切迹及眼睑部分或全部缺损的修复

睑缘切迹及眼睑缺损有先天性及后天性两种。先天性睑缘切迹或眼睑缺损常伴有眦角畸形、泪道畸形、眶骨缺损等,但多保持正常视力。大多数睑缘切迹或眼睑缺损都来自外伤或手术切除该部位肿瘤后遗留。如眼球同时受伤,常伴有失明。先天性及手术后造成的睑组织缺损,其周围组织均属正常,富有弹性,而外伤性的睑缺损常有邻近的瘢痕及组织移位,设计修复方法时应予以注意。眼睑的开闭主要依靠上睑的肌肉运动,故修复上睑时,应防止组织过于厚实、臃肿而妨碍正常活动。下睑组织主要起支持作用,修复下睑时应补充一定的支撑性组织,不使其下塌。

当面部受特重的烧伤后,可造成眼睑全部缺损、结膜囊上下穹隆全部消失、结膜外翻、眼球及角膜全部暴露的严重情况。

随睑缘切迹及眼睑缺损程度不同,修复方法也各不相同。

1 利用眼睑本身的、切迹或缺损附近的组织拉拢修补 这种修复原则适用于长度在睑缘长度1/5以内的较小的切迹或缺损。例如临床上常见的睑缘部横径在2～3mm以内的小肿瘤(可为黑痣、囊肿、乳头状瘤或纤维瘤等),手术切除后出现的三角形切迹或缺损,可予以立即修复。如为瘢痕性缺损,须将缺损处的瘢痕组织切除,使它成为三角形创缘,并在将睑缘完全松动后予以修复。手术可有两种:一种适用于缺损仅在睑缘前叶皮肤上,未侵及后叶的情况;另一种适用于累及全部睑缘组织,包括部分睑板的情况。对于前者,先将眼睑沿灰线劈开成为两叶,将前叶有肿瘤部分作三角形切除,再在两侧创缘作潜行分离,最后将前叶两侧作拉拢缝合。

如肿瘤已累及全睑缘,则在将肿瘤作三角形切除后,亦将两侧睑缘剖开。按睑缘劈开手术作相应的三角形组织切除及缝合。

2 应用缺损部本身的睑板及睑组织进行推移或滑行来修复睑板缺损 设计推移或滑行带蒂组织瓣来修复睑组织缺损畸形获得良好效果。这种手术方法适用于各种程度的缺损的修复,而且常能在一次手术中完成,避免了上下睑的暂时性粘连。如需做睫毛再造术,可在术后3个月进行。

（1）睑缘前叶黑痣切除后皮肤缺损的修复:黑痣等小肿瘤仅侵犯睑缘的前叶部分,不论切除后缺损的横径有多宽,均可应用睑部前叶的皮肤设计附加切口后,推移到缺损部位覆盖缝合。例如在上睑缘将肿瘤切除后,将缺损修成矩形,然后在缺损上缘两侧的睑部皮肤上作横切口向内外眦延伸,并在两侧切除三角形皮肤各一块。三角形的尖角向内外眦角,三角形的底宽即为两侧缺损部的高度。这样上睑皮肤形成一个矩形突起。继而将此上睑组织作皮下潜行分离,必要时包括一部分眼轮匝肌。小心止血,最后将中央这块突出的组织推移到缺损部位,用细丝线缝合创缘。术后用眼膏涂眼,用眼垫加压包扎,5～6天后拆线。

本法亦可应用于下睑,但由于下睑皮肤较紧,如向上推移过多,可造成下睑外翻。故在缺损的高度较大时,可尽可能地设计相同的切除及向上推移,以不使其发生外翻为度。靠近睑缘部分的创面缺损可将切除下的三角形皮肤修剪后作游离移植,同样可获得很好的效果。

（2）上睑缘及睑板部分缺损的修复:这种缺损常出现在切除侵及上睑缘、部分上睑板及上睑皮肤的黑痣、血管瘤或其他肿瘤后,不论缺损宽度如何(除睑板全部丧失外),一般均可应用本方法修复。

先将上睑板翻开,沿睑板缺损上缘向左、右各切开约2mm,然后在此切开的两端向上方将上睑板作纵行切断,直达睑板上缘,如此将上睑板切成三段。分离睑板上的眼轮匝肌。除上睑提肌仍附着于睑板上缘外,将中间这段睑板的其他肌肉全部游离,以能松弛地向下方拉到正常的睑缘水平为准。然后在这段睑板的两角,各切除方形组织一块,其高度与缺损的高度相等。这样就使睑板形成一突出部分,恰好镶嵌到睑缘的缺损部位。这种嵌合可防止睑缘直接缝合以后而形成小切迹。用小三角针(或角膜缝针)及7-0丝线缝合睑板,注意缝线不穿透睑结膜。固定睑缘处的一针最重要,必须使睑板创缘与两侧正常创缘对合整齐,并形成正常的上睑缘弧度(可将睑板边缘作适当修剪)。这时在睑板上方结膜上造成两处结膜小隆起,可略予剪除修正。最后开始修复上睑皮肤部分的创面,充分游离上睑皮肤,推伸到缺损部位,缝合创缘。

本手术未考虑同时进行睫毛的修复。如睑缘缺损较宽,可在以后再做睫毛移植手术。在上睑皮肤很紧,或皮肤缺损较大,无法应用上述原则修复时,就须应用游离植皮来清除创面。可用中厚皮片或取自耳后发际的全厚皮片(包括1～2排头发毛囊在内的全厚皮片)进行移植,以同时修复睫毛。

(3)下睑缘及下睑板部分缺损的修复:由于下睑板较狭小,故在下睑缘及部分下睑板缺损时,只需在缺损处切断下睑板,将连接于睑板下缘的软组织略予分离松解,上移到缺损部位与睑板断端缝合,而不必再作镶嵌状切口。在下睑板全段已被切除的情况下,可将正常部分的下睑板的下半部切开后作为结膜带蒂组织瓣转移来修复缺损部分。至于皮肤的缺损,由于下睑皮肤通常较上睑紧张,勉强拉拢缝合易造成睑外翻,故除较小缺损外,必须应用游离植皮或局部皮瓣转移修复。

(4)眼睑分裂痣的修复:眼睑分裂痣波及上下眼睑,可采用休斯(Hughes)手术方法分期进行修复。切除下睑黑痣,下睑缘缺失横径11mm,睑板缺损高约2mm,依法切断中段下睑板,推移到缺损处缝合修复。在耳后发际取全厚皮片1条,包含头发毛囊2排,移植于下睑皮肤缺损处。术后包扎加压固定。

第二种方法适用于睑板缺损较大,无法应用上述方法修复的情况。试用健侧上睑板组织片移植于患眼,移植睑板最大者达20mm×4mm,手术后对供睑板眼一般没有任何功能影响。在局部麻醉下先将左上睑板翻出,沿上睑灰线离肿瘤边缘约1.5mm切开睑板,分离肿瘤。如果发现肿瘤深部有包囊,就逐步分离。继而在球结膜上从肿瘤的下方切开,从下面分离肿瘤,最后到达上睑板上缘,该缘一般亦已为肿瘤侵犯。暴露上睑提肌。用丝线三针固定上睑提肌,将肌肉提出。在缝线下方将肿瘤全部切除。上睑板缺损的宽度为5mm左右,长为2cm。随即在右眼上睑板中部切除一块宽3mm、长20mm的橄榄形睑板组织,分离睑板上下方,用7-0丝线将缺损部位拉拢缝合。

将取下的睑板移植于左侧上睑板缺损处,用7-0丝线缝合,并将上睑提肌的三针缝线缝合在移植睑板的上缘。继而在下唇削下一片黏膜,并将它移植于上穹隆的结膜缺损处。在该处用细丝线将黏膜与巩膜固定数针。术后双眼加压包扎。手术后移植的睑板及黏膜应全部成活,左眼开闭功能应恢复良好。右眼应未受任何影响。

3 应用对侧睑板组织修复　睑缘及睑板缺损在睑缘或睑板缺损较大时,可考虑应用对侧睑板组织作带蒂旋转180°移植修复,但此法操作麻烦,目前已很少应用。休斯手术方法可修复较大的睑组织缺损,如眼睑分裂痣。手术原则是将上睑舌形睑板组织移行到下睑缺损处来作为修复材料。第一次手术时,先分别切除上、下睑的分裂痣。在缺损部上、下睑缘分别在灰线上剖开,分成前后两叶,将后叶睑板上的肌纤维分离。继而在上睑板上缺损处两旁作两条纵行切口,切断上睑板,形成睑板结膜瓣,向上穹隆部分离,以能向下方滑移而无张力为准。慎勿损伤上睑提肌。然后将上睑板下移到下睑缺损处,用5-0丝线将上、下睑板作结膜下缝合。如下睑板已全部切除,可将上睑板拉到下睑板的应有部位,与该处深组织缝合固定。随即处理皮肤部分。如前叶的皮肤及肌层比较松弛,同时下睑皮肤缺失不多,可将上睑前叶向下滑移而与下睑皮肤创缘缝合。如前叶组织较紧,应用中厚或全厚皮片移植到创面。这时上、下睑就处在暂时闭合状态。

6周后行第二次手术。在相当于正常眼裂的部位,移植一条有2～3排眉毛的全厚皮片以修复上睑睫毛。下睑睫毛可不考虑修复。再经过3～4个月后,如移植皮肤已柔软,即在睫毛下方切开粘连,切断睑板,重新形成新的睑缘,完成全部手术。

在单独的上睑或下睑部分缺损时,亦可按照上述原则进行修复,但因上睑板较宽(7～9mm),上穹隆结膜较松动,可供滑移,故用来修补下睑板缺损效果较好,而下睑板仅宽5mm,所连接的下穹隆结膜较紧,不易松动,故用来修复上睑板缺损时就有组织不足的缺点。

前叶皮肤的修复可以考虑应用颞部及颧部的皮瓣转移修复。由于上睑部位的皮瓣设计较为困难,且皮瓣常有过厚的缺点,故仍以游离植皮为宜。

（十九）眼睑全部缺损的修复术

当上睑或下睑全部缺失时,以上各种方法就无法选用。在这种情况下,有时眼球亦已受破坏,这多发生于严重外伤或烧伤后。上睑或下睑缺损均需要应用皮瓣进行修复。在眼球已被摘除的情况下,睑再造的目的主要是安装义眼的需要,因此睑组织内层及穹隆都可以用皮肤来代替结膜。但在眼球保持一定视力或计划以后进一步作角膜移植者,就必须考虑利用结膜或依靠黏膜移植来修复内层。再造的上睑多无活动性,故应较正常者略短,以保持与健侧睁眼时对称为标准。

下睑全部缺损时,可应用前额部镰状皮瓣来修复。皮瓣设计时应先进行皮瓣下黏膜或中厚皮片移植。2周后将皮瓣转移到下睑缺损部位进行修复。皮瓣转移后,供皮瓣区及皮瓣蒂部创面用中厚皮片移植覆盖。如已无眼球,眼窝内放置义眼以助固定。3周后切断蒂部,将未用的皮瓣缝回原处。

另一方法是利用颞浅动脉的岛状皮瓣来修复上睑或下睑的全部缺损。此法操作比较复杂,但可在一次手术中完成修复工作,创口较小,较他法为佳。岛状皮瓣手术术前先剃去头发,嘱患儿平卧头低,触摸颞浅动脉前支的走行,决定前额皮瓣的大小及部位,注意动脉蒂部的充分长度及转移方向。用亚甲蓝描出,再擦碘酊以固定颜色,消毒时慎勿擦去。

能配合的儿童,可在局部麻醉或全身麻醉下进行手术。如为全身麻醉,亦可在局部注射加肾上腺素的1%普鲁卡因液,可减少手术区出血。按亚甲蓝线切开皮肤,在皮下略作分离,即可显露动脉。在动脉两侧2～3mm处切开(勿剥离动脉以免损伤血管),并使它与底层的颞筋膜分开,将宽7～8mm的中间包含颞浅动脉的一条组织完全游离,切断并结扎其小分支。动脉分离到预定的前额皮瓣部位,最好能通过皮瓣的全长,或至少达1/2处,以维持充足的血供。剥离血管的长度以能在转移后无张力为准,不应紧张及扭曲,否则可影响皮瓣的活力。然后在颞浅动脉的蒂部皮下用止血钳作一皮下隧道,直到上睑或下睑缺损部位,将岛状皮瓣通过此隧道到达眼睑缺损处。将缺损处创缘剖开,并设计局部翻转皮瓣作为眼睑衬里。最后将颞浅动脉径路与缺损处的创缘缝合。前额供应皮瓣部位如不能作拉拢缝合,就用中厚皮片移植。

如眼睑连同邻近组织均有较大缺损或上下睑同时缺失,就还需应用其他远位皮瓣或皮管进行修复。但这些组织大多松弛,不如额部皮瓣坚韧(易于保持一定形态),且术后色泽差别亦较明显,故非不得已不予应用。用皮瓣修复下睑缺损后,时间长了常出现下垂症状,可用筋膜悬吊或软骨片移植以支持,以前者的效果较好。

（二十）眼窝缩窄和眼睑内陷畸形的整复

受外伤或疾病而行眼球摘除术后,眼部常存在睑结膜缺损、眼窝缩窄、上下穹隆消失等情况,不能安装义眼,故须先行眼窝再造手术。这些缩窄情况有时仅是上或下穹隆部分或全部消失,有的则是囊腔全部消失。有时在眼球摘除后由于眶内创面收缩及眶内组织的挛缩,并发上下眼睑内陷畸形。在这种情况下,仅仅安装义眼常仍难得到满意的恢复。幼年时期因患恶性肿瘤而进行眼球摘除术且曾施行放射治疗者,在成年后除眼睑极度内陷(有时上下睑组织紧贴在上下眶缘上)外,还有眶骨及邻近骨组织的发育不全等畸形,造成治疗上的困难。在不得已的情况下,可装配赝复体来矫正畸形。

在安装义眼时,下穹隆的完整远较上穹隆重要,故下穹隆必须有足够的深度才能保持义眼不致滑出。任何结膜囊成形或眼窝再造手术,手术前必须先清除囊腔内任何残余感染(如泪囊慢性炎症等)病灶。如修复面积不大者,宜用黏膜移植修补。如用皮肤移植则可因皮片的分泌物或毛发刺激而使囊腔内黏膜分泌物增多。如创面较大,则可用少毛部位的薄中厚皮片来代替黏膜,有时甚至可将残存结膜全部切除。过厚的皮片可生长毛发,且常有皮脂腺分泌物溢出,造成恶臭及诱发感染(图 10-16)。

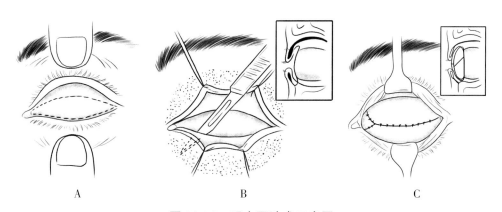

图 10-16　眼窝再造术示意图
A. 上下睑结膜切口　B. 上下结膜下分离范围　C. 上下结膜囊内黏膜或皮片移植,缝合并固定

眼窝再造术后的最大问题是植皮片的收缩。术后数月内每天应严密观察患儿,随时维持及扩大新的囊腔。偶一疏忽就可能再度缩窄,造成手术失败。

(二十一)眼睑内陷畸形的矫正

如仅为轻度的上睑内陷,在安装义眼后不能恢复时,可施行真皮或筋膜移植术。手术前应仔细测量凹陷程度及范围,以供手术中参考。先依法采取一片真皮组织备用。在眉上方作长 2~3cm 的横切口,在眼轮匝肌下作钝性分离,上至眶上缘,下至睑板前方,左右至内外眦角。压迫止血。将真皮组织剪成 2~3 片形状一致、大小不等的新月状组织,最小者移植到凹陷的底部,最大者在外层用细丝线将真皮片互相固定,并将睑缘修薄以免术后突出轮廓。然后将移植片塞入腔内,用细丝线穿过移植片两端在内外眦角穿出皮肤用褥式缝合以固定。缝合皮肤切口,外加压力包扎。术后 5 天拆除切口缝线,褥式缝线在 10 天后拆除。术后可观察 3~6 个月,如果有需要可再作一次充填。游离脂肪、真皮脂肪移植片或筋膜脂肪移植片均可代替单纯真皮移植,获得相同效果。

此法亦可应用于下睑内陷的修复,可在内外眦各作一小横切口,用止血钳插入,沿下睑近睑缘区作皮下隧道,将真皮或筋膜条塞入,将两端分别缝合固定于内外眦的骨膜上,以获得充填和悬吊的双重作用。

(二十二)眶内充填术

如眼睑凹陷极深,且上下睑均向后移位,就宜采用在眶内移植充填物的方法来矫正。此充填物可选用软骨、骨骼或人工骨替代材料等,制成球状小体,植于眶结膜后方,将眼睑向前方推出。

如应用自体软骨,可在手术开始时先在右肋缘第 7~9 肋软骨处切取一段约 7cm 的软骨,切成 3 块,两小一大,将大块夹在两个小块的中间,用细钢丝固定在一起,并修剪成直径 2cm 左右的小球,放置一旁备用。

手术时在眼窝后壁作横切口,用小剪刀在结膜下向四周作广泛钝性分离,暴露筋膜囊残体,斜切此囊壁,并向深部继续剥离,直到露出球后脂肪为止。用生理盐水冲洗囊腔,将大小合适的丙烯酸酯或软骨小球塞入筋膜囊腔内,将筋膜囊拉拢缝合以固定植入的小球。最后缝合结膜切口,在外加压包扎。术后 7 天拆线。创口愈合后即可开始安装义眼。

手术成功的要点在于防止术后发生感染和避免植入体过大和创口缝合紧张。术前必须注意眼窝内有无残余感染。术前有条件时可做细菌培养,无致病菌时方可手术。手术中创口内可应用抗生素液冲洗。本手术亦可与眼球摘除术同时施行,这样既可预防凹陷形成,又可将各条眼肌与软骨球的软骨膜缝合,增加义眼的活动度。

人工骨替代材料制作的义眼胎(义眼胎),如羟基磷灰石(hydroxyapatite,HA)、Medpor 等加工制成符合眼球大小规格要求的球基台座,包埋在巩膜壳内后,置于眶内。将眼外肌按生理附着点缝合于巩膜壳上,制备成可转动的眼座连体。术后既改善了眼窝塌陷畸形,又可使义眼活动自如。手术可分一期或二期进行,疗效稳定可靠。随访 6～38 个月,无并发症或排异反应(图 10-17)。此法可以省去采用自体软骨的麻烦和手术病痛。

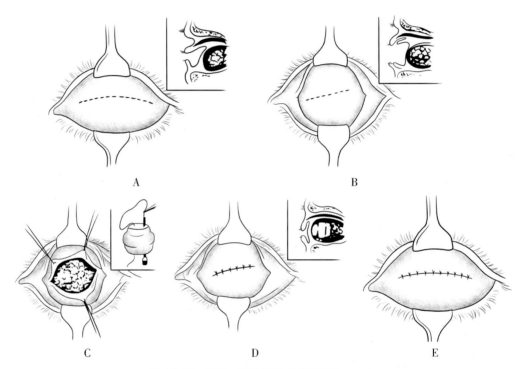

图 10-17　安放义眼胎手术示意图

A. 结膜中央横形切开　B. 结膜中央内层斜形切开　C. 结膜下分离后植入眼胎　D. 结膜内层缝合后　E. 结膜表层缝合后

(二十三)下穹隆缩窄重建术

下穹隆部收缩变浅,在临床上较上穹隆缩窄更常见。下穹隆深度是否适当对安装义眼的稳定性较上穹隆深度是否适当更为重要。因此修复手术时必须将囊腔充分扩展到眶下缘,使再造的下穹隆底与眶下缘骨膜密切粘连,才能防止再度变浅。

下穹隆缩窄的情况可有两种:一种是在仍然有足够的结膜组织,但因眼球摘除后,眶内容物向下穹隆部脱出,而使它变浅;另一种则是由于结膜受伤缺损并因瘢痕牵缩而导致。

对于第一种情况的纠正,只需将脱出的内容物剪除,将下穹隆向下拉移复位。手术时在结膜囊后壁中央水平线下近外眦角部位,作一垂直小切口,用小剪刀插入切口,在结膜下向内侧作潜行分离,内至内眦角,下至下穹隆及睑板下缘,使结膜囊下半部结膜完全与深部组织分离。然后从切口中将过多的眶内容物逐步剪除。继而将剪刀贴着下睑板下缘推向深部组织,进展到眶下缘,使整个眶下缘骨膜可触及。用 3 对双针缝线从结膜囊后壁下半部的适当部位的结膜上穿入,经过已分离的空隙,从眶下缘骨膜上穿过,而在该处皮肤上穿出(图 10-18)。这样拉紧缝线时,结膜可与眶下缘紧密接触。皮肤上用橡皮片作垫,打结。放入眼模,上下睑裂作暂时性缝合固定。外加敷料作加压包扎。术后 6～7 天拆除缝线。继续放置眼模,待情况稳定后安装义眼。

如果下穹隆结膜有缺损,就须施行黏膜移植术。手术时于眼窝底部距下睑缘 5mm 左右的结膜上作横切口,从内眦角到外眦角。从切口中用小剪刀沿结膜下层向下剥离,经过眼轮匝肌达到眶下缘前部,暴露 2～3mm 宽的骨膜。彻底修剪瘢痕组织,压迫止血。从口腔颊侧面取一片黏膜,剪去黏膜下组织,修剪成所需形式,将它缝合于结膜创面上。再用 3 对双针缝线从黏膜片的适当水平线上穿入(即为患儿以后的下穹隆的底部),并穿过眶下缘的骨膜,再在下睑眶下缘外方皮肤上穿出。用小橡皮片作垫,并作褥式缝合固定,使移植黏膜牢固愈合于眶下缘骨膜上。继而将眼模(可用印模胶临时制成)塞入眼窝,上下睑作暂时性缝合,外加敷料加压包扎,7 天后拆线。继续放置眼模,黏膜成活、创面愈合后即可安装义眼。

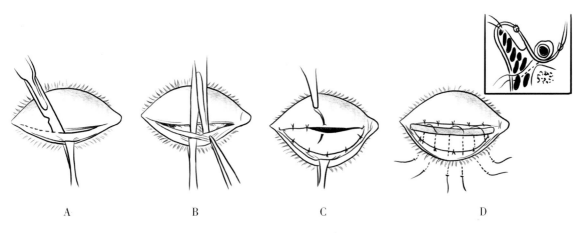

图 10-18 下穹隆结膜囊成形术

A. 结膜囊中央水平偏下方作横切口　B. 沿结膜下层向下分离达眶下缘前部　C. 切取的口腔黏膜缝合于下穹隆创面上　D. 令移植的结膜和眶下缘紧贴,垫以细硅胶管作褥式缝合

（二十四）上穹隆缩窄重建术

上穹隆缩窄情况较为少见,对义眼的固位作用不如下穹隆关系密切,故在整复上穹隆缩窄或瘢痕挛缩时不如整复下穹隆那么严格。此外,由于中央部分是上睑提肌的所在部位,切不可伤及,分离时须加注意,绝不可剥离到眶上缘。其他手术方法注意事项与上述相同。

（二十五）全部眼窝再造术

在结膜囊腔全部缩窄,结膜完全或大部分缺损的情况下,安装义眼前必须进行全眼窝再造术。手术原则是应用包模植皮法。切口与剥离范围原则上就是上下穹隆缩窄整复的合并施行。注意保存睑缘组织及内外眦角,以便得到较好的外形。移植皮片不宜过厚或过薄。一般应用 0.4mm 厚的皮片较为合适。眼模用印模胶临时制成,需要一次制作两块,一块为植皮用,另一块翻制成丙烯酸酯模型,在第一次换药后即放入眶内以防止皮片收缩。这点十分重要。眶内植皮片收缩很快,眼模应长期放置,直待创口愈合,情况稳定,可以安装义眼为止。

手术切开结膜,剥离囊腔,下方到达眶下缘,暴露眶下缘骨膜 2～3mm。在上穹隆部位注意勿损伤上睑提肌。在外眦角有粘连缩窄时可作横切开放大,手术结束时再予以缝合。囊腔用温湿纱布填塞止血。随即用印模胶制成眼模两只,制作时特别注意其下缘应与眶下骨膜相接触,眼模可比义眼大,以补偿日后收缩。将供植皮用的一只印模胶剖开成两半或三片,以便于在术后取出。将中厚皮片组织面向外,缝包于眼模上,缝合线恰在上下睑裂线上。彻底止血后将包模植皮塞入眼窝内,将上下睑缘作暂时性缝合固定,外加敷料加压包扎。

术后 4～5 天初次更换敷料,清洗局部分泌物继续加压包扎,以后换药一天 1 次。术后 9～10 天拆线,取出印模胶。冲洗植皮区,修去边缘多余的皮肤。随即将预制的丙烯酸酯眼模塞入。以后每天换药冲洗局部,随即将眼模放入,以防止皮片收缩。取出时间过久,皮片即可收缩而造成眼模不易放入。之后还需要将眼模修正、磨小,以适应逐步收缩的眼窝。手术后 3～4 个月可安装义眼(图10-19)。

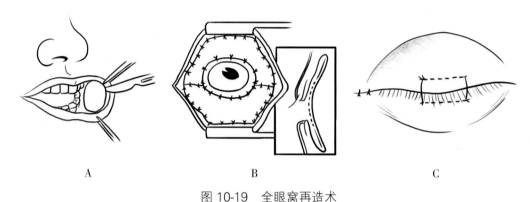

图 10-19　全眼窝再造术
A. 切取颊黏膜　B. 颊黏膜分成两块,再造上下穹隆　C. 上下睑缘缝合,关闭睑裂

手术成功的关键在于植皮片必须全部成活,如有部分坏死,就可造成溃疡,促使皮片过度收缩,延长愈合时间,影响义眼的安装。眼模应随时放回眶内,以防止皮片收缩,即使数小时的滑脱亦可能造成再度缩窄。如有扩张装置则更佳。丙烯酸酯的眼模应打磨光滑,以免刺激新生皮片,造成破溃,引起收缩。

(二十六)眉毛和睫毛的修复

眉毛的缺失常为面部烧伤的后遗症,麻风患者亦可发生眉毛脱落,造成功能及外貌的影响。睫毛缺损多见于睑缘肿瘤切除术后。

眉毛再造术有两种方法。第一种是用头皮连同它的毛囊作为游离移植。但这种方法一般效果较差,成活后毛发较为稀疏,失败机会颇多。第二种方法是应用头皮的带蒂移植,即采取动脉岛状皮瓣移植,成功率较高,毛发生长浓密。移植的眉毛与头发相同,不断增长,须时时加以修剪。

1 头皮条的游离移植　一般多选择耳后发际头皮作为移植材料。移植片不宜过宽,一般以 0.6cm 为度,选择时应注意头发方向与眉毛方向的一致性。由于头发均系斜行生长,毛囊深埋皮下脂肪组织中,故切取头皮时,刀口应略斜,与头发方向平行。取下后应小心地用小剪刀去除毛囊间的小粒脂肪组织,但慎勿损伤毛囊。这项工作进行得愈仔细、愈彻底,则移植后成活率愈高。对发际创口作拉拢缝合。

眉毛的移植部位应在术前作仔细准确定位。患儿取坐位,用亚甲蓝画出眉毛的部位、长短及适当的弧度,注意两侧高低及方向的对称。若在手术中当患儿处于平卧位时再作定位,往往造成难以挽回的错误。手术时沿定位线切开,一般只作切开而不必切除皮肤组织,这样有助于上睑的松弛,对存在上睑外翻的烧伤患儿有助益。将切口略作皮下分离,将移植片放在创口上,作创缘缝合。为了避免缝针损伤毛囊,缝针只穿过移植头皮的表浅组织。术后应用抗生素溶液冲洗创口,有助于防止术后感染。随即用一小片印模胶压在植皮区上方,作打包加压法,外加敷料加压包扎。10 天后打开敷料,初次换药,去除印模胶固定,拆线。

手术成功的要点在于手术后较长时间的加压固定和感染防治,不宜过早地打开敷料检视。

2 岛状头皮瓣移植 这是将颞浅动脉及其伴行静脉连接一条鬓角或颞部的头皮皮条,形成岛状皮瓣,通过皮下隧道而转移到眉部缺失处。手术方法基本上和睑组织修复时应用岛状皮瓣的情况相同,只是动脉所连接的是一狭条头皮而已。但有时由于颞浅动脉走行情况不同,往往需要在颞部或颅顶部切取头皮皮条。手术中应注意头发的方向及动脉岛蒂部的足够松弛。本方法术后眉部毛发浓密苗壮,故不甚适用于女性患儿。

3 睫毛的修复 睫毛的修复一般限于上睑睫毛的缺损,下睑睫毛缺失时无修复的必要。睫毛修复的目的在于保护眼睛,而不是为了美容,故修复只限于较长段的上睑睫毛缺损。移植片可采自同侧眉毛的中心部,以符合睫毛的方向。移植片包含2~3排眉毛。切取时亦应注意眉毛方向而作斜切,深及皮下组织,慎勿损伤毛囊。在睑缘上方2mm处作横切口,稍作分离后即可将移植片嵌入。用6-0细丝线从切口侧缘穿入,穿过移植片底部,稍稍起到固定作用,再从另一侧创缘穿出打结。缝结不宜过多,3~4针已足够。术后加压包扎,7天后拆线。

应用头皮皮片移植来修复睫毛不是理想方法,因头皮毛发较为粗硬,且有不断生长的缺点。

第二节 眼眶外伤

一、眼眶局部解剖

眼眶为两个四棱锥状骨腔,位于颅面正中垂直线两侧,左右对称,眶口向前向外朝向面部,眶尖向后和颅腔相通。眼眶分为上、下、内、外四壁,上壁、下壁又称眶顶和眶底。眼眶由7块头骨组成,分别为额骨、蝶骨、颧骨、上颌骨、腭骨、筛骨和泪骨(图10-20)。眼眶的前面为眼睑,眶内有眼球及其他组织。眶缘骨质圆钝隆起,受到外伤和车祸等外力作用易发生骨折。

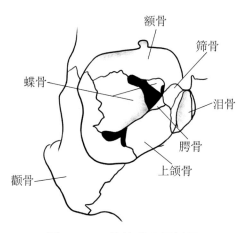

图 10-20 骨性眼眶解剖图

（一）眶上壁

眶上壁类似三角形,由额骨的眶板形成前方的大部分,蝶骨小翼形成后方的三角形眶尖。眶上壁前部凹陷,后部较平坦,前方凹陷较明显处距眶缘约15mm,相当于眼球赤道部。眶上缘由额骨形成,其内 1/3 与外 2/3 交界处有一眶上切迹,眶上血管和眶上神经由此通过。眶上壁有几个特殊结构:①泪腺窝,位于额骨颧突后方,宽大的平滑凹陷,泪腺位于其中。②滑车凹,位于内眦突附近,距眶缘 4mm 的圆形小凹,为上斜肌软骨性滑车附着处。③视神经孔,位于眶上壁尖端,呈卵圆形,视神经由此进入颅中窝。

（二）眶内壁

眶内壁大致呈长方形,由 4 块骨构成:①上颌骨额突,位于眶内壁前方。②泪骨,位于眶内壁前下方。③筛骨纸板,构成眶内壁的中心部分。④蝶骨体的侧部,形成眶内壁的一小部分。眶内壁的前方,有由上颌骨额突与泪骨形成的卵圆形的泪囊窝,泪囊位于其中。泪囊窝的前后界为泪前嵴和泪后嵴,其下方接鼻泪管。泪囊窝的上半部分与筛窦为邻,下半部与中鼻道为邻。眶内壁相当薄,达 0.2～0.4mm,其中的筛骨纸板薄如纸片,因此眼眶外伤时眶内壁容易发生骨折。

（三）眶底

眶底似三角形,由内向外稍向下倾斜,外侧的前部最低。眶底由 3 块骨构成:①上颌骨的眶面,形成其中心区的大部分。②颧骨的眶面,形成外侧前部。③腭骨的眶突,组成后方的一个小三角区。眶下缘由上颌骨与颧骨构成,各占一半。眶下壁有眶下沟经过,此沟在眶下裂的下内侧向前行进,最后变成眶下管,约在眶下缘下方 4mm 处开口,成为眶下孔,眶下神经和眶下动脉通过此孔。眶下壁的下方为上颌窦,两者间的骨壁仅厚 0.5～1.0mm。因此,此处是眼眶骨折最常见的部位。

（四）眶外壁

眶外壁呈三角形,由前向后向内倾斜,与正中矢状面成 45°角。眶外壁由 2 块骨组成:①颧骨的眶面形成其前 1/3 部分。②蝶骨大翼形成其后 2/3 部分。眶外侧缘的上方为颧骨的额突,下方为额骨。额骨在上部较突出,保护眼球,使来自上方的外伤不易损伤眼球。眶外侧缘向后呈弯曲状,使视野扩大。眶外壁在前方隔开眶与颞窝,在后方隔开眶、颅中窝和大脑颞叶。外直肌在眶内走行中均与眶外壁接触,其上方为泪腺神经和泪腺动脉。在颅颌面外伤时,眶外壁易受累而骨折。

在眼眶的四个壁之间有许多裂、管和孔,多为血管及神经的通路。

（五）眶上裂

眶上裂位于眶上壁和眶外壁之间,是蝶骨大小两翼间的裂隙。眶上裂外侧由额骨封闭,内侧较宽,位置在视神经孔的下方,由此向外此裂逐渐缩小,故此裂又被分为两部分,外侧部分位于眶上壁和眶外壁之间,向前方伸展;内侧部分在眶上壁尖端及视神经孔之间,两部分形状不同,外侧较窄,内侧较宽。眶上裂为眶和颅中窝之间的最大交通,其尖端距额颧缝 30～40mm。通过眶上裂的血管神经有:①第Ⅲ、Ⅳ、Ⅵ对颅神经(动眼神经、滑车神经、外展神经)。②泪腺神经、额神经及鼻睫神经。③眼静脉。④脑膜中动脉的眶支。⑤睫状神经节的交感根与感觉根。

（六）眶下裂

眶下裂位于眶外壁和眶下壁之间,此裂将眶外壁后 2/3 与眶下壁隔开,上界为蝶骨大翼,下界在前方为上颌骨,在后方为腭骨。此裂起自视神经孔的下外方及眶上裂内侧端附近,向前向外行进,其前端距眶下缘约 20mm。眶下裂在后方与翼腭窝相交通,在前下方与颞下窝相连,后端开口于圆孔内。通过眶下裂的血管神经有:①第Ⅴ对颅神经(三叉神经)的上颌支。②眶下动脉。③颧神经。④蝶腭神经节分支。⑤翼腭丛的眼下静脉分支。

（七）视神经孔

视神经孔(或视神经管)由两根蝶骨小翼相连而成。视神经管向后向内走行,与矢状面成 36°角,通过此管,眼眶与颅中窝交通。视神经管呈漏斗状,前方开口为卵圆形,垂直径较大,其颅内的开口则上下较扁平。视神经管内通过下列组织:①第Ⅱ对颅神经(视神经)及其三层鞘膜。②眼动脉。③来自交感神经的分支。

（八）筛骨孔

筛骨孔位于眶上壁和眶内壁之间，或在筛额缝上，或位于额骨上。此孔为筛骨管的开口，由额骨及筛骨形成。前筛骨管开口于颅前窝，鼻神经及鼻动脉由此经过。后筛骨管开口于颅前窝，通过筛后动脉。

（九）鼻窦

眼眶与鼻窦的关系密切。眼眶周围被四个鼻窦所环绕，上有额窦，下有上颌窦，内有筛窦，后有蝶窦左右。眼眶外伤、骨折等大多发生于眼眶和鼻窦之间的眶壁，导致眼眶内容物疝入或嵌顿到鼻窦内。

1 额窦 位于眼眶前上方，出生时在筛漏斗前上方存在额隐窝，此后逐渐扩大形成额窦。大约 25 岁时额窦发育正常。额窦形状不规则，而且左右不对称，大小一般为高 30mm、宽 25mm、深 20mm，两窦之间有中隔分开。额窦前壁为额骨外板，后壁很薄，以脑膜和大脑额回相隔。额窦由鼻额管与鼻腔相通，开口于中鼻道的半月裂孔。

2 上颌窦 为锥体形的空腔，在眶下面，位于上颌骨内，底为鼻外侧壁的一部分，尖端在颧骨下方，上颌窦开口于中鼻道。出生时上颌窦在鼻腔外壁为长形小空腔，恒牙长出时其快速发育，至 15 岁时发育完全。上颌窦的上壁由上颌骨的眶面形成，也是眶下壁的组成部分，其中含有通过眶下神经和血管的管道。此处是眼眶疝出骨折的最常见部位，并可损伤眶下神经导致眶下神经分布区域感觉减退，甚至丧失。

3 筛窦 位于眶内侧，由筛骨、腭骨、蝶骨、上颌骨和泪骨组成。筛窦上方为颅前窝的脑膜和额回，前方为额窦，后方为蝶窦，下方为鼻腔，外方为眶及泪囊窝。筛窦内共有 8～10 个房，可分成前、中、后三簇，彼此不相通，分别开口于中鼻道和上鼻道内。筛窦与眼眶由极薄的骨板隔开，当眼眶骨折时，此处容易爆裂，从而使眼眶内容物嵌顿在或疝入筛窦内。

4 蝶窦 位于蝶骨体内，蝶窦的上方为垂体和视神经，两者间的骨壁相当薄，甚至缺如。蝶窦下方为后鼻孔，前方为筛窦。蝶窦开口于上鼻道最高处。

二、眼眶疝出骨折

眼眶疝出骨折是指车祸或直径大于眶口的物体直接钝性打击眼睑、眼球和眶缘，导致眶壁最薄弱处在眼球破裂前发生骨折。单纯性眼眶疝出骨折的发生机制主要有两种理论：液压转移和坍塌作用。液压转移是由于坚硬的物体撞击眼眶软组织，软组织产生的压力使眶内压突然增高，并作用于眶壁，使中 1/3 的眼眶薄弱部位发生破裂缺损，眶内容物经破裂口嵌顿在或疝入鼻窦内。坍塌作用是由于外力作用于眶缘后，眶壁的薄弱处发生坍塌，从而损坏眶壁和软组织。

眼球内陷的发生主要是由于：①眶底和眶内侧壁骨折时裂开外移，骨性眶腔容积扩大。②骨壁破裂缺损，眶内软组织疝入上颌窦和筛窦内，眶内软组织容量减少。③眼外肌、肌鞘和软组织瘢痕形成和瘢痕挛缩。骨性眶腔容积增大对眼球内陷的发生起主要作用，眶脂肪坏死、萎缩与眼球内陷关系不大。前部眶底位于眼球轴线以前，前部眶底骨折所致的眶内容物疝出不引起眼球位置改变。后部眶底和眶内侧壁骨折，使眼球轴线以后的眶腔容积增加，产生继发性眼球内陷。眼球轴线以前的眶腔容积改变不引起眼球位置的改变，眼球轴线以后的眶腔容积增加可引起眼球内陷。

（一）眼眶疝出骨折的临床表现

单纯性眼眶疝出骨折依据其各眶壁发生的频率，从高到低依次为眶底、内侧壁、眶顶和外壁。外伤后一般表现为视力下降、复视、眶缘压痛、眼睑水肿、眶周血肿和淤斑、眼球内陷或眼球突出、上睑下垂等。随着外伤后时间延长,出现典型的眼眶疝出骨折的临床表现。

1 眼球内陷 眼球内陷是眼眶疝出骨折最常见的并发症。眶底和眶内壁骨折均可引起眼球内陷。外伤早期,由于眶周水肿,眼球内陷可能不明显,随着水肿的消退,可观察到明显的眼球内陷。眼球内陷和骨折严重程度有明显关系,骨壁爆裂缺损较大时,往往发生严重的眼球内陷(图10-21)。

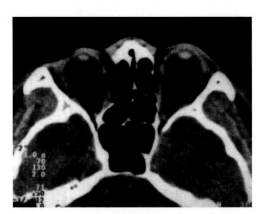

图 10-21 眼眶骨折所致眼球内陷示意图

2 复视 复视是眼眶疝出骨折常见的严重并发症,发生原因大致分为眼球运动障碍和眼球位置异常两大类。它表现为:①眼外肌水肿、血肿和直接损伤。②眼外肌和软组织嵌顿与疝出。③运动神经损伤。④眶韧带与筋膜损伤。⑤眼外肌瘢痕性收缩与粘连形成。⑥眼球移位。

3 视力下降与丧失 眼眶疝出骨折可能合并有眼球本身的损伤,如晶状体脱位、玻璃体积血、视网膜脱离和视网膜震荡等,这些会导致视力下降。眶内压突然增高,球后出血、血肿,骨折片伤及视神经和视神经管骨折等也都可导致视力下降和丧失。

4 眶下神经感觉迟钝与丧失 眶底疝出骨折时,眶下神经沟损伤,骨折片压迫眶下神经,导致眶下神经分布区域感觉迟钝。感觉减退可扩展到牙龈、上唇、下唇、口腔黏膜和鼻旁皮肤。眼眶遭受钝性打击后,眶下神经感觉出现进行性迟钝,可强烈提示眶底疝出骨折。

5 眶上裂综合征 眼眶疝出骨折侵及眶上裂时,可损伤通过眶上裂的动眼神经、滑车神经、外展神经等运动神经及三叉神经眼支和上眼静脉,引起眶上裂综合征。骨折累及视神经管,损伤视神经,造成视力丧失,引起眶尖综合征。

6 眼球移位 眼球移位严重的眶底疝出骨折,眶底下移,大量眶内容物疝入上颌窦内,使眼球向下移位。眶内壁严重骨折,眶内壁内移,以及眶内侧脂肪、内直肌、眼球悬韧带均疝入筛窦内,可导致眼球内移。曾有在较大的眶内壁骨折和缺损后,眼球陷没于筛窦的病例报道。

(二)眼眶疝出骨折的检查和诊断

眼眶疝出骨折的程度和部位各不相同,依据骨折是否累及眶缘,分为单纯性和非单纯性眼眶疝出骨折。其临床表现和体征有很大的差异。部分病例外伤后仅表现为眼睑水肿、眶周血肿和淤斑等软组织钝挫伤的临床表现,眼眶疝出骨折被掩盖。外伤后2周水肿消失,方出现眼眶疝出骨折的典型临床表现。X线平片和CT检查往往可以辅助作出诊断。近年来,医学三维影像技术的发展和应用,使眼眶疝出骨折的诊断水平达到了一个新的高度,它有以下几个优势:①立体显示解剖结构。②定性和定量诊断分析。③模拟设计眶内植入模型。

1 影像学诊断

(1)X线检查是眼眶疝出骨折的首选检查方法。不同的投射位可以发现不同骨壁的骨折:①Caldwell位是眶部的标准投射体位,可显示两眶的形状、大小、眶壁骨质、眶上裂和筛窦等,尤其可显示眶底情况。②Waters 位可显示上颌窦、颧弓和眶底。③Wright 位可显示视神经孔和后组筛窦，也可观察眶内侧壁、眶顶和额窦。④侧位可显示眶顶、眶底和上颌窦，缺点是两侧影像重叠(图 10-22)。

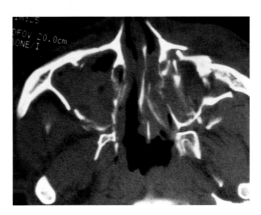

图 10-22　眼眶骨折的典型 X 线片影像

　　眼眶疝出骨折的典型表现：①眶底降低，骨板断裂。②软组织疝入上颌窦上部，出现典型的泪滴样表现。③上颌窦液平面，表示骨折后窦内积血。④筛骨纸板内陷，筛窦变窄，密度增加。

　　(2) CT 扫描是目前诊断眼眶疝出骨折的最好的影像学技术手段。CT 扫描具有密度分辨率高、断面的解剖关系清楚、病变细节显示良好、可以进行图像重建等优点，在眼眶疾病的诊断上起着越来越重要的作用，尤其是近年高速 CT 和螺旋 CT 的发展和应用，使 CT 机固有的缺陷(如骨骼伪影多、X 线辐射量大和重建图像伪影较多等)大为改善，使 CT 的临床应用价值达到新的高度。

　　1) 常规：CT 扫描分水平、冠状和矢状三个层面。①水平层面是作为诊断眼眶疝出骨折的常规检查，以外眦角到外耳道中心连线为标准线，各层图像平行于此线。水平位扫描可很清晰地显示眶内壁和眶外壁。②冠状位扫描是诊断眶底和眶顶骨折的最好层面扫描。③矢状和斜面矢状位扫描有补充作用。下直肌轴向的斜面矢状扫描可清晰地显示眶底疝出骨折时下直肌和上颌窦的关系。

　　水平和冠状位的扫描允许骨折和正常侧的相互比较。应用计算机重建水平和斜面矢状面像，这在眼眶疝出骨折的诊断上往往是可行的，但应注意计算机重建图像存在明显的空间分辨率丧失的缺点。

　　眼眶疝出骨折多发生在眶底，约占所有眼眶骨折的 85%，其中发生在眶内壁的占 49%。眼眶疝出骨折的典型 CT 表现为：①眶底下陷，可见骨折裂口和骨折片。②下直肌嵌于骨壁裂口处，软组织通过裂口疝入上颌窦内。③上颌窦积血。④筛骨纸板骨折，筛窦狭窄，软组织疝入，密度增高。⑤眶内软组织改变，如眼外肌肥厚、血肿形成、软组织嵌顿。

　　眼眶疝出骨折的 CT 检查适应证为：①X 线平片检查怀疑眶壁骨折和缺损。②持续性复视。③被动牵拉试验阳性。④外伤后早期眼球内陷。⑤眼球内陷已准备进行眶内充填复位手术的术前检查。

　　近年来，由于 CT 检查设备的普及，使 CT 检查越来越普遍。但不能忽视 CT 扫描中 X 线辐射量大对人体的损害作用，尤其是进行高分辨率薄层扫描时，大量 X 线的辐射对头部敏感结构(如眼内晶状体和甲状腺)的损伤。

　　2) CT 三维重建：眼眶的结构及病变均为三维结构，而眼眶常规 CT 扫描不论是水平、冠状还是矢状位扫描，均为二维图像，尽管它们对骨折的部位和大小的诊断是明确的，但二维限制了手术医师对骨折和缺损的全面理解。近年来，随着计算机软件的开发，眼眶三维重建已经应用于临床眼眶疾病的诊断和治疗。CT 三维重建能够立体显示眼眶的解剖结构(图 10-23)，使骨折和缺损的形状和大小能直观立体显示出来，既能定性，又能定量诊断分析。在眶底或眶内壁疝出骨折的诊断

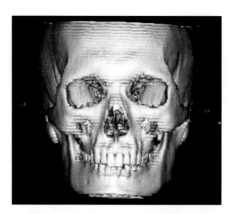

上,由于这个部位骨壁相当薄,CT 三维重建影像能显示"假孔",假阳性率较高,可导致误诊。

图 10-23　头颅 CT 三维重建显示眼眶骨折的立体影像

　　应用计算机模拟手术设计,模拟设计植入体或移植骨的三维模型已有报道,但三维形态的显示仍有一定限制。依据薄层 CT 扫描数据,应用模型轧压制作系统碾磨聚氨基甲酸乙酯泡沫,制成和实物一样大小的眼眶三维模型。将正常侧眼眶的每一断层影像数据减去骨折侧眼眶影像数据,所得结果输入到模型加工制作系统,制成眶底或内侧壁骨折修复重建所需要的移植骨的三维模型。按照术前预制的固体模型塑形骨移植材料,对眶壁骨折的修复重建和眼眶容积扩大所致眼球内陷的解剖上的复位是极其有用的。由于植入模型术前已预制,术中可最小量采集移植骨,减少不必要的损伤。移植骨塑形和眶壁骨折修复重建同时进行,极大地缩短了手术时间。

　　3) 眼眶容积测量:对 CT 三维重建影像的测量方法有三种,即 Analyze 通用软件分析法、颅面骨线框图法和三维影像直接测量法。Bite 等(1985)首先对眼眶疝出骨折进行 CT 三维重建并测量眼眶容积的改变,研究发现疝出骨折后眼球内陷的发生主要是由于眼眶容积增大,而眼眶内软组织的容量没有改变。Lee 等(1993)应用低量 CT 扫描测量 10 例眼眶疝出骨折和 20 例正常人骨性眶腔容积,发现眼眶疝出骨折后眶腔容积增加 13.4%±6.0%,骨性眶腔容积改变和眼球内陷有密切关系。应用三维影像直接测量法测量眼眶疝出骨折的眼眶容积改变,发现眼眶容积增加和眼球内陷度数呈高度正相关,眼眶容积每增加 1cm,就产生 0.9mm 的眼球内陷。

　　测量项目:①内眶距:两侧泪嵴点间的距离。②外眶距:两侧眼眶颧额缝外侧缘点间的距离。③眶高:眶上缘中点和眶下缘中点间的距离。④眶宽:泪嵴点到颧额缝内侧缘点间的距离。⑤眶腔容积:眶缘平面下整个眼眶骨性眶腔的容积。

　　测量方法:将头颅标本置于 CT 扫描机头部固定架上,以 CT 扫描机十字定位标志线为准,头颅眶耳平面和正中矢状面垂直于检查床,再由控制台观察定位头影,调整头颅位置至扫描基线与眶耳平面平行。扫描层厚 2mm,从眶上缘上方 1cm 处开始不重叠连续扫描至眶底下方 1cm 处结束,获取 512×512 像素矩阵的 CT 断层图像并进行三维重建。将 CT 图像经扫描仪视频–数字信号转换输入计算机主机,应用图像处理软件在标准模式和增强模式下对图像进行选择、裁剪、缩放、合成和灰度调整等编辑处理及特殊效果处理,运行测量程序对 CT 影像和三维影像进行线距、面积和体积的三维测量分析。

　　CT 图像眼眶面积的界定:利用计算机鼠标沿骨性眶壁描记,眼眶的前界为眶内侧缘和外侧缘即颧额突的连线,面积确定后进行灰度调整,应用像素求和法计算面积。相邻两个 CT 层面的眼眶面积的均数乘以扫描层厚即为两个层面间的眼眶体积。眼眶所有层面间的体积和即为眼眶容积(图10-24、图 10-25)。

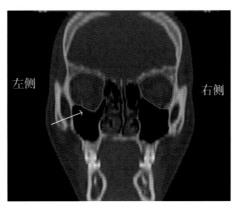

图 10-24　利用计算机鼠标,沿骨性眶壁作标记(箭头所
指为左侧眶底爆裂性骨折导致眼眶内容物疝入上颌窦)

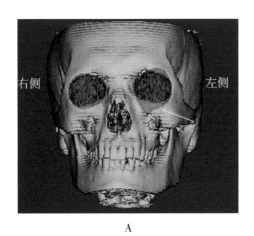

A

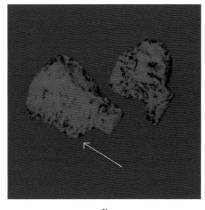

B

图 10-25　计算机辅助眼眶分析

A. 应用 Analyze 等影像处理软件测量正常眼眶与受伤眼眶的容积差异　B. 箭头所指为左
侧眶底爆裂性骨折导致眼眶内容物疝入上颌窦

2 眼部检查　检查裸眼视力和矫正视力。以裂隙灯检查角膜、虹膜、晶状体、玻璃体情况。以眼底镜检查眼底。以 Hertel 突眼计测量眼球内陷度数。以角膜映光法检查眼位情况和眼肌运动情况。以 Lancaster 红绿灯测量法分析复视情况。以视觉电生理记录分析方法记录视网膜电图和视觉诱发电位,客观分析和综合评估视功能改变情况。

（三）眼眶疝出骨折的治疗

眼眶疝出骨折的治疗方案主要分为早期手术治疗、保守治疗和晚期手术治疗。眼眶疝出骨折治疗方案的选择已经争论了半个世纪,争论的原因主要是外伤早期。由于这一阶段眶周存在水肿、血肿,眼球内陷尚未表现出来,水肿消退后方才观察到眼球内陷,部分病例甚至在外伤后 20 天或更长时间后才表现眼球内陷;外伤早期出现的眼球运动障碍和复视,可经保守治疗而逐渐恢复眼外肌功能,复视消失。争论的焦点主要是手术适应证和手术时间的选择。近年来,随着研究的深入和诊断方法的发展,明确了骨折和眶内软组织的关系、软组织和眼外肌的嵌顿情况,手术医师能够全面评估外伤程度,预测发生各种并发症的危险性,选择最合理的治疗方案,使眼眶疝出骨折的各种治疗方案的选择趋于统一。眼眶疝出骨折的早期手术治疗可使嵌顿和陷入的眼外肌等软组织及时松解复位,恢复功能,在功能和外形上获得满意的治疗效果。但对失去早期手术机会,发生晚期畸形的患儿,仍然强调晚期整复手术,整复手术对于这一阶段的患儿而言仍然有希望达到较好的治疗结果。

1 早期手术治疗 眼眶疝出骨折的早期手术治疗主要指外伤后 3 周内进行的手术治疗。它主要根据外伤后复视、眼球内陷和眶壁缺损的情况来进行相应的治疗。早期手术治疗的目的主要是改善或消除功能性复视、预防或矫正眼球内陷。Converse(1944)首先报道了应用眶底骨移植修复眼眶疝出骨折的早期手术方法。Bordenare(1956)发现骨折时疝出的眶内软组织中含有眼外肌,提出眼外肌和软组织内陷是眼眶疝出骨折中复视形成的原因,提倡早期手术进行软组织和眼外肌复位。Converse(1967)总结了对眼眶疝出骨折手术治疗的 10 年经验,表明晚期手术治疗的效果较差,越早手术治疗效果越好。另一方面,Nicholson 等(1971)首先报道了眼眶疝出骨折手术修复中发生视力丧失等严重并发症。

对眼眶疝出骨折的治疗进展贡献最大的是 CT 和 CT 三维重建的应用,它能定量分析眼眶组织的疝出量、鉴别眼外肌和骨折部位的病理关系。Gilbord 等(1985)发现 CT 对外伤后发生眼球内陷和复视有预测作用,骨折缺损累计超过眶底的 25%时,发生眼球内陷;下直肌被固定于毗邻骨折片的两端,存在很高的持久性复视的危险性;下直肌毗邻骨折片的一边时,发生复视的可能性较小;下直肌完全游离,不发生复视。Chen 等(1992)对 77 例单纯性眼眶疝出骨折进行早期手术治疗。经穹隆结膜进路,应用冻干硬脑膜和软骨修复眶底缺损,平均随访 36 个月,在功能和美容上均获得满意结果,无植入物排异或感染发生。笔者认为眶底疝出骨折应早期手术治疗,甚至对无临床症状的病例也应早期手术。Seiff 和 Good(1996)对 10 例眼眶疝出骨折后出现复视和上斜视的患者进行手术治疗,应用薄的硅胶片修复眶底,术后 8 例症状在 2 周内消失,2 例存在残余复视,但症状明显改善。

早期手术的优点如下:①早期手术能使嵌顿或陷入的软组织(脂肪、眼外肌、韧带)尽早松解,避免或极大地减轻缺血、瘢痕形成和坏死萎缩的发生。②早期手术能使眶下神经尽早减压,预防眶下神经分布区域感觉障碍的发生。③早期眶底检查使临床检查的假阴性病例得到及时治疗。④早期手术在功能和美容上均获得较好效果,并发症少。

早期手术的适应证如下:①视觉障碍性复视继续存在,无明显改善。②被动牵拉试验阳性,CT 扫描显示眼外肌嵌顿或陷入骨折处。③美容上难以接受的眼球内陷,一般为大于或等于 3cm² 的眼球内陷。④大于 3cm² 的眼球移位。⑤大于 2cm² 的眶壁缺损,它将引起晚期眼球内陷。

眼眶疝出骨折早期手术治疗的目的是解剖复位和修复重建。手术步骤主要分为骨折部位显露、软组织复位、骨折复位、缺损修复和眶腔容积重建。

(1) 骨折部位显露:手术进路的位置依据骨折部位不同而不同。

1) 眶底疝出骨折常用的手术切口:①下穹隆结膜切口。②下睑睫毛下切口。③下眶缘切口。下穹隆结膜切口有很多优点,比如没有皮肤瘢痕,术后不引起下眼睑外翻,更加符合美容的要求。当手术范围广,显露不彻底时,可行外眦切开,延长手术切口。下睑睫毛下切口是下睑整形常用切口,术后手术瘢痕不明显,但有时会导致下睑外翻。下眶缘切口沿下睑皱褶切开,显露较好,但瘢痕明显。

2) 眶内壁骨折的常用手术进路:①内眦切口。②眉内侧切口。③经鼻筛窦进路。内眦切口包括内眦韧带上切口和内眦韧带下切口及整个内眦切口,是显露眶内壁骨折最好的切口。眉内侧切口瘢痕不明显,但对眶内壁下部骨折的显露不足。经鼻筛窦进路最好在显微镜下进行,经鼻筛窦进路可直达骨折部位,并可根除筛骨板的骨折块,避免皮肤切口,更符合美容要求。当眶底骨折伴发眶内壁骨折时,应该考虑眶底眶内壁作一手术切口或将眶底手术切口延长。

(2) 软组织复位:软组织复位包括嵌顿或箝闭在骨折缝处或疝出到鼻窦内的眶内软组织和眼外肌的完全复位。首先要分离并显示整个骨折部位和骨折缺损,鉴别出骨折所有边缘的正常骨壁,然后将嵌顿在骨折缝处和疝出到鼻窦内的眶内软组织和眼外肌回复到眼眶内。复位过程中用镊子轻轻牵拉嵌顿的软组织,必要时可压迫骨折的一边以利于软组织松解。软组织复位后进行被动牵拉试验,以验证眼外肌运动的情况。但眶壁骨折和缺损下缘往往不能完全显示,深部的软组织不能完全复位,且易损伤视神经。因此,手术者应熟悉眼眶解剖,充分显露骨折下缘,以使软组织完全复位。

(3)骨折复位:包括眶底骨折复位、眶内壁骨折复位和眶外壁颧骨的复位。骨折的准确复位是眼眶重建和防止晚期眼球内陷的关键。骨折复位后可选择使用细钢丝、小钢板和螺丝固定,这对眶缘骨折尤其重要。

(4)缺损修复和眶腔重建:为了预防复位的软组织再一次疝出,在修补眶壁骨折缺损时,矫正扩大的眼眶容积必须进行移植物眶内植入。植入材料分为自体、异体或非生物材料。自体骨移植常用颅骨、髂骨和肋骨。同种异体材料以冻干的硬脑膜和经放射处理的肋软骨最常用。软骨是来源丰富的异体材料,即使最大限度地被吸收,它仍能与周围组织形成包膜,同样可预防软组织疝出和脂肪移位。非生物材料包括钽、钛、聚四氟乙烯、聚乙烯、甲基丙烯酸甲酯、明胶薄膜、硅橡胶和羟基磷灰石人工骨等,非生物材料应用的最大缺点是可能有排异反应、感染、囊肿形成和植入物移位。但近年来,由于人工材料合成技术的飞速发展,羟基磷灰石人工骨在眼眶骨折中的应用越来越广泛,羟基磷灰石人工骨可根据眶壁缺损形状和眼眶容积增加量进行术前预制或术中即时塑形,缩短手术时间。人工骨不吸收,易于对植入物进行量的选择。人工骨有较好的组织相容性,排异反应小。为预防眶内植入物的继发性移位,可根据骨折部位和大小的不同,决定是否需要植入物固定或选择不同的眶内植入物固定,如微钢板固定、小钢板固定和微网片固定(图10-26)。

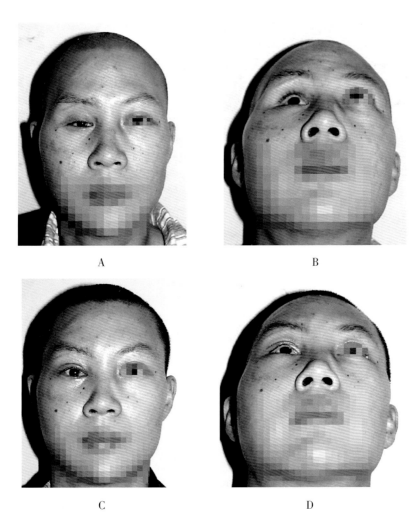

A   B

C   D

图 10-26　眼眶骨折早期矫正手术病例
A、B. 术前　C、D. 术后

2 保守治疗 Putterman 等(1974)首次报道了对 57 例单纯性眼眶疝出骨折的保守治疗。尽管部分患者的骨折较严重,但均未进行手术矫正,而选择保守治疗和随访观察。笔者发现该组患者恢复得相当好,大多视功能障碍性复视消失,仅 20%患者残留极度向上注视时的复视症状;无一例发生大于 3cm² 的眼球内陷,达到很好的治疗效果;眶下神经麻痹症状随时间延长而逐渐恢复。他们主张对所有的单纯性眼眶疝出骨折进行保守治疗。Millman 等应用肾上腺皮质激素治疗眼眶疝出骨折,结果表明,对不需要手术治疗的患者,肾上腺皮质激素能快速改善复视症状,甚至使复视完全消失,而对需要手术治疗的患者,药物治疗不起作用。如果眼球运动受限是由于眼眶内软组织水肿和出血,肾上腺皮质激素可快速缓解症状;如果眼球运动障碍是继发于眶内软组织和眼外肌嵌顿,肾上腺皮质激素对复视症状不起作用或产生很小作用,应立即进行手术治疗。

保守治疗的适应证如下:①外伤后 3 周内视功能障碍性复视显著改善和消除。②无明显的眼球内陷和眼球移位。③被动牵拉试验阴性,主动收缩试验正常,CT 扫描显示眼外肌挫伤,无眼外肌嵌顿和陷入。④不产生晚期眼球内陷的小的眶壁缺损。

大多数眼眶疝出骨折病例是进行手术治疗还是保守观察是相当明确的,问题主要存在于一些边缘病例,如复视症状缓慢减轻、进行性畸形改变等。对一时难以决定的边缘病例,应在外伤后 1～3 周内详细检查,密切观察复视和眼外肌运动情况、眼球内陷及眼球下移度数改变情况,根据病情变化情况选择合理的治疗方案。当需要手术治疗时,应尽早进行,避免继发性修正和重建。

药物以口服泼尼松或地塞米松为主。一般口服泼尼松 5～7 天。成年患者的泼尼松口服剂量为每天 60mg 维持 2 天,减量为每天 40mg 维持 2 天,再减为每天 20mg 维持 2 天,根据治疗效果可适当延长用药 1 周。

3 晚期手术治疗 眼眶疝出骨折经过早期手术治疗或保守治疗后,仍有部分患者达不到满意的治疗结果,发生继发性畸形,需要再次手术治疗或晚期手术矫正。通过全面的术前检查、运用先进的诊断方法、选择正确的手术方法,眼眶疝出骨折的晚期手术治疗仍能取得相当满意的疗效。

(1)治疗对象:患者拒绝早期手术;或早期手术矫正不足,仍发生明显的眼球内陷和视功能障碍性复视者;或保守治疗无效,发生晚期畸形者,均需进行晚期手术治疗。

(2)手术适应证:①大于 3cm² 的眼球内陷或眼球移位。②视觉障碍性复视。③眼外肌运动障碍。眼球内陷是由于眼球轴线以后部分的眼眶容积扩大,眼眶容积和眶内容物间的不平衡,晚期手术治疗主要是嵌顿软组织复位、骨折复位和眼眶重建手术。复视和眼球运动障碍的晚期治疗主要选择眼肌手术。眼眶疝出骨折晚期手术治疗的顺序是首先矫正眼球内陷,眶内植入生物材料重建正常眼眶容积,然后进行眼外肌手术治疗复视和眼球运动障碍。晚期手术的时间选择,过去强调第二次手术的时间至少在第一次手术后 6 个月,以使软组织稳定和使瘢痕软化。目前认为,第二次手术的时间越早越好,以预防瘢痕形成而造成眼球运动障碍和软组织畸形的产生。

(3)眼球内陷的晚期手术:根据骨折部位和畸形情况,手术进路分别选择穹隆结膜切口、下睑整形切口和内眦皮肤切口,沿眶缘骨膜下分离,植入自体、异体或非生物材料,恢复正常眼眶容积。为避免眼眶周围的手术切口瘢痕形成,可选用双侧冠状切口,在骨膜下分离进入眼眶,手术中切除眶上神经和眼眶间的骨性部分,游离眶上神经,保持眶上神经与眼球的连续性。在探查颧骨时,避免损伤面神经颞支。手术医师切开颧弓上的筋膜进入颊脂体,面神经颞支贴近颧弓,通过该平面深部以保证神经的安全。

眶腔重建眼眶内植入生物材料的量要根据眼球轴线后眼眶容积的增加量来决定。尽管部分病例可将疝出的脂肪复位,并封闭眶壁缺损,但增加的眶容积必须矫正。

矫正眼球内陷的移植物必须植入眼球轴线以后。如移植物植入眼球轴线以前,将使眼球上移而不是前突。为代偿组织水肿和骨移植材料的吸收，眼球突出度的过度矫正是必要的。植入物固定相当重要，当然，对于单纯性眼眶疝出骨折，眶壁缺损较小时，一般不需要固定植入物。下列情况下植入物必须固定：①较大的眶壁缺损，眶内植入物体积较大；②合并眶缘骨折，进行生物材料眶缘重建；③合并颧弓骨折，施行颧弓复位和沿眶外壁植入生物材料。固定的方法有微钢板固定、小钢板固定、钛板(或钛网)固定及钢丝固定等。

眼球内陷晚期手术矫正通常较为困难，这是因为眼眶内有广泛的瘢痕粘连，向后牵拉眼球，限制眼球前移；如眶周某处存在局限性瘢痕牵拉，眼球前移时将可能导致眼位偏斜；如存在严重的眼睑瘢痕，眼球前移将可能产生眼睑闭合不全，需要寻找眼球前移和暴露性角膜炎之间的中间点。

另一方面，如果手术者对眼球内陷的原因未能作出正确诊断，混淆眼眶疝出骨折和颧弓骨折，或漏诊眶内壁粉碎性骨折，或对眶外伤的程度认识不足，未能正确认识到眼球轴线以后眶容积的增加，或不正确选择手术切口而未能彻底地显露骨折部位，或眶底骨折复位不彻底等，均会影响手术的效果。

4 复视的治疗 复视是眼眶疝出骨折晚期手术治疗和再次手术的主要原因之一，占晚期手术患者总数的 20% 以上。眼眶疝出骨折后复视和眼球运动障碍的主要原因是眼外肌水肿、血肿、直接损伤、眼外肌嵌顿到骨折处及眼外肌运动神经损伤。外伤后不同时间和不同原因产生的复视和运动障碍，其治疗方案不同。

外伤后 3 周内和 CT 扫描未见眼外肌嵌顿的复视患者，主要采用随访观察和保守治疗。对此类复视患者给予肾上腺皮质激素口服，可快速改善复视症状，甚至使复视完全消失。

对眼外肌嵌顿产生的复视和运动障碍，则强调早期手术治疗。采用软组织和眼外肌彻底复位、骨折复位、缺损修补和眼眶容积重建。Chen 等(1992)对 77 例眼眶疝出骨折患者进行早期手术治疗，骨折处嵌顿的软组织予以彻底复位，应用冻干的硬脑膜和软骨封闭骨折缺损和重建眼眶容积。其中 35 例存在复视症状，早期眶底手术后 24 例复视症状完全消失，1 例保留原位注视时复视，10 例周边视野复视。

复视和眼球运动障碍的晚期手术治疗主要选择眼外肌手术：①骨折时眼外肌严重损伤产生的复视，保守治疗未能恢复眼外肌功能，晚期手术只能通过减弱其拮抗肌作用并增强协同肌作用来改善复视症状，眼眶重建手术是无用的。②眼外肌嵌顿产生的复视，由于未能早期手术复位，到晚期时眼外肌嵌顿处存在广泛瘢痕形成、粘连牵拉，此时即使嵌顿的眼外肌复位也不能完全恢复其功能。③运动神经损伤产生的眼外肌麻痹性复视，只有进行眼外肌手术才能改善症状。

眼眶外伤后大多数患者表现为患侧眼的下直肌运动障碍，比如向下注视困难而不能阅读、向下注视时复视。复视和眼外肌运动障碍的情况不同，手术类型的选择也不同：①对眼球上转正常，向上注视时被动牵拉试验正常，向下注视时复视的患者，可考虑将内、外直肌的全部肌腱移位缝合在下直肌附着点的巩膜上或下直肌附着点后 2~3mm 的巩膜上。②对被动牵拉试验阳性，眼球不能上转的复视患者，首先进行下直肌后徙来消除眼球上转困难，在 3~6 个月后，再进行上述手术。

对眼眶疝出骨折晚期手术治疗，应该强调首先进行骨折复位和眼眶重建手术以矫正眼球内陷、眼球移位和复视。对上述治疗无效的复视患者，选择眼外肌手术治疗复视。

三、眼眶周围复合外伤

额骨所在的额基带区，有水平和垂直的两条骨质较厚的桥状骨带，称为额骨带(buttresses)，水平额骨带又被称为 Le Fort Ⅳ 型骨折线(图 10-27)。对额颅部较低能量的冲击伤会出现 Le Fort Ⅳ 型骨折，而较大能量的冲击伤会形成额基带区的大块骨缺损。

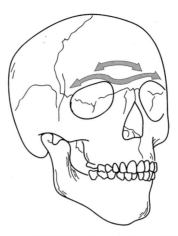

图 10-27　水平额骨带（或称 Le Fort Ⅳ型骨折线）

　　Manolidis S.(2002)报道额窦骨折是相对少见的颌面损伤,仅占全部面部骨折的5%～12%。额窦骨折常伴随颅内的、眼的和颌面的损伤。额窦探查与复位术仅适用于少数非常单纯的小骨折,而大多数额窦骨折需要用额窦闭塞治疗。那些有更广泛损伤、脑脊液漏的病例则需要进行额窦颅成形。积极的外科处理是避免早期和晚期并发症(可以引起显著发病率和死亡率)的关键。

　　额颅外伤继发畸形主要有额部外形异常、额颅部缺乏颅骨保护和残留额窦内黏液囊肿或脓肿。

　　1 额颅畸形或骨缺损　额颅畸形或骨缺损对额颅外伤而言,在过去是很常见的晚期并发症。这主要是由于在额颅外伤的初期处理时缺乏严格的固定和随后的额骨丧失。但是由于小型钛板或微型钛板的应用和初期骨移植的采用,这些缺损已较少见。

　　(1)额颅部软组织缺损修复:小的缺损可以在作周围组织潜行分离后直接拉拢缝合;如果缺损较大而不能拉拢缝合,需做局部皮瓣转移术;如果额部缺损区创面还留有骨膜,颅骨尚未暴露,可采用游离植皮术修复;如果额部软组织缺损大而深,颅骨暴露,不能接受游离植皮或局部皮瓣转移修复,可以在邻近的额肌下埋植皮肤扩张器,待附近的皮肌瓣充分扩张后,再用以修复缺损。宁全龙等(2001)根据颞浅动脉顶支与耳后动脉、枕动脉,额支与眶上动脉、滑车上动脉有丰富吻合或与对侧主要血管支直接交通,构筑跨区供血的解剖学基础,设计以颞浅动脉轴型血管及其吻合支为蒂的逆流颞顶筋膜瓣,向前额顶部转移覆盖充填骨外露缺损区,表面行皮片移植术,取得满意效果。

　　(2)额颅骨缺损修复:在颅面骨缺损的修复方面已经有人报告了各种方法,从采用人工合成材料到游离骨移植或血管化骨移植。异质的材料包括聚甲基丙烯酸甲酯、羟基磷灰石、钛板和钛网、高密度多孔聚乙烯(Medpor)、异丁烯酸等,异体移植物包括 AAA 骨、冻干软骨,自体组织包括颅盖、肋骨、髂嵴等。一些异质材料所具备的实用性强、术前可塑性及解剖形态较好、操作简便、可缩短手术时间及可终生保持形态等优点, 使它们在颅骨修复术中的应用率逐年增加。Kuttenberger J. J.(2001)应用微小钛网在颅面和(或)眶筛区的骨缺损区进行骨重建。其适应证为:①非承重区粉碎性骨折伴骨缺损初期治疗。②畸形的治疗(可结合骨和软骨移植)。这种重建技术的优点是:①普遍的适用性,如颅面、眶、窦骨缺损,粉碎性骨折。②容易完成的复杂解剖结构的三维重建。③当不需要骨或软骨移植时,立即可用,无供区损害。④可联合骨和软骨移植。⑤对感染的易感性很低。⑥重建的长期稳定性优良。

　　但异质材料在移植后无法被机体所吸收,对于受区曾有感染或有瘢痕形成者,易导致修复失败,而且一旦手术后发生感染,则必须去除移植物。

　　异体移植物或生物材料仍然存在排异和炎症反应、难以与宿主组织相容、手术后感染率高等诸多不足。

自体游离移植物在多数病例可能被部分吸收。而采用自体颅骨瓣修复颅骨缺损则无异物反应且远期并发症少，即使在现如今，自体颅骨的骨质结构及传导、诱导成骨的潜能，仍是异源性生物材料和其他合成材料无法比拟的，因此它是颅骨重建优先选择的材料之一。可以采用自体颅骨瓣、自体颅骨碎片和自体颅骨粉末与人体纤维蛋白胶黏合剂联合应用三种方法。应用颅骨粉末修复颅骨缺损的优点在于：①来源丰富，应用范围广；②能与周围颅骨保持协调一致的弧度、形态、结构、生理功能；③骨性愈合时间短，远期效果好；④简便、省时、安全，能减轻患者痛苦和经济负担；⑤并发症少，感染率和远期吸收率低；⑥避免颅骨缺损导致的脑组织继发性损害引发的继发症状和不必要的心理负担。

de Magalhaes 等(1998)与 Ahmad S. H. 等(2005)报道血管化颅骨越来越多地被用于颅面骨的重建。Casanova 等(1986)与 Tolhurst 等(1991)报道已有关于颅盖以转移为目的的血管供应的解剖学研究。这种轴型骨瓣增强的血管供应将改善它在缺乏良好血管化软组织如瘢痕区时的生存率。颅盖骨可以被全层转移或部分厚度转移，后者由于对供区损害较少而成为首选。部分厚度颅骨移植物的优点包括邻近手术野、类似其他面骨的膜状骨起源、适用于各种形状和大小、供区瘢痕隐蔽和术后疼痛轻微。

2 黏液囊肿 黏液囊肿可以早在初次手术后几个月或晚在术后几年发生。黏液囊肿引起骨侵蚀，而且能够侵犯窦、眼眶和脏颅(发生于鳃弓的颅骨部分)。由于它们生长缓慢且症状不多，通常很晚被发现。因此建议伤后 10 年进行长期的临床和 CT 随访。完全去除黏液囊肿，将脏颅与眼眶、鼻腔隔离是处理黏液囊肿的适宜方法。

3 脑脓肿 虽然脑脓肿在额窦疾病中是罕见的，但它可能是致命的。来自额窦的低度感染可因血栓性静脉炎通过 Breschet 孔而将感染扩展至颅内。脑脓肿发展可沿着 Virchow 动脉周围间隙和脑实质的动脉分布扩散。与额部脑脓肿伴随的症状是隐匿的、畏食、疲劳、嗜睡及个性上的细微变化而不是暴发性感染。对于这种并发症常需要神经外科处理。

俞嘉怡等(2003)曾报道额窦骨折清创术后迟发性脓肿致眼球突出 1 例，患者 12 年前因车祸撞伤左侧额面部，当时 CT 提示左侧额窦粉碎性骨折。即刻行碎骨摘除及清创缝合术，术后左眼无异常。患者 1 年前觉左眼球进行性突出伴视力渐降至 0.4。拟行左额窦及左眼眶囊肿摘除联合眶壁修补术。于发际上 1cm 作冠状切口，切开皮肤、皮下组织及骨膜后，便有脓液自切口溢出。见左额窦内积脓，色黄绿，质稠厚。抽吸净脓液，发现左眶顶壁骨缺损，左额窦前壁骨折。置一引流条，一端开口于额窦腔内，另一端经筛窦、中鼻道引流。术后 1 周，眼球回纳，测突度为 18cm，视力恢复到 0.6。

4 额骨骨髓炎 额骨骨髓炎是很少见的并发症。这种情况需要完全去除额骨，用抗生素治疗，随后重建。

第三节　眶距增宽症

眶距增宽是一种临床表现，与五种可能的病因有关，但是其中约有 2/3 是由颅面裂畸形导致的。其矫正手术是颅面外科中较为经典而有一定难度的手术，也是 1967 年法国 Tessier 医师突破颅底屏障而实施颅内外联合入路的标志性手术，成为颅面外科具有划时代意义的典范。1978 年上海张涤生首次在国内开展眶距增宽症颅内外矫正手术，获得成功。继之，西安毛天球、北京王大枚等相继完成此类手术。

一、病因及分类

眶距增宽症是指两眼眶间骨性距离过度增宽的一种疾病,过去一向被认为是一种独立的颅面部畸形,但经过近年的仔细观察和分析,现已证明眶距增宽只能说是一种症状,它可以出现在许多类型的颅面畸形中,因而并不是一种独立的颅面畸形,如在 Tessier 颅面裂的分类法中,0、10、11、12、13、14 号颅面裂都可以产生眶距增宽的症状。

(一)病因

Tessier 提出有五种可能的病因:

1 中面部或颅面部原发性发育不良。

2 单侧颅面裂。

3 颅面部正中裂或鼻裂。

4 额鼻部的鼻筛型脑膜脑膨出或额窦肥大。

5 颅缝早闭症,见于 Crouzon 综合征及 Apert 综合征患者。

Cohen 等亦曾描述额颅骨发育不良综合征,它实际上是一种累及颅、额、鼻及颌骨的骨发育异常,症状之一就是眶距增宽(眼眶间距较正常人为宽)。

颅面外伤后也可引起眶距增宽,但多为单侧或不对称者。

(二)眶间距的测量

确定眶间距正常及异常宽度的标准建立在内眶距的精确测量的基础之上。

测量两眼眶的骨性标志以眶内侧壁的泪嵴点(dacryon 点)为测量标准。图 10-28 为泪嵴点,它是额骨鼻突、上颌骨额突及泪骨的交会点。此点可用食指在眶内侧皮下扪及。两侧泪嵴点间的距离称为眶间距(interorbital distance,IOD),也称内眶距。应参考患者内眦角间的距离(内眦距)来确定眶距增宽的严重程度。头颅骨的正位片虽然亦可测定这个间距,但它可能因摄片投射角的差异而造成误差。如进行 X 线摄片(如头颅定位片)观察,必须具有相同的投射角和摄距。而采用头颅 CT 平扫及冠状扫描,既可以此测定 IOD,又能用来确定左右眼眶及眼球在前后突度及高低距离方面的差异,这对于眶距增宽症的诊断有较高的价值(图 10-29)。但 Jackson 认为头颅 X 线的 IOD 测量,仅适用于对称性眶距增宽症。对于不对称的眶距增宽症,如斜头畸形所致的眼眶高低不齐同时伴有眶距增宽症者,应画出面部中线,然后分别测定左右两侧眼眶骨性泪嵴点到中线的距离,两者相加的值为真实的 IOD(图 10-30)。

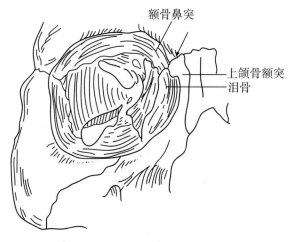

额骨鼻突

上颌骨额突
泪骨

图 10-28　泪嵴点示意图

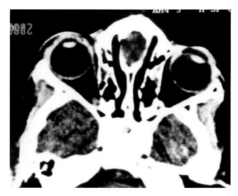

图 10-29 以头颅 CT 片来测定 IOD

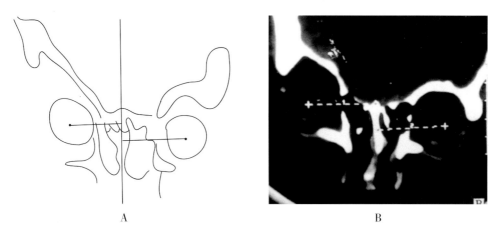

图 10-30 眼眶不对称的 IOD 测量方法
A. 测量示意图 B. 冠状 CT 测量

眼眶骨性间距的宽度随种族、年龄、性别而有不同。正常婴儿出生时,平均距离为 16mm,以后随年龄增长逐步增加。女性至 13 岁(男性至 16 岁)左右,眼眶骨性间距基本恒定而不再改变。

东方人的眶间距较西方人宽。西方人 IOD 女性正常值是 25mm,男性则约 28mm。笔者曾测量 150 例中国人正常头颅 X 线片的眶间距,并将其结果与轻、中、重度眶距增宽症患者比较,发现中国正常女性的眶间距在 23～30mm,平均 27.88mm;正常男性的眶间距在 24～35mm,平均 28.87mm。同样,在一些轻度的眶距增宽症患者中,眶间距在 32～36mm 的患者,有些患者或家属并不认为是畸形。由此可见,东方人对眶间距离略宽的心理耐受性较西方人强,眶间距在 25～32mm 者均可视为在正常范围内。

(三)眶距增宽的病理机制

眶距增宽症患儿 CT 片上可见宽大的筛板。除眶间距离增宽外,眶距增宽症患儿的颅面骨和颅前窝亦有改变,可观察到鼻中隔、鼻骨、筛骨、筛板及嗅窝等部位均宽于正常人。鼻根部宽阔平塌,无正常鼻梁隆起。有时在脑膜脑膨出病例中,可以发现鼻根部存在正中沟状裂隙。

筛房窦的水平方向增宽是眶距增宽症的主要病理机制,但仅限于筛房的前部分增宽,而不涉及筛房的后部及蝶窦部分。此外,还可见到筛板的脱垂,即筛板超过正常额骨缝水平而向下方脱垂。这在 X 线片上可得到明显的证实,CT 片上可见宽大的筛板(图 10-31)。此外,还可见到嗅沟变圆,鸡冠重复或消失。但视神经孔一般在正常位置,故此造成两侧眼窝呈向外侧扩大状。在严重眶距增宽的病例中,这个扩大角度可达 60°,而在正常人仅为 25°(图 10-32),这样更加重了畸形,并导致双眼协同视物功能的丧失。依据视神经孔多在正常位置的解剖特点,手术时,可在离眶顶 8mm 范围外进行眼眶周围截开,使眶缘骨架游离及移位后在新的矫正位置作固定,而不至造成对视神经的任何损害或压迫。

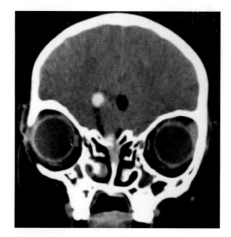

图 10-31　CT 冠状扫描片上见筛板宽大

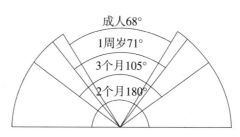

图 10-32　视神经夹角示意图

在额筛部脑膜脑膨出症中,其眶距增宽的程度,即两侧瞳孔间距的增大,不如面中裂所致的眶距增宽明显,原因是前者完全由脱垂的脑组织的机械作用所致,其畸形的程度完全取决于脑组织脱垂的程度。

在 Cohen 综合征的病例中,由于颅缝早闭而使中面部显得格外短小,加上眼眶间距增大,故当发育完全时常需进行二期手术来整复。

面裂的中鼻部支架受到破坏,呈现鼻部变宽伴有双重鼻中隔,同时往往有双重鼻尖,鼻翼软骨常见发育不良。眶距增宽症患者因眶间距增大导致双眼视轴的间距相应变大,这样更加重了畸形,并导致双眼协同视物功能的丧失。

（四）眶距增宽症的分度

眶距增宽症严重程度按 Tessier 的分类有三度:

1 Ⅰ度　轻度眶距增宽症,IOD 在 30～34mm 之间。

2 Ⅱ度　中度眶距增宽症,IOD 在 35～39mm 之间。

3 Ⅲ度　重度眶距增宽症,IOD 大于 40mm, 或 IOD 虽在 35～39mm 但伴有眼球横轴歪斜或高低不平者。

上述 IOD 的测量是基于 X 线头颅后前位片(如柯氏位)上的测量,有一定比例的放大。正确的骨性眶间距离测量应基于 CT 测量或手术时直接测量两侧泪嵴间的骨间距离。一般此距离较 X 线片上的测量值为小。

二、眶距增宽症的治疗

（一）眶距增宽症的手术年龄

Converse 曾主张在婴儿早期手术，在他的一组病例中，最小月龄仅为 4 个月。大多数学者认为手术治疗眶距增宽症不宜过早。一般来说，第一期手术的最佳时机在患儿 5～6 岁时。过早手术，不但在进行眶缘下截骨时会损伤恒牙的胚胎，而且会影响颅面骨骼的正常发育。在 5～6 岁时进行手术矫治，有助于学龄前儿童的心理改善。最主要的是，由于此时骨组织较薄软，手术操作远较对成人进行的方便。Tessier 建议，在眶架下缘截骨时，其水平截面应在眶下孔血管神经束以上的部位。在这里进行离断就不至损伤恒牙的胚胎。这个位置相当于恒牙单尖牙和儿童时高位的上颌窦，因为上颌窦的最后发育下降，要等到恒牙萌出后才开始。术后可用钢丝将上、下颌间两侧单尖牙结扎就可获得足够的固定效果。

（二）术前评估、术式选择

对于轻度畸形，有时并非真性眶距增宽，而属于遗传性或创伤性内眦角畸形，如内眦赘皮所致。在东方人，如鼻梁过于平塌，亦会呈现轻度的眶距增宽的症状。本型患儿一般无须进行眶距截骨手术，只要纠正内眦畸形或填高鼻梁即可得到矫正或改善。

在中度眶距增宽症中，并不存在眼球真性移位和偏斜。但患儿面部呈现较宽大，X 线片显示眼眶外形正常，眼间距未见缩小，眼眶亦没有侧向异位。患儿一般只需采用颅外径路手术，如 O 形或 U 形截骨手术即可得到矫正或改善。但如存在筛板脱垂，则亦需采用颅内径路进行截骨矫治手术。

重度的眶距增宽症两侧眼眶存在真性侧偏异位，造成两侧外眦角和外耳道口距离缩短，呈金鱼状脸形。这时患儿视力可以发生偏视，有不能集中视物及斜视等视力障碍，此属于真性眶距增宽症，必须采用颅内-外联合径路的眶周矢状截骨术以彻底松开和游离眶缘骨架，截除眶间多余骨块后，眶架在新的位置重新固定。

对于中度或重度眶距增宽症伴眶纵轴倾斜、腭弓高拱的严重病例，可选用中面部劈裂术，在眼眶周围呈方盒状截骨内移的同时，劈开硬腭，并向内旋转眼眶以矫正畸形。

（三）基本手术操作

1　切口选择　颅内-外联合径路选用横颅冠状切口。颅外径路的 U 形截骨术和 O 形截骨术也选用冠状切口，而眶内壁截骨内移则既可选用冠状切口，也可选用鼻根内眦部的局部切口。

2　颅外径路截骨手术　颅外径路手术的特点是截骨不涉及眶上缘，因而无须做开颅手术。

3　颅内-外联合径路截骨手术　手术截骨需要涉及眶上缘，截骨操作如由外向内，无法估计颅骨厚度，且无法保护颅骨之内的脑组织，因此开颅的目的只是为了拨开额叶大脑组织后，在直视下由颅内和颅外一起先行截开眶上缘和眶上壁，避免损伤大脑组织，然后分别截开眼眶的其他各壁，将眼眶如方盒状截开后，向中线靠拢，以矫正过宽的骨性眶间距。

（四）手术方法

1　眶内侧壁截断及内移术　属于颅外径路截骨手术。先截除鼻中隔的过宽鼻骨及筛窦，然后将部分或全部眶内侧壁和鼻眶缘截断后连同内眦韧带向中央靠拢，最后以钢丝结扎固定或应用微型钢板固定（图 10-33）。在两旁的截骨后间隙进行嵌入植骨。这种手术仅游离部分眶内侧壁和眶内缘，并不包括整个眼眶，也不改变眼球的位置，故实际上只是将两侧内眦韧带及其附着骨块向中央靠拢而纠正了内眦间的过宽畸形。手术切口如选在鼻背部外侧，会留下较明显的瘢痕。为了尽量避免这一点不足，可选用冠状切口（图 10-34）。

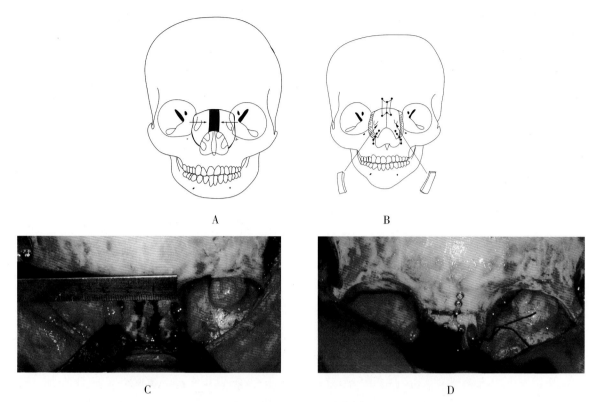

A   B

C   D

图 10-33　单纯眶内侧壁截骨术
A、B. 眶内侧壁截断设计　C、D. 内移固定后

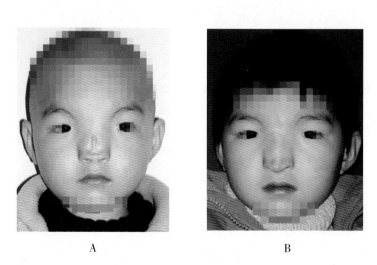

A   B

图 10-34　眶内侧壁截断及内移术治疗眶距增宽症
A. 术前　B. 术后

　　② U 形截骨术　属于颅外径路截骨手术。在眶内侧壁、外侧壁、眶下缘和眶底进行截骨,截下的骨块呈 U 形,同时截除中央部过宽的鼻根部及筛窦组织,将眶下部向中央靠拢到所设计的位置后,结扎固定,并在两侧截骨后间隙中进行植骨(图 10-35)。手术切口沿眶周外下区进行,术后瘢痕较少。本术式适用于Ⅱ度眶距增宽症,筛板位置较高且无脑膜膨出的病例。据 Converse 和 Munro 意见,U 形截骨术大约可以缩短 IOD 的距离约 1cm,故适用于 IOD<40mm 的病例(图 10-36)。

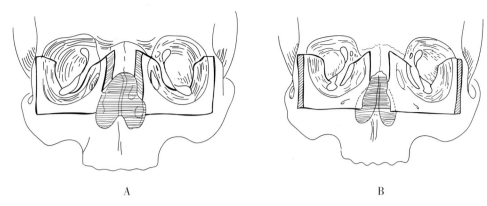

图 10-35　U 形截骨术示意图截骨线在眶下缘及眶的两侧
A. 设计截骨线　B. 下方 U 形眶缘内移固定

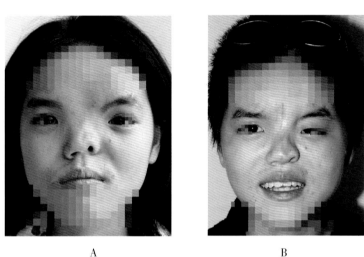

图 10-36　U 形截骨术治疗眶距增宽症病例
A. 术前　B. 术后

3　O 形截骨术　属于颅外径路截骨手术。这是在 U 形截骨术的基础上扩大,连同眶上缘及额窦的底部一并截断,向中央拉拢固定的术式。该术式较 U 形截骨术更为彻底,适用于Ⅱ度眶距增宽症病例而额窦尚未完全发育者。7～8 岁的儿童不宜应用本手术,否则可能造成颅前窝的暴露。

4　保留鼻骨中央和部分筛骨正中板的眼眶旁正中截骨术　属于颅内外联合径路截骨手术。Converse 等(1970)发展了此一期截骨术,它类似于 Tessier 的术式,但又作颅骨矢状缝旁侧切割,可使筛板及嗅觉器官不受损伤。在操作中眼眶截骨必须在眶轴的后侧进行,并尽可能靠近后外侧,但不进入颅中窝,这样便能有效地移动眼球及眼眶,保留正中鼻骨结构与筛板相连。如需旋转或垂直位移动眼眶,必须截去上部或下部骨组织。其基本手术操作步骤是在前额开窗(图 10-37)、前额眶上骨桥制备、眼眶截断并向中央靠拢及植骨等步骤。它包括双侧眼眶周壁及眶底的截骨术,但应保留鼻骨中央与眶上额带的完整,即中面部截骨形成 2 个游离的眶架和中央骨条的 3 个骨块(图 10-38)。

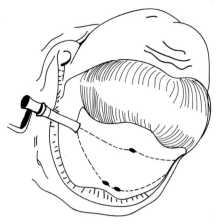

图 10-37　冠状切口掀起头皮瓣以后,先做额颅开窗

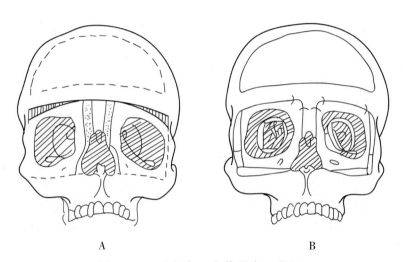

A   B

图 10-38　眼眶旁正中截骨术示意图

A. 设计截骨线(阴影处截去)　B. 眼眶旁正中截骨以后,游离的眼眶骨架
内移,并用小钢板或钢丝结扎固定,缺损处植骨

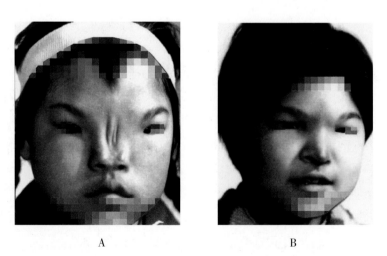

A   B

图 10-39　眼眶旁正中截骨术治疗眶距增宽症病例
A. 术前　B. 术后

　　此术式可以保留完整的额眶骨带,可作为游离后的骨性眼眶固定之用(图 10-39),同时保留了
足够多的嗅丝,以避免发生手术后的嗅觉障碍。其缺点是眼眶向内移动不彻底,额鼻角的角度无法
重塑,因而无法形成有一定立体感的额眶形态。

5 不保留中央鼻骨条的方盒状眼眶截骨内移术 属于颅内-外联合径路截骨手术。Tessier（1967）描述了这种颅内外联合径路方法的眶距矫正术，以确保脑及眼球的安全。Tessier 最先开展了二期手术操作。第一期先截开颅骨，把额叶从颅前窝翻起，同时修补硬脑膜以防止脑脊液外漏。第二期进行眶周截骨术，同时切除鼻部中间的部分骨组织，包括筛板和鼻中隔。操作步骤同上，包括冠状头皮切口、额颅开窗、骨性眼眶周围截骨等。其特点是：在两眼眶中央可以去除足够多的骨性增宽，截开游离的眼眶可以旋转，状似 O 形截骨术（图 10-40）。颅缝早闭症伴眶距增宽症者，可选用此术式（图 10-41）。

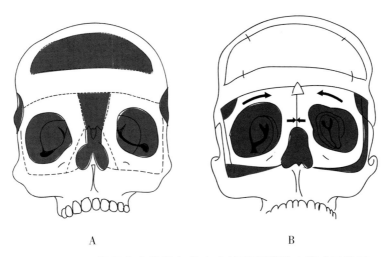

A   B

图 10-40　不保留中央鼻骨条的方盒状眼眶截骨内移术示意图
（即 Tessier 式眶距增宽症矫正示意图）
A. 截骨设计　B. 方盒状眼眶内移固定以后

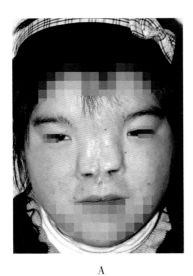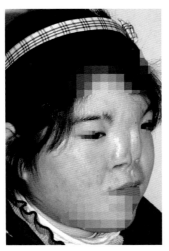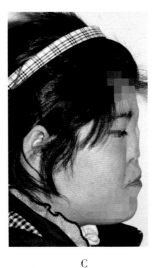

A   B   C

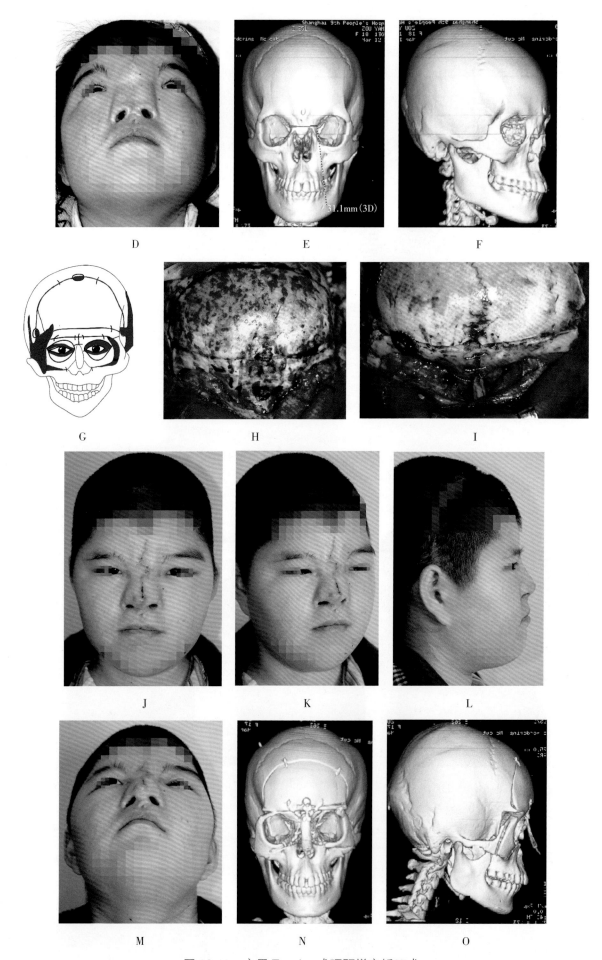

图 10-41 应用 Tessier 式眶距增宽矫正术
A～F. 术前照片及 CT 三维重建片　G、H、I. 术中设计及截骨　J～O. 术后照片及 CT 三维重建片

6 中面部劈裂术 属颅内-外联合径路截骨手术。这一手术方法是由 van der Meulen 于 1979 年首先开展的。它主要适用于伴有腭弓高拱、颜面正中呈 V 形眶距增宽症者,也适用于综合征型颅缝早闭症伴眶距增宽症者,不但有眶间距的增宽,而且畸形涉及颧骨、硬腭和眼眶的轴线。此种情况选用中面部劈裂手术可以达到良好的效果(图 10-42)。

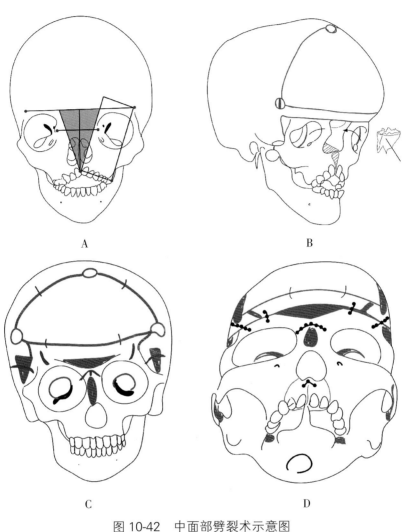

图 10-42 中面部劈裂术示意图
A、B. 设计截骨线 C、D. 眼眶和上颌骨拼接后

7 眶外缘前移、眶内缘内移的眶周截骨术 针对东方人额鼻角扁平的特点,笔者设计了这一种颅内-外联合径路的改良眶周截骨内移手术。其基本思路基于 Tessier 的术式。手术操作要点包括在将额眶骨带适度前移、眶周截骨形成方盒状后,前移眶外缘,并内移眶内缘、额眶骨带,以适度覆盖眶内缘和鼻根区(图 10-43)。对于较宽面裂畸形所致的眶距增宽症,在前移眶外缘的同时内移眶内缘的手术操作可以增加面部立体感,但是手术操作需要去除足够的筛板,向颅内分离的范围几乎达鸡冠处,有一定的难度(图 10-44)。

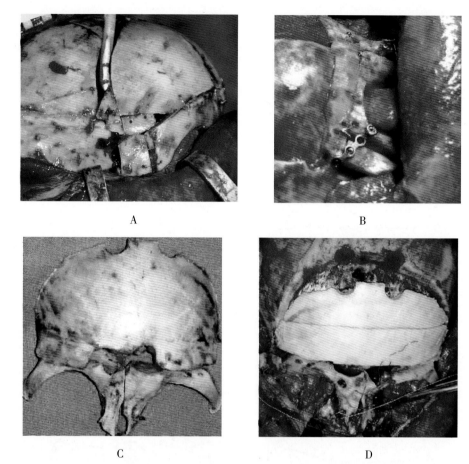

A   B

C   D

图 10-43 眶外缘前移、眶内缘内移的眶周截骨术术中操作

A、B. 眼眶外侧缘向前旋转,在其后间隙植骨 C、D. 眼眶内侧缘向内旋转,额眶骨带向前覆盖眶内侧缘及鼻根部,形成良好的额鼻角

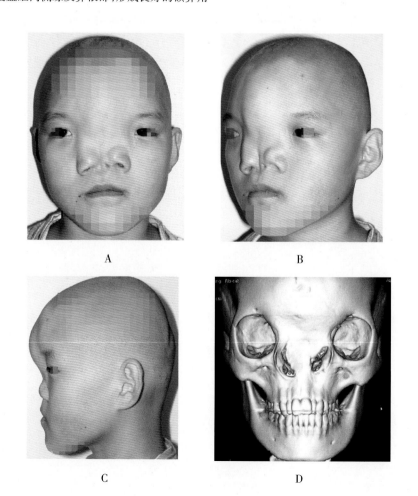

A   B

C   D

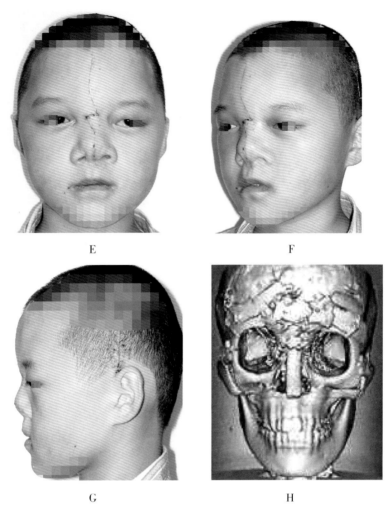

图 10-44 眶外缘前移、眶内缘内移的眶周截骨术病例

A～D. 术前照片及 CT 三维重建　E～H. 术后照片及 CT 三维重建

8 组织扩张的作用 传统颅内-外联合径路截骨手术矫正重度先天性眶距增宽症可以取得良好的矫正效果,但术中如何更好地处理眶间软组织及术后眶距增宽畸形的复发,是临床关注的问题。澳大利亚颅面外科中心 Moore、David J. David 等(1992)报告的资料显示,因复发需要进行二次手术的病例占到总数的 31.5%,国内张涤生等报告的复发率为 14.8%。其中软组织常常限制眼眶的内侧移位,而当鼻缺损需再造时又没有足够的软组织量可加以利用。因此组织扩张对于矫正眶距增宽症可以起到有效的辅助作用(图 10-45)。

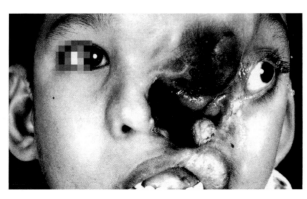

A

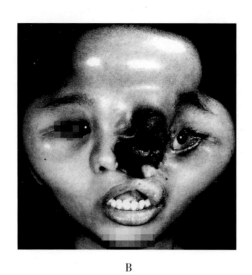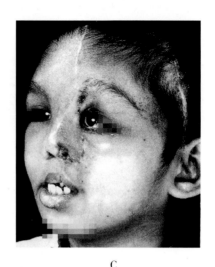

B   C

图 10-45　应用软组织扩张器辅助治疗眶距增宽症病例（澳大利亚 David J. David 供图）
A. 术前　B. 软组织扩张中　C. 术后

　　具体操作是在术前 1 个月分别在颧弓区的骨膜下和前额部的骨膜上置入组织扩张器,这可以有效地克服软组织的内在张力并防止术后复发。医师应充分了解所治疗疾病的病理生理过程,这一点是至关重要的。由颅裂所致的眶距增宽症病例随着面部的发育将持续呈现畸形,且一直要到生长发育结束,才会有一个稳定的结果。这通常意味着需再次进行内眦固定术,再次进行鼻部的植骨和对发育不良的额窦进行再次植骨。在额筛部脑膜脑膨出症的病例,早期对脱垂的脑组织的去除及局部的整复将使颅骨的发育恢复正常,可能此后只需再进行较小的手术,如鼻部植骨和额窦的小手术等就行了。由于所有病例事先没有测定是否有单眼视物障碍,无法知道在手术后视觉上是否能得到改善和恢复。在 David J. David 所有病例中没有失明的情况,但却有一定比例的病例出现外直肌的不完全麻痹,其中 2 例是永久性的。这可能是由于眼眶较大范围移位造成了第Ⅵ对颅神经的牵拉所致。

　　当软组织扩张技术应用于临床时,可以进行颧颞部软组织扩张,获得充足的眶外侧软组织量,可以充分地切除眶间多余软组织,减轻术后眶外侧软组织对眶内移的拉力。眶内移后,可以在无张力的情况下进行精确、稳定的内眦韧带固定,使移动后的眶架和眶周软组织更为稳定。但扩张作用对于眶距手术后复发有多大影响,仍需要进一步统计学研究和长期的临床随访来证实。

　　（五）手术经验及注意事项

　　颅内-外联合径路截骨手术矫治眶距增宽症比较复杂和困难, 且具有一定的危险性。Tessier（1974）报告的 65 例病例中,曾有 2 例死亡,其中 1 例死于术中输血不足,1 例死于脑水肿;3 例由于术后未能作眼睑暂时性缝合,造成角膜摩擦伤而形成角膜溃疡。Converse（1972）报告的 52 例病例中, 有 1 例死亡于出血过多,5 例术后并发神经性抽搐、长时期脑水肿和硬脑膜下血肿。Edgerton（1974）报告了 14 例在 6 岁内进行手术的病例,亦有 1 例因术中失血过多而死亡,1 例术中发生心搏骤停,虽经抢救恢复,但遗留下永久性脑损害。Marchac 亦曾报告说,他在第一次为 1 例 24 岁女性患者进行眶距增宽症矫治手术时,患者不幸发生死亡,遂终身引以为戒。

　　由于此种手术具有一定的危险并发症,故手术中及手术后必须谨慎小心,要求操作技术轻柔、准确和熟练,手术组密切配合,使手术能够顺利进行并完成。术后加强护理,严密观察,防止感染,及时发现可能出现的异常情况并给予处理,这些均是非常重要的术中、术后注意要点。兹将术中注意点补充如下:

　　在眶架后方截断眶壁时,截骨手术必须在眶顶部的眶上裂部位距蝶骨嵴 8～10mm 处进行。如截骨线过于靠近视神经孔将导致眶架移位后压迫视神经和血管，造成视神经损害，但如截骨线过于靠眶缘前方，则不能有效地矫正畸形，或可导致术后复发。笔者经验中，曾有1例病例由于术前眶间距过宽（IOD达65mm），在将两侧眶架向中央拉拢结扎时，眶缘骨架对眼球造成压迫，导致眼球突出、眼压增加；不得已，只得拆除钢丝固定，并用一块宽约0.6cm的骨片嵌植在鼻中央骨缝部，以减轻眶缘骨架对眼球的压力，眼压立即恢复正常。在鼻部中央及颅前窝进行截骨时，其范围应包括筛板、筛房、鼻根和上颌骨额突等组织。一种方法是连同鼻梁、鼻中隔、筛板、鸡冠、嗅窝全部截除（Tessier法），另一种方法则是保存鸡冠、嗅窝和鼻中隔，而分别在它们的两侧作旁中央截除术（Converse法）。目前都趋向于后一种手术操作，这种手术由于保留了嗅板及嗅神经，故术后患者仍保留了正常的嗅觉，且鼻中隔仍保留，故左右鼻道仍保持了正常解剖形态。手术时，一般不需切除中鼻甲，但如患者有中鼻甲肥大，则应做相应的截除术，以免阻碍眶架的靠拢而阻塞鼻道通气。

在截除颅前窝骨组织时，保护脑组织和精细的脑膜修补是手术成功的关键之一。术中可通过过度换气来降低颅内压，这有利于良好暴露颅前窝诸结构，包括鸡冠、筛板及蝶骨嵴。对过度换气后仍不能有效地降低颅内压者，可用20%（0.5～1.0g/kg体重）甘露醇快速静脉滴注，或放出一些脑脊液，直到颅内压出现明显降低，足以良好地暴露颅前窝为止。如有硬脑膜破裂，则应细致地进行修补，这样可以防止术后脑脊液漏或颅内感染。在手术最后关闭颅腔以前，更应小心检查有无细小的硬脑膜破裂和脑脊液渗漏。

由于手术熟练程度提高，手术时间相应缩短（平均3.8小时），手术中的平均失血量也可以得到良好的控制（平均21.1%），发生严重并发症和二次手术的病例也有所减少（表10-1）。

表10-1 眶距增宽症患者临床治疗

严重程度	轻度	中度	重度	总数或平均数
病例数	7	51	70	128
进颅数	0	22	68	90
平均手术时间	0.8	3.2	4.5	3.8
平均术中失血量（占全身血容量）	4%	18%	25%	21.1%
严重并发症	0	1	4	5
二期手术	0	2	9	11

术后发生并发症的比例近年明显减少。笔者开展眶距增宽症手术早期，有过1例死亡病例，系由于术后脑水肿、基底动脉管破裂所致（尸解报告）。脑脊液鼻漏是术后常见的并发症，通常2～4周后可以自愈，笔者没有因脑脊液鼻漏而再次做脑膜修补术的历史。嗅觉减退较为常见，一般不会影响患者的功能，患者很少为此抱怨（表10-2）。

表10-2 术后并发症（$n=128$）

并发症类别	发生数	百分比（%）
死亡	1	0.8
颅内血肿	1	0.8
颅内高压	2	1.6
颅内感染	3	2.3
脑脊液鼻漏	8	6.3

并发症类别	发生数	百分比(%)
失明	0	0.0
复视	2	1.6
眼球运动障碍	3	2.3
嗅觉减退	6	4.7
泪道损伤	1	0.8

手术中有些注意点应予重视。

1 术中止血 术中止血问题非常重要，由于手术范围大，术中良好而有效的止血意义重大。头皮切开的冠状切口，出血较多，一次性塑料头皮止血夹是方便有效的材料。Whitaker(1980)报道由于手术熟练度提高，手术时间由平均 7.5 小时降低到 4 小时，术中失血量由平均全身血容量的 86%(最多为 173%,最少为 26%)减少到 56%(最多为 117%,最少为 10%)。在笔者科室的 40 个病例中，平均全身失血量为 65%，手术时间亦已从原先的平均 7.5 小时降低到 5 小时。对年龄较小的患儿，应特别注意术中的出血量，并及时进行输血。

2 颅内压问题 颅内压增高是术中及术后应特别注意的问题。笔者曾在半数开颅病例的手术时进行颅内压测定，术中及术后 48 小时未见明显颅内压增高。在死亡的 1 例中，术中并未见颅内压增高，但术后出现颅内压增高,48 小时后死亡。尸体解剖提示：广泛脑水肿、上脑干弥散性脑内出血点、基底动脉出血，死亡诊断为脑水肿和脑疝。笔者认为防止脑水肿和颅内压增高的关键是在术中尽量减少对脑组织的牵扯和避免压迫。这包括适当地降低颅内压、与神经外科医师的密切配合，以保护好脑组织及在硬脑膜表面良好止血、防止血肿形成等。Yokon 等的研究表明，脑牵拉，特别是在颅内压较高时的过度压迫、持续牵扯，这些都会造成严重的脑损伤，其中包括脑电活动和形态学的改变。

为了防止颅内压增高，可在手术开始前先做腰椎穿刺术备用，术后仍保留数天，随情况变化放出部分脑脊液以降低颅内压。但目前已不作为常规应用。

术中由于颅底筛板被凿断，导致其和下方的鼻腔相通，可导致暂时性脑脊液鼻漏发生，也可能成为术后的感染途径，引起产生脑膜炎等严重并发症。术后可以自愈。但 Munro 曾提出，为了防止术后颅内血清肿或血肿，颅前窝底部术后不应作闭合式缝合，以便于引流。

3 角膜的保护 术中，由于不经意地碰触眼球，或在术中长时间的眼角膜暴露，可使角膜受到损伤，导致术后发生角膜溃疡，长期不愈时可致角膜混浊和白斑，导致视力障碍。术中放置眼球保护器或隐形眼镜可以保护角膜不受损伤(千万别忘记在手术结束时取出)。暂时性的上下睑缘缝合亦是保护角膜的一个方法(指在手术过程中)。眶距增宽症患者多伴有各类斜视，可待手术矫治后请眼科医师予以纠正。之所以在术后纠正斜视，是由于大多数这类患者在眶架移位后还有眼球易位，眼内、外斜肌必须在术后建立新的平衡，以调节眼球活动功能，故必须等待眶架位置定型后再进行视力纠正。Diamond 曾于眶壁整复前先作斜视纠正，但效果并不理想。

4 脑膜脑膨出的处理 伴脑膜脑膨出症引起的眶距增宽症病例中，对膨出物的处理可以和眶距增宽术在同时进行(图 10-46)。但 David 主张在婴儿期可先进行脑或脑膜疝的回复和修补，并同时修补眶内侧裂孔，有利于眶组织的正常发育，待长大到幼儿时再进行眶距增宽畸形的矫正(图 10-47)。这一主张并不和在 5~6 岁时一次性进行矫治手术的原则相矛盾。

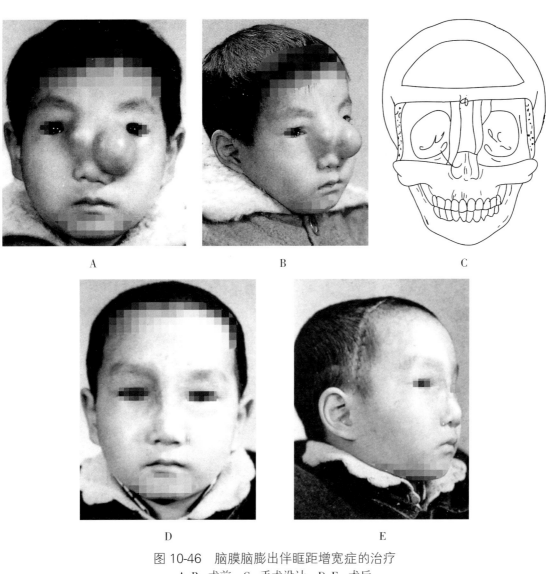

A　　　　　　B　　　　　　C

D　　　　　　　　E

图 10-46　脑膜脑膨出伴眶距增宽症的治疗
A、B. 术前　C. 手术设计　D、E. 术后

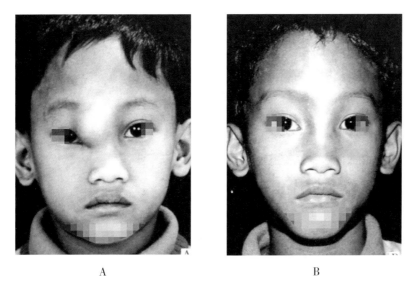

A　　　　　　　　B

图 10-47　脑膜脑膨出伴眶距增宽症（澳大利亚 David J. David 供图）
A. 术前　B. 术后

5　鼻切口的处理　Tessier 在最初做眶距增宽症手术时，在去除鼻背多余皮肤后做了大的 Z

成形术,在收拢眼眶骨性框架的同时,鼻背皮肤也可以相应收紧,但是日后鼻背会留下瘢痕。David等尝试对中度眶距增宽症患者做眼眶截骨内移后不做鼻背皮肤切除,以免形成瘢痕;在随访患者中笔者发现,随着眼眶骨性结构的内移,原来鼻背多余的皮肤会自行收紧而无须再次切除。

笔者曾选用鼻旁切口去除条状新月形皮肤,对东方人而言,其日后瘢痕相对不是很明显(图10-48)。有时去除鼻背多余的皮肤以后,只做简单的直线缝合,等待二期再进行鼻背整形也不失为一种宁少勿多的明智选择(图10-49)。有时眶距增宽症伴鼻翼部分缺失,可以将多余的鼻背皮肤略作旋转以修复缺失的鼻翼(图10-50)。

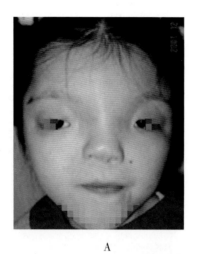
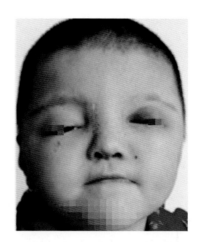

A   B

图 10-48   鼻旁切口收紧皮肤
A. 术前   B. 术后见鼻旁切口

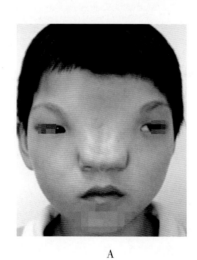
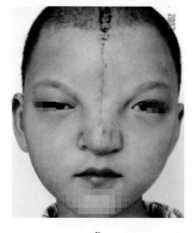

A   B

图 10-49   鼻背切除多余皮肤后简单直线缝合
A. 术前   B. 术后

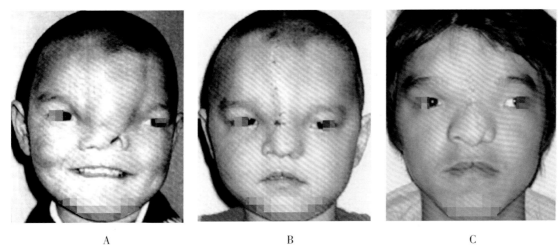

图 10-50 伴鼻翼缺失的眶距增宽症
A. 术前　B. 术后,鼻背多余的皮肤略作旋转以修复鼻翼缺失　C. 术后 12 年随访

由于在重度眶距增宽症中鼻部皮肤过多且较厚,笔者等早年曾制备过鼻背部的 V-Y 推进皮瓣,希望利用多余的鼻背皮肤增加鼻尖的软组织支撑。随访结果表明,其在远期很难形成良好的鼻尖,且瘢痕在鼻背中央形成切迹,后期修复较为困难(图 10-51)。

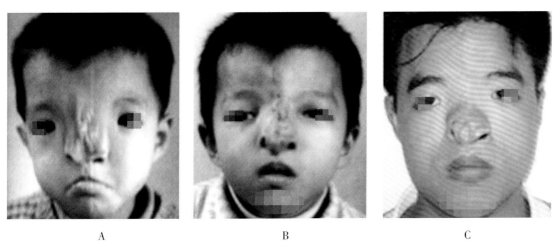

图 10-51 鼻背部鼻尖 V-Y 推进皮瓣成形法
A. 术前　B. 术后当时　C. 术后 10 年

由于东方人面部较为扁平,眉弓较欧美人浅,除了方盒状眼眶周围截骨后游离的眼眶骨架需要内侧内移、外侧外移以增加立体感以外,切除鼻背皮肤后行传统的 Z 成形术,既可以最大限度地缩短眼眶和内眦的距离,也同时减少了额鼻角的平坦,进一步增加了面部的立体感。远期随访显示,鼻背部的瘢痕并不十分明显(图 10-52)。

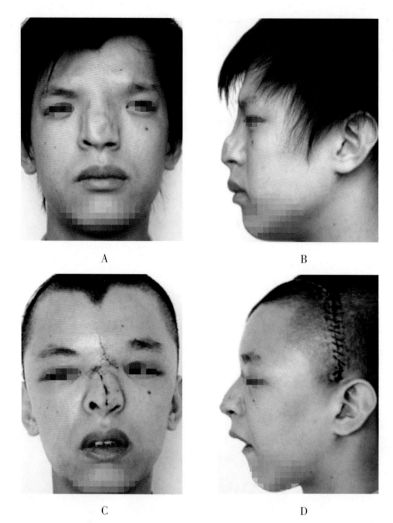

图 10-52　鼻背皮肤切除后行传统 Z 成形术
A、B. 术前　C、D. 术后

三、手术后护理要点

治疗眶距增宽症的颅内径路手术是一个大型手术,术后的妥善护理和对危象及任何并发症的及时处理,对手术成功至关重要。术后应严密观察患儿的生命体征,包括呼吸、脉搏、血压及颅内压变化。最好能进入监护病房观察 1 周。应重点注意患儿的意识状态、双侧瞳孔变化、四肢活动情况等。此手术应由一组经过专业培训的护士担任特别护理,随时进行眼、鼻、口腔清洁,鉴别有无脑脊液从鼻孔中流出,防止感染和褥疮形成。如有脑水肿、血容量不足、瞳孔异常等情况出现,应及早报告医师进行紧急处理。

术后常规给予广谱抗生素静脉滴注 7 天。术后 10 天拆线。如有暂时性睑缘缝合,可在术后 5 天拆除。

四、手术效果评估

（一）评估项目

1 面部标志点测量　中国人以"三停五分法"来描述比较理想的面部形态,即良好面部形态总是表现为面部宽度相当于 5 个眼裂的宽度,面部高度可以用发际至鼻根、鼻根至鼻小柱、鼻小柱至下巴进行三等分(图 10-53)。笔者设计测量内眦宽度、单眼横向眼裂宽度、面宽(眼水平线的最大面部宽度)、额鼻角,以及一些能反映眼眶局部相对于面部的畸形关系,用测量线段长度、角度、比例的方式表示,如内眦距/眼裂距、内眦距/面宽、额鼻角(图10-54)等。对于正常人来说,一般符合面宽五分法者,内眦距/眼裂距接近1,内眦距/面宽接近1/5,额鼻角应该接近120°(115°～130°)。

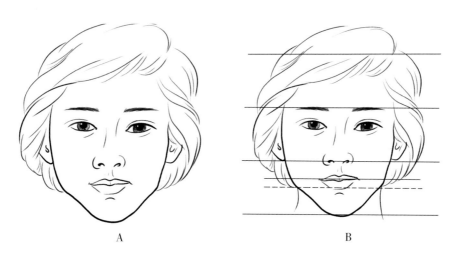

图 10-53　面相说的面部"三停五分法"
A. 内眦角间距、左右睑裂宽度三者相等　B. 从发际到下颏的三等分

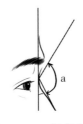

图 10-54　额鼻角

2 X线头颅后前位片　头颅后前位X线片,可以很好地显示眼眶结构,包括眶内缘、眶外缘等,但有些骨性结构会重叠。定位头颅后前位片或眼眶柯氏位片因为X线拍摄球管与患者的头颅位置相对固定,X线片的放大比例较为恒定,用于手术前后的测量相对比较准确(图10-55)。Tessier的眶距增宽症分级标准也是基于X线头颅后前位片的资料,与真实骨性头颅、眶距相比有一定放大比例。

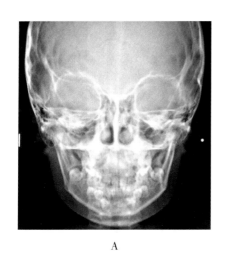
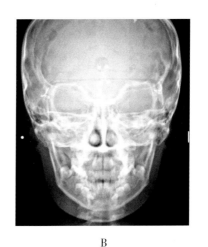

图 10-55　X线头颅后前位片
A. 术前　B. 术后

3 CT 平面扫描和 CT 三维重建成像　CT 的资料较 X 线片准确,尤其是经过软件处理的头颅 CT 三维重建片能够直观地表现立体头颅形态,包括眼眶、眶距等结构。目前 CT 的数据资料已经有统一的 Dicom 3.0 格式可以随机获取,因而可以在此数据基础上进行三维测量和定位、设计。CT 数据获得的测量值可以认为和真实骨性头颅、眶距是 1:1 关系。

4 头颅模型　头颅模型(prototyping model)是基于 CT 的 Dicom 3.0 格式数据,转换成可以打印的"ttl"格式。头颅对于术前设计、预估手术风险,以及年轻医师的培训和讨论很有价值(图 10-56)。

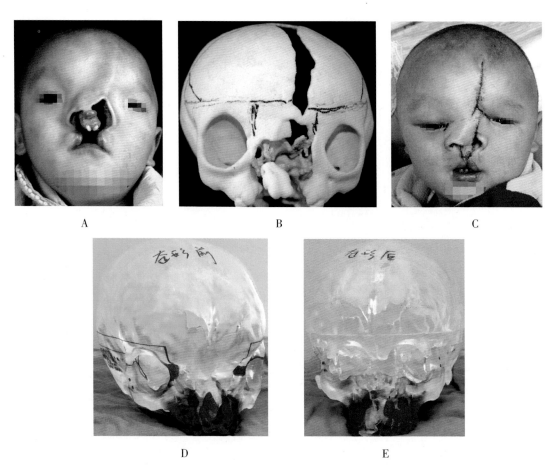

A　　　　　　　　　　　B　　　　　　　　　　　C

D　　　　　　　　　　　E

图 10-56　应用立体头颅模型作术前设计(Kenneth Salyer 供图)
A. 术前　B. 石膏粉头颅模型　C. 术后　D. 树脂头颅模型术前设计　E. 树脂头颅模型术后

（二）疗效评估

1 面部标志点、线段测量　在笔者 128 例眶距增宽症病例的随访评估中,手术前后面部标志点和一些相关的面部形态发生了明显改变。手术后对内眦距、眼裂距、面宽等测量,基本接近正常人(表 10-3)。

表 10-3　眶距增宽症的面部标志点、线段测量

年龄(岁)	例数	术前			术后		
		内眦距(mm)	眼裂距(mm)	面宽(mm)	内眦距(mm)	眼裂距(mm)	面宽(mm)
<8	34	45.51	25.62	126.43	28.24	26.53	126.43
8～15	29	55.44	29.32	138.23	42.27	31.27	138.23
>15	27	52.23	30.21	143.38	35.84	32.19	143.38

2 面部比例、角度测量 按照传统面部"三停五分法",笔者设计的内眦距/眼裂距的比例,在正常人应接近1,内眦距/面宽的比例应接近0.25。笔者测量的128例眶距增宽症患者,手术前后上述两个比例值有明显改变,且术后的比值更接近正常人(表10-4)。

表 10-4 眶距增宽症的面部比例、角度测量

年龄 (岁)	例数	内眦距/眼裂距			内眦距/面宽			额鼻角(°)		
		术前	术后	P	术前	术后	P	术前	术后	P
<8	34	1.77	1.07	<0.01	0.36	0.23	<0.01	150.24	129.13	<0.05
8~15	29	1.82	1.32	<0.01	0.40	0.29	<0.01	143.78	131.35	<0.05
>15	27	1.69	1.13	<0.01	0.37	0.25	<0.01	148.35	138.67	<0.05

表10-4中,内眦距/眼裂距比例显示了眼裂距和眶间距过宽在患者面部的显眼程度。当眶间距明显增宽时,就给人畸形的感觉,眼裂就显得过小。手术在恢复骨性框架的同时,也缩小了眶间距,手术有明显效果($P<0.01$),术后患者给人的视觉印象更接近正常人(图10-57)。同样道理,内眦距/面宽的比例,显示了眶间距在整个面部横向宽度中的显眼程度。当眶间距明显增宽时,给人畸形的感觉,两眼裂有向外向后倾斜的视觉反应。手术在恢复骨性框架的同时,缩小了眶间距,手术有明显效果($P<0.01$),术后患者给人的视觉印象更接近正常人(图10-58)。

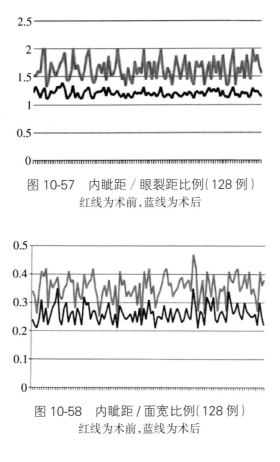

图 10-57 内眦距/眼裂距比例(128例)
红线为术前,蓝线为术后

图 10-58 内眦距/面宽比例(128例)
红线为术前,蓝线为术后

额鼻角是显示面容侧貌的一个重要特点。在眶距增宽症患者中,如果眼间距过宽,再加上额鼻角平坦(接近180°),会加重面部畸形,给人以愚型脸、扁平脸的视觉印象。经过矫正手术以后,如果稍微过度前移额眶骨带,同时尽量内移眼眶内侧缘,可以使得额鼻角更为显著,侧面观时脸部的立

体感较为明显(图 10-59)。

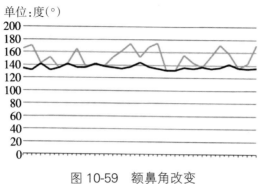

图 10-59　额鼻角改变
红线为术前平均额鼻角;蓝线为术后改善的额鼻角

3 眼眶手术前后 CT 数据的骨性测量　如果获得了 CT 扫描资料的 Dicom 3.0 格式数据,就可以通过建立空间坐标系进行颅面结构的立体测量。基于 CT 数据的三维测量相对比较准确,可以认为和患者实体接近 1:1 的比例。术前和术后可以测量内眦距和外眦距(图 10-60)。测量结果显示,手术后骨性眼眶向内侧有大幅度移动,手术前后骨性内眦距和外眦距都有明显的变化(表 10-5),其中尤以内眦距的变化明显,达到 16～17mm。

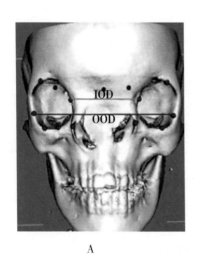 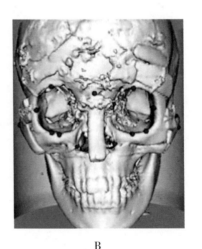

A　　　　　　　　　　　　　　B

图 10-60　骨性 CT 三维重建资料测量内眦距和外眦距
A. 术前　B. 术后

表 10-5　内眦距和外眦距在手术前后的变化

年龄 (岁)	例数	骨性眦间距(mm)				骨性外眦距(mm)			
		术前	术后	差异	P	术前	术后	差异	P
<8	36	35.23	19.19	16.04	<0.01	110.31	102.52	7.79	<0.01
8～15	22	37.89	20.40	17.49	<0.01	118.76	110.23	8.53	<0.01
>15	27	37.98	20.05	17.93	<0.01	119.34	109.94	9.40	<0.01

4 二期手术　二期手术通常标志着患者或者医师对手术效果的不满意,或医患双方对手术效果有更高的追求。在眦距增宽症矫正手术后,仍存在一些较小的、不甚满意的面部缺陷存在,如斜视、鼻梁低塌、眼内眦畸形等。严重者可能发生植骨片坏死脱落、局部感染性窦道或瘘管、颅内小

血肿、脑脊液漏,甚至眶距逐渐增宽复发等。这些情况都必须凭借检查分别进行处理,或再做小手术进行矫正恢复,以增加美容效果,如斜视纠正术、内眦成形术、鼻梁填高植骨术、鼻尖部或其他整形小手术等(图 10-61)。

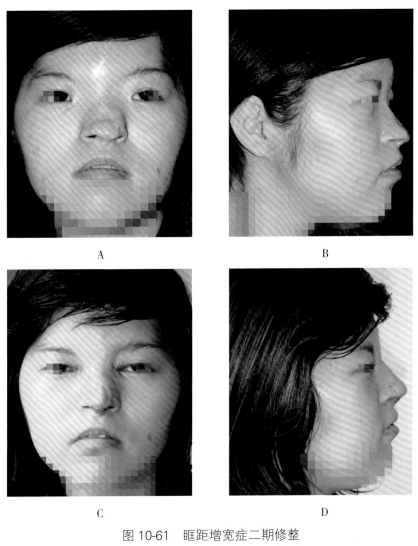

A   B

C   D

图 10-61　眶距增宽症二期修整
A、B. 术前　　C、D. 鼻、内眦整形术后

(穆雄铮　柳大烈)

第四节　鼻眶筛部脑膨出症

脑膨出是颅腔内容物通过颅骨缺损向颅外的突出,根据膨出物的不同,可分为脑膜膨出(含脑膜和脑脊液)、脑膜脑膨出(含脑膜和脑组织)及脑囊性膨出(含脑膜、脑和部分脑室)。为叙述方便,一般将上述三种类型统称为脑膨出。

脑膨出形成的真正原因尚难确定,一般认为是胚胎期间神经管闭合不全所致。其发病率有明显的地域性,欧洲人的发病率较低,约为每 10000 例成活新生儿中有 1 例。非洲和南亚为高发区,据泰国 Suwanwela 报道,其发病率为泰国总人口的 1:5000~1:4000。发生部位方面,在欧洲 80%~

90%的脑膨出位于枕后区,而亚洲与非洲则大多位于颅腔的前部。本节只叙述颅腔前部的脑膨出,重点是鼻根部的脑膨出,顶部及枕后的脑膨出患者则不在讨论之列。

根据膨出的部位,颅腔前部的脑膨出可分为 3 组、9 型及 3 个亚型(表 10-6)。

表 10-6　脑膨出按部位分类

分组	类型	颅骨缺损部位	膨出物来源	膨出囊部位
穹隆组	前囟型 额间型 颞型	额、顶骨之间 额缝 翼点或侧前囟	额上部 前额部 额颞部	中线发际附近 前额中线 眶侧缘后部
额筛组	鼻额型 鼻筛型 鼻眶型	鼻额骨之间 鼻骨和鼻软骨之间 额、筛、泪、上颌骨	颅前窝 颅前窝 颅前窝	眉间至鼻根部 内眦间至鼻背部鼻侧 或双侧内眦部
颅底组	蝶眶(眶后)型 蝶颌型 鼻咽型 　筛(鼻内)型 蝶筛型 蝶型	视神经孔或眶上裂 眶下裂或眶上裂 筛骨筛板 筛骨蝶骨之间 蝶骨	颅中窝 颅中窝 颅前窝 颅前窝 颅中窝垂体窝	球后,搏动性突眼 翼腭窝下颌升支内侧 鼻腔,前后鼻孔 鼻腔后部,鼻咽腔 鼻咽腔

一、前囟脑膨出

膨出囊通过两块额骨和两块顶骨之间的颅骨缺损部向颅外突起,可伴有胼周动脉向骨窗内的移位,有时伴有胼胝体缺如。应与前囟部位的先天性皮样囊肿相鉴别。

二、额间脑膨出

位于额部中线,经额缝部位的骨窗向前膨出,膨出囊基底部在鼻骨上方,鼻骨不受累,上方可并入前囟,偶尔伴有颅内异常。

三、颞部脑膨出

脑膨出在眶外缘的后面,骨缺损在翼点或侧前囟、额顶颞骨及蝶骨大翼的连接点。其发病率较低,不足全部脑膨出的 1%。它可逐步扩大而影响眶外缘及外耳,有时越过颧弓影响面部。虽然有时伴有神经系统损害,但预后良好。X 线头颅摄片可见眶侧壁及蝶骨大翼骨质缺损,脑血管造影可见大脑中动脉的分支向膨出囊内疝出。颞部脑膨出的手术修复多无困难。

四、额筛脑膨出

额筛部脑膨出分为 3 型:鼻额型、鼻筛型和鼻眶型。颅骨缺损的内口在额骨和筛骨之间,鸡冠在内口的后缘。约 50%的患者为单一的中线开口,25%单侧开口,25%在筛板前面的两侧开口,两个开口之间有一骨板(图 10-62)。上述 3 种类型都伴有不同程度的眶距增宽。三种类型脑膨出的外部表现各不相同。

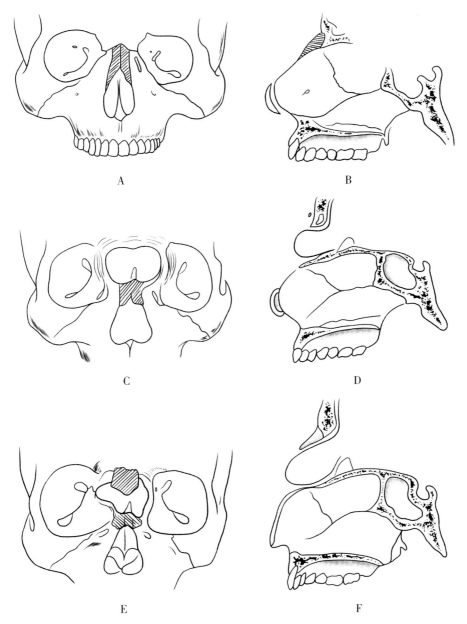

图 10-62　脑膨出示意图

A、B. 正常人颅面　C、D. 鼻额型脑膨出的额骨　E、F. 鼻筛型脑膨出：额骨和鼻骨在膨出囊上方，筛骨在下方。骨通道较长，内外口距离较远，外部可有两侧囊性肿块

1　**鼻额型脑膨出**　颅外开口在鼻根部，从额骨和筛骨之间穿过，将鼻骨和筛骨向下压迫移位。外口在额骨和鼻骨之间，鼻骨、鼻软骨和上颌骨额突的关系正常，眶内侧壁向两侧移位，鼻根部增宽。颅前窝中部通常较低，与两侧眶顶相比，相对地向下推移，颅骨缺损的内口和外口较接近，骨性通道较短，单一的颅外膨出囊位于眉间或鼻根部。

2　**鼻筛型脑膨出**　骨缺损的外口位于鼻骨和鼻软骨之间，脑膨出的骨性通道较长。骨性通道由鼻骨、上颌骨、上颌突构成其上壁，鼻中隔软骨部、骨性鼻中隔筛骨构成下壁，眼眶的内侧壁构成其外侧壁。眶内侧壁常被吸收，代之以一层薄膜，颅外膨出囊的位置较鼻额型较低，常使眦间距明显增宽，形成一个双叶的肿块，因而使基底更宽（图 10-63）。

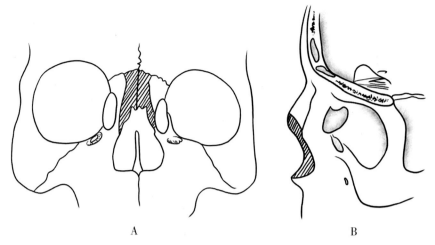

图 10-63　严重鼻筛型的特点：颅外膨出囊的位置较鼻额型较低，常使眦间距明显增宽，形成一个双叶的肿块，因而使基底更宽

A. 正面　B. 侧面

3 鼻眶型脑膨出　骨性外口在一侧或两侧眶内侧壁的前下部，而额骨、鼻骨和鼻软骨则处于正常关系状态。膨出囊的通道和颈部较长，上颌骨的额突构成骨性通道的前壁，泪骨和筛骨纸板构成其后缘。颅外隆起部为单侧或双侧，充满在眼眶的前内侧，眼球受压向上向外侧移位。

五、膨出囊和脑的伴发畸形

脑膜膨出是额筛部脑膨出的最常见类型，而鼻额型脑膨出多为脑膜膨出。通常额筛型脑膨出的疝出脑组织是没有功能的。绝大部分患儿精神及躯体发育正常。额叶脑组织常受累，同时伴有嗅球和嗅丝的疝出，额叶下部脑组织和第三脑室、前交通动脉可向前下移位于鸡冠水平，并造成视神经在视神经管后方被牵拉变形。颈内外动脉亦可向前下移位。严重者膨出囊内包含两侧额叶、大脑镰，甚至伴有大脑发育畸形，如前脑畸形、四叠体板过长、导水管成角畸形等造成脑积水、脑干和视丘下部延长、大脑颞叶在蝶骨翼上方疝入颅前窝、胼胝体畸形、胼胝体脂肪瘤，甚至发生小脑回（microgyria）或无脑回畸形。有 10%～20% 的额筛型脑膨出伴有脑积水。畸形越严重，脑积水的发生率越高。

（一）临床表现

额筛型脑膨出可为单个或两个类球形膨出物，位于眉间、鼻根部或眶部。除外个别畸形严重者，患儿肿物一般皮肤覆盖良好，局部皮肤光滑，或有色素沉着，或有皱褶。透光试验可呈阳性，患儿啼哭或压迫颈静脉时肿物张力增高，体积增大。肿物巨大时可影响视力并阻塞鼻腔。

（二）辅助检查

头颅 X 线摄片（包括颅底位摄片及断层摄片）可显示颅骨缺损，边缘清晰光滑，无骨质侵蚀。鼻额型脑膨出可见 V 形额骨缺损，眶壁上内侧缘弓形向外移位，额骨和筛骨之间敞开，筛板下压，鼻骨与一圆形软组织影重叠。鼻筛型表现为眶间圆形骨缺损和眶距增宽。鼻眶型可见一侧或两侧软组织肿块，鼻骨、上颌骨额突和眶内侧壁围绕成骨缺损。筛骨水平板、筛窦、额骨和鼻骨关系正常，CT 及 CT 三维重建图像能清楚地显示骨结构的影像，头颅 CT 可显示膨出囊内的组织结构，脑水肿及其他脑伴发畸形。脑池碘剂增强造影可见蛛网膜下腔及其他囊内容物的延伸。磁共振成像（MRI）可极好地提供脑组织及膨出囊的关系，更便于判断可能存在的伴发畸形。

（三）鉴别诊断

额筛型脑膨出必须与其他伴发眶距增宽的鼻根部肿块相鉴别：

1　鼻部神经胶质瘤　鼻根部肿块比脑膨出更坚硬，无搏动。啼哭或压迫颈静脉时肿块张力不增高，肿块不增大，患儿眶距增宽多不明显。CT 及 MRI 检查肿块与颅内常无连通。

2　嗅沟脑膜瘤　发生于幼儿和少年的嗅沟脑膜瘤可致眶距增宽，X 线片可见颅前窝底骨质破坏，CT 及 MRI 可发现颅内肿瘤的特征性表现。

3　先天性皮样囊肿　多发生在枕部，少数位于额部中线附近，局部稍隆起，常有一皮窦，内有长毛。皮窦通过窦道与颅内皮样囊肿连通。除局部损害之外，常伴有神经系统症状。头颅 X 线片、CT 及 MRI 均有助于诊断。

4　颅骨骨膜窦　是一种病因不一的病变，发生在额部时，在头皮下有一个可压缩的软性肿物，无搏动。有的患儿局部有小的血管瘤、毛细血管扩张和血管痣。啼哭或压迫颈静脉时肿块增大。头颅 X 线片可见局部有大小不等的骨孔，脑血管造影时可在静脉发现病变。局部穿刺造影可见上矢状窦与肿物同时充盈。

（四）手术治疗

大多数脑膨出皮肤覆盖良好，手术是选择性的。术前应周密计划。手术应由有经验的颅面外科手术组执行。原则上手术要求达到三个目的：消除膨出囊、成功地修补硬脑膜和骨性缺损、纠正颅面畸形。为达到上述目的，颅面外科手术矫治是处理额筛型脑膨出最现代和最理想的方法。传统的方法无论是颅内或是颅外径路均无法达到上述目的。

膨出囊的切除应从颅内和颅外径路进行，如果可能，应将膨出的脑组织回纳入颅腔。如果膨出的脑组织已丧失功能，有明显的机化和粘连，退回颅腔是困难的。如勉强为之，不仅会影响颅内正常脑组织的功能，还会使硬脑膜张力过高，不易修补，增加术后脑脊液漏的机会。在这种情况下，在囊颈部切除脑组织是较安全的。离断的脑组织予以切除时，硬脑膜囊应仔细分离，尽可能多地保留囊颈的硬脑膜，以便于缝合。脑组织离断面务求彻底止血，以防止发生颅内血肿。

严密的硬脑膜缝合是手术成功的关键之一，硬脑膜的缝合张力不能太高，针距要小，要求达到不漏水的程度。必要时使用硬脑膜修补材料，如大脑镰、颞肌筋膜等。精心设计的带蒂颞肌-骨膜瓣，取材方便，密封性能好，有较强的抗感染能力。如处理不善，脑膨出有复发的倾向。颅骨缺损的修补材料可取自颅骨的颞下部，经验证明，对婴儿或儿童来说，由颞下部作为供骨部位，颅骨的再生会很快。颅骨外板、肋骨或髂骨等自体材料亦常常采用。一般不主张应用人工修补材料。

面部畸形的纠正请参考眶距增宽症的手术治疗。

除脑积水外，其他颅内伴发畸形不是手术指征，如果脑积水症状明显，应在脑膨出处理之前，先期进行脑脊液分流术。

六、颅底脑膨出

颅底脑膨出包括蝶眶型（或眶后型）、蝶颌型和鼻咽型（包括经筛型、蝶筛型和经蝶型），其发病率不足脑膨出患者总数的 5%。其分类的主要依据仍然是颅骨缺损的部位。颅底脑膨出可伴有眼部畸形，如视乳头扩大、小眼畸形和视神经萎缩等。脑部的伴发畸形有胼胝体发育不良，曾有伴发垂体功能不足的报道。

（一）临床表现

颅底脑膨出可以没有任何外部表现，多有鼻梁较宽，偶尔表现为眶距增宽和两颞部稍降低。蝶眶型有单侧搏动性突眼。鼻腔内或鼻咽部的膨出囊会造成呼吸道受阻及异常呼吸声，常有呼吸道感染及流涕,偶尔发生脑脊液鼻漏,并可能导致颅内感染。误诊为鼻息肉的例子并不少见。活检是脑脊液鼻漏的重要诊断依据。

鼻咽部检查对鼻咽型脑膨出的诊断是重要的。鼻腔内膨出囊位于中鼻甲内侧近鼻中隔处,表面鼻黏膜覆盖良好,而鼻息肉多在中鼻甲外侧且有一个明显的蒂部,可用探子沿息肉的内外两侧到达蒂部。脑膨出基底宽阔,与鼻中隔关系密切,并可随呼吸及心跳同步搏动。压迫颈静脉可见肿块扩大(Furstenberg 氏征)。由于鼻息肉很少发生在婴儿和儿童,因此对这两个年龄组的患者而言,更应多考虑脑膨出的可能。

(二)辅助检查

常规行头颅 X 线检查,包括颅底摄片及颅前窝断层片,以显示脑膨出对鼻部的影响。筛骨、蝶筛和蝶窦区可见颅骨缺损。鼻内或咽部可见肿块。视神经孔位摄片对蝶眶型和蝶颌型有诊断意义,膨出囊可导致视神经孔、眶上裂或眶下裂扩大。CT 三维重建可显示颅骨缺损的确切部位和有关骨结构的相互关系。CT 及 MRI 对评价肿块内容物、脑积水伴发畸形很有价值。

(三)手术治疗

颅底脑膨出如不伴有面部畸形(如眶距增宽),一般应采用颅内手术。膨出囊的处理、硬脑膜及颅骨缺损的修补原则与额筛型脑膨出相同,但颅底偏后的脑膨出,如经蝶型和部分蝶筛型,可能是手术治疗的反指征。因为疝出内容物可能包括颈动脉、大脑前动脉、垂体、下丘脑、视神经和视交叉及第三脑室的前部,勉强作颅内修补不仅操作困难,还可能造成术后死亡。蝶眶型和蝶额型脑膨出宜采用额颞入路,这样做更容易暴露膨出囊颈。

(郭智霖)

第五节　放射后眼眶发育不良

眼部肿瘤,如视网膜母细胞瘤等,早期可以发生在小儿眼部,是一类有一定家族遗传特性的肿瘤,发病率约为万分之一。对这类患儿早期施行眼球剜出术和局部放射治疗,肿瘤的治愈率高于90%,可以有效地挽救患儿的生命。

然而,眼球是眼眶的中心,眶内容物产生的眶内压与眼眶及其周围组织的发育直接相关,肿瘤治疗后引起的眶内容物的缺失可导致眼眶及其周围骨结构缺乏有效的物理刺激,引起局部骨骼的发育不良,甚至不发育。另一方面,放射治疗又可造成患侧的颅眶颞区生发中心和滋养结构的破坏及软组织的萎缩,在患者成年后,可以继发明显的面部双侧不对称,对患者的容貌产生破坏性的影响,严重妨碍患者正常的工作与社会交往。

这类由于眼内容物摘除及放射治疗后继发的容貌畸形,其临床表现主要包括严重的面部不对称畸形,患侧的颧、眶、颞部,甚至上颌骨凹陷,同时受累区域软组织普遍发育不良,甚至萎缩,皮肤菲薄并有色素沉着,结膜囊狭窄或缺如,无法安放义眼掩饰外貌畸形。

很长时间以来,这类畸形往往采用传统的结膜囊黏膜移植、眶周植骨充填等手术方法试图加以矫正,分期手术重建颅眶颞部的骨组织、软组织及结膜囊已成为手术治疗的常规。然而,一方面,黏膜或皮肤移植虽然手术简便,易于实施,却容易造成远期收缩,需要反复手术,且分泌物量多,不利于术后护理;另一方面,单纯的眶周植骨,无论采用自体材料还是人工合成材料,都面临软组织覆盖不足的问题,术后容易出现"皮包骨"的不良外观,轮廓亦多粗糙,较难为患者所接受。还有学者提出利用各类皮瓣进行眶容积的充填和结膜囊再造,也多有外形估计不足、皮瓣过于臃肿或体积不足等问题,需要反复手术,以不断修整外貌表现。凡此种种,常使放射后眼眶畸形矫治至少需要 3 次以上的手术,而术后的骨吸收、软组织收缩往往导致前次手术结果与预期的效果相去甚远,需要对骨组织、软组织或结膜囊区域重复进行手术,以修复和调整外形,有时甚至需要十余次方可达到令患者满意的效果。

对放射后眶面部不对称畸形,目前国内外尚没有诊断标准,更缺乏很好的疗效评估体系。手术成功与否、外形是否理想、需要多少次手术治疗等问题尚未见深入研究,其治疗还处于个别医师的个例经验阶段,对治疗效果的预期无法令人满意。

20 世纪 80 年代, 国内外围绕分期或多期手术分别研究结膜囊如何重建及眼眶骨如何充填,如:是应用皮片或黏膜游离移植结膜囊重建,还是应用带蒂皮瓣或游离皮瓣进行重建?是应用植骨法还是截骨法扩大或增大眼眶结构?20 世纪 90 年代,一些医师开始应用一期手术的方法治疗此类畸形,但是手术病例数不多,手术效果不尽如人意。

毋庸置疑,多次的手术修复对于患者本人会造成严重的生理、心理和经济负担,会极大地浪费社会医疗资源,而随着手术次数的增加也越来越难以达到良好的手术效果。为此,经过精细术前评估和设计的一期手术整复,成为眶面部外形重建的热点,它既是对整形外科医师手术能力的挑战,也是近年来各类技术进一步综合应用的体现。

眼眶是一个有较多毗邻结构的骨性区域,故称其为眶区。与以往局限于眼眶本身,或基于眶腔容积的测量的研究不同,本研究小组经过多年的积累和随访观察,对量化数据进行统计比较后发现,放射后眼眶畸形的表现广泛涉及患者半侧的颅、眶、颞部,其临床表现大致可以体现为三个方面:双侧颜面骨组织不对称、患侧软组织菲薄、患侧结膜囊萎缩或缺失。

骨组织的不对称主要表现为患侧眼眶与眶周的多块骨发育不良,可出现眼眶容积缩小、眶口缩小、眼眶,以及颞部骨骼和颧骨的后缩及凹陷。

软组织的不对称主要由患区皮肤、皮下组织及肌肉的萎缩、变薄引起,主要累及区域为颞部和颧颊部,局部皮肤缺乏弹性或有色素沉着,与健侧相比呈现明显的凹陷,严重的可出现"皮包骨"现象。

患侧结膜囊狭小甚至缺失,尤以下穹隆缺失多见,无法放置义眼(图 10-64)。

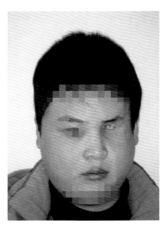

图 10-64　放射后颞、颧、眶发育不良,
结膜囊狭小病例,无法放置义眼

针对眶面部各个不同位置的畸形程度和外貌表现特点,依据 CT 扫描(16 排或 32 排扫描 CT,

Dicom 3.0 数据格式)、临床表现等,统计、筛选了一组临床测量指标,用以描述、评估放射后眼眶畸形患者的严重程度,并通过对手术随访回顾、疗效评价,建立一期手术治疗的系列手术方法。因为放射后眼眶畸形是一种典型的半面不对称畸形,所以研究选择健侧和患侧的测量指标的差值作为测量指标(图 10-65)。

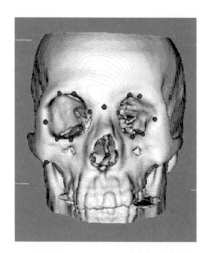

图 10-65　基于 CT 的眼眶健侧、患侧测量指标

(一)主要解剖部位的测量内容

1 眶口发育的测量

(1)眶宽(OB):眶内缘点到眶外缘点的距离。

(2)眶高(OH):平分眶宽且与眶宽相垂直的眼眶上下缘之间的直线距离。

2 眶的矢状位置测量

(1)同侧耳门上点到眶内缘点的距离(PD)。

(2)同侧耳门上点到眶外缘点的距离(PEC)。

(3)同侧耳门上点到眶上孔的距离(PSO)。

(4)同侧耳门上点到眶下点的距离(POR)。

3 颧骨测量

(1)颧骨的矢状位置测量:①骨组织。同侧耳门上点到颧颌点的距离(PZM)。②软组织。同侧耳屏点到颧颌点的软组织相应点的距离(TZM')。

(2)颧弓测量:颧颌点到关节结节颧弓外侧骨表面的曲面长度(Z)。

4 颞部测量

(1)骨组织:①蝶点到鼻根点的距离(SPHN)。②同侧耳门上点到蝶点的距离(PSPH)。

(2)软组织:①蝶点的软组织相应点到软组织鼻根点的距离(SPHN')。②同侧耳屏点到蝶点的软组织相应点的距离(TSPH')。

以上共 13 项评估指标,在实际临床应用中将之列表以展示患者的眼眶畸形程度,用以充分地评估病变程度,明确手术目的并选择术式。

为进一步确认此 13 组数据对于畸形评估的有效性,笔者选择了一组临床病例采集数据后重建测量评价这些数据的临床意义($P<0.01$ 表示差异有明显的临床意义)(表 10-7)。

病例组选择病例 31 例,均为单侧放射后眼眶畸形的患者。年龄最小 10 岁,最大 30 岁,平均18.8 岁。受累眼眶左侧 13 例,右侧 18 例。

对照组 30 例,为双侧眼眶及周围区域无异常变化的正常人群,年龄最小 18 岁,最大 34 岁,平均 24.7 岁。

对两组病例行全头颅 CT 三维重建检查,检查数据以 Dicom 3.0 格式存储,在 PC 机上利用自写软件平台,分别建立全头颅的骨组织和软组织三维头模。在三维头模上依据测量指标所需,标定解剖标志点,由软件自动完成点点间距的测量,直接获得单位为毫米(mm)的数据。

对每例患者进行双侧分别测量,所有测量指标均测量 2 次,取平均值。

病例组的同一测量指标值采用健侧减去患侧求取差值,对照组的同一测量指标值采用左侧减去右侧,取绝对值获得差值。

对两组同一测量指标差值行 t 检验。

表 10-7　基于 CT 资料的眼眶三维测量值

评估变量	病例组均值(mm)	对照组均值(mm)	P
OB	6.16±2.20	1.14±0.81	<0.01
OH	5.11±1.47	0.66±0.36	<0.01
PD	6.74±4.60	2.17±1.93	<0.01
PEC	7.90±3.46	1.07±1.08	<0.01
PSO	8.18±3.05	1.63±2.54	<0.01
POR	7.71±5.67	1.32±1.44	<0.01
PZM	9.14±3.10	0.91±0.58	<0.01
Z	9.67±5.38	3.74±4.56	<0.01
TZM'	8.34±4.43	2.27±2.57	<0.01
SPHN	4.13±3.56	1.84±2.07	<0.01
PSPH	6.04±3.73	1.21±0.94	<0.01
TSPH'	5.55±6.35	2.16±2.57	<0.01
SPHN'	7.42±3.55	2.45±2.37	<0.01

分析测量结果后可以看到,所有 13 项测量指标均提示两组数据具有显著的统计学差异,可认为病例组在眶、颧、颞部的这 13 项测量指标,其健、患侧差异有明显的统计学意义,可以用以分区定位量化评估患者受累眼眶的畸形严重程度,并有助于评价手术治疗的疗效。

(二)受累结构的简化表示

(1)OS:眶口大小。

(2)OP:眶缘的位置。

(3)OZ:骨组织颧骨颧弓。

(4)OT:骨组织颞部。

(5)TZ:软组织颧突位置。

(6)TT:软组织颞部。

(7)S:结膜囊。

(三)按严重程度分类

(1)轻度:CT 测量差值小于 2mm,结膜囊变浅,但可容纳义眼片。

(2)中度:CT 测量差值为 2～9.99mm,结膜囊不能容纳义眼片,但上下穹隆仍存在。

（3）重度：CT测量差值大于10mm，结膜囊结构完全消失。

（四）分类诊断方法及应用

根据患者的骨组织和软组织受累结构及严重程度，再根据临床检查结膜囊的情况，完成分类诊断。

（1）OS：取OB差值和OH差值的平均值作为判断严重程度的依据。

（2）OP：对眶的上、下、内、外四缘分别以S、I、M、L标出，分别标明严重程度。

（3）OZ：将颧骨矢状位以ZM标出，颧弓以Z标出，区分表示严重程度。

（4）OT：取SPHN差值和PSPH差值的平均值作为判断严重程度的依据。

（5）TZ：直接比较TZM'的差值。

（6）TT：取TPHN'差值和SPHN'差值的平均值作为判断严重程度的依据。

（7）S：根据临床检查所见作出判断。

利用以上的分类诊断方法，对临床一组31例放射后眼眶发育不良伴结膜囊狭窄病例的术前影像学表现实施测量分析和量化评估（表10-8）。

表10-8　放射后眼眶发育不良伴结膜囊狭窄的分类诊断

程度	OS	OP				OZ		OT	TZ	TT	S
		S	I	M	L	ZM	Z				
轻	0	5	0	0	7	0	2	2	1	0	2
中	31	18	22	22	15	22	28	15	24	28	16
重	0	8	9	9	9	9	1	14	6	3	13

在对具体病例的观察中，发现面部同一测量指标差值在2mm以内的，不对称程度较轻，对外观的影响并不明显；如果两侧相差程度超过10mm，根据手术经验，只有通过截骨前移手术改善对称性才会取得良好的效果，一般的表面植骨手术或材料充填等对外观的改善程度有限，复发率较高。因此，本研究小组最终采用这两个差值数据作为划分严重程度的标准。

在病例分析中发现，临床所见眶位置的后移程度在各眶缘间并不均衡，在分析判断时需要进行三维立体的诊断。在指导手术对眶缘的截骨或植骨范围、距离时，必须分别分析眶的上、下、内、外四缘，对眶周颅面骨进行三维截骨和移位，以重塑颅眶颞部的骨架结构，这与既往文献报道的手术设计思路一致。

本组病例大多为单侧患者，但放射后眼眶畸形患者中也有少部分的双侧病例。在对这些病例作出诊断、分类时，应将双侧测量数据与同年龄、同性别、同样身材的正常人数据作差值比较，分析判断，作出分类诊断。同时，还应当结合患者本身的畸形表现特点，选择恰当的手术方式，以达到医患双方都能够满意的治疗效果。

由于颅眶颞发育不良累及的组织结构较多，运用此分类诊断时用一般的文字表示方法不够简洁明了，加之具体数据在手术设计时也需明确，因此应用时另立表格更加合适。

这一分类诊断标准为判断颅眶颞发育不良的畸形部位程度提供了详细的信息，有利于指导手术治疗。

第六节　手术方法与选择

手术治疗是改善此类放射后颞、颧、眼眶及眼窝畸形的主要方法。根据骨发育不良的严重程度和放射后皮肤、软组织萎缩程度，需要分次进行修复手术。通常原则上先修复骨发育不足，再进行软组织修复，包括增加丰满程度和形成可以安放义眼的结膜囊。

一期手术同时修复骨发育不足和重建结膜囊可以减少手术次数，适度调整骨重建量和软组织重建量以满足复杂的外形要求。从国内外的经验来看，重建后的复发还无法避免，有时仍需多次手术。

下述情况可以考虑一期行骨结构和软组织的修复手术：①对眶区骨结构，以扩大眼眶容积或眶口面积为目的，可以实施两类手术，即截骨前移并扩大眼眶、重建颅眶颞区的骨架结构，此类手术有时涉及眶上缘的截骨，需要开颅手术以策安全；或植入自体或人工骨以增加眼眶骨架的外形。②对眶区侧面软组织，以增加其丰满度和给予重塑骨结构良好的软组织覆盖床为目的，可以采用带游离血管蒂的远位皮瓣移植，也可用带邻近血管蒂的岛状软组织瓣移植；甚至可以采用单纯真皮、皮下组织移植，或自体脂肪注射。③对狭窄或缺失的结膜囊，以重建有良好上、下穹隆的包容性软组织窝为目的，以适合以后义眼的植入，可以采用游离远位皮瓣、带蒂岛状邻近皮瓣、游离皮肤或黏膜移植。

然而此类患者由于致病因素往往在患者幼年时就发生，致病因素的本身，以及早年的干预手段都会影响患者眶区的发育。这种对发育的影响往往因人而异，因此患者成年后眼眶部的畸形涉及的范围和严重程度也并不相同，需要针对具体病例先作出量化评估，实施分类诊断，明确手术治疗的适应证和目的，然后制订个性化手术方案。制订时首先确定手术实施的结构范围，其次根据严重程度和差值，确定手术方法及改善程度。

一、共用颞浅血管蒂的耳后皮瓣＋颞浅筋膜瓣＋人工植入替代材料一期再造术

采用"耳后皮瓣＋颞浅筋膜瓣＋眼眶表面植入充填物"，一期再造眶区的骨结构、软组织容积，并行结膜囊同时重建。此法适用于中度眶区畸形和结膜囊狭小者。

（一）术前准备

1 切口　①颞部发际隐蔽 T 形切口。②结膜囊横切口或 H 形切口。③切取耳后皮瓣切口，视具体需要而定。

2 术式　耳后皮瓣以颞浅血管后降支为蒂，旋转180°，在水平方向移动，经眶外侧骨膜下隧道延入结膜囊穹隆，缝制成结膜囊以容纳眼球。预制的植入物覆盖移植于眶颞部以再造骨外形。颞浅筋膜瓣以颞浅血管为蒂，旋转90°，在水平方向移动，经皮下组织覆盖于植入物表面。

3 预制植入物　利用术前 CT 三维重建，面部两侧差值位减后获取双侧的差异体积块，结合患者软组织条件作适当调整，与患者及家属交流达成一致的预期效果，快速成形输出后，翻模制成预制植入块，其材料可为硅橡胶、羟基磷灰石、多孔聚乙烯、膨体四氟乙烯等。植入块经高压蒸汽消毒后，于手术中备用。

如患者不能接受异种材料植入,可以预先制取模型后,于术中取颅骨外板塑形后作充填,其植骨手术操作与异种材料植入相似,此处不予赘述。但为保证局部组织的健康血供,取颅骨外板时通常建议取健侧颅骨,即需添加对侧的半冠状切口,需与患者及家属做好交流沟通。

(二)手术方法

用多普勒血管探测仪,确定患侧颞浅血管及耳后血管(颞浅血管后降支)的走行。

设计耳后皮瓣,一般40～60mm。血管蒂位于皮瓣上份。切取皮瓣,并掀起皮瓣,由蒂部仔细追踪血管走行,经皮下可上溯至颞浅血管。

在患侧耳前至颞部发际内作T形切口,其横切口位于颞窝上份,约相当于颞肌附着点水平。T形切口在皮下分离后向两边分开,显露并切取50～80mm的颞浅筋膜瓣。血管蒂位于耳前。颞浅筋膜瓣以此蒂为轴旋转90°,可水平覆盖颧部及眶外侧部。

耳后皮瓣的蒂部与颞浅筋膜瓣串联,共用颞浅血管。耳后皮瓣由此可穿过颞部T形切口,旋转180°,在水平方向上伸展至眼眶外侧,最远端可达内眦部(图10-66)。

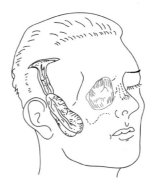

图 10-66　制取颞浅筋膜瓣,附带耳后皮瓣

在眼结膜上作横切口或H形切口,在结膜下分离,形成上下结膜穹隆。

掀起颞浅筋膜瓣,在颞窝前缘、眶外侧部位切开颞肌及骨膜,长40～50mm。由骨膜下分离,并于眶外侧与已分离的结膜穹隆交通。耳后皮瓣经此交通延伸入结膜穹隆,使其皮肤面向外以容纳眼座。耳后皮瓣边缘与内外眦、上下结膜缘缝合,形成结膜囊。

取已消毒的预制植入块,经颞部骨膜切口,置于眶外侧、颧部、颞窝区的骨凹陷部位,作为覆盖状骨移植替代;其底部如压迫耳后皮瓣蒂,可磨出一条小槽或切迹(图10-67)。

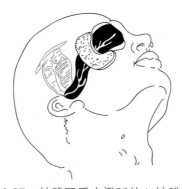

图 10-67　转移耳后皮瓣延伸入结膜穹隆

颞浅筋膜瓣旋转90°,经皮下或直接在植入块表面从水平方向上覆盖植入块,远端固定于眶下缘皮下(图10-68)。

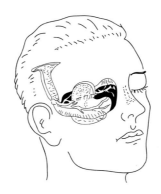

图 10-68　以颞浅筋膜瓣覆盖植入块，以耳后皮瓣再造结膜囊

　　耳后皮瓣供皮瓣区植皮：颞部切口分层缝合，并放置引流；再造的结膜囊内置凡士林纱条填塞（图 10-69）。

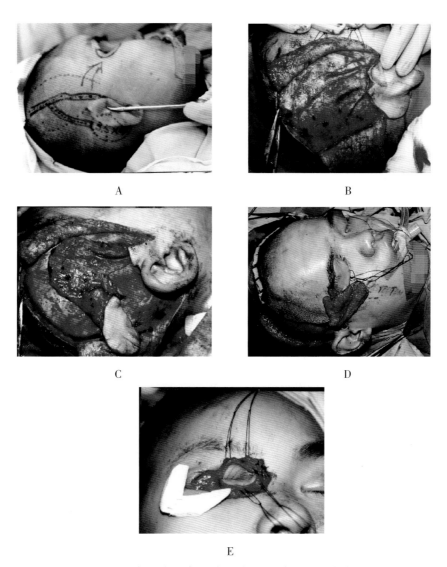

图 10-69　一期放射治疗后右眼眶畸形矫正术术中

A. 术前设计耳后皮瓣和颞浅筋膜瓣　B. 术中显示颞浅血管蒂及其返折支　C. 取下耳后皮瓣，保留颞浅血管蒂　D. 耳后皮瓣从眼窝穿出，颞浅筋膜瓣 90° 旋转
E. 耳后皮瓣如钱包状缝合，以容纳义眼

（三）术后放置义眼

术后 1 周抽去结膜囊内的凡士林纱条。术后 2 周，待肿胀消退后即可配制合适的义眼并安放，定期予以清洁(图 10-70)。

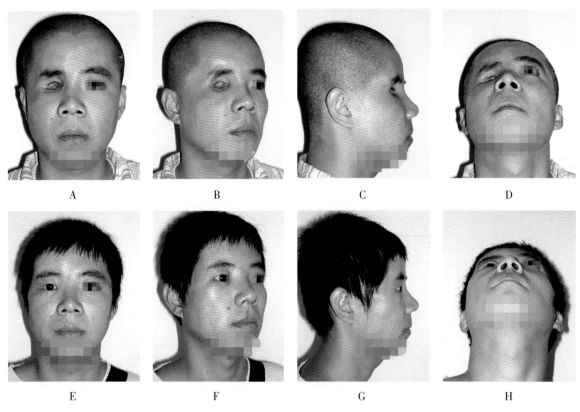

图 10-70　放射后眼眶发育不良病例一
A、B、C、D. 术前　　E、F、G、H. 术后

二、眼眶截骨扩大和显微游离皮瓣一期再造术

采用"眶缘及多个眶壁截骨＋游离远位皮瓣修复手术"，一期扩大眼眶、重塑颞眶颧受累区，同期用皮瓣的带表皮区再造结膜囊、去表皮区充填覆盖和丰满眶区侧面。此方法适用于严重眶区畸形和结膜囊严重狭小，甚至缺如者。

术前用超声多普勒血流仪，确定颞浅血管、面血管、胫前动脉，以及足背动脉的走行。

沿发际后两横指设计冠状切口，患侧的切口可下延至耳屏上方。按设计全层切开头皮至帽状腱膜层，注意保护患侧颞浅血管。沿帽状腱膜层分离至眉弓上方 15mm 处，切开骨膜，于骨膜下分离，凿开眶上孔保护眶上神经血管束，循序暴露分离患侧眼眶上缘、外缘、颧骨颧弓、眶内缘，以及眶下缘。操作中注意保护健侧眼眶解剖结构的完整性。

如需采用颅内外联合径路实施手术，可于此时在神经外科医师的帮助下，于患侧眶上方打开一约 40mm×20mm 的颅骨窗，硬膜外暴露分离前颅底加以保护。开窗时应当避开矢状窦位置。如需取用较多的颅骨外板，可适当加大开窗面积。

根据患者术前测量评估的内容，实施全眶 O 形截骨前移或眶外、上、下缘的 C 形截骨前移、外移操作，根据术前测定，于开窗的颅骨块上取下颅骨外板，适当塑形后，反转之，移植于颞部以重建颞窝形态，多余的骨块，以及预制的植入物移植于颧、眶下缘位置以重建中面部形态。最后关闭颅骨窗(图 10-71)。

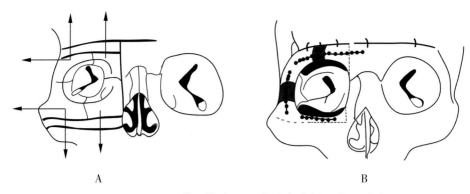

图 10-71　眼眶截骨扩大和显微游离皮瓣一期再造术

A. 眶周分层截骨扩大眶腔容积　B. 上缘截骨时需要辅以半侧开颅,来保护颅底结构,量化数据定位后,予以坚强内固定,间隙嵌插植骨

　　根据多普勒检查提示,分离准备受区的血管,通常为颞浅血管,必要时可换用面动脉供血。

　　根据重建后的眶容积及眶口面积,设计足背皮瓣,其前部应保留一约 30mm×40mm 的皮岛(相当于新的眶口面积)以重建结膜囊,其余皮肤保留在原位,以足背动脉和大隐静脉为蒂,设计取下足背皮瓣,范围可达 100mm×140mm 左右,如患者颞部软组织明显凹陷不足,可沿足背动脉、胫前动脉继续向上分离,串联制取一胫前筋膜瓣。按受区血管的条件制取血管蒂后,断蒂游离皮瓣(图10-72)。

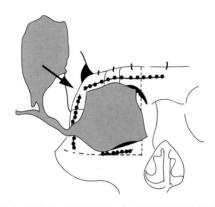

图 10-72　以足背皮瓣重建结膜囊,串联胫前筋膜瓣充填颞部软组织

　　将游离皮瓣于骨膜下横向植入患侧眼眶补充眶内容,足背皮岛用以重建结膜囊,其上、下方应向前翻转与残余结膜缝合以再造穹隆,皮瓣应于前方跨过眶外缘,以改善软组织"皮包骨"的不良形态,注意避免血管卡压。多余的足背皮瓣,以及胫前筋膜瓣充填于颞部,血管蒂继续向外侧沿皮下隧道探至受区血管处,吻合之。

　　观察皮瓣血供无异常后,于患侧颞区皮瓣下及帽状腱膜下留置负压引流,逐层关闭切口,适当加压包扎,再造的结膜囊内以凡士林纱布填塞。足背创面植皮后加压包扎,并以石膏托固位(图10-73、图 10-74)。

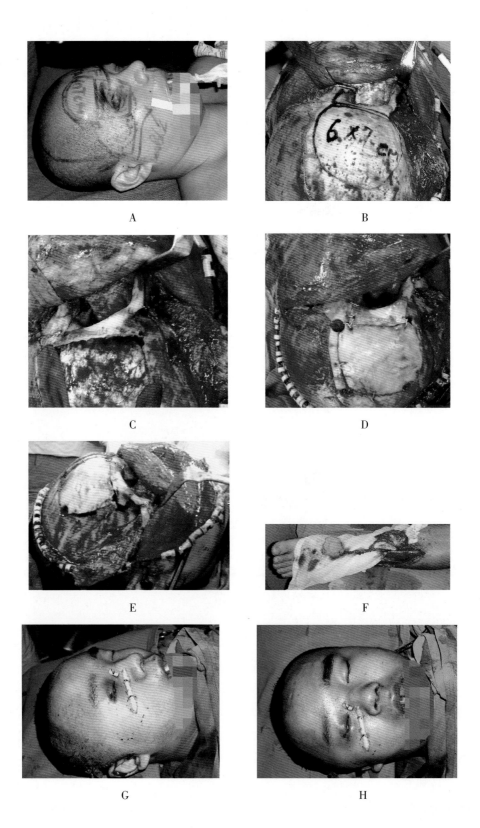

A

B

C

D

E

F

G

H

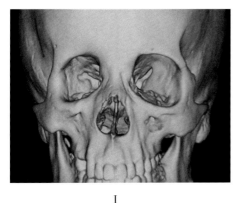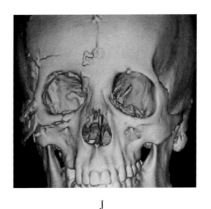

I   J

图 10-73　放射后眼眶发育不良病例二

A. 术前设计　B. 开颅及眶缘截骨设计　C. 开颅及眶缘截骨　D. 颅骨板复位　E. 侧位显示前移和扩大的眼眶骨架　F. 游离足背皮瓣和胫前筋膜瓣　G. 术后侧位　H. 术后正位　I. 术前 CT 三维重建　J. 术后 CT 三维重建

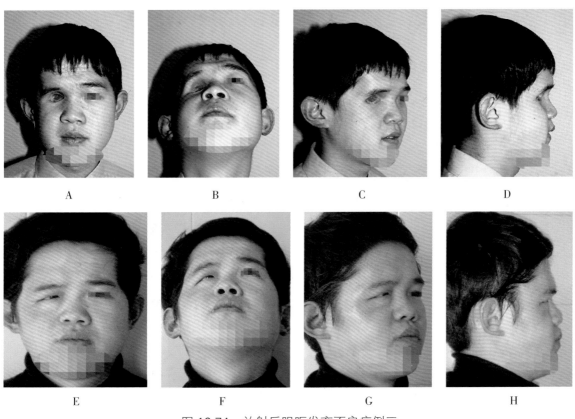

图 10-74　放射后眼眶发育不良病例三
A、B、C、D. 术前　　E、F、G、H. 术后

三、术后护理

术后常规补液、活血护理,并予显微外科术后护理、抗感染护理,当帽状腱膜下引流量＜10ml 后可拔除引流,颞区引流应多保留数日,待连续 2 天引流量＜5ml 后拔除。

术后结膜囊内凡士林纱条应定期换药填塞,待肿胀消退后即可配制合适的义眼并坚持安放,定期予以清洁。门诊随访。

眼眶及眶周的骨移植是常用的修复手段,包括自体骨移植和人工骨替代材料的植入。

自体骨来源通常选择肋骨、颅骨外板和髂骨,其中颅骨外板较厚,切取较为困难,但是切口隐蔽、骨皮质多而远期骨吸收较少,是较好的供骨源。肋骨和髂骨虽然相对比较容易吸收,但切取方便,塑形也比较容易。

　　由于视网膜母细胞瘤的患者大多数行眼球摘除术,眼眶容积不足和结膜囊狭窄较为常见,因而义眼座植入成为增加眼眶容积的主要方法。一般选用聚四氟乙烯类的 Medpor 义眼座,或者珊瑚人工骨义眼座。手术需要切开眼结膜,植入眼窝中,将眼外肌分离后覆盖在义眼座上缝合。

　　人工骨替代材料充填眼眶和眼眶周围的颞部、颧骨颧弓部位,应该选择生物相容性较好、容易塑形、不易移动的材料,临床上可以选择硅胶、聚四氟乙烯(polytetrafluoroethylene,PTFE)类的膨体和 Medpor、成形羟基磷灰石等人工替代物。

　　近来,应用计算机辅助设计的订制人工骨替代材料因其精确性和易用性,在临床上逐渐推广应用(图 10-75)。

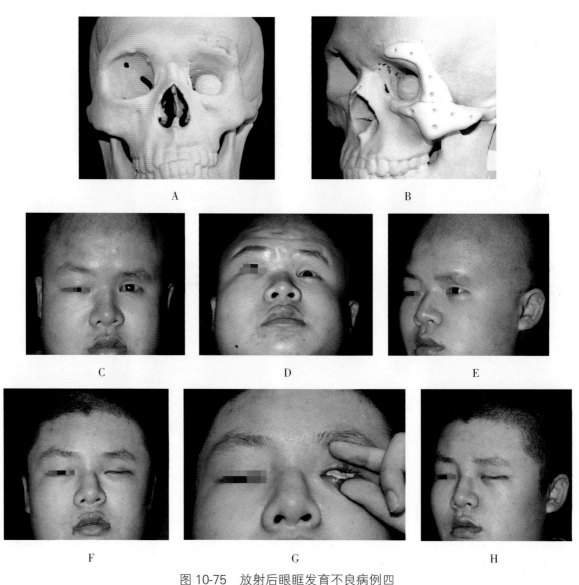

图 10-75　放射后眼眶发育不良病例四
A. 术前模型　B. 术前人工骨替代材料订制　C、D、E. 术前　F、G、H. 术后,其中 G 显示患侧重建的结膜囊

　　由于很多患者早年眼球摘除后没有及时安放或定期更换义眼,导致结膜囊变浅,严重的病例结膜囊缺失,导致无法安放义眼,严重影响美观。通常可以通过结膜囊再造术或者眼上下穹隆加深术,形成钱包状的结膜囊和上下穹隆后,再安放义眼。

1 结膜囊再造术 对单纯结膜囊狭小,或一期手术重建后结膜囊上下穹隆仍较浅者,可以选用自体游离口腔黏膜,或自体游离分层皮片移植,以加深结膜囊的上下穹隆。口腔黏膜和薄厚皮片移植容易成活,但再造后眼窝内需放置足够大的薄壳眼模至少 3 个月,且每天必须佩戴此眼模,否则极易发生黏膜或薄厚皮片的挛缩。

2 穹隆加深术 球结膜作 0.5cm 垂直切口,沿切口向下分离结膜下组织并直至眶缘;松解球结膜。分离上穹隆时不要太靠近上眶缘以免损伤上睑提肌。缩短下睑以增强下睑的水平张力。用 1～10 号丝线在下穹隆做 3 对结膜褥式缝线,缝线经下眶缘骨膜从下睑皮肤穿出。下穹隆缝线下及皮肤面缝线下以橡皮条结扎。结膜囊内放置合适的眼模并加压包扎。若眶底软组织堆积,可以作 2cm 水平切口,沿切口分离,切除多余的软组织和瘢痕。

3 部分结膜囊成形术 水平切开球结膜。沿结膜下向结膜狭窄方向分离,切除瘢痕组织。向上穹隆分离时避免损伤上睑提肌;向下分离应至下眶缘。将预先制作的薄壳眼模置入,观察分离是否充分、穹隆形成是否充分。根据结膜缺损的面积,切取口腔黏膜或中厚皮片作游离移植。将取下的黏膜或皮片平铺于结膜缺损处,用 5-0 丝线间断缝合。结膜囊内置入合适的眼模,使黏膜或皮片充分展开,并形成穹隆,同时眼睑闭合时无明显张力。于睑缘内、中、外各制作一对睑缘,粘连缝合。

4 全结膜囊成形术 沿睑裂水平横向切开结膜囊。切除、松解瘢痕组织,充分分离 Tennon 氏囊,使其形成能容纳眼模的腔隙及穹隆。将预先制作的眼模置入,观察分离范围是否足够,并保证眼睑对合无明显张力。根据缺损的范围,切取适当的唇黏膜、颊黏膜或中厚皮片,经修剪后,上皮面向内包裹眼模,用 5-0 微乔可吸收缝线间断缝合移植片的接合处。将该眼模置入 Tennon 氏囊,作 3 对睑缘融合缝线,加压包扎 2～4 周。

5 颞浅动脉颞肌筋膜岛状皮瓣眼窝再造术 采用全身麻醉。用亚甲蓝标记颞浅动脉及其额支的走行,根据耳前至内眦距离,在颞浅动脉及额支走行的轴线上,按结膜囊缺损的大小设计岛状皮瓣。作眼窝水平切口,分离 Tennon 氏囊至各眶缘,松解切除瘢痕组织。沿设计线切开皮肤,剥离出岛状皮瓣,保留皮瓣下的组织及血供,沿颞浅动静脉及其额支走行向耳前作皮下剥离,使其形成带颞浅动静脉及其额支的蒂部,蒂的宽度应为距动脉两侧 1.0cm 以上。在耳前切口与眼窝间作一皮下隧道,将岛状皮瓣经隧道引入眼窝,保持蒂部不受挤压和扭曲。皮瓣分别与眼窝的边缘缝合,置入合适的眼模,作 3 对睑缘融合。颞部切口分层间断缝合,置引流条。

四、颞部和眶颧部自体软组织充填

大部分患者因为放射后皮肤软组织没有正常发育,可以出现局部明显凹陷,皮下组织变薄,甚至皮肤菲薄的"皮包骨"现象。为此,颞部、眶颧部的软组织充填十分必要,可以很好地改善外形和皮肤软组织质地。严重的皮肤软组织不足可以选用大块自体组织瓣充填;少量的凹陷,可以选用抽吸过滤后的自体脂肪,多次注射植入。

1 颞浅动脉颞肌筋膜瓣眼窝充填术 耳前至颞部发际内作 T 形切口,其横臂位于颞窝上份,约相当于颞肌附着点水平。经切口进行皮下剥离,显露并切取 80mm×50mm 左右的颞浅筋膜瓣,血管蒂位于耳前。在耳前至外侧眶缘作皮下隧道,在颞浅筋膜瓣游离端作 2 对预置缝线,旋转 90°,经皮下隧道穿行至眶内结膜囊下,预置缝线从内眦部结膜囊上下穹隆处穿出,在结膜表面进行缝合,使颞浅筋膜均匀充填在眶内结膜囊下。颞部切口分层缝合。结膜囊内置凡士林纱条填塞。6 个月后再进行全结膜囊成形术。

2 游离自体真皮脂肪充填术 中度颞眶区畸形,或一期手术重建后软组织尚欠丰满者,可选用修去表皮的游离自体真皮脂肪充填术。

3 颞眶区自体脂肪注射充填术　如果是轻度颞眶区畸形,而结膜囊尚正常者,可以选用颞眶区自体脂肪注射充填术,每次可以达到30～40ml;对于中度凹陷者,也可以多次选取和注射自体脂肪,每4～6个月注射一次,一般连续注射3～6次可以达到较好的效果。

五、牵引成骨技术扩大眼眶的分期再造术

放射后继发的眼眶及眶周骨结构发育不良,以及受累区域软组织覆盖部分的萎缩,无论是一期手术同时修复骨和软组织,还是分期修复骨和软组织,都较难得到非常满意的效果。从临床随访来看,无论一次再造还是多次再造,都会有较多的复发;复习文献显示,接受放射区域受植床的生发中心受放射线损害而导致营养不良无疑是一个非常重要的原因。

应用牵引成骨技术以提高成骨概率,防止复发,可能是一种较好的选择,但眼眶的结构复杂而单薄,需要设计特殊的骨牵引器具(图10-76)。从笔者完成的一例应用牵引成骨技术和显微修复技术分期治疗放射后眼眶及眶周畸形的结果看,其治疗效果令人鼓舞。当然,这还有待临床进一步的经验积累和应用研究。

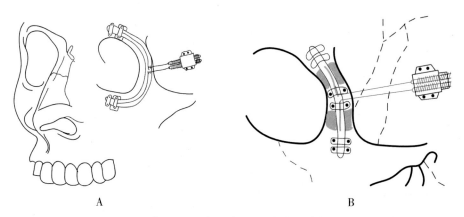

图 10-76　眶周牵引器设计示意图(杨娴娴、穆雄铮发明专利)
A. 牵引器安装位置　B. 牵引器牵引作用原理示意图

第一期手术在全身麻醉、冠状切口下行左眼眶外下侧缘的截骨,形成C形的游离骨性眶缘。由结膜囊切开,使掀起的眶区组织瓣和眼结膜囊交通,安置直型的牵引器(用下颌骨口内牵引器替代)。手术中将牵引器张开,显示眶缘外展和前移,符合术前设计,分层缝合冠状切口,牵引装置的旋转杆从结膜囊中伸出。

手术后1周,开始左眼眶的牵引,牵引方向为向外和向前。每天旋转牵引杆2次(上、下午各1次),牵引幅度和颜面其他部位相同,为每天向前外侧牵引0.8mm。经1个月左右的牵引,左眼眶的外下缘按照设计方向移动至所需位置,并矫枉过正10%左右。保持牵引装置的清洁,并维持最后的位置5个月。对比术前、牵引早期和牵引后期,左侧眼眶有明显的变化(图10-77A～图10-77C)。

第二期手术在半年后进行,此时CT扫描片应显示牵引后的间隙内已经有新骨形成。手术方案为:取出牵引器,额颞颅部截骨扩张(开颅),足背皮瓣串联胫前筋膜瓣游离移植再造眼窝结膜囊和覆盖眶颞部。手术分颅面和显微两组进行。经冠状切口和左眼结膜囊切口顺利取出牵引器,见牵引后的间隙已经有骨痂形成,向前外方移动的框架已经良好地固定于其位置(图10-77D～图10-77G)。从额部开颅,前移眉弓部位的额颅,并使之固定于前移的外侧框架上,取颅骨分层内板固定在颞部以补充颞部的骨量(图10-77H)。显微组切取足背皮瓣串联胫前筋膜瓣,足背皮瓣取下后缝合形成钱包状,置入眼窝后可以代替结膜囊,以便日后安放合适的义眼。胫前筋膜瓣可以覆盖眶颞区的软

组织凹陷,达到比较丰满的外形(图 10-77I～图 10-77M)。提供串联的胫前血管和颞浅动静脉端端吻合,完成手术。术后 2 年随访,患者的外形维持良好(图 10-77N～图 10-77P)。

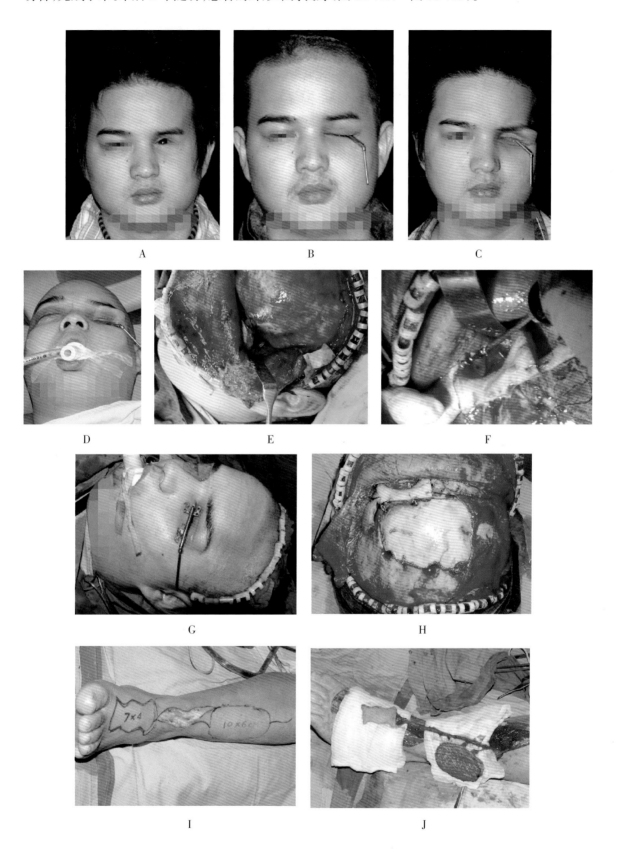

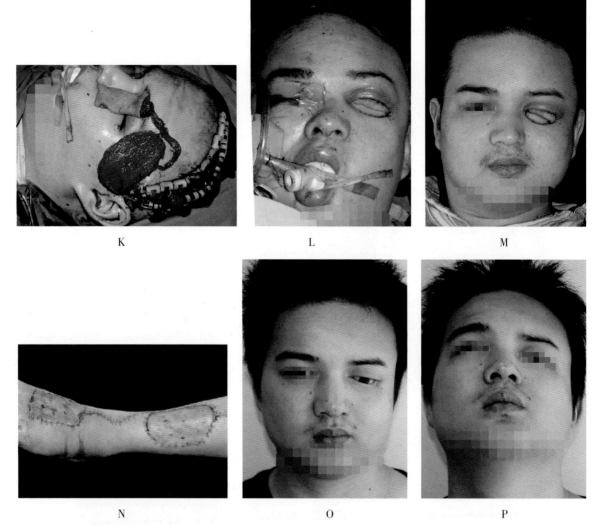

图 10-77 应用牵引成骨技术和显微修复技术分期治疗放射后眼眶及眶周畸形

A、B、C. 术前、牵引早期和牵引后期眼眶有明显的变化 D～G. 二期手术取出牵引器 H. 额颞骨重塑 I～M. 足背皮瓣串联胫前筋膜瓣再造眼窝和充填颞眶部 N、O、P. 术后 2 年随访

六、术式选用标准

对累及骨组织为中度者,可行表面植骨术;重度者可行颅眶截骨前移术。

对累及软组织为中度者,可行邻近组织瓣转移术充填;重度者可行游离组织瓣移植术充填。

对累及结膜囊为中度者,可行邻近皮瓣转移术再造结膜囊;重度者可行游离组织移植术再造结膜囊。

对于累及范围的严重程度为轻度者,可不在一期手术处理,待整体外形改善后再做局部整形。

而根据临床数据统计可以发现,颅眶颞发育不良所累及的骨组织部位最严重的是颞部,所累及的软组织部位最严重的是颧部;结膜囊累及以中等严重程度居多。而大多数患者的主要部位的骨组织与软组织畸形的严重程度基本同步,可以根据患者主要的畸形程度将大多数患者归结为轻度、中度、重度三类,并制订出一套相对标准的针对性一期手术治疗方案。

由于一期手术整复研究本身是建立在模块化设计的三维眶面部数字化定量分析的基础上的,定量评估过程中针对不同的畸形范围和程度,模块可制订不同的手术方式,在手术设计中各模块的结合可产生多种新的手术方式,有利于打破传统手术方法的束缚,更精确地恢复颅面部的对称性,产生更好的手术效果。

因此,实际临床应用中,必须事先列表分析归纳患者的个体化差异变化,灵活地选择手术方式,不能拘泥于此三类基本治疗手段。

七、治疗效果分析

笔者共分析 31 例,均为单侧放射后眼眶畸形的患者。年龄最小 10 岁,最大 30 岁,平均 18.8 岁。受累眼眶左侧 13 例,右侧 18 例。31 例中,中度畸形患者 18 例,术后外形满意,2 周内皆可佩戴义眼片;1 例术后局部血清肿,抽取并适当加压后痊愈;1 例术后 3 个月余因义眼片过硬,磨破再造的结膜囊,使充填材料外露,换药后痊愈,更改义眼片后未复发。余无明显并发症。

中度畸形病例 18 例,其一期整复手术后 13 组评估指标的改变统计如下(单位:mm),随访时间 6～27 个月,平均 11.3 个月(表 10-9、图 10-78)。

表 10-9 中度畸形评估(18 例)

评估变量	术前均值	术后均值
OB	4.99±1.03	1.12±0.83
OH	5.68±1.45	0.56±0.37
PD	4.93±4.00	2.41±2.27
PEC	5.75±1.84	1.15±1.31
PSO	6.60±2.31	2.12±3.19
POR	4.41±3.19	1.10±1.42
PZM	7.37±1.34	0.94±0.63
Z	7.13±3.94	3.15±4.48
TZM'	8.66±4.70	2.72±2.96
SPHN	2.73±2.11	1.55±2.29
PSPH	7.48±3.85	1.29±1.06
TSPH'	3.97±3.53	1.82±2.57
SPHN'	6.18±1.81	2.30±2.07

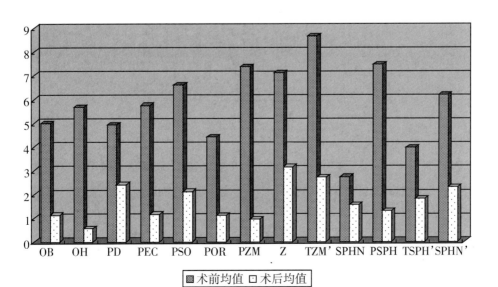

图 10-78 中度畸形评估图

重度畸形病例 13 例,其一期整复手术后 13 组评估指标的改变统计如下(单位:mm),随访时间 6～17 个月,平均 8.7 个月,失随访 1 人,完成随访共 12 人(表 10-10、图 10-79)。

表 10-10　重度畸形评估(13 例)

评估变量	术前均值($n=13$)	术后均值($n=12$)
OB	7.78±2.38	1.18±0.80
OH	4.31±1.11	0.82±0.30
PD	9.24±4.32	1.82±1.28
PEC	10.86±3.01	0.96±0.63
PSO	10.37±2.60	0.91±0.55
POR	12.28±5.21	1.65±1.48
PZM	11.60±3.19	0.87±0.51
Z	13.19±5.23	4.62±4.74
TZM'	7.90±4.17	1.60±1.76
SPHN	6.07±4.29	2.27±1.69
PSPH	4.05±2.52	1.08±0.77
TSPH'	7.72±8.61	2.68±2.58
SPHN'	9.14±4.61	2.66±2.84

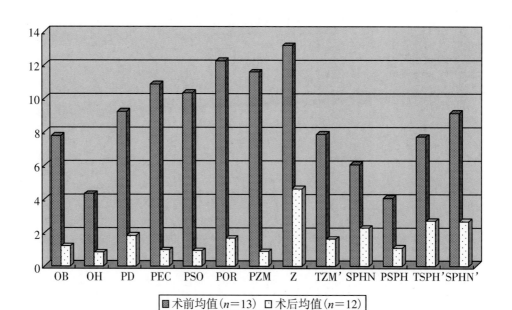

图 10-79　重度畸形评估图

患者经过一期手术治疗后各项评估指标均有明显的改善,本研究所应用的手术方法可以明显地改善放射后眼眶畸形患者的半面不对称畸形情况,有良好的临床应用价值。

(穆雄铮　俞哲元　周轶群)

［1］张如鸿,穆雄铮,韦敏,等.眶周截骨和皮瓣转移修复放疗后眼眶发育不良畸形[J].中华整形外科杂志,2004,20(5):342-344.

［2］穆雄铮,韦敏,王毅敏,等.眶缘眶壁分层截骨术治疗眼眶及眶周畸形[J].中华眼科杂志,2003,39(9):524-527.

［3］穆雄铮,董佳生.一期结膜囊和眶颧重建术[J].中华整形外科杂志,2000,16(2):99-102.

［4］穆雄铮,董佳生.可塑性医用树脂和羟基磷灰石复合材料在眼眶复杂畸形中的应用[J].中华眼科杂志,1995,31(6):447-449.

［5］Mu X, Dong J, Chang T. Correction of the contracted eye socket and orbitozygomatic hypoplasia using postauricular skin flap and temporal fascial flap[J]. J Craniofac Surg, 1999,10(1):11-17.

［6］Mu X, Dong J, Chang T. Surgical reconstruction of the contracted eye socket and orbitozygomatic hypoplasia in a one-stage operation[J]. Plast Reconstr Surg, 1999,103(2):487-493.

［7］Mu X, Zhang R, Wei M, et al. Surgical correction of orbital and periorbital deformities using lamella and complex osteotomies in both orbital rim and wall[J]. J Craniofac Surg, 2005,16(1):144-149.

［8］Reedy B K, Pan F, Kim W S, et al. The direct effect of intraorbital pressure on orbital growth in the anophthalmic piglet[J]. Plast Reconstr Surg, 1999,104(3):713-718.

［9］Krastinova D, Mihaylova M, Kelly M B. Surgical management of the anophthalmic orbit, part 2: post-tumoral[J]. Plast Reconstr Surg, 2001,108(4):827-837.

［10］Jackson I T, Carls F, Bush K, et al. Assessment and treatment of facial deformity resulting from radiation to the orbital area in childhood[J]. Plast Reconstr Surg, 1996,98(7):1169-1179; discussion 1180-1181.

［11］Lee Y H, Kim H C, Lee J S, et al. Surgical reconstruction of the contracted orbit[J]. Plast Reconstr Surg, 1999,103(4):1129-1136; discussion 1137-1138.

［12］Krastinova D, Kelly M B, Mihaylova M. Surgical management of the anophthalmic orbit, part 1: congenital[J]. Plast Reconstr Surg, 2001,108(4):817-826.

［13］Wyszynski D F. Cleft lip and palate: from origin to treatment[M]. Oxford: Oxford University Press, 2002:354-358.

［14］American Cleft Palate-Craniofacial Association. Parameters for evaluation and treatment of patients with cleft lip/palate or other craniofacial anomalies[J]. Cleft Palate-Craniofac J, 1993,30(Suppl):S1-S16.

［15］Steinhauser E W. Historical development of orthognathic surgery[J]. J Cranio-maxillo-fac Surg, 1996,24(4):195-204.

［16］Cohen S R, Burstein F D, Stewart M B, et al. Maxillary-midface distraction in children with cleft lip and palate: a preliminary report[J]. Plast Reconstr Surg, 1997,99(5):1421-1428.

［17］Molina F, Ortiz-Monasterio F, Barrera J, et al. Maxillary distraction: aesthetic and functional benefits in cleft lip-palate and prognathic patients during mixed dentition[J]. Plast Reconstr Surg, 1998,101(4):951-963.

［18］Posnick J C, Tompson B. Cleft-orthognathic surgery: complications and long-term results[J]. Plast Reconstr Surg, 1995,96(2):255-266.

［19］ Wang X X, Wang X, Yi B, et al. Internal midface distraction in correction of severe maxillary hypoplasia secondary to cleft lip and palate[J]. Plast Reconstr Surg, 2005,116 (1):51-60.

［20］ Kozák J, Hubácek M, Müllerová Z. Midface distraction in patients with cleft palate[J]. Acta Chir Plast, 2005,47(3):71-76.

［21］ Figueroa A A, Polley J W, Friede H, et al. Long-term skeletal stability after maxillary advancement with distraction osteogenesis using a rigid external distraction device in cleft maxillary deformities[J]. Plast Reconstr Surg, 2004,114(6):1382-1392; discussion 1393-1394.

［22］ Winitz H. Treating articulation disorders: for clinicians by clinicians[M]. Baltimore: University Park Press.

［23］ Warren D W, Dubois A B. A pressure-flow technique for measuring velopharyngeal orifice area during continuous speech[J]. Cleft Palate J, 1964,16:52-71.

［24］ Hultman C S, Riski J E, Cohen S R, et al. Chiari malformation, cervical spine anomalies, and neurologic deficits in velocardiofacial syndrome[J]. Plast Reconstr Surg, 2000, 106(1):16-24.

［25］ Wyszynski D F. Cleft lip and palate: from origin to treatment[M]. Oxford: Oxford University Press, 2002.

［26］ Hofer S O, Dhar B K, Robinson P H, et al. A 10-year review of perioperative complications in pharyngeal flap surgery[J]. Plast Reconstr Surg, 2002,110(6):1393-1397; discussion 1398-1400.

［27］ Ysunza A, Pamplona C, Ramírez E, et al. Velopharyngeal surgery: a prospective randomized study of pharyngeal flaps and sphincter pharyngoplasties[J]. Plast Reconstr Surg, 2002,110(6):1401-1407.

［28］ Kuehn D P, Moller V K. Speech and language issues in the cleft palate population: the state of the art[J]. Cleft Palate Craniofacial J, 2000,37:348-351.

［29］ Manolidis S. Management of frontal sinus trauma[J]. Seminars in Plast Surg, 2002,16 (3):261.

［30］ Ali F, Halim A S, Najihah S Z, et al. Combination of vascularized outer-table calvarial bone graft based on the superficial temporal vessels and allomatrix for the repair of an orbito-frontal blow-out fracture in a child[J]. J Cranio-maxillo-fac Surg, 2005,33(5): 326-330.

第十一章
耳畸形

一、耳郭的胚胎发育和应用解剖

在胚胎学上,耳郭起源于胚胎第一鳃弓(下颌弓)和第二鳃弓(舌骨弓)。在胚胎第 6 周时,第一鳃沟周围的间充质增生,形成 6 个结节状隆起,称耳丘(auricular hillock),随后这些耳丘围绕着外耳道口移动、合并、融合,演变成耳郭(图 11-1)。

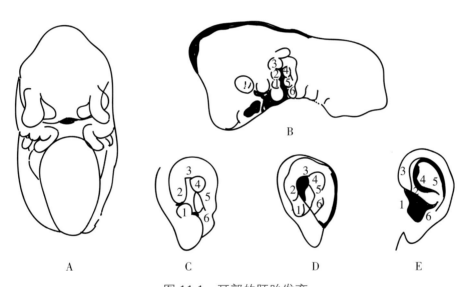

图 11-1　耳郭的胚胎发育
A. 胚胎 6 周形态　B. 耳丘形成　C. 耳丘早期　D. 耳丘发育　E. 出生时形成耳郭

耳郭是以软骨为支架,外覆皮肤、皮下组织、韧带和肌纤维的体表器官,位于头颅两侧,左右对称,约相当于眉弓与鼻底之间水平,其长轴与鼻梁平行,横轴与颅侧壁成 30°夹角。耳郭在其有限的面积上,存在着众多的结构,包括耳轮、对耳轮、耳轮结节、耳舟、对耳轮上脚、对耳轮下脚、三角窝、耳轮脚、耳甲、耳甲艇、耳甲腔、耳屏、对耳屏、屏间切迹、耳垂、外耳道口(图 11-2)。

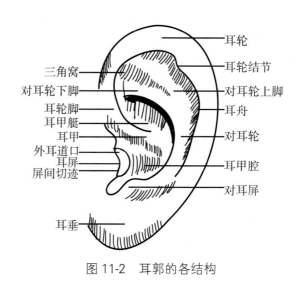

图 11-2　耳郭的各结构

外耳道分软骨部和骨质部。自外耳门至骨膜全长 2.5～3.5cm。外侧段为软骨部，占1/3；内侧段为骨质部，占 2/3。软骨部与骨质部交界处最为狭窄，为耳道软骨三角突，是显露面神经主干的主要标志之一。

耳郭的血供主要来源于颞浅动脉的耳前支和耳后动脉的耳支及颌内动脉的分支。颞浅动脉分出的 3～4 条耳前支主要分布在耳郭前面。耳后动脉向上行，发出的若干水平支主要分布于耳后，并有数条穿支经三角窝、耳甲等处软骨到达耳郭前面；另发出一条耳前支，于耳垂上方经软骨下缘分布于耳轮、耳舟、对耳轮等处。各分支的血管间有吻合，形成一立体的血供网，故耳郭撕脱伤时，只要留有狭窄的皮肤蒂相连，撕脱的耳郭组织也能成活。外耳道的血供主要来源于颌内动脉分支，它同样也与其他血管的分支有吻合。

耳郭的淋巴管较丰富，多呈网状。前面的淋巴管汇入耳前淋巴结和腮腺淋巴结，后面的淋巴则大多注入耳后淋巴结。下部及外耳道下壁的淋巴注入颈浅淋巴结，有时也注入颈深上淋巴结。

耳郭的主要感觉神经为耳大神经。此神经在胸锁乳突肌中部后缘穿入皮下浅层，沿颈侧部上行，到耳后区分布于耳郭内外侧面。三叉神经下颌支分布于耳郭的上部皮肤。下颌的耳颞支行经颞下颌关节后内侧，继而穿过腮腺，向上经颧弓根部与颞浅血管伴行，并分出耳支分布于该区。

枕小神经在胸锁乳突肌中部后缘，耳大神经的上方穿入皮下浅层，分布于耳郭上部皮肤和耳后上1/3 的皮肤。此外，面神经耳支和迷走神经耳支亦分布于耳甲和三角窝等处，参与耳部皮肤感觉。

外耳可以因先天或后天的各种原因造成畸形或缺损。先天性外耳畸形与某一部位在某一阶段的异常发育有关。胚胎第 3 周后，第一鳃弓后缘和第二鳃弓前缘各自有 3 个结节状隆起。各隆起间组织增生形成前后两条皱襞，其上端相互融合，这 6 个结节按顺时针方向分别发育成耳屏、耳轮脚、耳轮上部和耳轮下部、对耳屏、耳屏及耳垂，从胚胎第 6 周至第 12 周耳郭基本形成。然而，在这期间内遇第一二鳃弓发育异常，具体涉及上述 6 个结节，就会引起相应部位的发育畸形，出现各种外耳畸形，如耳赘、隐耳、招风耳、小耳或无耳畸形等。其中第一、二、三耳结节形成耳郭的 15% 左右，其余均由第四、五、六结节形成。在外耳发育过程中，外耳的位置由胚胎第 4～6 周的相当于未来下颌骨部位的下方，渐向外上方迁移，耳郭的长轴也渐逆时针旋转 90°而上移，至妊娠 9 个月时，胎儿的外耳位置已基本与成人相同。外耳道是从胚胎第 2 周末开始发育，第一鳃弓背侧份下陷成管状，形成外耳道的软骨部，即外耳道的外 1/3 部（外段）。其底有上皮细胞增生成的上皮细胞索，于胎儿第 7 个月时，其中央细胞退化成管，形成外耳道的内 2/3 段，即骨部（内段）。其周围的间质分化成为骨质，即颞骨。中耳的鼓骨是鳃弓发育生成。胎儿 3 个月后，其向背侧延伸，基部较细成为咽鼓管,远端部膨大形成鼓室。随鼓室周围间质吸收,鼓室扩大,同样听骨周围间质被吸收,使之移入鼓室内,而鼓室上皮反包在听骨的表面,因而听骨不属于鼓室。也有认为鼓室和听小骨的发育也与第一二鳃弓有关。因而,当第一二鳃弓发育异常致外耳畸形时,中耳也常有不同程度的发育障碍而影响听力。

另外,由于面神经骨管也是由第一二鳃弓发育形成,故耳畸形时,也可能伴有面神经骨管的先天性缺损或狭窄,出现先天性的半侧面瘫或不完全性面瘫。内耳系统主要是由外胚层发育而来。不同于耳的传导部分(即外耳和中耳部分),内耳在小耳畸形时很少受累。这类患者至少还留有部分听力。先天性耳畸形的患者耳区皮肤、皮下组织、筋膜层较完整,而后天性耳畸形的患者常因烧伤、外伤或感染致使耳区皮肤软组织的解剖层次缺少,局部有瘢痕而缺乏耳再造的必要软组织条件,给耳再造带来更多的困难。此外,后天性耳畸形的患者中耳、内耳系统多为正常,故听力常属正常,除非伴有外耳道闭锁时,气导听力会下降。

先天性外耳畸形,不宜过早进行修复手术,手术时间的选择应视患者的畸形情况、心理影响及对患者发育有无影响而定。一般畸形程度较轻,手术对耳发育无明显影响,可在学龄前手术治疗。畸形程度大,对患者发育有影响者,可选择在 12 岁以后进行。对需接受耳再造术的患者,还应考虑到肋软骨的发育情况,手术时间宜在 8~15 岁。年龄过小,肋软骨骨量不足;年龄过大,肋软骨钙化。这些都会对耳支架的成形带来许多的困难。后天性外耳畸形的患者多属成年者,手术整复应选择在伤后或感染愈合 3~6 个月后进行。

二、耳的常见畸形

(一)小耳畸形

1 流行病学 小耳畸形可作为先天畸形单独发生,也可以是某一综合征的一种表现,如第一二鳃弓综合征等。其发病率在不同地区不同种族中亦有不同,目前一般认为在 1/8000~1/7000,在西班牙裔和亚洲人中多见。男性多于女性,男女比例约为 2:1,且以右侧畸形多见。

2 诊断 小耳畸形的诊断通过体格检查即能确诊,但是对于综合征型的小耳畸形有必要进行一些辅助检查,如颅面的 CT 三维重建等。小耳畸形的严重程度可以按照耳郭的发育情况分为 3 度:①Ⅰ度,耳郭各部分尚能辨认,但是轮廓小,有小耳甲腔及耳道口,但是耳道内面往往为盲端;②Ⅱ度,耳郭结构基本消失,残耳呈腊肠状或花生状等,伴外耳道闭锁;③Ⅲ度,残耳仅为小皮赘或呈小丘状,或者仅有异位的耳垂。

3 治疗 1959 年,美国整形外科医师 R. C. Tanzer 首先利用自体肋软骨进行耳再造术,并获得良好的外形,现已成为耳再造的经典术式。在此基础上,亦出现了不同的改良术式,目前具有代表性的是 Brent 四期法和 Nagata 两期法。而国内应用皮肤扩张法的耳郭再造术(三期)同样可以获得良好的外形,该方法尤为适用于耳后皮肤紧、无毛区皮肤少的患儿,但是对于初学者而言,该方法可能出现的并发症多,不易掌握。

(1)Brent 方法:Brent 和 Tanzer 一样,都主张在 6 周岁后即可进行耳再造术,手术时间间隔 3 个月以上。

1)Ⅰ期手术:解剖耳区皮下,形成囊袋,切除残耳软骨。在对侧胸廓切除肋软骨,并雕刻拼接成耳软骨支架,放置于囊袋内(图 11-3)。

2)Ⅱ期手术:耳垂移位(图 11-4)。

3)Ⅲ期手术:从颅侧壁掀起再造耳支架,在耳后植皮(图 11-5)。

4)Ⅳ期手术:加深耳甲腔,耳屏重建(图 11-6)。

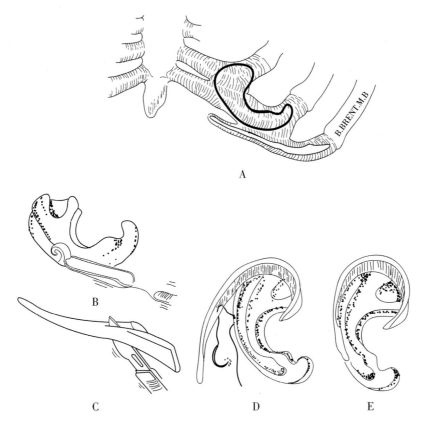

图 11-3　Ⅰ期（Brent 方法）

A. 肋部联合部设计取肋软骨的形状　B. 取下块状肋软骨塑形雕刻　C. 取下浮
肋劈开　D. 作为卷边的浮肋与基底缝合　E. 雕刻完成的肋软骨耳模型

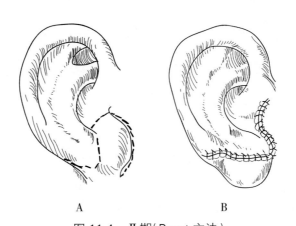

图 11-4　Ⅱ期（Brent 方法）

A. 残余耳垂切开　B. 残余耳垂转位后在新位置缝合，获得饱满外形

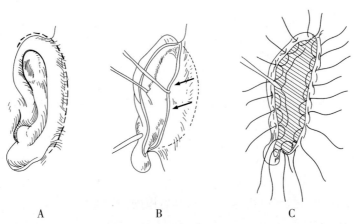

图 11-5　Ⅲ期（Brent 方法）

A. 沿植入耳软骨基底切开　B. 掀起皮瓣和耳软骨　C. 在形成的颅耳沟内创面植皮缝合打包

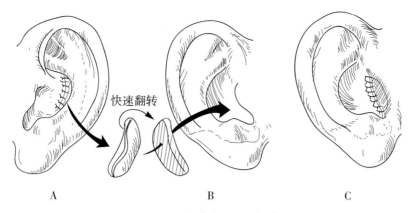

图 11-6 Ⅳ期（Brent 方法）
A. 取下耳屏部皮肤软骨复合块　B. 翻转后原位植入　C. 原位缝合复合移植块

（2）Nagata 方法：他的方法将手术分期减少至两期，而且雕刻的耳支架更为复杂，他主张在 10 周岁后及胸围大于 60cm 时进行耳再造，手术间隔时间半年以上。

1）Ⅰ期：解剖耳区皮下，同样形成囊袋，切除残耳软骨。耳垂移位，切取、雕刻、埋植耳软骨支架，同时重建耳屏，加深耳甲腔（图 11-7）。

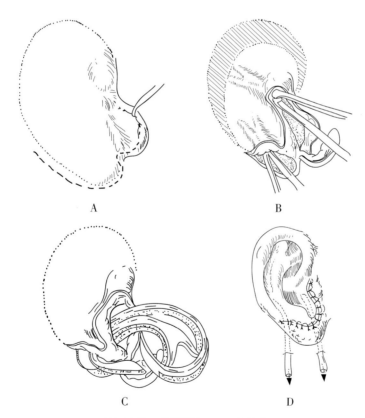

图 11-7 Ⅰ期（Nagata 方法）
A. 切口　B. 耳垂移位并形成囊袋　C. 保留耳垂蒂部，并置入雕刻完成的耳模型　D. 缝合并放置引流

2）Ⅱ期：掀起再造的耳郭，在耳甲腔后方放置楔形软骨重建颅耳沟，用颞筋膜瓣覆盖耳后创面，其表面再进行植皮术（图 11-8）。

Nagata 的方法虽然手术效果可能更好，但是其带来的并发症也相对较多。而且一期便切取颞筋膜瓣，创伤较大，给再次修复再造耳或重建耳再造带来一些困难。

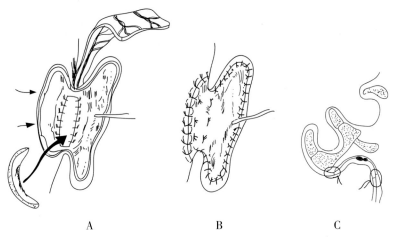

图 11-8　Ⅱ期(Nagata方法)
A. 掀起颅耳沟,埋入垫高的软骨块　B. 植皮后包扎　C. 形成颅耳沟示意图

笔者在临床工作中结合了 Brent 及 Nagata 的方法,分三期,即第一期游离耳区皮下,形成囊袋,切除残耳软骨。切取、雕刻、埋植耳软骨支架。第二期掀起颅侧壁耳郭,同时游离耳后筋膜瓣向前覆盖耳后软骨面,再行植皮。第三期加深耳甲腔、重建耳屏。如此缩短了 Brent 的手术周期,避免了 Nagata Ⅱ期手术的众多风险,同时也避免了切取颞筋膜瓣。

也有医师利用颞浅筋膜预制皮瓣耳再造。Avelar(1979)报告用岛状颞筋膜瓣包裹软骨耳郭支架,并在筋膜上植皮的一期再造术。陈宗基等(1982,1984,1988)根据耳区血供特点,设计了两种一期耳郭再造的方法。

(3) 陈氏法

1) 陈氏法 1:根据健侧耳郭的形状、大小、倾斜度和位置,在患侧耳乳突区相对应处画出耳郭轮廓线。用 Z 成形术将竖直错位的耳垂向下转移至正常位,将无法利用的残存畸形软骨切除。在耳郭设计线的后外约 2cm 处,作与耳郭轮廓线平行的切口,形成一个蒂在前方的乳突皮瓣,皮瓣的远端若包括头发,则可将该部的皮肤切除而保留其皮下组织,皮瓣的下端与耳垂创缘上缘相衔接。取肋软骨雕制耳郭支架。耳甲腔挖空并略加扩大,在对耳轮后面,约耳甲后壁处,加一橘子瓣形状的软骨块。其橘子瓣外侧缘最厚处的厚度,应使耳支架平放桌面时呈 30°～45°前倾(与健侧颅耳角的角度相同)。沿耳轮加一细条软骨条,使耳轮突出。耳支架的拼接均以细钢丝固定,缝扎成一个稳定的整体。耳支架置于皮瓣下颅侧壁的适当部位。将皮瓣覆盖支架并塑形,皮瓣远端边缘宜超过耳支架耳轮缘,略加包裹。然后再掀起耳支架后方的乳突区筋膜,以完全覆盖耳支架。最后对新耳郭耳后及乳突区无皮肤的创面作游离植皮。

2) 陈氏法 2:亦称为隧道法Ⅰ期耳郭再造。其耳郭支架为三瓣形,外瓣长 7～8cm,作耳轮。内两瓣较小,作为对耳轮的内外脚。术时,耳垂 Z 成形术同前。在乳突区标出再造耳郭的轮廓及耳轮、对耳轮位置,于耳垂创缘上缘相对应的乳突区切开皮肤。经此切口,用弯剪沿设计的耳轮、对耳轮的位置,作皮下隧道。隧道的大小应可容纳相应的软骨条插入。再将三瓣形支架引入相应的隧道内,即可显现良好的耳郭形状。将支架的下端插入耳垂内。沿已形成的耳轮外 0.5cm 处,作与耳轮缘平行的切口,深达颞浅筋膜深面,并沿颞浅筋膜深面掀起新耳郭,至适当的颅耳角度(较健侧略大些)。乳突区创面、新耳郭的后上面及耳门创面均进行植皮。

对于伴有外耳道骨性闭锁者,可利用耳垂转位后的切口,扩大、加深,直至颞骨。按鼓窦、鼓室入路法行外耳道成形,听力重建。接着就可再造耳郭,从而可一期完成全耳郭再造与听力重建。

庄洪兴等应用耳后乳突区皮肤软组织扩张后进行局部筋膜瓣一期耳再造手术,效果良好。

综上所述,耳再造的方法有很多,各种方法均有利弊,笔者认为分期耳再造的造型效果比一次耳再造更可靠,而后者又比前者治疗时间短而易被接受。在临床实践中,利用皮肤扩张器扩张耳区皮肤耳再造的方法还有待于进一步探讨。因此,手术方法的选择应根据患者的条件,原则上应以用最简便的方法达到最佳治疗效果为目的。

4 耳再造术后常见并发症及处理方法

(1)皮肤囊腔内血肿:由于潜行分离皮下层时,损伤知名血管或其分支未及时发现并予以处理,或腔内血性渗出未能得到引流者而致。如出血不及时排除,易引起感染,导致软骨支架排除。术中应积极止血,术后放置橡皮条或负压引流,在耳郭上打油纱钉时注意不留无效腔。如发生血肿,应及时处理,以免造成感染,支架排除。

(2)耳郭皮肤局部坏死,软骨支架外露:由于皮肤张力过大,导致皮瓣血供障碍部分皮肤坏死,软骨外露。如软骨外露面积小可以换药,待其自愈。如软骨外露面积较大,估计肉芽生长难以覆盖,可部分挖除外露软骨。如皮肤坏死范围很大,可用带蒂筋膜瓣覆盖加中厚植皮修复,或者用带蒂皮瓣转移覆盖。邻近皮瓣转移困难时,亦可做上臂内侧皮管,即刻转移覆盖创面。总之,遇到软骨外露应尽早处理,以免感染扩散至全部软骨支架。

(3)气胸:耳支架成形需要取大量的肋软骨,在切取肋软骨操作中,偶有气胸发生。多因肋软骨表面骨膜分离不彻底,软骨取下时,将骨膜连同胸膜壁层撕破。气胸发生时,患者出现呼吸困难;创面上灌注生理盐水,可有大量气泡随呼吸不断冒出。处理方法是找到胸膜破损处,放入 8 号导尿管,用针筒吸出胸膜腔内气体,至抽不出为止。当患者呼吸情况明显改善,在破损口处作荷包缝合,将导尿管拔出立即打结。如患者呼吸情况仍不能改善,应确定是否有交通性气胸,此时需做胸腔闭式引流。如患者术后才发现有呼吸困难,诊断为气胸时,可根据气胸的类型和气胸的程度进行处理。如患者肺压缩 30%以内,确诊为非张力性气胸时,可以不作处理。如肺压缩 30%以上,或诊断为交通性气胸时,需做胸腔闭式引流。

(二)隐耳

隐耳,又称先天性耳郭粘连,是耳郭先天性畸形之一。据报道,隐耳在亚洲的发病率明显高于欧美,男性多于女性,且多发生于右侧。其特点主要为耳郭的上半部皮肤缺损,隐匿于头皮下,颅耳沟消失,用手牵拉耳郭后能够显示其全貌,但松手即可恢复原状,有时伴有上半部耳软骨卷曲。

该畸形除了导致外观异常外,同时可引起佩戴眼镜不便、淋浴时水流入外耳道等情况,另外可引起耳软骨发育不良。1 岁以内患儿的家长可每天牵拉患儿耳郭以松弛皮肤,1 岁以上的患儿可进行手术矫正。手术的原则是充分松解耳郭与颅侧壁的粘连、以局部皮瓣转移和植皮修复创面、重建颅耳沟。

对于皮肤较松弛者,可采用 V-Y 推进法(图 11-9)。对于皮肤较紧,估计皮肤缺损较多者,可采用前或后皮瓣推进加植皮法(图 11-10)。

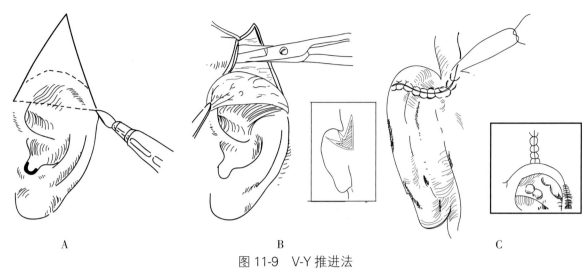

图 11-9　V-Y 推进法

A. 设计倒 V 切口线　B. 游离皮瓣,注意充分松解耳郭与颅侧壁的粘连　C. V-Y 推进法缝合切口

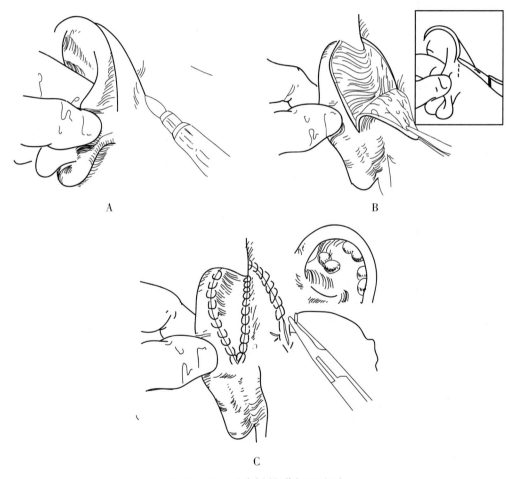

图 11-10　后皮瓣推进加植皮法

A. 设计切口,后皮瓣蒂在下方　B. 游离皮瓣,充分松解耳郭与颅侧壁的粘连　C. 推进后皮瓣,耳后创面全厚皮片植皮,注意游离耳郭时避免软骨外露,以免植皮后皮瓣坏死,耳郭前方可放置油纱布加强耳郭结构的表现

（三）招风耳

招风耳是一种较常见的耳郭畸形,双侧多见,又称外耳横突畸形。其畸形特点是耳郭略大,耳甲与耳舟间的角度大于 90°,通常在 150° 以上,由此导致对耳轮形成不明显,最严重者耳甲与耳舟的角度为 180°,对耳轮及其上、下脚完全消失,同时伴有整个耳郭无回旋卷曲,类似贝壳状,称为贝壳耳。

为了避免因外观影响患儿的心理发育,招风耳在 5 周岁以后一般即可进行手术修复,而对于轻症者亦可待患儿年龄更大些,能接受局部麻醉时再进行手术修复。其实在临床上,中国较多的家庭对于招风耳的接受程度较大,很多都选择不手术治疗,笔者认为,若该外观畸形不影响患儿的心理发育则可继续随访;若影响了患儿的心理发育,则建议手术修复。另外,单侧出现招风耳者,笔者建议手术修复。

手术修复的原则是形成对耳轮及其上脚,缩小耳甲腔。目前较多应用的是 Converse 法或其改良方法(图 11-11)。

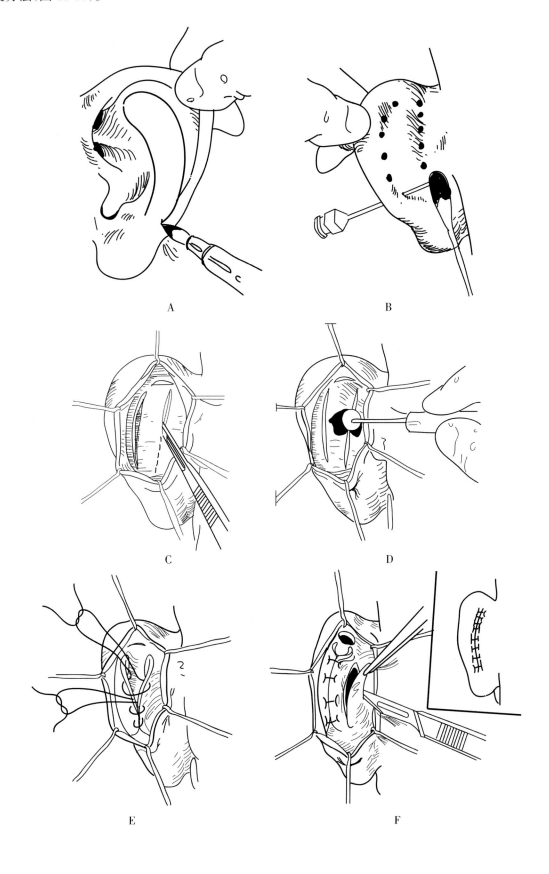

A

B

C

D

E

F

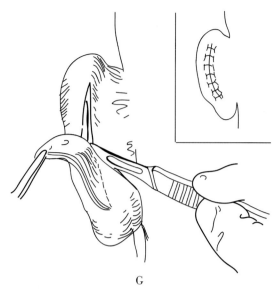

G

图 11-11　Converse 法

A. 按压耳轮后对耳轮形成,以此画线　B. 沿设计线,以亚甲蓝针头穿透耳郭全层,以使软骨上定位　C. 切开皮肤,暴露耳软骨,沿标记点切开软骨,保持前方软骨膜完整　D. 中间的软骨打磨,或者将软骨纵向划开,目的是使软骨缝合时顺应性更好,以免复发　E. 翻卷缝合软骨,形成管状　F. 根据耳甲腔的大小,适量切除一块梭形的软骨,以缩小耳甲腔　G. 去除多余的皮肤,缝合切口

(四) 耳赘

耳赘又称副耳,是一种常见病,由第一鳃沟或第一二鳃弓过度发育所致,常有遗传性或家族性。它在耳前区沿耳屏到口角线上出现大小形状各异的赘生组织,其中常包含若干软骨组织,有的与耳软骨相连,有的伸入面颊及皮下组织层中,或深及腮腺筋膜上方,有的可伴有面裂;可以发生在单侧或双侧,可发生一个或数个。

治疗方法为手术切除赘生物及其皮下软骨组织,潜行分离皮下组织并拉拢缝合。手术时间最好选择在学龄前,以免造成患儿的心理障碍。

(五) 耳前瘘管

耳前瘘管是一种常见疾病,指耳前区出现的先天性瘘管。为第一鳃沟封闭不全,第二三鳃弓结节状隆起未完全融合所致,常有家族史。可为单侧或双侧同时存在。瘘管深浅长短、粗细不一,可仅几毫米深,也可为深而曲行的窦道,蜿蜒行走数厘米,至腮腺筋膜或与鼓室、咽部相通,也可通向耳后颈上部近乳突尖处或形成囊肿。管壁覆以鳞状上皮,具有皮肤附属器。常有少许乳酪样分泌物从瘘口溢出。引流不畅时可继发感染,瘘口时破时愈。

治疗须待急性期炎症过后,将瘘管或窦道全部清除方能得到根治,否则易复发。手术宜在全身麻醉下进行,以利于细致地探查窦道及作彻底切除。术前先清洗瘘口,然后将亚甲蓝液从瘘口加压注入窦道,或同时插入软性塑料导管,以便手术彻底切除窦道。缝合前须用 0.25% 氯霉素溶液冲洗伤口,手术前后全身应用抗生素。

(六) 耳屏肥大

耳屏肥大是由耳郭发育形成期间,第一鳃弓的第一结节状隆起过度生长所致,常易被误认为副耳,亦有耳屏肥大同时伴有副耳畸形,或两者融为一体。此症多为单侧,亦可为双侧,以单纯性耳屏肥大多见。

治疗方法为手术切除多余的皮肤及耳软骨,重新进行耳屏成形。手术时间应选择在学龄前。手术切口应选择在耳甲前壁,切至皮下潜行分离出耳屏软骨,参照正常侧耳屏投影形态,切除多余软骨,将皮瓣复位,切除多余皮肤缝合并打油纱钉固定。术后 10 天左右拆除固定并拆线。

（七）耳垂畸形

先天性耳垂畸形包括耳垂过大、耳垂裂、耳垂粘连及全部缺失等,均无功能障碍,但是这些畸形对患儿心理却有很大的影响。耳垂畸形主要是由第二鳃弓前缘第六结节状隆起胚胎发育异常所致。

耳垂过大时,可作适当切除后缝合。过长者可以切除一部分而予以缝合。裂开者可在裂隙设计切口,利用 Z 成形术的原理,改变切口线,切忌直线切除裂隙皮肤直接缝合。耳垂粘连时,可切开粘连部分,将上下创口分别进行缝合。

耳垂缺损除少数系由先天性原因外,还可由于创伤或感染等原因引起。治疗方法是耳垂再造。主要有两种方法:①利用耳后乳突区域的皮肤进行耳再造,以耳垂部位为蒂设计皮瓣,在深筋膜浅层将其掀起,作皮瓣延迟,2 周后再将皮瓣掀起折叠形成耳垂,供区创面可作植皮修复。②先在同侧上臂内侧做皮管,3 周后断蒂转移到耳垂部位,第二次手术后 3 周,再将上臂侧皮管蒂切断形成耳垂。3 个月后修整再造的耳垂。前一种方法再造的耳垂皮肤色泽较好,但有时患儿不能接受耳后的手术瘢痕或植皮的色泽差异。而后一种方法手术瘢痕隐蔽,但耳垂皮肤色泽有差异,而且手术治疗周期较长。

（八）耳郭卷曲畸形

耳郭卷曲畸形是在耳郭上方发生不同程度的耳轮软骨弯曲的一种先天性畸形。根据耳胚胎期异常发育的发生部位出现不同程度的畸形,常有遗传性和家族性,可分成三个类型。

1 轻度畸形　耳轮卷曲只是耳轮的自身折叠,其他部位发育正常。

手术治疗可在卷曲耳轮背面作弧形切口,将皮瓣分离至耳前,暴露卷曲耳轮软骨,沿耳轮方向平行切开软骨数刀,使之失去卷曲,但软骨与耳郭仍保持整体,将皮肤向卷曲侧推进,打油纱钉固定。术后 10～14 天拆除固定并拆线。

2 中度畸形　耳轮有不同程度的卷曲,耳轮的长度短于正常,耳舟发育较大,耳轮脚较短。因此,又可称为杯状耳畸形。

手术方法根据畸形的部位和畸形程度而定,可有两种方法:①如耳轮稍短,耳舟较正常,耳轮脚短,颅耳角大,采用第一种方法,即利用 V-Y 推进的方法上移耳轮脚,这时耳的形态像招风耳,再在耳后作切口按招风耳的治法,恢复对耳轮及颅耳角。②如耳轮短,耳舟真性宽大,耳轮脚短,颅耳角大,可采用第二种方法,即利用耳舟软骨瓣转移来加长耳轮,必要时带皮瓣同时转移,增加耳前软组织长度,耳后皮肤作双 V-Y 推进,以增加耳郭轴线的软组织量。

3 重度畸形　耳轮脚短,耳轮短,颅耳角大,耳甲软骨过高,耳郭软骨量少,而且有下垂,又称为垂耳。

手术可参照上述方法,抬高耳轮脚,矫正颅耳角,或放射状切开耳软骨,使耳郭充分展开,再取肋软骨,或从健侧取耳甲软骨,在耳轮处镶边塑形固定,皮肤缺损处可通过皮瓣和筋膜瓣转移加植皮的方式修复。亦可参照全耳再造的方法分期手术,即第一期埋入耳软骨支架半年后,第二期将其掀起而后植皮修复。

（九）先天性外耳道口闭锁和狭窄

先天性外耳道口闭锁和狭窄常与外耳畸形同时存在,是在胚胎第二周末及以后,第一鳃沟和第一二鳃弓后部不发育或发育停滞所致。有的合并中耳发育不全及听力障碍,听力下降超过 40%,甚至伴有半侧颜面部的发育不良及面瘫。

手术治疗内容是开大外耳道口或狭窄的外耳道。术前需请耳鼻喉面颈外科医师查明患者的听力、面神经的情况。手术适应证是中耳和内耳发育基本正常，耳气导、骨导接近正常，否则即使手术也不能提高听力。手术选择在耳再造术的半年后进行。手术时可沿狭窄口切开，逐步进入耳道，切除瘢痕组织，直到正常管腔部位，必要时需先找到面神经予以保护，防止手术损伤。采取中厚皮片一块，包裹在印模胶上，塞入创口，加压包扎。术后9～10天去除印模胶，皮片即可成活。术后必须长期放置支撑管以扩张新成形的耳道及耳道口，否则皮片极易收缩，造成狭窄或闭锁复发。值得注意的是听力水平取决于中耳和内耳发育的水平。中耳和内耳发育不良者，即使开大或再造外耳道也不会改善听力。

（十）耳郭外伤

耳郭可因暴力造成切割伤、咬伤、挤压伤或撕脱伤等各种创伤。一般外伤性缺损往往是耳郭受伤部位的缺损，可为局部或全部缺损，残余部位外形变化不大。而细菌感染可导致耳软骨液化吸收，与耳郭皮肤瘢痕粘连，不规则地收缩，使耳郭皮肤呈现高低不平的不规则形态，即为菜花样畸形。也有面部烧伤或头面部皮肤撕脱伤波及外耳，造成耳郭烧伤或撕脱伤。如早期处理不当，合并细菌感染、炎症，造成的后果常为残余部分的菜花样变形。因此，耳郭受伤或炎症时的早期处理非常重要。

耳郭的血供比较丰富，在耳前区有颞动脉的耳前支分布，耳后区则有耳后动脉的许多分支横行分布，还有若干分支穿过耳郭软骨分布到耳前组织。因此在耳郭部分撕脱伤、切割伤或其他外伤时，只要还有一部分皮肤组织连接，且在乳突下端的耳后动脉总干未被切断，则经清创后，将撕脱部分缝回原位，耳郭仍有成活的可能。笔者曾有1例病例，双耳受挤压伤，左侧外耳大部撕脱，仅留有1cm皮肤相连，缝回原位后得到完全成活。

如耳郭外伤完全脱落，在目前条件下进行再植，成功的可能性不大，但与撕脱头皮相连时，吻合血管的头皮再植成功则耳郭也能成活。否则可用下述几种处理方法：①将耳软骨埋入耳部区域的皮肤组织下，待3～6个月以后再掀起耳后植皮。②将耳软骨埋入前臂远端桡动脉附近的皮肤下，做好塑形保持外形，有利于半年后做吻合血管的前臂皮瓣及耳郭软骨组合移植加植皮耳再造。

对于耳部外伤缺损早期修复有困难者，应力求先修复创面，可做中厚植皮覆盖创面。全身应用抗生素，防止感染，待伤口愈合3～6个月后，再择期行耳郭缺损的修复术。

（十一）耳郭烧伤后畸形

耳郭严重烧伤后常遗留各种畸形和缺损，最常见的是外耳皮肤瘢痕增生、耳轮缺损、耳郭粘连及部分或全部外耳缺损等，在临床上常造成治疗上的困难。

外耳皮肤上的增殖性瘢痕，如非瘢痕疙瘩，可以考虑将增生的瘢痕切除或削除，直达软骨组织表面，注意保留一薄层软组织。然后，进行中厚皮片移植，可望得到良好效果。

耳轮边缘组织缺损，缺损范围在1～2cm以内，一般可予直接清创缝合处理。如缺损范围较大，需要修复，可在颈部或上臂内侧制备细长皮管，分期移植于耳轮边缘。

耳郭粘连时，除影响外形外，还带来一定的功能障碍，如不便佩戴口罩或眼镜等。治疗时可沿粘连的软骨边缘切开，翻开软骨组织，加深耳甲后的皱襞，然后在两侧创面上进行中厚皮片移植。此种松解粘连的手术，有时也是为了进行全耳再造手术的一种准备步骤。在外耳全缺而又无意进行全耳再造时，为了创造佩戴眼镜的条件，也可以进行加深耳甲沟的手术。术中将耳甲软骨上端及残留的对耳轮下脚粘连部分剖开，尽可能分离颅侧壁组织，形成深沟。在两侧创面上进行中厚皮片移植。术后较长期应用模型压迫此间隙以防止皮片收缩。

外耳因严重灼伤造成的全部或大部缺损，通常波及耳后区，该区亦发生瘢痕增厚，故无法利用它修复外耳。在进行全耳再造时,往往需要应用其他部位的皮瓣组织。通常上臂内侧皮肤较薄,相对来说比较理想。

外耳烧伤后可在耳垂部分及乳突区造成创面。由于耳垂后方与乳突间的深陷处常有部分皮肤组织幸免烧伤而残留,在创面愈合瘢痕形成后,此种上皮组织即可形成窦道或囊腔,在皮脂腺分泌受到阻塞时,由于感染引起耳垂后区急性炎症,此种窦道应在炎症消退后予以彻底切除。这种窦道炎症具有反复发作的顽固特征。手术前可通过窦道口注入亚甲蓝液,以便于手术中循此作彻底清除,但稍不注意,仍可能有若干上皮组织残留,造成复发机会。而在急性炎症期,窦道有向乳突方向更深入的可能,这样就造成再次手术的困难。

(十二)菜花耳畸形

菜花耳畸形是耳郭软骨受外伤或感染后,导致血肿或软骨炎所造成的外耳畸形。软骨可出现萎缩或增厚而变形,并使所有解剖形态完全消失。软骨尚可产生骨化或瘢痕化,扪之坚硬,常有触痛及压痛,影响患者向患侧睡眠。外耳皮肤形成多数突起,呈典型的菜花状。

治疗须在炎症消散、病情完全稳定后进行。手术时可先在耳前面沿耳轮边缘 0.5cm 处作切口,将皮肤与变形软骨小心分离,形成皮瓣向后翻转,露出软骨组织。然后将此增厚或已骨化的软骨组织切除一部分,进行雕刻、塑形及削薄,以显出其应有的解剖形态。手术中常发现增生的软骨或骨化的组织覆盖于正常软骨的上方,两者很容易分离。最后将皮瓣覆盖在软骨面上,切取其过多的部分。缝合创口。用棉花球填塞所有凹陷表面,使皮肤与软骨重新愈合。外加压力包扎。由于皮肤组织早已形成菜花样病变,故常无法一次完全摊平,软骨塑形也难一次完成,因此常需几次手术才能使外耳得到较好的改善。

对于感染后耳郭软骨吸收严重,上述方法难以收到满意的效果的情况,亦可采取上臂内侧皮管转移,增加耳郭的宽度,使之有近似正常耳郭大小的形态。不可否认,菜花耳的修复仍然是一大难题,术后效果常不尽如人意。

(十三)外耳部分缺损

外耳部分缺损多由创伤等原因造成,由先天性原因造成者较少见,在修复时应依据缺失何种组织和缺损的程度来决定手术方法。在考虑修复组织来源时,应首先充分利用外耳残留组织作为修复外耳的基本材料。其次才考虑到软骨及皮肤组织的来源。较少量的软骨缺失,可采用取自对侧的正常耳郭或同侧的耳甲,常不致影响其正常形态。如需要较大软骨组织,以自体的肋软骨为最佳。其他如异体软骨、硅胶、聚四氟乙烯、尼龙或涤纶等均已在国内外被试用,并取得不同程度的成功。皮肤组织的来源可先考虑利用耳后乳突区的皮瓣,供应皮瓣的创面则以游离植皮覆盖。如耳后皮肤已成瘢痕或不敷应用时,则可选择来自颈部或上臂内侧的皮管。皮肤及皮下组织过厚的部位如胸腹部皮瓣是不适宜作为外耳修复材料的。

如缺损较小,可将缺口剖开边缘,设计附加切口,切除部分组织,拉拢缝合以缩小耳郭来恢复外形。手术后外耳轮廓虽小,但能保持较好形态。

如缺损较大不适用上法时,则宜采用耳郭后侧面皮瓣滑行转移。先在相对缺损的耳后皮肤上设计一块皮瓣,蒂部在缺损耳郭前面的边缘上。分离皮瓣后,将它折叠后再将上下创缘与缺损部剖开的创缘缝合,中间移植小条软骨组织。耳后暴露的创面则以中厚皮片移植修复。如皮瓣较长,远端血供不佳或有怀疑时,应将皮瓣缝回原位进行延迟手术。10~14 天后再作折叠修复手术。本手术适用于耳轮缺损较宽大而对耳轮仍完整的情况。

对于较大耳郭缺损的修复,不论缺损位于耳郭上部或中部,都应首先考虑用乳突区皮瓣作为修复材料。仅在该区皮瓣组织不能应用时,才可考虑其他部位的组织。软骨都采自肋软骨,必须雕刻塑形成所需形状及厚薄,但很难和正常耳软骨完全一样。

修复手术方法较多,有 4 种方法可按具体情况予以选择应用。

1 在耳后乳突区皮肤上与缺损缘相齐的部位作切口,在皮下组织层作潜行分离。取肋软骨一片,雕刻成适当形状及厚度。厚度大约在 2cm 以下,但亦不宜过薄,以免造成弯曲和易被吸收;亦不可太厚,否则可因重力关系而使耳郭下垂,影响外形。将软骨移植于皮瓣下方,将切口上、下创缘分别与耳郭边缘切口的前、后缘缝合。6～8 周后,沿移植软骨的外缘切开皮肤,在软骨底面皮下层中进行分离。注意保留一薄层皮下组织与软骨粘连。然后取中厚皮片(厚 0.4mm)分别移植于软骨底面及乳突部创面上。

2 利用缺损部的耳郭后及乳突部的皮肤组织作为修复材料。手术时在耳郭后面缺损的上、下端,向乳突部作横切口,在乳突部折向上、下方而相接连。分离及掀开这块皮瓣,并推向缺损部分,折叠成形以修复缺损。乳突部的创面则用中厚皮片移植。

乳突区皮瓣修复缺损后,常缺乏明显的耳轮结构。为了改进外形,有三种方法可供选用:①加高移植软骨的边缘,或另外固定一条软骨于边缘,以抬高耳轮。②在颈侧部另外制备一条小皮管。皮管长 10cm、宽 2～3cm。皮管制备时须分两期进行,中间留"桥"。2 周后切断"桥"部,形成细长皮管。然后分期移植于耳轮脚部位以形成耳轮。必要时再在新形成的耳轮中移植软骨。此种小皮管亦可在上臂内侧制备,以免破坏颈部的完整。③将耳轮边缘皮肤游离折叠成形,再在耳后区进行植皮。

3 耳郭部分缺损可用同侧颞浅筋膜作缺损处软骨支架覆盖,其上植中厚皮片修复。少量耳郭软骨缺损的修复,可从耳甲腔切取软骨,对于年龄较小的患者,亦可从游离肋切取软骨或切取半片软骨。

4 对于上述方法不能应用者,可采用皮管修复,皮管的大小视所需皮肤组织的量而定,部位以能一次转移到缺损部位来决定。一般可选择颈部或上臂内侧,前者提供的皮肤在色泽和质感上与耳郭皮肤更接近,缺点是供区瘢痕不易被患者所接受。后者在色泽和质感上均不能与耳部皮肤相比,但它是除颈部以外最好的供区,故临床上应用较多。做皮管的皮瓣长宽比例大于 1:1 者,断蒂转移时均须做皮管血供训练。

皮管制备后 3 周,切断它的一端,移植到残留耳郭的上方。第三期手术切断皮管的另一端而移植于它的上面。使皮管两端重叠在一起。缝合部位大致在正常耳轮脚的部位。3 周后在皮管中央段切断,并分别剖开。作最后的削薄及修整,形成外耳,进行缝合。此后亦可按需要再次修整及做软骨移植,以改善耳轮外形。

(十四)后天性全耳缺损的修复

后天性全耳缺损多因外伤或感染引起。患者因中耳及内耳发育正常,故常有正常的外耳道和正常的听力。但由于外伤,耳部及耳周皮肤至筋膜层的解剖结构发生改变,而不同于先天性耳畸形。这就给耳再造手术带来了许多困难。

手术时间选择一般应在伤口愈合半年至 1 年以后,或以局部瘢痕软化为准。

手术适应证为:外伤性全耳缺损,患者年龄在 30 岁以下,肋软骨尚未钙化,或有可替代耳软骨支架的生物材料。

耳后皮肤存在时,可将这部分皮肤向前掀起,放入塑造好的耳软骨支架,再从耳上方,切取颞筋膜瓣带蒂转移,覆盖耳支架的后面,再做中厚植皮,打包缝合。打包压力适度,以防筋膜瓣血供障碍。术后 10～12 天拆包。术后 14 天拆线。

耳后区域已做植皮修复时,因缺少皮下脂肪层,往往耳上区域也同时有头皮缺损,如将耳后皮肤及筋膜掀起作为再造耳前皮肤,放置耳支架,此时只能从远位取筋膜瓣游离移植覆盖耳支架。可以提供可吻合血管的筋膜瓣的有:健侧的颞筋膜、胸壁外侧筋膜和前臂筋膜等。受区血管可选择颞浅动静脉的残端或面动、静脉,亦可选择甲状腺上动脉和颈外静脉。筋膜瓣游离移植覆盖耳支架后,再作中厚植皮,打包缝合。

对于耳后区域和耳上区域已做植皮术的患者,还可以在有可吻接的知名血管轴型皮瓣处,做预制耳再造。即按耳再造大致程序,将耳软骨支架埋入皮下脂肪层内,打油纱钉塑形,半个月后拆线。埋藏耳支架时,要接未来受区吻合血管的位置,设计好包埋耳支架的方向。术后半年可做第二期手术,即将包埋耳支架的轴型皮瓣蒂血管游离移植到耳部受区,将其血管与受区血管吻合。然后,在耳后创面移植中厚皮片修复,打包缝合。术后 2 周拆线。

（董晨彬）

参考文献

　　[1] 陈宗基.一期全耳郭再造 50 例报告[J].中华外科杂志,1984,22(1):21.

　　[2] 陈宗基,陈美云,方耀云,等.先天性重度小耳症的一期全耳郭再造与听力重建术[J].中国医学科学院学报,1985,7(2):117-122.

　　[3] Chen Z J, Wang X L. One stage total auricle reconstruction, report 50 cases[J]. Chin Med J, 1985,98(1):13-18.

　　[4] Chen Z J. One stage total auricle reconstruction and reestabilshment of hearing in severe congenital microtia[J]. Ann Chir Plast Esthet, 1988,33(4):335-341.

第十二章
鼻畸形

由于外鼻处于面部的正中,任何外形畸形或组织缺损都显得很突出,往往造成患儿心理上和精神上的不良影响,有些鼻畸形或鼻缺损,还会造成呼吸或语言功能的障碍。鼻骨的发育较晚,外鼻发育至青少年以后才基本定型,故有些整形手术需等到年龄稍大方可进行。病因方面,鼻畸形可以由先天性原因造成,也可由灼伤、爆炸伤、刀割伤或炎症等后天性因素导致。

第一节 鼻部手术的相关准备

一、鼻部解剖和胚胎发育

（一）鼻部的胚胎发育

胚胎第 4 周形成鼻凹,鼻凹内陷并向中央移行形成鼻腔,口鼻膜分隔口腔和鼻腔。口鼻膜在胚胎第 7 周打开,连通鼻与鼻咽部。胚胎 3～4 个月,鼻外侧壁外翻形成鼻窦。上颌窦和筛窦在出生时已完成发育。额窦和蝶窦在 7 岁时开始发育,但直到成年才发育完全。

（二）鼻部区域解剖

外鼻是面部中央隆起并呈三角形锥体状器官,具有呼吸、嗅觉功能及共鸣作用,其外形的完整对面貌的端正,有极重要的作用。

外鼻在外科解剖学上,依其支持结构,常被分为鼻根、鼻梁和鼻尖三部分。鼻根部为骨性部分,是由两块鼻骨和上颌骨额突所构成。鼻梁部介于鼻根和鼻尖中间,是由左右两块侧鼻软骨构成。每个侧鼻软骨均呈三角形,与鼻中隔在中央处相连接,其上方与鼻骨下缘紧密相连接,下方则由疏松纤维结缔组织与鼻翼软骨相连接。侧鼻软骨下缘有时稍向下延伸至鼻翼软骨上缘的下方。鼻尖部为外鼻的末端部分,主要由两个鼻翼软骨构成,每个鼻翼软骨各有一个内脚和外脚。两个内脚在鼻尖的下方相连,形成鼻小柱及鼻尖部分支架,后者构成鼻前庭的上侧壁。两个外脚在鼻尖的左右分开,构成两个鼻翼。鼻软骨上附有皱鼻孔肌、上唇方肌、鼻肌、鼻翼肌、鼻中隔降肌等,这些肌肉能使整个鼻部和鼻翼产生适当的活动功能。鼻中隔位于鼻部的中央,成为鼻的主要支柱,它耸立于鼻骨及穹隆之间。中隔软骨呈四边形,上后部与筛骨垂直板相接,下后部与犁骨相连,其前方则突出于梨状孔之前,构成鼻梁及鼻尖的主要部分(图 12-1)。如中隔软骨因炎症、外伤和手术等原因而致缺损穿孔,可形成鼻梁塌陷,临床上称为鞍鼻畸形。

两鼻孔的内侧与鼻尖相连形成鼻小柱,为鼻翼软骨的内脚和上颌骨鼻前棘所构成。鼻小柱外部由皮肤覆盖,向内至中隔软骨则成为黏膜组织。

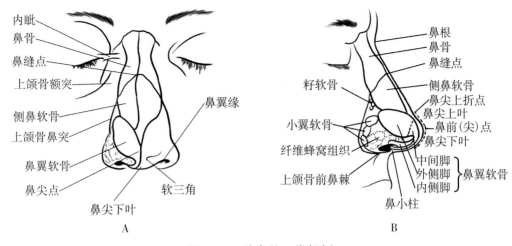

图 12-1　外鼻的正常解剖
A. 鼻部正面观　B. 鼻部侧面观

内鼻孔的前缘为鼻前庭,是由皮肤覆盖的一个腔室,其内侧壁为鼻中隔,鼻翼软骨外脚位于外上方,后方是侧鼻软骨下缘,然后进入内鼻腔。侧鼻软骨在此处突出与前庭后方形成一个隆起。正常情况下空气经过鼻前庭,得到了温度、湿度的增加,得到了过滤,再进入内鼻腔。

外鼻的血液供应极为丰富,主要是鼻背动脉,两侧有内眦动脉。手术中由于组织致密常无法结扎血管,故多采用压迫止血法。

鼻部肌肉由面神经支配,皮肤感觉神经起自三叉神经第一支和第二支,滑车下神经和鼻睫神经分布于鼻背和两侧面,眶下神经的分支则分布于鼻翼和鼻中隔的皮肤。

二、鼻部手术的麻醉、切口和手术前后处理

（一）麻醉

较大儿童(10 岁以上)的鼻部手术可在局部麻醉下进行,这有赖于患儿的合作。局部麻醉药可用 2%盐酸普鲁卡因肾上腺素溶液。在施行鼻 1/3 部位手术时,可先作两侧眶下神经阻滞,麻醉后再从鼻翼基部外方刺入皮肤,呈水平方向经鼻孔底、鼻前棘至对侧鼻翼。如同时在鼻中、上部位手术,再从鼻孔内,在侧鼻软骨与鼻翼软骨间至鼻根部皮下,在不同方向注入麻醉剂。麻醉剂量不宜过多,以免局部组织肿胀,影响对外形的正确观察、判断。如需要鼻腔黏膜面的麻醉,可用 2%丁卡因作表面麻醉。

较小儿童的鼻部手术或估计手术范围较大、时间较长的鼻部手术(如全鼻再造等)需要采用全身麻醉。此时可选用口腔的气管插管或应用静脉(镇静)麻醉法。

（二）术前准备

对鼻部畸形和缺损的患儿,必须结合具体情况制订治疗方案。除了进行组织移植手术时的各项特殊术前准备外,对于局部,需按照手术性质和要求,进行手术前准备,如术前照相、测量和石膏面型的准备等。

1 记录资料　在施行改变外鼻形态的手术时,除完整病历记录外,对术前拍摄的照片、测量结果和石膏面型等资料的积累也十分重要。鼻部照片以面部正侧位为主,有时为显示鼻小柱、鼻孔的畸形,还需加摄头部后仰位,以备与手术后作对照。

对患儿的术前鼻部测量,诸如鼻面、鼻尖角度等的测量,可为积累我国各民族的独特鼻型的资料提供可靠依据。术前制作石膏面型,要以有利于观察和研究,来决定切除或埋入组织的大小及形

状。例如,在鞍鼻成形术前,先制成石膏面型,然后在模型上将鼻部位用红笔纵分为二,一半保持原状,另一半则用红蜡雕刻成所需要的改正后的形态,以作为手术中的参考。

2 术前用药和局部准备　因鼻部血液供应极为丰富,手术时出血较多,且多半依靠压迫止血,术后发生皮下血肿可能性较大,故术前应询问有无出血史,常规检验出凝血时间。

鼻部整复手术因为常与鼻腔或口腔相通,属于一种污染性手术,故在施行软骨、骨骼移植或植入异物(硅胶、聚四氟乙烯等)时,特别要严格按照无菌技术进行操作。术前3天开始做好口腔和鼻腔术前的准备工作,防止感染。

鼻部各类整复手术,术前常规剪除鼻毛,滴入呋喃西林、麻黄碱滴鼻液。手术区消毒除面部以外,鼻腔前庭内用1%苯扎溴铵酊消毒。在做改善鼻外形的整复手术时,应将面部全部消毒后露出外面,以便在手术中随时观察整个面部各邻近器官的相互均衡关系。

手术前准备吸引器,防止血液流入咽喉,或鼻部分泌物污染伤口。

（三）切口选择

外鼻部手术时,切口应沿鼻部皮肤的皮纹方向,这样术后瘢痕可不甚显著。切口分为切开皮肤的开放性鼻小柱切口(图12-2)和隐藏在鼻腔前庭黏膜的闭合性切口(图12-3)。

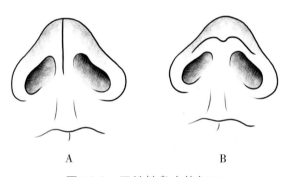

A　　　　　　　　B

图 12-2　开放性鼻小柱切口

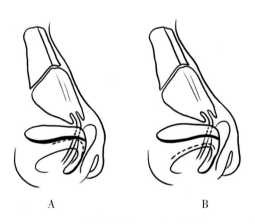

A　　　　　　　　B

图 12-3　鼻腔前庭黏膜的闭合性切口

（四）术后处理

鼻部整形手术,局部压迫止血是防止术后出血与血肿形成的有效措施。鼻内手术完毕后,鼻腔内可用碘仿或氧化锌纱带予以填塞。

鼻部充填性手术或鼻缺损再造术后都需要在鼻外部用夹板或纱卷固定。夹板以印模胶一块,用70℃热水浸软,捏成与外鼻外形相仿的带翼的T形夹板。夹板两翼位于眶上眉部,其下避免压迫内眦部,下端则置于鼻尖及两侧鼻翼上。待印模胶硬化后,再用纱布及棉垫作为夹板衬里,防止压迫皮肤发生组织坏死。最后用胶布上下及交叉粘贴于面部(图 12-4)。纱卷固定特别适用于全鼻再造手术。

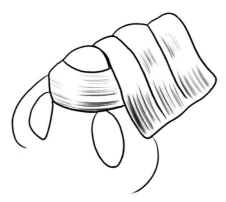

图 12-4　鼻部整形手术的包扎

鼻部再造手术后两侧鼻孔还需用橡皮管或塑料管固定 3～6 个月，以防止鼻孔收缩影响呼吸功能及外形。

由于眼睑部组织疏松，在鼻部整复手术后，常引起眼睑水肿，或出现皮下淤血斑。淤血斑甚至可以蔓延到球结膜上。因此鼻成形手术后宜将患者置于半坐位，并采用局部冷敷，以减轻术后水肿。

术后常规应用抗生素肌注以预防感染。

第二节　鼻部畸形和治疗

一、鼻皮肤表面组织畸形

此类畸形如烧伤或放射性灼伤后瘢痕组织挛缩所造成的鼻部外形异常、鼻尖鼻翼全层组织的坏死和缺损、鼻背部创面收缩、鼻梁平坦、鼻翼畸形、鼻尖歪斜等，手术治疗须待瘢痕软化后施行。

治疗方面，轻度线条状瘢痕可以切除后直接缝合。但在鼻尖或鼻翼上的瘢痕组织，由于皮肤与皮下组织紧密粘连，皮肤弹性差，组织剥离较为困难，如勉强进行拉拢缝合，就会造成局部组织扭曲现象。故在这些部位，除某些较小缺损可以考虑直接拉拢缝合外，一般均不适用于切除后直接缝合的方法。这种创面的修复宜应用全厚皮片移植修复。当面部有广泛严重的烧伤而导致鼻部严重畸形时，长期瘢痕挛缩可以引起鼻软骨的变位，例如，侧鼻软骨重叠移向鼻骨下方或鼻翼软骨套入侧鼻软骨上方等现象。有时还可以出现鼻翼瘢痕向上方挛缩，颇似鼻翼组织的缺损。实际上只需将瘢痕组织切除，鼻翼就可以得到复位，再在创面上予以全厚皮片移植。鼻部瘢痕切除后皮肤移植的来源，可在游离皮肤及邻近皮瓣移植两者之中选择。这两种方法各有利弊，应在术前充分考虑。若采用邻近皮瓣修复(图 12-5)，鼻侧部的创面以鼻唇沟的邻近皮瓣修复为宜。如采用全厚皮片移植时，可从锁骨上区或上臂内侧切取。

全鼻严重畸形时，应用游离植皮的效果较差，因植皮后皮肤收缩，将使鼻部外形丧失，进一步造成畸形。因此，这种严重鼻畸形往往是全鼻再造的适应证。

在鼻翼部进行植皮时,由于鼻前区的空隙,术后植皮区加压固定困难,故除在植皮区作打包加压固定外,宜在鼻孔中用橡皮管或塑料管固定。

临床上还经常遇到鼻部皮肤上的良性肿瘤如色素痣、血管瘤等,在手术切除后同样可按上述治疗原则进行修复。

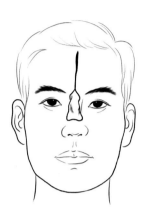

图 12-5　应用前额皮瓣修复鼻上部创面

二、前鼻孔狭窄或闭锁

前鼻孔狭窄或闭锁多发生在局部感染或鼻部灼伤后,新中国成立前多为天花所引起,目前多为灼伤后所遗留。此种闭锁多为双侧性,且多为完全性闭锁,因此失去正常的鼻部呼吸功能,而代以口呼吸。鼻孔周围常有坚实肥厚的瘢痕组织,有时与鼻翼、鼻小柱等拉往一处,造成畸形。

前鼻孔闭锁必须要待原发病灶痊愈,瘢痕组织软化,无上呼吸道或局部化脓性感染的情况下,方可施行整复手术。如前鼻孔仅有部分瘢痕性狭窄,手术治疗较为简单,可采用 Z 成形术原则处理。如鼻孔已全部闭锁,则应将鼻孔口的瘢痕全部切除,然后在创面上进行植皮。

鼻孔闭锁植皮手术操作如下:

手术可以在全身麻醉或者局部浸润麻醉下施行。在原鼻孔处作十字形切开,逐渐切除瘢痕组织,直至前庭内正常组织得到暴露为止。随即使鼻充分扩张开大,使鼻翼及鼻小柱恢复其原来的位置。切除后用乙醇或苯扎溴铵酊棉棒揩拭鼻腔内部。剪齐鼻孔外口皮肤边缘并保留十字形切口所形成的锯齿状创缘,以温热纱布填塞压迫止血。切取与鼻孔创面大小相同的中厚皮片,选择与鼻孔口径等大的橡皮管,将皮片创面向外裹于橡皮管外面,皮片边缘相对缝合。于皮片上缘穿过 2～3 针缝线通过管腔从橡皮管下引出,这样可以防止皮片上缘的移位。将带有皮片的橡皮管插入鼻孔内时,橡皮管不能插入过深,否则会使患儿感到不适及刺激鼻腔黏膜。在鼻孔外要伸出约 0.5cm 以便于固定。最后将皮片边缘与鼻孔创缘缝合。局部用碘仿纱布包绕橡皮管和鼻孔边缘以保护伤口,并于鼻下部及上唇部覆盖纱布,用胶布固定,以防橡皮管脱落。

术后如无感染发生,一般在 7 天后取出橡皮管,此时皮片均已生长。如鼻孔内有过多的未成活皮片应予剪除,并拆除缝线。清洗橡皮管后应立即再放入鼻孔内,或以预制空心塑料管插入,并嘱咐患儿(家长)取出清洗,一天 1 次。橡皮管清洗后必须及时放回,以免皮片收缩。采用这类塑料管持续性扩张要维持 6～12 个月。

三、鼻翼畸形和缺损

一侧鼻翼缺损多由切除肿瘤而造成或受肿瘤破坏所致。双侧鼻翼缺损可因灼伤、外伤等引起。

鼻翼畸形和缺损的形式及范围根据损伤的程度而定,治疗前必须按具体情况制订手术方案。

（一）鼻翼阶梯状缝合

临床上常见由于外伤造成鼻翼边缘对合不齐,而出现缺口畸形。这种情况宜重新切开,并剖开鼻翼进行阶梯状缝合,以防止因单层切开缝合直线瘢痕挛缩而可能再度造成的畸形。此种轻度的鼻翼畸形还可能由鼻翼上方皮肤上有条索状瘢痕挛缩造成。

如瘢痕范围较小,且已软化时可局部设计一个或几个Z形切口,将鼻翼回复到正常的位置上。如瘢痕范围较大,则宜作瘢痕切除及鼻翼复位,在创面上进行全厚皮片移植。

（二）鼻翼Z成形术

当鼻翼全厚层部分缺损,不能采用局部邻近组织进行修复时,须考虑应用其他组织移植的方法进行修复。耳轮组织复合移植就是一个较为理想的修复方法。此种移植片与鼻翼组织结构近似,两者均外为皮肤、中为软骨,移植后可保持良好的外形,而且在颜色、质地、厚度和弯曲度方面均可获得良好的效果。一般只需一次手术就可完成,与其他的移植方法相比,治疗日程上大为缩短（图12-6）。但这种移植片所取大小受到一定限制,一般以宽度不超过1.5cm为度,否则就有失败的可能。

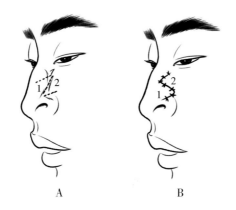

图12-6 鼻翼畸形应用Z成形术解除挛缩
A. 切口设计　B. 缝合后

（三）耳轮复合组织移植

稍大儿童或青少年患者,手术可以在局部浸润麻醉下进行。充分切除鼻翼缺损处边缘的瘢痕组织,形成楔形创面。如缺损是由于切除肿瘤而形成,就可立即进行移植修补手术。用布样或旧X线底片依缺损大小、形状及弯曲度剪下模片,放在耳轮的适当位置上,一般多在耳轮上部或耳轮中部。以亚甲蓝画出轮廓,并在移植片的边缘穿过一针缝线作牵引用,便于整齐切取和避免移植组织的损伤。一般切取的移植片呈楔形,但有时可根据缺损的实际需要切成其他形状,或附带适当面积的全厚皮片。切下的耳组织暂以冷盐水纱布包起备用。耳轮伤口较小者可作直接缝合。如伤口较大,就可作附加切口和剪除两端软骨的棱角。女性患者因耳轮大部分为头发掩盖,所造成缺损多不明显。

然后将移植片缝合于鼻翼缺损处。先将内层皮肤与鼻前庭皮肤或黏膜缝合,尽可能不用镊子,以减少组织损伤。鼻孔内以碘仿纱条紧紧填塞,鼻外即用碘仿油纱布一层及印模胶塑制模型加压,以胶布和绷带包扎加压固定（图12-7）。

采用鼻孔内外加压固定对手术成功而言非常重要。如外部加压不足,术后移植片易发生水肿而致组织部分坏死。移植片初切下时及移植时呈苍白色,3～7天后颜色转变为暗红色,10天左右可逐渐呈鲜红色,2周后可完全成活。手术后7天首次更换敷料,鼻孔内纱条一直保持8～10天后取出,可同时拆线。

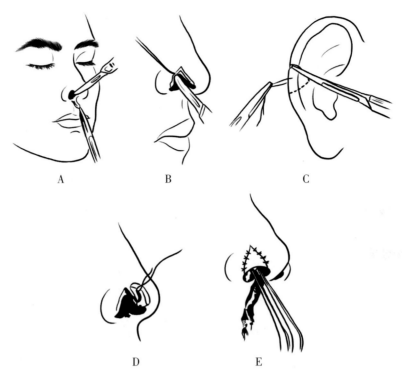

图 12-7　耳轮复合组织修复鼻翼缺损
A. 沿缺损缘切开　B. 皮下分离　C. 取耳郭全厚皮和耳软骨复合组织　D. 耳郭
复合组织块移植入鼻缺损区,分层缝合　E. 鼻腔内置纱条填满

(四)较大鼻翼缺损的修复

如鼻翼缺损范围较大,不能用耳轮复合组织修复者,可以根据缺损的实际情况,采用皮片移植法、邻近皮瓣法、颊部皮瓣法修复。

1 皮片移植法　在缺损上方翻转一块组织瓣,向下方折叠成翼状,作为衬里,在其上创面用全厚皮片移植。

2 邻近皮瓣法　在鼻翼外侧鼻唇沟处设计皮瓣,切取后立即转移,以修复鼻翼(图 12-8)。如缺损较大,可自耳后区切取带有软骨的耳郭组织,埋藏在鼻唇沟内,3 周后连同鼻唇沟皮瓣一起移植修复。因有软骨支撑,故能保证较好的外形。也可局部翻转皮瓣,作耳后复合体修复。

3 颊部皮瓣法　参见本章本节"半鼻缺损"。

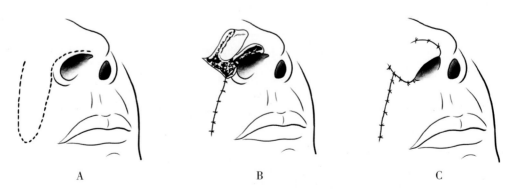

图 12-8　邻近皮瓣法:鼻唇沟皮瓣转移修复鼻翼缺损
A. 设计鼻唇沟皮瓣　B. 掀起皮瓣并旋转覆盖鼻缺损区　C. 供区及鼻翼受区分层缝合

四、鼻小柱缺损

鼻小柱缺损有部分或全部缺损之分。鼻小柱部分缺损可因面部灼烧或感染导致。缺损主要是在皮肤皮下组织层。常有因瘢痕组织的挛缩而使鼻尖部变形的,但鼻中隔软骨尚属完整。鼻小柱全部缺损常合并鼻中隔缺失,甚至会出现鼻前庭由于瘢痕挛缩而使鼻翼及鼻尖紧贴在一起的情况,畸形更为明显。

当鼻小柱部分缺损而鼻中隔完整,局部无广泛的瘢痕组织时,最适宜采用耳轮组织移植修复。此种移植片最好采用耳轮下方或耳垂部皮肤及脂肪组织(无软骨),将适当大小的移植片直接缝合于鼻中隔创面上,或将移植片略作切开,以增加其宽度。其操作步骤和术后处理与鼻翼缺损的修复相似。

鼻小柱全部缺损合并鼻中隔缺损,因无法接受游离组织移植,就需要用邻近的或远处的皮瓣组织进行修复。

也可在上唇人中嵴部,相当于鼻小柱基部,设计邻近皮瓣,即时转向鼻尖,并切除一段皮瓣远端的表皮组织,借以嵌入鼻尖部的皮肤,以加强其创面的愈合。皮瓣上创面植以中厚或全厚皮片,上唇切口可直接缝合(图 12-9)。此法只需一次手术即可完成,但会破坏上唇的正常组织,造成上唇结节向前方突出畸形,移植皮片表面向体表,颜色较差为其缺点。为了弥补移植到鼻小柱上的皮片不朝向体表的缺点,也可采用"将皮瓣蒂部移植在上唇唇弓嵴,将皮瓣尾端移植在鼻小柱基部,而将皮瓣缝合于鼻尖部"的方法。手术后上唇暂时保持在外翻状态。3周后断蒂,将皮瓣缝合于鼻小柱基部。

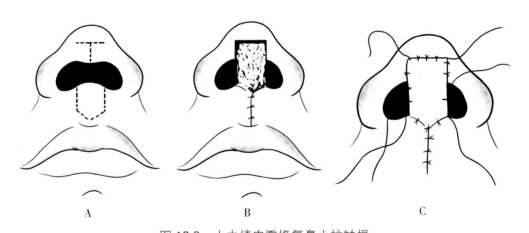

图 12-9　人中嵴皮瓣修复鼻小柱缺损
A. 切口设计　B. 掀起人中嵴皮瓣替代缺损的鼻小柱　C. 皮瓣创面取全厚皮片移植,固定

如鼻小柱附近无皮瓣供区可供选择时,可应用远位皮瓣进行修复。临床上常应用上臂内侧的皮管。手术分三期进行,先在上臂内侧制备宽 2.5～3cm、长 7～9cm 的细长皮管。3～4 周后转移至鼻尖部,用石膏绷带将上肢和头部固定。第三次手术在 3 周后进行,切断皮管另一端移植于鼻小柱基底部(图 12-10)。

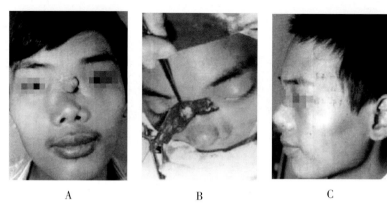

图 12-10　应用上臂内侧小皮管修复鼻小柱缺损
A. 术前　B. 术中　C. 术后

在同时存在鼻前庭内部广泛性瘢痕挛缩的鼻下半部发生畸形时,修复鼻小柱前必须先切除前庭内的瘢痕组织,使鼻翼、鼻尖复位,创面上移植中厚皮片,术后用预制的塑料模型支撑前庭部,防止皮片收缩,3～6 个月后再对鼻小柱进行整复。

在鼻中隔也有缺损的情况下,一般只设计鼻小柱部分,而不必考虑鼻中隔缺损的修复。

五、鼻尖缺损和畸形

鼻尖位于颜面的中央,有缺损及畸形时非常明显。其病因除外伤或感染外,也可能是鼻中隔软骨、鼻翼软骨、软骨支架结构异常的先天性畸形。先天性唇裂,尤其是双侧性唇裂,修复后常出现鼻尖平塌、鼻小柱不显著等畸形。

对于轻度的鼻尖畸形,手术简单而效果较好的方法为选择鼻尖上端的邻近皮瓣(图 12-11),经延迟手术后重新掀开皮瓣,向鼻尖部推进,折叠形成鼻尖,创面可直接缝合或植以全厚皮片。或用耳垂修复,切下楔状组织,将其剖开,移植于鼻尖缺损部。

鼻尖缺损也可以考虑应用额部皮瓣修复方法,常以颞浅动脉作为蒂部的转移皮瓣,但一般用于修复鼻尖等较小缺损,因手术创伤较大,常有得不偿失之感。也有用手指携带前额皮瓣,修复鼻尖缺损的改进方法,在外形、颜色、质地方面均较为满意。

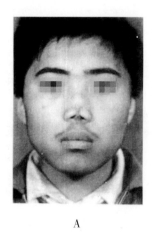
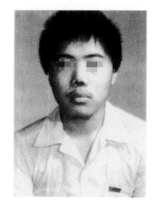

图 12-11　邻近皮瓣转移修复鼻尖缺损
A. 术前　B. 术后

六、鹰鼻畸形

鹰鼻畸形不但鼻梁部的角度突出，而且鼻多宽而长，鼻梁不直，鼻上部畸形，并有鼻尖垂向下方及整个鼻部较大的特征。手术目的应包括切除角度突出的组织、缩短长度和整复鼻尖。青少年患者或者畸形较为明显者可以选择手术治疗。

鹰鼻整复手术操作步骤如下：

1 切口　沿侧鼻软骨与鼻翼软骨间作一横切口，切开腱膜组织，然后在对侧的鼻孔内再作同样的切口，相合为一。

2 潜行分离　切开皮肤后用细弯蚊式钳或弯刃剪自切口内插入，在侧鼻软骨与皮下作广泛分离，分离范围向上直达鼻骨顶部，将鼻骨与其骨膜（包括与骨膜相连的肌肉和皮肤）仔细分离。两侧至上颌骨额突。分离鼻翼时可自对侧切口插入。

3 切除角度突出的组织　组织腔隙分离完毕后，用直形鼻锯将鼻背部过多的骨骼和软骨截除，再用骨锉将鼻骨和软骨不整齐的骨面锉平。用小刀在鼻翼基部相当于梨状孔外缘处作小切口，沿鼻切迹向上插入骨凿或鼻锯，将鼻侧部的上颌骨额突锯断游离。用同样方法将对侧上颌骨额突锯断。如患者的鼻上部骨部过宽，可在该侧截除一楔形骨片，用两拇指自外向内按压，在鼻内上方造成骨折，使两侧鼻骨和软骨重新相合达到鼻骨的整复。

4 鼻下部（软骨）的修复　如同时有鼻尖垂向鼻小柱的情况，鼻梁与鼻小柱所形成的角度较正常为小，或鼻翼软骨内脚过于下垂，此时用弯刀剪将两侧鼻软骨内脚和鼻中隔软骨腱膜切断，交替潜行分离鼻翼软骨和表面皮肤，用脱钩牵引使鼻翼软骨充分暴露，鼻尖过高时应在穹隆内侧切除软骨片，过宽则在穹隆外侧切除软骨。因鼻尖部一般高而宽，可同时沿鼻翼软骨外上缘切除软骨条，此与穹隆的切除部分相连，呈 L 型。

5 术后处理　术毕将鼻腔内积血压出，并检查确认无骨小片遗留后，即进行切口的缝合。两侧鼻腔内用碘仿纱布填塞整齐，使折断的鼻骨起内固定作用。再用印模胶制成夹板，和胶布一起固定鼻外部。术后 7～10 天首次更换敷料并拆线，抽出鼻腔内填塞物。鼻外部固定 2 周。肿胀完全消失、外形稳定常需数月之久。

七、鞍鼻畸形

鞍鼻畸形是一种常见的外鼻畸形，复杂型鞍鼻畸形除了鼻骨支架的缺损塌陷外，同时伴鼻外部皮肤及鼻腔内黏膜的缺损或挛缩，其畸形表现为鼻梁塌陷、鼻中轴短缩、鼻尖上翘、鼻孔朝向前上方常合并中隔穿孔或全缺损。故此类畸形的修复较为复杂，必先修复鼻部软组织缺损，加长鼻的长度，再植入鼻的支架，才能矫正畸形，恢复外形。一般儿童期鼻部尚未完全发育，不建议进行整形手术。

八、鼻上半部缺损

鼻上部缺损可由感染、动物咬伤、火器伤及肿瘤切除导致。幼时由感染导致的洞穿性缺损常伴严重鞍鼻畸形及面中 1/3 发育不良，需同时矫正以上畸形才能收到满意效果。缺损修复以额部皮瓣或局部皮瓣效果较好。额部供区创面可通过冠状切口或皮肤扩张器直接缝合，避免额部植皮瘢痕，衬里的修复以鼻骨骨膜或中隔黏膜瓣最好。

九、鼻下半部缺损

此类缺损的范围包括全部鼻尖、鼻翼和部分鼻小柱。修复时也可应用前额皮瓣的移植方法，但额部所遗留的瘢痕组织与全鼻缺损修复几乎无区别。

可用耳下颈侧皮瓣,手术分四期。

 1 颈部皮瓣形成　依据鼻部缺损的范围于耳下颈侧部位设计皮瓣,将此皮瓣掀开,颈部创面用全厚皮片覆盖。

 2 切断蒂部　将皮瓣移植于鼻部 3 周后,在颈部皮瓣上方设计三叶状的皮瓣,作为鼻尖和鼻翼缺损修复之用,于鼻尖上方及两侧鼻翼部作弧形切口,并将缺损部瘢痕组织切除,然后将颈部皮瓣离断,转移至鼻下半部的创面上,颈部创面植皮或缝合。最后用支架固定上肢。

 3 手部皮瓣断蒂、部分鼻成形术　手背皮瓣于术后 3～4 周切断蒂部,缝回手背皮瓣的创口,继而将鼻下半部的皮瓣折叠形成鼻翼及部分鼻小柱。

 4 局部修整　可以使鼻翼及鼻尖造型更佳。

耳郭复合组织移植仍不失为修复鼻下部缺损较好的方法,可分期进行,每次间隔 3～6 个月。一次修复部位过多可造成难以成活。

十、半鼻缺损

半鼻缺损修复,因有正常半鼻的对比,故难度较全鼻再造大,常不能得到十分满意的治疗效果,故设计手术方案时应特别慎重。

 1 额部鬓角的镰状皮瓣修复半鼻缺损　在患侧颞浅动脉的分布区,设计镰状皮瓣。切开皮瓣远端部分,再切取耳郭软骨并附有前方皮肤的复合组织片,埋藏在皮瓣远端的切口内,作为鼻翼再造之用。待创面全部愈合后,在颞部做此镰状皮瓣的延迟手术,并在鼻缺损部做衬里组织的局部皮瓣延迟手术。经 10 天左右,再将镰状皮瓣切开,向患部方向推移,完成半鼻缺损的整复手术。供皮瓣区则暂时以中厚皮片移植。3 周后切断额部皮瓣,将其回复原位缝合(图 12-12)。

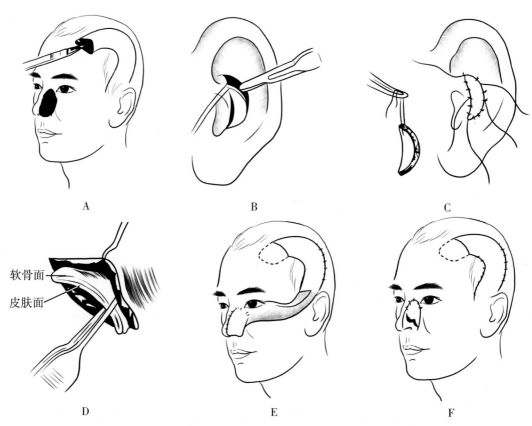

软骨面
皮肤面

图 12-12　额部鬓角的镰状皮瓣修复半鼻缺损

A. 设计镰状皮瓣并切开皮瓣远端部分　B、C. 切取耳郭软骨及皮肤复合组织片　D. 将复合组织片埋藏在镰状皮瓣远端切口内　E、F. 延迟手术,向患部方向推移,完成整复

2 利用额部岛状皮瓣或直接皮瓣转移 此方法外形比较好。

3 利用耳后游离皮瓣 修复色泽、外形均较好,若用足背游离皮瓣修复,则色泽、质地均差。

4 同侧颊部推进皮瓣法 可以用同侧颊部推进皮瓣覆盖鼻部, 额部带头皮的岛状皮瓣修复鼻部衬里和鼻小柱,预先修复。手术分两期完成。

十一、鼻大部或全部缺损畸形

当鼻部受到严重外伤或因感染、烧伤等而致大部或全部缺损时,均应考虑做全鼻再造手术,否则不仅手术设计困难,而且手术效果也难达到满意程度。整形手术应该在青少年或者成年以后进行。

全鼻再造所需要的皮肤组织,主要来源于皮瓣或皮管移植,常用的有前额皮瓣、上臂皮管、肩胸皮管和腹部皮管等。

前额皮瓣组织薄而坚韧,血管丰富,造型、色泽和恢复功能都比较理想,而且外形稳定,能保持良好的通气,后期收缩性小。在转移过程中,不需要肢体固定,一般只需 1～2 次手术。唯一的缺点为前额供皮区往往需植皮修复,术后留下较明显的深暗色区。目前广泛采用皮肤扩张器,先将前额皮瓣进行扩张,再进行鼻再造手术。前额部供区有充分组织可供拉拢缝合,不会导致显著畸形。

根据各种皮瓣或皮管的优缺点,以前额皮瓣来修复鼻大部或全部缺损,效果最佳。其缺点可采用"将整个额部皮肤全部切除,植以中厚皮片"的方法来弥补。如果额部所需皮瓣较小,也可在缺损两侧对附加切口作直接拉拢缝合。但这两种方法必须在患者同意下进行,否则应在上臂皮管或肩胸皮管中加以选择。腹部皮管尽可能不采用。

(一)前额皮瓣全鼻再造术

1 术前准备 在决定选用前额皮瓣作为全鼻再造组织来源后,应考虑下面的几个问题。

(1)前额皮瓣的蒂部位置应用:前额皮瓣的血液供应主要依靠颞浅动脉(颞部)、眶上动脉(眉上部)及滑车上动脉(鼻根部)。前额皮瓣的形式有多种,必须结合患者鼻部缺损和前额供皮的范围大小来选择。以内眦动脉和滑车上动脉为蒂的前额正中皮瓣适用于前额宽大而发际高的患者。以颞浅动脉为蒂的镰状皮瓣适用于前额低狭的患者。如为前额低狭、鬓角较高的患者,可选择一侧的眉上部作为蒂部的前额斜向皮瓣。除前额正中皮瓣外,其他形式的前额皮瓣宜做延迟手术,常需经多次手术完成。前额正中皮瓣血液供应常包括两侧滑车上动脉、额动脉和鼻背动脉,极为丰富,皮瓣可旋转 180°而不至于血液供应障碍,故不需做延迟手术即可用来做鼻再造手术。手术一般可分两期进行。

(2)皮瓣的设计:在皮瓣的蒂部位置决定后,可用一块布剪成所需皮瓣的大小,反复扭转以检查皮瓣长度是否适当,皮瓣远端呈三叶状(叶状瓣),这一形状有利于形成鼻翼和鼻小柱。根据国人的鼻型大小,其横径以 6～7.5cm 为宜,每个叶状瓣的横径应有 2cm,靠近根部略大,叶状瓣的远端至其根部长约 1.5cm。

(3)鼻部的衬里组织问题:为使鼻再造达到良好的效果,鼻内腔衬里的设计也是一个很重要的环节。以往多采用前额皮瓣下预行游离植皮作为衬里的方法,但由于皮片后期收缩大,最终可使外鼻变形,影响疗效。通常应用鼻缺损上切开的皮肤组织瓣,向下方翻转,以充作衬里组织。这种翻转方法,不论是用上臂还是用胸部皮管再造全鼻时都可应用。这个翻转皮瓣的蒂部可高达鼻根部,连在缺损边缘的皮肤黏膜交界缘上。在分离后向下翻转时,不应分离过多,以免切断血供,造成坏死。皮瓣下翻后,将它的两侧创缘与鼻缺损两侧上的切口黏膜创缘互相缝合。如鼻中隔比较完整,无低陷性缺损时,可在中隔黏膜缘上作纵行切口,将中隔黏膜分别向两侧剥离少许,并作适当外翻。再在翻下的皮瓣组织的中线上作同样的纵行切口。注意只切开皮肤而不切透整个皮瓣,以免影响皮瓣血供。然后将中隔上的黏膜缘与皮瓣上的切口创缘分左右侧相互缝合。这样可使再造的全鼻左右鼻道及鼻孔完全分开。在鼻中隔严重缺损的情况下,全鼻再造后就无法使左右鼻道分开,仍然存在鼻中隔穿孔的情况。

(4)鼻翼与鼻小柱的成形:用来形成鼻翼与鼻小柱的皮瓣组织须先作适当修整,以免肥厚臃肿。但不能修剪过薄,以防止发生皮瓣组织的坏死。手术过程中,随时检查鼻孔的对称性、大小、鼻小柱的位置是否居中等。鼻小柱与自上唇翻起的组织瓣宜作镶嵌式缝合,否则常有延期愈合或裂开的现象,再行缝合就不易成功。

(5)二期皮瓣断蒂:手术一般于全鼻再造术后3~4周进行。断蒂时皮瓣下组织宜多保留,以埋入眉间部的皮下层,使鼻根连接部的外形恢复较好。将断蒂后的蒂部重新缝回原处。缝合前须将前额原植皮区的一部分皮肤切除。

(6)鼻部支撑物的问题:用前额皮瓣做鼻再造时,一般不需要做鼻梁垫高。如需要垫高,可选择软骨或骨组织作为垫高材料并在鼻再造手术的同时进行。但若利用塑料物质作为垫高材料,因此种伤口均属污染性质,宜在鼻再造术做好3个月后施行较可靠。

2 前额正中皮瓣全鼻再造手术 手术分两期,一期手术方法如下。

(1)手术开始前:先将术前设计好的布样轮廓放在前额正中部位,用亚甲蓝液描出图形。其蒂部在鼻根部两眉之间。

(2)沿亚甲蓝线切开皮肤及皮下组织:先从额部发际处开始,应充分暴露帽状腱膜及额肌,并将额肌包括在皮瓣之内。然后逐步在颅骨膜上向下方进行分离,但当接近鼻根部时就在额肌中进行锐性分离。待到达眉间部位,则完全在皮下组织中作钝性分离。此处应注意勿损伤在皮下组织中通行的动脉。当皮瓣全部被分离后,就尝试将鼻缺损部作180°扭转,观察是否有足够的长度。如长度仍不足,可适当将蒂部两侧的切口向下方延伸,但这种延伸不宜过深,以避免损伤血管。眉间和内眦部位的皮肤通常相当松弛,故皮瓣的蒂部常具有充分的柔软性,可耐受扭转。最后仔细在创面上止血。

(3)前额供皮瓣的部位:用中厚皮片移植,用打包加压法固定植皮片。亦可将前额部剩余的正常皮肤连同额肌全部予以切除,然后进行中厚皮片移植,以减轻前额遗留的畸形。

(4)皮瓣翻转:随即将鼻缺损部上方的一部分皮瓣依前文所述方法,向下方翻转,以形成一部分衬里组织。将前额皮瓣旋转180°后放置于缺损部位,将皮瓣远端的3个叶状瓣分别折叠成鼻小柱及鼻翼,并各作皮下缝合固定。再在鼻缺损下端两侧及鼻中隔底部造成小创面,以接受皮瓣的鼻侧、鼻翼及鼻小柱的创面。鼻小柱创面可切成U形,将此矩形皮瓣向上方翻转,以扩大创面间的接触。如鼻中隔尚完整时,可按前文所述剖开边缘,将两侧鼻道分开。

最后开始缝合鼻部创口。可先从一侧边缘开始,向下方到鼻翼,然后再到鼻小柱。在前庭部位应注意创缘和衬里组织创缘的相对缝合,以消除鼻腔内任何裸露创面为目的。再从鼻小柱到另一侧鼻翼到鼻侧部进行缝合。最后在鼻背部上方作两侧贯穿的褥式缝合,缝线下垫以橡皮片,以消灭无效腔,防止血肿及更好地塑形。但注意结扎不宜过紧,以免影响皮瓣血供。

(5)缝合完毕:两侧鼻孔内插入裹有油纱布的橡皮管,以保持鼻孔及鼻道通气顺畅,以维持鼻翼及鼻小柱形态。皮瓣扭转部分此时如仍有少许暴露创面,可用少许碘仿纱条填塞。鼻外部两侧各用3条纱布卷分别放置并加压固定,或用印模胶夹板固定。前额植皮区用绷带加压包扎。

(6)拆除缝线,更换橡皮管:一般可在术后10天左右拆除缝线,更换支撑鼻孔的橡皮管,代之以预制的塑料管,以维持鼻孔通气,防止收缩及塌陷。

二期手术一般可在一期手术后3~4周进行。将蒂部切断,剖开放平(因此时皮瓣创面收缩,已形成管状），缝回鼻根部原处。但还必须先切除一部分已植皮的区域，造成创面。鼻根部亦可按上述方法，将一部分皮下脂肪填塞于皮下，以垫高鼻梁。

经上述两期手术后，全鼻再造已经完成，但为了使外形更加完美，其后仍需对鼻翼、鼻小柱及鼻尖等部位进行较小的手术修正。前额植皮部位开始时多有低凹现象，但历时较久后可逐渐丰满，植皮区色泽亦可随时间增长而改善。鼻部外形及色泽多能令人满意。

3 前额正中皮瓣一次手术全鼻再造术　应用前额正中皮瓣一次手术进行鼻再造的手术基本上和两期手术相同，所不同的是这种手术在鼻根部造成皮下隧道，皮瓣蒂部于皮下隧道内进行旋转，因而减少了二期切断蒂部的手术过程。方法是在将额部皮瓣掀开，分离到两眉间水平位置后，就在该处皮瓣上作一小横切口，注意此切口只切透皮肤，而不能切入皮下组织而损伤供应皮瓣营养的血管蒂。然后用尖刀从横切口皮下，向鼻缺损方向作锐性潜行分离，直到跟在鼻缺损上方切开的创缘相通为止。这样就形成一段皮下隧道，此隧道的大小以能容纳将额部皮瓣旋转180°后通过，而不发生过度扭曲挤压，从而影响血液供应为度。必要时也可将此隧道上方皮桥的一侧切断，将它翻开，以供皮瓣旋转。但此皮桥组织极为菲薄，血液供应较差，切断一侧后有发生坏死的可能。

额部皮瓣经皮下隧道旋转后，即可进行全鼻成形术。其余操作步骤均与前文方法相同。

（二）皮肤软组织扩张全鼻再造术

手术分两期进行。第一期将扩张器埋入额肌下，每次注射生理盐水扩张，使皮肤逐渐扩张至全鼻再造所需的组织量，一般总量约300ml。第二期行全鼻再造，额部供区直接缝合。

（穆雄铮）

［1］张涤生.整复外科学［M］.上海：上海科学技术出版社,1979.

［2］Converse J M. Plastic and reconstructive surgery ［M］. 2nd ed. Philadelphia: W B Saunders, 1977,2:1272-1281.

［3］Wheeler E S, Kawamoto H K, Zarem H A. Bone grafts for nasal reconstruction［J］. Plast Reconstr Surg, 1982,69(1):9-18.

［4］Ortiz-Monasterio F, Olmedo A, Oscoy L O. Discussion: the use of cartilage grafts in primary aesthetic rhinoplasty［J］. Plast Reconstr Surg, 1981,67(5):597-605.

［5］周丽云,胡群音,陈锡林,等.以额部正中岛状皮瓣为衬里修复严重塌鼻畸形［J］.中华整形烧伤外科杂志,1989,5(2):93-94.

［6］周丽云,胡群音.半鼻再造术(附16例报告)［J］.中华整形烧伤外科杂志,1993,9(4):245-247.

［7］Zhou L Y, Chang T S. Correction of complicated saddle nose: report of 63 cases ［J］. Eur J Plast Surg, 1986,9(2):52-56.

［8］Zhou L Y, Hu Q Y. Median forehead island skin flap for the correction of severely collapsed nose［J］. Ann Plast Surg, 1989,22(6):516-522.

第十三章
先天性唇腭裂

唇腭裂是儿童头面部最常见的先天性畸形之一。其外观容貌的畸形常严重影响患儿本身及其家庭,造成了极大的心理负担及面对社会的压力。虽然唇裂手术的发展已历经千年,从公元316年《晋书·魏咏之传》所述"割而补之",到现代的唇腭裂整复治疗理论,不可否认认识上有了长足的进步,但是唇腭裂的治疗仍然是一项具有挑战性的工作,完整的治疗需要多学科的协作,需要持续努力,需要不断地解决唇腭裂患儿的心理、容貌、发音等问题,所以它绝不是一个简单的"入门"手术。本章将首先介绍唇腭部的胚胎学发育、唇腭裂的分类、流行病学及相关的序列治疗原则,再分别讨论单侧唇裂、双侧唇裂和腭裂的手术治疗。

一、唇、腭的胚胎学发育

唇、腭的正常发育发生在孕期的前12周。面中部分在前脑之前由居于中线的额鼻突分化形成。成对的中间鼻突在第6周融合,最终形成门齿骨、上唇人中、鼻小柱和鼻尖。上唇的外侧部分(人中嵴外侧)由成对的上颌突形成,面颊、上颌、颧骨和继发腭也由上颌突形成。因此,上唇由中间鼻突和上颌突两者形成。原腭在4~6周形成,使口腔和鼻腔开始分开。原腭或者中间腭突由成对的中间鼻突融合而成。胚胎学上,原腭的发育不同于正常继发腭(切牙孔之后)的形成。在原腭发育完成之后,继发腭由腭板(上颌突的中间突出部分)向中下生长和移位形成。

成对的腭板刚开始由发育的舌分开。下颌骨的发育和与之相关的舌前移使腭板向下移位,并变得更趋向于水平位。如果下颌骨的胚胎发育和移位不能正常进行,成对的腭板不能向下和中间移位,腭板缺乏接触则导致腭裂。另外,此畸形可能引起 Robin 序列征。

当腭板和鼻中隔相互接触并在前后方向生长时,正常腭的形成就开始了。腭最初在切牙孔开始闭合,时间为孕期的第8周,通常在第12周完成悬雍垂的闭合。继发腭裂隙的程度与多种因素有关,包括在胚胎发育中融合过程的中断。因此腭裂可能表现为悬雍垂裂、软腭裂或者继发腭完全性裂开。

二、唇腭部应用解剖

（一）上唇

上唇外形较丰满,常突出于下唇的前方,在婴儿及幼儿,这种前突现象尤为显著。上唇中央部有人中,人中两侧边缘的堤状隆起称人中嵴。上唇皮肤部与黏膜部交界处称为唇红缘。仔细分辨唇红缘,又可分为皮肤与唇红黏膜交界处的红线,红线上约1mm处有一条与红线平行而略隆起的柱状线,以及此两线间的为皮肤色泽的但无毛发生长的移行区。唇红缘正中有小结节突出,称上唇结节(或称唇珠)。结节先从左右两侧升高,与人中嵴相遇于弓嵴,然后逐渐降低成弧线形延伸,终止于口角,构成一个优美的弓状曲线,称唇弓。唇弓的中央点及两侧与人中嵴交界的弓嵴为唇裂修复手术中重要的标志。

在上唇的外侧、鼻唇沟内侧有一个三角形凹陷区，称鼻唇沟三角，而唇裂患侧此三角往往变浅或消失，使上唇失去丰满感。

在唇弓上方数毫米处有一条与其平行，略为凹陷的沟状浅线。在唇裂修复时要使其连续，这样在侧面观时上唇才有微翘的特点。

构成口唇的主要肌肉是口轮匝肌，有闭合口唇的作用，受面神经支配。口唇的殷红部分称唇红，颜色较口腔内部黏膜略深而缺乏光亮感。上唇主要动脉来自颌外动脉的上唇支，介于黏膜及肌肉层间的结缔组织中。上唇动脉颇粗大，有时可扪得搏动。手术中结扎此动脉后，上唇组织出血较少。静脉位于肌肉层外。上唇的淋巴系统汇集成的淋巴管位于皮肤及黏膜下方，随着面静脉的径路汇入颌下淋巴结。

唇组织血供丰富，局部组织抵抗力较强。唇部创口一般愈合较快，不易发生感染。

（二）外鼻部

外鼻部形似直立的锥体，其后方与鼻窝相通，前方突出而形成鼻梁，下端终于鼻尖及两侧鼻翼。底部有两个鼻孔，中间为鼻小柱所分隔，内部则因鼻中隔（位于中央部分）而被分隔为两个鼻腔。外鼻的骨架由鼻骨及鼻软骨构成。鼻软骨包括侧鼻软骨、大翼软骨、小翼软骨、种子软骨及中隔软骨。侧鼻软骨的上端与鼻骨及上颌骨额突的下缘相连。在内侧部与鼻中隔及对侧的侧鼻软骨相连，形成一个单独的软骨组织。大翼软骨为构成鼻尖及鼻翼形态的主要软骨，可分为两个部分，即外脚及内脚。外脚成椭圆形，其上缘及内侧部有较松弛的组织与侧鼻软骨相连。在下方中央处则与对侧大翼软骨及中隔软骨连接，再弯向下内方而形成内脚。外脚和内脚的角度决定鼻尖、鼻孔的形态。

鼻部的血液供应极为丰富，以由面外动脉分支而来的前唇动脉为其主要动脉。此外，还有眼动脉和颌内动脉的分支、筛前动脉、眶下动脉分布到鼻部各区。静脉汇入面前静脉，再经眼静脉而与海绵窦相通。这点在临床上有很大意义，应加以注意。

在修复双侧唇裂时，前唇部切开后之所以出血较多，是因为鼻尖及鼻中隔部丰富的血供。

（三）上腭的骨组织

上腭的骨组织由上颌骨的一部分、前颌骨及腭骨构成。上颌骨组成了硬腭骨组织的 3/4，其后端 1/4 为腭骨的横板。前颌骨较小，只构成切牙的牙槽骨部分。上颌骨及腭骨交界处大概在成人的第 2～3 磨牙之间，大腭孔及管位于此处，但有时也可以全部在此处后方的腭骨上。大腭孔中有腭大动脉、静脉及神经（来自蝶腭神经节）穿出。这条血管神经索是供硬腭部软组织黏骨膜瓣的主要组织。小腭孔位于大腭孔的后方，在每侧均有 1～2 个，有腭小动脉、静脉及神经通出，为供应软腭组织前 1/2 部分的血管神经索。在大、小腭孔之间有一隆起，一部分腭帆张肌的纤维即附着于此处。

切牙孔位于切牙窝中，左右各一，亦称鼻腭孔。孔中有长蝶腭神经及蝶腭动脉穿出，向后分布于硬腭的前方，与腭大动脉及神经吻合。硬腭骨组织的口腔表面有一层紧密而不易分离的软组织，包括口腔黏膜、黏膜下组织及骨膜，总称黏骨膜瓣。

蝶骨的翼突垂直地紧贴于腭骨的后方。翼突有内、外两板。外板为翼外肌及翼内肌的起点，内板则构成咽侧壁的一部分，内板的最下端伸长为翼钩，向外后方突出，翼颌韧带起于此端。在翼钩的前侧部，则有腭帆张肌的肌腱绕过。

（四）上腭的软组织

除硬腭口腔部分被黏骨膜组织覆盖外，上腭的鼻侧面为鼻黏膜所覆盖。黏膜组织的血供极丰富。手术中，这层黏膜极易与骨面分离，较脆嫩，易于撕裂，应加注意。

上腭后方在腭骨后的部分称软腭。软腭的前端极少有肌肉组织，有作为软腭肌肉共同起点的腭腱膜紧接,附着于腭骨后缘上。腭腱膜两侧接受腭帆张肌的部分肌腱,并与咽壁黏膜、筋膜间的腱膜相连接。

软腭具有灵敏的功能活动能力,用来控制咽部、口腔、鼻腔的开闭,跟吞咽及发音具有密切关系。组成软腭的肌肉主要有成对的腭帆张肌、腭帆提肌、悬雍垂肌、舌腭肌及咽腭肌。

1 腭帆张肌　起于颅底翼突内侧板后方的舟状窝及翼突外侧板的内侧。肌纤维向下在翼内肌及翼突内侧板之间交会成一条肌腱,呈直角向内转弯,绕过翼钩而止于软腭腱膜的前 1/3 部位。肌腱与翼钩间有一滑囊。两侧腭帆张肌收缩时,可使腭腱膜形成紧张状态,并使软腭前端的拱形位置下降。

2 腭帆提肌　起于颅底岩颞部的顶端,部分纤维起于听道软骨部的附近,位于腭帆张肌的后方。肌纤维向下、前及内行进,经过咽上缩肌上缘,穿过咽腱膜而止于软腭中 1/3 的腭腱膜上。一部分纤维则越过中线而与对侧肌纤维交错。此肌的作用是将软腭中部向后上方抬高,并在前后及左右两个方向增加上腭的拱度。

在所有腭裂患儿中,腭帆张肌及腭帆提肌都有发育不全及短缩现象,还可能存在着两侧钩突间距离的增加,这样就造成了正常发音的障碍。因此在手术中必须将翼钩凿断或作翼突内侧板凿断术,以使腭帆张肌松弛而有利于对软腭组织的拉拢缝合。

3 悬雍垂肌　是两束较小的肌肉,自后鼻棘及腭腱膜上从前向后而进入悬雍垂中。收缩时可以协助软腭的屈曲。

4 舌腭肌　起于舌的两侧及背面,向上方在腭舌弓中进入软腭下方, 部分纤维进入腭腱膜中,另一部分则越过中线至对侧而进入颊黏膜中。此肌收缩时,可使软腭下垂,与腭帆提肌的作用恰相反。故实际上这对缝合后的软腭反而有不良作用,因此有人主张在手术中将此肌切断。

5 咽腭肌　起于甲状软骨后方及与耳咽管肌共同附着的腱膜上。肌纤维向侧上方行进,与耳咽管肌分离后,经咽腭弓而进入软腭,位于腭腱膜的上方。此肌收缩时,可使软腭下垂,与耳咽管肌同时收缩而将咽峡宽度缩小,并与咽上缩肌协同而形成咽后壁嵴(或称派氏嵴)。

除上述五对软腭肌肉外,对咽喉起闭锁作用的还有一块咽上缩肌。此肌起于两侧的翼钩、翼颌韧带、下颌骨的颌舌嵴,构成薄片状的肌肉向后方展开,而抵达咽后壁中线处。颊咽筋膜及咽腱膜连接于此肌上缘,直抵翼突内侧板后缘的下半部。另一部分纤维向内侧行进而在腭帆提肌的位置上止于腭腱膜的上方,若干肌纤维越过中线,进入对侧。这样就形成了咽部的括约肌结构,它们可使咽峡变小。

（五）上腭的血液供应

腭大动脉为上腭部最大的供应血管,主要供应上腭硬腭的口腔软组织,并分出若干小支穿过上颌骨横板而至鼻黏膜,对软腭的血供关系较少。

软腭组织是由另一些较小血管供应的。软腭前 1/2 的口腔组织面是由腭小动脉供应的。面动脉有一条分支——腭升动脉进入软腭,成为软腭中最大的一条动脉。这条动脉在咽上缩肌的外侧上升,再向前下方行进转入软腭中,介于腭帆张肌及腭帆提肌之间,分成两支,前支沿腭帆提肌前缘行进,后支则穿过此肌。此外,尚有腭小动脉自扁桃体及咽升动脉分出,穿入舌腭肌。因此软腭的血液供应十分丰富。在腭裂修补术中,有时虽将腭大动脉切断,通常不至于造成腭部软组织(包括硬、软腭两部分)坏死,但应注意勿损害软腭中的这些较小的动脉血管。

（六）上腭的功能

上腭的生理功能主要有两种:一是分隔口腔与鼻腔,二是借助软腭的正常肌肉活动,来控制咽部、口腔、鼻腔的闭合程度,对吞咽及发音(特别是发音)有极密切的影响。日常呼吸时,气流自肺部经喉部吐出,到咽腔时空气的出路有两条。第一条是当口唇闭合,软腭及咽部肌肉松弛时,气流直升到鼻咽部,经鼻腔自鼻孔中喷出。第二条是当人们讲话、唱歌、吹奏管乐器等时,气流从口腔徐徐吐出。这时,软腭的肌肉就发生了细致的收缩作用,以防止气流从鼻孔中漏出,或控制一部分气流从鼻孔中泄出。这就是所谓的腭咽闭合的正常生理功能,是软腭及咽部肌肉协调性收缩活动的结果。当人们发音时,软腭肌肉开始动作。腭帆张肌首先收缩造成腭腱膜的紧张,这时上腭就立刻处在一个紧张的准备位置以待发出声音。然后腭帆提肌亦开始收缩,将软腭向后上方抬高,到几乎与咽后壁相接触的程度。在这个位置上,软腭就依据各种字音而进行微小但速度很快的动作,使"腭咽闭合"或开或闭。与腭帆提肌作用相反的肌肉为舌腭肌、咽腭肌等,亦同时进行相反的收缩和松弛活动。这样经由声带振动而发出的声波气流,就可以通过咽喉、舌、硬腭、齿、唇及鼻腔等所给予的各种阻挠作用而发出各种字音,综合地构成了语言。

当人们做吹气动作,如吹笛子、吹喇叭、吹气球等时,口腔中需要有较高的压力,这时腭咽闭合就需要有严密的封闭。此时,软腭的位置,特别是悬雍垂的位置常被提得很高。在腭裂患者未做修复术前不可能吹奏这类乐器,手术后如腭咽闭合未理想恢复者,也同样无法吹奏。另一方面,在腭裂修复手术以后,可嘱患者练习吹奏乐器及做鼓气等活动以锻炼腭咽闭合,使之恢复正常。

三、唇腭裂的病因、分类和流行病学

在所有的病例中,唇腭裂的表现形式虽不同,但总是遵循已知的胚胎发育模式,原腭的裂开可包括唇裂、牙槽裂及切牙孔之前的硬腭裂,而继发腭的裂开可包括软腭裂及切牙孔之后的硬腭裂。目前唇腭裂分类方法有很多,如改良的象形 Y 分类法、马德里分类法、Veau 分类法等,各有特点。临床上唇腭裂一般分为如下几种:隐性唇裂、不完全性唇裂、完全性唇裂、软腭裂、不完全性腭裂、完全性腭裂。当然需注意单、双侧之分,对于双侧病变的患儿可予以分别描述,如双侧(不)完全性唇裂、双侧唇裂(右侧完全性、左侧不完全性)等(表 13-1)。这样的分类方法相对比较简单,而且也比较符合胚胎学和解剖学的概念。

表 13-1 唇裂分类及其特点

分类		畸形特点
唇裂	隐性唇裂	皮肤黏膜连续,朱缘弓不齐,患侧人中嵴缺失,口轮匝肌附着异常
	不完全性唇裂	裂隙至白唇,存在完整的鼻槛或西蒙带(Simonart band)
	完全性唇裂	裂隙直通至鼻底
腭裂	软腭裂	包括悬雍垂裂、整个软腭裂开或者隐性软腭裂
	不完全性腭裂	表现为切牙孔之后的部分硬腭及软腭裂开,可见部分犁骨
	完全性腭裂	表现为自悬雍垂至硬腭、牙槽嵴完全裂开

注:对于双侧病变的患儿可予以分别描述,如双侧唇裂(右侧完全性、左侧不完全性)。

新生儿唇腭裂的发生率一般是 1/1000,但是在不同的地区、不同的人群种族之间有着不同,如黄种人的发生率为 1/500,白人的发生率为 1/1000,黑人的发生率为 1/2000。依据 1973 年上海市的调查统计,在 262047 名新生儿中,有 341 名婴儿有先天性唇腭裂,发病率为 1/768。四川医学院1958 年的统计为 1/1151。1954 年有人调查北京地区的结果为 1/616。北京、上海和四川地区的差别较大。国外资料也各有不同,如 1931 年德国 Schröder 统计为 1/1214,1934 年荷兰 Sauder 统计为 1/954,1939 年瑞典 Edberg 统计为 1/960,1939 年丹麦 Fogh Anderson 统计为 1/665,1955 年美国 Ivy 统计为 1/949,1961 年芬兰 Gylling 和 Saivio 统计为 1/543 等。Fogh Anderson(1961)指出，丹麦唇腭裂的发病率在不断增高中，这可能是由于丹麦人口较少，且很少移民，近亲结婚机会多，造成显性遗传因子有较多机会出现之故。

但调查出生率的方法是一个值得研究的问题。准确的统计数字应该基于活婴的数字，如单从某一大医院中的病史来进行统计，就不可能代表该地区的一般情况，故而缺少统计学上的价值。

依据国内外唇腭裂的发病率，大致在 1/1000，但近年来的发病率有明显上升趋势，约在 1/800 以上。杭州薛冰等(1987)对中国唇腭裂流行病学进行调查，1986 年 10 月至 1987 年 9 月，全国 945 所医院监测的 1234284 例围生儿中共检出唇腭裂 2265 例，29 省(市)2265 例患儿中，唇裂合并腭裂 1390 例，占 61.4%；唇裂 690 例，占 30.5%；腭裂 185 例，占 8.2%。1220657 例活产儿中唇裂 1997 例，发生率为 16.4/万，13987 例死胎中唇腭裂 165 例，发生率为 118/万；2265 例唇腭裂中活产儿占 88.2%，死胎占 7.3%，死产占 4.5%。城区 833532 例围生儿中，唇腭裂 1412 例，发生率为 16.9/万；农村 408597 例围生儿中，唇腭裂 848 例，发生率为 20.7/万。645273 例男婴中，唇腭裂 1280 例，占 19.8/万；597192 例女婴中，唇腭裂 975 例，占 16.3/万，男女间有显著性差异。我国是一个人口众多的国家，因此患有此种畸形的儿童及成人为数极多。唇腭裂是值得重视的一种畸形。

在唇腭裂的患者中以男性居多，而单纯腭裂则在女性中多见。在所有唇腭裂中唇腭裂合并出现占 46%，单纯腭裂占 33%，单纯唇裂占 21%，有 86% 的双侧唇裂合并腭裂，而 68% 的单侧唇裂合并腭裂，单侧唇腭裂是双侧者的 9 倍，左侧唇腭裂是右侧者的 2 倍。

唇腭裂的发病原因迄今尚未彻底明了。一般来讲，致病因素绝不只一个。营养缺乏，特别是维生素的缺乏目前被认为是造成唇腭裂畸形的一个重要因素。在孕妇孕早期的前 3 个月中，孕妇如果营养不良及缺乏维生素(包括过度呕吐)，就有使胎儿发生唇腭裂的可能。在动物实验中，如果动物缺乏维生素 A、维生素 E 及泛酸的适当供应，就可能生育包括唇腭裂在内的各种畸形的动物。对怀孕白鼠注射肾上腺皮质激素，亦可造成腭裂(但无唇裂)及其他畸形小鼠；但如同时给予维生素 B_6 及维生素 B_{12}，则腭裂的发生率可以降低。但动物实验资料绝不能毫无保留地应用于人体。近年，国外有人企图通过让孕妇补充维生素(维生素 B_6、叶酸等)的方法来降低或预防唇腭裂婴儿的发生，由于观察时间不长，病例不多，尚不能得出定论。

有些人认为在唇腭裂形成的关键时刻，如果孕妇出现生理上或情绪上的紧张，也可能导致胎儿畸形，这与母体内皮质激素分泌增加有关。血液中皮质激素过多时，可以抑制成纤维细胞的发育及在胶原纤维组织中产生组织化学的改变，这可以导致腭裂的发生。

病毒感染及其他类似因素也可能是致病因素。如母亲在怀孕早期患风疹，常导致胎儿畸形，临床上表现为先天性白内障、心脏病、聋哑症及小头症等。这在 1940 年澳大利亚发生风疹流行期间已得到证实。但究竟是风疹病毒本身，还是感染风疹病毒后造成的母体中毒引起了胎儿缺氧而造成畸形，尚待证实。另外，已知放射能可以造成畸形胎儿。

母亲在妊娠期摄入含乙醇的饮料，能引起胚胎乙醇中毒综合征，表现为小头畸形、睑裂短小、面中部发育不全、人中平坦、唇腭裂伴智力障碍等。在妊娠期服用抗癫痫药苯妥英钠，可引起婴儿眼间距增宽、鼻梁塌陷、唇腭裂、指(趾)甲发育不良和智力障碍，称为苯妥英钠中毒综合征。

目前对多数致畸因子的作用尚缺乏准确的评价。致畸因子的剂量、接触时的胚胎发育阶段、母体和胚胎的遗传易感性及与其他环境因素的相互作用等，均可影响发生发育畸形的频率及其严重程度。

唇腭裂畸形的发生常与遗传有关。曾有人在一个家庭内发现 1 个以上的畸形患者。在询问家族史时，可以发现直系或旁系亲属中有同样畸形存在。Fogh Anderson 报告唇裂有 27% 属遗传性，唇、腭裂同时存在者高达 41%，而单纯腭裂的遗传率为 19%。这是文献上最高的数字。而 Baxep 及

Добов 的统计只有 2.5%～4.5%,Barsky(1950)的统计为 5%,宋儒耀(1957)的统计为 4.3%。这些数字的差别较大,显然和追问家族史的可能性、广泛性及正确性有关。因此,对于遗传率高低的正确性尚待进一步评估。

总之,在胚胎发育的第 4～8 周时,由于某些因素影响了第一二鳃弓的正常发育,会引起唇裂发生,而在第 8～12 周时就会出现腭裂畸形。

唇腭裂有其遗传因素,比如一位父亲患右侧不完全性唇裂,其长女患有同侧唇裂,其儿子患有左侧不完全性唇裂。

多数唇裂患者不伴发其他畸形,但可表现为多因素阈值的遗传模式,即遗传易感因素与环境因素相叠加,超过一定阈值才发病,其再发的危险性相对较小。但一些伴发其他畸形的综合征性唇裂或腭裂,常为单基因常染色体隐性、常染色体显性、性连锁遗传及染色体畸变,其再发的危险性明显增加。

四、唇腭裂的诊断和治疗原则

(一)唇裂和腭裂的症状和诊断

唇裂的同时伴有腭裂的患儿在出生时就可见到面部的显著畸形,但在单纯患腭裂畸形时,则常被忽略而未及早发现。单纯患唇裂的患儿往往很少有功能障碍,如同时有腭裂,或单纯患腭裂时,可存在吮吸、吞咽、呼吸及发音等方面的功能障碍。畸形和功能障碍的程度常随裂隙的部位和程度不同而异。同时患有唇、腭裂的婴儿,由于口腔及鼻腔相通,出生后可立即发生哺乳困难,常需借助于汤匙或滴管喂饲。由于鼻腔及鼻咽部黏膜暴露,易受食物刺激,冬春交替之季由于受寒冷刺激,更易患上呼吸道感染,可并发耳咽管及中耳的急慢性炎症(图 13-1、图 13-2)。

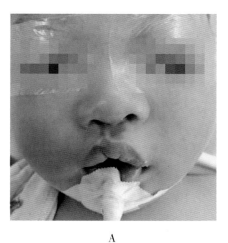

A

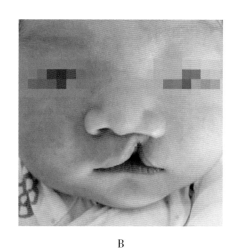

B

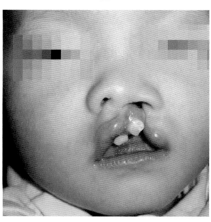

C

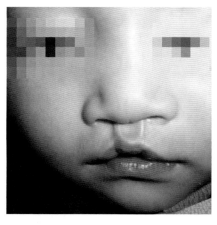

D

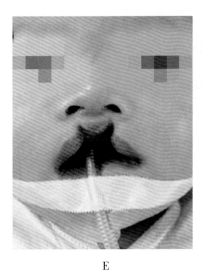 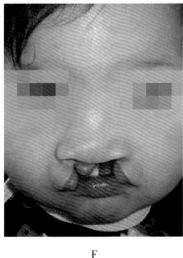 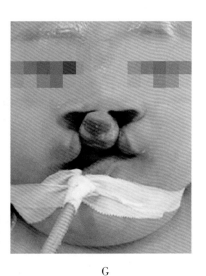

E   F   G

图 13-1　各种类型的唇裂

A. 隐性唇裂　B. 不完全性唇裂　C. 完全性唇裂　D. 双侧隐性唇裂　E. 双侧不完全性唇裂　F. 双侧唇裂左侧完全性右侧不完全性　G. 双侧完全性唇裂

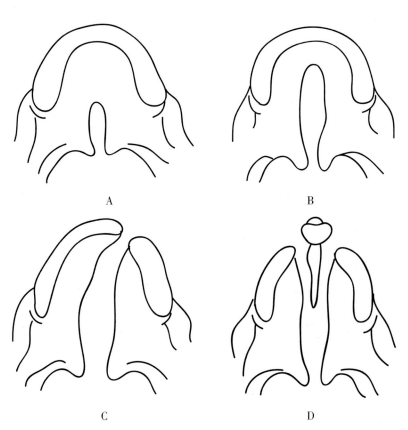

A   B

C   D

图 13-2　各种类型的腭裂示意图

A. 软腭裂　B. 不完全性腭裂　C. 完全性腭裂　D. 双侧完全性腭裂

　　患儿稍长大，开始学语时，由于口鼻腔相通，无硬软腭组织的间隔及受到腭咽闭合作用的影响，发生典型的腭裂音质语言，如不及时予以整复治疗，就会造成学习、工作和生活上的严重影响。

　　绝大多数的唇腭裂畸形诊断并无困难，但当腭裂为隐裂时，患者上腭表面上并无可见的裂隙，仅发音不清，具有腭裂音质。遇到这种患者时，应做详细检查，观察软腭肌肉的活动情况，判断其能否完成正常的腭咽闭合，并排除其他由于大脑疾病而造成的语言障碍的可能性。

　　此外，在检查和诊断唇腭裂畸形的同时，还应进一步检查有无其他面部、四肢及内脏器官先天性畸形的存在,如多指(趾)、并指(趾)、畸形足、脊柱裂、心脏畸形等。

（二）序列治疗和多科协作

早在20世纪30年代,英国的Cooper首先提出对唇腭裂的治疗应由一个汇集有关专家的小组来完成。20世纪60年代,在发达国家已普遍建立由儿科、整形外科、口腔外科、耳鼻咽喉面颈外科、心理科及语音病理科等多学科专家共同参与的对唇腭裂患者不同时间治疗的中心或治疗组,各科专家密切配合,共同讨论,制订适合患者治疗的周密计划和合理的时间表,从而实施整体治疗,在各个时期完成本专业的具体工作,长期随访,渐进性治疗,以求获得最终理想的治疗效果。这就是唇腭裂的序列治疗。

唇腭裂的序列治疗在国外开展较早,目前国内在多个医疗中心也已很好地开展了序列治疗工作,序列治疗已成为唇腭裂治疗的现代模式。多学科协作包括了整形外科医师、麻醉医师、儿童口腔科医师、正畸医师、颌面外科医师、口腔修复科医师、语音病理学家、听力学家、儿科医师、耳鼻咽喉面颈外科医师、护师、心理学家、社会工作者等。关于序列治疗可见表13-2,其中需要说明的是,目前对于单侧唇裂的修复时间并不是一味地选择在3个月左右,也有不少的医师选择在新生儿期进行手术修复。关于这点在下面的内容中将有重点讨论。

表 13-2 序列治疗

年龄	治疗项目
0～3个月	单侧唇裂修复
3～6个月	双侧唇裂修复,耳鼻喉外科医师检查中耳
1岁	腭裂修复
4岁	语言评估,必要时行腭咽闭合不全手术,唇鼻部二次整形
7～9岁	齿槽裂植骨
16岁以上	正颌外科手术、鼻整形术

序列治疗通常包括下面一些内容:

1 手术前 处置建立并完善出生缺陷登记制,详细登记唇腭裂患儿,以便指导和监测患儿的治疗。向唇腭裂患儿父母做解释工作,介绍有关该疾病的基本知识,指导喂养。对患儿进行必要的检查,并追踪观察。术前可进行简单的整畸治疗。

2 唇腭裂手术修复 唇裂修复手术多在3～6个月进行。术式很多,可一期修复鼻底。恢复口轮匝肌的正常位置和连续性至关重要,尽量保存组织,便于二期修复。双侧唇裂多采用直线切口,也可在3个月和6个月时分别修复双侧的裂隙。

腭裂修复手术多在患儿2岁前后进行。术式虽多,最常用的仍是传统的Langenbeck双蒂黏骨膜瓣腭成形术和二瓣后推腭成形术等。

3 手术后 处置腭裂修复术后语音效果的观察和语音治疗非常重要。应对患儿的语音状况进行定期检查,对有问题者及早训练。到患儿5岁时语音效果仍差者,可考虑行咽后壁瓣成形术。根据牙列状况,可在乳牙期、混合牙期和恒牙期分别进行正畸治疗。

4 颌骨及面部继发畸形的治疗 牙槽突植骨最好在患儿9～11岁尖牙萌出之前进行。鼻唇畸形较重的患儿需多次整复才能达到相对满意的最终效果。部分完全性唇腭裂患儿还可能产生严重的面中部后缩畸形,需行手术(如Le Fort I型手术)矫正。如有下颌骨前突畸形,可行下颌升支矢状纵劈矫正。

（三）唇裂和腭裂修复手术的时间选择

一般说来，唇裂修复愈早愈好。单侧唇裂在小儿出生后 3 个月时，哺乳情况良好，健康强壮，营养发育正常的情况下即可进行手术治疗。这个月龄的幼儿一般都可以耐受手术，手术中也无须输血。同时并发腭裂者，早期缝合唇裂后，可以借助上唇肌肉压力而促使分开的牙槽嵴靠拢。超过这个月龄的患儿，在无禁忌证的情况下，可随时进行修复手术。冬春之季，婴儿易患上呼吸道感染，应在手术前予以注意和做好预防措施。盛夏之际患儿不宜做手术，以免发生术中高热及术后并发症。面部有疖疮时，应待其愈合后，方可进行手术。

双侧唇裂修复手术范围较大，手术时间较长，创口出血较多，修复手术宜推迟到 6～8 个月进行。

唇裂修复手术发生死亡者多由于术前未曾对患儿做严格的体格检查，如患儿发育有障碍、体重不足、胸腺未退化等情况，手术中都易发生意外。有先天性心脏病及其他器官畸形者亦可能在手术中突然死亡。麻醉过深、血液及分泌物阻塞呼吸道引起窒息或其他原因也可造成患儿死亡。故医师应对患儿术前检查这一环节认真负责，最大限度地减少手术死亡率。

对于腭裂修复，一般主张以 1～3 岁之间进行为宜。不少人主张将手术推迟到 5～6 岁时进行，他们认为过早手术可能妨碍上腭骨及面部的正常发育，但这种说法尚无充分的证据。手术本身可能在一部分患儿中造成对骨骼发育的影响，但影响并不大。笔者曾对 3 岁前做腭裂修补手术、15 岁后应该做而未曾做腭裂修补手术及正常人各 31 例的咬合模型及头颅侧位定位片进行 22 个点距、面积的测量、分析，得出：腭裂是一种先天性胚胎发育畸形，是畸形的内在因素引起上颌骨水平方向和垂直方向的改变，因此腭裂可引起面中部发育不良、后鼻棘及腭平面的上翘，以及下颌升支变短，以至后面颅的垂直距离变短，但前面颅的垂直距离无明显改变。腭裂修补术后的后鼻棘更向上，下颌升支也变得更短，但因为手术并不影响上颌骨水平面及前面颅垂直距的改变，所以面部外形无明显改变。笔者在 212 例腭裂修补术患儿的随访中发现，绝大部分患儿的腭骨及面部骨骼的发育是在正常范围以内的，相反，从未接受过手术治疗的患儿，上颌骨及腭骨仍然可出现严重的发育不良情况。

腭裂修复的主要目的是恢复患儿的语音功能。通常语音功能的发育始自婴儿期，2 岁左右迅速发展，3 岁以后逐渐变慢，到 5 岁时已基本建立起完善的语音机制。这意味着在未经手术治疗腭裂患儿的语音发育过程中，当一部分重要发音器官缺失或存在严重缺陷，患儿因失去了正常语音发育应具备的解剖基础而无法正常发音。因此，腭裂患儿会在语音器官形态畸形的基础上建立起一种病理的语音模式——语音中表现为过度的鼻腔共鸣音和严重的发音错误。这种病理性语音一旦形成，此后即使成功地修复了腭裂，如不经过一段时间的语音矫治，也较难使患儿产生清晰的语音。因此，为了使患儿获得及早恢复正确发音的条件，早期手术还是有很多优越性的。过于推迟手术，徒然增加了纠正发音习惯的困难，也会耽误学习正确语音的宝贵时间。

（四）术前准备和术后处理

1 术前准备　唇裂修复手术都在婴儿身上进行，术中出血量虽不多，但对婴儿来说，仍属极端重要的情况。故术前必须确定婴儿是在一个体重增加的过程中，血常规及血红蛋白必须在正常范围内。血红蛋白在 100g/L 以下者，宁可推迟手术。白细胞计数如超过 $12 \times 10^9/L$ 时，应查明原因并给予适当处理，待恢复正常后再进行手术。出凝血时间应属正常，胸腺应已退化。如未退化，宁可推迟手术，或术前 3 天注射泼尼松做准备。术前 1 周开始用汤匙喂养婴儿或幼儿，以使他们习惯于这种进食方法，这有利于术后的喂饲。手术应在清早进行，不宜安排在午后，因小儿常可因饥饿或啼哭过久而造成脱水、烦躁等情况，不利于手术的安全进行。婴儿可在手术前 6 小时进一次乳汁或流质饮食,但量不宜过多。术前 2 小时可给予 10% 葡萄糖液 100ml 静脉滴注。

术前半小时注射阿托品,剂量视年龄而定。东莨菪碱较阿托品更有效,对 3~4 个月的婴儿可给予 0.1ml 肌注。

手术开始前,先用肥皂水洗净面部、唇部及鼻孔,用 0.1% 苯扎溴铵酊或 75% 乙醇消毒手术区。红色消毒剂常可使唇红缘模糊不清,易造成定点时不准确而影响手术效果。这时可用 1% 盐酸乙醇棉球擦去红色。

手术进行中,一般无须输血,可给予 5% 葡萄糖溶液静脉滴注,必要时亦可用生理盐水在大腿部作皮下注射。

手术时抬高双肩,使头部轻度后仰。这样一则便于手术操作,二则术中出血时,血液能积聚在鼻咽腔内,避免被吸入肺部。

2 术后护理 唇裂修复后伤口均采用暴露方法,以减少感染机会。为了减少创缘紧张及防止外物触碰,可使用唇弓,一般可用 18 号不锈钢丝自制。麻醉人员及手术者必须注意清除婴儿喉、咽部的分泌物及血块,注意呼吸道畅通,直到完全苏醒。

婴儿及幼儿手术后,应将双臂包扎固定,以免自行搔抓而污染创口。术后防止感冒流涕,如有鼻涕血痂或食物附着时,即用乙醇和硼酸水等量的混合液或过氧化氢溶液轻轻擦拭干净,因为婴幼儿皮肤极细嫩,一旦缝线上附有分泌物干燥后会极坚硬,持续压迫会使皮肤糜烂,留下瘢痕,更严重的会导致感染、裂开。擦拭操作一天 2~3 次。但若因此而引起幼儿啼哭,可适当减少擦拭。成人可用朵贝尔液(复方硼砂溶液)洗漱口腔。婴儿及幼儿可在术后用汤匙或滴管喂饲乳汁或流质饮食。7 天后可恢复吮吸乳头。成人则给予流质饮食 1 周。

如创口无感染,愈合良好,可在术后 5~6 天拆线。如在个别线头四周有感染现象,应及早拆除,以减少术后发生缝线瘢痕。婴儿拆线时也应细致轻柔,否则会造成创伤,增加瘢痕形成;必要时可在拆线时给予镇静药物以免躁动。创口稍紧张者可以在术后第 5~6 天间隔拆线,次日再拆除剩余缝线。唇红部及口腔内的缝线可较晚拆除或任其自行脱落。

手术后肌内注射普鲁卡因青霉素 40 万单位,一天 2 次,4~5 天后体温正常时停止,婴儿及幼儿可减半给予。另外,还可以给予维生素 B_1 及维生素 C。

五、单侧唇裂的手术治疗

人的上唇是一个复杂的四维立体结构,不仅包含着静态时的三维结构,还包含动态下的形态改变。它是由许多的亚单位构成的,整形外科医师想要通过手术修复所有这些应有的正常结构是困难的。但多年来,通过几代唇腭裂医师的不懈努力,形成了比较成熟的现代唇裂整复体系。其中旋转推进结合口轮匝肌的功能复位是目前唇裂修复的主流方法(Millard 法),它是现代唇裂手术发展的一个里程碑,在这个基础上衍生出了众多的唇裂修复方法。

(一)常用的唇裂修复术

以单侧完全性唇裂为例(图 13-3)。

1 定点 人中切迹点定为 1,健侧唇峰点为 2,以 1、2 相等距离定点 3,鼻小柱基底定点 5,患侧上唇最厚点为 4。其中点 5 的确定有一定的灵活性,一般定于健侧 2/3 与患侧 1/3 交界处。自点 5 的回切不应超过对侧人中嵴,其回切的程度依患侧唇峰(即点 3)下降程度而定。点 6 是点 4 垂直向上的位于唇白线沟处的一点,点 3、6'的距离等于点 4、6,点 6'位于红唇缘,点 7 为患侧鼻翼基底最内侧的一点,连接点 3、6'、5 形成弧线,连接点 6、7、4 形成折线,自点 5 向鼻腔内延伸至皮肤与黏膜的交界处,自点 7 向鼻腔内延伸至下鼻甲处,由此在皮肤上的定点基本完成。而对于红唇黏膜的设计亦相当重要,甚至可能是整个手术成败的关键。对于完全性唇裂而言,通常设计裂隙两侧的红唇黏膜瓣,有时也设计下鼻甲瓣(Noordhoff法)。在外露的红唇上采用患侧三角黏膜瓣插入的方法可能更为合理,这样可以很好地修复裂隙近中侧干红唇的厚度。在裂隙近中侧应设计蒂在牙龈处的黏膜瓣α,而在裂隙的外侧设计蒂在牙龈处的黏膜瓣β。

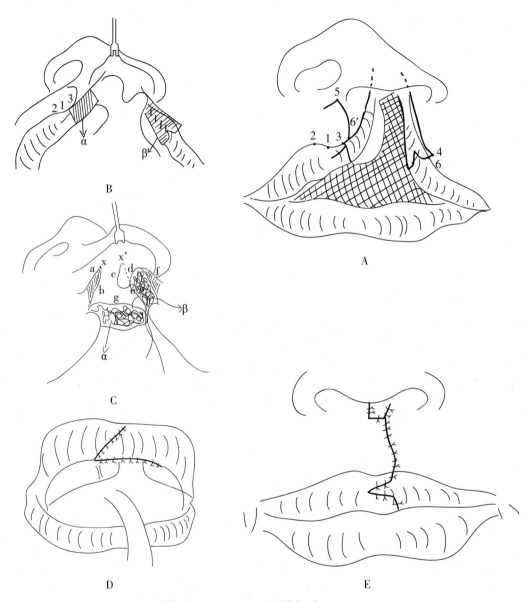

图 13-3　Millard 唇裂修复术

A. 定点示意图　B. 黏膜瓣 α 和黏膜瓣 β 示意图,其蒂部均在牙龈处,裂隙近中侧的切口向鼻腔延伸至皮肤、黏膜交界处,裂隙外侧切口延伸至下鼻甲处　C. 图示黏膜瓣 α 和黏膜瓣 β 翻转后,图中 x 和 x' 缝合,边 a 和 c 缝合,边 b、e 和 g 缝合,边 d 和 f 缝合,这样鼻底重建即完成,且无裸露面
D. 图示裂隙近中侧前庭沟横向松解,裂隙外侧黏膜推进后缝合　E. 皮肤及红唇缝合后

2 切开和重建　沿设计线切开皮肤、黏膜,彻底松解裂隙近中侧口轮匝肌在鼻前棘处的异常附着及裂隙外侧口轮匝肌在鼻翼、梨状孔旁的异常附着,将两侧口轮匝肌作脱套式解剖,裂隙近中侧以脱套1～2mm为宜,不宜过多。口轮匝肌的功能复位是唇裂修复中至关重要的。在下降唇峰时不可忽视的是黏膜的处理,在裂隙近中侧的前庭沟作横行切开,达上唇系带健侧,以解决唇峰下降的问题。切开后的黏膜缺损可用裂隙外侧的黏膜推进瓣修补,并重建前庭沟。裂隙外侧黏膜瓣2向上翻转,修复患侧鼻翼抬高后位于梨状孔旁的缺损,同时将黏膜瓣2与鼻小柱旁的切口进行缝合,

黏膜瓣 1 则与黏膜瓣 2 及裂隙外侧进行缝合,由此完成了鼻底的完全封闭,此法相较下鼻甲瓣法(Noordhoff 法)操作简单,损伤小。对于缝合顺序,一般先缝合上唇口腔黏膜靠近鼻底的部分,随后是口轮匝肌的功能复位。这里要强调的是红唇下的肌肉必须重视,这样可以更好地避免"口哨畸形"的发生,随后是皮下缝合,C 瓣修补因唇峰下降后回切处遗留的缺损,术中若患侧唇峰下降不足可设计一小三角瓣来插入,以充分下降唇峰,而该三角瓣应设计在唇白线内。随后再缝合唇红外露的部分,最后修复的是上唇口腔黏膜靠近外露唇红的部分,皮肤可以选择组织胶水黏合或 6-0 单股尼龙线缝合。

　　对于鼻部的畸形,在行初次唇裂修复时应同步修复(图 13-4)。同期鼻畸形的修复需要做到几点:①充分松解鼻翼软骨外侧脚在梨状孔处的异常附着。②修补梨状孔旁鼻腔衬里的不足。③重建鼻槛处肌肉环。④复位患侧鼻翼穹隆。在术中先游离梨状孔旁鼻翼软骨外侧脚的异常附着,再分别从患侧鼻翼基底及鼻小柱基底,以剪刀游离患侧鼻翼软骨与皮肤的连接,以缝线悬吊患侧鼻翼软骨穹隆部与鼻上外侧软骨,并在鼻翼外侧同时悬吊数针,以达到重新复位患侧鼻翼软骨的目的,T瓣的转移修复如上述。

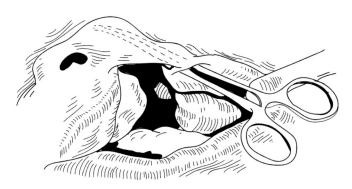

图 13-4　唇裂修复同时修复鼻翼塌陷畸形

(二)初次唇裂修复

在初次唇裂修复中需要探讨的几个问题:

1　手术年龄的问题　一般遵循 3 个"10"[年龄 10 周,体重 10 lb(磅)(4.54kg),血红蛋白10g/L]的原则,其中年龄选择 10 周而不是新生儿期,主要考虑到新生儿上唇精细结构不易辨认、组织娇嫩手术操作要求高、麻醉风险大等。但是随着医疗技术的不断发展,这个原则也在逐渐发生变化。目前报道,就全世界而言,有 33.3% 的医师选择在新生儿期行单侧唇裂修复,65.9% 的医师将手术时间定于 3～6 个月。当配备有经验丰富的唇腭裂手术医师、小儿专科麻醉师及新生儿监护室的单位,完全可以有选择地进行新生儿期的唇裂手术。当然对于合并有复杂先天畸形(如先天性心脏病及双侧唇裂等)的患儿,不应一味追求早治疗,同样新生儿期一期唇裂、腭裂手术也必须慎重。有选择地进行新生儿期单侧唇裂手术,是符合当前"生物-心理-社会"的现代医学模式,它可以很好的缓解唇裂所带给整个家庭的重大的心理负担。

2　唇峰下降的问题　唇峰下降不足是困扰旋转推进法的一个重要问题,为此从 Millard Ⅰ式发展到 Millard Ⅱ式,通过增加回切来进一步使患侧唇峰下降,但是即使如此,对于裂隙宽的单侧唇裂仍然存在该问题。对于此,也有学者将这一方法作了进一步改良,如鬼冢在裂隙外侧向近中侧插入一个三角瓣来解决唇峰下降不足的问题等。在初次行单侧唇裂修复时,唇峰下降是否充分直接影响着医师及患儿家属满意度的一个标准。其实要解决唇峰下降的问题,需要做的是充分松解及尽量保留裂隙两侧的唇组织。其中的"充分松解",关注的不应该仅仅是皮肤和肌肉,黏膜的处理也至关重要。在单侧唇裂中由于裂隙近中侧的上颌骨存在旋转、前突畸形,导致了该处的齿龈沟浅,在唇峰下降的过程中当充分切开了皮肤与肌肉后,最后往往还受限于该处,应重视黏膜的松解。有了黏膜的妥善处理,再配合皮肤、肌肉的旋转下降,两侧的唇峰可以在基本水平上对称,若仍有不足,可在唇白线内设计一个类似鬼冢方法的小三角瓣,但此三角瓣的大小不宜超过唇白线的范围。对于唇峰下降不足,在二期唇裂继发畸形的修复中容易解决,但要将唇裂Ⅱ期手术做好它的先决条件是初期修复时尽量保留了唇组织,故在切除唇组织时务必要谨慎。

3 鼻部畸形一期修复的问题 在唇腭裂患儿行初次唇裂修复时是否同时进行鼻畸形的一期修复,是存在争议的。反对方的理由主要是顾虑过早地进行鼻部的整形会影响鼻软骨乃至整个鼻部的发育;另外仍有相当一部分的患儿虽然接受了一期鼻整形术,但术后鼻畸形仍然复发,效果不明显。但其实早在1930年,Blair和Brown就已经开始了一期鼻畸形整形, 随后McComb(1985、1995)、Salyer(1986)、Byrd(2000)、Kim(2004)等,分别通过长期临床及实验研究发现,一期鼻整形并不会影响鼻软骨的发育,而且可以很好地改善鼻部的畸形,可以避免患儿在儿童时期因鼻畸形受到歧视,更加有助于患儿心理的发育,故应一期行鼻畸形修复。

六、双侧唇裂的手术治疗

双侧唇裂的修复是更难的,手术治疗基于两点:①虽然表象上双侧唇裂是单侧唇裂的双侧表现,但是它的畸形程度绝不是单侧的两倍,而应是数倍。细数下,其鼻畸形包括:鼻翼基底宽大伴有鼻阈侧倾,口轮匝肌附着于鼻底,鼻翼软骨扁平、鼻穹隆分离、鼻翼软骨异位导致鼻小柱明显短缩,穹隆间纤维脂肪组织沉积。其前唇畸形包括上唇纵向短缩、口轮匝肌缺损、正常解剖标志(唇弓、人中凹、人中嵴、唇白线)丧失、真性红唇缺如、龈颊沟缺失。其前颌异位包括前颌突出于犁骨柄上、正常牙弓缺失。②双侧唇裂的发生率约为10%,相较单侧唇裂少见,故而手术经验也相对较少。

双侧唇裂的手术治疗从借鉴单侧唇裂的治疗方式(分期行单侧治疗),到Brown和Barsky的手术方法(国内所谓的"加长法"),再到Millard C法和Veau Ⅲ法("原长法"),以及Trott和Mulliken法中一期唇鼻修复,形成了一些共识:①前颌突出行犁骨截断、截除等方法均将影响上颌骨的发育,目前较为认可的方法是术前进行鼻-牙槽塑形,或者简单地行弹力绷带束缚前颌亦能收到较好的效果。②Brown及Barsky的方法由于侧唇组织切除较多,术后存在上唇过紧。因为目前长期的临床观察发现,虽然术前前唇组织纵向上显示过短,但术后前唇将有"追赶性"地生长,所以若术中利用侧唇的白唇组织来延长前唇,术后就会显示前唇过长。所以目前"加长法"的手术方法建议慎用。③与单侧唇裂的讨论类似,在双侧唇裂中,同样可以行唇鼻的一期修复。

常用的双侧唇裂的修复方法,笔者以双侧完全性为例(图13-5)介绍如下。

1 定点 前唇上设计人中切迹点1,在其两侧设计唇峰点2、3,"线段1-2"="线段1-3"。在侧唇上设计最厚点为唇峰点4、4'(该点与单侧唇裂的定点类似,位于唇白线沟处,这样在人中区可以重建唇白线),在鼻翼下方及外侧前庭沟处分别作水平的松弛切口。

2 切开和重建 沿设计线切开,在人中瓣和真皮瓣翻起的同时尽量保留皮下组织,而前唇的其他组织则修整后缝合固定于鼻前棘,作为龈颊沟的内面。侧唇沿设计线切开后,先将侧唇口腔黏膜在骨膜前充分游离,亦使之可推进缝合于前唇中线,作为前庭沟的口腔黏膜。再充分地游离脱套两侧的口轮匝肌,直至可以将肌肉对位缝合于前唇中线为止。此时切开两侧鼻翼缘,游离鼻翼软骨与皮肤的粘连。将两侧鼻翼软骨的穹隆处作水平褥式缝合,随后再内收鼻翼外侧脚的皮肤,使之与鼻小柱作侧方缝合。此时会发现鼻翼缘切口处皮肤隆起,可梭形切除部分,再缝合鼻翼缘切口,会看到相对的鼻小柱延长,鼻尖突度改善良好。为了重建红唇正中唇珠的结构,建议红唇在正中可

"过度"保留。最后缝合皮肤。

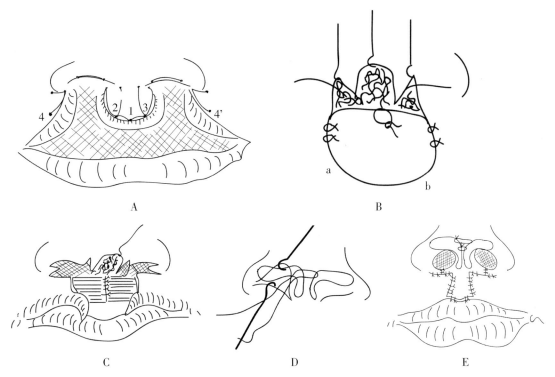

图 13-5　双侧唇裂修复术示意图

A. 双侧唇裂的定点及切口线。点 4、4' 位于唇白线沟内　B. 翻起人中皮瓣后,将前颌的皮肤黏膜修整后缝合固定于前颌骨的骨膜上,重建前庭沟的内衬里　C. 充分游离侧唇后,将黏膜和口轮匝肌在前颌中线上对位缝合　D. 通过两侧的鼻缘切口,游离两侧鼻翼软骨与皮肤的粘连,在鼻翼软骨的穹隆部作水平褥式缝合　E. 缝合后

七、腭裂的手术治疗

　　腭裂的病理解剖包括硬腭缺损和软腭缺损。硬腭的正常功能是在口腔和鼻腔之间形成一个持久的、不动的间隔。它防止食物向鼻腔反流,并且作为舌的机械阻抗而使其能将食物送入咽部。虽然腭裂是骨与软组织的联合缺损,但是在硬腭部分只需恢复其间隔功能。

　　腭裂的另一个病理特征是软腭分裂,其中最重要的特点是它失去了正常的肌肉解剖。正常情况下,腭舌肌、腭咽肌及腭帆提肌在中线与对侧肌肉交叉,形成肌肉吊带。在腭裂患儿,这些肌肉异常地附着于硬腭后缘。其中,腭帆提肌功能的丧失至关重要,因为这块肌肉的作用是上提并向咽后壁后推软腭。软腭具有动态阻塞作用,当其松弛时,有助于鼻呼吸和发出鼻辅音;当其紧张时,可在口腔形成压力并阻止空气和食物向鼻腔反流。腭裂患儿的鼻腔和口腔没有间隔,所以不能产生正常发音所需的口腔压力。

　　另外,因为附着异常,鼓膜张肌丧失了重要的功能。正常情况下,鼓膜张肌和腭帆张肌一起负责开启咽鼓管。成人的咽鼓管口位于中耳下方。因此,源于中耳的液体会顺势流入咽部。儿童的咽鼓管口在中耳腔上方。在正常情况下,当鼓膜张肌同腭帆张肌一起收缩时,咽鼓管口打开,肌肉收缩产生的肌泵作用促进中耳引流。当这个功能丧失时,中耳就容易产生浆液性炎症,如果得不到医治,患儿会出现耳病,甚至丧失听力。

　　需要注意的是腭裂的严重程度不一。最轻的是悬雍垂分叉而肌肉的解剖结构正常,这种情况不需要任何治疗。黏膜下裂的软组织虽未分裂但肌肉的解剖结构异常和腭裂一样。上腭正中可能有一条透明泛蓝的条带(中间薄而无肌肉的区域)或者在硬腭有一个切迹。一些患黏膜下裂的患儿,像腭裂患儿一样,不能达到适当的腭咽闭合,需要外科治疗才能正常发音。

　　腭裂的治疗主要是手术修复。对于不同类型的腭裂采用不同的手术方法,von Langenbeck 法适用于修复不完全性腭裂,Bardach 法(两瓣法)适用于修复单侧完全性腭裂,Oxford 法适用于修复双侧完全性腭裂。Bardach 法和 Oxford 法手术野暴露清楚,所以更容易解剖腭大神经血管束。下面主要介绍 Bardach 法(图 13-6)。

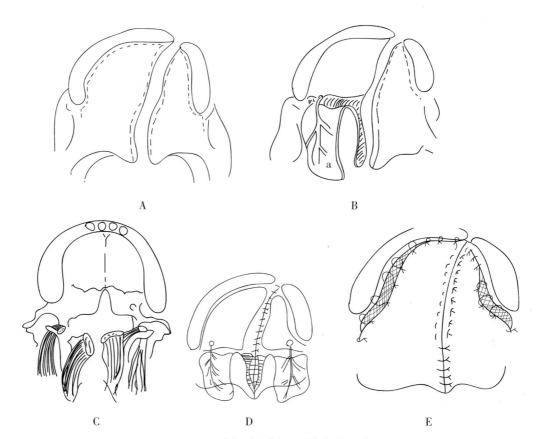

图 13-6　Bardach 法(二瓣法)腭裂修复术示意图

A. 单侧完全性腭裂的切口线,裂隙两侧的切口略偏口腔侧　B. 游离黏骨膜瓣,注意保护腭大血管神经束,若两侧缝合张力大,可切其表面的骨膜,见有脂肪膨出即可,勿损伤血管神经　C. 图示不完全性腭裂的腭帆提肌和腭帆张肌的关系,术中在游离了硬腭后的肌肉后,需在翼钩的内侧切断腭帆张肌腱膜,改善裂隙缝合的张力,以使腭帆提肌功能复位　D. 术中先缝合鼻腔侧黏膜,再缝合肌肉　E. 最后缝合口腔侧黏膜,软腭处可间断缝合,在软、硬腭交界处开始水平褥式缝合直至牙槽,且在软、硬腭交界处缝合时需同时缝合鼻腔侧黏膜。两侧松弛切口处填塞止血纱布,并松松缝合

　　患儿仰卧,头后仰,放置 Dingman 自动开口器。用含有 1/100000 肾上腺素的 1% 利多卡因局部浸润。

　　沿着稍靠口腔侧的裂隙边缘切开,这样的切口为关闭鼻腔侧裂隙提供了少量额外的组织。外侧切口从上颌结节及翼钩之间开始,沿牙槽嵴向前延伸至硬腭前端与裂缘切口相接。首先用剥离子游离黏骨膜瓣,然后掀起鼻侧黏膜瓣。黏骨膜瓣应该完全被游离,使其仅附着于腭大神经血管束。限制黏骨膜瓣向中线移动的是上颌结节和翼钩处的骨膜,应将其充分松解,注意保护腭大神经血管束。如果像上面这样松解后张力仍较大者,可切开腭大神经血管束周围的骨膜袖,直至有少量脂肪膨出;若仍感张力较大,可利用骨凿凿开腭大孔后方,使腭大神经血管束从后方脱离出来,但是此法对两侧张力仅略有改善。

　　随后可先缝合鼻腔侧黏膜,再行软腭肌肉的解剖。以剪刀游离硬腭后缘肌肉组织,在软腭裂缘侧可保留少许肌肉组织,以免已缝合的鼻腔黏膜撕裂。一旦腭帆提肌从口腔和鼻腔侧完全分离,可以见到腭帆提肌通过腭帆张肌肌腱牢固附着在硬腭后缘,将腭帆张肌肌腱剪断,朝颅底方向钝性解剖腭帆提肌。腭帆提肌的神经血管从侧面进入,应该注意避免损伤。随后缝合腭帆提肌,如果缝合过紧,患儿会出现鼻腔阻塞甚至睡眠呼吸暂停;如果过松,患儿会出现腭咽闭合不全。手术医师需依靠临床经验处理。口腔侧黏膜以水平褥式缝合,再松松缝合两侧松弛切口。缝置舌线以防舌后坠。术后建议入监护室观察。

八、腭裂修复手术后的并发症

（一）术后出血

腭裂修复手术后发生出血的现象,并不多见。但由于一般腭裂修复手术都在幼儿时进行,即使是很少量出血也足以引起严重后果,故应特别注意。出血可在术后早期发生,也可后期继发性出血。出血可来自断裂的腭大动脉,但更常见的是来自切牙孔的鼻腭动脉。黏(骨)膜瓣边缘亦可发生术后渗血。后期继发性出血都由创口感染而引起。发生持续渗血时,可用浸有肾上腺素的小片纱布作局部填塞,外加手指压迫,而且在填塞前必须首先确定出血的准确部位,否则无效。除非必要,否则勿用结扎法止血。

如出血量较大,且多次发生,应注射维生素 K_1 或维生素 K_3 等止血剂,并考虑进行新鲜血液输血。

在咽后壁瓣手术后,出血、凝血可堆积于组织瓣的后上方,可用吸管吸出。曾有人报告因血肿而引起呼吸困难,需要进行紧急气管切开。

（二）局部创口疼痛

腭裂手术后患儿常因咽喉疼痛干燥,不敢吞咽及进食。故术后数日内必须予以补液,并鼓励进流质饮食。术后可给予蒸汽吸入,可以减轻疼痛。

（三）感染

手术后发生严重感染是很少见的。但轻度的、局限性的感染却比较常见,特别是在鼻侧创面未消除时,易引起创面感染,这也是手术后造成瘘孔的原因之一。预防方法就是尽量减少鼻侧创面的暴露。黏骨膜瓣血供有障碍时也可发生部分坏死,引起局部感染,亦为术后发生瘘孔的一个因素。

预防方法除在术前注意口腔的清洗准备,必要时做细菌培养外,术后全身及局部应用抗生素和口腔护理也是防止及控制感染的重要措施。

（四）鼻腔暂时不通气

多发生在咽后壁瓣手术,系由局部组织肿胀所致。创口愈合后,咽后组织肿胀消失,并卷成管状,两侧鼻腔通路即可恢复通畅,呼吸毫无困难。

（五）耳痛

这是耳咽管口术后肿胀而造成,一般术后 3～4 天可消失。

九、唇腭裂手术后二期畸形修复

唇腭裂畸形一期修补手术以后,通常还会遗留二期继发畸形,部分原因可能是畸形随个体发育仍有回复和加重的趋势, 更重要的原因还要考虑手术者的经验和其选用的手术方法是否恰当。唇部的畸形,如瘢痕等,可以应用整形外科的手术原则进行修复,但有时一些严重的畸形,如上唇缺损等,需要应用带蒂下唇瓣(Abbe 瓣)分期修复(图 13-7)。

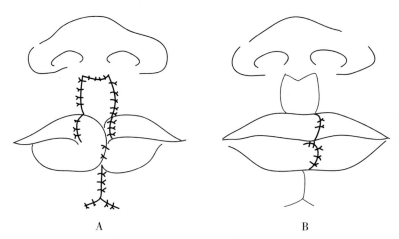

图 13-7　带蒂下唇瓣（Abbe 瓣）修复双侧唇裂二期上唇缺损畸形
A. 下唇正中全层组织瓣旋转插入上唇缺损中　B. 2 周后断蒂缝合

　　腭裂修复手术后发生上腭瘘孔是较常见的并发症。一般临床上可有 16.5% 的瘘孔发生率，其中应用兰氏及华氏手术方法者出现瘘孔较为多见，并与手术操作者的临床经验有关。瘘孔部位以硬软腭交界处为主，大部分瘘孔口径在 0.5cm 以下。其原因是该部位组织菲薄，张力最大，鼻侧创面裸露，以及局部伤口感染所致。近年来，随着手术方法不断改进，以及医护人员加强了对患者的护理，注意预防，小心操作，手术后发生瘘孔的情况已大大减少。

　　较小的术后瘘孔，常可随创口愈合而自行缩小闭合，特别是在同时做犁骨瓣手术或咽后壁瓣手术时，鼻侧创面逐渐愈合后，口腔部的瘘孔就可以自行愈合封闭。较大的瘘孔及久未闭合的小孔则需要做第二次手术来使它们闭合。

　　修复时一般可以以兰氏手术为原则，在裂孔两侧或一侧作松弛性切开，然后将黏骨膜瓣作充分剥离，切开及剥离区域的长度至少应比瘘孔的纵长大一倍。过于保守及较小范围的剥离有可能在术后再次裂开。裂孔边缘的组织因上次手术的结果一般都有较坚硬的瘢痕组织存在，因此在剖开裂孔边缘时，必须尽可能将它切除，并暴露足够的创面，以利于创缘愈合。此外，在原则上应尽可能同时修补鼻侧及口腔侧创面。在不易作鼻侧创面的修复设计时，也可以作单层缝合。

　　有较大的裂孔或几乎全部裂开的病例往往需要重新修复。这时应在两侧再作松弛性切开，将软腭组织与上颌结节及翼突内侧板部位重新作充分剥离，还应检查翼钩是否已在上次手术中凿断，腭帆张肌是否已松弛，这样才可保证再次修复手术得到成功。

　　在双侧唇腭裂病例中，在前颌骨后方常存在着较大裂孔通入鼻腔。这种瘘孔可以在修复腭裂时同时进行修补，或在以后再做手术。方法是在前颌骨上作一马蹄形切口，翻转黏骨膜组织使形成一块蒂部在后的组织瓣，然后将它塞入两侧的上腭骨膜瓣的鼻侧创面上进行缝合固定。这块组织瓣的大小，一般应比瘘孔口径大 3～5mm。

　　在单侧完全性唇腭裂病例中，在唇侧牙槽骨上方常有瘘孔通入鼻腔。修复这种瘘孔的方法是在裂孔下方的牙龈上切开一个组织瓣，向上方翻转充作鼻侧衬里组织，然后在上唇移行皱襞上作横行切开，并分离黏膜下组织使之形成一个滑行黏膜瓣，将它向瘘孔处滑行而闭合创口。移行皱襞上的创口亦略予缝合。

　　进行第二次手术修复瘘孔，往往不易成功。手术时切口的部分边缘组织，常可受之前手术切开的影响，造成血供障碍而发生坏死，这样就为第二次修复手术带来了不利条件，导致创口崩裂，再次形成瘘孔。因此，本着预防为主的精神，力争在第一次手术中完成修复目的，防止在术后发生瘘孔就成为十分重要的事。

腭前端巨大裂孔或反复发生的裂孔可用带蒂舌瓣来修复。此手术最早报道于1975年。首先切除裂孔周围5mm的腭黏膜上皮,作宽度不超过舌体的一半、蒂部位于舌尖的舌形瓣,其尖端不超过味蕾乳头区,其厚度带有一薄层舌肌。将此舌瓣180°旋转覆盖缝合于裂隙周围已制备的创面,包埋缝合,使其与创面紧贴,2周后断蒂。此法修补成功率高,不影响语音和舌功能。早期舌外形较窄,半年后外形可恢复,可作为最后的选择方法,仅适用于成人及能合作的儿童。

十、腭裂修复术后的语音训练

先天性腭裂经用外科手术修复后,一般都需要进行语音训练来使患儿的发音得到改善而逐步恢复正常。特别是从语音发展的生理基础上来看,年龄愈大,患儿就愈会保持一定形式的语音习惯,矫正也就愈困难。因此,如能在2岁左右进行腭裂修复手术,这时的孩童尚在学语阶段,如手术能够达到理想要求,则术后在家庭的良好配合下,患儿常能自然得到正确发音的能力。如手术年龄较晚,甚至成年,则患者早已具有一定的发音习惯,就需要作较长期的语音矫正方能恢复正常。

腭裂经过手术修复后,其结果不外乎三种情况:①最优良的结果是上腭组织已经修复完整,软腭有足够长度,肌肉活动良好,稍经练习就可以完成腭咽闭合,上唇及舌的肌肉活动都较正常,切牙已经过正畸治疗或经过义齿修复。这类患者可在术后3周开始做语音训练。②上腭虽经修复,但功能犹未发展,特别是腭咽闭合不全。可先进行软腭活动的锻炼。如不生效,应考虑是否需要进一步手术治疗:如切牙位置不正常,或两侧腭弓狭窄,腭弓较高,舌尖音发不准,或上唇过长或过紧,不能正确发出唇齿音。这些都必须予以诊断和治疗。③上腭组织不完整,多由于手术失败而造成,如上腭有巨大裂孔、软腭因神经损伤而致肌肉瘫痪。这类患儿的发音恢复也就很困难。应在手术中防止发生此种并发症。

（一）测验腭咽闭合的方法

测验腭咽闭合是否完整的方法有下述两种,这些方法同时也是训练腭咽闭合方法的一部分。

1 鼓气测验法 腭裂患儿在未做手术前都不能将尚未呼出的空气保留于口腔中来做鼓气动作。手术后患儿可试做鼓气动作,将呼气吐入口腔中,紧闭口唇,尽可能使空气不漏出。如患儿不能做到这点,说明空气已从腭咽腔自鼻孔中漏掉。试验失败时,可先捏住鼻孔,然后再呼气,待气体已停留口中,并已到达一定压力时,再放开鼻孔,观察空气是否漏出。

2 吹气测验法 用一块硬纸板放在患儿鼻孔与上唇之间,在鼻孔前方纸板上放少许棉花纤维,嘱患儿深吸气后将气吐入口腔中,再徐徐由口唇吹出。如棉花纤维被吹开,即证明鼻咽腔仍然漏气。

（二）语音训练的步骤

语音训练分两个阶段进行。第一个阶段较短,主要是练习软腭、咽部及唇舌等的肌肉活动,来有效地完成腭咽闭合作用。如手术已基本上成功,则一般只需短时间(1～3周)就可完成。第二阶段虽然较长,但是它是一个主要的过程,必须从练习单字音开始,直到能完全掌握正确发音谈话为止。这需要很大的决心和坚持不懈的努力才能完成。

1 第一阶段练习腭咽闭合及唇舌部肌肉活动

（1）按摩软腭:在术后3周,嘱患者自己用拇指按摩软腭,自前方向悬雍垂按摩,以软化瘢痕组织,增长软腭长度。

（2）练习发"啊"音:在正常人发"啊"音时,软腭部抬高而与咽后壁接触。在发"呃"音时,则悬雍垂肌就向上提到更高位置。因此患者在练习这两个音时,软腭可产生最大的功能活动。

（3）打哈欠:打哈欠的动作也可以抬高软腭。

（4）练习增加口腔中的气压：嘱患者闭紧口唇，将空气吐入口腔中，勿使漏出，待到达一定压力时，再开唇将气用力喷出。如患者逐渐能将更多的空气保持在口腔中，而且喷气有力时，则表示腭咽闭合功能已渐恢复正常。

（5）练习吹奏乐器：在练习腭咽闭合的同时，还可以嘱患者练习吹奏乐器，如口琴、喇叭、笛子等。这种吹奏动作可以增加口腔中的气压。

（6）练习唇舌部的肌肉活动：唇、舌的肌肉活动对发音有极密切关系。腭裂患者发音时唇、舌等活动也不正常，肌肉通常缺少锻炼，故必须进行练习，使它们变得灵活和协调。

2 第二阶段练习发音 在软腭、咽部及唇舌等肌肉活动已趋正常，腭咽闭合作用也已恢复正常时，就可以开始练习发音。发音练习可分几个阶段来进行：

（1）练习单音：先练习发母音，再练习发子音。这是正确发音的基本步骤，最好有专人进行指导，仔细观察患儿不能正确发出某个音的原因，随时予以指出及纠正。患儿应反复多次耐心地练习，直到完全掌握为止。必要时可进一步手术矫正。

（2）练习单字的拼音：在已能正确发出单音的基础上，做单字的拼音练习。这是一个重要的练习过程，应该使患者逐渐熟练准确拼音的方法。因为只有在能够正确掌握拼音后才可能进一步练习谈话。

（3）练习语句：患儿在正确掌握拼音后，就可以开始把它们串联起来，试读简短语句。在练习过程中必须读清语句中每一个单字，不能听任其有一两字的含糊。待能缓慢而正确地读出短句后，就进一步开始练习朗读长篇文章，并逐渐加快速度。最后达到患者不靠朗读而能作任意的谈话为止。

患者从练习单音到完全抛弃术前的发音习惯，完全作正常发音的过程中，必须付出极大的努力，必须坚持勤学苦练，循序渐进，才能最后建立一个正确的语音习惯，得到语音矫正的完全成功。

十一、腭裂的口腔正畸

过去仅有少数口腔正畸专业的医师参加对腭裂畸形的整复治疗工作，但近年的发展已证明这种治疗对腭裂的整复过程具有极重要意义。McNeil先在腭裂婴儿的上腭取模，然后将它作纵行切断，重新排列在正常位置进行固定。依据这个模型制成一个矫正器，戴入婴儿口腔中以矫正牙槽骨，约数周后更换一个新的，如此逐步使牙槽骨恢复正常位置，有利于唇腭裂的修复手术及面部的正常发育。之后各国医师相继对这个课题提出各种方案，并主张在牙槽骨复位后，在小儿进行牙槽骨植骨术予以固定。目前虽然还有人对此种治疗持怀疑态度，特别是对腭裂的早期植骨手术有反对意见，但显然正畸治疗给腭裂畸形的整复带来了新的希望，许多临床病例的实践已初步肯定了它的实用价值。

在完全性腭裂中，裂隙部位通常有骨组织及软组织的先天性缺失，这种组织的缺损可以造成裂侧牙槽骨的后移。这种后移情况在出生时就存在，有的则在唇裂修复手术后仍然继续明显地存在。以后，已经过修复的唇组织，或修复后的腭裂前部牙槽突处瘢痕的持续拉力可以使裂侧上颌骨的前端部分向内后方向移动，而使两侧牙槽部分相接触。如果患儿正常侧有骨组织缺损，且正常侧的前颌部分有后缩现象，就产生了错𬌗及中面部的塌陷畸形。在双侧完全性腭裂中，此种畸形随骨组织缺失的严重而更加显著。前颌骨在出生时就可以出现向一侧偏斜的情况，或由于修复一侧唇裂后而产生侧偏。前颌骨极不稳定，如果手术复位未能成功，此种不稳定性就更显著。双侧腭裂的另一个问题是因两侧上颌骨的塌陷而形成复𬌗，下切牙直接咬在前颌骨的牙龈上或鼻中隔上，上腭弓狭窄，因而造成上下颌骨间的无咬合关系。突出的前颌骨亦造成唇裂修复手术的困难。另一种情况是前颌骨的收缩,或上切牙向下后方生长。对于这些患儿,过早地因蛀牙而拔除牙齿是不适宜的,因为拔牙后可引起牙槽骨的吸收及萎缩,引致前颌骨发育不全。

过去,以上情况都被认为是先天性腭裂的自然产物,无法纠正。但通过正畸治疗可以在婴儿期即开始进行预防或矫正。应用正畸牙托后,牙槽骨及上颌骨的发育能很快地适应要求,恢复正常腭弓。两侧齿槽突间间距较大,应用牙托后可在数月中相互靠拢接触,这时就可进行唇裂修复手术及牙槽植骨术来固定不接连的牙槽段。因此目前都认为对于腭裂的整复治疗应由整复外科医师和口腔正畸科医师进行密切合作,定期随访这些小患者,进行正畸治疗,并配合外科手术,以使他们能够获得正常的面部发育、咬合和发音的机会。

腭裂的口腔正畸工作,大致可分 2 个阶段进行。第一个阶段在婴儿出生后即开始,以达到预防或矫正畸形的目的;第二个阶段是在幼儿 4～6 岁时,这时腭裂的修补手术虽已经结束,但牙槽及上颌骨仍有畸形,仍应给予矫正。正畸治疗应该愈早开始愈好,以使幼儿能在 6～12 个月前完成初步治疗。因为在这个阶段内,这部分组织的生长旺盛,组织柔软易于顺应矫正力量。当婴儿初次就诊时就取上腭模型,然后就模型进行治疗设计。如牙槽突有塌陷存在,则在进行手术治疗前必须先进行矫正。此外,矫正工作及手术治疗还应配合进行,互相辅助。手术后继续用矫正器不但可以引导牙槽段复位,而且可以将它们保持在正常腭弓上,直到进行植骨手术。

在婴儿口腔内取模并不困难,但应注意防止印模材料漏入咽喉造成窒息。故取模时应准备吸引器以备不时之需。然后依据取模翻制石膏模型。在石膏模型上用蜡将裂隙填塞,并将硬、软腭交界线标出。依据这个模型用透明丙烯酸甲酯制作矫正器。这类矫正器有两种方式,一种装置有扩张螺丝,另一种则是一般的托板。装有扩张螺丝的托板不超过 2mm 厚,装置螺丝的部位的厚度在 4～5mm 间,螺丝装置的部位应在裂隙中,而无须在口腔的正中线上。螺丝还须在正确的水平位置,否则可以导致牙槽骨向上或向下错位。一般的托板制作前应先用蜡在石膏模型上将正常牙弓恢复一定程度,然后再翻制丙烯酸甲酯。在托板制成后,就在蜡的部位形成一个空隙。如需要矫正的畸形较严重,一只托板常不能达到目的。通常在开始阶段每次只能有 2～3mm 的空隙留待矫正。在犁骨部位也必须用蜡堆积至少 1mm 厚,以防止托板戴入口腔中后,因压迫而造成溃疡。如犁骨部分有倒凹,也必须预先用蜡填满。

矫正器制成后就可以在婴儿口中进行试戴。试戴前必须注意矫正器应光滑,无尖锐的角或边缘。戴入口腔中后可通过透明的材料观察托板下有无白色区域(代表受压迫部位),边缘是否压迫而切入黏膜,是否过长而压迫软腭。然后再塞入婴儿口腔中,用手指顶压数秒钟,即可将奶瓶塞入婴儿口中以鼓励吸乳。同时教会母亲每天取出矫正器如何洗净,并随时观察有无刺激性溃疡出现,及时予以处理。所有婴儿都能很快适应戴用托板吮吸乳汁,取出后反而觉得不习惯。这种简单的托板一般须每隔 3～4 周更换一个,以适应局部牙槽突移动位置的需要。

如用有螺丝装置的矫正器,则依据婴儿需要,间日或一周 1 次进行调整。螺旋应设计到每转 1 周半可扩张 1mm,而每一次的安全限度为旋转 1/4 周。有弹簧装置的扩张器由于张力过大不易控制,对婴儿不适宜。在某些病例中,可以装置两个螺丝,这样可以控制上腭的某一部分较另一部分扩张得快些,适用于裂腭的前端有较严重塌陷而后端无畸形的情况。

矫正器有时可用伸臂装置,应用布帽、弹性橡皮筋来进行固定。但当婴儿习惯此托板后,虽无须伸臂固定,亦可得到很好的固位。

十二、不同腭弓畸形的正畸计划

1 简单裂隙,腭弓基本正常 在这类病例中,可在婴儿 3 个月左右先进行唇裂修复,术后数周施行牙槽植骨术,同时戴上矫正器以防止塌陷,维持 6～8 周。注意防止黏膜溃疡致使植骨暴露。

2 简单裂隙,前颌骨突出而腭弓基本正常 对于这类畸形,有两种方法矫正。

(1)戴一个托板,使前颌骨逐渐旋转到正常位置。

(2)制备一个超越前颌骨的矫正器,再在外部用橡皮筋装置或用布帽加压于前颌骨部位。到婴儿 3～4 个月,适合唇裂修复时即做手术修补。以后唇部肌肉的压力可以完成前颌骨的复位,但仍须继续戴用口内矫正器,以防止上颌骨的塌陷。唇裂修复后 3～4 个月可做植骨手术。

3 裂侧的上颌骨在正常腭弓的外后方 一种方法是戴用有螺丝装置的矫正器,以使两侧上颌骨各向对方移动而缩小裂隙。在唇裂修复后继续戴上矫正器,直到植骨手术后。另一方法是制备几只各相差 3mm 的一般的矫正器(牙托),每 3～4 周换用一只,直到恢复正常形态为止。

4 单纯裂隙,上颌骨塌陷 对于这类畸形的矫正方法与上述方法相同,但螺丝的作用是为扩张上颌骨。

5 双侧腭裂,3 块牙槽骨在正常排列位置上 处理这类情况比较简单,只需在唇裂修复手术后,在腭裂修复的同时施行牙槽植骨术。

6 双侧腭裂,前颌骨突出

(1)轻度前突:婴儿出生后即应用弹性橡皮筋装置压迫前颌及前唇,用布帽作固定。然后在适宜时间做唇裂修复手术。术后唇组织的压力可以逐步使牙槽骨恢复到正常位置。待进行腭裂修复手术的同时,施行牙槽植骨术。但在整个过程中,还必须戴用口内矫正器以防止两侧上颌骨的塌陷。这个矫正器一直维持到植骨手术成功以后。

(2)严重突出:处理严重前突的前颌骨,可应用犁骨截除手术及克氏钢针固定。此种手术不致发生进一步的畸形。待 12～15 个月时可施行犁骨瓣手术及牙槽植骨术以修复腭裂前端。手术前后也必须戴用口内矫正器,以防止上颌骨的塌陷。

十三 、牙槽植骨手术

牙槽植骨手术的目的在于将已经矫正的牙槽骨在正常腭弓位置上固定下来,以防止裂侧牙槽骨段向内侧塌陷。在双侧唇裂中,两侧的牙槽段由于唇颊肌肉的压力及腭裂手术后的局部瘢痕而向内方塌陷。植骨手术足以使 3 块牙槽骨分别得到固定,从而平衡了腭骨和肌肉的生长发育关系。从外形方面来讲,植骨手术可以补充骨组织缺损,使唇颊的外形得到充分支持,增加了面部的丰满程度。

20 世纪 50～60 年代,许多人认为牙槽植骨手术可以早期进行。有人主张在修复唇裂时就同时进行牙槽植骨手术,植骨来源于婴儿肋骨。此种手术熟练医师操作需要 1～2 小时,一般不超过 2 小时,输血 50～150ml,一般来说手术无危险性。也有人认为唇裂修复手术和牙槽植骨手术应分开进行。先在 3 个月左右进行单侧唇裂修复,双侧唇裂修复在 5～6 个月时进行。待牙槽骨经正畸治疗得到恢复时(大概在婴儿 4～6 个月时),就施行植骨手术。但在牙槽骨未能得到恢复的情况下,则在 4 岁时进行妥当的正畸治疗后,再进行植骨手术。

Matthews(1970)在一组 94 例病例中经过 6 个月到 2 年的随访观察,有 74%的病例得到良好效果,15%有轻度咬合缺点,有效率达到 89%。他主张在婴儿 3 个月时就做牙槽植骨手术,骨片来源于左第七肋骨。94 例中 75 例是单侧唇裂,19 例是双侧唇裂。手术后仅 2 例植骨片暴露,但最后伤口仍愈合,骨片未被排除。经 X 线摄片观察,证明有 88%骨移植成活,其中有 31.5%有牙齿长入移植骨中,有 47%在手术后仅需要做较少的矫正治疗,以得到完整的咬合关系。在另一组 55 例病例中,需要在晚期进行植骨,年龄最大者 18 岁,最小者 8 岁,平均 14 岁又 5 个月。其中单侧为 36 例,双侧为 19 例。在这组病例中,先应用正畸方法进行腭弓扩张,一般在 2～3 周内即可达到目的,然后取髂骨进行牙槽植骨手术。术后固定 7 周,骨即愈合,继续戴用矫正器 3 个月,然后装配固定桥牙或托牙,以恢复正常牙列及咬合。

植骨片可用覆盖法、楔状骨块或碎骨块填塞等方式来进行。若在腭裂修复手术以前进行植骨者,则以覆盖法为好。与腭裂前端修复手术同时进行者,则可用楔状骨块插入两侧牙槽骨间,再用覆盖式骨片及碎骨块充填。如硬腭部分早已修复,则可在唇沟部切开黏膜,将骨片、骨块填塞于裂腭前端 1/3 的空隙中,或在上腭作侧切口,分离黏骨膜组织后,将骨片插入。

20 世纪 70 年代以后,许多学者对牙槽突植骨的最佳时间进行研究,对一期植骨和二期植骨、早期、中期、晚期植骨、尖牙萌出前和尖牙萌出后植骨进行比较研究,发现混合牙列期是进行牙槽突植骨的合适年龄阶段,而植骨的最佳时间为 9～12 岁尖牙萌出前。在此时植骨,大部分尖牙可正常萌出,可以通过正畸方法来移动尖牙,关闭裂隙,对上颌骨生长发育干扰较小。20 世纪 80 年代以后,在较多地研究了松质骨和密质骨移植的成活难易程度、植骨后的牙齿萌出情况后,大多数学者认为牙槽突植骨松质骨优于密质骨,目前大多采用髂骨松质骨。除肋骨和髂骨外,颅骨也可采用。

牙槽植骨手术的植骨片采自肋骨。这种骨片来源丰富,术后无畸形和并发症。可采自腋中线部位的第 5、6、7 肋骨。分离骨膜后截下一小段,随即将它劈开为两半,修剪成所需骨片,或制成碎块备用,亦可在骨片两端用小骨钳夹去两小块,造成两端有凹陷的骨片,以便骑插于两侧牙槽骨之间。除应用肋骨外,也可应用髂骨或胫骨。

植骨片采自髂骨松质骨时,拉紧髂嵴部皮肤,沿髂嵴前上缘切开皮肤,以便松开后切口可回到髂嵴上方,注意勿损伤横越髂嵴前方的皮神经。暴露髂嵴骨面,用骨凿掀开骨皮质,然后用刮匙挖取松质骨,如此可取得足够量的松质骨。髂嵴骨皮质复位,软组织分层缝合。

颅骨松质骨的采取最好部位在顶部和枕部,采取方法可用颅骨钻或掀开皮质骨后刮取松质骨。

然后在唇沟部切开黏膜,将中隔的犁骨黏膜瓣分离,并在后缘作附加切口,以形成一块黏膜瓣。将此黏膜瓣翻转,以包埋植骨片。

另一方法是在上唇内侧的黏膜上设计附加切口后,形成一块黏膜瓣,拉到植骨片上进行覆盖。

在双侧唇裂中,如唇裂尚未修复,则可在一次手术中在两侧同时进行植骨。

目前唇腭裂牙槽突植骨的目的已较明确:①增加上颌骨的稳定性;②重建牙槽弓的完整性;③预防牙弓进一步横向缩窄,建立可以使裂隙侧牙齿萌出的牙槽嵴;④改善裂隙鼻翼基底高度,改善鼻部及唇部外形;⑤关闭口、鼻腔前庭瘘,改善口腔卫生。

有学者调查表明,未经任何手术治疗的唇腭裂患者,在成人期几乎具有正常的牙颌及骨骼形态。有些医师认为手术治疗造成颌骨发育异常。唇腭裂手术修复后患者颌骨继发畸形包括上颌骨长度、宽度及高度的异常,下颌骨真性、假性前突或短小。这些继发畸形经积极的正畸治疗后,到 16～18 岁时,可行正颌外科治疗。临床详细检查患者并作头影测量,明确诊断,采用不同的手术方法矫治颌骨畸形。常用的手术方法有 Le Fort I 型截骨术、下颌升支垂直截骨术、下颌升支矢状劈开术、水平截骨颏成形术等。

(董晨彬)

［1］ Kisling E. Cranial morphology in Down syndrome: a comparative roentgencephalo metric study in adult males［M］. Copenhagen: Munksgaard, 1966.

［2］ Sandikcioglu M, Molsted K, Kjaer I. The prenatal development of the human nasal and vomeral bones［J］. J Craniofac Genet Dev Biol, 1994,14(2):124-134.

［3］ Cicero S, Curcio P, Papageorghiou A, et al. Absence of nasal bone in fetuses with trisomy 21 at 11-14 weeks of gestation: an observational study［J］. Lancet, 2001,358(9294): 1665-1667.

［4］ Sieroszewski P, Perenc M, Bas-Budecka E, et al. Ultrasound diagnostic schema for the determination of increased risk for chromosomal fetal aneuploidies in the first half of pregnancy［J］. J Appl Genet, 2006,47(2):177-185.

［5］ Zoppi M A, Ibba R M, Axiana C, et al. Absence of fetal nasal bone and aneuploidies at first-trimester nuchal translucency screening in unselected pregnancies［J］. Prenat Diagn, 2003,23(6):496-500.

［6］ Cicero S, Longo D, Rembouskos G, et al. Absent nasal bone at 11-14 weeks of gestation and chromosomal defects［J］. Ultrasound Obstet Gynecol, 2003,22(1):31-35.

［7］ Cook K, Prefumo F, Presti F, et al. The prenatal diagnosis of Binder syndrome before 24 weeks of gestation: case report［J］. Ultrasound Obstet Gynecol, 2000,16(6): 578-581.

第十四章
颅面裂隙畸形

第一节　胚胎发生及其分类

　　先天性颅面裂是指颅骨、颜面部软组织或骨骼结构的缺损、裂开、易位，或在解剖学上表现为颜面部与线性裂开相关的组织变形或畸形，它们是所有颅面畸形中变化最多的。颅面裂以不同的严重程度和各异的形态方式存在。虽然它们表现奇特，形象怪异，但大多数颅面裂的发生还是遵循一定的胚胎学发生规律的，即临床上发生的裂隙符合预知的胚胎发育部位和深浅。颅面裂隙畸形可呈单侧或双侧。另外，也可出现一侧面部为一种类型的裂隙，同时另一侧存在不同类型裂隙的情况。

一、相关的胚胎发生学

　　畸形的发生时间和唇腭裂相似，但发生的部位区域有所差异（图14-1）。在额突的鼻侧部分、额突的中央部分、上颌突、下颌突等诸多突起之间，由于中胚层发生融合障碍，可能发生从骨结构到软组织的裂开畸形，或表现为沟状裂开，或表现为局部的凹陷或发育不良（图14-2）。

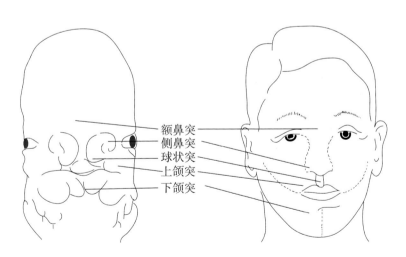

額鼻突
側鼻突
球状突
上颌突
下颌突

图 14-1　和胚胎发生相关的面部区域

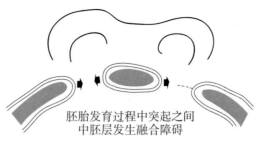

图 14-2　中胚层发生融合障碍导致从骨结构到软组织的裂开畸形

目前超声检查已经能够很好地发现胚胎发育中的异常。G. Pilu 等发现，胎儿在 18～23 周时就能被观察到一些面裂畸形，如面正中裂、面斜裂（图 14-3、图 14-4）；国内李胜利等（2004）报道了 26 周时显示胎儿良好面部冠状面和矢状面的面部结构的超声影像。

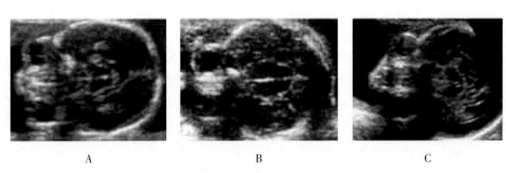

图 14-3　超声胚胎检查中发现的面裂畸形
A. 正常　B. 眶距缩短　C. 眶距增宽

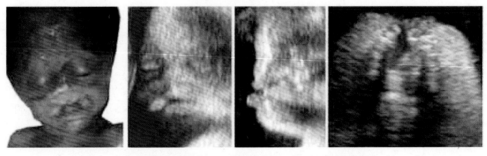

图 14-4　超声胚胎检查中发现的面正中裂畸形
唇/唇瓣，宽扁鼻，眶距缩短，前脑无裂畸形

二、分类

颅面畸形总的发病率较低，文献中的个案报道往往是不完全的，这增加了分类命名中存在的困扰。不同的命名法描述的胚胎异常发育、遗传病因学和解剖标记也可用于指出相同的或形似的面裂畸形。将看似不同类的裂隙畸形系统分类，对理解形态学和了解手术解剖是十分必要的。下面描述一下分类系统。

1 Harkins 分类　美国腭裂康复协会（AACPR）在 1962 年通过了 Harkins 提出的分类系统。颅面裂按照病理部位被分为四类：下颌突裂、鼻眶裂、口眶裂和口耳裂。下颌突裂将下颌骨和下唇的畸形归为一组。鼻眶裂包括位于鼻翼和内眦之间的畸形。口眶裂由连接口腔到内、外眦之间的眶的裂隙畸形组成。口耳裂代表的是包含从口角到耳屏之间区域的畸形。

新加坡的邱武才进一步定义了 AACPR 的分类表，将骨骼解剖标记与表面解剖标记联系起来分类。口眶按眶下孔的位置被分为 2 个亚型，可称为Ⅰ型(口内眦裂)和Ⅱ型(口外眦裂)。Ⅰ型口眶裂位于眶下孔的内侧，起始于丘比特弓的外侧，不累及鼻而沿鼻唇沟往上止于内眦或下睑。Ⅰ型口眶裂的骨骼部分起始于外侧切牙和尖牙之间，延伸到犁状孔和眶下孔之间。Ⅱ型口眶裂起始于口角联合的内缘，延伸至眼眶，止于外眦或下睑中部，往往以缺损的形式存在。Ⅱ型口眶裂的骨骼部分起始于尖牙和第一磨牙之间，向上穿过眶下孔的外侧。

2 Karfik 分类法　以胚胎学和形态学为基础，将颅面裂分为 5 组：A 组，鼻颅畸形；B 组，第一二鳃弓畸形；C 组，眶睑畸形；D 组，头颅畸形，如 Apert 综合征和 Crouzon 综合征；E 组，因胶原性肿瘤、萎缩或增生造成的非典型畸形，与胚胎融合线不相关的真性面斜裂。A 组又分为 2 个亚型：A1 组，源自额鼻突的轴线畸形；A2 组，邻近鼻部区域的轴线旁畸形。B 组也分为 2 个亚型：B1 组是外侧口颅畸形，包括半面短小症、Treacher Collins 综合征、Pierre Robin 综合征和耳畸形；B2 组包括下颌中线裂畸形(表 14-1)。

表 14-1　Karfik 颅面裂分类法

A 组	鼻颅畸形	A1:轴线畸形(畸胎瘤、神经胶质瘤、正中唇裂、正中裂鼻缺损) A2:轴线旁畸形(典型唇裂、闭锁鼻)
B 组	鳃弓畸形	B1:外侧口颅畸形 B2:中轴(下唇裂)-下颌中线裂
C 组	眶睑畸形(无眼畸形、上睑下垂、眼眶部分缺损)	
D 组	头颅畸形(Apert 综合征、Crouzon 综合征、皮肤发育不良)	
E 组	非典型面部畸形(真性面斜裂、半面萎缩症)	

3 van der Meulen 分类法　此分类法尝试从胚胎学基础上解释颅面裂。提出者应用"发育异常"的名词来代替"裂隙"，因为有些畸形不出现真正的裂隙(如无眼球畸形)(图 14-5、表 14-2)。他将畸形归因于某一发育部位(或几个部位)的发育异常或发育停止。缺损应用其所包含的发育部位(面部突起和骨骼)的名称来命名。正是这些部位在出现正常面部突起的融合过程之前或过程进行之中及骨化开始以前产生异常变化，导致各种畸形产生。这大概是发生在胚胎期顶臀长度 17mm 时期。

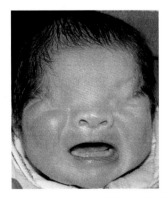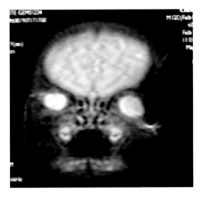

图 14-5　无眼球畸形，乃是与颅面裂有关的发育畸形

表 14-2　van der Meulen 分类法

部位	表现		
脑颅面发育异常	鼻颅(眶间)发育异常 眼-眶发育异常		
颅面发育异常	有裂隙形成		侧方或正中鼻 上颌裂上颌间 上下颌间
	有骨发育不全		蝶额发育异常 额鼻发育异常 额鼻筛发育异常 鼻间发育异常 鼻发育异常 鼻上颌发育异常 上颌发育异常 颧上颌发育异常 颧发育异常 颧额发育异常 颧颞发育异常 颞耳发育异常 颧颞耳下颌发育异常 颞耳下颌发育异常 上下颌发育异常 下颌发育异常 下颌间发育异常
	有骨缝早闭		颅缝早闭 颅面缝早闭 面部骨缝早闭
	有骨发育不全 和骨缝早闭		Crouzon 综合征 Apert 综合征 三叶头畸形
	有软骨发育不全		软骨发育不良
其他来源的颅面发育异常	骨来源(骨硬化症、颅导管发育异常、纤维发育异常) 神经皮肤来源(神经纤维瘤) 皮肤来源(外胚层发育异常) 神经肌肉来源(Robin 综合征) 肌肉来源(舌裂) 血管来源		

4 **正中面裂的分类**　正中面裂可以根据组织缺损或组织过多来分类。有组织缺失和部分器官缺失的正中组织缺损被称为鼻脑缺失畸形。嗅球和嗅束的缺失被认为是这一系列大脑畸形疾病中较常见的畸形。研究者认为前脑正常分裂的失败是导致这类发育异常的根本原因。Demyer 等提出"前脑无裂畸形"的名词来表示未分裂的前脑。正中面部结构和前脑是相关的,因此,面部畸形的严重性会反映脑部发育的程度。Elias 等提出对前脑无裂畸形的 5 类分类法的改良,应用几种亚组来区分这种大范围的畸形:第 I 组到第Ⅲ组与无叶脑相关,第Ⅳ组与分叶脑相关,而第Ⅴ组与正常脑相关。

正中组织过多是正中面裂的第二种情况。这类畸形在面部畸形和相邻近的大脑畸形之间并无高度相关性。畸形谱涵盖了从轻微的上唇中线切迹到最严重的眶距增宽症之间的所有畸形。正中面裂以 7 种体征为特征:眶距增宽、V 形额部发际、颅骨分裂、上唇正中裂、原发腭的正中裂、继发腭的正中裂和眦距增宽。智力发育在典型的病例中基本正常，然而在眶距增宽与其他6个体征的一种或多种同时存在时，患者有轻微的智力发育迟缓。

5 Tessier 颅面裂的分类法（1973） Tessier 提出以颅面裂为基础的分类原则，把颅面裂分为0～14型。从上唇正中线开始，以眼眶为中心，顺时针或逆时针地（指左右两侧）向前额部中线旋转而在面部各个部位形成各种类型的先天性裂隙畸形。以后由 Tessier 和 Kawamoto 逐步发表了分类法的详细内容。这是一套基于临床观察的对少见颅面裂的分类法。虽然有其他分类系统的存在，但Tessier 的分类法是最完整的，并且经受住了时间的考验。由于这种独特的分类法是基于研究者本人的丰富经验，而不是对文献上病例的搜集，于是，这使得这种命名法一以贯之，并且可以详细列出病例特征。另外，这个分类法还与临床上术中所见的相邻近的骨骼畸形相关。最近，术前三维计算机断层扫描已经应用于证实骨骼形态特征，临床表现与手术解剖所见的相关性证明了这个系统对颅面外科医师的临床价值。

裂隙根据精心划分的"时区"以数字0～14来标号表示（图14-6）。眼睑和眼眶定义为此系统中的基本轴线，将面部分为上半球和下半球。Tessier 使用这些标志是由于眼眶同时属于颅部和面部。眼眶将颅部（或称为北界裂隙）与面部（或称为南界裂隙）区分开来。所有的颅面裂由北界裂隙和南界裂隙组合而成。从上唇正中线开始，以眼眶为中心，顺时针或逆时针地（指左右两侧）向前额部中线旋转而在面部各个部位形成各种类型的先天性裂隙畸形。例如一般的面斜裂即属于第4型畸形，面横裂属第7型畸形。如为 Tessier 0-14 号裂，就形成眶距增宽症。不言而喻，发生在单侧或双侧的面部裂隙也形成各不相同的各种面部畸形。在临床上可以见到以下的组合：Tessier 1-13 号、Tessier 2-12 号、Tessier 3-11 号、Tessier 4-10 号、Tessier 5-9 号及 Tessier 6-8 号裂（颅面复合裂）。穿过 Tessier 9 号裂的 Tessier 5 号裂被认为是外侧裂，因为它们通过了眶下孔的外侧。Tessier 7 号裂是最外侧的颅面裂。虽然颅面裂容易同这些时区相一致，但血管供应和胚胎学过程不一定遵循相同的途径。

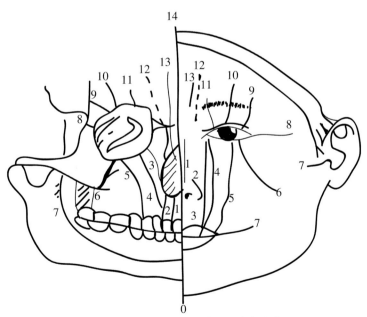

图 14-6　Tessier 的颅面裂隙分类

图的左半面是标号的裂隙的骨骼定位，右半面标出了裂隙的临床定位
及在软组织上的标志。面裂标为0～7号，颅裂标为8～14号

颅面裂的临床表现具有高度变异性。Tessier 观察到发育不良并不一定发展成面裂，然而面裂总

是拥有发育不良的组织。他发现受累的软组织和骨骼很少具有相同的范围。而且,骨骼标志比软组织标志更为恒定而且易寻找。眶下孔内侧面裂的软组织侵犯程度比眶下孔外侧的裂隙更严重。相反,眶下孔外侧面裂的骨骼破坏程度比眶下孔内侧的裂隙更严重。另外,面裂的双侧形式可存在不同的组合。依据此种分类而出现的各种正中裂及旁正中裂的各种面裂畸形将在以后章节中进行详细叙述。

然而,Tessier 分类法并未表述病变受累组织的种类及其轻重程度,在临床应用中对治疗的指导意义仍有欠缺。2005 年穆雄铮等对所在医院 1982 年 6 月至 2004 年 1 月收治的先天性颅面裂隙畸形患者共 81 例的相关病例资料进行回顾性分析,提出基于 Tessier 颅面裂分类法的 STO 亚分类法,为先天性颅面裂隙畸形的治疗提供依据。此后对先天性颅面裂隙畸形的病例而言,先依据Tessier 分类法确定颅面裂的位置,用 O 和罗马数字 I～XIV表示 Tessier 分类法中 0～14 的类别,再用 STO 亚分类法对具体的受累组织和程度进行分类诊断。

STO 亚分类法具体方法如下:

以受累组织分类:S 代表皮肤受累,局部皮肤的切迹或裂隙;T 代表皮下组织受累,皮下组织的裂隙或缺损,包括肌肉、软骨、韧带及非骨性支持结构,如睑板等;O 代表颅面骨受累,局部骨组织在 CT 扫描检查中表现为裂隙或缺损。

以严重程度分类:0 代表正常,无任何裂隙、切迹或者移位。1 代表轻度异常,可表现为皮肤出现切迹或皮下组织轻度裂开或移位,或者骨组织少量缺损,但无明显裂隙可见。2 代表异常,有明显裂隙或者有移位出现。例如,IV 号面裂,无皮肤受累,睑板轻度下移,骨组织较正常薄弱,可表示为IVS0T1O1。运用 STO 分类法对先天性颅面裂隙畸形的诊断分类是 Tessier 分类的有效补充,可以对畸形的累及组织及严重程度作出初步判断。此分类法可以为学者之间的交流提供新的平台,对手术治疗具有指导意义,也可作为术后评估的客观标准。

笔者根据临床常见的颅面裂病例,参照 Tessier 分类法,采用较为简洁的面中裂、面斜裂、面横裂、眶面裂来描述(图 14-7),其对应的 Tessier 分类法及边界如表 14-3:

表 14-3　笔者的颅面裂分类方法

笔者分类	Tessier 分类	边界
面中裂	0、1、2、3、13、14	中线,鼻翼-内眦
面斜裂	3、4、5、6	内眦,外眦
面横裂	7、8	口角,耳屏
眶面裂	9、10、11、12	眼裂水平线

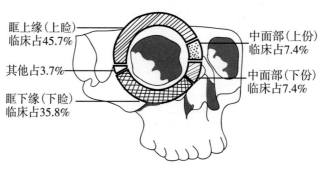

图 14-7　笔者的面裂分类

第二节　面中裂

　　面中裂涉及 Tessier 分类中的 0、1、2、3、13、14 号裂,顾名思义,其裂隙发生于面部正中,畸形较为明显。面中裂以两侧内眦和鼻翼为界,其中 0、1、2、3 号裂发生于眼裂水平线下方,13、14 号裂发生于眼裂水平线上方,可以单独出现,也可同时出现对应的 0-14、1-13 号裂。

一、Tessier 0 号裂

　　Tessier 0 号裂发生在面部及颅中缝部位,包括正中部许多颅面部畸形,如中缝部面裂、额鼻骨发育不全、中面部裂隙综合征等(图 14-8)。一些较小的上唇下唇部畸形,如上唇下唇正中裂、上唇唇红部缺口、正中唇裂、正中切牙间裂隙、齿槽裂、腭裂等亦可归为 Tessier 0 号裂。此外,鼻裂、鼻梁宽阔平坦、鼻中隔肥厚、筛窦扩大、低位嗅板、鸡冠增大等亦属之。有些学者将分叉鼻也归入 Tessier 0 号裂(图 14-9)。

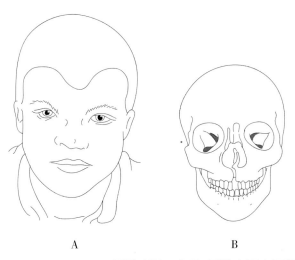

A　　　　　　　　　　　　B

图 14-8　Tessier 0 号裂畸形示意图:裂隙主要在面部
A. 面部表现　B. 骨骼表现

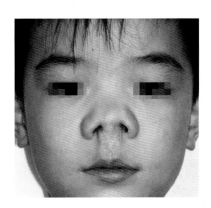

图 14-9　Tessier 0 号裂
中缝部面裂、分叉鼻畸形

　　如眼眶亦被侵犯,并和 Tessier 14 号裂合并发生,就称为 Tessier 0-14 号裂,临床上表现为严重的眶距增宽症的症状（图 14-10）。下唇有时亦可被波及，但一般只有软组织畸形，而不侵犯骨骼。

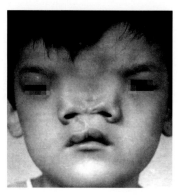

图 14-10　Tessier 0-14 号裂

二、Tessier 1 号裂

Tessier 1 号裂的裂隙多出现在唇弓部位，相当于一般唇的裂隙，始于唇弓（cupid bow），可直抵鼻孔部（图 14-11、图 14-12）；但目前尚未查出致病基因的位点。它可能向上展现，通过鼻、眉内而直达眼裂水平以上的额顶颅部，最后形成和 Tessier 13 号裂的合并症，即单侧的眶距增宽症（图 14-13）。骨性裂隙可发生在牙槽骨，向上穿越鼻底展开（图 14-14），裂隙多出现在唇弓部位，向上穿越鼻底展开。

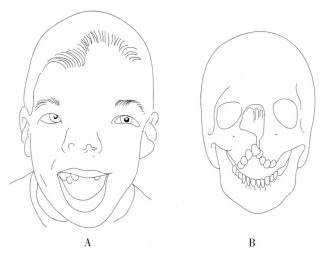

A　　　　　　　　　　　　B

图 14-11　Tessier 1 号裂示意图
A. 面部表现　B. 骨骼表现

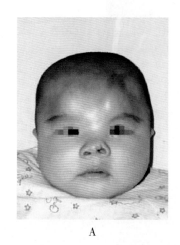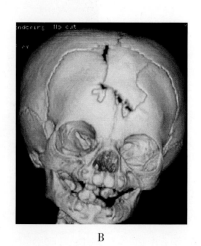

A　　　　　　　　　　　　B

图 14-12　轻度 Tessier 1 号裂
A. 面部表现　B. 头颅 CT 三维重建片

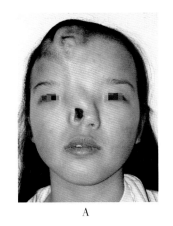
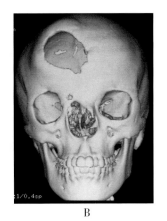

图 14-13　严重 Tessier 1-13 号裂
A. 面部表现　B. 头颅 CT 三维重建

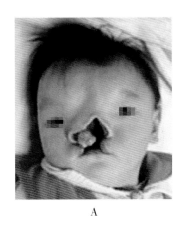
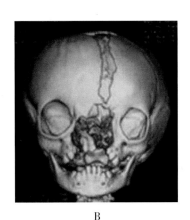

图 14-14　Tessier 1-13 号裂
A. 面部表现　B. 头颅 CT 三维重建

三、Tessier 2 号裂

Tessier 2 号裂极为少见，Tessier 本人只报告了 3 例。它可能仅是 Tessier 1 号裂和 Tessier 3 号裂之间的一种过渡形式，故在分类中只能以虚线表示（图 14-15）。患侧鼻部平塌，鼻梁宽平，并呈眶距增宽症状。如有内侧端异位及前额异常，则已有和 Tessier 12 号裂合并出现的现象。鼻翼变形是其特征，鼻缺失或稍短小，可与 Tessier 1 号裂的切迹和 Tessier 3 号裂的缺失相对应。患侧鼻侧面平坦，但无 Tessier 3 号裂中的眼睑变形。异位鼻是 Tessier 2 号裂和 Tessier 12 号裂复合发生（Tessier 2-12 号裂）时的一种变异形式（图 14-16），临床表现为一侧鼻的异位生长，其异位的鼻可以有鼻孔，或者为管形鼻；有时两侧鼻翼存在，而表现为一侧的鼻孔闭锁（图 14-17）和内眦部的赘生鼻孔。眉毛缺损亦是 Tessier 2 号裂特征之一。

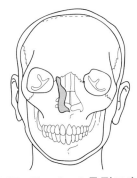

图 14-15　Tessier 2 号裂示意图
裂隙位于鼻骨和上颌骨额突之间

341

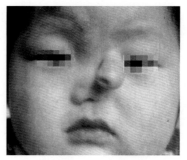

图 14-16　异位鼻
Tessier 2-12 号裂

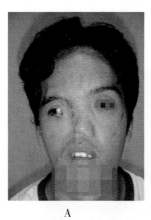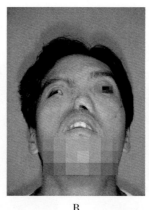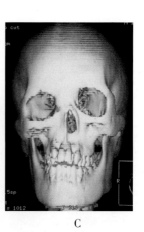

A　　　　　　　　　B　　　　　　　　　C

图 14-17　Tessier 2 号裂的一侧鼻孔闭锁
A. 正面观　B. 抬头位　C. 头颅 CT 三维重建

四、Tessier 3 号裂

　　Tessier 3 号裂是一种常见的累及眼眶的裂隙畸形,可称为眶鼻裂。裂隙位于中鼻、侧鼻及上颌突的联合部(图 14-18、图 14-19)。眼眶畸形十分典型,内眦角向下移位,下睑缘缺损,出现兔眼,眼睑闭合不全,泪道口异位。这种裂隙发生于中、侧前鼻突的闭合部位,可产生多突起的闭合不全、中胚叶的嵌入不全和包括泪管在内的鼻眶系统形成各种各样的畸形和缺损。鼻翼基部和内眦角间距缩短,鼻泪管闭锁不全,通常引起泪囊炎。内眦角下移,内眦韧带发育不佳,眼球发生变形亦为其畸形中的一种。如有小眼球症时可显示面部不对称。如长时期不予修复,可导致角膜白斑,造成视力障碍,甚至失明。牙槽骨缺损从侧切牙及单尖牙间开始,直抵梨状孔外侧部的上颌和鼻腔之间,筛板亦有缺失。严重者眼眶、鼻腔及上颌窦和口腔全部连成一片(图 14-20)。有些病例有一定的遗传倾向(图 14-21)。

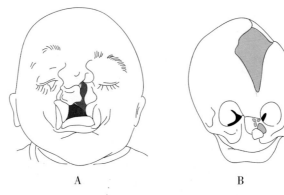

A　　　　　　　　　　　B

图 14-18　Tessier 3 号裂示意图
A. 面部表现　B. 骨骼表现

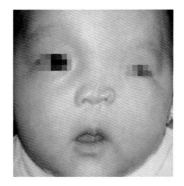

图 14-19　Tessier 3 号裂病例

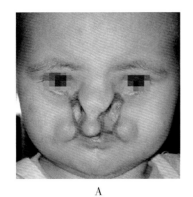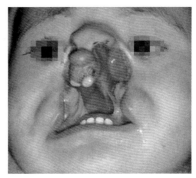

A　　　　　　　　　　　　　　B

图 14-20　双侧 Tessier 3 号裂眼眶畸形
A. 正面观　B. 抬头位

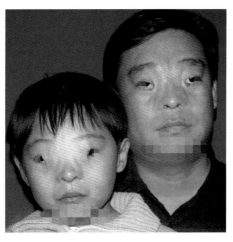

图 14-21　父女患同样的 Tessier 3 号裂

五、Tessier 13 号裂

　　Tessier 13 号裂是由面部 Tessier 1 号裂的颅部向上扩展形成。它从筛板开始，以嗅沟增宽为其特征，故筛板亦有横向增宽。如有一个旁正中前额脑膨出，则可将筛板推向下方。这种畸形多见于单侧。如发生在双侧，可以发生最严重的眶距增宽现象。亦可同时存在筛窦扩张，额窦广泛汽化。眉毛的鼻侧端裂开，并明显向下方移位。双侧 Tessier 13 号裂也可以表现为眶距增宽症畸形（图 14-22）。

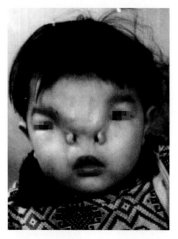

图 14-22　双侧 Tessier 13 号裂病例

六、Tessier 14 号裂

它和面部 Tessier 0 号裂相连接,可存在组织缺失,或组织过多(图 14-23、图 14-24)。如为缺失引起,则可见眶距增宽症,以及独眼畸形、头颅发育不全畸胎、猴头畸形等。van der Meulen 把它归纳为脑-颅面发育不全症中的眼球间骨发育不全,头颅呈小头畸形或三角头畸形。颅底中央部结构有时可能全部缺失,导致发育错乱,两侧眼球并合而形成独眼症。面部畸形的严重程度显然影响到前脑组织的发育,而导致中枢神经系统的损害。畸形胎儿往往只有几小时或几个月的成活期。

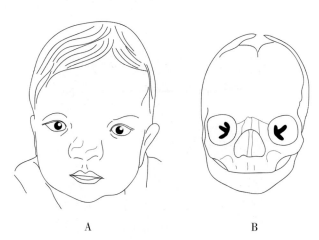

A　　　　　　　　　　　　　　　B

图 14-23　Tessier 14 号裂示意图之一
A. 面部表现　B. 骨骼表现

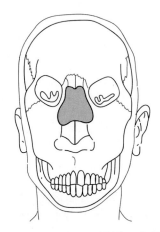

图 14-24　Tessier 14 号裂示意图之二

在组织过多的类型中,两侧眼眶常被中央增宽的颅缝推向外侧,中央部出现额鼻型脑膜-脑膨出,或中央型额部脑膨出。van der Meulen 将它归纳为额发育不全或额–鼻–筛发育不全症。两侧嗅沟间距增宽,嗅沟由于颅正中闭合不全而造成鸡冠增大或形成双冠,但有时亦可消失。如鸡冠过大,则手术时几乎很难保留嗅神经的完整性。筛窦迷路的扩张可使眶距增宽、视力下降伴外斜视,结果使原本在眶顶下 10～15mm 的水平位,向下降到 20mm 以下位置。额部多平坦,明显缺少眉间部。如存在脑膨出,则可在额骨上出现大块骨缺损。X 线下见有额骨典型性不含气现象(图 14-25)。

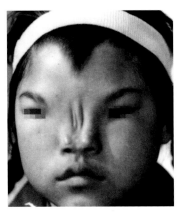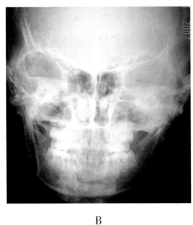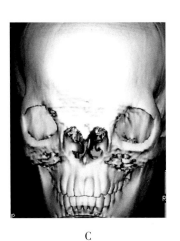

A　　　　　　　　　　B　　　　　　　　　　C

图 14-25　Tessier 0-14 号裂病例
A. 嗅沟间距增宽　B、C. X 线下额骨不含气现象

第三节　面斜裂

1732 年,von Kulmus 首先用拉丁语报道了面斜裂(图 14-26)。1828 年和 1832 年,法国的 Delpech 和英国的 Walter Dick 分别报道了类似的面斜裂畸形。1887 年,Morian 集中报道了他收集的 34 例面斜裂。1970 年邱武才复习了 Morian 的文献并报道了 43 例面斜裂畸形。以后文献陆续报道了面斜裂畸形,其发生概率大概占面裂畸形的 0.25%。美国唇腭裂修复学会将面斜裂分为两类:鼻-眼裂和口-眼裂,口-眼裂依据裂隙位于眶下孔的位置不同又分为中央型口-眼裂和侧方型口-眼裂。

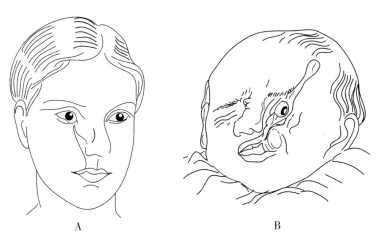

A　　　　　　　　　　　　　　B

图 14-26　von Kulmus 报道的面斜裂畸形
A. 较轻面斜裂　B. 面斜裂延伸至颅骨

从胚胎发育看,口-鼻裂发生是由于中胚层的移行失败,或者是中鼻突、侧鼻突、上颌突的融合障碍。因而,临床上有时可表现为梨状孔至内眦部的裂开或皮肤凹型沟,或者骨和皮肤的切迹。

面斜裂涉及 Tessier 分类中的 4、5、6 号裂。裂隙发生于面部侧方,通常伴有单侧面部发育不良。上述颅面裂隙以眼裂的内眦和外眦为界,裂隙发生于眼裂水平线下方,可以单侧出现,也可以双侧同时出现。

一、Tessier 4 号裂

从 Tessier 4 号裂开始,裂隙已离开旁中央部而扩展到眶下孔内侧部位,但不累及梨状孔,而成为一种口眶裂(oro-ocular cleft)或面斜裂。邱武才(1970)将口眶裂分为两型:I 型为 Tessier 4 号裂,Ⅱ型则是 Tessier 5 号裂。

裂隙位于口角与人中嵴之间,向上侧方延伸到颊部,但鼻及鼻翼并未被累及,故梨状孔仍保持正常。再向上抵内眦部而止于下眼睑。如继续向上裂开,则和 Tessier 10 号裂相连,横越上睑和眉的中 1/3。鼻泪道及泪囊正常,但泪点恰处于裂隙中。内眦韧带及眼球位置正常。眼球在大部分病例中是正常的,偶见无眼球的病例。牙槽裂隙和 Tessier 3 号裂相同,始于侧切牙和单尖牙之间,向上可直达上颌窦,并穿过眶下孔,穿越眶下缘及眶底部。裂隙如过大,眼球内容物可陷入此裂隙中而进入上颌窦。再向后下方则可累及上腭而造成腭裂,但上颌窦和鼻腔间骨板仍存在。有时可发生鼻后孔闭锁。严重病例可出现口腔、上颌窦和眼连成一片(图 14-27)。可发生在单侧,或双侧同时存在。在双侧病例中,前颌部可被牵拉而前突,鼻部显得较小(图 14-28)。

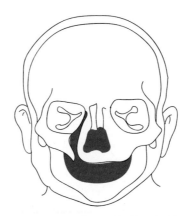

图 14-27　Tessier 4 号裂示意图

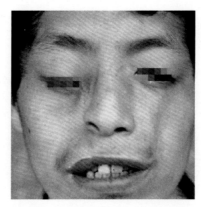

图 14-28　双侧 Tessier 4 号裂病例

二、Tessier 5 号裂

Tessier 5 号裂的裂隙位于眶下孔外侧,较 4 号裂更外侧,故亦属于面斜裂(图14-29)。邱武才(1970)将其命名为口眶裂Ⅱ型(van der Meulen 则称之为上颌骨侧部发育不良)。在所有面斜裂中,Tessier 5 号裂最为少见。

口腔上缘和下睑的距离明显缩短挤凑在一起。牙槽骨的裂隙和变形具有特殊性,在单尖牙和前磨牙间裂开,经上颌骨而达眶下缘的中 1/3,在眶下孔的外侧进入眶底部。眼眶内容物可嵌入此裂隙中而进入上颌窦。图 14-30 为 Tessier 5 号裂病例。

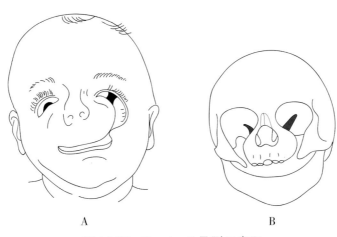

图 14-29　Tessier 5 号裂示意图
A. 面部表现　B. 骨骼表现

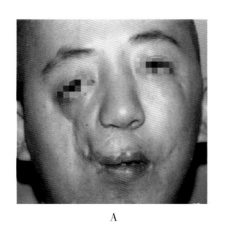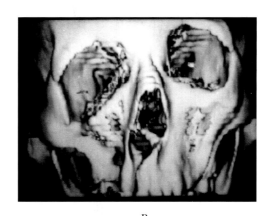

图 14-30　Tessier 5 号裂病例
A. 面部表现　B. 头颅 CT 三维重建

三、Tessier 6 号裂

不完全性的 Treacher Collins 综合征是最典型的 Tessier 6 号裂,van der Meulen 认为它是上颌骨颧骨发育不全症。Tessier 6 号裂患者虽然常无外耳畸形,但听力不佳者较多。患者呈现轻度眼外角倾斜症状(反蒙古型倾斜)。眼睑缺损位于外 1/3 部位,有闭眼不全。仔细触摸眶下缘,可扪及切迹。裂隙向外下方伸展,直达口角及下颌骨角。骨骼缺损表现为颧弓缺失,但颧骨仍存在。眶下缘的下外部有骨性凹陷,颧骨和上颌骨联合处有裂隙。齿槽骨虽然常完整无缺,但在磨牙区可见骨发育不全情况。下颌畸形则表现为鸟嘴畸形(图 14-31、图 14-32)。

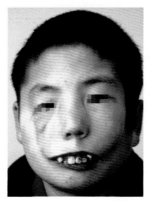 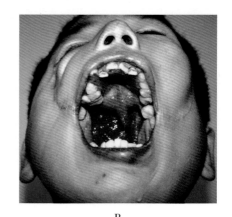

A   B

图 14-31　Tessier 6 号裂病例一
A. 正面观　B. 抬头位

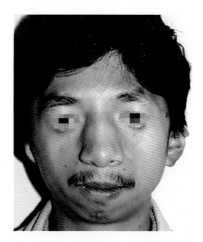

图 14-32　Tessier 6 号裂病例二

第四节　面横裂

    面横裂的提法至今仍在沿用,对于以口裂为中心的软组织裂开,向两侧耳旁延伸,用面横裂来描述相当形象,反而 Tessier 7 号裂的提法较易被遗忘。面横裂有时还和其他裂隙同时发生,2002年 Y. Shima 报道了一例极为严重的面横裂合并颅面正中裂畸形,患儿容貌已失去基本的人类外形(图 14-33)。

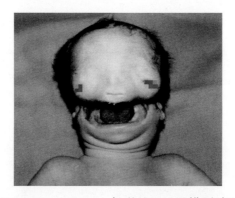

图 14-33　Y. Shima 报道的严重面横裂畸形

Tessier 7 号裂较为少见。Poswillo(1974)报道其发生率为 1/3000,Grabb(1965)报道则为 1/5642。Tessier 7 号裂有着较多的同义名称,如单侧面部发育不全症、耳鳃弓原发性骨发育不全症、半脸短小症、第一二鳃弓综合征、口下颌耳综合征、巨口症、口耳裂症等。顾名思义,Tessier 7 号裂的主要症状是从口角到耳郭的裂隙,其严重程度从轻微的外耳畸形,到从口角到耳郭整个裂开不等(图14-34)。此外,Tessier 7 号裂还可累及中耳、上颌骨、颧骨、颞部及下颌骨的髁状突,这些部位都可出现发育不全。患侧可有传导性耳聋、无腮腺、无外耳道、第 5 和第 7 对颅神经及其所支配的肌肉存在缺失或发生功能障碍。

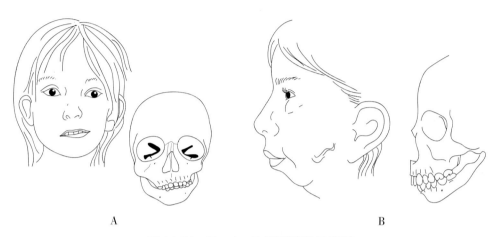

图 14-34　Tessier 7 号裂畸形示意图
A. 正面观　B. 侧面观

如颞肌受累,则可见髁状突。牙齿咬合面向后上方倾斜,表明上颌骨发育不佳、下颌升支的短缩和整个颞下颌关节消失。Tessier 认为这是以颧颞部为中心的发育畸形。颧弓小而变形,患侧眼裂向外下方下垂,眼眶的上外角亦有下垂症状;严重者甚至可以出现眼眶错位或正常侧眼眶的相对高位。在牙槽骨上可见到在上颌结节部有裂隙。口唇的变形的程度从单纯的巨口症到耳的完全裂隙,但一般变形范围多止于嚼肌前缘,而向外耳部的裂隙仅呈现一条深沟。图 14-35 为 Tessier 7 号裂病例。

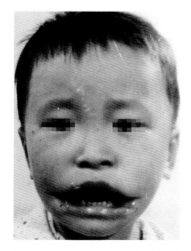

图 14-35　Tessier 7 号裂病例

虽然 Tessier 7 号裂临床表现变化多端,可存在轻度面部不对称或外耳轻微畸形,但只有经 X 线摄片后才能发现有关的骨骼畸形。故此,临床医师对于存在不严重耳赘的儿童,也要仔细检查,以明确诊断。临床上，单侧比双侧多见，两者约成 6:1 的比例。男女发生比例以女性为高。

第五节 眶面裂

一、Tessier 8 号裂

Tessier 8 号裂极少单独出现，常与唇裂或其他颅面裂同时出现。裂隙从外眦角开始，斜向颅侧及颞部（图 14-36）。有外眦角部眼睑缺损及闭合不全，并伴有皮内囊肿。骨骼缺损多在额颧缝部位，该处有凹陷性畸形，相当于 van der Meulen 分类的颧额部发育不良性面裂（图 14-37）。

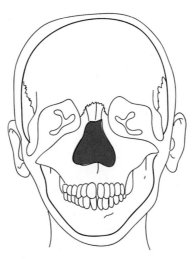

图 14-36 Tessier 8 号裂示意图

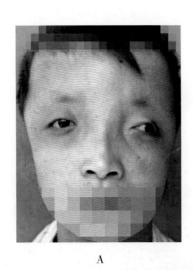

A　　　　　　　　　B

图 14-37 双侧 Tessier 8 号裂病例
A. 正面观　B. 背面观

临床上更常见的是 Tessier 6、7、8 号裂合并出现的畸形。如发生在双侧，即成为典型的 Treacher Collins 综合征。病损发生部位在颌颧缝、颞颧缝和额颧缝。Tessier 认为这三条骨缝合并发生裂隙畸形可以用来解释颧骨的未能正常发育。颧骨发育不全是 Treacher Collins 综合征的主要症状。其中，

Tessier 6 号裂的发生可以解释下睑外眦部缺损及闭目不全，下睑缘的内 2/3 睫毛较少或缺失。Tessier 7 号裂可解释颧弓发育不全、颞肌及咬肌发育不全、外耳畸形和发际的向前移位。Tessier 8 号裂则又增添了眶侧壁及眶外缘的缺损，弯形的眶外侧壁往往只由蝶骨大翼来形成。因为外眦韧带附着点缺失，所以可形成反蒙古眼型的下斜眼（图 14-38）。

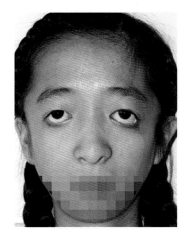

图 14-38 Treacher Collins 综合征

二、Tessier 9 号裂

从 Tessier 9 号裂开始，眶上半球被累及，出现眶上区侧角畸形，包括眶上缘和眶顶畸形，造成该部位外 2/3 的缺损（图 14-39）。上睑外 1/3、眉毛被分为两份，直抵颞部发际。van der Meulen 称其为额蝶部发育不全症，在临床上特别少见（图 14-40）。

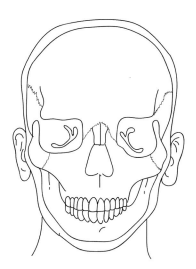

图 14-39 Tessier 9 号裂示意图

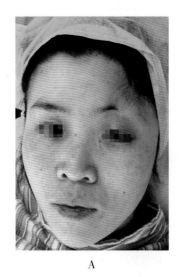
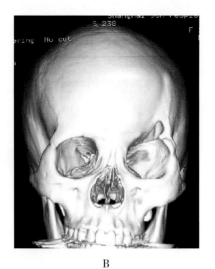

A   B

图 14-40　Tessier 9 号裂病例
A. 正面观　B. 头颅 CT 三维重建

三、Tessier 10 号裂

Tessier 10 号裂裂隙集中在上睑及眶的中 1/3，可和 Tessier 4 号裂的延伸部连成一片（图 14-41）。

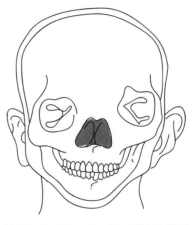

图 14-41　Tessier 10 号裂示意图

van der Meulen 将其命名为前额发育不全症。其缺损出现在上睑中央部分，直抵眶顶及额骨。此部位可出现额眶脑膜脑膨出，严重者同时形成眶距增宽症（图 14-42）。有时可发生眼眶的侧下方旋转移位。

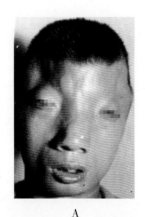
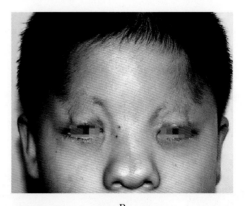

A   B

图 14-42　Tessier 10 号裂病例
A. 眼眶骨骼受累　B. 仅眼睑和眉软组织受累

四、Tessier 11 号裂

文献上很少单独出现 Tessier 11 号裂的报道（图 14-43）。它常和 Tessier 3 号裂联合发生。van der Meulen 将其归纳为前额发育不全症。

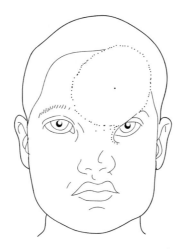

图 14-43 Tessier 11 号裂示意图

裂隙在上颌骨的额突部和 Tessier 3 号裂并合，形成眶距增宽症。裂隙从眼睑内侧 1/3 部位，越过眉及前额，穿过发际的内 1/3 部位，向下方展开，而在上颌骨的额突部和 Tessier 3 号裂联合。它分成两条路线下行：一条是通过眉及眶裂隙的中 1/3 部位，另一条则是通过筛骨迷路下行。后者会形成眶距增宽症（图 14-44）。

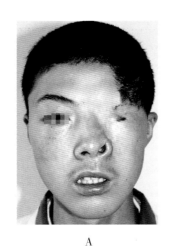
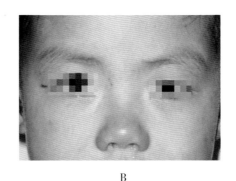

A   B

图 14-44 Tessier 11 号裂病例
A. 眼眶骨骼受累　B. 仅眼睑和眉软组织受累

五、Tessier 12 号裂

Tessier 12 号裂是面部 Tessier 2 号裂的延伸性畸形，常出现眶距增宽畸形。裂隙可将眉的内侧端割裂。在鼻根部，裂隙通过上颌骨的前额突，或在前额突和鼻骨之间向下方裂开，并累及筛窦迷路使它的横径增宽，导致眶距增宽。但裂隙多分布在嗅沟及嗅神经的外侧，故筛板仍保持正常宽幅（图 14-45）。裂隙可将眉的内侧端割裂，通过上颌骨的前额突，向下方裂开，并累及筛窦迷路，导致眶距增宽。

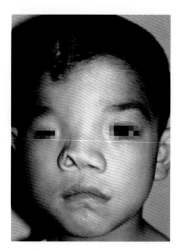

图 14-45　Tessier 12 号裂病例

第六节　颅面裂相关综合征

临床上,有些颅面裂隙畸形可能伴随一些全身症状,而有些颅面裂隙畸形可以表现为以某型裂隙为主,同时出现其他类型的类裂隙畸形或功能障碍。兹介绍如下。

一、Treacher Collins 综合征

Treacher Collins 综合征又称下颌-面发育不良症(mandibulo-facial dysostosis, MFD),是一种先天性的颅面复合畸形,主要累及中面部和下面部,既存在骨结构异常,又有典型的软组织畸形,如眶外下缘骨的裂隙或缺损、外眦角下移呈反蒙古眼、睑缘及睫毛的中外 1/3 缺失等(见图 14-38)。

（一）病因

Treacher Collins 综合征的病理机制主要为颅面部复合裂隙畸形,目前多数人认为这是 Tessier 6 号裂、Tessier 7 号裂、Tessier 8 号裂的复合裂,也有人认为它是第一二鳃弓发育畸形的一种。

Treacher Collins 综合征虽无明显的家族性(60%无家族史),但目前已证实,这是一种常染色体显性遗传,其染色体异常的位置位于 5 号染色体长臂的 5q31.3～q33.3 范围内。用酵母人工染色体(YAC)法原位杂交的荧光分析显示,其近端为 D5S519 和 IG90,远端为 SPARC(Dixon 等,1993),但也有人(Arn 等,1993)报道,其异常位置位于该范围之外的 3p、46、xy、del(3)(p23、p24.12)。

（二）症状和诊断

Treacher Collins 综合征患者有明显的反蒙古眼外貌,即整个眼眶横轴线向外下倾斜,同时伴外下睑缘和睑板发育不良、睫毛缺失、颧上颌发育不良。

轻度 Treacher Collins 综合征的病例仅有眶骨的发育不良和外眦轻度向外下倾斜,有时可伴有眶侧壁的发育不良。严重病例的眶外下缘和眶侧壁的发育不良甚至可延伸到后面的蝶骨大翼,呈楔形骨裂隙。颧骨很小,甚至缺失。颧弓可以完全缺失或仅留有颞骨颧突残存的骨突起。眶下神经孔侧方的上颌骨颧突亦发育不良,整个眼眶骨架呈向外下倾斜的卵圆形,外侧眶底低下,可有颌窦发育不良、中面部狭长前突(图 14-46)。

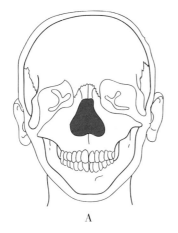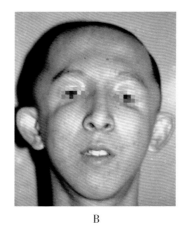

图 14-46 Treacher Collins 综合征示意图及病例

A. 示意图　B. 病例正面观

临床上,骨裂隙可出现以下三种形式:①裂隙通过颧弓;②裂隙在颧额缝平面;③裂隙在眶下缘,通常恰在颧额缝的侧面,当颧骨缺失时,眶裂向侧方暴露。

除上述症状,尚可伴有听力丧失、小耳畸形、额鼻角不显或呈鹰钩鼻、下颌体升支部发育不良而呈鸟嘴畸形。其症状见表 14-4。

表 14-4　Treacher Collins 综合征的临床表现

部位	症状
外眦	眼睑裂向下的反蒙古眼,外下睑缘和睑板发育不良,睫毛缺失,外眦附着不良(dystopia),眼裂缩短,上睑缘和眉毛有切迹
颧骨	发育不良和缺失,颧弓缺失
上颌骨	狭小和过度前突,腭弓高而窄
下颌骨	发育不良,垂直𬌗平面,Ⅲ类错𬌗伴前牙开𬌗,颏部长而后缩;鼻骨前突且宽阔,额鼻角平坦
其他	外耳畸形,外耳道缺失,中耳异常,听力丧失,巨口症

X 线片有很好的诊断价值,可取头颅侧影定位片、头颅后前位片、华特氏位片、颌骨全景片等。CT 片和 CT 三维重建可以很好地显示骨裂隙部位和骨的发育不良(图 14-47)。

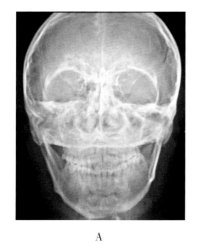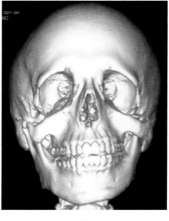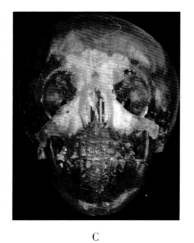

图 14-47　Treacher Collins 综合征的术前影像资料

A. 头颅正位 X 线片　B. 头颅 CT 三维重建片　C. 依照 CT 数据打印的树脂头颅模型

由于下颌骨发育不良,咽后腔狭小,可导致阻塞性睡眠呼吸暂停低通气综合征,故必要时应测定和评价咽后腔功能或做睡眠呼吸监测。

目前,随着超声技术的发展,人们已能在胎儿中检出 Treacher Collins 综合征。Milligan 等(1994)发现患该畸形的胎儿的羊水比正常胎儿多,无胎儿的吞咽活动,双侧顶部颅径和头围的发育较正常胎儿差。

二、Binder 综合征

Binder 综合征又称上颌-鼻发育不良畸形(maxillo-nasal dysplasia),是累及上颌骨前部和鼻梨状孔区域的骨发育异常。这类畸形较为少见,病因仍不明了,但可能是和基因异常有关。有人认为其发生与遗传和胚胎发育时的维生素 D 缺乏有关。在唐氏综合征或脊柱畸形中也可以发现此症状。

临床上,上颌骨前部、鼻中隔软骨和前鼻棘受累,上唇和鼻底的肌肉也发育较差,表现为面中部扁平甚至凹陷、鼻梁塌而变短、鼻小柱特别短小,同时上牙槽发育不良,相对有下颌和下牙槽显得前突,牙齿的咬合关系可以表现为安氏三类反𬌗或切刃𬌗,常伴额窦过小和眼位不平衡。典型的患者通过 X 线片可以发现上颌骨结构缺失或异常,鼻中隔软骨很薄甚至消失(图 14-48),以至梨状孔变形。Binder 综合征患者很容易发生鼻窦炎症,可能继发于牙槽感染和鼻中隔感染。严重者可以出现腭部感染而发生上颌骨部分缺失,有伴发智力发育较差的报道。

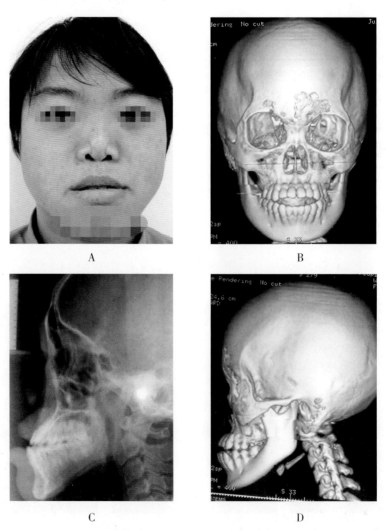

图 14-48　Binder 综合征病例
A. 正面观　B. CT 三维重建正位片　C. 头颅 X 线侧影定位片　D. CT 三维重建侧位片

三、Pierre Robin 综合征

Pierre Robin 综合征（简称 PRS，又称 Pierre Robin 畸形），为出生即可发生的下颌骨过小、舌后坠而导致呼吸困难的下面部畸形。其四个主要临床表现为腭裂、小下颌、舌后坠，以及由此引发的呼吸困难。此类畸形目前已发现明确的基因异常，其异常基因位点位于 2、11、17 染色体。其发生率在 $1/14000 \sim 1/8500$。

Pierre Robin 综合征可以独立发生，但大多数情况下，此综合征会和其他一些综合征合并发生，如 Stickler 综合征、Velocardiofacial 综合征、婴儿乙醇综合征、Treacher Collins 综合征等。

此综合征在患儿出生后就很容易发现，通常患儿呼吸困难，尤其在仰卧位时，呼吸困难更为明显。腭裂通常为 U 形，较一般腭裂宽，腭弓较高。下颌很小，下巴很尖，且后缩明显。因小下颌而经常堵塞咽鼓管，并发耳感染。张口受限，而导致喘气式呼吸，并可很快发展至呼吸阻塞症状，严重者可致死。有些婴儿出生即有牙齿。舌体相对于下颌显得较大（图 14-49）。

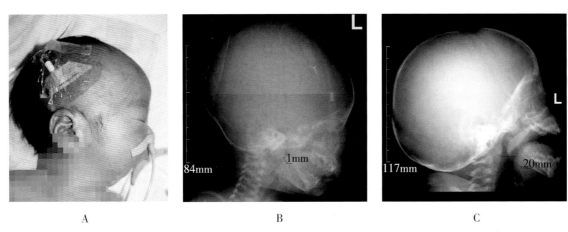

图 14-49　Pierre Robin 综合征患儿（沈卫民医师供图）

A. 患儿只能靠吸氧维持空气的输入　B. 为术前的头颅侧位 X 线片，可见下呼吸道受阻，下颌极小　C. 采用牵引成骨技术，在短期内牵拉下颌体部和角部，术后 1 个月，下呼吸道明显打开，患儿可以自己呼吸，移去吸氧管

度过婴幼儿期呼吸问题阶段的患者，如果未得到及时治疗，仍存在阻塞性睡眠呼吸暂停低通气综合征，颜面部外形表现为严重的小颌畸形（图 14-50）。

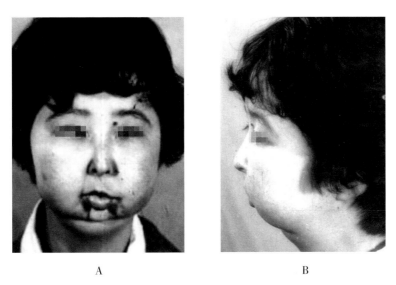

图 14-50　Pierre Robin 综合征成人患者

第七节 颅面裂隙畸形的治疗

一、颅面裂隙畸形的修复原则

Tessier 的颅面裂分型法对临床有很大的指导价值。但从治疗角度看，由于畸形有轻、中、重等程度上的不同，有颅面各区域的部位上的差异，因而手术修复方法千变万化，难易不等；既有用简单整形手术如 V-Y 成形、植骨等可以解决的问题，也有需进行颅内外联合径路整复手术等高难度颅面外科技术才能纠正的畸形。依据 Tessier 分类法，从 Tessier 9 号裂开始畸形已累及颅部，这时有些严重裂隙畸形的矫治手术就有采用颅内径路或颅内外联合径路进行整复的必要。

从年龄方面看，如畸形程度不太严重、尚未危害婴儿生命体征或严重功能影响，手术矫治可以略推迟。但如严重影响婴儿功能者，则应及早进行手术，以恢复功能或减轻功能障碍。

早期修复一般仅限于对裂隙软组织的修补和复位。反过来说，软组织的早期修复亦有助于矫正面部的扭曲，以及骨组织框架的复位。此外，软组织及硬组织的复位还在于获得美容的目的，以使幼儿及家属得到心理上的宽慰和满足。

较轻的颅面裂可在婴儿 1 岁以内进行手术，范围较大而有严重畸形者则可推迟到 1～2 岁进行软组织修复手术。

（一）软组织畸形的整复原则

此修复手术应着力于裂隙组织的解剖学复位。裂隙边缘常有先天性瘢痕组织存在，手术时需将它彻底切除。裂隙缘切开后按层次和部位准确复位，仔细分层缝合，这样可以防止缝合部位出现凹陷。

进行修复手术经常出现局部组织的容量和长度不足的问题，这时应充分游离周围软组织，并设计多个 Z 形切开和交错缝合来得到组织的良好复位和缝合。

（二）硬组织畸形的整复原则

通常受累区域会发生骨发育不良或者凹陷、骨的缺损。可以依据正常解剖结构或者健侧结构设计修复方案，采用截骨、自体骨移植、人工材料替代骨移植等。

二、正中颅面裂的修复方法

（一）Tessier 0 号裂和 Tessier 14 号裂

Tessier 0 号裂发生于鼻额的正中线上，按轻、中、重度不等，在修复 Tessier 0 号裂的正中唇裂时，原则上和一般唇裂相似，进行切开和分层缝合。如有轻度鼻裂，可按照鼻翼软骨修正原则予以矫治。合并有眶距增宽症时，则应按照后者的矫治原则，在较大年龄做另一次整复手术。

1 轻度 此类软组织畸形以前被称为鼻裂（bifid nose）畸形。手术原则为：将分开的鼻大翼软骨脚分离，重新选择一个鼻尖高点后拉拢缝合。手术进路可选鼻尖 V-Y 成形、鸟形切口等。如无鼻小柱皮肤的短缺，建议选用鼻前庭切口，瘢痕较为隐蔽。

2 中度 是以软组织畸形为主的鼻中部裂开，但裂隙较为明显，可伴有鼻小柱皮肤的短缺、严重鞍鼻或宽鼻畸形等。手术原则为：以植骨为宜；一般取 V-Y 切口或鸟形切口。最好在鼻背和鼻小柱做自体骨（髂骨或肋骨）移植，应形成带有鼻小柱形状的 L 形植入体（图 14-51）。在幼龄儿童进行此类植骨一般较难一次完成。以笔者的经验,儿童期植骨的患者随着年龄的增大,移植的鼻背及鼻小柱骨块虽有随鼻发育增大的趋向,但远期仍需行二期植骨术,以使鼻外形与已发育的面容相协调。

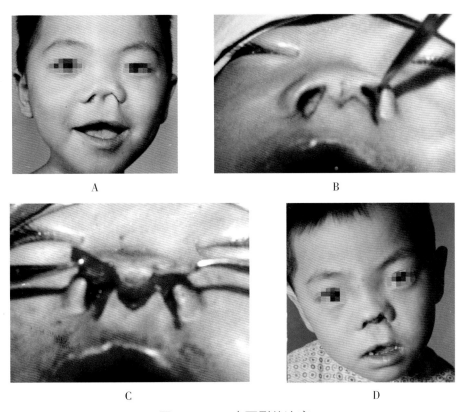

A　　　　　　　　　　　　　　　B

C　　　　　　　　　　　　　　　D

图 14-51　正中面裂的治疗
A. 术前　B. 术前设计　C. 按设计提起的鼻部皮瓣　D. 术后

3 重度　颅面骨裂开畸形与软组织裂隙几乎同时存在。面中下部的 Tessier 0 号裂常向上伸展,与颅面上部的 Tessier 14 号裂合并,而出现颅面中线结构上的裂隙或骨发育不良,多因鼻额部裂隙而继发重度眶距增宽症。Tessier 0-14 号裂的特点是,裂隙所导致的眶距增宽症十分严重;在所有眶距增宽症病例中,几乎所有重度患者均为颅面正中裂所致。其临床表现为:双眼眶分开或外斜、鼻部膨隆或鼻扁平而宽大、筛板宽大而下垂、鼻尖低平裂开或鼻尖扁平无鼻小柱、鼻中隔低平宽大、腭弓中央裂开或高拱。

此类畸形应按眶距增宽症的治疗原则,进行颅内外联合径路的眶周截骨内移术,同时去除多余的鼻额正中部骨块,将眼眶向中线靠拢固定。大多数患者的眶口向外向下倾斜,故手术中除了去除两眼眶之间的多余骨、软骨外,两个截开松动的眼眶骨架还需分别向内旋转靠拢(图 14-52)。

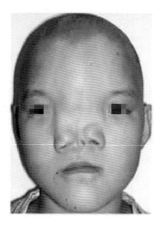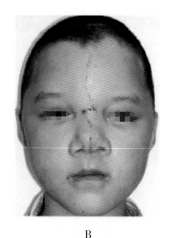

A   B

图 14-52　颅面正中裂所致眶距增宽症治疗前后效果
A. 术前　B. 术后

对 Tessier 0-14 号裂所致眶距增宽症,两眼眶如果有明显的对称性外斜,可以选用 van der Meulen 和 Tessier(1977)等提出的颅面中央劈开后的眼眶旋转内移法。此方法是在 Tessier 颅内外径路眶口盒状截骨基础上,按几何学原理,将鼻筛中央部连同高拱的腭中央部一起劈开,截去眶上外侧的楔形骨块和眼眶中央部的三角形骨块,在眼眶周围截骨松解后,将原外斜的眼眶和上颌骨向中线靠拢,同时舒展高拱的腭部,在整复眼眶的同时,使颅面部(包括殆系统在内)达到新的协调。Tessier、Kawamoto、Wolfe 等的联合统计资料表明,此种颅面中央劈开术,虽然同时开放了颅底和口腔,但是术后并发症和常规的颅内外联合径路眶距增宽矫正术相似。事实上,这个手术在技术上还是有一定难度的,同时手术时间会增加 1~2 小时,血容量补充可能要多 200~400ml。笔者建议手术年龄不要小于 6~8 岁,以利于骨架的良好固定。

4 涉及梨状孔的 Tessier 0 号裂　此种裂隙畸形较为少见。可视病情将鼻中部皮赘去除,并做多个 Z 成形。鼻嵴或者牙槽正中的裂隙可以直达两个中切牙之间。如仅出现中切牙中间缝隙过大而中央无牙胚者,可以做义齿修复;如中切牙缝隙和鼻基底裂开同时存在者,可行鼻基底部植骨术和义齿修复。

（二）**Tessier 1 号裂和 Tessier 13 号裂**

1 轻度　软组织裂,临床上表现为鼻翼外侧近正中的裂隙或切迹。手术治疗时可行鼻背部邻近皮瓣转移修复,也可用耳郭复合组织瓣游离移植。

2 严重的单侧 Tessier 1 号裂或伴 Tessier 13 号裂　裂隙位于单侧鼻筛骨区,软组织与颅面骨裂复合存在,眼眶代偿性向外侧移位。软组织裂隙明显者可分两期手术,首先修补面裂,做内眦固定术;可在其后做眼眶的截骨内移术以矫正畸形。修复方法的选择视畸形严重程度和手术医师的经验而定。

内眦成形术的方法有多种,笔者倾向于经鼻骨下两侧细钢丝交叉固定内眦韧带的方法,此法固定牢固,不易脱落。但术后有部分患者会因泪囊挤压或损伤而发生泪囊炎。

裂隙位于鼻根侧面且伴有眼眶间骨性距离较宽者(图 14-53),眼眶的截骨宜在 6~8 岁以后进行,并需行颅内外联合截骨术。截骨的方式有两种:一种是单侧开颅和单侧的眶周截骨,另一种是在正中部取下颅板,行单侧眼眶截骨术。如果程度较轻,可以在鼻骨侧植骨,固定内眦,以补偿裂隙侧缺损骨的不足。

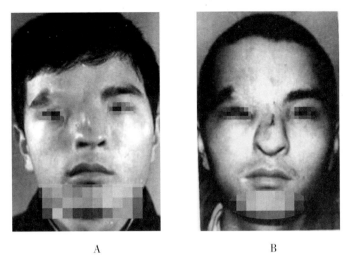

图 14-53　Tessier 1 号裂伴 Tessier 13 号裂单侧眶距增宽症
（冯胜之教授供图）
A. 术前　B. 眼眶截骨手术后

Tessier 1 号裂伴 Tessier 13 号裂有时表现为从额部发际开始连续向下直达鼻翼部的相关裂隙状畸形，如骨性眶间距离增宽、鼻翼缺损，以及和鼻翼缺损相关的向额部延伸的洞穿状骨和软组织裂开畸形或类裂隙状凹陷、增宽畸形。术前 CT 检查可以发现额部颅骨缺损。手术治疗还是以缩小骨性眶距、内眦成形、缩小眶间距、修复骨和软组织的裂隙缺损为目的（图14-54）。

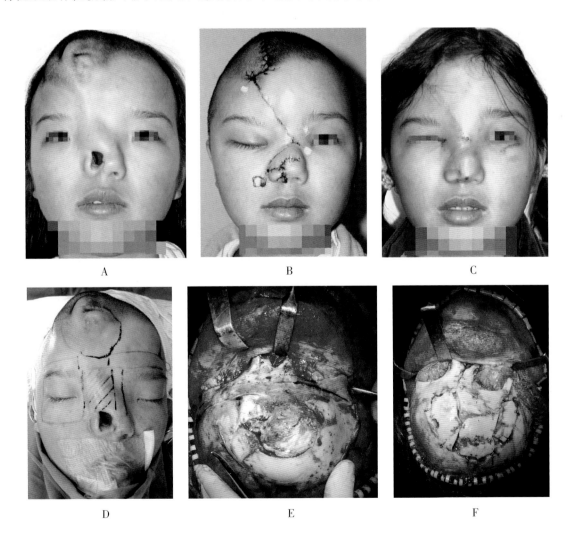

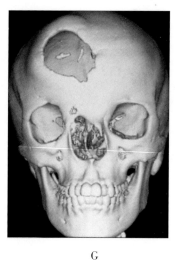
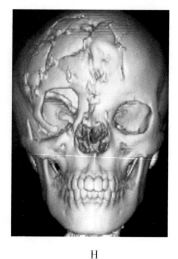

G   H

图 14-54   Tessier 1-13 号裂

A. 术前　B. 术后1周　C. 术后6个月　D、E、F. 颅骨修补＋眶距矫正＋鼻翼修复术中　G、H. 手术前后CT三维重建比较

　　严重的单侧或双侧 Tessier 1 号裂（或伴 Tessier 13 号裂）可发生严重的颅面骨裂。裂隙位于双侧鼻骨部,可伴发眶距增宽症。如果是非常宽的裂隙,估计软组织无法覆盖修复者,可以选用颅面联合截骨的方法,先移动骨性结构向中间靠拢,再利用松弛的皮肤和软组织修复裂隙。

　　鼻筛型脑膨出或脑膜膨出是否和颅面裂隙畸形有关尚有争议。David J. David 认为这是两种不同发生的畸形,只是临床表现有些近似而已。事实上,有些额部颅骨发生较宽大裂隙畸形的患者,并未出现脑膜脑膨出,而出现脑膜脑膨出的患者,其颅骨的裂隙并不很大,临床表现为蒂小、膨出物大,以及在颅面正中发生而膨出物向侧面疝出等特点。因此,笔者同意 David 的观点,也认为这是两种不同病因的先天性畸形。

　　严重的单侧旁正中面裂可以表现为半鼻缺失,其治疗可以选用周围蒂做鼻再造,也可以选用额部皮瓣半鼻再造(图 14-55)。

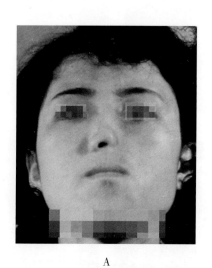
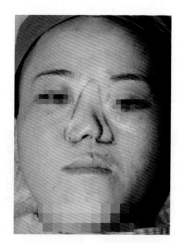

A   B

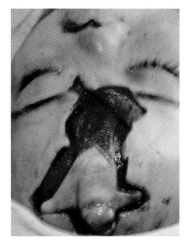
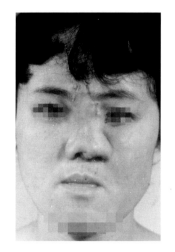

C　　　　　　　　　　　D

图 14-55　严重单侧旁正中面裂所致的半鼻缺损（周丽云教授提供）
A. 术前　B. 手术设计　C. 手术中　D. 手术后

3 涉及额、鼻、眶、上颌骨的巨大 Tessier 1-13 号裂　此类颅面复合裂由于裂隙宽大，骨骼和皮肤肌肉全层裂开，并有洞穿，在临床上十分罕见，修复难度极高。兹介绍病例如下。

龙某，男，2 岁，父母有药物成瘾史。出生即出现面部正中巨大裂开，自额部直至上唇，并可见到宽大的上腭裂开。就诊时患儿 2 岁，一般情况可。术前检查除梅毒（＋）和肺部少量干啰音外，余皆正常。手术选用仰卧位，麻醉选择经口腔插管全身麻醉（图 14-56）。术前讨论认为：鉴于面部裂隙极宽，早期想要关闭宽达 50mm 的颅面部裂隙，首先需要让因裂开而过宽的骨裂隙向中央靠拢，如此才能有机会修补软组织裂隙。为此，手术设计颅内外联合径路，先将眼眶截开后向中央靠拢，同时在上颌中部截断，将眼眶和上颌牙槽段分开，在内移眼眶骨架的同时，将上颌牙槽向中央靠拢，借此达到在一期手术时就关闭宽大的腭裂和唇裂的目的。

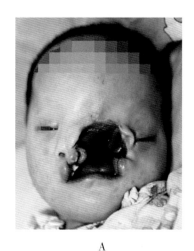
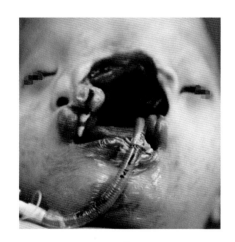

A　　　　　　　　　　　B

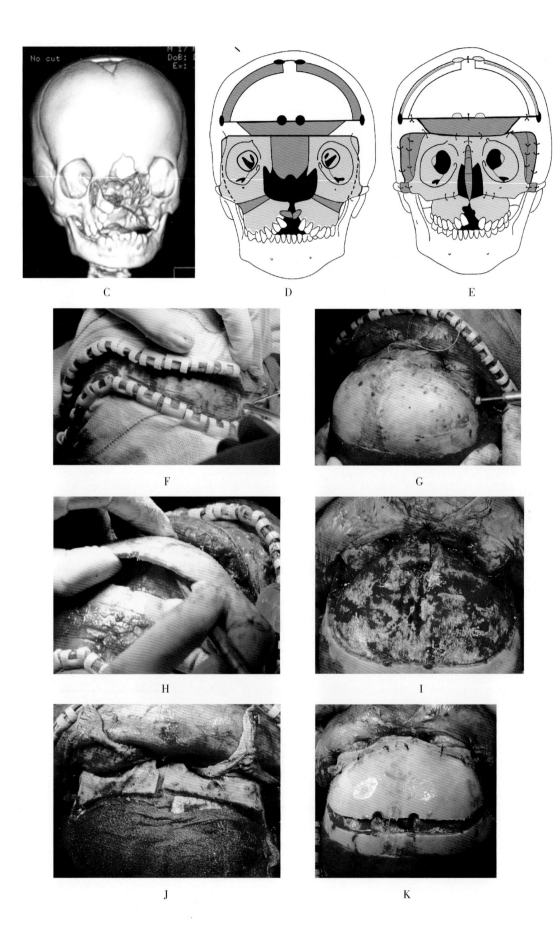

C

D

E

F

G

H

I

J

K

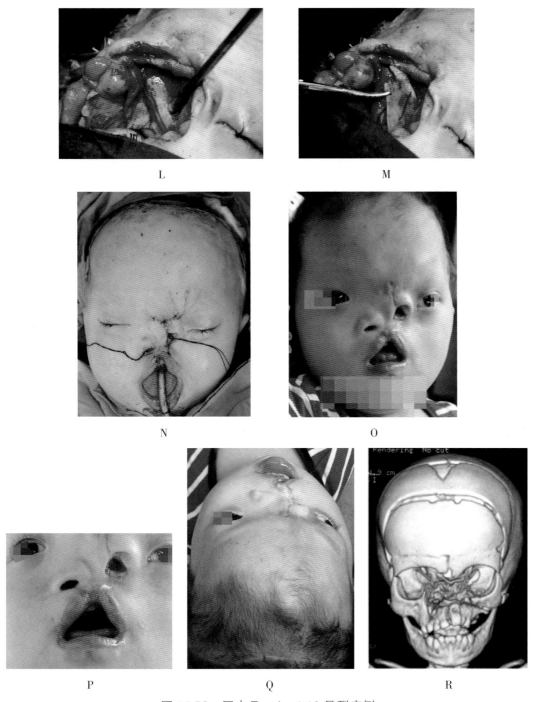

图 14-56 巨大 Tessier 1-13 号裂病例
A、B、C. 术前照片及 CT 三维重建 D、E. 术前设计 F～N. 手术中 O～R. 手术后 5 个月及 CT 三维重建

手术过程基本按照术前设计进行，眼眶骨架向中央移动后，软组织张力减少，因而得以下降患侧鼻翼和分层缝合皮下和皮肤组织。腭部上颌牙槽段向中央靠拢后用 2 号可吸收线固定，口腔腭部黏膜得以松弛后可以对位缝合，关闭口腔的腭裂。最后做双侧唇裂修补术。手术过程历时约 5 小时，手术中输全血 600ml，手术以后在 ICU 中住院观察 1 周，输全血 400ml。手术 5 个月后随访，面中部裂隙、腭裂、唇裂修复后愈合良好，已经能够用汤匙喂食。

（三）**Tessier 2 号面中裂及 Tessier 12 号颅中裂**

1 轻度 可表现为鼻翼外侧的裂隙或缺损。一般应用整形外科的基本原则，如 Z 成形、邻近转移皮瓣等进行修复。

2 中度 表现为鼻翼外侧、鼻小柱的塌陷和部分缺损。可用邻近皮瓣、鼻前庭双叶皮瓣、鼻唇沟皮瓣、耳郭复合游离皮瓣等修复鼻翼的缺损。也可用 Wilson 法修复鼻小柱,可行植骨以改善外形。

3 重度 如仅有颅面骨隐裂可不予处理,或作局部骨质充填。重度 Tessier 2 号裂向上延伸可合并 Tessier 12 号裂,此种情况可考虑行植骨修补骨缺损,但应注意慎勿损伤视神经和硬脑膜。多数 Tessier 2 号裂表现为半鼻缺失或管状鼻等半侧无鼻畸形,治疗宜以半鼻重建为原则;以额部皮瓣用做半鼻重建效果较好,包括额部扩张后皮瓣的转移修复、带滑车上动脉的额部皮瓣修复,或待颊部或鼻部的皮肤扩张后进行的半鼻重建术等(图 14-57)。半鼻再造术较难的问题是鼻腔内衬里的重建,可以先期在皮瓣上植皮,也可用缺失鼻侧的皮肤翻起作为鼻腔衬里。当然也可用游离皮瓣和预制皮瓣等行半鼻再造。但应注意,鼻再造的目的是为了恢复近似正常人的鼻外形,良好的塑形常是十分重要而困难的。

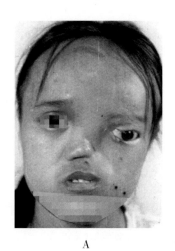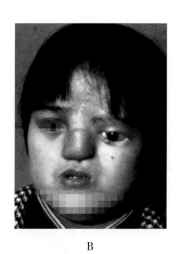

A   B

图 14-57　Tessier 2-12 号裂致半鼻畸形伴眼睑缺损(张涤生教授提供)

A. 术前　B. 鼻再造术后

三、面斜裂的修复方法

面斜裂包括 Tessier 3 号裂、Tessier 4 号裂、Tessier 5 号裂、Tessier 4-6 号裂等。

(一)Tessier 3 号裂

1 轻度 软组织裂表现为内眦或泪点的外翻、鼻翼外侧裂隙,但眼鼻裂尚未连在一起。如仅有轻度的内眦或泪点外翻,可作 V-Y 推进、鼻唇沟转移瓣、上睑缘转移瓣等修复。

2 中度 软组织裂与颅面骨裂同时存在。其鼻眼裂是一种较严重的面裂畸形。裂隙多从鼻翼外侧与内眦或泪点的裂隙相连,并使内眦角下移,一侧鼻部分缺失(但多存留鼻翼缘)。由于鼻翼及内眦的间距缩短,故设计 Z 形切口成为必要,亦可另行设计一个局部组织瓣修复。Tessier 建议将周围软组织作广泛分离直达上颌骨及颧弓部位,这样可以使软组织获得充分松解,并使缺损得以修复,如眶底存在骨缺损还可进行植骨。口鼻腔的衬里组织可来自鼻底或鼻中隔黏膜。如泪道系统已被破坏,必要时可进行彻底切除。内眦韧带常有发育不全,或位置过低,复位较困难,必要时可作两侧贯穿性复位固定(图 14-58)。修复眼球暴露极为重要,以防止角膜溃疡而导致失明,从这点来看早期手术确实有必要(图 14-59)。也可分次进行手术,一期修复眦裂和鼻翼裂,如用内侧上睑带蒂皮瓣转移至内眦下部,以修复内眦裂隙,并降低鼻翼缘;二期手术时用鼻唇沟皮瓣或鼻背皮瓣修复鼻翼缺损。骨缺损者宜在患儿成年以后进行骨充填,使外形美观。

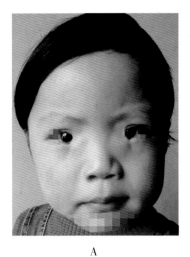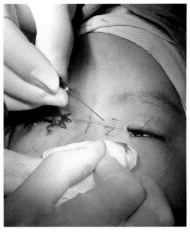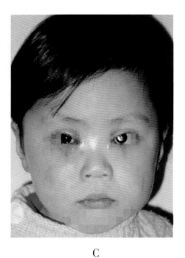

A B C

图 14-58 Tessier 3 号裂病例一

A. 术前双侧内眦部位畸形（韧带发育不全） B. 术中 Z 形切口设计，贯穿性复位固定 C. 术后

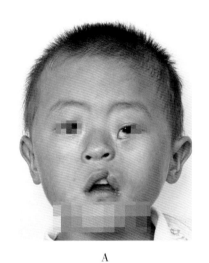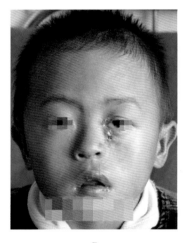

A B

图 14-59 Tessier 3 号裂病例二

A. 术前左眼内眦眼球暴露 B. 术后左眼眼球不暴露

3 重度或双侧裂 裂隙的软组织修复原则与前相同。但由于双侧鼻翼均有部分缺损，局部修整后，疗效往往不佳，故必要时可按全鼻再造的方法进行鼻部整形术（图 14-60、图 14-61）。

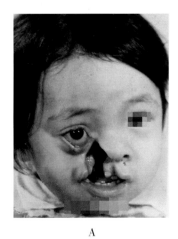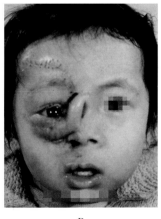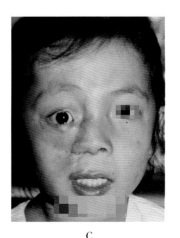

A B C

图 14-60 Tessier 3 号裂导致鼻翼和眼角位置异常（周丽云教授供图）

A. 术前 B. 修复中 C. 术后

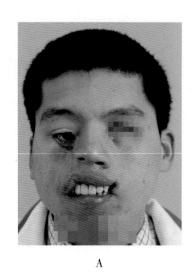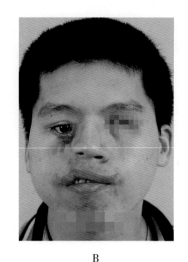

图 14-61　双侧 Tessier 3 号裂病例

A. 术前裂隙累及眼球、下睑、鼻翼、口唇　B. 术后,部分改善眼睑和口唇畸形

（二）Tessier 4 号裂

Tessier 4 号裂的缺损位于下睑正中偏内侧,从上唇唇弓部开始,不涉及鼻及梨状孔,口角及眼睑中 1/3 距离缩短,有时伴有眼球萎缩、隐性眼球或眼球缺失。多有中面部(上颌骨)的隐裂或发育不良(可合并唇腭裂),骨的裂隙经上颌骨达侧切牙和尖牙间。

1 轻度　软组织裂的治疗原则与上述相同。修复时因内眦韧带常属正常,下泪小点存在,故修复时可作为固定的铆点。唇部的缺损修复可以选用 Gabka(1964)的手术设计(图 14-62)。

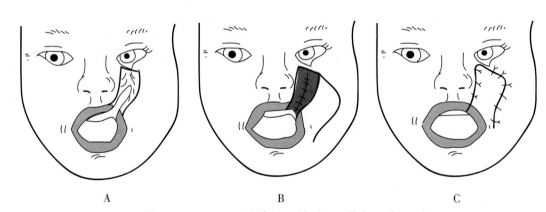

图 14-62　Gabka 设计的面斜裂唇弓修复示意图

A. 口唇裂口示意图　B. 面颊部皮瓣形成口腔面黏膜瓣和皮肤瓣　C. 缝合后效果

2 中度　软组织裂和颅面骨裂合并存在。原则上应先修复颅面骨架结构,适合进行的手术内容包括中面部植骨、眶底部植骨等。幼儿患者可先期修复软组织的裂隙和缺损,如做 Z 成形术等,待颅面发育后再行颅面骨裂隙的充填,如眶下区、眶底等。成年患者可一期就进行裂隙修复(图 14-63)。眼部的整形包括结膜囊成形、义眼修复等。

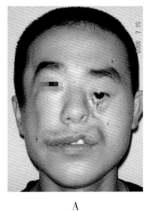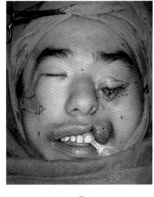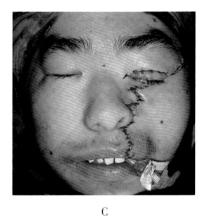

A　　　　　　　　　B　　　　　　　　　C

图 14-63　Tessier 4 号裂病例
A. 术前　B. 术前切口设计　C. 术后缝合

3 重度或双侧裂　严重的裂隙修补时应将下睑裂外侧缘的皮瓣转移以修复整个下睑缘,同时降低侧鼻部,以颊唇部多个 Z 形以延长裂隙部软组织,作良好的对位缝合,也可设计多个 Z 形组织瓣以加长组织长度。术中应注意避免损伤鼻泪管和泪囊,尽量多地保留原有软组织,并注意眼轮匝肌和口轮匝肌的对合修复,以恢复其正常的开闭生理功能。对有骨凹陷或存在骨裂隙者可以用自体肋骨或者髂骨进行骨移植。半年后可行二期骨裂隙的整复,如植骨术、内眦成形术等一些小的整形手术。双侧 Tessier 4 号裂的软组织有时因为裂隙过宽,修补较为困难,宜早期手术以避免面部裂隙随发育而增宽。双侧裂隙一期修复后,面部的外形仍较难趋于正常,建议进行二期或更多期的整形手术(图 14-64、图 14-65)。

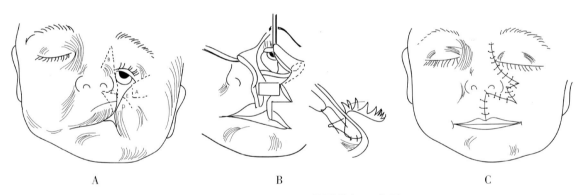

A　　　　　　　　　　　B　　　　　　　　　　C

图 14-64　Tessier 4-5 号裂修复示意图
A. 手术切口设计　B. 裂隙植骨和皮瓣旋转　C. 术后

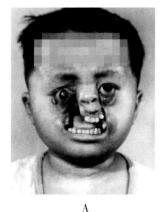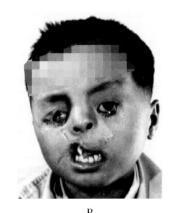

A　　　　　　　　　B

图 14-65　双侧 Tessier 4-5 号裂病例
A. 术前　B. 手术后 2 个月(赵平萍教授提供)

（三）Tessier 5 号裂

裂隙位于睑正中偏外侧，有软组织的裂隙或发育不良。与 Tessier 4 号裂的区别在于：骨裂隙经上颌骨直达前磨牙。Tessier 5 号裂的治疗原则与 Tessier 4 号裂相似，以软组织和骨裂隙的分次修复为主，包括皮肤 Z 成形术、植骨术等（图 14-66）。由于畸形更接近面颊中部，一期手术后仍可存在局部凹陷，可进行皮肤下的软组织充填，包括颞筋膜蒂瓣移植、真皮脂肪游离移植、大网膜带血管游离移植，甚至脂肪颗粒注射等。

将经过沉淀或过滤后的自体脂肪颗粒进行自身注射，临床效果良好。通常每次每个部位注射经过处理的自体脂肪颗粒 10～30ml，这样做可以马上获得局部良好的外形。但是，自体脂肪注射后有 50%～70% 不等的吸收率，半年左右基本不再吸收，故每半年需要重新注射一次自体脂肪。以笔者的经验，最先的三次注射的自体脂肪，均有程度不等的吸收。这三次以后的自体脂肪注射吸收率会有明显降低，临床效果也会有明显好转。

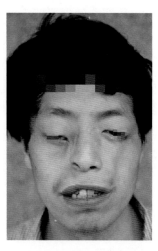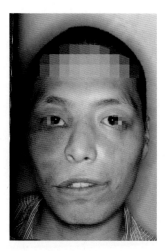

A   B

图 14-66   左侧 Tessier 5 号裂伴右侧 Tessier 3 号裂病例
（张涤生教授供图）

A. 术前   B. 术后

（四）Tessier 4-6 号裂

此型面斜裂已累及侧面的面颊部，其发生较少见，有时双侧畸形和 Tessier 7 号裂、Tessier 8 号裂同时发生，形成典型的 Treacher Collins 综合征，临床表现为倒八字眼、鸟嘴、鹰鼻畸形。

Tessier 4-6 号裂，可以表现为面颊部的凹陷，有些累及上颌骨和颧骨。如果裂隙出现于颅面骨骼，修复用的充填材料当以自体髂骨和颅骨外板为上选，因其吸收较少，其次为自体肋骨。近来人工骨替代材料也是一个发展方向。目前生物相容性较好的人工合成材料有羟基磷灰石（HA）、磷酸三钙、骨形成蛋白复合物等。

双侧严重的 Tessier 4-6 号裂，可以表现为面具脸畸形，其原因可能是两侧上颌骨侧面有裂隙状沟形成，但尚未影响上颌骨生发中心，以致上颌和牙槽部不受下颌制约地向前发育。

面具脸畸形的临床表现为：两侧面颊部有很深的凹陷，整个中面部、上颌、前牙槽过度前伸，上下牙列呈极度深覆盖，腭部可见两侧磨牙中间有明显的裂隙，下颌骨所在的下面部相对过度后缩，失去了面部的协调性（图 14-67A～图 14-67D）。

手术治疗分两期进行。第一期先行下颌骨角部斜形截骨，选用牵引成骨技术前移下颌骨。半年后取出牵引装置，同时选用 Le Fort Ⅲ型截骨术后移上颌骨。事实上，后移上颌骨的难度要远大于前移上颌骨,即使手术中按照术前设计而去除足够多的骨组织,但软组织的嵌顿和阻滞,使得松动的骨段较难就位(图 14-67E、图 14-67F、图 14-67G)。术后外形改善十分明显,腭部的磨牙间隙消失(图 14-67H～图 14-67O),上下牙列的咬合关系已接近正常(图 14-67P～图 14-67S)。

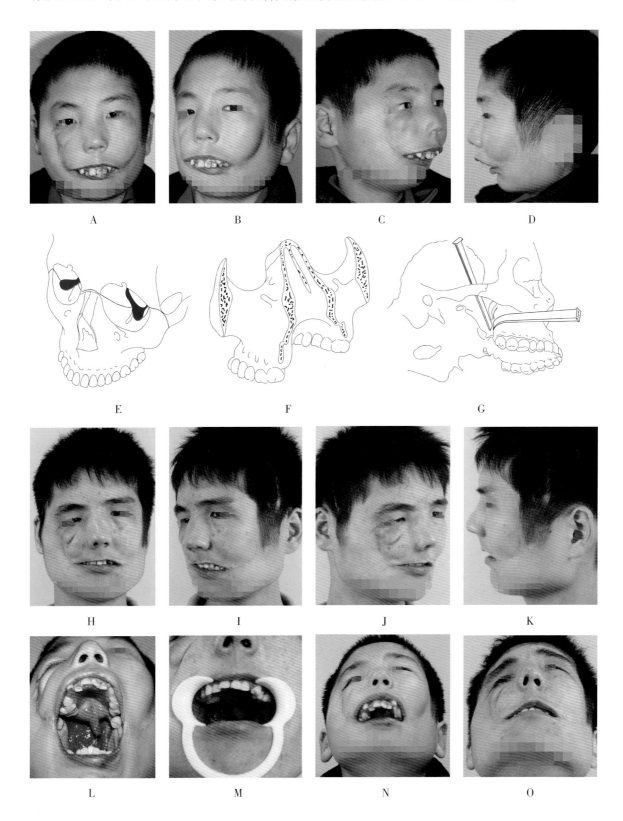

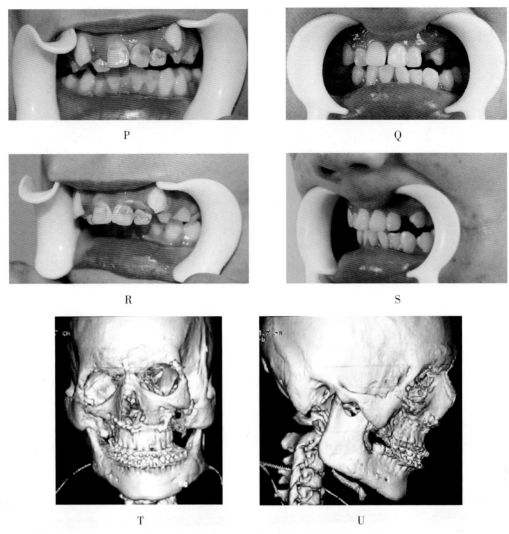

图 14-67　Tessier 4-6 号裂所致面具脸畸形

A、B、C、D. 术前正、侧位　E、F、G. 术前设计　H、I、J、K. 术后正、侧位　L、M. 术前后张口
N、O. 术前、后抬头位　P、Q、R、S. 术前、后上下牙列咬合正侧位　T、U. 术后正、侧位 CT 三维重建

四、面横裂的修复方法

　　Tessier 7 号裂如仅表现为软组织畸形,则修复手术较为简单,口轮匝肌应准确对合、分层缝合,以恢复口角形态。如为单侧裂隙,可用量尺测定对侧正常口角宽度和部位来决定新的口角位置,进行切开和缝合,多采用多个 Z 形切口(图 14-68)。

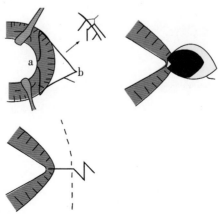

图 14-68　面横裂的口角修复示意图
a. 原先的口角　b. 开大后的口角

　　如为双侧巨口症,应先寻找黏膜和唇红的交界点,依上法作 Z 形切口和交错缝合。亦可设计下唇瓣转移修复上唇的手术(Eslander 手术,1962)来完成,这时下唇瓣的蒂部即成为口角(图14-69)。

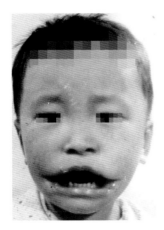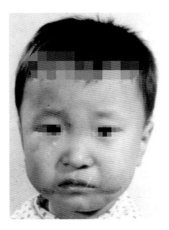

图 14-69　双侧 Tessier 7 号裂病例(朱国献医师供图)
A. 术前　B. 术后

　　严重的 Tessier 7 号裂表现为骨发育畸形的单侧半面短小征,常有下口角裂开、下颌升支及喙突的发育不足甚至缺失、小耳畸形、上下牙弈平面倾斜等的综合征表现。

　　半面短小综合征在大部分症状上与第一二鳃弓综合征一致。目前医学界已采用半面短小综合征代替第一二鳃弓综合征的命名。

　　在治疗方面,口角裂开可以在出生后的 3 个月修复(图 14-70)。其他相关的面部畸形治疗应采用序列治疗方式:①可在学龄期进行下颌骨的牵引成骨治疗(图 14-71);②10～12 岁进行规范的口腔正畸治疗;③青春期后较轻的面部歪斜畸形可以做一些颜面骨骼的轮廓修改手术,如一侧的下颌骨去除、植骨、颏截骨移位、颧骨缩小或充填术等,以达到使面部对称的目的;④如为较严重的面部歪斜畸形,应进行正颌手术,以改善颜面外形和修复咬合功能,如 Le Fort I 型截骨术和双侧下颌升支矢状截骨术。

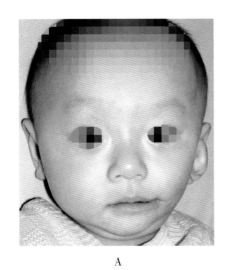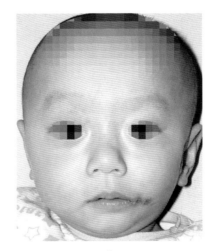

图 14-70　单侧 Tessier 7 号裂伴发半面短小综合征病例
A. 术前　B. 口角裂修复术后

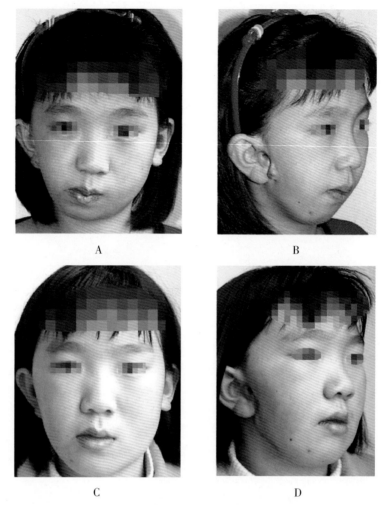

图 14-71　半面短小综合征病例选用外置式牵引成骨治疗

A、B. 术前　C、D. 术后

五、眶面裂的修复方法

从严格意义上讲,累及眼眶的一些面中裂和面斜裂也与眶面裂有关,但前文已介绍,这里不再赘言。这里所描述的眶面裂特指发生于眼眶外上部位的裂隙畸形。

(一) Tessier 9 号裂

Tessier 9 号裂较为少见,可为外眦或眼睑外侧睑缘、睑板等的皮肤裂开,睑板缺失或存在软组织蹼。

软组织裂隙可以用 Z 成形术修复,注意如外眦下移应做外眦固定成形术(图 14-72);一旦出现眶上外缘的骨裂隙,可行局部植骨术。较大的裂隙宜采用颅内外联合径路,以免损伤脑组织。

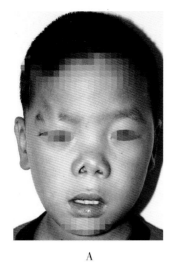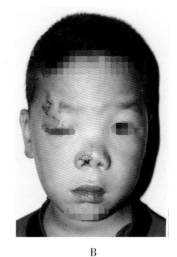

图 14-72 Tessier 9 号裂
A. 术前眼睑外侧睑缘等皮肤裂开 B. 外眦固定成形术术后

（二）**Tessier 10 号裂**（眶面裂）

此类患者不常见，由于上睑皮肤及睑板结膜的缺损，球结膜、角膜等的暴露易致暴露性角膜炎而影响视力，故应尽早手术治疗。

可选择邻近皮瓣、睑部双蒂滑行皮瓣、额部皮瓣或下睑板部分移植等方法以修复缺损。Tessier 10 号裂的骨缺损较为少见，一旦出现，多伴有严重颅眶裂的骨缺损畸形，宜以颅内外联合径路行眼眶骨架的重建（图 14-73、图 14-74），可以选用自体颅骨外板或自体肋骨分层片修复额眶部位的凹陷畸形，但开颅手术中应避免撕裂硬脑膜，在深部操作过程中应避免损伤视神经。

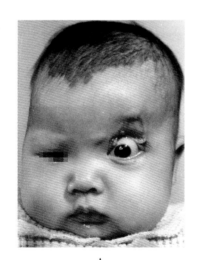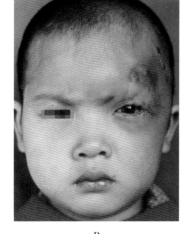

图 14-73 Tessier 10 号裂病例（冯胜之教授供图）
A. 术前 B. 术后

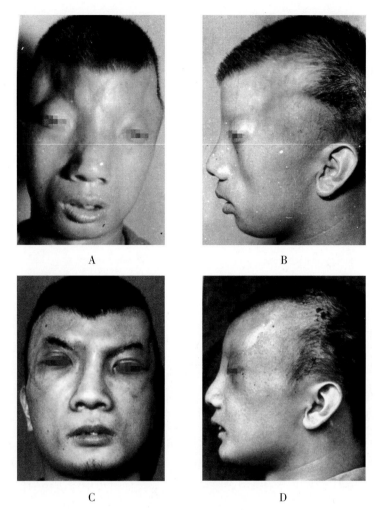

图 14-74　Tessier 10 号裂病例（张涤生教授供图）
A、B. 术前　C、D. 手术修复后

六、面裂相关综合征的治疗

（一）Treacher Collins 综合征的手术治疗

睑缘修复可以在 1 岁以内进行。中面部截骨时，颧骨、颧弓的重建和眼眶、眼睑的再造可以在 4～10 岁时进行。颌骨手术可以在 6～10 岁进行，也可以在颌骨发育完成以后进行。外耳成形术一般在 6 岁以后进行，以获得足够的软骨支架。

对眶面部复合畸形可联合进行整复治疗，也可按部位分次进行手术整复。现在按部位叙述。

1 下睑缘发育不良　整复方法是以上睑皮瓣转移修复 Treacher Collins 综合征的下睑缺损。下睑缘的全层缺损，最好用上睑皮瓣以外眦为蒂转移修复下睑（Z 形皮瓣），该皮瓣既能修复全层的下睑外侧缺损，又能将外眦角上移。若外眦再予重新固定，可同时矫正外眦下移的反蒙古眼畸形。

上睑皮瓣可沿双重睑的切口设计，皮瓣长宽比例可为 1:5～1:3。皮瓣掀起时应稍厚，带部分眼轮匝肌，以充填下睑全层的组织缺损。该上睑 Z 形瓣的外上缘应相当于再造后的外眦角部位，或可稍高于正常外眦角水平 2～3mm。

下睑中外缘切开后可向下分离，跨过眶隔脂肪直达眶下缘骨壁和上颌骨前壁。切开骨膜，向外侧剥离至颧骨颧弓位置，向上可显露眶外缘直到额颧处。如此分离后眶外侧和颧-上颌部的骨缺损均可显露在术野中。故对于轻、中度的眶颧缺损，也可经此局部入路（Z 形瓣）进行植骨，即插入 L 形的眶外下缘骨架，然后将骨架的上端固定于眶外缘额颧缝处即可。

上眼睑蒂瓣转移的同时,应作外眦韧带固定,即在皮瓣切口内分离出外眦韧带束,将其直接固定于眶外侧额颧缝残存的骨壁上(在眶外缘骨壁上钻孔固定),使外侧眼裂位于正常位置上。

2 眶颧部骨缺损 一般原则是,在颧骨缺损区植入分层叠加的肋骨片。常规取冠状切口,也可选择上睑蒂瓣的局部进路。一般需准备3～4条全长度的自体肋骨(一般长8～10cm)。手术时应在眶下外侧对眼眶外下部进行骨膜下剥离,必要时可部分切开骨膜,以松开眶周组织。这有利于形成合适的植骨空间,但注意不要误伤眶下神经。植骨时应注意,须同时矫正外眦部向外下的倾斜。一般来说,骨膜下分离可以十分方便地显露骨缺损或骨裂隙。

对于 Treacher Collins 综合征,应局部磨改眶缘和植骨,使眶口接近正常。

对于眶口外下角卵圆形的向下倾斜,可以选择磨掉眶上缘的外侧和部分额骨以扩大眼眶外上缘,同时在眼眶的外下角和外侧壁移植自体肋骨片,使眼眶由原来的向下倾斜的卵圆形,变成眶横轴水平的近正方形的正常眼眶形态(图 14-75)。

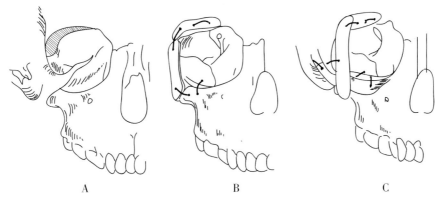

图 14-75 Treacher Collins 综合征的眼眶形态重建
A. 眶外缘缺损 B. 眶外上缘植骨 C. 眶下缘植骨

在眶外上缘的磨改中,注意眶顶骨壁较薄,慎勿穿破而误入颅内。在眶外下缘缺损严重的病例,该部位的植骨片可向外下延伸,同时修复颧骨颧弓的缺损或不足。移植肋骨片可互相镶嵌,或作鸽尾状的分层镶嵌固定,固位效果较好,可同时行下颌升支纵劈前移术和颏截骨前移术。另外,还应在眶底外侧充填肋骨片以抬高眶底,使眼眶的外形更趋正常。

用自体肋骨片移植,塑形较为方便,但也有其缺点,如远期骨吸收较多、取骨量大、骨源不足给二期修复带来困难等。故近来多数学者建议采用颅骨外板进行眶颧部的骨结构重建。可以取游离的颅骨外板,也可以取颅骨膜带颅骨外板的复合骨瓣转移修复。带颅骨膜蒂的颅骨外板一般取自颞顶部,颅骨膜蒂向下延伸与颞浅筋膜相连。注意,由于 Treacher Collins 综合征的颞眶部发育不良,有时也可伴有颞部软组织的发育不足、颞浅筋膜蒂过薄等情况。有鉴于此,在分离颞浅筋膜蒂时可带部分的颞肌,旋转90°,折叠充填于颞窝的凹陷区以达到术后颞部的丰满(图 14-76)。另一方面,从颅骨板的解剖来看,其血供的80%来自硬脑膜,20%来自颅骨膜;而对于带颅骨膜的颅骨板,一般来说,颅骨膜也只能给予颅骨板60%的血供,因而笔者认为与其进行复杂的颅骨膜-颅骨外板切取术,还不如做简单颅骨外板游离移植术,同样能起到较好的效果。

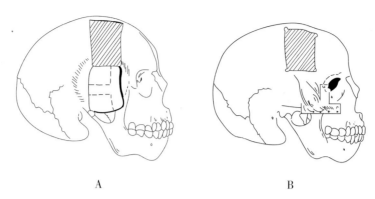

图 14-76　带颞浅筋膜的颅骨外板重建 Treacher Collins 综合征的颧骨颧弓
A. 术中设计　B. 重建后

较早重建缺损的颧弓对颅面发育有良好的促进作用。Fuente del Campo 等（1994）的动物（鼠）实验表明，与对照组比较，早期颧弓缺失的试验组，中面部更向前突出而呈狭长形，这与 Treacher Collins 综合征的中面部突出、上腭弓狭长相似。因而，如能在颌骨发育以前完成颧弓的重建，可能有利于整个颅面部的协调发育。

3 上颌骨狭长前突　上颌骨所在的中面部畸形特征是前后向过于前突，同时因缺乏横向发育而使上颌骨和腭弓狭长，加上颧突、颧弓发育不良，使得整个颅面部更加不协调，缺乏立体感。

对于上颌骨鼻突宽而前伸导致额鼻角平坦或鹰钩鼻畸形的患者，有两种方法可供选择。

（1）对轻度畸形病例可选用类似驼峰鼻矫正的手术方法，即凿去鼻正中骨块，在两侧梨状孔边缘（上颌骨鼻突处）截骨，使两侧鼻背骨块折断后向下向后移位，这样既矫正了鹰钩鼻畸形，也可形成较理想的额鼻角。

（2）对颧弓缺损和上颌前突较严重的病例可选用 Tessier 的上颌骨截骨法，其截骨线相当于不典型的 Le Fort Ⅲ 型截骨线。截骨后上颌骨整块与中面部和颅底脱开，然后以鼻根为支点向前旋转。该手术最好配合下颌升支截骨或下颌体截骨前移手术同时进行，以保证面部外形和𬌗关系的协调。Tessier 的方法有如下几个特点：向前移动上颌牙列，扩大鼻咽腔，扩大眶容积。这些特点对严重畸形患者的功能改善尤为重要。

4 下颌短缩畸形

（1）对轻度畸形，主要是改善颜面外形，可以做下颌体部（丰满双侧下颌部）的植骨术、颏部的植骨术，甚至做颏截骨前移术。

（2）对较严重的病例，在考虑外形修复的同时，应进行生理功能的重建，手术目的是改善𬌗关系、扩大咽腔，以减少呼吸道阻塞、改善下面部外形轮廓。术式可选用 Tessier 方法中的上颌体部旋转前移术（图 14-77）和下颌外支矢状纵劈术（sagittal split osteotomy）。当然也可选用下颌外支的 T 型截骨术、C 型截骨术、L 型截骨术等。截骨后可在下颌体植骨，来使该部位丰满（图 14-78）。

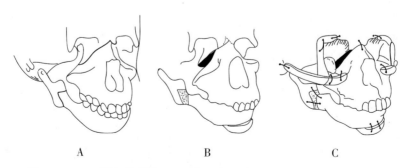

图 14-77　一期行颧骨颧弓重建手术治疗 Treacher Collins 综合征
A. 术前　B. 阴影表示前移的量　C. 颧骨颧弓重建

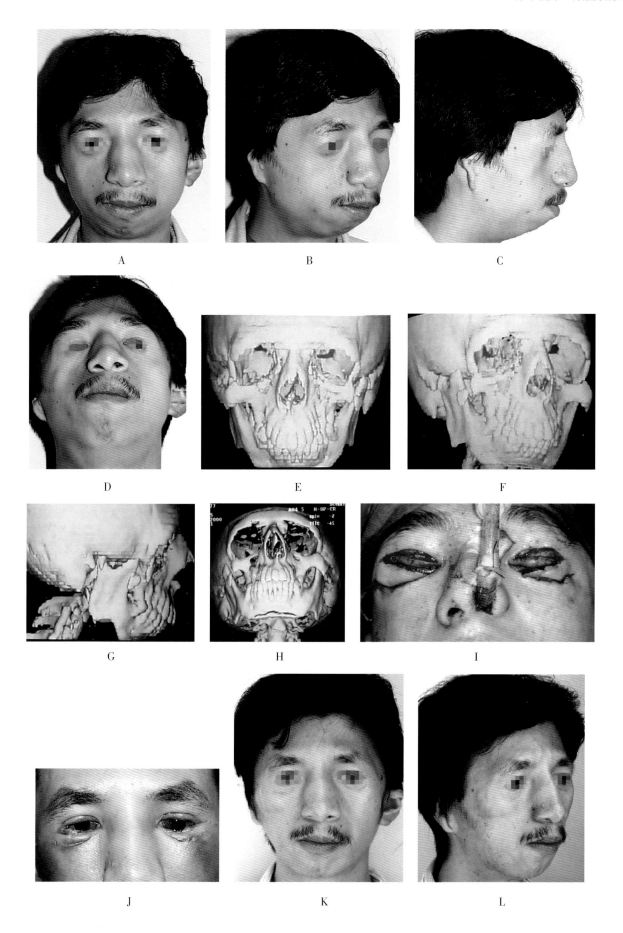

A

B

C

D

E

F

G

H

I

J

K

L

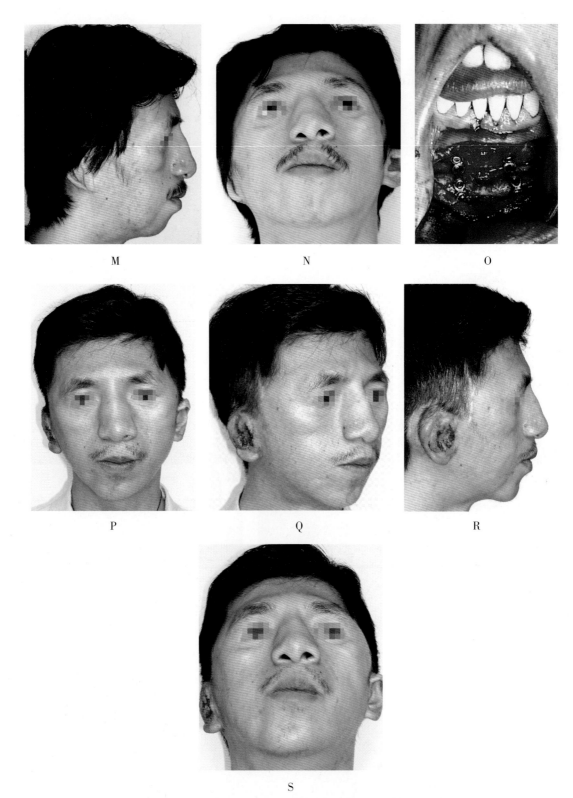

M   N   O

P   Q   R

S

图 14-78　Treacher Collins 综合征的分期修复

A～H. 术前照片和 CT 三维重建　I. 以上睑皮肤瓣覆盖下睑位置　J. 下睑修复后 1 周　K～N. 第一期
术后 6 个月　O. 颏截骨前移固定　P～S. 多次修复手术后 12 个月随访

5 鹰鼻畸形　Treacher Collins 综合征鹰鼻畸形的患者可以用传统的驼峰鼻整形手术进行修复(图 14-79)。

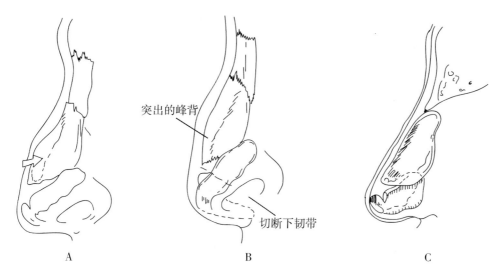

图 14-79　Treacher Collins 综合征鹰鼻畸形的修复
A. 术前　B. 去除突出的由鼻软骨形成的峰背,切断鼻软骨下韧带　C. 术后

6 手术治疗中的有关问题　在 Treacher Collins 综合征的治疗中,应注意下述问题。

(1) 麻醉问题:大多数患者口鼻腔和咽腔较为狭小,插管不易,麻醉的难度较高。术后在患者尚未清醒时,呼吸阻塞的发生率也较高,故术中和术后监护尤应重视。即使局部麻醉下行颏充填术或植骨时,也应特别注意呼吸情况。笔者曾有 1 例局部麻醉植骨后行外敷料绷带包扎的病例,患者突然呼吸阻塞,幸及时发现。如这种情况发生在转运患者途中,则后果不堪设想。

(2) 供骨问题:Treacher Collins 综合征的治疗过程中需要大量的骨移植。一方面,对不同类型的患者应合理计划取骨的数量,应估计到多数患者可能出现骨吸收或颅面进一步发育,还必须行二期植骨术,因而自体骨移植的取骨量有限。另一方面,应考虑到对供骨的外形要求,即供骨是否可用于良好塑形。一般来说,肋骨分层骨片较易成形,作为表面覆盖移植效果较好,但厚度不够,对大的缺损缺乏支撑作用,而且骨吸收较多(30%~60%不等)。相反,髂骨移植在塑形上不如肋骨片容易,但如果供骨体积大,可支撑较大的缺损区,骨吸收比肋骨少。目前认为较理想的供骨是颅骨外板,它有一定的弧度,可与颧弓、眶缘、眶下壁贴合,骨吸收也最少,且常在术区内,故国外采用较多。但截取颅骨外板相对有些困难,一般可在颅骨上凿下一块外板,也可开颅取下颅骨板后分层劈开。应注意的是,按笔者的经验,中国人颅板的厚度较西方人薄,用骨凿劈骨的方法甚为困难,最好能使用电锯劈开颅骨内、外板。

(3) 术中固定问题:植骨可用钢丝结扎法固定。但有条件的话,最好使用微型钢板和小螺钉固定。

(二) **Binder** 综合征的治疗

治疗提倡尽早对上颌骨进行前后方向上的牵引,等到 8 岁左右,把鼻唇沟处的肌肉重新缝合到鼻软骨的前界。

此类疾病严重的患者往往会因为美观要求寻求整形手术或者正畸治疗。当 Binder 综合征造成的并发症较严重时,可以考虑鼻移植。鼻移植可以通过使用自体或者异体软骨来重塑患者的鼻和鼻腔。缺失的鼻脊可以重塑,鼻中隔偏曲也可以被矫正。这个手术不但可以让患者获得正常的外观,而且可以矫正伴随的呼吸障碍。

手术治疗一般只用来重建鼻背、鼻尖或者上颌突出（图14-80）。手术治疗后辅以正畸治疗。Binder综合征的治疗方案根据患者面部咬合关系的进展来决定。鼻软骨的移植可以从14岁开始，鼻部和上颌的骨手术应等到18岁以后。产前检查胎儿的面部特征可以提示潜在的严重胎儿畸形。若检查发现鼻部低平，没有其他异常，且胎儿染色体核型正常，往往提示手术治疗的预后较佳。

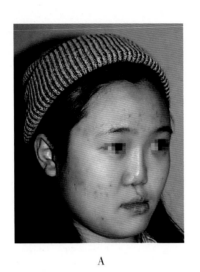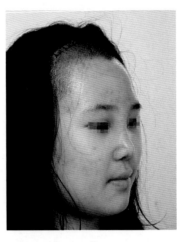

A B

图 14-80　Binder 综合征手术病例
A. 术前　B. 术后

虽然遗传并不能完全解释该病的病因，但文献回顾支持遗传病因。该病的特征和异常程度与导致畸形的基因编码表达时间有关。我们建议在产检时使用超声影像和无创性基因检查来排除先天性异常。总而言之，鼻颌发育低下的患者应该寻求正畸医师和整形医师的共同治疗。

（三）Pierre Robin 综合征的治疗

患有 Pierre Robin 综合征的患儿治疗目标应该着重于呼吸和喂养问题。不管是否有呼吸障碍的倾向，都尽可能优化生长和营养。如果有气道梗阻迹象（如提早吸气、呼吸暂停、吸气困难或者氧饱和度降低），将患儿保持侧卧位或前倾位，这可以帮助患儿将舌根抬向前。一项由整形外科医师对 60 例患儿进行的研究发现，前倾位置对于 63% 的婴儿有效，53% 的婴儿需要喂食辅助，如鼻胃管或鼻管饲食。另有研究表明，有 56% 的呼吸道抑制可以不通过手术（如前倾位短期插管或者放置鼻咽通气管）来成功解决。

胃食管反流对于有 Pierre Robin 综合征的患者相当多见。因为酸性物质在咽后壁和上呼吸道的刺激可以加重 Pierre Robin 综合征的症状，尤其是对呼吸道梗阻，所以对于有 Pierre Robin 综合征有反流症状的患者应该积极治疗胃食管反流。治疗包括楔形靠背坐立位、少量多次喂食（减少呕吐）及药物治疗（如质子泵抑制剂）。

在鼻咽插管（或者放置鼻咽通气管）时，应在喉镜直视下使用钝头外科管，插入鼻腔并向下至咽部，置于声带上方。这类插管可以起到支架作用防止舌后坠至咽后壁阻塞气道，造成低氧或者缺氧。鼻咽通气管可以放置数月，直到下巴发育到舌头在口腔内处于相对正常位（Pierre Robin 综合征患儿出生时，下颌严重发育不良，以至于只有舌尖可以被看到）。一些医院甚至允许患儿带着鼻咽通气管出院。

骨牵引（又称下颌骨牵引），可以用来矫正 Pierre Robin 综合征中的单侧或者双侧下颌短小。下颌的增大可以带动舌部的前移，防止上呼吸道阻塞。骨牵引需要手术前进行评估。可以使用三维重建技术评估患儿的头颅，决定牵引的方向和幅度。然后选用最合适的牵引器械甚至个性化订制器械。必要时,也可以使用口内牵引器。

牵引成骨术先进行截骨,尔后在两端断骨间装牵引器。几天后,开始逐步调节牵引器,使两端断骨缓慢被拉开,一般来说每天调节 1mm。这样缓慢牵引可以使两端断骨间新骨形成。当牵引停止后,断骨会在 6~8 周后愈合。骨愈合后,通过小手术取出牵引器。

腭裂一般在 6 个月到 2 岁间进行修复。现在在许多治疗中心,腭裂由唇腭裂治疗小组专门治疗。其组成包括发音训练治疗师、正畸医师、整形医师和护士,有些小组甚至包括心理治疗师、听力矫正师和耳鼻咽喉面颈外科医师。舌后坠和小颌畸形往往不需要手术治疗,因为即使下颌骨比正常发育明显低下,这两者仍然可以从某种程度上得到改善。有时候,下颌骨牵引被用来改善呼吸和喂养。虽然唇舌缝合的有效性被质疑,但是它仍然被使用。

（四）预后

患有 Pierre Robin 综合征的儿童往往可以完全发育到正常体型。然而,因为这些儿童的呼吸道阻塞和喂养障碍往往造成长期缺氧和营养不良,从而使他们的发育低于正常同龄人水平。即便如此,只要在婴儿期呼吸和喂食障碍能够得到纠正,此病的预后较好。许多患儿可以健康生长,并过上正常生活。

此类疾病的治疗难点在于纠正呼吸和调整喂养。保持侧位或前倾位有助于改善舌后坠和打开气道。有唇腭裂的患儿需要特殊的喂养器械。如果经口喂食困难,能量摄入不足,就需要使用鼻饲管。这类喂养困难与由唇腭裂造成的口腔负压消失及舌后位有关。因为 Pierre Robin 综合征患儿呼吸困难,能量消耗变大,所以他们需要更多能量。对于有中度到重度畸形的患儿,可以间断使用鼻咽插管,或者鼻咽通气管来改善气道梗阻,甚至患儿可以带管回家,由家长来护理。牵引成骨术可以使下颌骨朝前移动,来改善舌后坠造成的上呼吸道阻塞。鉴于一部分 Pierre Robin 综合征儿童同时有 Stickler 综合征,在他们 1 岁时最好请眼科医师检查视力,确定是否合并 Stickler 综合征。Stickler 综合征者会发生视网膜分离,从而导致失明,所以在诊断和治疗时务必排除 Stickler 综合征。

七、结语

先天性颅面裂隙畸形的修复是具有挑战性的工作。笔者采用面中裂、面斜裂、面横裂、眶面裂的分类,简化了 Tessier 的颅面裂分类法,有助于手术前的设计和选用合适的治疗方式。事实上,严重的颅面裂隙畸形多发生于面中裂,而临床常见的面部裂隙畸形多发生于面斜裂和面横裂。完美的手术效果可以为广大患儿提供帮助。

（穆雄铮）

[1] 周轶群,计菁,穆雄铮,等.先天性颅面裂隙畸形的诊断和分类[J].中华整形外科杂志,2005,21(4):245-247.

[2] Shima Y, Ogawa K, Kuwabara Y, et al. Newborn with transverse facial cleft associated with polyhydramnios[J]. J Perinatol, 2002,22(1):91-92.

[3] 张涤生,冯胜之,穆雄铮,等.颅面外科 17 年回顾与展望[J].中华整形烧伤外科杂志,1994,10(6):428-432.

[4] 孙志刚,郭树忠,鲁开化,等.皮肤伸展术对皮肤生物力学性质的影响[J].中华整形外科杂志,2003,19(2):123-125.

[5] 韦敏,张涤生,冯胜之,等.兔下颌骨牵拉成骨动物模型的建立及初步观察[J].中

国修复重建外科杂志,1999,13(6):377-381.

[6] 袁强,柳大烈,金福德.眶周软组织扩张术对眶距增宽矫正后骨愈合的影响[J].中国实用美容整形外科杂志,2004,15(3):162-164.

[7] Moore M H, Trott J A, David D J. Soft tissue expansion in the management of the rare craniofacial clefts[J]. Br J Plast Surg, 1992,45(2):155-159.

[8] Zhang D S. Craniofacial surgery[M]. Shanghai: Shanghai Technology Publishing Company, 1998:136-138.

[9] Cohen M M Jr, Richieri-Costa A, Guion-Almeida M L, et al. Hypertelorism: interorbital growth, measurements, and pathogenetic considerations[J]. Int J Oral Maxillofac Surg, 1995,24(6):387-395.

[10] Zhang D S, Feng S Z, Mu X Z, et al. Surgical correction of hypertelorism, report of 40 cases[J]. Chin Med J, 1993,106(5):339-342.

[11] McCarthy J G. Plastic surgery[M]. Philadelphia: W B Saunders, 1990.

[12] Tan S T, Mulliken J B. Hypertelorism: nosologic analysis of 90 patients[J]. Plast Reconstr Surg, 1997,99(2):317-327.

[13] Greig D. Hypertelorism: a hitherto undifferentiated congenital craniofacial deformity [J]. Edinb Med J, 1924,31:560-562.

[14] Costaras M, Pruzansky S, Broadbent B H Jr. Bony interorbital distance (BIOD), head size, and level of the cribriform plate relative to orbital height: I , normal standards for age and sex[J]. J Craniofac Genet Dev Biol, 1982,2(1):5-18.

[15] Waitzman A A, Posnick J C, Armstrong D C, et al. Craniofacial skeletal measurements based on computed tomography: part II , normal values and growth trends[J]. Cleft Palate Craniofac J, 1992,29(2):118-128.

[16] Yaremchuk M J, Whitaker L A, Grossman R, et al. An objective assessment of treatment for orbital hypertelorism[J]. Ann Plast Surg, 1993,30(1):27-34.

[17] Farkas L G, Katic M J, Forrest C R, et al. International anthropometric study of facial morphology in various ethnic groups/races[J]. J Craniofac Surg, 2005,16(4):615-646.

[18] Gupta V P, Sodhi P K, Pandey R M. Normal values for inner intercanthal, interpupillary, and outer intercanthal distances in the Indian population[J]. Int J Clin Pract, 2003,57(1):25-29.

[19] Olow-Nordenram M A, Radberg C T. Maxillo-nasal dysplasia (Binder syndrome) and associated malformations of the cervical spine[J]. Acta Radiol Diagn (Stockh), 1984,25(5):353-360.

[20] Dyer F M, Willmot D R. Maxillo-nasal dysplasia, Binder's syndrome: review of the literature and case report[J]. J Orthodontics, 2002,29(1):15-21.

[21] Howe A M, Webster W S, Lipson A H, et al. Binder's syndrome due to prenatal vitamin K deficiency: a theory of pathogenesis[J]. Australian Dental J, 1992,37(6):453-460.

[22] Demas P N, Braun T W. Simultaneous reconstuction of maxillary and nasal deformity in a patient with Binder syndrome (Maxillonasal dysplasia)[J]. J Oral Maxillofac Surg, 1992,50(1):83-86.

[23] Horswell B B, Holmes A D, Barnett J S, et al. Maxillonasal dysplasia (Binder's syndrome): a critical review and case study[J]. J Oral Maxillofac Surg, 1987,45(2):

114-122.

［24］McCollum A G, Wolford L M. Binder syndrome: literature review and long-term follow-up on two cases［J］. Int J Adult Orthod Orthog Surg, 1998,13(1):45-58.

［25］Sandikcioglu M, Molsted K, Kjaer I. The prenatal development of the human nasal and vomeral bones［J］. J Craniofac Genet Dev Biol, 1994,14(2):124-134.

［26］Cicero S, Curcio P, Papageorghiou A, et al. Absence of nasal bone in fetuses with trisomy 21 at 11-14 weeks of gestation: an observational study［J］. Lancet, 2001,358(9294): 1665-1667.

［27］Sieroszewski P, Perenc M, Bas-Budecka E, et al. Ultrasound diagnostic schema for the determination of increased risk for chromosomal fetal aneuploidies in the first half of pregnancy［J］. J Appl Genet, 2006,47(2):177-185.

［28］Zoppi M A, Ibba R M, Axiana C, et al. Absence of fetal nasal bone and aneuploidies at first-trimester nuchal translucency screening in unselected pregnancies［J］. Prenat Diagn, 2003,23(6):496-500.

［29］Cicero S, Longo D, Rembouskos G, et al. Absent nasal bone at 11-14 weeks of gestation and chromosomal defects［J］. Ultrasound Obstet Gynecol, 2003,22(1):31-35.

［30］Cook K, Prefumo F, Presti F, et al. The prenatal diagnosis of Binder syndrome before 24 weeks of gestation: case report［J］. Ultrasound Obstet Gynecol, 2000,16(6): 578-581.

第十五章
面颈部畸形和面神经瘫痪

面颈部畸形包括面颊部、口唇部、下颌部、颈部的各类畸形。面神经瘫痪虽然可以源于先天性发育不良，但更多的可能跟面神经炎症和损伤有关。

面颊部、口唇部(颊唇部)局部解剖要点如下：构成唇部的主要肌肉是口轮匝肌，宽约 2.5cm，环绕上下口唇，附着在鼻中隔下端和邻近的上下单尖牙部位。在两侧口角部位，集中附着各种表情肌，有上唇方肌、下唇方肌、颧肌、笑肌、三角肌、颏肌等(图 15-1)。这些肌肉主管口唇开闭、各种面部表情，有助于发音。这群肌肉均受面神经颊支及下颌缘支支配。如一侧面神经受损伤，就产生口角及鼻翼低垂，颊组织失去张力，造成典型面神经瘫痪(面瘫)症状。

唇部动脉来自面动脉的上下唇支，穿行于肌肉与黏膜之间，相当于与唇红皮肤交界的平面，可用手指在黏膜下触得其搏动。唇部静脉与眼静脉有广泛交通，流入海绵窦，故上唇及鼻部的感染有引起海绵窦血栓的可能。

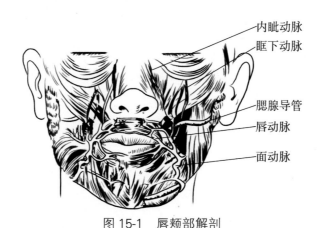

图 15-1　唇颊部解剖

面颊部主要由皮肤、皮下脂肪、面部浅层表情肌、颊脂肪体、颊肌及黏膜等构成，其中有颌外动脉、面前静脉、面神经颊支及腮腺导管等通过。颌外动脉在咬肌前缘的前方跨过下颌骨下缘而进入颊部。颌外动脉的分支与对侧唇动脉、颌内动脉的眶下支，以及其他颌外动脉的分支相通，构成丰富的面部侧支循环，抗感染能力强，故手术后创口愈合迅速，为手术提供了有利条件。

口唇部皮肤黏膜的淋巴液汇入颏下、颌下淋巴结，少数淋巴管在中线交错汇流。上唇淋巴近口角部者可经颊部汇入耳前、耳后、腮腺下、颏下及颌下等部位的淋巴结。

第一节　唇颊部缺损和畸形

口唇部及面颊部常由于外伤（如切割伤、烧伤、火器伤等）、感染（如坏疽性口炎）及肿瘤切除等而造成各种后天性软组织缺损或畸形，给患者带来进食、咀嚼、语言、呼吸等方面的功能障碍，以及表情、仪容方面的完整性的破坏。有的患者由于下唇缺失，唾液不断外溢。面颈部严重烧伤的患者在创面愈合后可遗留唇外翻、颏胸粘连等严重畸形。

对于这类畸形的整复，应视病因及缺损范围的不同而采用不同的治疗原则。颊部坏疽性炎症造成的畸形常有较深层的组织破坏，包括口腔黏膜及颌骨组织，并可造成颞下颌关节瘢痕挛缩性强直（假性关节强直）。由于外伤所引起的畸形常以组织错位愈合为主，实际的组织缺损往往并不太多。在切除肿瘤后的唇颊部缺损，其周围组织都属正常，常可供即时修复之用。在唇颊部恶性肿瘤做广泛切除手术后，缺损及畸形往往较大，宜做即时的皮瓣修复设计，以减少术后创面裸露，预防感染和伤残。

一、手术治疗的方式方法

（一）麻醉选择

一般以局部神经阻滞麻醉最为常用，上唇可作眶下神经阻滞，下唇则作颏神经阻滞。局部浸润麻醉可使组织肿胀变形，不宜应用。较广泛的手术应在全身麻醉下进行，以通过鼻腔或口腔的气管插管最为安全可靠。在并发颞下颌关节强直的患者，口腔不能张开时，应采用经鼻腔的清醒插管为宜。必要时可预先进行气管切开术，以保证安全。许多面部手术还可在针刺麻醉下进行。

（二）术前准备

唇颊部组织虽因血供丰富，对感染有较大的抵抗能力，但在全身情况不佳，细菌毒力较强的情况下，唇颊部一旦发生严重感染也有造成严重后果的可能。唇颊部手术虽然多与口腔相通，属污染性手术，但仍应按无菌技术进行准备，不可忽视。

应注意口腔清洁卫生，术前最好做一下牙洁治术。有残牙根感染或牙根溢脓情况的，应先拔除残牙或治疗感染、溢脓等。对手术有不利影响的异位牙亦应早拔除。下唇大部或全部缺损的病例，因长期流涎，局部皮肤常发生糜烂或湿疹，应预先进行适当处理。这些部位的组织缺损和畸形，一般宜应用邻近的组织来设计修复方法。如局部组织无法应用或缺损过大，才考虑应用远处组织进行修复。一般来说，利用邻近组织修复的效果，常较远位组织修复的理想，不但避免了远位组织移植所必需的多次手术过程，而且在组织的性质、色泽和外形方面均较理想。

（三）术后处理

唇颊部手术术后的创口常采用暴露法，口腔四周如有敷料，容易为鼻涕、口涎或食物所污染而造成感染。可用乙醇（酒精）棉球擦拭创口一天 1 次。在口周及颊部进行游离植皮时，常需加压包扎，以防止术后创面出血。可在术后 3～4 天打开敷料，予以暴露。如发现皮下血肿，可及时排除血凝块，重新加压包扎，所植皮片一般仍可成活。

术后应加强口腔护理，给予流质饮食，必要时使用鼻饲法。禁止张口活动，以保证创口顺利愈合。术后给予较大量维生素 C，常规给予抗生素肌肉注射以预防感染。

对唇颊部无张力的创口，一般可在术后 5 天开始拆线。应用远处皮管或皮瓣进行修复时，还必须注意术后的肢体制动问题。

二、具体畸形或缺损的整复

（一）口角歪斜畸形的整复

一侧口角可因瘢痕牵拉而向上方或下方歪斜。如唇红完整，局部软组织有一定厚度，且无广泛瘢痕组织时，一般可应用Z成形术的原则进行修复。如口角向上方歪斜，先用亚甲蓝在同侧上唇近中线的唇红缘上设计一个切口，到患侧口角部弯向下唇，向中线伸展，再弯向外侧。视上唇的缺损大小，形成适当大小、长短的三角形皮瓣。将皮瓣的皮肤和皮下组织用11号刀片切开（一般勿超过肌层），再将口角与周围的瘢痕组织分开剥离，必要时可切除部分瘢痕。最后将皮瓣转移到被剖开的上唇的组织间隙中，作皮下固定及皮肤缝合（图15-2），下唇创口作拉拢缝合。这样口角即可恢复正常位置。有时在三角形皮瓣转移后，在蒂部可形成隆起的组织皱襞，可留待3周后再次修复，或仍待其自然调整。此皮瓣的长宽比例常超出一般规定的比例，但因唇部血供丰富，不至于发生远端组织坏死。

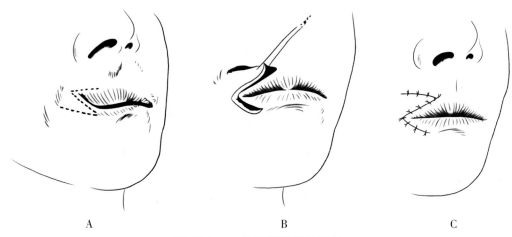

图 15-2　口角歪斜畸形的整复
A. 切口设计　B. 将三角形皮瓣移向上唇　C. 缝合后情况

如果口角向下方歪斜，可设计类似的皮瓣，将上唇的皮瓣转移到下唇来纠正。

如果口唇周围有条索状瘢痕挛缩所造成的唇红部分外翻，可设计Z形切口以纠正畸形（图15-3）。

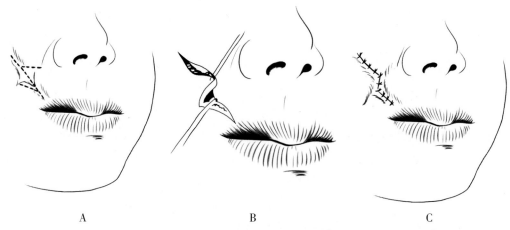

图 15-3　上唇口角条索状瘢痕挛缩的矫正
A. Z形切口设计　B. 交错皮瓣　C. 皮瓣缝合后矫正畸形

（二）唇外翻畸形的整复

唇外翻多由烧伤后瘢痕牵缩导致，也可能由创伤及感染导致。唇外翻后使口唇不能闭合，牙齿暴露，下唇外翻还可造成口涎溢流。在颏颈胸有严重的瘢痕牵缩时可造成颏颈挛缩，甚至颏胸粘连，引起下唇的极度外翻。如孩童阶段发生严重下唇外翻，还可造成下颌骨及下切牙牙槽骨的发育性畸形和开𬌗。唇组织的严重外翻可伴有口轮匝肌的缺损，修复手术有时很难恢复下唇的正常功能。下唇长期较严重或很严重外翻时，由于唇红及黏膜组织被牵拉增长，在切除瘢痕组织使下唇复位后，常有唇组织过多的情况。为了更好地恢复功能及外形，有必要将过多的唇组织作楔形切除（包括黏膜和肌层）。切除部位可在下唇中央部，大小依需要而定。对较轻的唇外翻，也同样可以发生黏膜过多的现象，整复时可考虑切除过多的黏膜。方法是在黏膜上作梭状横切口，予以缝合。

在由唇红缘邻近皮肤上的索条状或小块的瘢痕所引起的局限性的轻度的唇外翻时，可先考虑应用 Z 成形术或 V-Y 手术来进行修复（图 15-4）。手术能否取得理想效果，主要看所选择的方法是否恰当。手术时，切口应深达肌层，形成蒂部在唇红部的三角形皮瓣，再将皮瓣向口腔侧推进，以使外翻唇红复位，其所留创面，在游离两侧创缘后缝成 Y 形。

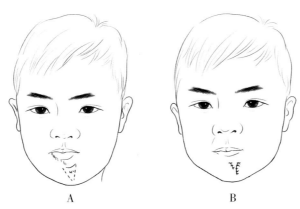

图 15-4　轻度下唇外翻应用 V-Y 手术矫正畸形
A. V 形切口设计　B. 上推后 Y 形缝合

较广泛的下唇外翻可应用全厚或中厚游离植皮的方法来纠正。手术时先切除造成挛缩的瘢痕组织，使外翻的唇组织回到正常位置。在外翻时间较长，唇组织因长期牵拉而组织增生的病例中，手术常需在下唇中央部适当楔形切除一块全层唇组织，然后将它作黏膜及肌层的缝合。最后采取全厚或中厚皮片一块，移植于创面上。术后用打包加压法固定皮片。皮片成活后，为了防止后期收缩而再度引起下唇外翻，可应用弹力绷带作颅顶、下颏间的压迫性包扎。

较严重的下唇外翻可出现颏部软组织缺损，游离植皮的效果往往很不理想，特别是在严重头颈部烧伤同时存在颈部瘢痕牵缩的情况下，需要应用皮瓣移植来修复。对这类下唇外翻，可用肩胸或腹部皮管进行修复。修复的目的不但要使下唇外翻得到纠正，而且需同时修复颏部组织，故实际需要的组织量一般比估计的组织量多。

设计时应充分考虑，必要时可设计两条皮管，一条用来纠正唇外翻，另一条用来修复颏及颏下部缺损。如果有颈部挛缩，就同时应用游离植皮法来纠正颈部畸形。

在下唇外翻及严重唇组织缺损时，由于口轮匝肌的缺失，皮瓣修复后有时仍然很难恢复下唇的功能活动，手术后患者仍有流涎症状。纠正这种畸形时要注意两点：一是尽量将皮管的两端移到口角上方，二是多楔形切除过多的下唇黏膜及肌层组织，以使下唇达到适当内卷。

（三）小口症的整复

小口症（口裂缩小）常由烧伤或感染引起的瘢痕牵缩导致，单侧或双侧都可发生。严重的小口症仅容一指伸入,患者饮食、言语都受到障碍。修复小口症畸形的方法比较简单,手术效果一般都很好。

1 矫正方法之一 先在正常口角部位定点,从此点向上、下唇红缘各作一线,并沿小口的唇红缘作切口,连成一个三角形。三角形顶点可略呈圆形。切除三角形的皮肤上瘢痕组织,但勿切除皮下肌层组织。然后在皮下组织及黏膜上作 Y 形横切口。Y 形三角瓣较小,其底部落在颊侧。这样将黏膜及肌层组织分成三块。然后将上、下两块黏膜略作黏膜下分离,形成黏膜瓣,分别翻出并适当剪裁,而与上、下层皮肤创缘缝合。Y 形三角瓣的尖端则转向外侧口角,与该部皮肤创缘缝合,以形成口角皱襞(图 15-5)。

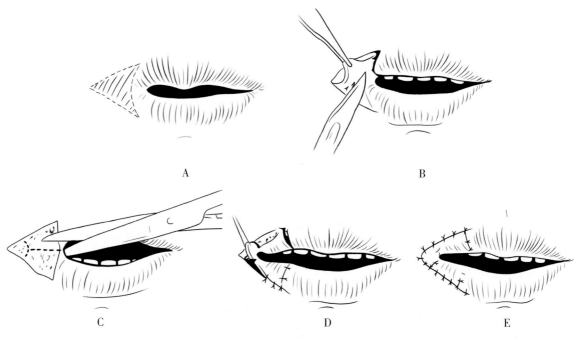

图 15-5 小口症的矫正方法之一

A. 切口设计　B. 切除表层皮肤组织　C. 在皮下组织及黏膜上作 Y 形横切口　D. 将形成的三块组织瓣分别翻转　E. 与口角及上下唇创缘缝合后情况

2 矫正方法之二 在下唇红向上唇延伸部位设计三角切口,形成唇红组织瓣 A。切除复位口角到 A 外侧切口间的三角状瘢痕组织,在唇红组织瓣 A 内侧形成另一三角唇红组织瓣 B。然后将口角内部的黏膜拉出,与口角缝合,分别将唇红组织瓣 A 和 B 拉到口角侧缝合(图 15-6)。

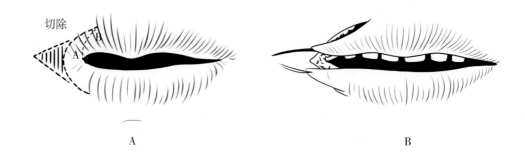

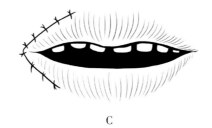

C

图 15-6　小口症的矫正方法之二

A. 切口设计　B. 形成两块组织瓣　C. 分别缝合

（四）口唇组织缺损的整复

唇组织缺损可能在创伤或肿瘤切除后形成。这类缺损通常在创伤清创或肿瘤切除后立即进行整复，以尽可能早地恢复正常外形和功能。如早期未能进行此种手术，宜在创伤愈合、瘢痕软化后进行二期整复。

唇组织缺损修复最理想的手术方法是尽可能利用残存的唇组织，或应用对侧的正常唇组织，或邻近的鼻唇沟或颊部组织来修复。只有在无法利用局部邻接或邻近组织的情况下，才可考虑应用远位皮瓣或皮管移植。远位皮瓣组织缺乏正常唇组织的黏膜及肌肉，故术后在功能和外形上都不如邻接或邻近组织。这里介绍常用的修复方法。

1 唇组织的直接拉拢缝合　唇组织松弛而富于弹性，如唇红及唇组织缺损在 1/4 以下者，均可直接拉拢缝合，常可得到良好效果（图 15-7）。

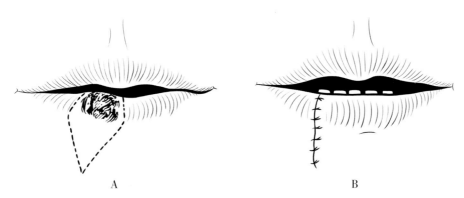

A   B

图 15-7　唇组织缺损的直接拉拢缝合

A. 虚线框示切除范围　B. 将切缘拉拢缝合后

唇组织的游离移植是近年来小型唇缺损修复领域所取得的新进展。Moore 提出游离正常唇组织一期移植于对侧缺损部的修复方法，唇组织横径宽度不超过 1.5cm。

2 唇组织瓣交叉移植手术　在缺损较大，已达唇 1/3～1/2 的范围时，虽能勉强拉拢缝合，但术后唇部常出现平坦紧张现象，与对侧唇部不协调，故应借助对侧正常唇组织的移植来修复。这类手术称唇组织瓣交叉移植手术。由于上、下唇组织解剖结构相同，故唇组织瓣交叉移植手术术后功能、外形均佳，为修复口唇缺损的常用方法之一。

唇组织瓣交叉移植手术可分两期进行（图 15-8）。

（1）一期手术：先将缺损部位作纵行切开，形成以唇红部为底的三角形缺损区域。测量其高度及其底的宽度。在相对的下唇上设计以一侧唇红为蒂的三角形唇瓣组织，其高度与缺损的高度相等，而唇红横径的宽度则为缺损处的一半，这样术后上下唇的长度可相等。当缺损部位两侧尚有部分瘢痕组织存在，而组织缺乏正常的弹性时，宽度可大于缺损的1/2 或与之相等。注意，唇瓣的蒂部在旋转后应在缺损处的中央部,以减轻扭转及张力。用尖刀片沿组织瓣边缘作全层切开。蒂部切口靠黏膜面以切到与唇红皮肤交界处相齐的水平为度。皮肤上的切口可向唇红延伸,直到将口轮匝肌的大部分切断,但慎勿切断唇动脉。唇动脉位于黏膜与肌层之间,在黏膜上可扪及搏动。唇瓣形成后,即可旋转180°而嵌入相对的上唇部缺损内。先将供应唇组织瓣的下唇缺损分层缝合,再缝合下唇组织瓣与上唇部缺损间的创口。缝合时使用3-0细丝线。注意唇组织各层及唇红缘的良好对合。

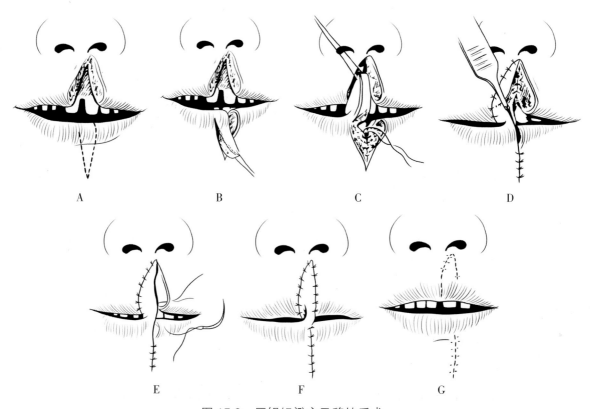

图 15-8　唇组织瓣交叉移植手术
A. 在下唇设计唇组织瓣　B. 切开唇组织瓣　C. 向上唇转移并缝合下唇创口　D、E、F. 将下唇组织瓣缝合于上唇缺损部位　G. 二期手术时切断蒂部

术后局部创口暴露,并将上、下唇用颏颅顶绷带固定在一起,防止因张口活动而影响创口愈合。用玻璃管吸入流质饮食,注意口腔卫生,经常使用漱口水。2～3天后可改为半流质饮食。7天后拆除缝线。以后可改为普通饮食。

该手术的要点在于形成唇组织瓣时不可损伤唇动脉。这种唇瓣蒂虽狭小且经扭转,但因有唇动脉供血,故活力有保障,保证了手术的成功。

（2）二期手术:一期手术后2～3周可进行切断蒂部的二期手术。术前数天可作蒂部的夹压训练。手术中切断蒂部时,应首先照顾到缺损部位应有充分组织,以免术后因组织不足而发生小缺口。切断后分别将上、下唇创口修整缝合。

在缺损较大的病例中,由于这种手术修复后常造成口裂较小的情况,可在二期手术中同时做两侧口角开大手术。

如应用本方法修复靠近口角部的缺损,在一期手术后,蒂部即形成钝圆的口角,故二期断蒂手术实际上相当于口角开大术,使两侧对称。二期手术应较晚进行,以一期手术后3～4周为宜。手术前应先确定口角的位置,按小口症的手术方法,设计好切口后再进行修复(图15-9)。

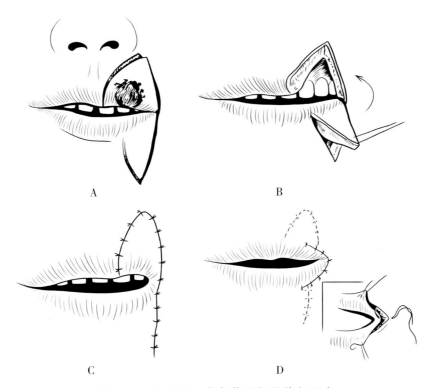

图 15-9 上唇近口角部位缺损的修复手术

A. 上唇肿瘤切除后设计下唇组织瓣移植 B. 将下唇组织瓣旋转到上唇缺损部位 C. 缝合后暂时形成小口症
D. 进行二期手术时按小口症手术方法开大口角

临床上常遇到一些非典型的上唇部分缺损病例,在设计下唇组织瓣时就需要结合具体组织缺损情况而决定皮瓣的部位及大小。

在修复下唇缺损时,可按本手术原则进行修复。但如缺损部位在唇中央,若用上唇正中部分来进行修复,势必破坏上唇人中,故可先将一侧下唇切开后,移向中央缺损部位,然后从上唇外侧部分设计唇瓣组织,旋转移植修复(图 15-10)。

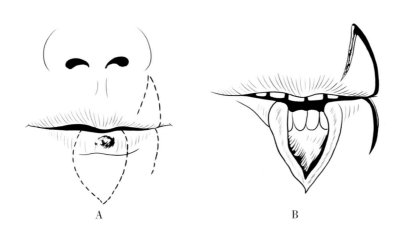

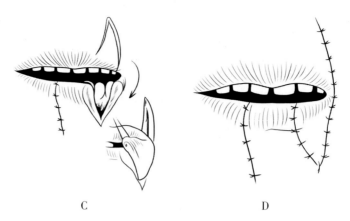

图 15-10　下唇正中部位缺损的修复

A、B. 切除下唇肿瘤部位及按所设计的切口制取唇组织瓣　C. 将下唇组织瓣向中央部推移　D. 将上唇组织瓣旋转移植到下唇外侧缺损处

　　唇组织瓣交叉移植手术是修复唇组织时极有价值的方法,在修复早期切除唇部肿瘤(血管瘤、鳞癌等)后及晚期畸形时均可应用。唇组织瓣的形式无须拘泥于标准的三角形,亦可为矩形或其他形式(图 15-11),蒂部的位置亦可按具体情况而予以灵活应用。矩形唇瓣利用唇动脉作为蒂部,可达到 5cm×3cm 大小而不发生坏死。

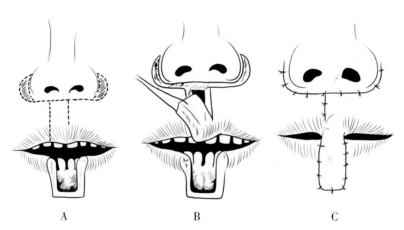

图 15-11　矩形的唇组织瓣交叉移植手术
A. 切口设计　B. 上唇瓣旋转修复下唇缺损　C. 缝合后

　　在上唇组织不足的情况下,可在鼻唇沟处沿鼻翼外侧切除一块新月形组织,沿鼻孔底线切开皮肤,并在颊黏膜皱襞处作适当切开,分离骨膜上组织,上唇组织瓣即可获得更大程度的松弛而向患侧推移,以完成修复过程的需要。这种手术原则上可同时在两侧进行。术后鼻唇沟及鼻底线的缝合瘢痕不明显。笔者曾将所切下的新月形皮肤组织块(通常包括皮肤及皮下组织)留置一旁,在修复过程中,作为一种复合组织材料来充填多处皮肤组织的小缺损,均成活。

　　3　鼻唇沟组织瓣修复唇缺损方法　鼻唇沟组织是修复上唇部分或次全缺损的良好的组织来源。在唇红及口唇黏膜内层组织比较完整,只是一侧皮肤及皮下肌层缺损,形成向上方牵拉的畸形时,可在患侧鼻唇沟设计三角形组织瓣,三角尖端在鼻侧部。将此组织瓣转移到上唇畸形已经复位的创面上,常可得到比较满意的效果,配合鼻唇沟创口作拉拢缝合,术后瘢痕浅淡,并不明显。

　　本手术原则上亦适用于两侧上唇皮肤缺损,唇红向上翻转的情况下,可在两侧同时设计鼻唇沟皮瓣转移修复。

在上唇组织全厚缺损(包括皮肤、肌层及黏膜)时,可考虑应用鼻唇沟组织转移修复。设计皮瓣时,组织瓣的下缘即为残留唇组织的游离缘,上缘与鼻唇沟平行。如在两侧设计组织瓣,则两个组织瓣的长度之和即为上唇全长,宽度等于上唇应有的高度(图15-12)。

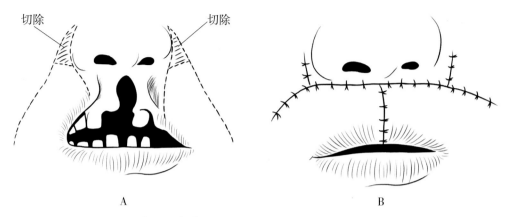

图 15-12　应用双侧鼻唇沟组织瓣修复上唇中央部较大缺损
A. 设计组织瓣　B. 转移后缝合

在缺损较大时,若仍这样修复,往往因组织不足而使上唇过紧,宜同时在下唇中央部位设计三角形唇瓣作交叉转移手术。将此瓣插入两侧鼻唇沟组织瓣之间,以三块组织瓣可一次形成上唇(图15-13)。两侧鼻唇沟的创面略作分离,即可拉拢缝合。下唇缺损亦可按此缝合。

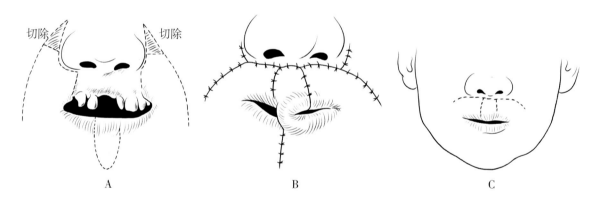

图 15-13　应用双侧鼻唇沟组织瓣及下唇组织瓣一次修复上唇全部缺损
A. 设计组织瓣　B. 三块组织瓣转移后缝合以形成上唇　C. 切断下唇组织瓣蒂部,并开大两侧口角

如缺损部的上颌牙齿有过度前突者,可在术前或术中拔除,以免增加上唇修复后的张力而影响愈合。反之,如缺损的牙齿早已脱落,或有牙槽骨缺损者,应预先制备牙托,以使再造上唇得到支撑及复位。

上唇修复后3~4周,做二期手术开大双侧口角并切断下唇唇瓣蒂部。

在上唇缺损广泛,无法利用鼻唇沟或颊部组织,或合并有颊部缺损时,需用远处皮瓣或皮管来进行修复。在手术设计及进行中必须尽量利用残留的黏膜组织来形成唇红,以达到最理想的手术效果。

4　扇形唇组织瓣修复原则　在缺损接近于口角区,上唇组织缺损不超过1/2,或下唇缺损不超过2/3的情况下,可考虑应用唇组织瓣交叉移植原则,设计扇形组织瓣来进行修复。

如缺损位于下唇中央,修复时可在两侧上唇外侧的适当部位的唇红缘开始,设计切口。切口先斜向颊侧,再绕过口角,然后引向下唇。皮瓣的高度即所需再造下唇的高度。切开时刀口须穿透整层唇颊组织,以上唇唇红作为唇瓣蒂部。皮瓣形成后,即将其下唇部分向中间拉拢,而和对侧唇瓣相接缝合。上唇部分则各旋转60°左右,使蒂部形成新的口角。另外在两侧颊部作一附加横切口。将上唇组织瓣的尖角插入此横切口的间隙中。横切口与原切口间的三角瓣则移向上方,分层缝合。术中应注意勿使口腔黏膜有任何创面裸露(图15-14)。

手术后口裂较小,应在一段时间后再做口角开大手术。

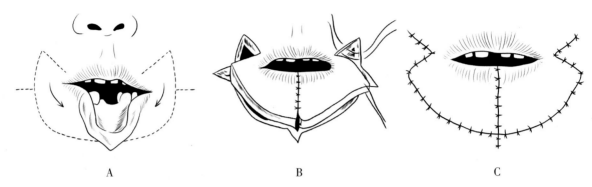

图15-14 扇形唇组织瓣修复下唇缺损的皮瓣设计
A. 切口设计 B. 各瓣旋转对位后 C. 缝合后

如缺损在上唇,亦可按扇形唇瓣手术原则,将下唇转向上唇缺损进行修复。

(五) 颊组织缺损的整复

颊组织缺损可以有三种情况:①面颊部凹陷畸形。单纯的皮肤及皮下组织的缺损会造成面颊部凹陷畸形,通常没有功能性障碍,但有时可伴有下眼睑外翻、鼻翼及口角的畸形,这类缺损多由外伤或感染引起。②口腔黏膜的缺损。由口腔黏膜感染而引起的瘢痕挛缩。严重时造成牙关紧闭(假性颞下颌关节强直),应与真性颞下颌关节强直鉴别。③面颊部洞穿性全层缺损。常由外伤或感染引起。严重时常并发唇鼻组织的缺损及畸形,严重烧伤可将唇颊组织全部烧坏而造成巨大缺损畸形。患者部分或全部口腔暴露,牙齿露出,唾液垂流。有时可因黏膜缺损及瘢痕挛缩而造成牙关紧闭、饮食不便、言语不清,给患者带来很大的功能障碍。对于这三种情况的治疗方案是各不相同的。

1 面颊部(皮肤和皮下组织)凹陷畸形的整复 在轻度凹陷的情况下,如皮肤瘢痕面积不大,可在切除瘢痕后,予以拉拢缝合,并进行组织埋藏以充填凹陷。软骨、真皮、脂肪、筋膜或硅胶等均可考虑用来作为充填材料。在口角歪斜或睑外翻时,可设计局部皮瓣转移以恢复畸形,并进行组织埋藏。

如皮肤瘢痕范围较大,无法应用局部皮瓣时,可选用远位皮瓣(如颈下颌部旋转皮瓣、上臂皮管或肩胸皮管)进行整复。手术须分期进行。待软组织整复后,依据情况观察是否再予组织埋藏以充填凹陷畸形。

2 单纯的口腔黏膜缺损的整复 大片口腔黏膜因感染坏死后产生严重的瘢痕挛缩常造成牙关紧闭。治疗目的主要是彻底切除瘢痕组织,使上、下颌骨间的挛缩得到松解。手术中可将挛缩的瘢痕组织彻底切除,并拔除龋齿及咬合不正的牙齿,使张口时上、下切牙间可容两横指左右为度。彻底止血后,自大腿部采取中厚皮片(厚度0.30~0.35cm)。将皮片肉面朝外包于印模胶上(印模胶在事先已做成与创面完全密合的形状)。将此包于印模胶上的皮片植于创面上,在外加压包扎固定。并于对侧上下磨牙间塞入三角木块以保持其张口度。手术后5~7天去除印模胶,此时皮片已成活。术后持续使用三角木作撑开固定,或应用机械性扩张器,以防止皮片收缩而再次造成挛缩,影响张口的程度。

3 面颊部洞穿性缺损的整复 修复这类缺损须依据缺损及畸形情况,予以周密考虑,制订治疗方案,分期进行手术。手术时尽可能利用邻近残存组织,如仍感不足,就采用远位皮瓣转移的方式。

(1)颊部较小的洞穿性缺损:颊部较小的洞穿性缺损可考虑应用局部(适用于小孔)或颈下颌部皮瓣(适用于中等程度的缺损)来整复。手术时先在缺损周围一部分较正常的皮肤上设计切口,以缺损边缘作为蒂部来形成皮瓣,向内翻转作为衬里组织。但若四周组织已瘢痕化,分离过大就易致坏死。必要时可预先做延迟手术。衬里组织缝合后,即在局部或在颈下颌部设计局部转移皮瓣转移覆盖创面。注意皮瓣的长宽比例应适当,以免发生术后坏死。供皮瓣区的创面作拉拢缝合。如缝合困难,可作附加切口,或进行中厚皮片移植。皮瓣旋转后,蒂部的一侧可能出现猫耳状皱襞,必要时可在以后再做修正手术。

本手术方法可以在一次手术中完成,且局部组织移植后在色泽、质地等方面,均与颊部组织相近似,手术效果较好。

如有较大洞穿性缺损,局部皮瓣组织不足以供应修复,就可考虑在皮瓣翻转作衬里组织后,立即利用颞动脉岛状皮瓣携带额部组织通过皮下隧道,转移到面颊部以修复颊组织缺损。额部创面用中厚皮片移植修复。

(2)缺损较大:在缺损较大,合并唇组织缺失及颌骨间瘢痕挛缩的情况下,常须应用较远部位的皮管组织移植,才能完成修复,可考虑应用肩胸、上臂或腹部皮管等(视组织缺损的范围而决定皮管的供皮部位)。皮管可单独转移,也可利用皮管连接大块叶状皮瓣进行移植。肩胸皮管可直接移植于颊部,而腹部皮管则须通过手臂携带。在皮管或皮瓣到达面部前,还须考虑口内黏膜及唇组织缺损的修复问题。必须尽量保留和利用残留的唇及唇红组织,以增加术后的外观效果。黏膜来源不多,故只能利用皮肤来代替。方法有以下几种:①将皮瓣折叠,合成两个皮肤表面,以一面修补黏膜缺损,另一面作为面颊皮肤。②先期以中厚皮片移植于皮瓣下方,利用皮片植皮面来充当黏膜。但植皮面通常会发生收缩,远期效果不佳,已很少应用。③利用缺损周围的正常皮肤设计翻转皮瓣来充当黏膜,但因此扩大了面颊部的创面范围,必须在术前予以充分注意,以免预先制备的皮管面积不够。

1)方法一:如口腔内同时存在严重瘢痕挛缩,在应用肩胸皮管作为修复组织时,可一次性切断皮管胸端,将它直接移植于颊部缺损外侧的正常皮肤上(如系腹部皮管,就需要通过手臂携带,分两期手术移植到缺损处)。待皮管与面颊部建立丰富的血供后,再进行口内瘢痕切除手术,以解除上、下颌骨间的瘢痕粘连及牙关紧闭问题。在少数病例中,此种骨性粘连可延及上颌骨结节及下颌升支之间,甚至高达喙状突,手术中可能碰到困难而不能从口腔径路将粘连松解。遇到此种情况,应再在口外下颌骨角部切开,把咬肌剥离后上翻,用骨凿将下颌升支前缘与上颌骨结节间的骨性粘连凿开。再将皮管另一端切断,剖开皮管,形成叶状皮瓣,修去过多的皮下脂肪,然后将此皮瓣移植于口内及颌骨间的创面上。术后加强颞下颌关节活动,以增加张口活动度。待关节活动正常,不再有挛缩现象后,再进行三期手术。术中将皮管在中央部切断,分成两段。剖开皮管,舒平修薄后,将口腔内的一段作为黏膜面,面颊部的一段作为修复唇颊部缺损的材料。同时做口角及唇部成形术。以后每隔3~4周,分期切除多余的组织,使其平整协调,以求在外貌上臻于完美。

2)方法二:有时也可以将解除颌骨间瘢痕挛缩和唇颊软组织的修复分两期进行。一期先做切除挛缩的瘢痕或切断骨性粘连的手术,以解除牙关紧闭,在创面上予以游离植皮。皮片成活后进行积极的功能锻炼。待3~6个月后颞下颌关节活动完全或接近正常,不再复发后,再依上法进行二期手术修复唇颊软组织。为了缩短整个治疗时间,可在解除牙关紧闭的同时,先做好皮管,以备后用。

3)方法三:另一较简单的方法是将经手臂携带的皮管在远端剖开,形成分叉状皮瓣,将它插入口内及口外创面上。但这个方法只适用于口角缺损较接近且无颌间瘢痕挛缩的情况。

以上几种修复方法,仅提出了基本原则,具体操作时还须按个别情况,灵活应用。如为缺损较广泛的病例,应采用前两种方法,缺损较少的病例则可采用方法三。

(3)颊部缺损修复手术过程中应注意的几个问题

1)缺损较小:应尽量利用局部皮瓣一次性转移来整复畸形。如能利用局部组织修复,手术操作就会比较简便,皮肤色泽、质地近似,故功能外形恢复较好,患者所受手术痛苦也较小,乐于接受治疗。在组织缺损过多时,除利用局部组织来整复外,还必须用远处组织进行修补。修补材料的组织来源以愈近面颊部的组织愈佳。其中以肩胸皮管修复比较合适,因胸部皮肤质地色泽与面颊近似,其量也足够供应修补一般缺损之用;且因皮管转移过程中无须借助于手臂携带,皮管血供亦较良好。如遇修复时需要较多组织或需要大量脂肪组织作充填性整复时,则可选用腹部皮管。上臂皮管多适用于组织缺损较少的病例。

2)口腔内瘢痕挛缩并发牙关紧闭者:必须彻底切除瘢痕粘连组织,同时必须保证所植皮片的优良成活,以及术后必须注意保持开口度并进行有效的功能锻炼,方能避免再度发生挛缩。然后再做唇颊组织的修复手术。

3)充分利用唇红组织:唇部残余的唇红组织应予以充分利用,勿任意切除。此种唇红组织量少,且不易从他处供应,故应善加利用,对改进唇部外观有很大价值。

4)装镶义齿:由走马疳所致的唇颊部缺损常有咬合不正或牙齿残缺情况,须予治疗及装镶义齿。在采用皮管或皮瓣修复的病例,在唇颊部成形之前,应先考虑装好牙托及义齿,否则待手术全部完成后,有时因口裂较正常为小,不易取模,赝复会遇到困难。上切牙牙托的预先安装对手术中及手术后唇组织得到适当支撑有所帮助,不可遗忘。

5)分期多次手术:应用皮管修复唇颊部缺损时,往往须分期手术,一般需 5~6 次手术,治疗时间多在半年以上,手术过程又较痛苦,有时治疗效果难以使患者满意,特别是对外貌要求过高的患者,在治疗完成后往往会感到失望。因此,手术前必须对患者进行全面了解,包括了解因生理上的缺陷而引起的心理上的改变,向患者做好解释,以解除不必要的顾虑及丢掉脱离现实的幻想,方能取得良好的治疗效果。

第二节　面神经损伤和瘫痪

面神经是含有运动、分泌和味觉三种纤维的混合神经。但主要是运动神经,支配面部各表情肌;少数分泌纤维中混有副交感神经纤维,为颌下腺及舌下腺的分泌神经。神经自颞骨锥体的内耳门经面神经管出茎乳孔后进入腮腺。在腮腺前缘的腮腺嚼肌筋膜浅面呈放射状分成五支,分布于各表情肌。分支情况常因人而异,尸体解剖检查结果表明,分支情况可有多种类型,有的呈网状联系(图 15-15)。

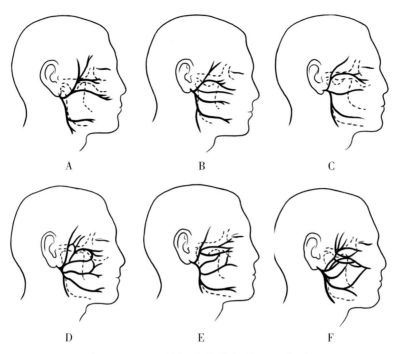

图 15-15　面神经分支的各种不同类型

人可因面神经的中枢性或周围性损害而出现暂时性或永久性面瘫，面瘫通常多发生在一侧。中枢性面瘫常是颅内肿瘤压迫的结果，或为脑血管意外的临床表现之一。由病毒或细菌引起的大脑脑炎、脑膜炎或脑桥缺血性病变亦可引起面瘫。周围性面瘫多由感染、外伤、面部肿瘤（如血管瘤、淋巴管瘤、腮腺肿瘤或其他恶性肿瘤）切除时误伤或无法保全面神经而造成。面神经有相当长的一段经过颞骨岩部狭窄而曲折的骨管，在这段骨管内的面神经如受到病毒或细菌感染，或血液循环障碍，造成局部缺血水肿；肿胀进一步压迫血管能造成局部贫血；或因冷风吹拂，引起神经性的血液循环障碍，这就是最常见的面瘫——贝尔面瘫，亦称口颌风或吊线风。腮腺的恶性肿瘤也可使面神经受压迫而产生面瘫症状。此外，面部的切割伤、皮肤撕脱伤也可导致面神经的某分支断裂或全部断裂；在进行面部脓肿切开引流时，如刀尖刺入过深也易造成神经损伤；难产时，医师使用产钳不慎亦可损伤婴儿面神经。

一、面神经瘫痪的分类和诊断

（一）贝尔面瘫

面神经瘫痪中以贝尔面瘫最为多见。上海交通大学医学院附属第九人民医院统计数据显示此类面瘫占 88.8%。此类面瘫多为单侧完全性（包括 5 条分支），同时发生在两侧者极为少见。发病者以 20～40 岁男性为多见，女性较少。

本症发病的诱因是受寒或吹风，病因是病毒感染。病毒使神经鞘膜发生炎症，以至于在面神经径路的某个部位，特别是在面神经管内，神经因水肿而受压，产生缺血等病理变化。但也有人认为血液循环障碍、局部缺血为主要原因，而水肿是继发于缺血。

急性发作多在晨间，常无前驱症状。个别患者可在发病前数日在患侧面部、耳后、外耳道、腮腺区等部位出现轻度疼痛。发病初期，耳后区可能出现轻度水肿，偶有眩晕、耳鸣、低热等症状。如病变部位在鼓索神经和膝状神经节之间，那么症状还会伴有：①舌前 2/3 的味觉丧失。②患侧面部则出现不能随意活动，表情丧失，前额无蹙额及抬眉功能，患侧前额皱纹消失，眼裂扩大，下睑下垂或有轻度外翻（由此可致使部分巩膜暴露，泪小点脱离接触，造成溢泪）。③闭眼时，上睑不能闭合，呈兔眼。④鼻唇沟消失，口角下垂并被拉向正常侧；在言谈发笑时，口角歪斜就更加明显。⑤患者不能吹口哨及鼓颊，有流涎。⑥如病情存在较久，由于面部皮肤及肌肉组织缺乏张力，松弛下垂，会造成患侧面部臃肿，与健侧不对称。

因为支配颊肌的面神经分支瘫痪，颊肌运动功能消失，食物不能被推送到牙齿咬合面上，所以食物常积存于牙龈与颊之间，不易清除。患者汗腺也可能有分泌障碍，造成汗液减少或无汗症。乳突 X 线片有时有明显密度增加或骨质破坏现象。

作贝尔面瘫诊断前应先排除中枢性病因。中枢性病例多同时发生同侧或对侧肢体的瘫痪，并仍保持闭眼、抬眉、蹙额等功能。

大部分贝尔面瘫病例可望在 2～3 周后开始恢复，较严重者也可能在 1～2 个月内逐渐复原。治疗时可应用针灸疗法，穴位可选用颊车、下关、人中、地仓、合谷，配穴可选阳白、四白、迎香等，配以其他药物。用黄鳝血加麝香涂抹患侧面部，30 分钟后洗去，亦有效果。急性期可给予维生素 B$_1$ 及血管舒张药物，如烟酸每次 100mg，一天 3 次，口服；地巴唑每次 10mg，一天 3 次，口服；维生素 B$_1$ 每次 100mg，一天 1 次，肌内注射。加兰他敏每次 1～2.5mg，一天 1 次，肌内注射。口服泼尼松对神经性水肿的消退有较明显的效果，可以应用。红外线透热治疗，一天 1 次，5～10 次为一疗程。电火花刺激疗法亦可选用。

当急性期已过但未见明显恢复，而末梢神经尚有功能时，可进行面神经管下段减压手术。术前应先用感应电流在瘫痪侧皮肤表面做测验，如末梢神经未完全损坏时，可见肌肉收缩。这对测定末梢神经损害的程度有一定价值。但少数病例（10%～15%）虽经各种中西医方法治疗，终难恢复。对于此种难治性面瘫，可在晚期做整复手术治疗。

（二）一般性面瘫

这类面瘫常是由外伤、火器伤或手术误伤造成。其他如由颅内或颅外肿瘤压迫面神经，以及由于炎症如脑膜炎、中耳炎、乳突炎、腮腺感染等引起的面瘫，也属这类。这类面瘫的症状与贝尔面瘫相同。由外伤引起的面瘫，多在损伤后才逐渐被发现。面部严重创伤后常引起局部软组织水肿，故面瘫多在水肿消退后才被发现。在颞下颌关节手术过程中，面神经因较长时间被牵拉，可造成暂时性瘫痪，数周后可望自行恢复。继发于中耳炎或腮腺感染后的面神经炎，发病比较缓慢，而症状也是逐渐产生的。此外，由于高血压引起的面神经管出血受压、铅或砷中毒、B 族维生素缺乏症亦可能造成面瘫。

对于这类面瘫的治疗，应视神经损害原因而定。颅内损伤应做保守的物理治疗。外伤性断裂时应及早进行神经吻合术或神经移植术，亦可选用邻近运动神经（如耳大神经、副神经等）进行转移吻合术。采用这些方法后仍不能治愈或没有条件做这种手术的病例，可采用筋膜悬吊等整复性手术。

二、面瘫的外科手术治疗

（一）面神经减压术

面神经减压术适用于贝尔面瘫中发病后 2 个月仍未见恢复者，或愈后又见复发者。面神经减压术的目的在于暴露面神经以解除其所受压力，增加其血供，以恢复神经功能。手术时先经耳内切口暴露乳突，用电钻将乳突小房完全去除，常可于乳突尖部及茎乳孔周围发现坏死骨质。再继续扩大鼓室入口，去除砧骨，剪去锤骨头，将鼓膜的后上部从鼓环分开，并将外耳道后壁的骨板去除。这时面神经就可以得到暴露而减除压力。有的医师认为这种减压手术在面瘫后 7～8 年施行时仍可望达到效果。

（二）面神经吻合术

在面神经受外伤或手术误伤的当时,如患者全身情况许可,应立即做吻合修补术(面神经吻合术)。此时,神经有充分的伸展性,故在少量短缺时亦可作拉拢吻合,而无须做神经移植术。在晚期修补时,由于周围存在瘢痕组织,分离时就有可能将神经的小分支切断而造成血供损害。在面颊部皮肤撕裂伤时,还可能并发腮腺导管的断裂,也应及时做修复吻合术。如面神经断裂在创口已愈合后才发现,应在瘢痕组织已松软,患者全身情况许可下及早进行手术探查及神经吻合。当然,由于面神经末梢支再生能力很强,故有一部分细小分支断裂的病例,将切割伤口良好对合缝回原处后,面部肌肉活动也可望恢复正常。

当面神经被切断后,其远心端对感应电流刺激反应迅速消失,一般在 48 小时以后就无反应。故如果在受伤第 3 天后,细小神经分支就必须依靠小心解剖才能找到。因此,早期探查时,应正确辨认断端,做神经直接吻合或神经移植手术是十分必要的。

神经吻合术是一项细致的手术。面神经分支直径较小,最好能在手术显微镜(放大 4～6 倍)下进行,以达到准确对合的要求。缝合小血管用的无损伤 9-0、11-0 尼龙针线可用来吻合面神经。此外,应使用无齿小镊子、小剪刀、剃须刀片及精细神经钩等。吻合时宜注意勿损伤神经鞘膜及四周比较脆弱的血供网。吻合前,神经断端必须重新切割,用锋利的剃须刀片垂直切去残端,露出正常的轴索。为了减小吻合后有可能产生的过大张力,吻合端两头可作充分游离,一般可得到 5mm 的松解。如吻合过于紧张,则不但造成吻合端的损坏,还会波及两端相当长一段神经。在这种情况下,神经移植术的效果就较直接吻合为佳。缝合时应注意神经轴索的正确对合,缝针只穿过神经鞘膜。较大直径的面神经可缝合 3～4 针,而较细的神经末梢支有时只缝 1 针亦可达到手术目的。

手术成功的要点在于局部彻底止血、断端良好对合、吻合处无过大张力、操作细致轻柔且勿造成不必要的任何损伤。

国外有应用微孔胶纸将面神经细小分支断端作黏合式直接吻合得到成功的病例。先小心地将神经两断端吸干水分,在对合良好的情况下将神经两断端放置于一小片胶纸上,再将另一片胶纸黏合覆盖其上,在神经小支上形成一个管状。如吻合张力较小,胶纸的黏合力就足以维持神经支的固定位置而有利于神经纤维的再生过程。

如面瘫出现在创口愈合以后,或外伤当时无条件做吻合手术者,可在局部创口愈合且已无炎症存在的情况下,及早做断端吻合术。手术争取早日进行,以求得到较好的效果。

（三）面神经移植术

在吻合面神经断端时,如发现神经短缺而无法吻合时,可做神经移植术。比如,在切除腮腺恶性肿瘤后,如果面神经的五条分支均随肿瘤一并切除,亦可立即做襻状神经移植术。在晚期外伤性或手术后面瘫病例,已知存在着神经缺损者,应做神经移植术的术前准备。移植神经应选择直径近似者,腓肠神经及长隐神经最常被选用。此外,耳大神经及颈丛的皮支亦可供移植之用(由于神经切下后有收缩现象,故移植神经应较实际缺损略长 15%)。手术时必须完全切除面神经远端的神经瘤,但应避免过多分离神经近侧端,以免损害神经的纵行营养血管网。在并发感染的情况下,移植神经亦常有良好愈合及恢复功能的可能。

造成移植手术失败的原因有:神经断裂处的近侧及远侧的瘢痕组织切除不够;局部组织床血供不佳,比如存在瘢痕组织;吻合处的固定不妥当;术后局部出血;手术操作粗暴,不细致等。

（四）神经转移术

神经转移术是指将舌下神经、舌咽神经、副神经、膈神经或颈丛皮支等与面神经远侧端作端端吻合,以代替面神经的功能。

这种手术适用于面神经膝状神经节近侧端有病损的情况,例如切除听神经瘤后,或近侧端因创伤、感染、瘢痕等原因已无法寻觅时。

神经转移术适用于较早期病例(一般在 1～2 年后就不宜进行此项手术),在肌肉尚未极度萎缩,感应电流刺激尚未显示严重的退行性病变时,可望得到较好效果,但必须借舌部活动(舌下神经转移)、呼吸运动(膈神经转移)、抬肩动作(副神经转移)或其他动作才能间接引起面部表情肌的收缩而产生功能活动。其缺点是难以指望手术后两侧面神经引起完全对称的协调动作和产生自然的表情活动。另一方面,如果用的是舌下神经,由于舌下神经被切断,可引起一侧舌萎缩;如果用的是舌下神经或膈神经,那么舌部运动或肺部的呼吸活动又可引起不自主的面部肌肉收缩,故常需要进行长时间的锻炼方能予以控制。

舌下神经转移术可在乳突上方 2cm 处开始斜向下方,沿下颌角外侧到达甲状软骨上缘水平。在茎乳孔外二腹肌上方暴露面神经,在靠近出口处切断面神经。再切开颈动脉鞘,露出舌下神经。尽量拉出其远侧端,并切断舌下神经。然后将舌下神经的近侧端与面神经的远侧端在无张力的情况下作端端吻合。最后缝合皮肤切口。另一方法是将舌下神经找出后,剖开成两半,将其中一半切断后与面神经的远侧端吻合。在面神经的某一支(如颊支或下颌缘支)受损伤造成缺损时,亦可考虑将它的颈支(支配颈阔肌的小支)找出,切断后将它的近侧端与颊支或下颌缘支的远侧端作对端吻合,也可望得到良好的效果。

(五)跨面神经移植术

神经移植术是使用长段的神经移植,把健侧面神经分支的中枢端经皮下隧道移到患侧,与患侧面神经的远心端吻接在一起,通过面神经轴突再生来恢复患侧表情肌的功能。Scaramella、Smith等(1971)相继报道了以跨面神经移植术治疗面瘫的病例,在健侧面神经颊支的分支与患侧面神经总干之间,通过腓肠神经移植相互联系,移植的腓肠神经在下颌浅筋膜内穿过。这种手术方法试图靠健侧面神经的传导支配患侧,以获得对称性的表情运动。使用健侧面神经作为运动神经传导源的理论依据有以下两个方面:①在日常生活中,大部分情况下的表情肌运动是左右对称的,表情肌是随意肌,如果以其他脑神经作为传导源,不能重建协调的表情运动。②面神经的分支及吻合支很多,50%二级以下分支由于手术需要而被切断,也不会造成其支配区的表情肌面瘫,这就成为把面神经的二级以下分支切断作为动力源的决定因素。此外,由于显微外科技术的进步,神经移植术的成功率有了很大提高,为选择跨面神经移植术创造了条件。即使跨面神经移植术不成功,还可以采用二期吻合神经血管的肌瓣移植。

跨面神经移植术的优点在于:患侧表情肌接受来自健侧面神经的再生纤维,与健侧表情肌联动,面部表情比较自然;患侧表情肌的运动与健侧协调,表情有整体性;该手术不造成其他功能障碍。其缺点是:因为移植神经段长,在轴突再生尚未达到患侧表情肌时,患侧表情肌已经发生萎缩,所以,即使早期行跨面神经移植术,患侧表情肌的功能也难以恢复,单纯进行这种手术效果并不可靠。

(六)筋膜悬吊整复术

不论是感染、外伤还是其他原因引起的面瘫,经数年之久不能恢复,也无法进行神经断端吻合、神经移植或神经转移等手术进行修复者,或经吻合、移植等手术失败者,均可考虑应用后期的整复治疗。此项手术主要是借筋膜悬吊或肌肉牵动来对抗健侧的肌肉活动或恢复患侧表情肌的部分活动。这类手术总的来说可以归纳为两种原则:静止矫正法及动力矫正法。静止矫正系应用筋膜束条将已瘫痪的肌肉固定于颧弓或腮腺筋膜上,使两侧面部呈平衡状态。动力矫正则利用受三叉神经支配的颞肌或咬肌为固定点,通过咀嚼动作的强力活动来带动失去活动能力的表情肌肉。目前静止矫正法已很少应用,而以动力矫正法为主。动力矫正法中,笔者认为以筋膜悬吊加颞肌筋膜固定和颞肌止端切断固定术两种方法较好。术后经过锻炼,患者能借咀嚼肌肉的运动来平衡对侧肌肉的拉力,并能控制患侧口角、鼻翼等部位的适度活动,效果尚满意(图15-16)。

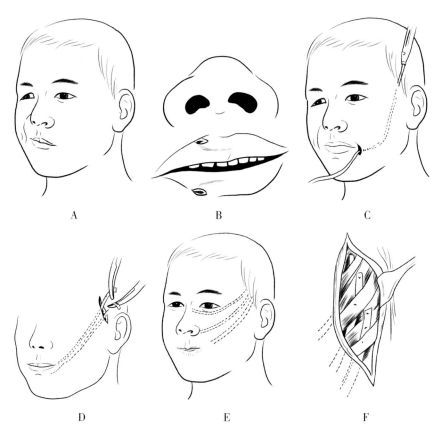

图 15-16　筋膜悬吊整复术治疗晚期面瘫畸形
A. 颞部切口位置　B. 唇部切口及筋膜条围绕固定　C、D. 将筋膜条从口引向颞部
E、F. 在适当张力下将颞部切口的筋膜条缝合固定于颞肌筋膜上

由于手术部位邻近口腔,术中易造成污染,故应在术前做好患者的口腔清洁工作,拔除病灶残牙,治疗慢性牙髓炎。长期的下睑下垂外翻常引起慢性结膜炎,术前也应予以治疗。

手术切口在颞侧头皮上(在颞部发际上约3cm),故在术前应剃去颞部头发。在同侧大腿外侧部做皮肤准备来采取筋膜。术前应准备筋膜抽取器及筋膜引针。筋膜引针可用粗不锈钢丝自制。

1　筋膜悬吊加颞肌筋膜固定手术　麻醉采取全身麻醉或眶下神经阻滞及局部浸润麻醉。手术时先在同侧大腿外侧采取一片约20cm×2.5cm的筋膜,劈成3mm宽的筋膜条,用盐水纱布包裹备用。缝合大腿创口。

在患侧颞部发际上缘1cm处作长5~6cm的斜切口。如患侧皮肤松弛下垂,须予部分切除者,则切口可沿耳屏前延长到耳垂部。

切开皮肤,在颞筋膜上将切口下缘的皮瓣向下方作钝性分离。继而在上下唇中央稍偏健侧沿唇红缘各作小横切口,在患侧口角外侧靠近唇红缘作弯形切口,另一切口在鼻翼外侧。

先用引针从口角切口插入,沿上唇口轮匝肌,在上唇切口中穿出皮肤,取一条已劈开的筋膜条,自上唇切口中引入而在口角处拉出。再将引针从下唇唇红缘切口穿入肌层,在口角处再引入筋膜条,在下唇拉出切口。然后再让此筋膜条重新进入下唇切口,在另一肌层通道中从口角切口引出,同时将上唇切口筋膜的另一端从口角切口引出。如此筋膜条成8字形围绕于上下唇及口角部组织中。用引针穿引时应注意勿穿破口唇皮肤或黏膜,而在不同深度穿过口轮匝肌;应注意勿使其被唾液沾污。最后将筋膜条两端互相打结后缝合固定,剪去多余部分,并将缝合处深埋于肌层中。

再用筋膜引针在颞部切口沿颞筋膜,插入面部皮下组织中,在口角切口中穿出。取一根筋膜条从口角引出颞部切口。将此筋膜的口角端在口角部的8字形筋膜环上绕过后,再将筋膜另一端从颞部切口中引出。

从颞部穿入第二条通路到鼻翼外侧切口,在此筋膜条的末端与鼻翼切口深部的肌层组织用丝线缝合固定。

继而在患侧内眦角内上方作一纵切口,用蚊式止血钳分离皮下直到骨膜。从此处引入另一条筋膜,经下睑缘下方,由颞部切口穿出。将末端缝合固定于鼻骨骨膜上。

将上下唇、口角、鼻翼及内眦部小皮肤切口,用细丝线缝合。此时应注意使所有筋膜固定点埋藏于较深的组织中,勿暴露在皮肤创口中。穿过面颊部皮肤时应注意勿使其过浅或过深,过浅则可造成筋膜条在术后穿出皮面,或形成沟状突起,过深则可能穿入口腔或损伤腮腺导管。

这时共有三条筋膜末端在颞部切口中穿出。在颞筋膜上作间隔约1cm,顺颞肌纤维方向的切口数条,用弯止血钳穿入颞筋膜及一股颞肌,在另一切口中穿出,将连接于口角的两根筋膜条的末端穿过肌肉组织,形成一环状缝合,固定于肌肉及颞筋膜上。固定前应仔细观察筋膜条,将口角拉到最适当的部位;轻度的过度矫正是必需的,过松则畸形得不到矫正。继而将通往鼻翼及内眦的筋膜条在口角筋膜上方,作相同的颞肌固定。最后将颞部耳前切口的前方皮肤稍作皮下分离,向外上方牵引,使松弛的面部皮肤紧缩,在切除过多的皮肤后缝合创缘。

手术后用压迫敷料包扎。术后注意口腔卫生,防止污染敷料。全身应用抗生素。7天后拆线。拆线后可用一条胶布,将其一端分成两片,分别贴在上、下唇及面颊皮肤上,向上黏固于颞部以使筋膜在减轻拉力下愈合,而防止撕脱。术后短期内在上、下唇部及口角的切口处,常出现凹陷,可逐渐变平坦。

术后3周嘱患者开始锻炼,用颞肌的运动来牵动患侧面肌。必须通过一个阶段的自主锻炼才能使两侧面部表情肌得到协调对称。锻炼方法是嘱患者平时多作咬牙动作以使颞肌产生有力的肌肉活动。

2 颞肌肌腱筋膜条吻合直接牵动手术 手术在颞部切开,暴露颞筋膜后,斜行切开颞筋膜,露出颞肌,用钝性分离分开一股颞肌(宽约1.5cm)。沿肌纤维束向颞肌在下颌骨喙状突上的附着处进行分离。手术区在颧弓下方,不易发现,可用钝头弯组织剪刀伸入颧弓下,将此股肌肉的肌腱在喙状突上的附着部剪断,并将此股颞肌拉出,形成一肌肉瓣——颞肌瓣。颧弓下的空隙可用温热纱布填塞止血。然后将固定于口角的两条筋膜在适当拉紧的情况下与颞肌瓣缝合固定。其他筋膜条可仍然固定于邻近的颞筋膜上(图15-17)。

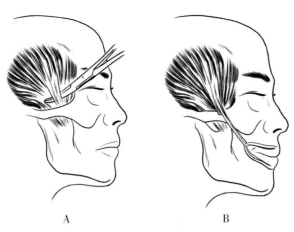

图 15-17　颞肌肌腱筋膜条吻合直接牵动手术

A. 选取游离一束颞肌　B. 翻转所选的这束颞肌来悬吊口角

此手术的优点在于将筋膜条直接与颞肌作固定,手术后功能活动可得到良好的保证。有人提出将喙状突截断,而将整个颞肌移出颧弓外,并在喙状突上钻小孔,将筋膜条穿过,予以固定。此方法创伤较大,操作较难,弊多利少。

3　带蒂肌肉移植手术　本方法借助于咬肌或颞肌的肌瓣直接转移到口角及下睑部位来代替瘫痪的面肌。在形成肌瓣的过程中,其血供及神经支配常难完好保存,术后可能发生一定程度的退行性病变而影响效果。肌瓣的长度常不能超过中线而与健侧肌肉缝合,故效果较差,目前已不常用。有时也可以合并应用肌瓣及筋膜移植术来进行整复。

4　下睑下垂及兔眼处理　在所有晚期面瘫的整复手术中,眼睑畸形的整复是目前最令人失望的一个问题。单纯做筋膜悬吊术的患者中,普遍发现患侧眼睑仍有不同程度的闭合不全。因此必须针对眼睑闭合的问题,进行附加手术。

(1) 筋膜悬吊法:将筋膜固定于内眦角鼻骨骨膜上,但术后眼睑常不能很好闭合。为此,如将切口改在健侧眉上部位,借助健侧额肌的活动来进一步矫正下睑下垂,可望得到较好效果(图 15-18)。

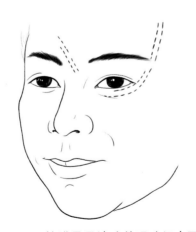

图 15-18　筋膜悬吊法改善眼睑闭合不全

(2) 内眦角 Z 成形术:在泪小点脱离与巩膜接触,经常溢泪时,可考虑在内眦角设计 Z 形切口,将内眦提高而使溢泪情况得到改善(图 15-19)。

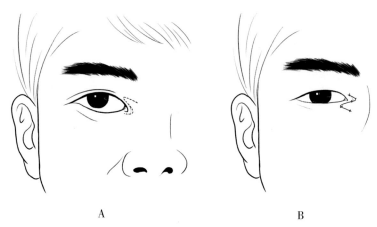

图 15-19　内眦角 Z 成形术改善泪小点
A. 切口设计　B. Z 成形后内眦位于正常位置

（3）外眦角成形术：可以缩小眼裂、改善兔眼。

（七）吻合血管神经的肌肉移植术

应用吻合血管神经的肌肉移植术重建陈旧性面瘫的表情肌功能，已经被认为是有效的治疗方法。O'Brien（1980）报道了将跨面神经移植术与游离肌肉移植术结合起来，进行二期吻合血管神经的趾短伸肌移植治疗陈旧性面瘫取得良好的效果。Harii（1976）报道了应用吻合血管神经的股薄肌移植重建瘫痪侧的表情肌功能。Terzis（1978）、Harrison（1985）报道了采用二期吻合血管神经的胸小肌移植治疗陈旧性面瘫。王炜等（1989）报道了跨面吻合血管神经的背阔肌移植一期治疗晚期面神经瘫痪。这些手术可以重建面下 2/3 的表情肌功能，使颧大肌、颊肌、上唇提肌等的肌张力和收缩功能得到部分恢复。祁佐良等（1997）报道了以多血管神经蒂的腹内斜肌瓣移植治疗陈旧性面瘫的应用解剖研究，进一步研究患侧表情肌功能的整体重建。

1　以吻合血管神经的胸小肌移植治疗陈旧性面瘫　手术分两期进行。一期做跨面神经移植术，经过 8~12 个月后，二期手术做吻合神经血管的胸小肌移植。吻合神经血管的胸小肌移植手术步骤包括：

（1）胸小肌的切取：胸大肌、三角肌间隙切口，向下延伸至腋窝皱襞的前方，较容易暴露胸小肌。切开皮肤、皮下组织和浅筋膜，沿胸大肌下缘向上找胸外侧血管束，顺其分离可见血管分支进入胸小肌深面，这是胸小肌的供养血管。然后，切断并结扎胸外侧动脉到胸大肌的分支，暴露胸小肌的下缘，钝性分离胸大肌和胸小肌之间的筋膜联系，并游离胸小肌于胸廓上的起点部分，掀起胸小肌使其外翻，显露胸小肌内表面的血管束及胸前神经，进入肌肉的内侧支及外侧支，游离两支设计的共干部分，尽可能取得较长的神经蒂，游离动、静脉。最后，在喙突处切断肌肉的止点，使肌瓣全部游离，待受区准备完成后，再断蒂进行肌瓣移植。

（2）受区准备：在患侧面部作腮腺切除手术的 S 形切口，在 SMAS 筋膜层分离，解剖跨面神经移植的远心端，游离移植神经断端，在下颌缘处解剖面动脉和面静脉，游离后待用。面部皮肤的分离范围，上方达颧弓及颞浅筋膜，下方达患侧口角及鼻唇沟。

（3）肌瓣移植：肌瓣断蒂后移植到患侧面部，胸小肌的胸廓端固定在口角及鼻唇沟处，喙突端固定于颧弓上方和颞筋膜，尽量恢复肌肉原有的肌张力，口角的上提程度以过度矫正 1cm 左右为宜，胸前神经的断端与跨面移植神经的断端吻合，胸外侧动脉、胸外侧静脉分别与面动脉、面静脉吻合。

（4）包扎：创口严密止血，逐层缝合创口，放置引流，包扎。

2 超长蒂节段背阔肌瓣移植一期治疗面瘫 在治疗陈旧性面瘫的吻合神经血管的肌瓣移植中,所采用的趾短伸肌、股薄肌、胸小肌、胸大肌、背阔肌及前锯肌等均选择两期手术,主要是因为供区肌瓣难以找到长度足够的能做跨面神经移植术的神经蒂。另外,一些学者认为一期跨面吻合血管神经的肌瓣移植,由于神经再生的时间需 8～12 个月,在长时间的轴突过程中,移植肌瓣可因失神经支配而发生肌肉萎缩。王炜(1985)设计了超长血管神经蒂的节段性背阔肌瓣移植,于 1986 年用于临床并取得成功,背阔肌瓣可解剖一个长 14.0～17.5cm 的神经血管蒂,一期完成跨面神经移植和背阔肌瓣移植,缩短了治疗周期,减少了手术次数,实际 1 年后所获得的肌肉收缩力良好。

以往进行的带血管、神经的肌肉移植,多半采用整块肌肉,因此肌肉的本身形态即是移植肌肉的形态。王炜及 Dellon 等设计了背阔肌节段性肌瓣移植,可根据患者的病情设计不同形态、不同厚度的肌瓣以供移植,而且可制成"一蒂两肌瓣"的串联肌瓣以供移植。

O'Brien 等设计的分期肌肉移植手术,其跨面神经移植是不带血管的。因此,其术后神经恢复时间较长,而且移植的成功率也受到影响。笔者选用的超长蒂肌瓣移植,实际上是带血管的胸背神经跨面移植。因此,神经移植的成功率高,轴突再生速度快。

笔者此手术选择气管插管麻醉。取半侧卧位,或健侧垫高 30°的仰卧位,目的是使供、受区手术可以同时进行。

手术分两组进行,一组在供区切取超长蒂背阔肌节段性肌瓣;另一组在受区解剖健侧面神经、患侧面动静脉及肌瓣移植床。

(1) 切取超长蒂背阔肌节段性肌瓣:在健侧腋中线相当于背阔肌前缘的后方 2～3cm 处,做大锯齿形切口,长约 25cm。切开皮肤及浅筋膜,暴露背阔肌前缘,向后使背阔肌肌腹显露宽 6～7cm 的范围。钝性分离,掀起背阔肌的前缘,在背阔肌内侧表面的肌膜下,自上而下暴露肩胛下动脉。切断、结扎旋肩胛动脉、胸背动脉的内侧支,沿胸背动脉的外侧支继续向下分离,一般选择胸背动脉外侧支的第二或第三段动脉作为肌瓣的供养血管。胸背神经往往与动脉伴行,但在解剖时宜仔细分辨,有时要用放大镜解剖,以防神经分支受损。

在背阔肌前外侧下端,选择薄的、有较粗动脉滋养的肌肉作为供区。此处肌肉厚 0.4～0.6cm。肌瓣的蒂端设计成三叶状,可在移植时分别固定在鼻唇沟、上唇、口角和下唇。肌瓣长 8～9cm,宽 5～6cm,用亚甲蓝描绘肌瓣形态,便于切取。

术前应对超长血管神经蒂的长度有所估计,测量患侧口角上方 1cm 到健侧面动脉搏动处的距离,即血管神经蒂所需要的长度。由于血管神经蒂通过上唇隧道,测量时应考虑到。一般成人血管神经蒂的长度如果在 14.5～17.0cm,就能达到跨面移植的目的。

在上述操作步骤完成后,在肌瓣表面标记出 5cm 的直线,在此线上,每 1cm 处缝合一针,以便在肌瓣移植时作为测定肌肉张力的依据。结扎不需要动脉的分支,使血管神经蒂完全游离,并用神经刺激仪检查肌瓣的神经支配,最后用电刀切断背阔肌,使肌瓣完全游离,并保护好血管神经蒂不受损伤。将节段性肌瓣暂时埋藏在腋背部皮下,待准备完成后再断蒂以供移植。

(2) 解剖健侧面部血管神经:为创造跨面神经移植的受区条件,需作健侧面部解剖,此手术由另一组医师完成。

做腮腺切除手术的耳前及下颌 S 形切口。皮肤切开后,在腮腺筋膜表面掀起皮瓣,向前暴露至鼻唇沟外侧 1cm 处,然后分离腮腺前缘,于腮腺前缘 0.5～1.0cm 的正中点,向颊部深层水平钝性分离,可见乳白色的腮腺导管。在腮腺导管的上方及下方作横向分离,可以找到面神经的上下颊支,其直径为 1.0～1.5mm。有时可以有 3 支颊支,这些颊支再向下发出分支(即二级以下分支),常相互吻合成网,上颊支与颧支之间也有吻合。应用神经刺激仪选择能引起上唇或口角表情肌收缩的神经分支,切断后作为受区的吻合神经。同时切断的神经分支还起到减少健侧肌肉收缩力的作用,更有利于术后两侧肌力的平衡。在下颌下缘触诊面动脉的搏动处,向深层钝性分离,找到面动脉和面静脉,并游离 2cm 左右的长度,备用。

(3)患侧面部受区的准备:作腮腺切除术的耳前及下颌 S 形切口。掀起面颊部皮瓣,上方显露至颞浅筋膜,下抵下颌缘,前方达口角及鼻唇沟,在颧骨上制成 1 块 1cm×4cm 的筋膜骨膜瓣,蒂在上,作为肌瓣的附着处,并在上唇处制作隧道与健侧相通,可容血管神经蒂通过。在肌瓣移植前,先作腮腺筋膜与颞浅筋膜折叠缝合,以矫正面部松弛。

(4)超长节段性肌瓣移植:在面部健侧及患侧受区准备完成后,切断背阔肌节段性肌瓣的血管神经蒂,使患者改为平卧位。

将游离的节段性肌瓣移植到患侧面部,先用薄壁乳胶管从患侧面部穿过上唇隧道到达健侧,将节段性肌瓣蒂部的 3 个肌束用缝线固定于上唇、鼻唇沟、口角及下唇。按切取前肌肉的正常张力,把肌瓣的止点固定在颧骨骨膜筋膜瓣上,切除多余的肌肉。应用显微外科技术按时间先后顺序依次吻合静脉、动脉、神经。在血管吻合完成后,可见胸背神经的断端有活跃的渗血,再作神经外膜-束膜联合吻合,使胸背神经与面神经颊支的分支吻合,此时可见肌瓣的边缘有渗血。

肌瓣移植完成后,先对健侧面部止血,冲洗创口,继而关闭创口。再至患侧面部进行细致止血,冲洗创口。由于面瘫后患侧皮肤、皮下组织均松弛,为此常常需要切除 1～1.5cm 的多余皮肤,达到皮肤紧缩的目的。

3 一期超长蒂吻合血管神经背阔肌节段性肌瓣移植术　一期超长蒂吻合血管神经的背阔肌节段性肌瓣移植术经过长期的临床研究和随访观察,已表明是修复陈旧性面瘫的有效办法,术后 1～2 年患侧面部均可以出现自主的表情运动,肌肉收缩力量的程度与术者的手术操作的水平有直接的关系。然而,目前所有的动力性修复手术,都仅能恢复面下 2/3 的表情运动,而且肌瓣只有一个血管神经蒂,即使肌瓣分成三条肌束也不能获得多方向的面部表情运动。

杨川(1997)设计了多神经血管的腹内斜肌瓣一期移植术,通过 2～3 条带血供神经跨面移植,以获得多方向的面部表情运动。

术前备血 200～400ml,患者取卧位,气管内麻醉。手术分成两组同时进行,一组在供区切取腹内斜肌瓣。另一组在受区解剖健侧面神经的上颊支和颧支的分支,患侧分离移植床,解剖颞浅动静脉并准备在显微镜下吻合移植神经和血管。

(1)切取腹内斜肌瓣:在第 11 肋骨下缘与腋后线的交界处,向前下腹部正中相当于髂前上棘水平,作大约 30cm 长的 S 形切口。沿切口线切开皮肤达腹外斜肌筋膜表面,将皮肤向两侧分离,暴露腹外斜肌,按照腹外斜肌肌束的走行方向,从肌束筋膜间打开腹外斜肌,显露与肌纤维方向垂直的腹内斜肌,用拉钩牵开腹外斜肌,充分暴露腹内斜肌。

在腹直肌外侧缘垂直切开腹内斜肌的边缘,显露腹横肌肌膜。沿腹横肌肌膜表面分离腹内斜肌,一定要让肌筋膜带在腹内斜肌的内侧面,一定要让肋间神经血管束、肋下神经血管束和旋髂深动、静脉都走行于肌筋膜,以确保不损伤神经血管。在距腹内斜肌内侧缘大约 5.5cm 处可以见到旋髂深动、静脉,其上方即第 11 肋间神经血管束,外侧有肋下神经血管束。按照术前设计的肌瓣大小,把肌瓣水平剪裁,并保留神经血管的联系,宽度一般为 3～6cm,解剖肋间神经血管束和肋下神经血管束至长度为 12～14cm,分离旋髂深动脉的腹壁肌支至旋髂深动脉干处。切取肌瓣长度为 10cm 左右,将肌瓣完全游离,准备断蒂。

(2)受区的准备:作双侧腮腺手术的 S 形切口。行解剖健侧面神经同超长蒂吻合血管神经的节段性背阔肌瓣移植术,在显露面神经颊支的同时分离颧支,找到颊支和颧支的分支及吻合支,以备切断,作为移植神经吻接端。

在腮腺筋膜浅面分离,上界达到颞浅筋膜,前方到下睑内眦的外侧,解剖至眼轮匝肌、鼻唇沟和口角,用长的解剖剪刀在上唇分离皮下隧道,从患侧到达健侧,准备把肌瓣的神经蒂从隧道中穿过。接着在耳前解剖颞浅动静脉,使颞浅动、静脉完全游离,作为受区的吻合血管,也可以选择患侧面动、静脉作为受区血管。如何选择受区血管主要看旋髂深动脉腹壁肌支在肌瓣的位置。

(3)多神经血管蒂的腹内斜肌瓣的制备:将游离的肌瓣内侧缘按照肌束的走行方向,分离为上、中、下三束,分离深度不超过 2.0cm,以避免损伤神经血管的入肌点。在第 11 肋间神经、肋下神经和旋髂深动脉腹壁肌支的设计长度处断蒂,并结扎腹壁肌支的近心端,把完全游离。腹内斜肌瓣移植到患侧面部。腹部创口用剩余的腹内斜肌进行修补,将缺损部位拉拢缝合,然后腹外斜肌、皮下组织和皮肤逐层对位缝合,放置负压引流管,腹带加压包扎。

(4)吻合多神经血管蒂肌瓣移植的患侧面部:吻合多神经血管蒂肌瓣移植的患侧面部后,先用一条胶管把两个神经蒂近端的结缔组织缝合在胶管上,利用胶管把神经蒂从患侧通过隧道引到健侧,可避免穿过隧道时损伤神经蒂。接着固定肌瓣,把腹内斜肌瓣的外侧端固定于颧弓及颞浅筋膜,肌瓣的内侧缘分成三束,上束固定于下睑眼轮匝肌,中束固定于上唇口轮匝肌和鼻唇沟处,下束固定于下唇口轮匝肌和口角。在显微镜下,将旋髂深动脉腹壁肌支与患侧颞浅动脉吻合,将腹壁肌支的伴行静脉与颞浅静脉吻合;将第 11 肋间神经与健侧面神经颧支的分支吻合;将肋下神经与健侧面神经颊支的分支吻合。

(5)皮肤修整:面瘫后患侧皮肤、皮下组织常常松弛,缝合创口前可以切除多余的皮肤,把面部皮肤提紧,以矫正面部皮肤下坠畸形。

(6)关闭创口:冲洗创口,双侧面部皮肤逐层对位缝合,放置橡皮片引流,包扎创口。

(八)面瘫治疗中存在的问题

早期面瘫的治疗效果,无论是贝尔面瘫,还是外伤性周围性面瘫,经过积极的药物治疗、物理治疗、中西医结合治疗及手术治疗等,绝大多数病例均能达到治愈或基本治愈的目的。但是,听神经瘤切除术后的面瘫、其他颅内肿瘤病变造成的面瘫或颅内手术引起的面瘫,很难有良好的治疗方法,且往往延续成陈旧性面瘫才进行治疗。

陈旧性面瘫的治疗是十分棘手的问题,虽然迄今对其的治疗方法已达数十种之多,但目前尚无一种术式能使陈旧性周围性面瘫达到完全治愈。主要存在的术式如下:

1 单纯性静力悬吊术　虽然仍是当前治疗陈旧性面瘫的重要选择,并且为很多医师们所选用,但因缺乏动力性面部表情肌功能重建,所以效果不佳。

2 跨面神经移植术　主要是通过跨面神经移植桥接于健侧面神经与患侧面神经之间。这种术式只有少数病例可被采用,多数不能达到面部表情肌的功能重建。

3 面神经-颅神经转位吻合术　可使瘫痪的面神经得到部分恢复,但是需要牺牲某些颅神经,而获得的面部表情运动是不协调的。Hofmen 报道患儿做面神经-舌下神经转位吻合术和面神经-副神经转位吻合术后,对面部不协调的表情肌运动感到不适,许多患儿家属要求切断这种神经吻合。

4 吻合神经、血管的肌肉移植　以吻合神经、血管的肌肉移植来治疗陈旧性面瘫,这是当前国际上堪称最佳的手术治疗方法,目前所报道的数百例中,普遍认为其治疗效果较好。除超长蒂吻合神经血管的节段性背阔肌瓣移植术和吻合多神经血管的腹内斜肌瓣移植术外,多数术式需要两次手术,而且重建的面部表情运动只有单一的活动,很少有多块肌肉的协调表情运动,关于运动神经的再生和神经-肌肉化过程对移植肌肉的影响尚需深入研究。

5 超长血管、神经蒂的节段性背阔肌瓣移植　一期以吻合多神经血管蒂的腹内斜肌瓣移植来治疗陈旧性面瘫,吸取了跨面神经移植和肌瓣移植的特点,使手术简化为一次完成,缩短了疗程,提高了治疗效果,而且移植肌肉可使周围的瘫痪肌肉发生肌肉神经化。

陈旧性面瘫的动力性修复单纯靠一种手术方法所获得的面部表情肌运动是有限的。笔者认为面部表情运动的恢复是一个复杂的工程,要通过多次的综合治疗,才能获得比较理想的效果。这种综合治疗包括吻合血管神经的肌肉移植术、局部静态悬吊术、神经吻合术、神经移植术及面部皮肤整复术等,在这个长期的治疗过程中,需要经治医师对病情有充分的了解,制订周密的治疗计划,同时也要得到患儿的密切配合,只要坚定治疗信心,必然获得良好的治疗效果。

（杨　川）

参考文献

［1］Karp N S, Thorne C H, McCarthy J G, et al. Bone lengthening in the craniofacial skeleton[J]. Ann Plast Surg, 1990,24(3):231-237.

［2］Roth D A, Gosain A K, McCarthy J G, et al. A CT scan technique for quantitative volumetric assessment of the mandible after distraction osteogenesis[J]. Plast Reconstr Surg, 1997,99(5):1237-1247; discussion 1248-1250.

［3］Molina F, Ortiz Monasterio F. Mandibular elongation and remodeling by distraction: a farewell to major osteotomies[J]. Plast Reconstr Surg, 1995,96(4):825-840; discussion 841-842.

［4］Staffenberg D A, Wood R J, McCarthy J G, et al. Midface distraction advancement in canine without osteotomies[J]. Ann Plast Surg, 1995,34(5):512-517.

［5］Cohen S R, Burstein F D, Stewart M B, et al. Maxillary-midface distraction in children with cleft lip and palate: a preliminary report[J]. Plast Reconstr Surg, 1997,99(5):1421-1428.

［6］Ortiz Monasterio F, Molina F, Andrade L, et al. Simultaneous mandibular and maxillary distraction in hemifacial microsomia in adults: avoiding occlusal disasters[J]. Plast Reconstr Surg, 1997,100(4):852-861.

［7］Cohen S R, Rutrick R E, Burstein F D. Distraction osteogenesis of the human craniofacial skeleton: initial experience with new distraction system[J]. J Craniofac Surg, 1995,6(5):368-374.

第十六章
颅面不对称发育畸形

对称是美的象征之一。颅面部不对称畸形虽然形成原因不尽相同,但其共同特征为颅部或面部的左右不协调、上下不对称、前后不一致,给人以歪斜、扭曲、不平衡的直观印象。它可以单独发生,也可以在颅部或面部同时发生。头颅不对称畸形包括头颅歪斜畸形、半侧颜面短小畸形、斜头畸形及某些单侧面裂畸形等。

第一节 颅面短小畸形

颅面短小畸形是对一组颅面发育不足或过小畸形的广义的统称。作为一类先天性畸形,以前曾有许多描述此类畸形的专有名词,如第一二鳃弓畸形综合征、耳-下颌发育不良、口-下颌-耳综合征,以及近来较常应用的半面短小症(hemifacial microsomia, HFM)。从颅面外科的角度看,临床上,多数单侧面部的发育不足,或多或少地伴有一些颅颞部的畸形,只是面部的畸形较为明显,而颅颞部的畸形常被头发掩盖,不为人所注意。因而笔者同意 McCarthy 等的命名,即对此类疾病,统称为颅面短小畸形(craniofacial microsomia),它包括单侧和较少见的双侧畸形。本节主要介绍与颅面不对称有关的单侧颅面短小畸形。

一、病因

此类畸形发病原因不明。有学者认为可能与胎儿在子宫内的发育受阻有关,主要涉及第一和第二鳃弓的发育,发生时间为胎儿 1～7 个月内。引起半面短小畸形的原因可能是胎儿局部的血供不良、血肿和某些药物(如抗癫痫药、安眠药等)如沙利度胺(Thalidomide)等;也有可能与神经嵴细胞的异常迁移、基因突变、孕期母亲吸烟、孕早期出血、高血压、糖尿病或冠状动脉粥样硬化性心脏病等有关。从临床特征来看,有些患者符合 Tessier 颅面裂分类中的 6、7、8、9 号裂隙畸形。在发病性别方面,男性较高于女性,在 Grabb(1965)报道的 102 例中,男性 63 例,女性 39 例。

近来的研究发现半面短小畸形仍可能与基因突变或异常有关。文献报道可能的相关染色体有22q11.1、mosaic trisomy 22、1q31.1、5p、14q32 等,可能的相关基因有 SALL 1、SALL 4、TCOF 1 等。

二、临床症状和诊断

短小畸形的主要症状为以耳、上颌、下颌为中心的骨骼、肌肉及其他软组织的发育不良,并可向上累及颅底、颞骨、颧骨和乳突等(图 16-1),形成如多米诺骨牌效应的整个颅面部畸形(Pruzansky,1969)。

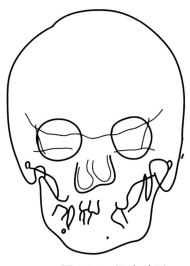

图 16-1　短小畸形

（一）骨骼畸形

以下颌升支的发育不良和短小最为常见，严重者可有下颌升支的缺损和颞下颌关节髁突的缺损。下颌颏部偏向患侧，相对来说，下颌体部较为正常。按下颌升支缺损的多少，Pruzansky 将下颌畸形分为三度：轻度为下颌升支少量变短，中度为下颌升支和髁突短小而扁平或有喙突的缺失，重度为下颌升支很小甚至缺失。

患侧上颌骨发育不良而显短小，垂直高度变短，磨牙萌出延迟。由于上颌骨和下颌骨在患侧均显短小，使得咬合平面向患侧抬高，同时上颌窦及患侧梨状孔抬高，但眼眶水平并未改变。

严重的病例可累及患侧的颞骨乳突、颧骨颧弓，表现为乳突气房减少，茎突缺失，颧突消失而显扁平，患侧外眦部塌陷或眼眶变小。眼眶的改变主要是纵轴变短，如同时存在额骨发育不足，则可出现小眼眶畸形。Grabb 报道颅面短小畸形可同时伴发脊椎骨畸形。

（二）肌肉畸形

颅面发育不良的一侧，肌肉发育较差，包括表情肌和咀嚼肌，但与半面萎缩畸形（Romberg 综合征）比较，前者肌肉的萎缩并不很明显，有时仅为局部的凹陷。

（三）外耳畸形

许多的先天性小耳畸形实际上是颅面短小畸形的各种不同程度的表现，常与下颌发育不良的程度同步。轻度小耳畸形者表现为杯状耳、卷曲耳等，耳郭稍变小。中度者表现为半耳畸形或残耳畸形（残留耳垂及部分软骨）。重度者表现为无耳畸形。中、重度者多无外耳道，听骨链不发育，仅有骨导听力。

（四）其他软组织畸形

多数中、重度的颅面短小畸形伴有部分或全部的面神经发育不良，可为颊支或下颌缘支，也可累及眼支或额支。一般很少出现皮肤的异常，有时伴有面横裂者可有口角裂或口角皮赘等。

（五）半面短小畸形的临床分类

1　Pruzansky 分类法　Ⅰ型，下颌升支和髁突保留了正常的外形特点，但体积减小；Ⅱ型，下颌升支、髁突和下颌切迹的结构和大小有明显畸形；Ⅲ型，下颌骨严重畸形或下颌升支完全未发育。

2　Kaban 分类法　根据颞下颌关节（temporal mandibular joint, TMJ）的结构和功能，将 Pruzansky 分类法中的Ⅱ型下颌骨分为 2 个亚类，Ⅱ$_A$ 表示与正常侧相比，有可接受的关节窝解剖形态和位置，Ⅱ$_B$ 表示 TMJ 错位。

3 SAT 分类法 SAT 分类法是由澳大利亚的 David J. David 提出的一种结合临床症状和治疗设计特点的分类法。其特点是依据面部骨骼畸形、耳畸形、软组织畸形等复合情况作出综合诊断和分类。它是临床上手术设计常用的分类法,为基础诊断标准。

4 OMENS 分类法 根据 5 个解剖部位的临床表现进行评分,根据畸形严重程度打 0～3 分。O 代表眼眶不对称畸形,M 代表下颌骨发育不全,E 代表耳畸形,N 代表神经功能障碍,S 代表软组织缺损。评分以传统的后前位、侧位、颏下位、全景片、临床检查结果和照片为基础。

5 OMENS(+)分类法 半面短小畸形(HFM)常累及颅颌面以外的部位,Horgan 等(1995)提出用 OMENS(+)表示出现颅颌面以外的相关畸形的半面短小畸形。

三、治疗原则

手术矫治的着眼点是如何使颅面骨结构协调和平衡。如果骨的结构达到了协调和平衡,对一些软组织的畸形如单侧肌肉发育不良而不丰满、外耳畸形等,应用整复外科原则进行治疗就变得较为容易。

（一）术前的评估和手术计划的制订

目前较为有效而实用的骨结构评估方法是通过 X 线头颅定位测量研究颅面骨结构的点、线、段、颅面角的量及相互关系(图 16-2)。这种定量的分析可以发现骨结构异常的位置(如颅骨、上颌骨或下颌骨)、面部中线的歪斜方向和程度(图 16-3)、殆关系的变化等。手术医师可以通过上述分析,决定手术方案:是进行单纯植骨手术,还是同时进行截骨和植骨手术;是做上颌骨或下颌骨的截骨手术,还是同时进行上、下颌骨的联合截骨手术等。手术方案决定后,可进行手术的模拟,如石膏模拟手术、计算机模拟手术等。

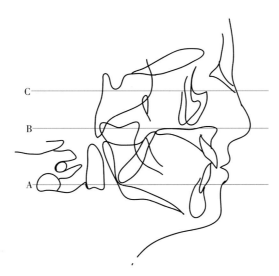

图 16-2 X 线定位测量研究

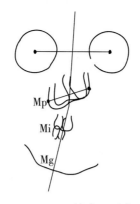

图 16-3　X 线定量分析

观察面部中线的歪斜方向和程度

（二）计算机辅助设计

可以应用计算机辅助设计软件进行面部手术的平面设计，包括头颅正面、头颅侧面的数据化测量、左右镜影对比和重叠、骨段叠加等。

四、颅面植骨手术

对一些较轻度的颅面不对称畸形，可单纯作骨的植骨充填，如一侧的下颌体、上颌的颧突区或梨状孔侧、颧弓和颞窝等。切口可视部位而定。下颌体植骨可取口内下唇龈沟切口，上颌骨植骨可取口内上唇龈沟切口，颧弓植骨可取耳屏前拉皱切口，颞窝植骨可取颞部 T 形切口或冠状切口。供骨大多取肋骨，可分层叠加、捆扎后固定于骨缺损区。植骨片一般置于骨膜下，在一些骨膜较紧的部位如下颌体、颧弓区等可不作骨固定。

五、上、下颌骨的正颌手术

严重的面部不对称，多伴有面部中线的歪斜和𬌗平面的极度倾斜。手术矫治除了考虑其面部外形的协调、平衡、中线复归外，更应考虑其𬌗平面的水平和𬌗关系的协调。为达到上述目的，上、下颌骨联合截骨术是必需的。上颌骨的 Le Fort Ⅰ型截骨和下颌骨的双侧升支矢状截骨，可使中面、下部整体做左右（水平向）、上下（垂直向）、前后（矢状向）的三维方向的各种移动，以达到面部外形和咬合功能的协调。在面部整体各个方向的旋转过程中，截骨后的间隙可嵌入自体植骨块，并固定之（图 16-4）。有时，还可进行颏成形术、上下颌骨表面覆盖植骨等手术。

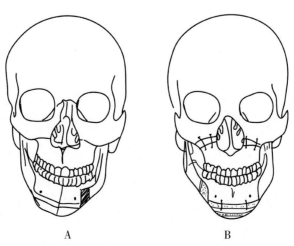

图 16-4　上、下颌骨联合截骨术示意图

上颌骨的 Le Fort Ⅰ型截骨和下颌骨的双侧升支矢状截骨

A. 术前设计：阴影部分为待截骨部位　B. 截骨后固定

在伴有一侧下颌升支、颞下颌关节缺损的严重病例,可在截骨的同时再造下颌升支和颞下颌关节(图16-5)。

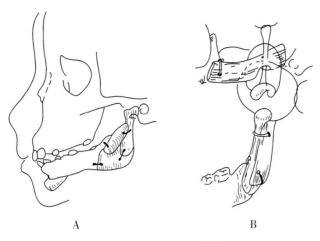

图 16-5　下面部的整复
A. 下颌骨升支　B. 颞下颌关节的重建

六、软组织重建手术

软组织的整复手术主要目的是改善面部外形。根据病情的需要,常用的手术方法有口裂修复术、局部的软组织充填术(真皮、脂肪、肌肉)、游离组织瓣移植充填术、外耳成形术等。对一些轻度的病例, 也可用人工复合材料进行局部充填。Santamaria 等用腓骨肌皮瓣重建下颌骨获得了成功,认为腓骨肌皮瓣安全有效,尤其适用于不能进行牵引成骨的严重半面短小畸形患儿。

七、颅面短小症的牵引成骨治疗

Synder(1973)首次报告了利用牵引延长骨生成技术成功地使狗的下颌骨得以延长的实验研究。Karp 等(1990)的实验研究报告再次证实了下颌骨能被延长的可能性。McCarthy(1992)应用口外径路的牵引装置成功地矫正了 4 例儿童的半侧颜面发育不全综合征获得成功,开始了以这一技术延长颌骨的临床应用。此后 Takato、Molina 均有过类似报告,但上述报告所采用的口外径路牵引技术遗留有明显的面部瘢痕, 而且易造成面神经、下齿槽神经的损伤。近年来先后由德国 Medicon、Leibinger 和 Martin 公司等研制生产了口内径路的牵引器,避免了口外径路牵引技术的缺点。Block(1995)发表了应用口内牵引技术行上颌骨延长的实验研究,Martin Chen(1996)、Bryant Toth(1977)先后发表成功延长整个上颌骨的临床病例。Chen 使用自己设计并根据患儿骨骼解剖形态制作的上颌整体牵引器,结合 Le Fort Ⅲ型截骨术,矫正了 9 例面中份重度发育不足畸形,并在牵引延长技术方面提出了新观念,即术中延长和术后 5 天内快速完成牵引延长成骨。他的 9 例患儿平均使上颌骨整体前移达 20mm 以上。Monasterio(1997)报道在矫正半侧颜面发育不全综合征患儿时,采用下颌升支截骨、上颌骨 Le Fort Ⅰ型截骨、术后颌间结扎固定,使上、下颌骨同步牵引延长,为复杂颅颌面畸形矫治增加了新的方法。

(一)治疗年龄

关于手术年龄目前尚无统一认识,现临床治疗年龄一般是 1 岁又 6 个月至 14 岁,普遍认为幼年骨的潜在生长能力强,而且早期手术能够更多地恢复颌面骨基质床的正常功能,减少下颌骨畸形对中面部发育的限制。目前临床上,提倡应用下颌骨延长术的年龄是 2~4 岁。

（二）术前检查和准备

1 对于双侧对称的上、下颌骨发育不足患儿 应拍摄头颅 X 线侧影定位片，进行头影测量分析。

（1）两侧下颌骨长度：下颌角点（Go）至颏顶点（Gn）。

（2）下颌升支的高度：髁状突顶点（Ar）至下颌角点（Go）。

（3）颅骨与上、下颌骨的关系：①SNA，蝶鞍中点-鼻根点-上牙槽座点的夹角。②SNB，蝶鞍中点-鼻根点-下牙槽座点的夹角。③ANB，上牙槽座点-鼻根点-下牙槽座点的夹角。

2 对于两侧不对称颅面畸形 采用 CT 断层影像和三维重建影像测量分析更为准确、更能反映畸形性质和严重程度。必要时可采用矢状面、冠状面 CT 断层影像，对颅面骨性解剖标志点间线距、角度、面积和体积进行测量，对颅颌面发育不良畸形进行分析评价。了解骨量或不足缺损，预测颅颌面骨的延长量及牵引的方向。

3 取全口牙模型 记录殆关系，并对可能出现殆障碍的牙尖进行磨改，制作牙垫。

4 模型 拟定骨皮质截开的位置、牵引器安置和固定的数量、部位与牵引方向。

5 准备牵引成骨延长器 目前口外颌骨延长器（图 16-6）使用逐渐减少，它是由两组牵引钉，通过外固定器与一个带有刻度的横杆相连组成。在横杆尾端有一个调节牵引长度的旋钮，用以调节延长距离。口内牵引器近来更多地被采用，依牵引延长的骨骼、部位、目的不同而有多种类型的口内式微型牵引器（图 16-7）。

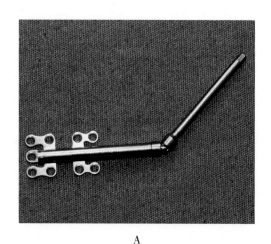 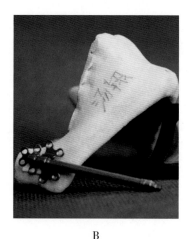

A B

图 16-6 口外颌骨延长器
A. 牵引装置 B. 在下颌三维模型上的延长器的放置位置

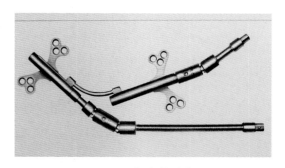

图 16-7 口内式微型牵引器

（三）口外径路下颌骨牵引成骨手术方法

1 手术步骤 全身麻醉下,在患侧下颌骨下缘 5cm 处切开皮肤、皮下组织、颈阔肌,锐性切断咬肌,在骨膜上平面暴露下颌角。在角前切迹和磨牙后间隙处设计骨皮质切开线,切开线与下颌骨下缘呈 50°角。在距此线两侧 1.0cm 和 1.4cm 处各打入两组直径为 2.0cm 的 4 个牵引钉。4 个牵引钉的连线与皮质切开线相垂直。然后在骨切开线上打孔,贯穿两侧骨皮质。用 3.0mm 的骨刀将各孔间的骨皮质横断。操作中注意尽量保护骨膜和下齿槽神经血管束。然后逐层缝合颈阔肌、皮下组织、皮肤。术毕将两组牵引钉与外固定支架相连,保持固定 7 天左右。第 7 天即可开始转动旋钮加力延长。每次 1.0～2.5mm,一天 1 次,直到延长完成预期长度和效果后,下颌骨被维持在外固定器上 4～8 周。去除外支架的同时,戴入颌垫,做弹性牵引或行二期矫治,时间为 5～10 个月,以引导形成正确的咬合关系,防止复发回缩。

2 术中的技术要点 对于颅面发育不良患者的治疗,最为重要的是增加患侧升支高度和形成后牙的开𬌗,打开咬合锁结,向前推进,因而 4 个牵引钉所在的平面几乎与下颌升支后缘相平行。两组牵引钉之间不应包括牙齿和未萌出的牙囊,2 个最内侧的牵引钉之间最少要保持 15mm 以便做骨切开,整个延长器所涉及的骨质长度约 25mm。牵引延长最少应达 20mm,使下颌中点(颏点)移至健侧,形成过矫正和后牙开𬌗。经过几个月的可靠矫治后,应逐渐减少颌垫的厚度,以使术侧颌骨牙槽嵴得以生长增高,形成咬合接触。

（四）口内径路牵引成骨手术方法

术前取牙颌模型并上咬合架,做模型外科设计。根据 CT 三维重建影像资料来做手术模拟设计。骨牵引器的制作或选择应根据牵引部位、目的、长度和方向来确定。术前制订手术方案要考虑:①骨骼在纵向、横向等多个方向上的移动度。②牵引部位的畸形情况。③截骨和安置骨牵引器的入路。④控制骨牵引器延长来调节杆的位置。

下颌骨口内径路牵引术可用于治疗半面短小症、小颌畸形、Treacher Collins 综合征等。经皮肤小切口和黏膜切口,经口内截断患侧或双侧下颌骨皮质,保护下牙槽神经血管束,置入骨牵引器,用钛钉固定于下颌体部或下颌升支外侧的黏膜下。调节牵引器的旋钮,经黏膜穿出后放置于口内。手术后第 5～7 天开始调节旋钮,以每次 1.5～2.5mm 的幅度,一天 1～2 次的频率,牵引延长下颌骨。根据矫正畸形的需要,逐日延长来达到预期的长度。留置牵引器固定下颌骨 4～8 周后,取出牵引器。矫正倾斜的𬌗平面,改善面型或恢复两侧对称。笔者将这项技术应用于 4～10 岁的颅面畸形儿童,获得良好效果,并能通过骨组织牵引来扩张、改善发育不良的软组织。

1 下颌口腔外置式牵引成骨术 口腔外置式牵引成骨装置的主要适用对象是下颌骨不但在前后、上下方向不足,而且存在下颌升支的内移者。外置式牵引成骨装置通常有一个球状关节,可以做三维的调整,但在牵引过程中会在下颌下缘遗留一条明显的瘢痕,影响美观。其适应证为下颌严重发育不良的病例(图 16-8)。

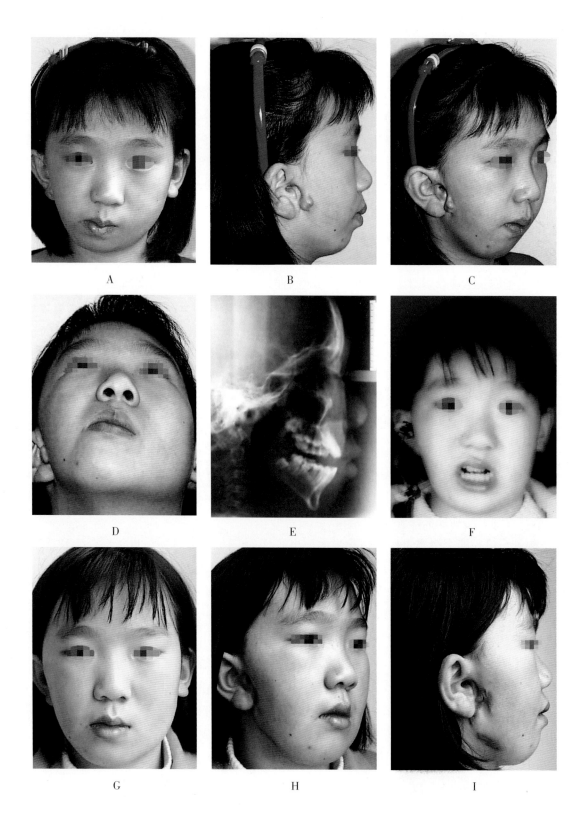

A

B

C

D

E

F

G

H

I

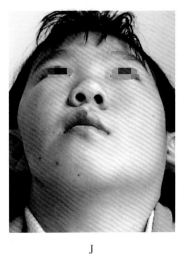
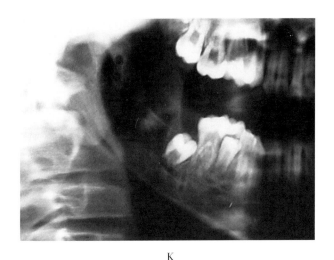

J　　　　　　　　　　　　　　　　　　　　K

图 16-8　下颌口腔外置式牵引成骨术治疗半面短小症

A、B、C、D. 术前照片　E. 术前 X 线片　F. 牵引治疗过程中照片　G、H、I、J. 术后照片　K. 去除牵引装置后的下颌骨 X 线片,见新生骨形成

2 下颌口腔内置式牵引成骨术　目前国内外普遍认为发展下颌骨口腔内置式牵引成骨技术将成为儿童颅面畸形治疗的主流技术。口内牵引器或微型牵引器不但适用于多种形状的骨缺失畸形,而且适用于多种位置的骨缺失畸形;同时不会遗留皮肤瘢痕,并减少神经损伤的可能。手术中需要在直视下保护下牙槽神经和舌神经。需注意术后开始牵引的时间太晚或牵引速度太慢易发生骨骼过早愈合,这种情况易发生于年幼的患儿。

术前调理肌肉组织,术后加强功能锻炼,可能可以增强畸形骨纠正术后骨骼的稳定性。目前有关如何以最佳方案获取稳定的神经肌肉功能来支持重建的骨骼仍是有临床意义的课题。此外,早期运用骨牵引术治疗骨畸形的长期效果还不清楚,进一步的研究是要评价早期手术对减少代偿性生长畸形的意义。图 16-9 为以口腔内置式牵引成骨术治疗半面短小症的病例的术前术后情况对比。

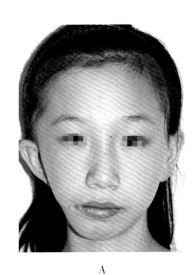
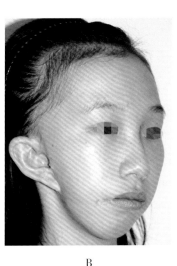
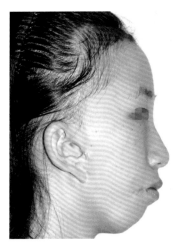

A　　　　　　　　　　　　　B　　　　　　　　　　　　　C

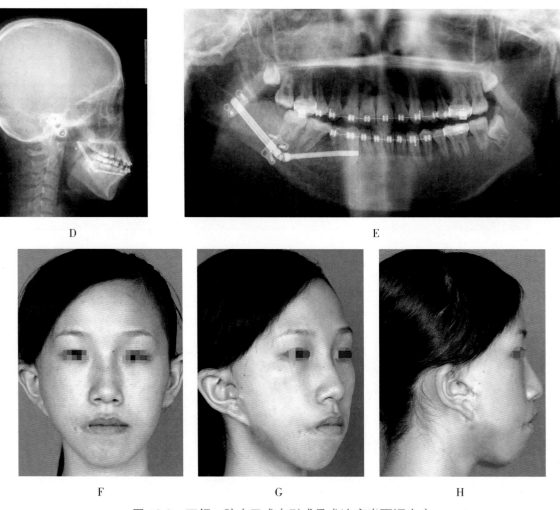

图 16-9　下颌口腔内置式牵引成骨术治疗半面短小症
A、B、C. 术前照片　D、E. 牵引治疗过程中的 X 线片　F、G、H. 术后照片

（五）牵引成骨器的构成

所有的牵引装置基本上是由固定装置和牵引装置两部分组成。

1　固定装置部分　固定装置部分必须确保截骨线两端骨段间具有良好的稳定性。固定装置又可分为牙齿支持式和骨支持式。牙齿支持式是通过粘接带环、唇弓、舌杆等装置将牵引器固定于牙齿之上,这一方式在牵引过程中常易造成牙移动和骨移动不等量、发生牙齿的倾斜移位、稳定性差、易复发等缺点。骨支持式即通过固定针、螺钉或种植体将牵引装置固定于颌骨。这种方式稳定性好,容易获得预期效果。一些学者利用能产生骨结合(osseointegration)的种植体作为固定装置,既可用于骨牵引延长,又可被日后的种植修复所利用。

2　牵引延长部分　牵引延长部分一般由螺杆和螺旋轨道组成。按照预定的速度和频率旋转螺杆,牵引装置连同固定于其上的骨段便会沿螺旋轨道移动。在截开骨段间产生张力与拉力,刺激骨组织的生长,同时对周围软组织(包括皮肤、肌肉、血管、神经)起到扩张延长作用,达到软硬组织同步延长的目的。

不同种类的牵引器,以上两部分的设计均不同。医师应根据患儿的具体情况选择适宜的牵引器。

3　多向牵引延长器　临床运用口内牵引术纠正颅面骨畸形当前还需发展一种微型的骨牵引器,它可以在多个方面上移动小骨块。德国 Leibinger 公司推出了口外径路的双向颌骨牵引延长器,两个不同方向的螺杆、两条截骨线可使下颌骨按照医师精确设计的不同延长方向而延长,既可同时在水平方向上延长,又可在垂直方向上延长,还可根据需要随时调整延长的角度。

（六）牵引成骨术并发症及防治

1 牵引固定钉周围组织感染　固定钉后期松动防治方法:皮肤、黏膜创口应保持清洁,术后1周可用抗生素预防性用药。

2 遗留面部皮肤瘢痕　口腔外置式牵引延长术会遗留面部皮肤瘢痕。如有条件，尽量使用口腔内置式牵引技术。

3 牙的松动、倾斜和移位　如果是由牙根变形、牙髓坏死、牙囊肿形成所致,手术截骨就必须避开牙根、牙胚。

4 下齿槽神经损伤　术中谨慎操作(避免损伤下牙槽神经,仅截断骨皮质)可保护下牙槽神经。术后需严格控制牵引的速度与频率,保持下牙槽神经伴随延长而不致有所损伤。这一点至关重要。一旦出现下唇颏部麻木,应减慢牵引速度。

5 颞下颌关节功能紊乱　目前的研究证实，下颌骨牵引成骨技术对颞下颌关节有一定的影响,但多可自行修复。

第二节　歪斜畸形

头颅歪斜畸形(cranioscoliosis)是指由于头颅骨骼的中线发生偏斜或弯曲而产生的颅骨、颅底及面部骨骼在三维空间上的原对称性的结构偏离中线,进而使颅面结构在左右、上下、前后诸方向呈现不对称或不协调的头颅畸形。头颅歪斜畸形尤指颅部在顶视(或俯视)时颅面中线结构弯曲或不对称的畸形,这是因为"cranioscoliosis"一词源于加拿大医师 Munro 和 Fitz 对 CT 头颅水平扫描的描述。近来也有人用颅面颈歪斜(cranio-facio-cervical scoliosis)一词来命名冠状平面上的不对称畸形。

一、病因

由于至今未在头颅歪斜畸形患者中发现早闭的颅缝和眶上缘抬高等颅缝早闭症的征象,因而此类畸形不能归入颅缝早闭症。有学者认为此类畸形可能是由于出生时产道挤压而产生的继发畸形,也可能是由于存在一种内在的发育不平衡。

二、症状和诊断

头颅歪斜畸形的症状主要以头颅外形的偏斜和扭曲为主。一侧额颞部塌陷,同侧的顶枕部突出,外形与斜头畸形相似。头颅歪斜畸形与斜头畸形的区别在于,头颅歪斜畸形的患侧下颌部偏平,颏部向患侧偏斜,同时患侧眼眶向后移位,患侧耳也向后移位。头颅歪斜畸形与半面短小症的区别在于,半面短小症由于单侧的发育不足,无法确立颅面中线,而头颅歪斜畸形存在对称性的颅面结构,只是受累侧的颅面结构随着颞下颌关节关节窝的后移而出现下颌外形的旋转;另一方面,从畸形出现的平面看,半面短小症表现为受累侧骨发育不良而产生的中面部高度的减少,而头颅歪斜畸形则表现为单侧颅面结构的后缩。

X 线片上很少见到早闭的颅缝和眶上缘"小丑状抬起"的特征性影像。CT 水平断层扫描的结果为中线偏斜的扭曲状头颅。头颅 CT 三维重建能直观地表现头颅中线偏斜和不对称的情况，以颞部的凹陷尤为明显。

三、手术治疗

轻度的头颅歪斜畸形，可约请相关专科如颅面外科、神经外科或儿科的医师及人类学家、心理学家等，与患儿家属一起研究是否需要手术，以及关于手术的其他问题。保守治疗包括改变睡姿、戴颅帽、外置式牵引器牵引等。

一旦确定手术，建议在 1～2 岁时进行。此类矫治手术目前开展并不很多，兹介绍 Munro 和 Fearon(1993)的颅侧部扩张的截骨法。

颅侧部扩张术的目的主要是进行顶颞部和眶上缘的楔形截骨，不但要前移额眶部，而且需延长颅中侧的长度。冠状切口进路，骨膜下剥离顶部、颞部、眶的四壁及额颅部。先作眶上额带的截骨，取下截骨块并使之前移，固定于眶上的新位置。注意，眶上截骨带应较宽大，其后方应至眶顶和眶外壁近眶上缘处，若过于狭小则易折断。前移额眶骨带后，一般可在眶底或眶后部作多片状植骨，以防止眶带前移后可能发生的眼球内陷。随后作顶颞部的颅板扩张。在顶颞颅部截开整块颅骨块，设计含 2～3 个小舌的楔形骨瓣，其前部固定于已前移的额眶骨带上，其后部的多个小舌固定于颞顶部颅瓣的小舌上，使颅瓣有一定程度的伸展，其伸展的方向为向前向外。同时于额顶正中部以前囟为中心截开颅骨瓣，必要时可作青枝骨折，以适应颅顶颞部的向外向前伸展。应以尽量与健侧对称为骨瓣伸展的标准。

（穆雄铮）

［1］韦敏,杨斌.颅面牵开成骨实验与临床研究［J］.口腔颌面外科杂志,1997,7(4)：279-281.

［2］Robinson R C, Knapp T R. Distraction osteogenesis in the craniofacial skeleton ［J］. Otolaryngol Clin North Am, 2005,38(2):333-359.

［3］Block M S, Baughman D G. Reconstruction of severe anterior maxillary defects using distraction osteogenesis, bone grafts, and implants［J］. J Oral Maxillofac Surg, 2005,63 (3):291-297.

［4］Meyer U, Kleinheinz J, Joos U. Biomechanical and clinical implications of distraction osteogenesis in craniofacial surgery［J］. J Cranio-maxillo-fac Surg, 2004,32(3):140-149.

［5］Walker D A. Management of severe mandibular retrognathia in the adult patient using distraction osteogenesis［J］. J Oral Maxillofac Surg, 2002,60(11):1341-1346.

［6］Tucker M R. Management of severe mandibular retrognathia in the adult patient using traditional orthognathic surgery［J］. J Oral Maxillofac Surg, 2002,60(11):1334-1340.

［7］Jensen O T, Cockrell R, Kuhike L, et al. Anterior maxillary alveolar distraction osteogenesis: a prospective 5-year clinical study［J］. Int J Oral Maxillofac Impl, 2002,17(1): 52-68.

［8］Hierl T, Kloppel R, Hemprich A. Midfacial distraction osteogenesis without major osteotomies: a report on the first clinical application［J］. Plast Reconstr Surg, 2001,108(6): 1667-1672.

［9］Mofid M M, Manson P N, Robertson B C, et al. Craniofacial distraction osteogenesis: a review of 3278 cases[J]. Plast Reconstr Surg, 2001,108(5):1103-1114; discussion 1115-1117.

[10] Swennen G, Schliephake H, Dempf R, et al. Craniofacial distraction osteogenesis: a review of the literature: part 1: clinical studies[J]. Int J Oral Maxillofac Surg, 2001,30(2): 89-103.

[11] Van Sickels J E. Distraction osteogenesis versus orthognathic surgery[J]. Am J Orthod Dentofac Orthop, 2000,118(5):482-484.

[12] Gateno J, Teichgraeber J F, Aguilar E. Computer planning for distraction osteogenesis[J]. Plast Reconstr Surg, 2000,105(3):873-882.

[13] McCarthy J G, Schreiber J, Karp N, et al. Lengthening the human mandible by gradual distraction[J]. Plast Reconstr Surg, 1992,89(1):1-8; discussion 9-10.

[14] Ilizarov G A. The tension-stress effect on the genesis and growth of tissues, part I, the influence of stability of fixation and soft-tissue preservation[J]. Clin Orthop Rel Res, 1989,238:249-281.

[15] Ilizarov G A. The tension-stress effect on the genesis and growth of tissues: part II, the influence of the rate and frequency of distraction[J]. Clin Orthop Rel Res, 1989,239: 263-285.

[16] Snyder C C, Levine G A, Swanson H M, et al. Mandibular lengthening by gradual distraction, preliminary report[J]. Plast Reconstr Surg, 1973,51(5):506-508.

[17] Chin M, Toth B A. Le Fort III advancement with gradual distraction using internal devices[J]. Plast Reconstr Surg, 1997,100(4):819-830; discussion 831-832.

[18] Karp N S, Thorne C H, McCarthy J G, et al. Bone lengthening in the craniofacial skeleton[J]. Ann Plast Surg, 1990,24(3):231-237.

[19] Roth D A, Gosain A K, McCarthy J G, et al. A CT scan technique for quantitative volumetric assessment of the mandible after distraction osteogenesis [J]. Plast Reconstr Surg, 1997,99(5):1237-1247; discussion 1248-1250.

[20] Molina F, Ortiz Monasterio F. Mandibular elongation and remodeling by distraction: a farewell to major osteotomies[J]. Plast Reconstr Surg, 1995,96(4):825-840; discussion 841-842.

[21] Staffenberg D A, Wood R J, McCarthy J G, et al. Midface distraction advancement in canine without osteotomies[J]. Ann Plast Surg, 1995,34(5):512-517.

[22] Cohen S R, Burstein F D, Stewart M B, et al. Maxillary-midface distraction in children with cleft lip and palate: a preliminary report[J]. Plast Reconstr Surg, 1997,99 (5):1421-1428.

[23] Ortiz Monasterio F, Molina F, Andrade L, et al. Simultaneous mandibular and maxillary distraction in hemifacial microsomia in adults: avoiding occlusal disasters[J]. Plast Reconstr Surg, 1997,100(4):852-861.

[24] Cohen S R, Rutrick R, Burstein F D. Distraction osteogenesis of the human craniofacial skeleton: initial experience with new distraction system[J]. J Craniofac Surg, 1995,6(5):368-374.

第十七章
半侧颜面萎缩症

半侧颜面萎缩症是一种病程缓慢,单侧颜面部皮肤、软组织、肌肉、软骨、骨膜出现进行性萎缩的疾病,有阶段性发生停止的临床特点。迄今病因尚不清楚。1846 年 Romberg 曾描述了此病的典型特征,故又称为 Romberg 综合征。

一、病因

该疾病至今病因不明。但文献有各种不同的病因描述。

1 感染学说 Mobius(1845)认为,此病患者组织产生的某些炎症过程如猩红热、麻疹、丹毒、结核等,口腔病灶如牙槽脓肿、牙周炎症等通过对交感神经系统产生影响而致病。

2 交感神经学说 本病患者常有交感神经过度兴奋,可导致血管收缩障碍。神经性角膜炎、虹膜炎及偏头痛能导致组织萎缩。

3 三叉神经学说 Mondel 报告此病在尸体解剖中发现,在三叉神经分布区内的组织萎缩与三叉神经炎有关。从组织学检查所见,皮肤、皮下组织常呈慢性炎症渐进性坏死病变,最后导致瘢痕形成,表皮组织变薄呈角化病,真皮乳突层消失,而肌层仍保持一定程度的弹性纤维组织。

4 外伤学说 不少患者有颜面、脑、颈部外伤,或甲状腺手术造成颈交感神经刺激后诱发半侧颜面萎缩症。

二、临床症状

半侧颜面萎缩症通常以皮下组织影响最为严重,然后波及肌肉、软骨及骨骼,常只限于一侧,且多为左侧,也有极少病例全身萎缩。该病病程发展缓慢,极少波及对侧。通常以皮下组织最早受累,萎缩也最重,然后侵及肌层组织和其他软组织。

如在幼年期发病,则因软组织萎缩累及骨膜而影响患侧骨骼的正常发育,进而造成骨骼发育障碍,并出现继发的骨骼发育不对称畸形。

如发病较晚,骨骼已有相当程度的发育,面部骨骼的不对称畸形就较轻。

该病发病初期常在面部某区域,如眉上额部或眶下部,出现色素增多或减少,皮肤变棕色或白色,然后逐渐扩大,并呈现皮下组织的凹陷,直至完全消失。该病发病与三叉神经分布有关,有的出现于某一分支的分布区域,继而出现皮肤、黏膜、骨骼及肌肉的改变,但肌肉仍可保持一定的功能,且无面神经麻痹的临床表现。病期较长的患者还可见到皮肤变薄、干燥,呈硬皮病样症状,甚至与肌肉、骨骼粘连,形成明显畸形,与健侧交界处有明显凹陷。有些患者的患侧舌部、鼻翼软骨、耳软骨及硬腭黏膜、口唇部组织均可波及。此外,皮肤、毛发也可明显改变,如毛发稀疏、脱落或出现白发,汗腺、唾液腺、毛囊也可受影响,严重者还可累及同侧头颅、眶内容物,使眼球凹陷、视力减退或无视力、眼睑下垂。

在某些严重的病例中,颈、头颅,甚至上肢、躯干及下肢亦可被累及。患侧的汗腺、毛囊也可受影响,出现秃发、硬皮病等。

三、治疗

本症目前尚无特效疗法,而整形治疗只能以软组织植入充填,使外形丰满,力求达到与健侧对称的目的。而本症有进行性萎缩的特点,有可能逐渐降低整复手术的效果,故应做好术前解释工作。

一侧面部萎缩症亦可由于孩童期面部患肿瘤经放射治疗后,造成面部骨骼发育障碍而致。

最常用的矫正方法是,应用真皮脂肪和筋膜脂肪组织的游离移植。并发严重骨骼组织萎缩时也可同时考虑进行骨或软骨移植。为了减少游离移植组织本身的吸收,应用皮管或皮瓣做带蒂的真皮脂肪移植来填补患侧缺损是一个较游离脂肪移植更好的方法,可供选用。但此方法必须分期进行转移,一期手术先通过手臂携带,二期手术时再移植于面部。近来,自体脂肪移植在临床上得到广泛应用,对半侧颜面萎缩症也有较好的治疗效果。

(一)真皮脂肪组织移植手术

真皮脂肪组织移植手术为最常用的手术方法之一。一般可自腹壁或臀部取适当大小的真皮脂肪垫。经颞部和耳屏前切口,在皮下组织下方紧贴肌层处作潜行分离,范围上至下睑,内及鼻侧和上唇,下达下颌缘,含下唇及颏部。彻底止血后,将真皮脂肪垫块修剪成所需形式和厚度,充填至已游离的面部间隙腔内。因术后充填物有一定程度的收缩,故充填时应过度矫正,使面部较正常侧丰满。为避免术后充填物四周隆起,手术时应将移植片边缘稍修薄,并用细丝线缝合若干针后,穿出皮肤外作固定。为防止组织块过大而造成移植组织坏死,常需分期分区移植手术。为了能达到满意的效果,每次手术以相隔 6 个月为宜。必要时也可采用吻合血管蒂的真皮脂肪组织瓣移植,供区以下腹壁较为理想。

手术可一次进行,亦可考虑分期分区进行,以避免组织块过大,造成移植组织坏死术前用亚甲蓝在手术区画出手术范围,并用印模胶或蜡片预作充填区域的模型作为手术中的参考。

手术宜在全身麻醉下进行。真皮脂肪组织可采自腹壁或臀部。

在面部沿鼻唇沟作切口,从切口两侧分别在皮下组织层下方贴近肌层处进行游离。游离范围上至下睑,内及鼻侧和上唇,下达下颌缘下方、下唇及颏部,后到耳前部位。用压迫法彻底止血。然后将真皮脂肪组织块修剪成所需形式及厚度,塞入腔内。注意移植片四周边缘宜修薄,以免术后产生四周隆起。同时应使真皮面向外,脂肪层向深层。在真皮边缘用细丝线缝合若干针,穿出皮肤外作固定。最后缝合皮肤上创缘。术后加压包扎,防止腔内渗血而造成血肿,7 天后拆线。

患侧上下唇红亦常有明显萎缩。修复时可在健侧唇红上设计以中央部为蒂的狭长黏膜瓣,旋转 180°后转移于患侧唇红上所作的切口内,以使其增厚。3 周后再进行修正蒂部的手术。这个手术可与颊部手术同时进行,或在以后做二期手术。

(二)管状皮瓣移植

应用皮管或皮瓣作带蒂的真皮脂肪移植来充填面部凹陷畸形。由于带蒂的皮瓣血供较好,无须依赖病变萎缩的面部组织来供血,故皮瓣成活后吸收少,对面部严重畸形(包括颌骨发育不全)需充填至组织量较大时试用管状皮瓣移植方法。皮管移植须分期进行转移,其长度、宽度视面部缺损大小而定,将皮管上端表皮组织切除,将皮管剖开舒平呈瓣状,可从下颌下缘或颞部发际作切口,将带蒂真皮脂肪瓣由此切口填入面部凹陷区,将皮瓣的顶端固定于袋形剥离的顶端,再将皮管与创缘切口缝合。植入的皮瓣与面部周围组织相连,对萎缩区的血供和神经营养有良好的影响,面部皮肤可变软,移植后收缩也较少。

（三）带蒂颞浅筋膜瓣加真皮脂肪的复合组织瓣移植

带蒂颞浅筋膜加真皮脂肪的复合组织移植可修复各种原因引起的面部凹陷畸形。颞浅筋膜复合组织瓣综合了带血管蒂颞浅筋膜瓣移植和游离真皮脂肪组织移植的优点，克服了单纯颞浅筋膜瓣厚度过薄、游离真皮脂肪组织血液循环差且吸收率高，以及吻合血管游离组织瓣操作复杂的缺点，起到了扬长避短的效果。

头皮筋膜包括颞部筋膜及帽状腱膜。中间为帽状腱膜，前达额肌，后连枕肌，两侧为颞部筋膜。颞部筋膜在应用上可分为两层，即颞浅筋膜和颞深筋膜。颞浅筋膜表面有颞浅动脉、颞浅静脉分布，形成丰富的血管网。颞深筋膜覆盖在颞肌表面。颞浅筋膜与面部的表浅肌肉腱膜系统连成一片。

设计颞部筋膜瓣，将耳屏前颞浅动脉搏动处定点为 a。用触诊或多普勒超声血流仪探测颞浅动脉行向颞顶部的径部，测得颞浅动脉走行方向与顶部矢状缝的交点 b。a、b 点连线构成颞筋膜的纵轴，筋膜瓣设计在纵轴的两侧。

制备带蒂颞部筋膜瓣可在局部麻醉或全身麻醉下进行。在局部麻醉中避免加入肾上腺素或其他缩血管药物。头歪向一侧，在耳屏前上方颞浅动脉搏动处向颞顶部头皮设计 T 形切口。切开皮肤及皮下组织，在头皮毛囊深面与浅筋膜之间进行细致分离，向两侧掀起头皮瓣。切忌过深，避免伤及颞浅筋膜表面的颞动脉、颞静脉；亦忌过浅，以免损伤毛囊，造成秃发。当头皮掀起到足够范围时，在颞浅筋膜表面用彩色笔标出需切取颞浅筋膜的范围，然后在颞肌肌膜浅面将颞浅筋膜自远端向部掀起，形成含颞浅动脉、颞浅静脉的轴型筋膜瓣。

设计颞浅筋膜加真皮脂肪组织复合瓣。颞浅筋膜的设计和切取同上。颞浅筋膜复合组织瓣有三种模式：①把一块游离真皮脂肪组织瓣缝合固定于颞浅筋膜上。此术式适用于轻、中度面部凹陷畸形。②把两块游离真皮脂肪组织瓣，或一块真皮脂肪瓣和一块脂肪组织瓣，分别缝合固定于颞浅筋膜的深面和浅面。此术式适用于中、重度面部凹陷畸形。③把一块游离真皮脂肪组织瓣包裹在折叠的颞浅筋膜瓣内。此术式适用于范围不大而凹陷较深的中面部凹陷畸形。

（四）带血管蒂颞筋膜和游离真皮脂肪复合移植

施耀明、冯胜之等（1997）应用带三明治式颞浅筋膜瓣修复面部凹陷畸形。术前明确颞浅动脉顶支在颞部的走行，并以亚甲蓝或甲紫标记，再涂碘酊固定。在耳屏前上方颞浅动脉搏动处，沿亚甲蓝标记的颞浅动脉顶支走行在颞顶区作 T 形切口，纵切口长 12cm，横切口长 10cm。在头皮毛囊深面与颞浅筋膜浅层的疏松组织之间进行细致剥离。向两侧掀开头皮皮瓣，显露皮下浅筋膜及颞浅筋膜，分离时不宜太浅，应避免破坏毛囊而造成秃发，也不宜过深，以保护完整的颞浅筋膜及颞浅血管。在颞浅筋膜表面可见颞浅动脉及其搏动，然后根据凹陷面积和形状在显露的颞浅筋膜上以亚甲蓝标记要切取的范围。切取颞浅筋膜的面积应比实际凹陷面积略大，长、宽各增加 1～2cm。于额枕两侧及顶部，按实际需要绘制设计线，切开颞浅筋膜，在颞肌肌膜浅面将颞浅筋膜连同颞浅血管掀起，形成含颞浅动脉、颞浅静脉的轴型筋膜瓣。血管蒂不能剥离过窄，需携带少许周围筋膜，宽约 1.5cm，以保护血管蒂在转移时不受扭曲和损伤。

另一手术组同时自腹部切取相当于凹陷面积的真皮脂肪组织，并将周围的脂肪修薄，以 3-0 丝线把真皮脂肪瓣的周缘间断缝合，固定在颞浅筋膜边缘相应的位置上。也可用两块游离真皮脂肪瓣，夹在颞浅筋膜的深浅两面，或颞浅筋膜包裹真皮脂肪瓣，制成三明治式复合组织瓣。在面部凹陷部位，以亚甲蓝标记范围，将颞部切口经耳屏前延伸至耳垂前，于面部凹陷部位表浅肌肉腱膜系统（SMAS）的浅面，根据标记范围作皮下潜行分离（图 17-1）。分离的范围上至下睑、颧弓，内达鼻侧和上唇，下抵下颌缘。彻底止血后，将预制好的带颞浅动、静脉蒂的三明治式颞浅筋膜复合瓣翻转

180°,充填于已分离好的面部凹陷部位的皮下腔隙内。为避免术后充填物卷曲或隆起,在凹陷部位边缘作4～6个小切口,将复合组织瓣边缘缝合固定于皮下组织上。放置负压引流,缝合切口,稍加压包扎。

三明治式颞浅筋膜复合组织瓣具有带血管蒂颞浅筋膜移植和游离真皮脂肪组织移植的优点,克服了单纯颞浅筋膜组织量少,游离真皮脂肪组织血供差、吸收率高,吻合血管游离组织瓣操作复杂的缺点,起到了扬长避短的效果。

（五）背阔肌肌皮瓣

背阔肌肌皮瓣是利用背阔肌所形成的一种复合组织瓣。由于该肌皮瓣带有肌肉组织,适用于深部组织缺损的修复,特别是用来充填面颊部组织缺损凹陷。可行带蒂移植或吻合血管移植,其远期疗效明显优于其他方法,因保持血液供应,移植组织不易吸收或萎缩。图17-1为用肌肉瓣修复半侧颜面萎缩症的病例。

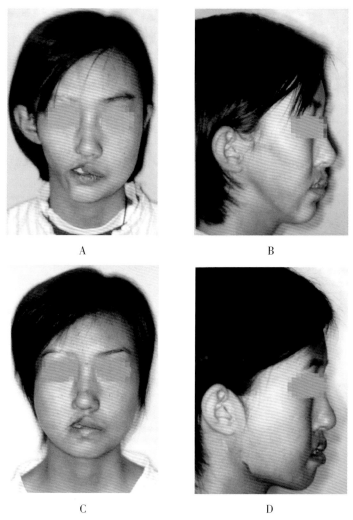

A   B

C   D

图 17-1 肌肉瓣修复半侧颜面萎缩症（王兴医师供图）
A、B. 术前正侧面观 C、D. 术后正侧面观

（六）胸锁乳突肌肌瓣充填术

胸锁乳突肌是颈侧部的扁柱状肌,内、外侧头分别起于胸骨柄前面和锁骨上前缘内 1/3 段,止于颞骨乳突及枕骨上项线的外侧部。胸锁乳突肌的血供可分为上、中、下 3 个来源。上部主要来自枕动脉和耳后动脉的分支,中部主要来自甲状腺上动脉的分支,下部主要是甲状颈干的分支。胸锁

乳突肌受副神经和颈神经支配。以该肌上枕动脉分支为蒂形成肌瓣或将真皮肌瓣转移至面部充填凹陷。向上剥离形成肌瓣时,可将甲状腺上动脉分支切断结扎,但一般不宜超过二腹肌后腹下缘,以防损伤枕动脉的胸锁乳突肌肌支而影响肌瓣血供。

（七）骨、软骨移植

不少学者认为,在有明显的进行性半侧颜面萎缩症时,采用软组织充填前常先以骨或软骨组织移植修复面部支架组织,然后再行二期软组织移植术。有上下颌骨、眶、颧骨发育不全,形成面部严重畸形的患儿是软骨移植术的良好适应证。

骨骼来源一般为自体第7～9肋骨、肋软骨及髂骨的髂嵴。异体骨多由骨库贮存,以胸廓成形术去除的肋骨和肋软骨为多。将切取的骨或软骨修剪成适合缺损处的形状及大小,然后植入凹陷处的骨面上,与受植处骨组织密切接触,予以良好的内固定。如果患儿全身情况允许,也可与充填组织移植同时进行。

（八）人工替代物充填

应用人工替代物充填凹陷,不需取自体组织,可减轻患儿痛苦,缩短手术时间,不受取材限制,可预制塑形。目前比较理想的非生物性充填材料有医用硅橡胶、羟基磷灰石、聚四氟乙烯（PTFE）等。

（穆雄铮）

参考文献

［1］Huang X Z. Otorhinalaryngology［M］. Beijing: People's Medical Publishing House, 1995:24.

［2］van der Meulen J, van der Hulst R, van Adrichem L, et al. The increase of metopic synostosis: a pan-European observation［J］. J Craniofac Surg, 2009,2(2):283-286.

［3］Vu H L, Panchal J, Parker E E, et al. The timing of physiologic closure of the metopic suture: a review of 159 patients using reconstructed 3D CT scans of the craniofacial region［J］. J Craniofac Surg, 2001,12(6):527-532.

［4］Anderson P J, Netherway D J, Abbott A, et al. Intracranial volume measurement of metopic craniosynostosis［J］. J Craniofac Surg, 2004,15(6):1014-1016; discussion 1017-1018.

第十八章
先天性蹼颈畸形

第一节　概述

颈部的皮肤软组织蹼称为蹼颈(webbed neck)，其原始报道已经有 100 多年。它是一种比较少见的颈部先天性畸形，表现为双侧颈部(单侧少见)皮肤自乳突至肩峰横向过剩，且两侧常不对称，皮下纤维组织条索限制颈部活动，项部发际低垂而宽。许多综合征都具有这种体征，如 Turner 综合征(先天性卵巢发育不全)、Noonan 综合征、三体综合征、Klippel-Feil 序列征(颈椎早期发育障碍)和多发性翼状胬肉综合征等，而 Turner 综合征是发生蹼颈畸形最多的一种疾病。

第二节　病因和应用解剖

发病原因不清，多数综合征伴发的蹼颈畸形常常有染色体异常。

在颈的两侧自乳突至肩峰形成两片纵行的皮膜，由两层皮肤和一层纤维结缔组织构成，且蹼颈下的软组织呈过度增生和肥厚改变。肥厚的脂肪、增生的斜方肌和纤维结缔组织使皮下软组织的总量增多，共同造成了蹼颈畸形。部分患儿伴有多个颈椎融合或颈、胸椎畸形。

第三节　临床表现

颈部两侧的组织，从乳突到肩峰呈蹼状，蹼状组织使颈部宽带明显增加，累及肌肉、筋膜和皮肤，枕骨部位的后发际降低；患儿常有愚型表现；部分患儿因多个颈椎融合时颈部变短，头部像"坐"在胸廓上。

第四节 诊断

一、临床体征

具有蹼颈的临床表现。

二、全身检查

1 智力发育正常或低于正常同龄人,皮肤及下颌发育正常。

2 不同综合征具有不同的伴发症状。如发生蹼颈畸形最多的 Turner 综合征常有以下临床症状和体征:

(1) 面颈部畸形:小颌畸形、内眦赘皮、唇腭裂等。

(2) 心血管畸形:多伴主动脉狭窄。

(3) 泌尿生殖系统畸形:多囊肾;卵巢发育差,无滤泡形成,子宫发育不全,生殖器发育幼稚;月经延迟、原发性闭经或不育。

(4) 神经系统:智力一般正常,但常低于同龄人。

(5) 四肢畸形:身材一般较矮小,表现为肩宽、肘外翻、肘蹼、膝蹼、指甲发育不全、四肢淋巴样水肿等。

三、实验室检查

可行染色体检查,以确定综合征类型,如 Turner 综合征患儿染色体只有 45 条,即 44 条常染色体和 1 条性染色体。

四、辅助检查

1 心脏彩超 正常。

2 X 线检查 可明确诊断和了解畸形的范围,通过断层摄影检查可见椎体变扁、变宽,椎间盘变窄或消失,颈椎脊椎裂等。有时可看到半椎体、颈肋和颅底增宽。

3 B 超检查 可发现子宫和卵巢发育异常。

五、治疗

外科手术是最好的治疗方法。

(一) 手术目的

消除颈部畸形,延长两侧颈部皮肤长度,加强颈部的活动范围,恢复颈部的正常轮廓,使发际对称和提高。

(二) 手术方法

在术式的选择上,有两点必须考虑:一是要尽可能少地切除正常组织,二是要使切口尽量隐蔽。

许多外科医师采用项部后正中切口的 Y 推进的设计方法。尽管蹼的问题基本上都得到满意的解决,手术切口也可以隐藏到颅后发际内,但由于剥离范围过大、切除组织过多,致术后创口张力大,所形成的瘢痕往往是医师和患儿都感到最不满意的,甚至发展成增生性瘢痕或瘢痕疙瘩。

双 Z 成形术修复蹼颈畸形的效果令人满意,医患双方都对术后的外形和功能十分认可。该方法操作简单,而且切口隐蔽,具有美容效果。也有术者认为,多数典型的 Turner 综合征患儿,颈后发际低,颈蹼上常生长很多头发,在蹼部上切除大块半月形或椭圆形带发皮肤,再在创面上下两端设计两个不对称的附加切口,形成不对称的 Z 成形术,尽量将多发区皮瓣转移到颈后方,少发区皮瓣转移到颈前;术中同时行增生纤维结缔组织的切除,及增生肥厚粘连的皮下软组织切除,使皮下组织量明显减少,以减轻缝合时的张力。只有兼顾皮肤与皮下组织总量的合理,才能使手术效果更满意。总之,蹼颈的手术仍然以 Z 成形术为基础来实施。

由于蹼颈常常为不同种类综合征的症状之一,在手术治疗的基础上,应尽早确诊其综合征类型,及时进行相应的临床治疗。

六、典型病例

患儿李某,女,10 岁又 9 个月。因"双侧颈部皮肤蹼状改变 10 年"入院。入院查体:双侧颈部皮肤蹼状改变,颈蹼自乳突至肩胛骨之间,最宽处在颈根部,宽约 2cm,颈项部发际线低。入院诊断:双侧先天性蹼颈畸形,Turner 综合征。经术前准备,无明确手术禁忌,在气管插管全身麻醉下行双侧蹼颈 Z 成形整复术。术后恢复良好,第 7 天出院(图 18-1)。

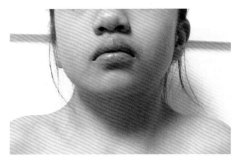

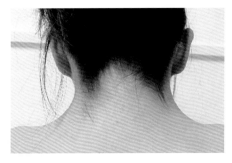

A　　　　　　　　　　　　　　　　B

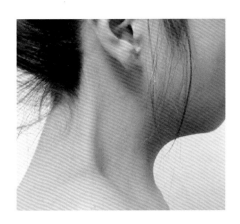
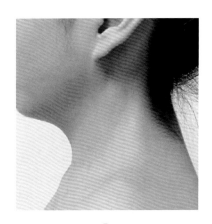

C　　　　　　　　　　　　　　　　D

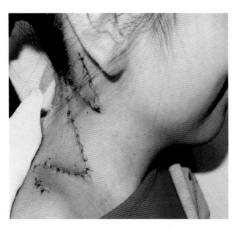 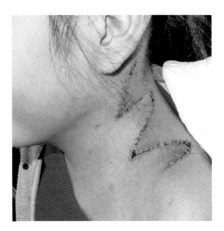

E   F

图 18-1 双侧先天性蹼颈畸形病例行双侧蹼颈 Z 成形整复术

A. 术前正面照 B. 术前背面照 C. 术前右侧位照 D. 术前左侧位照 E. 术后右侧位照 F. 术后左侧位照

（邱 林 傅跃先）

参考文献

［1］潘少川.小儿矫形外科学［M］.北京:人民卫生出版社,1987:95-124.

［2］Beaty J H. Congenital anomalies of trunk and upper extremity［M］. 7th ed. Campbell Operative Orthopaedics, 1987:2759.

［3］李正,王慧贞,吉士俊.实用小儿外科学［M］.北京:人民卫生出版社,2001:341-342.

［4］Bondy C A. Turner syndrome 2008［J］. Horm Res, 2009,71(Suppl 1):52-56.

［5］曲昌锋,孙长伏,李瑞武.蹼颈 1 例报告及文献复习［J］.中国医科大学学报,2004,33(4):342.

［6］陈莹莹,周永德,黄廷华.2 例蹼颈手术治疗方法分析［J］.现代医药卫生,2006,22(6):857-858.

［7］黄治林,孟令军,王侠,等.双 Z 成形术矫正蹼颈畸形［J］.中华医学美学美容杂志,2008,14(3):171-173.

［8］侯光来,杨海峰.手术治疗 Turner 综合征蹼颈畸形 2 例［J］.中国美容医学,2008,17(7):1084.

第十九章
斜颈畸形

　　斜颈畸形是指颈部的患侧短于健侧，头部向患侧偏斜，颏部向健侧上移的一种畸形（图 19-1）。若斜颈畸形已长期存在，可以造成患侧肩部高于健侧，面部发育及两侧眼裂水平不对称等显著畸形。造成这种畸形的主要原因是患侧的胸锁乳突肌因肌肉组织纤维化而短缩。引起肌肉组织纤维化的原因则有先天性和后天性之分。先天性斜颈的发病率据文献报道在 0.2%～0.5%之间，无明显男女比例差别。

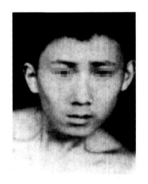

图 19-1　斜颈畸形

　　先天性斜颈的原因有：肌肉短缩（以胸锁乳突肌为主）、颈椎的发育异常。

　　后天性斜颈的原因有：创伤、感染（可累及邻近其他肌肉）、肌肉痉挛和神经性原因。

　　先天性斜颈的确切病因至今未明。文献上曾报道剖宫产的婴儿可发生斜颈畸形。这可能是由于胎儿在子宫内位置不正常，颈部肌肉受到压迫而造成的缺血性挛缩纤维化所致。遗传也是一种可能的原因，曾有女性患者经手术后恢复正常，结婚后育有一个女儿，患有与母亲同侧的斜颈。

　　斜颈一向被认为与母亲分娩时应用产钳不慎，造成婴儿的胸锁乳突肌内血肿有关，但事实上迄今未能在该肌肉内找到明确的血肿。较合理的解释可能是该肌肉受损伤后造成静脉回流阻塞。幼年期颈部广泛深层的感染可造成肌肉的短缩及粘连，影响正常发育，亦可能形成斜颈。曾有幼年时患右侧广泛性颈淋巴结结核治愈后遗留右侧斜颈的病例，在手术探查时发现，右侧颈部肌肉包括颈阔肌、胸锁乳突肌、肩胛提肌、中斜角肌、肩胛舌骨肌、胸骨舌骨肌等均有广泛粘连，无法作彻底松解，手术后仅得到部分改善。

　　颈部患严重发育畸形时可造成斜颈，但严重的斜颈时间长了亦可造成颈椎的继发性弯曲畸形。两者之间哪个是主要病因可通过 X 线片予以鉴别。斜视亦可造成头部侧偏，易与斜颈混淆，但显然这时胸锁乳突肌并无病变，可资鉴别。

　　诊断斜颈一般并无困难。婴儿出生后数日，头部经常偏向一侧，较易为家属所发现。检查时可扪得患侧胸锁乳突肌硬结短缩。硬结短缩的程度视病情轻重而有所不同，在大部分病例中表现为锁骨段的缩短,严重者还有胸骨段的显著缩短。如未及时治疗,发育长大后,患侧面部及颈椎便可出现严重的继发性畸形,如两侧眼裂水平不对称、面部斜向患侧、患侧耳郭明显增大、肩部高于健侧等。在严重的斜颈病例,头部除偏向患侧外,还有向下倾斜的形态,有时可被误诊而在正常侧进行手术。此外,应与上述不是由于胸锁乳突肌挛缩而造成的斜颈作鉴别诊断。

斜颈的手术治疗只有在幼儿早期进行,方可避免造成面部的继发性畸形,一般以1~4岁较好。而已产生继发性畸形的成年病例,术后亦可望得到相应程度的改善,故这部分患者亦应及时施行手术矫正。

手术在全身麻醉或局部麻醉下进行。典型的手术方法是在患侧锁骨上缘作一短横切口,分离切口上方的皮下组织,将胸锁乳突肌的锁骨上附着处切断,并切除一段3cm左右的肌肉。手术时将头颈部不断偏向健侧以使患侧肌肉紧张,而便于切断及松解挛缩。慎勿损伤下方的颈动脉鞘及膈神经。在比较严重的病例(图19-2)中,还应将肌肉的胸骨上附着点一并切断。此外,因为其邻近的筋膜组织亦已短缩,故也应予以切开及松解,直到头颈可完全恢复正中位置为度。仔细止血后缝合锁骨上皮肤切口。

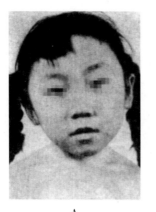 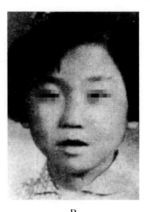

A B

图 19-2 斜颈治疗病例(张涤生教授供图)
A. 术前 B. 术后

但在肌肉已发生严重纤维化,且与周围组织发生粘连时,仅切断锁骨上肌肉附着点常不能得到足够的松解。因此,笔者常在纤维化肌肉的中段和乳突下方,分别作一个小横切口。先切断锁骨上附着点,沿纤维化肌肉用钝性分离作周围组织的剥离,再将该肌肉在乳突下方予以多切口切断,然后将大部分纤维化肌肉摘出。这种手术操作的效果常较单纯切断肌肉的锁骨上附着点佳(图19-3)。

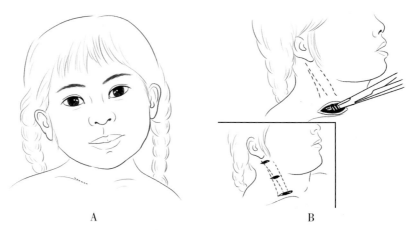

A B

图 19-3 斜颈多切口矫正示意图
A. 虚线示锁骨上附着点位置切口 B. 钝性分离,乳突下多切口切断

　　如果术中分离彻底,切除干净,一般术后并不需要石膏型固定,而可任患儿锻炼活动,逐渐恢复到正常形态。

（穆雄铮）

参考文献

　　[1] Bailie N, Hanna B, Watterson J, et al. A model of airflow in the nasal cavities: implications for nasal air conditioning and epistaxis[J]. Am J Rhinol Allergy, 2009,23(3):244-249.

　　[2] Ishikawa S, Nakayama T, Watanabe M, et al. Visualization of flow resistance in physiological nasal respiration: analysis of velocity and vorticities using numerical simulation [J]. Arch Otolaryngol Head Neck Surg, 2006,132(11):1203-1209.

　　[3] Xiong G X, Zhan J M, Jiang H Y, et al. Computational fluid dynamics simulation of airflow in the normal nasal cavity and paranasal sinuses[J]. Am J Rhinol, 2008,22(5):477-482.

　　[4] Garcia G J, Bailie N, Martins D A, et al. Atrophic rhinitis: a CFD study of air conditioning in the nasal cavity[J]. J Appl Physiol, 2007,103(3):1082-1092.

　　[5] Lee H P, Poh H J, Chong F H, et al. Changes of airflow pattern in inferior turbinate hypertrophy: a computational fluid dynamics model[J]. Am J Rhinol Allerg, 2009,23(2):153-158.

第二十章
颈部先天性囊肿

第一节　甲状舌骨囊肿和瘘管

　　甲状舌骨囊肿和瘘管(thyroglossal bone cyst and fistula)又名颈前正中囊肿和瘘管,为儿童颈部较常见的先天性畸形之一,是因甲状腺发生过程中,甲状舌管未退化或退化不全所致。人群中约有7%的人存在甲状舌管残留,其中只有少数人会出现临床症状。其发病在性别上无明显差异。囊肿的发病率远较瘘管为多。

一、胚胎学及发病机制

　　孕3周时,舌盲孔处出现甲状腺憩室(即甲状腺中基)。随着胚胎发育,该憩室逐渐向尾部移位,并下行进入颈部,与第四、五鳃囊发育形成的甲状腺外侧基融合,形成甲状腺。此时,甲状腺憩室继续下行,同时,两侧第二鳃弓在中线融合形成舌骨。故甲状腺憩室下降过程中常可穿过舌骨或通过舌骨的前方或后方,下行到颈部气管前方正常甲状腺位置。由此,甲状腺憩室延伸为甲状舌管。孕5~8周时,甲状舌管闭塞,近端在舌根形成盲孔,远端形成甲状腺的锥状叶。若该管道在舌骨的中胚层原基形成之前不能闭锁,有残留,则只能以囊肿的形式存在。故该囊肿可存在于从舌基底部到甲状腺锥状叶的任何部位。甲状舌管瘘为胚胎第8周时甲状腺舌管退化不全,残留导管内孔在舌盲孔,外孔在颈部皮肤,仅有单个孔为窦道,两孔为瘘管。据文献报道,60%与舌骨相邻,24%位于舌骨与舌之间,13%位于舌骨与甲状腺锥状叶之间,3%位于舌内。偶见囊肿达甲状腺锥状叶,或表现为甲状腺内囊肿。甲状腺移行完全失败时,导致甲状腺在舌基底舌盲孔下方发育,颈部没有甲状腺组织。在甲状舌管中或接近甲状舌管的异位甲状腺组织发生率为10%~45%。甲状舌骨囊肿和瘘管的内壁衬有复层鳞状或柱状上皮,外附以结缔组织。囊液为黏液性,感染后为脓性。上皮下可见有甲状腺组织。

二、临床表现

　　1　甲状舌骨囊肿　囊肿可发生于自舌盲孔至胸骨上切迹之间的任何部位。患者常无明显症状。

　　(1) 位于舌骨以下、甲状舌骨膜之前的囊肿:较为多见,检查可见颈前正中皮下有圆形隆起的肿块,其大小不一,一般直径为1~2cm。表面光滑、质韧、有弹性,边界清楚,与皮肤无粘连,推移时肿块不能上下或左右移动,但可随吞咽及伸舌运动而上下活动。穿刺囊肿可抽出半透明或混浊、稀稠不一的液体。发生感染的病例,局部可呈现红、肿、热、痛。当炎症控制后,囊肿可与皮肤直接粘连。感染后的囊肿破溃或切开引流后可形成瘘管。

（2）位于舌骨以上的较小囊肿：可无症状，囊肿增大时可有舌内发胀、咽部异物感。检查时可见舌根部有一圆形隆起。

2 甲状舌瘘管　甲状舌瘘管的瘘口直径 1～3mm，内瘘口位于舌盲孔，外瘘口常位于颏下与甲状软骨之间的颈前正中线上或稍偏向一侧的位置。瘘口可有混浊的黏液性分泌物外溢；如有继发感染，则有脓液外溢。在瘘口深处上方可扪及一与舌骨相连的索带状组织，于舌背根部可见舌盲孔，压迫盲孔周围，亦可见分泌物溢出。

三、辅助检查

1 促甲状腺激素（thyroid stimulating hormone, TSH）水平的测定　了解甲状腺功能。

2 彩超　明确包块性质及瘘管情况，明确甲状腺情况。

3 MRI 检查　可明确包块性质及毗邻关系、瘘管走行、甲状腺情况。

4 瘘管造影

（1）碘油造影可显示瘘管走行及其内口位置。但瘘管深在或分泌物黏稠者，显影有困难。

（2）亚甲蓝经外瘘口注入，如果舌盲孔处有亚甲蓝流出，可协助诊断。

5 放射性核素扫描　排除异位甲状腺。假如是异位甲状腺，患者有功能的甲状腺组织可能都在囊肿内；如摘除囊肿，会导致患者永久依赖甲状腺激素的替代治疗。

四、诊断与鉴别诊断

根据病史和局部检查诊断多不困难，但颈部彩超检查应是必要的检查。CT 造影扫描和 MRI 也很有帮助。本病应与颈中线其他肿块和瘘管性疾病鉴别。

1 鳃源性囊肿及瘘　鳃源性囊肿及瘘的位置往往位于颈侧面，且囊肿不随吞咽及伸舌运动而上下移动。

2 皮样囊肿　皮样囊肿位于颈部正中，位置较深，不活动，易与甲状舌骨囊肿混淆。但皮样囊肿不随吞咽及伸舌运动而上下移动。

3 皮脂腺囊肿　皮脂腺囊肿位置较浅，与皮肤有粘连，不随吞咽及伸舌动作而上下移动。

4 化脓性颈淋巴结炎或颈淋巴结结核　囊肿若有感染表现，或患者有反复感染病史，则不易与化脓性颈淋巴结炎或颈淋巴结结核相鉴别。应详细询问感染前有无囊肿史。鉴别困难者，必要时在局部感染控制后，试在囊内注入碘油造影，腔壁光滑者为甲状舌骨囊肿，腔壁不规则就可能是化脓性淋巴结炎或颈淋巴结结核。

5 异位甲状腺　异位甲状腺为实质性。这一点可以做 B 超检查、放射性核素扫描来鉴别。

6 甲状腺囊状肿瘤　甲状腺峡部腺瘤囊状肿瘤一定位于甲状腺处，在吞咽时活动度比甲状舌骨囊肿大，可资鉴别。

五、治疗

1 治疗原则　手术彻底切除。

2 手术时机

（1）一般建议在 2 岁左右手术。这是因为此时患儿生长发育的一般状况较好，局部解剖结构清楚，能够承受手术的打击。

（2）如有感染发生，应予抗感染；待感染控制后 2～3 周再手术。

3 具体手术方法 手术宜采用 Sistrunk 术式。患儿仰卧，头后仰。在囊肿最隆起处，顺皮纹作横切口；如有瘘管，则围绕瘘口作梭形横切口；以组织钳抓住囊肿或瘘管的皮肤开口，分离皮下，纵行分离胸舌骨肌，暴露囊肿包膜；沿染色的瘘管向舌骨方向分离。分离至舌骨体时，仔细检查管道盲端是否止于此处，若止于此处，则将瘘管与囊肿一并切除；若管道绕舌骨上升，则应在舌骨中线两侧各 0.7～1cm 处切断，去除 1.5～2cm 长的舌骨；或沿中线剪开舌骨舌肌，顺瘘管向舌体深部分离至舌根；此时食指伸入口内将舌根盲孔推向前下，在手术野后方可见一突起点，即为瘘管的终点，将其剪除，以肠线缝合舌盲孔处缺损；逐层缝合切口，并置橡皮引流条。

4 注意事项

（1）术前应自瘘管外口注入少许亚甲蓝，以便于追寻瘘管的走向及深度。

（2）术中在将瘘管根部的舌盲孔予以贯穿，结扎后应彻底切除。

（3）术中使瘘管保持完整，注意不要伤及喉上神经及血管。

（4）如在切除中遇到实质性肿块，应送冰冻活检，以排除异位甲状腺组织。

如冰冻活检证实是正常的甲状腺组织，而该患儿在正常位置的甲状腺又有功能，则继续行 Sistrunk 术式操作。如该肿块是患儿唯一有功能的甲状腺组织，在处理方式上就存在争议：一种观点认为应保留该异位甲状腺，不管是让它继续在原处还是复位到带状肌下或者腹直肌、四头肌内。该处理方式是为了避免患者发生永久的甲状腺功能减退。然而，很多患者仍需要长期服用甲状腺激素来治疗甲状腺功能减退，或者是出于美容或者功能上的考虑而服用激素来控制异位甲状腺的大小。这种长期激素依赖（及发生恶变的可能性），使部分学者（持另一种观点）提倡，无论有没有其他甲状腺组织存在，都要切除异位甲状腺。

一例患儿的治疗经历应对广大同行有所警示：

某院一名诊断"甲状舌骨囊肿"的患儿，收入口腔科治疗，术前没有完善甲状腺情况检查就实施囊肿切除术。术中主刀医师切除"囊肿"后发现该患儿没有甲状腺，急行病理检查后诊断为异位甲状腺。该病例随后的治疗及医患之间矛盾的处理可想而知。本例发生错误的根本原因是，主管医师和主刀医师对该病例没有充分的认识，没有执行医疗规程，没有进行彩色超声检查及甲状腺激素检查，手术前，对"病灶"切除前，没有对甲状腺及其附近器官、组织进行详细的检查，以明确术前诊断。由此病例的教训可知，不论是否保留异位甲状腺，都应该严格执行医疗规程，完成必需的检查，做好医患沟通，并履行制度和法律程序。

（5）术后应注意清洁口腔，按照用药原则，选用适宜的敏感抗生素预防感染。

据报道，行 Sistrunk 术式后，甲状舌骨囊肿的复发率为 2.6%～5%。有几个因素已经被证明可以增加患儿复发的风险。囊肿切除不完全（特别是单一的切除）者复发率为 38%～70%；小于 2 岁的患儿中，术中囊肿破裂及有表皮样成分存在可以增加复发率。由于术中很难完全切除干净，术前或当时合并感染者，复发的风险亦增高。最容易复发的原因是没有切除盲端开口处的部分舌骨。复发导致再次手术的甲状舌骨囊肿复发将需要更大范围的整块切除。据报道，未切除的甲状舌骨囊肿到成人期有 1% 癌变，其性质与甲状腺癌相似，其中乳头状腺癌最常见。

六、典型病例

患儿赵某，男，2 岁又 2 个月，以"发现颈部正中包块 2+年"入院。入院前 2+年，患儿出生后，其父母发现患儿颈部正中有一包块，约黄豆大小，包块缓慢长大，入院前约达到指头大小。查体：颈前正中皮下有圆形隆起的肿块，1.6cm×1.6cm×1.6cm 大小，表面皮肤光滑，包块质韧，有弹性，边界清楚。彩超显示：颈部正中皮下可见 1.5cm×1.5cm×1.5cm 大小囊状病变，该病变向上可探及 0.5cm

长管状结构。正常甲状腺位置有甲状腺。术前 TSH 正常。入院诊断：甲状舌骨囊肿。入院后积极术前准备，于 2012 年 1 月 7 日在气管插管全身麻醉下行甲状舌骨囊肿切除术。术中见囊肿上方有直径0.1cm 管道向上穿过舌骨，直至舌盲孔处。手术采用 Sistrunk 术式，完整切除囊肿及瘘管，颈部伤口皮下置一橡皮引流条引流渗血。术后用五水头孢唑啉预防感染 2 天，术后 24 小时拔除橡皮引流条。术后随访血 TSH 正常。术后病理活检确诊为甲状舌骨囊肿伴瘘管。术后随访至今无复发，体格及智力发育正常。

第二节　鳃源性囊肿及瘘管

鳃源性囊肿及瘘管（branchiogenous cyst and fistula）为较常见的胚胎发育异常，为胚胎期鳃器残留所致，通常称为鳃裂囊肿和瘘管，这一命名最早由 Heuzinger（1865）提出。在咽部和颈部皮肤均有开口的称为瘘管，只有一个开口通向咽部或颈部皮肤的称为窦道，两端均无开口，残存于组织内的上皮腔隙因分泌物潴留而呈囊状膨胀则称为囊肿。瘘管和囊肿可以发生恶变而成为鳃裂癌。男女发病率相等。鳃裂囊肿较鳃裂瘘少见。

一、胚胎学及发病机制

胚胎期第 4 周，前肠头端的内、外胚层间有一中胚层，中胚层迅速增生，形成上下排列共五对的弓形隆起，称之为鳃弓。相邻鳃弓间，由内、外胚层上皮紧贴而构成相互对应的四个沟，外侧由外胚层上皮组成鳃沟。内侧系内胚层上皮向外膨出形成咽囊。鳃沟与咽囊之间的上皮隔称为鳃膜。几个鳃弓的发育速度不均衡，第一二鳃弓发育最快，其中第二鳃弓的发育超越其后三个鳃弓，突起一"鳃盖"，将第三、四鳃弓完全覆盖，并且构成一个深的、包含有上皮衬里的袋状物，称为颈窦，其结构由于上皮增殖，于胚胎第 2 个月末完全消失。两侧的第三咽囊腹侧为胸腺始基，随着发育而被拉成细长的囊状小管，称为胸腺咽管。每个鳃弓各含有一个软骨中心。第一鳃弓（下颌弓）软骨称为Meckel 软骨，第二鳃弓（舌骨弓）软骨称为 Reichert 软骨。第一鳃弓形成锤骨、砧骨和面部。第一鳃沟形成外耳道。第一咽囊形成鼓室和咽鼓管。鳃板形成鼓膜。第二鳃弓形成镫骨、舌骨小角和颈侧部。第二鳃沟在正常发育时全部消失。第二咽囊形成腭扁桃体窝。第三鳃弓形成舌骨大角等。第四、五鳃弓不发达。第三、四咽囊消失时产生胸腺、甲状旁腺等。

该病的发病机制尚不清楚，目前认为是由胚胎期鳃器残留所致。

二、病理

根据鳃裂瘘管的胚胎发育来源不同，可分为以下四种类型：

1 第一鳃裂瘘管　临床上较少见。内口多开口于外耳道，位于外耳道的软骨部或耳郭的前方或后方，瘘管在咽鼓管的下面，腭帆张肌的后面，颈动脉或茎突咽肌的前面走行，亦有靠近面神经干走行的，瘘管外口一般位于下颌骨水平支的下缘、下颌角的后下方、靠近胸锁乳突肌上端的前缘、颌下三角区。也可表现为窦道。

2 第二鳃裂瘘管　临床上较常见。瘘管外口位于胸锁乳突肌前缘的中下 1/3 交界处，呈一小凹点。瘘管穿通颈阔肌，沿颈动脉鞘上行，穿过颈内、颈外动脉之间，经舌咽神经、茎突咽肌和舌下神经的浅面,到达扁桃体窝上隐窝处,即为瘘管内口所在。

3 第三鳃裂瘘管 临床上较少见。瘘管外口位于胸锁乳突肌前缘的下部,与第二鳃裂瘘管的外瘘口位置相似。瘘管穿过颈阔肌的深面,在颈总动脉的后方,或其与迷走神经之间,跨过舌下神经向上,经舌骨与喉上神经之间穿过甲状舌骨膜,止于梨状窝或下咽侧壁,即为瘘管内口所在。

4 第四鳃裂瘘管 临床上少见。外瘘口与第二鳃裂瘘管相似,位于下颈部或锁骨上,瘘管穿过颈阔肌深部,沿颈动脉鞘下降到胸部,再从锁骨下动脉或主动脉弓上升到颈部,止于食管上端的瘘管内口。

根据鳃裂来源可将一侧面颈区分为上、中、下三份。发生于下颌角以上及腮腺区者,常为第一鳃裂来源。约发生于肩胛舌骨肌水平以上者为中份,多为第二鳃裂来源。发生于颈根区者,多为第三、四鳃裂来源。

75%鳃裂异常源于第二鳃裂,第二鳃裂囊肿比瘘管多见。20%源于第一鳃裂,第一鳃裂瘘管比囊肿多见。极少来源于第三、四鳃裂。鳃裂囊肿常常发生在儿童期,而窦道、瘘管、残余软骨组织常发生在婴幼儿期。一般为单侧起病,据统计以左侧稍多,双侧同时发病者较少见。

三、临床表现

1 鳃源性囊肿 表现为颈侧部圆形肿块,界限清,一般直径1～2cm,质地中等,不活动,有时有一索状组织延续至咽部。囊肿可逐渐长大,或时大时小,亦有突发起病者。合并感染者,可出现发热,局部红、肿、热、痛。囊肿增大可引起咽喉压迫感、牵引感或者呼吸困难。突发膨大者,甚至出现迷走神经受压症状,表现为面色苍白、心悸、咳嗽及呕吐等。

2 鳃源性瘘管 第一鳃裂瘘管伴有耳内流脓,易误诊为外耳道疖、化脓性中耳炎或耳下淋巴结结核性瘘管。第二、三、四鳃裂瘘管在胸锁乳突肌前缘中1/3和下1/3交界处,皮肤上一小凹,为瘘管外口,直径多在1～2mm内,从瘘口处间隙排出黏液状透明液体,合并感染时可排出脓性液体。瘘口处可有结痂或皮肤糜烂,引起痛痒症状。将患儿头转向对侧时在瘘口上能触到皮下有纤维条索样物。

瘘管可分为完全性和不完全性两种:①完全性。瘘管从瘘管外口上行,经过颈部,穿过颈内、颈外动脉交叉处,进入扁桃体窝,开口于咽部或梨状窝、食管上端。②不完全性。瘘管从瘘管外口开始,进入颈部组织,在一定的距离终止,长度不一。

四、辅助检查

1 B超 明确包块性质,有时可探及部分管径粗大的瘘管。

2 CT检查 可明确包块及部分瘘管走行。

3 瘘管造影

(1)碘油造影,可显示瘘管走行及其内口位置,但瘘管深在或分泌物黏稠者,显影有困难。

(2)亚甲蓝经瘘管外口注入,再检查咽部是否染色,以了解与咽腔交通情况及其位置。

4 探针探查 适用于浅表及短小的瘘管,有时可引起咳嗽、心悸、出汗、面色苍白等迷走神经刺激症状。

5 穿刺检查 对于孤立性囊肿可行此检查。其内容物可为暗红色、橘黄色或淡绿色等。囊肿一般为单房性,含有透明或乳白色黏性液体,或为脓性液体。除液体之外,可能含有干酪样物质。当抽出的液体在试管中摇动,可见脂滴在闪光,镜检有胆固醇结晶,就可诊断为鳃裂囊肿。

五、诊断与鉴别诊断

依靠临床表现及辅助检查应可诊断,但术前诊断的准确率仅为 50%～60%。应鉴别的常见颈部疾病有:

1　先天性耳前瘘管　可能与第一鳃裂瘘管混淆。该病为耳郭形成时,第一、二鳃弓的融合不良所致,两侧可同时存在,具有遗传倾向。瘘管外口 90% 开口于耳轮脚升支前缘处,瘘管可有分支,但一般不会通向外耳道深部。

2　甲状舌骨囊肿或瘘管　甲状舌骨囊肿或瘘管是一种先天性疾病,由胚胎期甲状舌管的遗迹形成。一般位于颈前正中线上,囊肿随吞咽动作而上下移动。囊肿或瘘管与舌骨有着密切关系。

3　化脓性或结核性颈淋巴结炎　囊肿若有感染,或有反复感染历史,则易与化脓性颈淋巴结炎和颈淋巴结结核相混淆。应详细询问感染前有无囊肿史。鉴别困难者,必要时在局部感染控制后,向囊内注入碘油进行造影检查,腔壁光滑者为鳃裂囊肿,腔壁不规则者可能是化脓性颈淋巴结炎或颈淋巴结结核。

4　囊状水瘤　较小的且仅限于颈侧者需与囊状水瘤鉴别。囊状水瘤一般在颈后三角区,而鳃裂囊肿多在颈前三角区。囊状水瘤多是透亮和多房性的,而鳃裂囊肿多相反。B 超有助于鉴别。

六、治疗

1　治疗原则　手术切除(唯一有效)。

2　手术时机　根据国内小儿外科的临床实践和经验,应早期手术切除,因反复感染导致局部瘢痕增生,将增加手术切除的难度。建议 1～2 岁后手术。

3　手术方法

(1)第一鳃裂瘘管:瘘管短而浅的,完全切除比较容易。瘘管深者,特别是瘘管与面神经的关系难以估计或有面神经激惹症状者,手术较困难。术前以亚甲蓝注入瘘管,取耳下 Y 形切口,向下至颈部瘘孔。向上翻转皮瓣,显露腮腺,辨认面神经分支,仔细围绕瘘管剥离。对瘘管位于腮腺深叶者,有时需行腮腺部分切除。在接近外耳道时,于耳道软骨附着处切除瘘管较易成功,但必须切除一部分外耳道软骨及乳突骨膜。也有的瘘管很不明显,肉眼所见似一细线或一柱状纤维肌肉组织,甚至肉眼无法辨别,以至于手术要完全切除极为困难。在此情形下,根据笔者的经验,只能在保护好周围正常组织的情况下,对可疑的组织均予切除,否则极易复发。

(2)第二鳃裂瘘管:瘘管若达咽部,则操作较复杂。在外瘘口周围作梭形切口,若外瘘孔位于颈下部而瘘管内口又位于咽部扁桃体窝者,需于下颌角处作第二切口。将已剥离的瘘管下端自第二切口处牵出,再沿瘘管向上、向内剥离,直达咽侧壁的扁桃体窝。将剥离至咽侧壁时,助手用手指伸入患儿口内推压患侧咽壁,有助于了解剥离深度。在距咽侧壁 2mm 处用丝线结扎瘘管,然后切断。若为第三、四鳃裂瘘管,应沿瘘管的走行分离至梨状窝或食管上段。第四鳃裂瘘管下端可能进入纵隔,左侧者绕过主动脉弓,右侧者绕过锁骨下动脉。故手术应慎重,并需与胸外科合作。瘘管切除后,用生理盐水彻底冲洗伤口,逐层缝合,并置引流。为彻底根治瘘管,有时必须做扁桃体切除术,对多次手术后仍有广泛瘢痕者,必要时可加做功能性颈清扫术。

(3)鳃裂瘘管抽剥术:适用于完全性鳃瘘且无瘢痕粘连者,具体方法:①先用泪管扩张器扩张瘘管外口,然后从颈部外口插入空心导管或实心探条,经瘘管进入咽部并从口腔引出。②在颈部的瘘管外口周围作一椭圆形小切口,用钝性分离法将瘘管游离数厘米长,把导管与瘘管结扎在一起,轻柔而持续地牵拉从口腔引出的剥离导管,即可完整地抽剥出瘘管。

（4）鳃裂囊肿术：术前将少许亚甲蓝液注入囊肿内。在囊肿处切开皮肤，沿囊壁与周围组织剥离。因囊肿常与颈内静脉粘连，分离时应注意保护，勿使其破裂。无感染的鳃裂囊肿较易完整剥离。反复感染或已破溃者，囊壁与周围组织已发生粘连者，或手术时囊壁破碎，标志模糊不清者，都不易完整切除。对此，可用刮匙将残余部分尽量刮除，也可用电灼或碘伏腐蚀，使囊壁上皮完全破坏。注意勿伤及血管。术毕，用生理盐水冲洗伤口，间断分层缝合，并放置引流。多数囊肿合并有瘘管，故在完整摘除囊肿的同时，应循瘘管分离至末端，一并切除，否则仍可复发。

4　注意事项

（1）由于鳃裂瘘管及囊肿与某些重要结构毗邻，加上其常因反复感染而形成瘢痕粘连，给手术增加了难度。术中最棘手的问题是对复杂的窦道和瘘管的定位和切除，为此对已有感染者应在炎症控制后再进行手术。手术方式视囊肿或瘘管的所处部位及其形态而定。

（2）术前必须以亚甲蓝注入瘘管或囊肿，以帮助了解瘘管或囊肿的位置、大小和走行。

七、典型病例

患儿屈某某，男，8岁又3个月。因"胸壁包块8年"入院。入院查体：胸壁扪及约3cm×2cm×3cm大小的包块，质地中等，基底固定，活动度好，无明显波动感，无明显压痛，无血管源性搏动，表面皮肤可见长约2cm的陈旧性瘢痕，无发红（图20-1）。入院诊断：胸壁鳃裂囊肿。术前完善检查，查无明显手术禁忌证，于入院2天后在气管插管全身麻醉下行胸壁鳃裂囊肿切除术。术中见胸壁2cm×1.5cm×0.6cm大小的包块，为瘢痕组织包裹囊肿，囊内为黏稠清亮液体。术后病检提示为鳃裂瘘。患儿恢复顺利，术后第5天治愈出院。

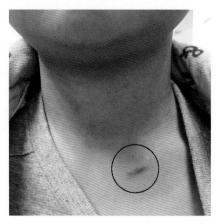

图20-1　鳃裂瘘（圈内）

（刘　燕　傅跃先）

第三节　颈部气管源性囊肿

一、概述

气管源性囊肿（bronchogenic cyst）属先天性疾病，又称为支气管源性囊肿，发病率不高，但并非罕见。气管源性囊肿根据发生部位分为肺内型、纵隔型、异位型,以前两者居多,异位型罕见。涉及整形外科者为异位型气管源性囊肿,可见于颈部、前胸壁。

二、病因与病理

气管源性囊肿来源于气管或支气管的副芽,胚胎学上起源于前肠,大多数发生于孕早期,因发育阶段不同,病变可发生于不同部位。若异常的萌芽在胚胎发育第6周末隔内容物融合前已迁移,则囊肿可以发生于其他部位;若组织细胞脱落或游走于颈部,则发生颈部气管源性囊肿;囊肿发生较晚者,更多见于外周。因此,颈部异位的气管源性囊肿与肺内及纵隔内的气管源性囊肿具有相同的病理类型,只是因发育阶段不同,病变部位不同。

气管源性囊肿的确诊需要病理学的依据。病理学诊断要求有以下几点:呼吸型上皮、黏蛋白腺体、囊壁上出现透明软骨,其中囊壁出现透明软骨被认为是气管源性囊肿较有特征的表现。

三、临床表现

异位型气管源性囊肿除了可触及的囊性包块外,一般无特异性临床表现。包块可呈球形、条索形,可以进行性缓慢生长,无感染时无红、肿、热、痛。

四、诊断

颈部囊性病变包括甲状舌骨囊肿、鳃裂囊肿、皮样囊肿、表皮样囊肿、胸腺囊肿、喉囊肿、淋巴管瘤、气管源性囊肿等。这些囊肿在临床表现上并不具有特异性,彩超、CT及MRI可以用于探查包块位置、大小、囊实性、血供等,但均不能明确诊断。确诊需依靠术后病理检查。

五、治疗

颈部气管源性囊肿位于皮下,对患儿的生命及健康不构成威胁,但是因其位于颈部暴露部位,影响美观,且成人有恶变的报道,故仍需手术。

儿童期即可考虑手术。

以术前查体及辅助检查来明确病变深浅,可采用小切口切除病变;如不能明确病变范围及深度,宜采用较大的切口,以充分暴露病变,从而完整切除。

六、典型病例

患儿男,6岁。出生时即发现颈部左、右侧各有一枚结节。查体:颈部双侧胸锁乳突肌前缘见条索状物,位置浅表,左侧大小约1.0cm×0.2cm,右侧大小约0.3cm×0.2cm,双侧距锁骨头约1.0cm,质韧,软骨样,边界不清。CT显示颈前软组织内见一直径约0.6cm的低密度结节,边界尚清,未见明显强化。彩超示左下颈皮下见大小约0.6cm×0.7cm×0.9cm的弱回声团,边界欠清,形态欠规则,内未见血流信号。入院诊断:双侧颈部肿物性质待排术前准备完善后,在全身麻醉下行双侧颈部肿物切除术。术中见双侧胸锁乳突肌表面肿块,不规则软骨样结构,位于皮下。术中冷冻检查结果提示:倾向支气管囊肿。术后病理报告:良性囊肿,倾向支气管囊肿(图20-2)。术后随访半年无复发。

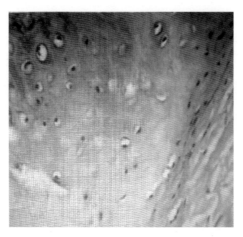

图 20-2　术后病理检查结果显示软骨样结构及结缔组织（HE 染色，×400）

第四节　腮腺囊肿

一、概述

腮腺囊肿（parotid gland cyst）是一种相对少见的唾液腺囊肿，发生于腮腺筋膜内，但其组织来源不局限于腮腺组织内。其在临床较少见，约占所有腮腺病变的 2.5%。

二、分类

根据世界卫生组织（World Health Organization，WHO）唾液腺肿瘤的组织学分类，腮腺囊肿属于瘤样病变。

目前国内腮腺囊肿的分类方法有两种。

1 按病因分为两类

（1）潴留性腮腺囊肿：比较少见。可能发生于腮腺导管阻塞，继发于阻塞性腮腺炎；组织病理学上可在囊肿周边见到扩张成囊性的导管。

（2）先天性囊肿：又分为皮样囊肿和鳃裂囊肿两类。鳃裂囊肿源于第一鳃弓发育异常，易继发感染，易破溃形成腮腺瘘，常从瘘口溢出黄白色豆渣样物。临床上，将发生于腮腺内的第一鳃裂囊肿归类于腮腺囊肿。

2 按组织病理学类型分为四类

（1）单纯性腮腺囊肿：该囊肿囊壁厚薄不一，囊肿衬里上皮为单层立方上皮或 2～5 层扁平上皮。囊腔内为透明浆液性液体。若囊肿发生感染，囊壁组织相对较厚，血管扩张充血，囊液呈暗紫色血性浆液性液体。囊壁周围有时可见腮腺导管扩张，腺泡及间质可伴阻塞性腮腺炎表现。此型即为潴留性腮腺囊肿。

（2）淋巴上皮囊肿：囊壁厚薄不一，上皮衬里多为单层，纤维囊壁内有大量淋巴细胞浸润。囊肿直径＜2.0cm 时，囊腔内多为胶状液体，比较黏稠，其中无细胞成分，有胆固醇结晶，染色呈粉紫色，并见胆固醇结晶裂隙。囊肿直径较大或来源于淋巴结时，纤维囊壁相对较厚，囊腔内容物多为血性浆液性液体。淋巴上皮囊肿的发生机制尚不十分清楚,可能是慢性炎症使淋巴样间质及局限性上皮增生。有研究认为,淋巴上皮囊肿的发生可能与 EB 病毒或 HIV 感染有关。

(3)多囊性腮腺囊肿:存在多个囊腔,囊壁厚薄不一。囊壁内有炎症细胞浸润,血管扩张充血,部分较厚的囊壁内有子囊。囊壁边缘有时可见较多淋巴细胞浸润,类似于淋巴组织,与鳃裂囊肿的囊壁相似。囊壁衬里上皮可为单层或多层。多囊性腮腺囊肿(或称腮腺多囊性疾病)是一种罕见的发育异常,属于发育障碍或先天发育畸形。

(4)腮腺表皮样囊肿:囊壁衬里上皮为复层或单层(受到挤压)。上皮表层有明显角化,与表皮样囊肿或角化囊肿的显微镜下表现一致。纤维囊壁厚薄不一,部分纤维囊壁内有局灶性淋巴细胞浸润。此类囊肿囊腔内容物为白色豆渣样角化物,可见较多泡沫细胞。腮腺表皮样囊肿发生原因尚不清楚,被认为是一种先天性囊肿。

三、临床表现

患儿因腮腺区、颈侧部出现肿物而就诊。一般描述为生长缓慢的无痛性包块,呈圆形或类圆形,质地中等偏软,与周围组织无明显粘连,无明显压痛,无神经症状;无感染者,无红、肿、热、痛。

四、诊断

1 腮腺包块易触及,但通过查体及影像学难以定性,需以病理检查来明确诊断。术后病理活检是确诊的金标准。

2 彩超、CT 及 MRI 可以用于探查包块位置、大小、囊实性、血供等。

3 有学者采用包块穿刺辅助诊断,但笔者不建议有创性操作,因其容易使恶性肿瘤病灶播散。

五、治疗

1 方法 腮腺囊肿一般采用手术切除。有继发感染者,需要控制感染,待急性炎症消退后再行手术切除。也有学者主张采用局部注射硬化剂来治疗淋巴上皮囊肿。

2 手术方式 手术切口采用类似腮腺切除的常规切口, 伴发瘘管者采用梭形切口结合类似腮腺切除的常规切口。单纯性腮腺囊肿由于常伴有阻塞性腮腺炎,囊肿与周围腺体组织粘连,应将囊肿和受累的腮腺组织一并切除。淋巴上皮囊肿来源于腮腺间质的淋巴组织或淋巴结,其体积较小,可单纯摘除囊肿,从而保留较多的腮腺组织。多囊性腮腺囊肿侵犯腮腺实质,需将囊肿和全部腺体一并切除,否则容易复发。腮腺内的鳃裂囊肿(瘘)常与面神经关系密切,切除囊肿或解剖瘘管时要仔细保护面神经。对于瘘管或囊肿与腮腺粘连严重,以及腮腺有明显的慢性炎症者,在切除囊肿的同时,需行保留面神经的腮腺浅叶切除术。

(袁心刚 傅跃先)

第五节 皮样囊肿

皮样囊肿(dermoid cyst)起源于外胚层,属先天性疾病,是错构瘤的一种,好发于颌面部,颈部也是其常见好发部位。

一、病因

胚胎期发育异常,外胚叶部分断裂而被埋于皮下。

二、病理

囊肿壁较厚,组织学上类似完整或不甚完整的皮肤结构。典型囊肿外包一层结缔组织囊膜,最内为复层鳞状上皮的角质层,表皮和真皮层依次向外排列。真皮组织成分约占囊壁的 90%,含发育不全的皮肤附属器如毛囊、汗腺、皮脂腺、血管等,有时混有软骨、肌肉、神经。囊腔内有皮脂腺样物质、角化物质、上皮碎屑、胆固醇、毛发、坏死细胞等,可有钙化。

三、临床表现

曾有人统计,皮样囊肿于出生时即已存在者占 37.2%,5 岁以前发现者占 62.7%。皮样囊肿一般无自觉症状,呈球状或分叶状包块,缓慢生长变大,部位较深,不与皮肤粘连,质韧,有囊状感,有较大张力,如果基底与深部组织(如筋膜或骨膜等)粘连则活动度较小;囊肿表面光滑,囊壁较厚,边界清楚,可因其长期压迫而在局部骨面上形成压迹;囊内含有淡黄色或灰黄色黏稠半固体物,其中可有毛发,少数有钙化,牙齿、软骨和骨组织(罕见);囊壁外层为少量的纤维组织,内层为表皮,两者间有真皮及毛囊、皮脂腺和汗腺等皮肤附属器。囊肿若发生感染,局部可出现红肿热痛。

四、辅助检查

辅助检查主要为局部彩超,有助于明确包块部位、大小和性质。

五、诊断与鉴别诊断

(一)诊断

根据病史和局部检查诊断多不困难,必要时可做彩超来辅助诊断。

(二)鉴别诊断

1 表皮样囊肿　临床上皮样囊肿和表皮样囊肿不易区别,但在病理组织上两者截然不同。表皮样囊肿的囊壁没有皮肤附属器,其囊腔内仅有角化物质及脂肪物质,不含毛发。

2 皮脂腺囊肿　皮脂腺囊肿与皮肤粘连,以此点可与皮样囊肿鉴别。

3 甲状舌骨囊肿　甲状舌骨囊肿可随吞咽及伸舌动作而上下移动,皮样囊肿无此表现。

4 脂肪瘤　脂肪瘤呈扁平分叶状,位于皮下,用手指沿肿物两侧相向推挤局部皮肤,可出现橘皮样征。同时脂肪瘤为实质性包块,B 超可鉴别。

六、治疗

1 手术时机　无手术年龄限制,发现即可手术。为减少麻醉和手术的风险,在笔者单位,原则上 3 月龄后的患儿在门诊实施手术。若发生感染,待感染控制后彻底切除。

2 手术目标　手术目标是完整摘除囊肿。囊肿的完整摘除是防止复发的必要手段。

七、典型病例

患儿黄某某,男,8 岁又 4 个月。因"左侧颈部包块 8 年"入院。入院查体:左侧胸锁乳突肌内侧皮下包块,约 1.5cm×1.0cm×0.5cm(图 20-3)。包块呈不规则状,隆起,表面皮肤光滑,色泽正常,无发红。包块与皮肤无粘连,与基底无粘连,触之质中,无波动感,无触痛,边界清楚。入院诊断:左侧颈部包块。完善术前检查,无明显手术禁忌,于入院 2 天后在气管插管全身麻醉下行左侧颈部包块切除术。术中发现包块为囊性,含有淡黄色黏稠半固体物和毛发。术后患儿恢复顺利,术后第 7 天伤口拆线出院。病理报告提示:左侧颈部错构瘤。

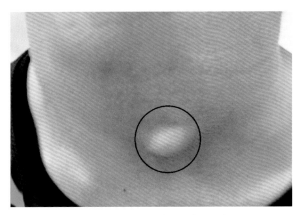

图 20-3　颈部皮样囊肿(圈内)

第六节　先天性颈静脉扩张症

先天性颈静脉扩张症(congenital jugular phlebectasia)亦称颈静脉囊肿或静脉瘤,是一种比较少见的血管畸形。1928 年 Harris 首次报道。颈静脉扩张症是颈部的颈内、颈外、颈前或面后静脉的囊状、梭状或长柱状扩张,以颈内静脉或颈外静脉较为多见。该病多发于锁骨上区即颈静脉的近心端。儿童发病多于成人,男多于女,右侧多于左侧,双侧少见。

一、病因及发病机制

病因不清。

近年来,大多数学者认为先天性颈静脉扩张症为一种由先天性发育缺陷所致的疾病。首先,静脉壁本身先天发育不良,薄弱,缺乏弹性纤维,不能承受用力或屏气等引起的静脉压增高。其次,静脉瓣发育有缺陷。正常情况下,颈内、颈外静脉所注入的锁骨下静脉和无名静脉的入口处具有单一静脉瓣,其远端无任何瓣膜。当此唯一瓣膜有缺陷或闭锁不全时,会发生逆流现象,久之就会使行走于颈前或颈后三角区的静脉逐渐发生扩张,其壁变薄。又由于该处肌肉、筋膜也较薄弱,于是静脉向外膨出,在屏气时尤为明显。

也有学者认为,颈静脉淋巴囊的残留是该病的致病因素。淋巴系统起源于静脉,开始于 6 个淋巴囊,其中 2 个成对,即颈静脉淋巴囊及后淋巴囊;另外 2 个非成对,除颈静脉淋巴囊外,其他淋巴囊都相继与起源静脉分离,建立独立的系统,而颈静脉淋巴囊则一直保持着与颈静脉系统的联系。若两者间的瓣膜发育良好,就可阻止血液反流入淋巴管内;若发育欠佳或缺如,就可导致胸腔内压力增大,残留的淋巴囊增大。

还有一些致病因素,如上纵隔的增大压迫、颈内静脉侧支的形成、前斜角肌功能亢进、肺尖部与锁骨头间颈静脉的压迫、无名静脉的压迫及外伤等。

二、病理

Danis 的研究显示,病变的弹性组织变性,局限性内膜增厚,平滑肌细胞增多。近期研究显示,儿童患者中扩张的颈内静脉壁内肌层变薄,而成人患者中肌层缺如。部分学者研究显示其为局限性的静脉壁扩张,而静脉结构没有明显异常。

三、临床表现

颈静脉扩张症表现为颈静脉的纺锤形扩张膨隆,主要发生在颈静脉的下 1/3 段。日常生活中,屏气、哭泣、打喷嚏、弯腰时,亦可使其膨隆明显;放松时,该膨隆消失。患儿可无任何不适感。膨隆位于胸锁乳突肌后缘,质地柔软,有时皮肤略带蓝色。Valsava 检查(将口鼻闭住,深呼气,以行咽鼓管检查)时明显。当用手自上而下触压时,肿胀明显变小,甚至消失。触诊无震颤及搏动,无触痛。听诊有时可闻及静脉杂音,无吹风样动脉杂音。随患儿生长发育,皮下脂肪减少,颈部发育相对增长,扩张的静脉更加明显。

四、辅助检查

1 超声检查　应是首选的检查方法,能较准确地反映病变程度及病灶与周围结构的关系。

2 增强 CT 扫描　对该病也有一定的诊断价值。

3 磁共振及磁共振血管造影(MRA)　达到了直观、准确、多角度显示病变部位的目的,不失为更加理想的检查手段。

4 数字减影动脉造影(DSA)　当临床上与该部位的动脉畸形鉴别困难时,行 DSA 检查十分必要。

五、诊断及鉴别诊断

(一)诊断

颈部隆起质软的包块,用手自上而下触压时,肿胀明显变小,甚至消失。在做 Valsava 检查,或做能使胸腔内压力增大的动作时,如果颈下部出现膨隆,均应考虑颈静脉扩张症的可能。确诊需行超声等辅助检查。

(二)鉴别诊断

需与囊状水瘤、其他静脉畸形(及动静脉畸形)、鳃裂囊肿等相鉴别。

1 囊状水瘤　一般不随胸腔内压力变化而变化。没有搏动及吹风样动脉杂音。超声检查可鉴别。

2 其他静脉畸形(及动静脉畸形)　需行超声、MRA、DSA 等相鉴别。

3 鳃裂囊肿　一般不随胸腔内压力变化而变化。没有搏动及吹风样动脉杂音。超声检查可鉴别。

六、治疗

(一)适应证

由于该病无特别的主观不适,也未见颈内静脉扩张破裂的报道,故保守随访观察应是目前主要治疗方法。但肿块明显影响美观或肿块增大趋势明显时可行手术治疗。

(二)治疗方法

1 颈外静脉扩张症可行单纯结扎切除术。

2 颈内静脉扩张症可选择结扎切除术、颈内静脉缩缝术、颈内静脉成形术、人工血管包裹缩窄颈内静脉术。

（三）风险评估

1 手术需在锁骨上切开皮肤，显露扩张的颈静脉。位置过低时，尚需劈开胸骨。故手术前医患双方均需斟酌是仅于闭气时颈下部的膨隆影响大，还是术后瘢痕及可能的并发症影响大。

2 双侧颈内静脉扩张若选择结扎切除术就可能会引起脑水肿，风险较大。此时，可行扩张静脉包裹压迫术。

七、典型病例

吴某，男，7 岁，以"发现右颈部包块 6 年余"来院。来院前 6 年余，患儿父母无意间发现患儿右颈部包块，呈梭形，闭气、哭吵时包块增大，安静时缩小，包块渐渐长大。患儿无任何不适感。查体：颈部右侧中下 1/3 段胸锁乳突肌后缘纺锤形包块，大小约 4cm×2cm×2cm，表面皮肤略带蓝色，质地柔软，用手自上而下触压时，肿胀明显变小，甚至消失。触诊无震颤、搏动，无触痛，听诊可闻及静脉杂音，Valsava 检查时明显。彩超提示右颈外静脉扩张。诊断：右颈外静脉扩张症。与家属沟通后予以门诊随访观察，因包块逐渐增大，影响美观，患儿产生心理障碍，影响与同学的交往，家长强烈要求手术，反复与家属沟通后家属仍要求手术，遂在气管插管全身麻醉下行颈外静脉扩张单纯结扎切除术。术后无并发症发生。

第七节　颈部囊状淋巴管瘤

颈部囊状淋巴管瘤（cystic lymphangioma）又称颈部囊状水瘤，是由原始淋巴管发育增生形成的先天性肿物，属于错构瘤性质，男、女发病率无明显差异。患儿中 50%～65% 出生时即存在此病，80%～90% 于 2 岁前被发现此病，也有部分人在成年后出现。

一、病因及发病机制

颈部囊状淋巴管瘤属于淋巴组织的先天性畸形。胚胎时，颈内静脉和锁骨下静脉交界处中胚层膨大，形成一原始淋巴囊，名为颈囊。它起引流淋巴液入中心静脉的作用，其后淋巴囊逐渐退化或发展成与静脉平行的淋巴管系统。在胚胎发育过程中，若出现错构，原始淋巴囊未与静脉系统相连通，或者一部分淋巴组织发生迷走，仍保持胚胎时期的性质，继续发育、增大，内含淋巴，内覆有含内皮的多房囊，从而形成颈部囊状淋巴管瘤。

因颈部淋巴囊形成最早，体积最大，所以颈部发生囊状淋巴管瘤最多见。大多数患儿在出生时已存在该病。虽然肿物边缘有新生组织形成，但淋巴管瘤的生长是因为原已存在的淋巴管道机化或栓塞，致使淋巴聚集膨大，形成淋巴管囊肿与淋巴管道扩张，而非增生性侵入性病变，所以目前多数学者认为颈部囊状淋巴管瘤是淋巴管畸形，而非真性肿瘤。该病变可因炎症或出血使其阻塞及病理改变加重。

二、病理

组织病理显示,颈部囊状淋巴管瘤内含有大的淋巴管囊腔,囊壁菲薄,被覆内皮细胞,囊腔常呈多房性,内含有淡黄色的水样液体;有时可见平滑肌。通常位于真皮深部,也可累及皮下组织或更下层的肌肉结构。

三、临床表现

1 颈部肿块 多数患儿出生时即显颈部肿块,左侧多于右侧,多位于颈后三角,少数在颈前三角。肿块突出皮面,直径一般为 4～6cm。肿块表面皮肤颜色正常或因皮下积液而呈淡蓝色。肿块质地柔软,边界不清,波动感明显,无触痛,一般无伸缩性。肿块呈多房性,与皮肤无粘连,透光试验阳性。肿块一般生长缓慢,具有向锁骨上下、口底、气管食管旁及纵隔蔓延生长的特点,并发感染或出血时,可迅速增大。穿刺其内容物呈淡黄透明状或乳糜状,偶带血性,镜下可见大量含有胆固醇结晶的淋巴细胞。

2 头颈部活动受限 肿块过大时可出现此情况。

3 压迫表现 肿块压迫呼吸道、消化道或累及口底、舌及咽部时,可有呼吸、吞咽、语言等的障碍,可有气管受压移位。肿块在锁骨上时,可有因臂丛受压而致的运动障碍或肌肉萎缩表现。

四、辅助检查

1 彩超 有助于明确病变部位、性质和范围。

2 CT 检查 有助于明确病变部位、性质和范围。

3 MRI 能够清晰显示病变部位、性质、范围,是目前最好的检查方法。

4 碘油造影 术前碘油造影有助于了解病变范围,有利于保证手术切除的完整性。方法是穿刺抽出淋巴 10～15ml,注入等量造影剂,然后摄片。

五、诊断及鉴别诊断

（一）诊断

诊断主要根据病史、症状及体征,一般诊断无困难。穿刺抽吸出性质与淋巴完全相同的草黄色、透明、易凝固的液体,伴胆固醇结晶,即可确诊。

（二）鉴别诊断

1 颈部血管瘤 同为颈部质软包块,穿刺或彩超即可明确。

2 颈部脂肪瘤 同为颈部质软包块,但脂肪瘤为实质性,无波动感,穿刺或彩超即可明确。

六、治疗

颈部囊状淋巴管瘤虽属良性病变,但可向周围组织生长,并出现危及生命的并发症。因此大多数病例均应积极治疗。若病变较小,确无任何症状的患儿可随诊观察 1～2 年。若未见消退或反而增大者,再予治疗。

（一）注射疗法

因颈部解剖关系复杂且颈部囊状淋巴管瘤多呈浸润性生长,不易达到全部切除,因此注射治疗为颈部囊状淋巴管瘤的首选治疗方法。现已证实,囊状淋巴管瘤注射治疗效果肯定。

1 OK-432(或沙培林) OK-432 又名 Pacibanil,是一种经青霉素处理的 A 群溶血性链球菌低毒株制成的冷冻混合干燥制剂。有报道用此制剂治疗颈部囊状淋巴管瘤,完全消失或显著缩小率高达92%。此疗法已成为日本、欧美治疗淋巴管瘤,特别是颈部囊状淋巴管瘤的首选方法。沙培林与OK-432是同类药物。沙培林的治疗与OK-432完全相同。

（1）治疗的适宜年龄:无明确限制,但基于安全性考虑,如果不是特别危急,宜待2～3月龄后再行注射治疗。

（2）相关术前准备:青霉素皮试阴性。

（3）用法:将0.1g OK-432溶于10ml生理盐水。抽出囊状淋巴管瘤中的淋巴后再注入等量的OK-432溶液,总量不超过20～30ml。

注射12～24小时后,局部开始明显肿胀,肿块多在10～15天开始缩小,至治疗后1.5～2个月时,肿瘤会停止缩小。此时判断疗效。

（4）疗效评价:注射治疗2个月后进行。参考日本荻田教授制定的方法,应用如下四级判断标准。

1）治愈:体检及B超检查提示肿瘤完全消失或仅残留小的硬结。

2）显效:体检及B超检查提示瘤体缩小50%以上,在美容上获得相当程度的改善。

3）微效:体检及B超检查提示瘤体缩小,但程度在50%以下。

4）无效:体检及B超检查提示瘤体没有缩小。

治疗6周至2个月后,如果病变仍有残留,可再次注射治疗,每次不超过3g。

（5）并发症及副作用:过敏性休克或其他过敏反应。局部疼痛、肿胀,发热,轻度、暂时性的血红蛋白或血红细胞降低、血白细胞增多;食欲不振、恶心、呕吐、腹泻等。

（6）禁忌证

1）有青霉素过敏史者禁用。

2）患有心脏病、肾脏疾病,特别是患过风湿性心脏病者禁用。

3）本人或其直系亲属有容易产生哮喘、皮疹、荨麻疹等情况者禁用。

2　平阳霉素　对间质少的颈部囊状淋巴管瘤疗效较间质多的单纯性和海绵状淋巴管瘤好。

（1）用法:配成1mg/ml的浓度,局部消毒后穿刺,尽可能抽尽淋巴,再注入平阳霉素,剂量是每次2～6mg,每2～4周一次,可反复多次注射。总量不超过5mg/kg体重。

（2）不良反应:发热、胃肠道反应、脱发、色素沉着及纤维组织增生,少见的但也是最严重的不良反应是肺炎症状,甚至因肺纤维化致死。

（二）抽吸加注射治疗

对于多房性的颈部囊状淋巴管瘤,注射治疗效果不佳,目前有先采用脂肪抽吸装置抽吸破坏囊壁,再进行OK-432注射治疗,而取得很好的疗效的病例。

（三）手术治疗

注射无效、未完全治愈、复发者可考虑手术治疗。对有气管和纵隔受压者应紧急采取手术,原则上尽早手术切除,并力求彻底。

手术在气管插管全身麻醉下进行,切口应足够大,能充分暴露手术视野。解剖分离应细致,勿损伤颈部重要血管和神经。对单房性者应紧贴囊壁剥离,对广泛浸润的多房性者不强求完整切除,而应将囊腔逐一剖开,逐步切除,以利于重要结构的显露与保护。切除气管食管沟的囊肿时,务必注意避免损伤喉返神经。为了避免术中术后喉头水肿、气管软化而造成呼吸窘迫,术中可行气管切开,术后应严密监护呼吸情况,常规使用大剂量的地塞米松来预防。

如囊肿特别大,解剖分离难度极大者,可考虑分期手术,亦可采用OK-432或其同类药物注射残留囊肿。感染病例，宜先控制感染，再择期进行手术。颈部合并上纵隔囊肿者，在切除颈部囊肿后再择期做相应的上纵隔手术。倘若颈部囊肿切除后仍未解除呼吸困难，应继续开胸切除上纵隔淋巴管瘤。

由于囊壁菲薄如纸，往往累及邻近血管、神经及周围组织，故术中出血往往较多，囊壁往往难分离、易破裂，舌下神经和面神经颈支等易被忽略而切断，导致术后面部畸形；因边界不清、浸润生长、术中不易彻底切除也易导致术后复发。对于不易彻底切除的病变，切不可强求彻底清除，宁可残留部分囊肿，使囊壁敞开，并涂擦2%碘酊以破坏其活力，可取得很好的防止术后复发的效果。

（四）对症治疗

颈部囊状淋巴管瘤较易发生感染，后者可导致淋巴管阻塞或囊腔感染化脓，预后严重。应积极抗感染治疗。如肿胀阻塞口底、舌根、咽部，就需气管切开以缓解呼吸困难。

七、典型病例

曹某某，男，6个月又12天。以"出生后发现颈部包块并逐渐变大6月余"入院。入院查体：颈部左侧可见一包块，突出体表，大小8cm×6cm×3cm，表面皮肤淡蓝色，包块柔软，波动感明显，无触痛，挤压无缩小，与皮肤无粘连，边界不清，透光试验阳性。穿刺抽出淡黄透明液体。入院诊断：颈部囊状淋巴管瘤。入院后行OK-432局部注射治疗，注射后观察3天无异常。共注射4次，每两次之间间隔6周，注射后包块无明显变化。于1年后再次入院，在气管插管全身麻醉下行颈部囊状淋巴管瘤切除术。术中见囊肿为多房性，病变浸润入肌层。术中切除肉眼所见病变。术后病理活检提示囊状淋巴管瘤。术后随访彩超提示有少许病变残留但无明显增大。

（刘　燕　傅跃先）

参考文献

［1］田勇泉.耳鼻咽喉-头颈外科学［M］.第6版.北京：人民卫生出版社，2005：420-421.

［2］吴廷椿.口腔颌面外科及头颈部整形外科临床实践［M］.天津：天津科学技术出版社，1990：258.

［3］姜泗长，杨伟炎，顾瑞.耳鼻咽喉-头颈外科手术学［M］.第2版.北京：人民军医出版社，2005：480-481.

［4］张怀英，李长贵.甲状舌骨囊肿（瘘）115例报告［J］.现代口腔医学杂志，1991，5（3）：183-184.

［5］苏文泰，王聪，王红.甲状舌骨囊肿和瘘术后复发的探讨［J］.口腔医学，1996，16（2）：86-87.

［6］Ceccanti S, Frediani S, Morgante D, et al. Stepladder incision technique for radical excision of suprasternal thyroglossal duct remnant［J］. J Pediatr Surg, 2011, 46(10): 2038-2040.

［7］Ren W, Zhi K, Zhao L, et al. Presentations and management of thyroglossal duct cyst in children versus adults: a review of 106 cases［J］. Oral Surg Oral Med Oral Pathol Oral Radiol Endod, 2011, 111(2): e1-e6.

［8］Türkyilmaz Z, Sönmez K, Karabulut R, et al. Management of thyroglossal duct cysts in children［J］. Pediatr Int, 2004, 46(1): 77-80.

［9］ Adams M T, Saltzman B, Perkins J A. Head and neck lymphatic malformation treatment: a systematic review［J］. Otolaryngol-Head Neck Surg, 2012,147(4):627-639.

［10］ Mitsukawa N, Satoh K. New treatment for cystic lymphangiomas of the face and neck: cyst wall rupture and cyst aspiration combined with sclerotherapy［J］. J Craniofac Surg, 2012,23(4):1117-1119.

［11］ Zainine R, El Aoud C, Sellami M, et al. Cystic hygroma: report of 25 cases［J］. Tunis Med, 2012,90(1):19-24.

［12］ Liu D K, Ma Y C, Guo X N, et al. Surgical treatment of cervical giant cystic lymphangioma in children［J］. Chinese Journal of Plastic Surgery, 2011,27(6):415-417.

［13］ Wiegand S, Eivazi B, Zimmermann A P, et al. Sclerotherapy of lymphangiomas of the head and neck［J］. Head Neck, 2011,33(11):1649-1655.

［14］ 金先庆,施诚仁.儿童实体肿瘤诊疗指南［M］.北京:人民卫生出版社,2011:176-186.

［15］ Kim M G, Kim S G, Lee J H, et al. The therapeutic effect of OK-432 (picibanil) sclerotherapy for benign neck cysts［J］. Laryngoscope, 2008,118(12):2177-2181.

［16］ Diercks G R, Iannuzzi R A, McCowen K, et al. Dermoid cyst of the lateral neck associated with the thyroid gland: a case report and review of the literature［J］. Endocr Pathol, 2013,24(1):45-48.

［17］ Pryor S G, Lewis J E, Weaver A L, et al. Pediatric dermoid cysts of the head and neck［J］. Otolaryngol Head Neck Surg, 2005,132(6):938-942.

［18］ El Fakiri M M, Hassani R, Aderdour L, et al. Congenital internal jugular phlebectasia［J］. Eur Ann Otorhinolaryngol Head Neck Dis, 2011,128(6):324-326.

［19］ Haney J C, Shortell C K, McCann R L, et al. Congenital jugular vein phlebectasia: a case report and review of the literature［J］. Ann Vasc Surg, 2008,22(5):681-683.

［20］ Hu X, Li J, Hu T, et al. Congenital jugular vein phlebectasia［J］. Am J Otolaryngol, 2005,26(3):172-174.

第二十一章
胸骨裂

胚胎时期,胸骨始基形成左右胸骨板。在胚胎第9～10周时,两侧胸骨板在中线相互融合形成整体胸骨。如果胚胎发育过程中未能完成此种融合,或仅部分融合,则形成胸骨裂。胸骨裂是一种少见的先天性畸形。广义的胸骨裂畸形包括合并心脏异位的胸骨缺损(sternal defects)和单纯胸骨分叉畸形(或分裂畸形)。前者合并心脏位置异常和心内结构的畸形,治疗起来十分困难。后者心脏在胸腔的正常位置,但是胸骨有裂隙或在心脏上方部分融合。后者有正常的皮肤覆盖,或上方仅有一个表浅的皮肤溃疡,患儿通常因为没有临床症状而得以长期生存。

一、胸骨裂的分类

目前比较通用的胸骨裂畸形的分类方法为 Ravitch 分类:

1 单纯胸骨分裂(不合并心脏异位和其他畸形)。

2 心脏异位。

3 Cantrell 五联症。

其中单纯胸骨分裂根据分裂部位分为上段胸骨裂、下段胸骨裂和全胸骨裂。心脏异位大多根据心脏异位的解剖位置进行再分类,分为颈部心脏异位、胸部心脏异位、胸腹心脏异位和腹部心脏异位。Cantrell 和 Ravitch 总结了一组心脏胸下异位或心脏腹部异位的患儿, 及其合并的横膈、心包、腹壁和心脏缺损。因此, 后来胸下异位或腹部异位的患儿通常被称为 Cantrell 五联症。Shamberger 报道了 16 例胸骨裂畸形患儿,其中 5 例为心脏完全裸露,没有组织覆盖,8 例为心脏胸腹移位但有皮肤覆盖,3 例为单纯胸骨裂。他对文献上这些患儿存在的并发畸形进行了整理,提出了基于心脏有无组织覆盖的胸骨缺损的基本类型,有些分类略有交叉,但进一步的分类似乎人为因素过多,而在阐明解剖或治疗指导上无显著意义。

二、胸骨裂的临床表现和诊断

胸骨裂诊断不困难。新生儿出生时发现心脏部分或完全位于胸腔外即可确诊心脏异位。进一步的检查应包括 CT(或 MRI)、超声心动图等,以明确心内结构情况及并发的其他畸形。单纯胸骨裂在新生儿期易被忽略,随患儿生长临床表现常有反常呼吸、发绀、呼吸困难和反复的呼吸道感染。体格检查可见胸骨区的上、下部或全部有软组织裂隙,并可触及血管搏动。也可见一些特殊的躯体症状,包括从脐部延伸到胸骨缺损下方的带状瘢痕,部分患儿有向上到颈部或者下颚的瘢痕样延伸;胸骨柄裂很罕见。

心脏异位是罕见的先天性畸形,在分娩活婴的发生率较低,有很高的致死率且多发生于宫内。因此产前诊断尤其重要。近年来随着胎儿心脏超声及胎儿 MRI 诊断技术的应用,使产前诊断心脏异位成为可能。中南大学湘雅二医院常规产前检查 10 年时间里共检出 11 例心脏异位胎儿,追踪观察，1 例手术后成活，1 例胎死宫内，2 例分娩后死亡，1 例修复治疗后死亡，6 例终止妊娠。所有畸形通过尸检或手术得以证实：6 例胸部心脏异位，2 例腹部心脏异位，2 例胸腹心脏异位，1 例颈部心脏异位。这 11 例中共 7 例合并先天性心内结构畸形。

三、胸骨裂的治疗原则

手术是唯一的治疗方法。由于畸形的复杂，胸骨裂的手术治疗强调个性化原则。手术治疗原则应包括：①回纳心脏，且避免心脏压迫。②重建新的"胸骨屏障"，用自体或人工材料覆盖，为心脏提供有效的保护。③合并畸形的治疗。大多数人认为，胸骨裂应在新生儿期或婴儿早期给予手术，新生儿组织柔软、胸骨弹性好，更容易一期缝合。根据胸骨裂的程度，手术可以一期修复，也可先用自体或人工材料覆盖而分期手术。合并有危及生命的心脏畸形者，应同时进行心内畸形的修补。出生时，心脏完全裸露，无皮肤覆盖的患儿应尽早手术。心脏有皮肤覆盖或无症状的单纯胸骨裂的患儿应根据合并畸形的情况决定手术时机。胎儿期能够确诊的心脏异位考虑选择剖宫产，避免由于生产过程中可能的对心脏造成的损伤而导致死亡。

1 胸部心脏异位　典型的胸部心脏异位的心脏裸露，无躯干组织覆盖。心尖方向向前，且经常向上，多数有合并的心内畸形。胸骨可能在上部的胸骨柄处是完整的，或者是完全分裂的。有些罕见病例的心脏可能就通过一个胸骨中央部位的缺损而突出体外。由于躯干中线组织严重缺乏，一期关闭往往因为心脏受压而难以成功。

1975 年，Koop 报道了第 1 例胸部心脏异位手术的成功这件事。1 例出生时心脏上有皮瓣覆盖的婴儿，其胸骨有 2in(英寸)(1in＝0.0254m)宽的裂开带，无法在不引起心脏压迫和窘迫的情况下将其合拢。在患儿 7 个月大时，Koop 在其胸骨裂缝中插入 Dacron 涤纶丙烯酸树脂和 Marlex 网片，并将皮肤一期缝合关闭。对心脏裸露的患儿，Dobell 提出了分期手术的方法：一例患儿在新生儿期进行皮瓣覆盖，19 个月大时，在胸骨缺损上放置肋骨支撑杆，并用胸肌瓣加以覆盖。将心包前部和胸壁的附着点离断，使心脏部分后退，放入胸腔。胸部心脏异位患儿手术成功取决于畸形的严重程度及如何避免因胸腔相对固定而造成手术后对心脏的压迫，而不是手术技术的差异。可通过仅用软组织覆盖异位心脏来获取手术成功，这样做还避免了将心脏向后压迫入一个已经容量受限的胸腔。这种覆盖方式需要使用距离前胸壁很远部位的组织或者对局部组织进行广泛游离。严重的心内缺损合并胸部心脏异位也造成了最终成活的困难。上腹部缺损(包括脐膨出、腹直肌分离和罕见的腹腔内脏膨出)在这些患儿中也非常常见。

有人将胸部心脏异位同时腹壁缺损的病例归为胸腹心脏异位。如果出生时心脏完全裸露，无覆盖组织，尽管有时合并腹部缺损，分类上还应属于胸部心脏异位。

2 颈部心脏异位　历史上将颈部心脏异位定义成与胸部心脏异位不同的一个单独分类，其根据是心脏向上异位的程度。颈部心脏异位心尖和口常有融合，存在严重的颅面畸形。与胸部心脏异位相比，这种病变相对罕见，但同样预后极差。Shao-tsu 的总结中，仅有 5 例为颈部心脏异位，而121 例婴儿为胸部心脏异位。该组严重畸形的婴儿没有成活或尝试对其进行手术的报道。

3 胸腹心脏异位　心脏表面有一层薄膜覆盖，通常是有色素沉积的皮肤覆盖在下部分裂的胸骨上。心脏没有胸部心脏异位的那种严重的前旋。这些患者几乎都有合并的腹壁缺损(脐膨出、腹直肌分离或腹疝)，以及横膈和心包的前部半月形缺损。患者大多有心内畸形。心脏的位置存在变异：它可能位于胸腔之内，仅有下方的横膈和心包缺损，或完全位于腹腔内，而发出的大血管穿过横膈的缺损。这一畸形并发左心室憩室的概率非常高。许多病例的憩室通过横膈和心包缺损而突入腹腔。部分婴儿会合并致命的肺发育不良。

胸腹心脏异位的手术成功率和长期生存率高于胸部心脏异位病例。Wieting 在 1912 年实施了第 1 例成功的手术修复,一期关闭了横膈和腹壁筋膜。初步手术干预必须找到位于心脏和腹腔上方的皮肤缺损。虽然可以通过皮肤扩张的方法成功地治疗一些病例,但一期关闭皮肤可避免感染和纵隔炎。对这类病例的治疗,国内也有成功的报道,1998 年张涤生等报道了 1 例患儿(9 岁女孩)合并腹疝及膈肌缺损、胸骨下 2/3 缺损,心脏大部分无胸骨覆盖,幸运的是患儿不合并心内畸形。手术一期完成。用自体肋骨和髂骨移植覆盖胸骨缺损处,同时进行了膈肌和腹疝的修补,胸前及上腹部创面局部转移皮瓣后一期缝合。术后因少量皮瓣干性坏死,切除后再次转移皮瓣治愈。随访 2 年患儿状况良好,尽管移植髂骨出现点状吸收,但胸廓屏障维持良好。

随着儿科心脏手术的进步,现在可对以往通常致命的心内畸形进行修补。可一期关闭缺损或采用人工材料修补腹壁缺损。但通常难以进行一期关闭,因为两侧附着于上方肋弓的腹直肌之间的距离过宽,限制了中线结构的移动度。有一种改良的关闭方法是将肋软骨切断,使其向内侧旋转。在心脏外放置任何人造材料前,最好完成对心内缺损的修复。心内畸形的矫治与其他先天性心脏病相同,一般在体外循环下矫治。对于心室憩室,一般认为无须处理,仅在出现下列情况时才作切除:①纤维化;②憩室壁薄,有破裂倾向或矛盾运动;③导致充血性心衰。上海儿童医学中心 1 例 3 月龄胸腹心脏异位患儿,合并室间隔缺损及房间隔缺损,其心内畸形的修补是在深低温体外循环下完成的,一期进行了腹疝修补及心室憩室切除,获得成功。

4 胸骨分叉 胸骨分叉是第四种也是严重程度最低的胸骨裂畸形。这种婴儿心脏位置正常,有正常的皮肤覆盖,有完整的心包和部分(或完全)分裂的胸骨。这种胸骨裂不合并脐膨出。如果颈部心脏异位胸骨缺损是部分性的,会包括上部胸骨和胸骨柄,胸部或胸腹心脏异位的胸骨缺损则相反,这部分胸骨缺损主要是下部胸骨的缺损。大多数病例是部分裂开,剑突完整或胸骨体的下 1/3 完整。

胸骨分叉与其他三种胸骨裂不同,罕有心脏自身的缺损,但可见一些特殊的躯体症状,包括从脐部延伸到胸骨缺损下方的带状瘢痕。其他儿童有向上到颈部或者下腭的瘢痕样延伸,胸骨柄分裂很罕见。有报道该病可能与颅面血管瘤存在关联,但并不明确。

大多数病例中,婴儿的胸骨缺损是无症状的。进行修复是为心脏提供保护性的覆盖,以改善呼吸机制,因为缺损的矛盾运动可能会损害呼吸机制。手术方法包括:

(1) 自体材料移植:将胸骨缺损处植入肋软骨、肋骨、髂骨等自体移植物。

(2) 人工材料覆盖。

(3) 肋软骨切开术:将缺损的两侧肋软骨离断,使两半胸骨向中线滑动对合或斜行离断肋软骨,行翼形活门成形术。强调在婴儿期进行早期修复的重要性,此时胸壁柔软度好,可进行一期关闭。大多数报道的一期修复的病例是在出生后 3 个月内进行矫正,很少在 1 岁后进行。相反,大于 1 岁的患儿常需进行软骨切开。通常必须在两侧胸骨可无张力合拢的地方进行软骨的楔性切除。

(鲁亚南)

［1］Chang T, Qian Y, Tang S, et al. Cleft sternum and ecopia cordis-case report and brief review［J］. Eur J Plast Surg, 1999,22:282-285.

［2］Twomey E L, Moore A M, Ein S, et al. Prenatal ultrasonography and neonatal imaging of complete cleft sternum: a case report［J］. Ultrasound Obstetr Gynecol, 2005,25（6）:599-601.

［3］Pasoglou V, Tebache M, Rausin L, et al. Sternal cleft: prenatal multimodality imaging［J］. Pediatr Radiol, 2012,42（8）:1014-1016.

［4］彭清海,周启昌,范平,等.胎儿心脏异位的产前诊断和预后［J］.中华超声影像学杂志,2007,16（9）:824-825.

［5］Dobell A R, Williams H B, Long R W. Staged repair of ectopia cordis［J］. J Pediatr Surg, 1982,17（4）:353-358.

［6］区景松,孙培吾,张希,等.心脏异位［J］.中华胸心血管外科杂志,2002,18（1）:45-46.

［7］张涤生,钱云良,唐思聪,等.胸骨裂-心脏异位1例［J］.中华外科杂志,1998,36（8）:511.

［8］胡蓁,沈海英,金黎洁,等.心脏异位合并复杂型先天性心脏病患儿1例护理［J］.上海护理,2009,9（1）:87-88.

［9］Shamberger R, Welch K J. Sternal defects［J］. Pediatr Surg Int, 1990,5:156-164.

［10］Morales J M, Patel S G, Duff J A, et al. Ectopia cordis and other midline defects［J］. Ann Thorac Surg, 2000,70（1）:111-114.

［11］Jona J Z. The surgical approach for reconstruction of the sternal and epigastric defects in children with Cantrell's deformity［J］. J Pediatr Surg, 1991,26（6）:702-706.

第二十二章
漏斗胸

漏斗胸(pectus excavatum 或 funnel chest)是儿童最常见的前胸壁畸形,发病率约 1/1000。其表现为胸骨和下方肋软骨向后方凹陷,除外观上畸形外,严重者影响心肺功能,需手术治疗。

一、漏斗胸病因及临床表现

漏斗胸的病因尚未明了,多数学者认为漏斗胸成因是肋软骨不均衡生长,肋软骨发育过快,胸骨被向下挤压形成凹陷,而与缺钙、佝偻病无直接关系。还有人支持膈肌腱牵拉理论,即膈肌前方附着于胸骨体下端和剑突,膈中心腱过短时将胸骨和剑突向后牵拉导致了漏斗胸的理论。脊柱侧弯和马方综合征患儿的漏斗胸发生率高于正常人群,这提示结缔组织异常是重要因素。生物力学分析提示漏斗胸患儿肋软骨的弹性增高,但是未证实在患儿和对照组之间存在蛋白聚糖或胶原分布的差异。漏斗胸发病有家族遗传倾向,部分患儿有胸壁畸形的家族史。

漏斗胸局部表现为前胸壁的凹陷,造成凹陷的解剖基础为:①胸骨体向后成角,多数患儿胸骨在第二胸肋关节以下就出现向后成角;②肋软骨向后成角并与胸骨相连,年长青少年和成人发生骨性肋骨的前端大部分向后成角,因此表现为一系列凹陷畸形,从轻度胸骨凹陷到某些胸骨几乎压迫到椎体的重度凹陷。部分患儿畸形表现为不对称性,一侧压迫更深,胸骨也可能发生旋转。许多患儿,整个胸廓的前后径减小,呈现扁平胸。

男性发病率高,男女比例高达 3:1~4:1。90%的病例是在出生后 1 年内发现的,随年龄增长,畸形有逐渐加重趋势。学龄期基本趋于稳定。虽然有自发性缓解的病例,但是非常罕见。也有少数儿童胸廓凹陷出现较晚,学龄期甚至青春期随身体快速发育而进行性加重。患儿通常表现为漏斗胸体形,如身材细长、体态较弱、弓背、双肩前倾、腹部膨隆(图 22-1)。

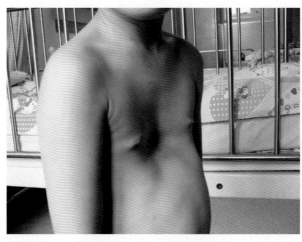

图 22-1　漏斗胸临床表现

患儿的临床症状与压迫程度有关。在婴儿期和儿童期，漏斗胸可良好耐受，多数患儿因年龄小而不能表达自觉症状，患儿运动量与同龄儿童相比常无明显降低，部分患儿易患上呼吸道感染。年长儿童可能有软骨畸形区域疼痛或持久运动后心前区疼痛的主诉，表现为活动后疲惫、气促，偶尔会发生心悸，这可能是一过性房性心律失常引起的。漏斗胸患儿有时可闻及收缩期杂音，因为凹陷的胸骨压迫后方的右心室流出道，引起血流杂音的传导或存在二尖瓣脱垂。多数患儿至青春期会出现自卑感，表现为不愿去公共场合游泳、洗澡等心理问题。

二、漏斗胸对心、肺功能的影响

有许多关于漏斗胸患者及其术后心肺功能的研究报道，但业内未达成对这种常见的胸壁畸形影响心肺的程度的共识。业内人士大多认为，严重的胸骨凹陷可造成心、肺功能影响，包括肺通气功能障碍，肺活量、肺总容量和最大换气量有显著降低。有研究表明，漏斗胸患者的平均肺总容量为预期值的 79%，呈轻度的限制性通气不足。运动负荷试验显示运动时其无效腔正常，但潮气量增加受限。在运动负荷最大时测定的氧摄取量显著超过预期值，提示呼吸做功增加。Morshuis 评估了 35 例经过手术的青少年或青年漏斗胸患者［年龄为(17.9±5.6)岁］。术前评估一次，术后 1 年再评估一次。术前肺总容量(预期值的 86.0%±14.4%)和肺活量(79.7%±16.2%)均显著低于期望值，手术后进一步降低(9.2%±9.27%和－6.6%±10.7%)。最大运动状态下的呼吸效能在术后有显著的改善。43%的患者在术前有运动时通气受限，而在术后又有改善的趋势。但是，无通气受限组在术后开始表现受限，并有氧耗量显著升高的表现。胸骨的向后异位会引起心脏受压，特别是右心室前凹。有研究表明漏斗胸患者在直立运动时心功能减弱，而在仰卧位时相对正常。超声心动图评估手术前后右心室容量指数也有显著的统计学变化，提示右心室压迫造成了每搏输出量受限。

三、漏斗胸诊断和凹陷程度的评价

（一）辅助检查

1　胸部 X 线　漏斗胸胸部 X 线显示胸骨下部和相邻肋软骨明显下陷，脊柱与胸骨间距缩短。严重者胸骨末端与脊柱椎体相接，心脏左移，肺部纹理增粗，极少数患儿伴有肺部慢性炎症和肺不张。

2　CT 扫描　用 CT 扫描能更准确地评价漏斗胸的凹陷程度、对称性、心脏受压和移位程度、肺受压程度及有无合并其他问题(如合并肺囊性腺瘤样畸形、隔离肺、肺叶气肿和右胸主动脉等)。CT 扫描有助于更客观地在外科手术进行时进行判断。

3　心电图　漏斗胸心电图多表现为窦性心律不齐、P 波双向或倒置、不完全性右束支传导阻滞、心脏受压转位等。

4　肺功能检查　漏斗胸严重者肺功能下降。

5　超声心动图检查　漏斗胸多表现为心脏受压、心功能受影响。体检发现心脏杂音需行超声心动图检查，以排除可能存在的二尖瓣脱垂或其他先天性心脏畸形。心脏前部压迫使二尖瓣瓣环或心室腔变形，是导致二尖瓣脱垂的可能原因。有报道 1.5%的接受胸壁矫正手术的漏斗胸患者合并先天性心脏病，这大大高于正常人群中先天性心脏病的发病率。

6　血生化检查　部分漏斗胸患者有轻度贫血和血清碱性磷酸酶增高。

漏斗胸本身不需要鉴别诊断，但临床上漏斗胸也可以是某些疾病(如马方综合征、神经纤维瘤病、黏多糖病，以及一些骨骼发育障碍的疾病)的表现之一。这就要引起外科医师的注意，因为有的病不一定需要手术治疗，比如黏多糖病。而其他一些病，比如马方综合征、神经纤维瘤病可以手术，但手术要更加牢固地固定,固定时间要长于一般漏斗胸。同时漏斗胸可合并其他先天性疾病,如先天性脊柱侧弯、先天性心脏病、先天性肺囊性病、先天性膈疝、多囊肾、叉状肋等。手术前要注意这些疾病的诊断。

(二)漏斗胸程度的评价方法

漏斗胸严重程度有多种分级方法,但由于胸骨、肋骨畸形程度有很大差异,因此没有一种方法被广泛接受。常见的指数有:

1 漏斗指数(F₂I) 日本和田寿郎以公式测定凹陷程度(图 22-2),用于临床手术指征的参数,并分轻、中、重三度。

$$F_2I = \frac{a \times b \times c}{A \times B \times C}$$

注:$F_2I > 0.3$ 为重度,$0.2 < F_2I < 0.3$ 为中度,$F_2I < 0.2$ 为轻度。中度以上需要手术。

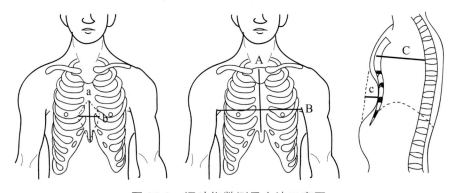

图 22-2 漏斗指数测量方法示意图

a. 凹陷长轴 b. 凹陷短轴 c. 凹陷深度 A. 胸骨长度 B. 胸廓横径 C. 胸骨角至椎前最短距离

2 CT 指数(Haller 指数) CT 指数是凹陷最低点的胸廓横径与凹陷最低点到椎体前的距离的比值。正常人平均指数为 2.52,轻度者 2.52~3.2,中度者 3.2~3.5,重度者 >3.5(图 22-3)。

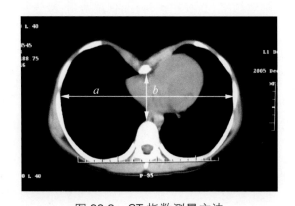

图 22-3 CT 指数测量方法

CT 指数 = a/b

a. 凹陷最低点的胸廓横径 b. 凹陷最低点到椎体前的距离

四、漏斗胸的治疗

婴儿因用力呼吸及哭闹会导致暂时的漏斗胸畸形。2 岁以内小儿由于体弱、骨质较软、肋软骨易变形(佝偻病活动期),只要无明显心肺功能障碍,就应先行保守治疗,同时观察有无自行矫正的希望。

手术矫形的目的有:解除心肺受压,改善心肺功能;改善外观,解除患儿消极的自卑心理;防止漏斗胸体征继续发展,防止脊柱侧弯。

2 岁以上如症状、体征显著,可选择性地行手术矫正,一般认为漏斗胸指数>2 或 CT 指数>3.2 有手术指征。但大多数学者认为比较好的手术矫治年龄为 3～12 岁。因为此年龄段畸形范围较局限,导致脊柱侧弯的胸源性应力未发生,手术塑形较容易,效果也好。随着技术的进步,手术越来越微创,手术适应证也逐渐放宽,手术不仅能改善心肺功能,防止脊柱、胸廓出现其他畸形,还能治疗一部分因畸形外观引起的心理问题,并满足美容的需要。

（一）经典 Ravitch 手术

漏斗胸的手术治疗有一百多年的历史,最初是应用骨切除治疗漏斗胸。随着经验的增长和对疾病基本因素的明确,手术方法有了显著的变化,出现了胸肋截骨、截骨加外固定、截骨加内固定、胸骨翻转等手术方法。Ravitch 在 1949 年报道了一种技术,此技术包括切除所有畸形肋软骨和软骨膜,将剑突从胸骨上断开,从胸骨上断开肋间肌束,并进行胸骨横向截骨丝线固定(图 22-4)。

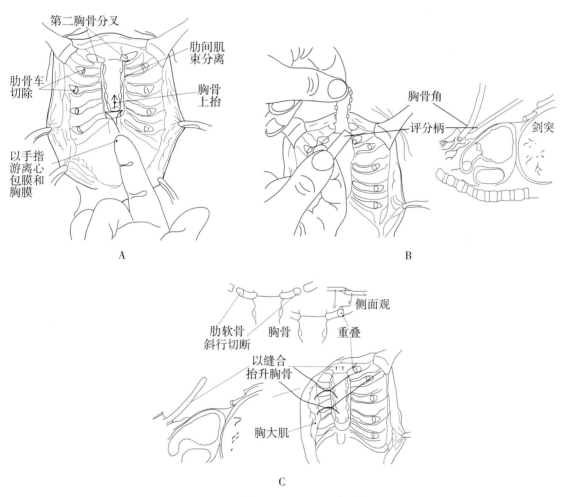

图 22-4 经典 Ravitch 手术技术

A. 手术切口,男性胸骨正中切口,女性沿乳房下缘双弧形横切口。切口边缘连同胸肌牵开,暴露整个凹陷区域。将受累肋软骨切除(保留肋软骨膜),小婴儿切除长度一般 3～5cm,年长儿童往往需向外延伸至骨性肋骨。将第 2 肋软骨和最下面一根肋软骨作从前内至后外的斜行切断。切断剑突与胸骨相连处,沿胸骨边缘乳内动脉内侧切断肋间肌束。手指探至胸骨后方向两侧钝性分离胸膜,充分游离胸骨 B. 将胸骨上抬,胸骨角处作横行截骨,用缝线缝合固定 C. 将上下斜行切断的肋骨缝合固定,胸骨边缘与肋间肌缝合固定,使胸骨固定到正常位置

此后 Ravitch 手术出现了多种改良,主要是强调了完全保留肋软骨的软骨膜鞘、避免胸骨截骨

和各种内固定技术的应用。经典的 Ravitch 手术由于没有内固定,复发比例较高。随着内固定的出现,特别是各种胸骨后钢板支撑的改良,很大程度上减少了经典手术的游离及截骨范围,甚至肋间肌束也不需要切断,使改良 Ravitch 手术创伤减少,复发的可能性也大大减小,达到了非常理想的矫形效果。此后改良 Ravitch 手术因有着稳定的良好效果而被广泛采用。在微创漏斗胸矫治出现前,Ravitch 手术一直是传统手术方法的代表,成为漏斗胸矫治手术的标准。国内漏斗胸矫治手术是20世纪70年代开始的,此时正值 Ravitch 手术成熟和盛行时期,传统手术大多采用改良 Ravitch 手术,也有部分医院进行了胸骨翻转术的尝试。

胸骨翻转术最初在日本使用,Wada 等报道了大量的病例。这一技术采用了一块游离的自体胸骨,翻转180°后,向后固定回原来切下其的肋软骨位置。这个方法有显著的严重并发症发病率,包括伤口感染、开裂和胸骨坏死。改良胸骨翻转术保留腹直肌蒂或保留乳内动脉,以保留胸骨的血供,防止骨坏死和伤口感染,使并发症的发生大大减少。尽管胸骨翻转术给治疗增加了一个选择,但目前已很少有人采用。

(二)微创漏斗胸矫治手术

改良 Ravitch 手术作为漏斗胸矫治的经典标准统治了几十年,然而这一切随着 Nuss 手术的出现发生了变化。Donald Nuss 是美国弗吉尼亚州的一名小儿外科医师,他在临床实践中发现儿童肋软骨非常柔软,胸廓塑形能力很强,因此,他在做 Ravitch 手术时尝试不做肋软骨切除和胸骨截骨而是简单地置入一根胸骨后钢板把胸骨抬起,发现这样也能获得满意的矫形效果。开始仍采用胸骨前横切口,后来他把切口改为2个,而且移向外侧,这样使钢板置入更方便,切口也可以做得更小。随着胸腔镜的临床应用,手术在胸腔镜监视下完成,这将手术变得更安全。经过十余年的探索,Nuss 手术逐渐成形。Nuss 开发出一套矫治漏斗胸的器械,将切口由前胸转移到两侧腋中线,切口长度仅2~3cm,钢板按患儿胸廓形状弯折成弓形,先用弓面向后放置到位,然后翻转180°使弓面向前抬起胸骨,手术操作简单而且可以获得饱满的胸廓外形。手术常规在胸腔镜监视下进行。1998年 Nuss 总结了十余年一百多例患儿的经验,介绍了他的手术方法。起初 Nuss 手术并没有得到认可,多数医师持怀疑的态度审慎对待。随病例的积累和长期效果的观察,一些医院开始尝试。由于 Nuss 手术手术方法简单,术后效果显著——不但有饱满的胸廓,而且前胸壁没有切口,迅速被世界各国的医师和患儿所接受。经过约十年的不断改进,Nuss 手术现已成为漏斗胸治疗的标准术式。许多医院将 Nuss 手术作为漏斗胸治疗的首选,甚至摒弃了传统手术。Nuss 手术是漏斗胸治疗历史上的革命性的创新,彻底颠覆了漏斗胸治疗的传统理念。自从2000年北京儿童医院曾骐开展了国内首例漏斗胸 Nuss 手术,迄今国内已有许多医院也开展了 Nuss 手术,并把其作为治疗的首选,全国已经积累了近万例开展此项手术的病例经验,许多患儿已拆除钢板。远期效果总体优良率超过90%。

1 经典 Nuss 手术的指征 符合以下两条或两条以上的病例即可进行手术矫正。

(1)CT 指数大于3.25。

(2)肺功能提示限制性或阻塞性气道病变。

(3)心电图、超声心动图检查发现不完全性右束支传导阻滞、二尖瓣脱垂等异常。

(4)畸形进展且合并明显症状。

(5)手术失败后的漏斗胸复发。

(6)外观的畸形影响患儿生活及并发自卑等心理问题。

2 经典 Nuss 手术的手术技术 采用 Walter Lorenz Surgical,Inc. 公司生产的微创漏斗胸纠治器械。术前用软尺测量患儿两侧腋中线间距离(绕胸前壁),减2~3cm 为标准选择合适尺寸的钢板,将钢板按患儿胸廓弧度预弯成弓形。手术在气管插管全身麻醉下进行。患儿取仰卧位,上肢外展 90°,前臂向上屈曲 90°,暴露双侧腋下。分别在两侧腋中线胸骨最凹处水平作 2cm 的小切口。在右侧切口下方两个肋间处置入镜鞘，置入 5mm 的 30°胸腔镜来监视。在麻醉配合下，以 2～2.5L/min 持续通入 6～10mmHg CO_2 气流,使右肺塌陷。手指探入两侧切口,分别向正中方向,沿皮下作隧道,游离至凹陷边缘最高点,此点是钢板穿入和穿出肋间的位点。通过右侧隧道,用血管钳在凹陷处右侧边缘最高点,钝性穿过肋间肌肉而进入胸膜腔,并作钝性扩张。将穿通器沿此隧道进入,在胸腔镜监视下分离胸骨后方。穿通器穿过胸骨后方,在对侧凹陷处边缘最高点穿出肋间,使两侧隧道相通,穿通器在对侧隧道穿出。术者与助手各执穿通器一端,反复数次向上提升胸骨。与提升力量对抗,用另一只手按揉患儿前胸壁,进行塑形。退出穿通器,将导引索带穿过。在索带的导引下,将预先弯制的钢板在胸骨后方穿过。钢板穿入时弓面朝向后方,放到位置后,将其翻转 180°,使弓面向前,即可纠正胸骨凹陷。钢板两端(或一端)置入固定片与肋间肌或肋骨缝合固定。根据胸腔镜观察,若钢板位置满意,无明显出血,用水封管道接镜鞘通气孔,进行膨肺胸腔排气后,拔出镜鞘。根据患儿年龄和漏斗胸严重程度、范围,必要时可置入上、下两根钢板。术后患儿转入监护室,监护心率、血压,麻醉清醒后即可拔除气管插管,术后常规给予镇痛泵(图 22-5)。

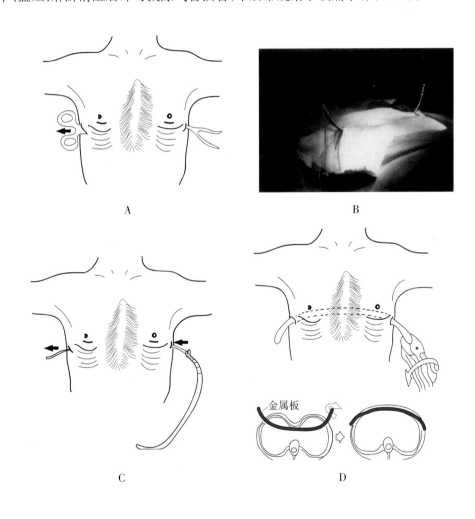

A B

C D

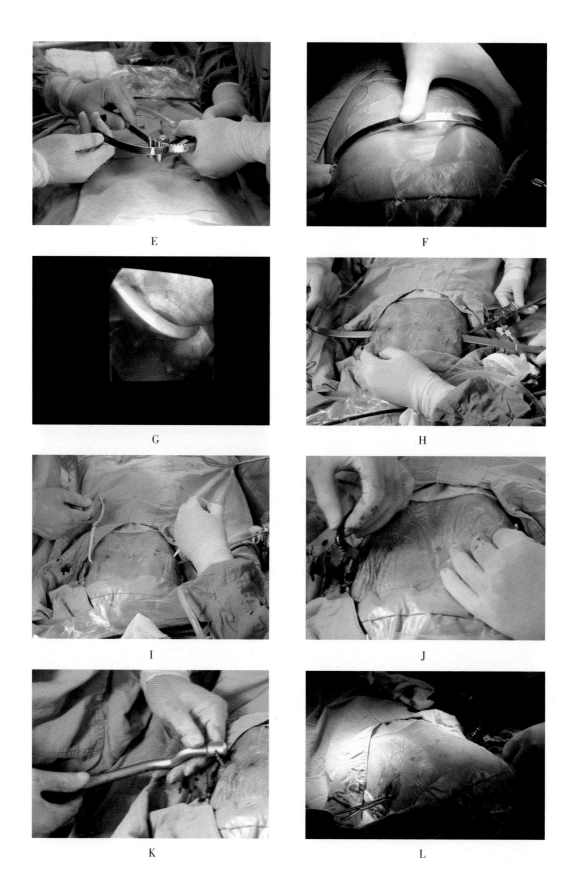

E

F

G

H

I

J

K

L

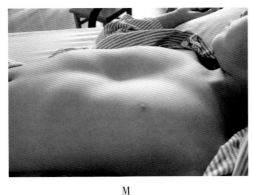
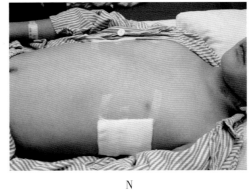

M   N

图 22-5　Nuss 手术

A～D. 手术示意图　E～L. 手术过程图　M. 术前　N. 术后

3 Nuss 手术的相关问题

（1）手术年龄：Nuss 认为手术的适宜年龄为 6～12 岁。年龄小者胸廓相对柔软，塑形效果较好，但钢板取出后，复发的机会可能增加。目前，Nuss 手术年龄有减小趋势，但仍不建议小于 3 岁者手术，除非凹陷严重影响患儿生长发育和心肺功能，手术年龄可适当提前。

（2）钢板拆除时机：视手术效果而定，一般 2 年后可考虑拆除钢板。钢板拆除后大部分患儿前胸壁会有少量回弹，因此手术时可考虑予以轻度过度矫治。如果钢板能适应胸廓发育，可适当延长钢板滞留时间，以期获得更好的矫形效果。

（3）Nuss 手术的并发症

1）气胸：Nuss 手术后可发生气胸，文献报道其发生率达 1.7%～59.6%，多因手术技术问题而导致，少量气胸无须治疗，待其自然吸收，气胸量多者可穿刺抽取气体或置入胸腔闭式引流管引流。

2）胸腔积液：文献报道其发生率达 1.2%～56.7%，一般是由肋间、胸骨后或粘连带渗出造成的。绝大多数用止血药、胸腔闭式引流可以治愈。

3）肺炎、肺不张：发生率低，一般仅延长住院时间，并不影响预后。

4）钢板移位：文献报道其发生率达 1.2%～29.9%。钢板移位是导致再次手术的最常见原因。移位包括上下旋转、向后滑脱及左右移位三种。笔者建议根据患儿年龄及钢板放置到位后的稳定程度来确定单侧或双侧置入固定片，采取足够牢固的固定方法，必要时用钢丝将钢板与肋骨缝合固定。患儿术后 3 个月内应避免剧烈运动，避免身体接触性运动，之后可恢复正常运动。

5）获得性脊柱侧弯：一般是由于害怕疼痛而采取的保护性体位造成的。重视术后的疼痛管理，尤其是年龄大的患儿中，早期应用静脉镇痛泵，后期进行心理甚至口服止痛药的治疗，以防止发生获得性脊柱侧弯。

6）钢板排异反应：发生率低，可造成切口裂开、感染。裂开的伤口因钢板暴露，即使通过清创、换药，也很难愈合。

7）心脏损伤出血：虽然罕见，但是它是非常严重甚至致命的并发症，无论如何也应避免。既往有胸部手术史的患儿，造成胸骨后粘连者，行 Nuss 手术时要特别注意，建议加作剑突下辅助切口，以手指分离粘连后，辅助钢板穿过。Nuss 手术经过多年的演变，虽然有部分医师采用了免胸腔镜辅助的胸膜外径路的手术方式，但是笔者仍强调初学者以胸腔镜辅助的重要性，这能确保手术的安全。

8）其他：胸廓出口综合征、尺神经麻痹等非常罕见，仅见个例报道。

4 复杂病例 Nuss 手术的效果仍有待观察　尽管 Nuss 手术成了漏斗胸矫治的标准术式，典型的对称型病例可因此取得良好的手术效果。但不对称型、重型病例，合并马方综合征、复发性漏斗胸、胸部手术后获得性漏斗胸等复杂病例的 Nuss 手术的效果仍有待观察。近年来，许多医师对 Nuss 手术进行改良，使其更加微创，手术效果也进一步得到提高，并发症逐渐减少，在复杂患儿的治疗上也获得了相当的进步。

（鲁亚南）

参考文献

［1］Ravitch M M. Technical problems in the operative correction of pectus excavatum［J］. Ann Surg, 1965, 162:29-33.

［2］Brochhausen C, Turial S, Muller F K, et al. Pectus excavatum: history, hypotheses and treatment options［J］. Int Cardiovasc Thorac Surg, 2012, 14(6):801-806.

［3］Lawson M L, Mellins R B, Tabangin M, et al. Impact of pectus excavatum on pulmonary function before and after repair with the Nuss procedure［J］. J Pediatr Surg, 2005, 40(1):174-180.

［4］Haller J A Jr, Loughlin G M. Cardiorespiratory function is significantly improved following corrective surgery for severe pectus excavatum, proposed treatment［J］. J Cardiovasc Surg, 2000, 41(1):125-130.

［5］Shamberger R C, Welch K J. Surgical correction of chondromanubrial deformity (Currarino Silverman syndrome)［J］. J Pediatr Surg, 1988, 23(4):319-322.

［6］胡廷泽.漏斗胸外科治疗:30 年 406 例经验回顾［J］.中华小儿外科杂志,2005,26(8):393-396.

［7］李炘,陈张根,贾兵,等.改良胸骨翻转术治疗小儿先天性漏斗胸 20 年经验［J］.中华小儿外科杂志,2005,26(8):401-403.

［8］Nuss D, Kelly R E Jr, Croitoru D P, et al. A 10-year review of a minimally invasive technique for the correction of pectus excavatum［J］. J Pediatr Surg, 1998, 33(4):545-552.

［9］曾骐,彭芸,贺延儒,等.Nuss 手术治疗小儿漏斗胸(附 60 例报告)［J］.中华胸心血管外科杂志,2004,20(4):223-225.

［10］曾骐,张娜,范茂槐,等.Nuss 手术与改良 Ravitch 手术的对比研究［J］.中华小儿外科杂志,2005,26(8):397-400.

［11］鲁亚南,刘锦纷,苏肇伉,等.胸腔镜辅助 Nuss 手术纠治小儿漏斗胸［J］.第八届华东六省一市胸心血管外科学术会议论文汇编,2005,28:125-127.

［12］鲁亚南,刘锦纷,徐志伟,等.改良 Nuss 手术纠治小儿漏斗胸［J］.中国胸心血管外科临床杂志,2007,14(2):93-96.

［13］Kelly R E, Goretsky M J, Obermeyer R, et al. Twenty-one years of experience with minimally invasive repair of pectus excavatum by the Nuss procedure in 1215 patients［J］. Ann Surg, 2010, 252(6):1072-1081.

［14］Nuss D, Kelly R E Jr. Indications and technique of Nuss procedure for pectus excavatum［J］. Thorac Surg Clin, 2010, 20(4):583-597.

［15］Hoel T N, Rein K A, Svennevig J L. A life-threatening complication of the Nuss procedure for pectus excavatum［J］. Ann Thorac Surg, 2006, 81(1):370-372.

［16］王学军,徐冰,刘文英,等.Nuss 微创漏斗胸矫形术后并发症及其处理［J］.中国修复重建外科杂志,2009,23(11):1343-1346.

［17］Nuss D, Croitoru D P, Kelly R E Jr, et al. Review and discussion of the complications of minimally invasive pectus excavatum repair［J］. Eur J Pediatr Surg, 2002, 12(4):230-234.

第二十三章
鸡胸

鸡胸(pectus carinatum)是指表现为胸骨向前隆起的一种畸形,也是一种常见的胸壁畸形,其发生率低于漏斗胸。鸡胸与漏斗胸的发病率之比为 1:5。

一、病因

鸡胸的病因不明确,有人把它分为先天性和后天性两种。与漏斗胸一样,肋软骨过度生长也是导致先天性鸡胸的原因,过度生长的肋软骨将胸骨向后挤压形成漏斗胸。反之,向前挤压则形成前突畸形——鸡胸。26%的鸡胸患者有胸壁畸形的家族史,这提示鸡胸的发病有一些遗传学因素;15%的患者合并脊柱侧弯,这提示其有广泛的结缔组织发育异常。后天性鸡胸为营养障碍所致,多见于幼儿期,是佝偻病的一种表现。

二、分型

鸡胸的形态多样,分类不一,根据畸形的表现,鸡胸可分为三种类型。

1 Ⅰ型　最常见。该型表现为胸骨体和肋软骨对称性突出,称为软骨胸骨突出,通常出现肋骨侧面凹陷(Harrison 氏沟)。

2 Ⅱ型　该型表现为突出不对称,胸骨和两侧肋软骨前突的程度不平衡,一侧较高,一侧低平,同时伴有胸骨旋转。

3 Ⅲ型　该型较少见。突出的部位位于胸骨柄和上方的肋软骨,胸骨体中下部逐渐下陷,其远端反转向前,形成上突下凹的畸形,多合并胸骨缝的过早融合,合并先天性心脏病的概率很高。

三、临床表现

鸡胸男孩比女孩多见,男女发病率之比为 4:1,这和漏斗胸相似。鸡胸的发病年龄要晚于漏斗胸,几乎半数患儿在 11 岁前未表现畸形,儿童早期出现的轻度畸形通常在青春期有所加重。因此,大多数患儿在青少年时才谋求治疗。营养障碍导致的鸡胸常为佝偻病的一种表现,多于幼儿期发病,多数患儿常有不同程度的呼吸道症状,体质较同龄儿差。

四、诊断

单凭胸壁畸形的外观表现即可诊断为鸡胸。必要的辅助检查包括胸部 X 线检查,CT 扫描能更准确地评价鸡胸的突起程度、对称性,还能显示心肺的影响情况和其他合并畸形。只有极严重者才会导致心肺功能下降。鸡胸可以是某些疾病(如马方综合征、神经纤维瘤病、黏多糖病及一些骨骼发育障碍的疾病)的表现之一。鸡胸也可合并其他先天性疾患,如先天性脊柱侧弯、先天性心脏病、先天性肺囊性病、先天性膈疝等,诊断时要注意与这些疾病进行鉴别。

五、治疗

（一）保守治疗

婴幼儿鸡胸多为营养障碍所致，由于这部分后天性鸡胸在发育过程中有自行矫正的能力，对于 3 岁以下的鸡胸患儿，应积极给予抗佝偻病治疗，包括饮食疗法、维生素 D 疗法，必要时积极补钙；而 3 岁以上的患儿多为佝偻病后遗症，使用钙剂和维生素 D 治疗效果不佳，用特制的支具压迫突起的胸部并维持一定的时间，可达到辅助矫正畸形的目的。虽然有矫形支具治疗鸡胸获得成功的报道，但对于年长儿童普遍很少采用支具，因其所带来的不适或因皮肤受压破溃，往往使治疗不能坚持下去。

（二）手术治疗

到青少年时期，因骨质逐渐变硬，畸形往往固定或有进行性加重的趋势，可以考虑手术治疗。除年龄因素之外，畸形的严重程度也是决定手术的重要因素。轻度鸡胸随体格生长会逐渐消失，加强体格锻炼，如扩胸、俯卧撑等运动，可促进畸形的改善；如果外观畸形严重，甚至影响心肺功能，则考虑手术治疗。与漏斗胸造成的压迫不同，鸡胸对心肺功能的影响较小，许多医师认为鸡胸仅仅是美观上的问题，不值得做一个创伤很大的矫形手术，因此对鸡胸的手术治疗远不如漏斗胸积极，矫形手术的出现也较晚。近年来出现了鸡胸的微创手术治疗，使手术创伤明显减小，手术瘢痕变得越来越小，也更加隐蔽，更易被患者和医师接受。

1 传统的鸡胸矫形术 1960 年 Lester 报道了一种肋软骨切除、胸骨截骨的鸡胸治疗方法，此后的鸡胸手术方法基本上是从 Lester 手术演变而来。

（1）基本原则：①肋软骨切除；②保留软骨膜鞘；③通过设计截骨来获取胸骨的合理位置。

（2）手术技术：胸骨前作横切口或纵切口，进行皮肤和胸肌瓣的松解游离，切除所有的畸形肋软骨或部分去除畸形软骨。Ⅰ型患者通过胸骨近端单次骨内板截骨常能够将胸骨恢复到正常位置。Ⅱ型患者同时伴有胸骨旋转，故应对高侧少松解多切骨，低侧多松解少切骨。Ⅲ型患者病变涉及范围广，单纯作胸骨近端截骨往往不能伸直胸骨，此时需在胸骨体凹陷处进行二次截骨。合并胸骨旋转或倾斜的复杂畸形需合理设计胸骨截骨的位置和方法，有时需进行楔形截骨，总的目的是使胸骨变得平直。截骨处用缝线固定胸骨，如果胸骨不稳定，需用钢板或克氏针进行内固定。

（3）并发症：该手术并发症很少见，包括感染、气胸、肺炎或伤口裂开。鸡胸的矫形效果非常满意，罕有复发。畸形矫正不完全或在发育完成前进行畸形矫正手术，是复发的主要原因。

2 微创胸骨沉降术 近年来，Nuss 手术矫治漏斗胸取得了极大的成功，并获得了广泛的应用和推广，已成为治疗漏斗胸的标准术式。微创胸骨沉降术则是根据 Nuss 手术矫治漏斗胸的原理，在其基础上发展起来的一种微创矫治鸡胸的方法。由于该方法钢板在皮下，固定片固定在肋骨上，几乎没有损伤胸腔脏器和大血管的可能。先游离肋骨骨膜，在骨膜下穿钢丝也有效避免了损伤肋间血管的可能性。更重要的是，下压胸肋骨后，下压的肋骨部分向两侧伸展，增加了胸腔的容积。同时具有没有大的正中切口、不游离双侧肌肉、不截胸骨和肋软骨等优点。北京儿童医院的曾骐 2008 年至今已完成了近 200 例微创胸骨沉降术，术后近期效果优良率为 98.1%，部分取出钢板的患者近期也能保持非常好的效果，证明该术式是可行的，其远期效果尚需更长时间的随访。

（1）手术技术：仍采用 Nuss 手术器械及钢板。气管插管，全身麻醉，标记手术切口，预计放置支架的位置。患者仰卧，双上肢外展，暴露前胸及侧胸壁。术者用手掌压迫胸骨前突最高点，使胸骨沉降至水平位置，此即为预期的术后胸壁形状。助手沿此时的胸壁形状塑形模板。取合适的钢板，根据模板形状拗弯制成支架。手术切口位于两侧腋中线，分离侧胸壁肌肉，暴露双侧各两根肋骨，分离骨膜后穿钢丝,将固定片固定于上、下两根肋骨上。胸壁皮下建立隧道,将支架带过隧道,并将支架两端分别置入固定器中用钢丝牢固固定。关闭手术切口前充分膨肺,防止肋骨后穿钢丝时穿破胸膜造成气胸。

（2）注意事项

1）根据年龄和分型选择合适的患者:年龄越小,胸壁弹性越好,手术更容易操作,但支架拆除后远期效果更难预期。10～16岁的青少年术后恢复及效果均较青春后期者及成人好。此方法更适合于Ⅰ型患者,对合并胸骨旋转的Ⅱ型或Ⅲ型患者,不做截骨恐难以达到术后满意的胸壁形状。

2）技术要点:牢固的固定是手术成功的关键。术中要将固定片的两端用钢丝固定于相邻的上、下两根肋骨上,这样可以获得稳固的固定,支架和固定片同样也需牢固固定。将肋骨骨膜彻底剥离可避免损伤肋间血管、神经。术中操作时尽量避免损伤胸膜,以减少术后气胸的发生。

3）手术并发症:术后最容易发生的是支架滑脱、移位,这也是导致再次手术的最常见原因,文献报道发生率为1.2%～29.9%。牢固固定是手术成功的关键,大年龄、青春发育期患者更易发生钢板移位。气胸也是术后常见并发症,多由于手术操作损伤胸膜所致。个别患者由于钢板的排异或过敏反应,可导致切口感染、裂开。因为支架位于切口下,一些胸壁薄的儿童患者,一旦伤口感染很可能要取出支架。

4）术后限制运动:术后3个月内避免身体接触性运动,之后可恢复正常运动。取支架前尽量不要进行对抗性运动,避免搬重物及突然上身用力或转体的动作。支架在体内保留1年以上。定期复诊评估胸壁的矫形效果,术后1年半左右可考虑手术取出支架。

3　胸腔镜辅助微创鸡胸矫形术　随着小儿胸腔镜技术的应用,有人尝试在胸腔镜辅助下进行肋软骨切除、胸骨截骨和固定矫正鸡胸。胸腔镜辅助微创鸡胸矫形术可以弥补微创胸骨沉降术的不足,对畸形严重或Ⅱ、Ⅲ型患者通过肋软骨切除或截骨可获得更好的矫形效果。最初德国的Schaarschmidt医师总结了37例患者的经验,获得了良好的效果,手术瘢痕也非常小,但手术时间却大大延长。此项技术须依赖熟练的胸腔镜操作技术,因此并未得到广泛的开展。近年来,胸腔镜技术越来越成熟和普及,胸腔镜辅助微创鸡胸矫形术得到了进一步开展,手术时间已明显缩短（图23-1）。

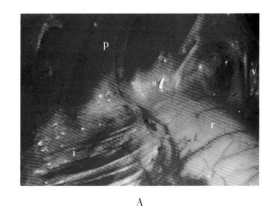
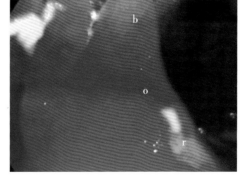

A　　　　　　　　　　　　　B

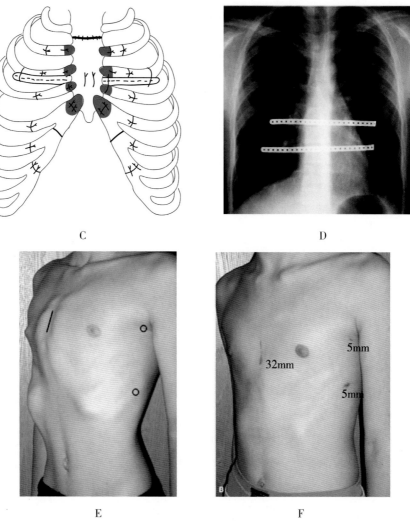

图 23-1　胸腔镜辅助微创鸡胸矫形术

A、B. 胸腔镜下肋软骨切除　C、D. 内固定　E. 手术前外观　F. 手术后外观

（鲁亚南）

参考文献

［1］Lester C W. Surgical treatment of protrusion deformities of the sternum and costal cartilages（pectus carinatum, pigeon breast）［J］. Ann Surg, 1961, 153: 441-446.

［2］Saxena A K, Willital G H. Surgical repair of pectus carinatum［J］. Int Surg, 1999, 84（4）: 326-330.

［3］曾骐, 贺延儒, 李士惠. 小儿鸡胸的分型及外科治疗［J］. 中华胸心血管外科杂志, 1999, 15（4）: 225-227.

［4］曾骐, 郭卫红, 张娜, 等. 鸡胸的微创外科治疗［J］. 中华胸心血管外科杂志, 2010, 26（2）: 113-115.

［5］Croitoru D P, Kelly R E Jr, Goretsky M J, et al. Experience and modification update for the minimally invasive Nuss technique for pectus excavatum repair in 303 patients［J］. J Pediatr Surg, 2002, 37（3）: 437-445.

［6］Abramson H, D'Agostino J, Wuscovi S. A 5-year experience with a minimally invasive technique for pectus carinatum repair［J］. J Pediatr Surg, 2009, 44（1）: 118-123; discussion 123-124.

［7］Schaarschmidt K, Kolberg-Schwerdt A, Lempe M, et al. New endoscopic minimal access pectus carinatum repair using subpectoral carbon dioxide［J］. Ann Thorac Surg, 2006,81 （3）:1099-1103.

［8］Bell R, Idowu O, Kim S. Minimally invasive repair of symmetric pectus carinatum: bilateral thoracoscopic chondrotomies and suprasternal compression bar placement［J］. J Laparoendosc Adv Surg Tech（Part A）, 2012,22(9):921-924.

第二十四章
胸部发育畸形

乳腺作为哺育新生幼体的特殊腺体,是哺乳动物和人类共有的特征性结构,来源于皮肤附属腺体。

人类乳腺从胚胎第4~6周开始发育,在胚胎的腹面两侧,从臂芽基部至腿芽基部,原始表皮增厚,形成2条对称的乳线,每条线上有6~8个乳点(即乳房始基嵴),由4~5层上皮细胞构成,其下层为富于腺管的间胚叶细胞。胚胎3个月后大部分乳点开始退化,而胸前一对(第4对)乳点继续发育,从乳腺原基外胚层上皮细胞向真皮内生长,逐渐形成乳管。8个月后乳管腔发育完成,同时乳腺下结缔组织不断增殖,使乳头逐渐外突,乳头周围皮肤的色素沉着加深扩大,形成乳头和乳晕,乳腺的实质结构随年龄和不同生理时期而发生变化。

新生儿的乳房是发育不完全的器官,由一些腺管和结缔组织构成,乳头通常在出生后4~6个月开始形成。出生后由于受母体激素的影响,约60%的新生儿(无论男女)乳腺出现不同程度的生理性肿胀,有时还可见乳汁样分泌物,通常10天左右逐渐缩小,3~4周恢复正常,最长达1个月,随着母体激素的耗竭而消失。从出生到青春期前,乳房处于发育停滞状态。男性乳房终身不发达,乳头和乳晕都很小。女性乳腺的发育完全受内分泌控制,从青春期起,卵巢开始分泌雌激素和黄体酮,刺激乳房发育,逐渐发育达到成人的形态和大小。

在乳房发育过程中,可因各种因素导致发育异常形成各种先天性畸形。

第一节　副乳

除胸前正常的一对乳房外,多余的乳房或类乳样的腋下肿块统称为副乳(mamma accessoria)。该畸形常有遗传倾向,发生率为2%~6%。男女均可发生,但以女性为多,男女之比约为1:5。

一、胚胎学

副乳为多乳畸形,是由于乳房始基未退化所致。在胚胎第9周时,胎儿的6~8对乳房始基除位于第5肋间的一对得到正常发育并保留外,其余的均发生退化。若因某些因素导致乳房始基退化不全,出生后就出现多乳头或多乳房,即副乳。

二、临床表现

副乳可发生在沿乳线(腋窝到腹股沟)分布的任何位置,但最常发生于腋窝部,多呈对称性,也有报道发生在面、颈、臀等部位的副乳畸形的。根据副乳的形态可分为三种类型。

1. 有乳头无乳腺组织　仅有一个小小的白点或颜色稍深的皮赘。

2. 有乳腺组织无乳头　外观有些隆起,触之似包含有腺叶感的韧性颗粒样组织。

这两种类型均为不完全性副乳。

3. 完全性副乳　既有乳头又伴有下方乳腺组织。

不完全性副乳可无症状,而完全性副乳常同正常乳房一样,受激素水平的影响而呈现周期性变化。副乳也可发生各种乳房疾病,且其良性肿瘤及乳腺癌的发生率明显高于正常乳房,所以副乳宜在青春期前予以切除。

三、治疗

副乳畸形应早期进行手术治疗,常见的治疗方法如下:

1. 传统的梭形切除法　在胸大肌外侧缘或腋下肿块表面作斜梭形切口切除肿块。该法手术时间短,操作简单,切除彻底,但往往会在局部留下明显的永久性瘢痕,术后外形与美学要求不符。

2. 肿胀抽吸法　本法适用于副乳脂肪多、乳腺组织少且没有肿块者。肿胀抽吸法操作简便,术后没有明显瘢痕,符合美学要求,但术中只能吸出脂肪,乳腺组织难以吸出,脂肪吸出后留下密集的纤维条索,日后脂肪又会充填其间,使副乳复发。现有学者应用脂肪抽吸联合腺体切除术治疗副乳,取得了很好的治疗效果。脂肪抽吸可以使腺体与周围组织剥离,体积缩小,易于切除,同时也扩大了手术适应证,乳腺组织多的病例也可用此法治疗。也有人将脂肪抽吸法和腔镜切除联合应用于副乳畸形治疗,即先进行脂肪抽吸,然后在腔镜下切除副乳及其周围脂肪组织。此法操作相对复杂,需要特殊器械,出血多,有可能形成血肿。

3. 腋下小切口切除法　何俭等对43例副乳畸形作腋下皱襞线上小切口,在直视下完整切除副乳组织,术后瘢痕隐蔽,能达到很好的美观效果。但一些术中细节应注意:①切除副乳腺组织时注意勿穿破皮肤;②缝合皮肤时需连带基底脂肪组织,消除无效腔,以防术后皮下积液;③术中减少对皮肤的牵拉,缝合伤口前可适当剪去边缘皮肤,以减少瘢痕增生。其手术步骤如下:

(1) 采用副乳局部肿胀麻醉法,药物为2%利多卡因＋肾上腺素＋生理盐水。

(2) 在最靠近副乳的腋下皱襞线上作2.5～3cm长的切口,行皮下分离,将副乳腺组织及其周围多余的脂肪组织锐性去除后修整皮缘。

(3) 缝合并包扎固定,术后7天拆线。

第二节　乳头凹陷

乳头凹陷(crater nipple)是一种较常见的畸形,主要表现为乳头未突出乳晕平面或凹陷于乳晕平面以下,呈火山口样外观。以双侧多见,也可单侧发生。乳头凹陷可分为先天性和后天性两类,以先天性乳头凹陷多见,后天性乳头凹陷多因外伤、乳腺导管炎或乳腺手术(或其他手术)而导致。

一、胚胎学

在胚胎第2周时,乳头周围组织增殖,将乳头芽周围的上皮向外推移,形成乳头内凹,此后乳头下结缔组织不断增殖,乳头逐渐外突形成正常乳头。由于乳头中胚层发育障碍,导致乳头和乳晕的平滑肌发育不良及乳头下缺乏支撑组织的撑托,致乳腺管向内牵拉引起乳头凹陷。有研究认为,正常乳头下方致密纤维组织的厚度为0.8cm，而凹陷乳头的仅为0.4～0.6cm。乳头下肌肉发育不良、缺乏支撑组织及乳腺导管挛缩畸形是乳头凹陷的重要病理改变。

二、临床表现

青春期发育后，在正常乳头的位置出现凹陷，凹陷的形状及大小不同，凹陷的边缘环形隆起，呈火山口样外观。临床上可将乳头凹陷分为三型：Ⅰ型，乳头部分内陷，乳头颈存在，能轻易将凹陷的乳头挤出，乳头的大小与常人相似；Ⅱ型，乳头全部凹陷在乳晕之中，但可用手挤出乳头，乳头较正常为小，多半没有乳头颈部；Ⅲ型，乳头完全埋在乳晕下方，无法将凹陷的乳头挤出。

三、治疗

由于乳头凹陷不仅影响乳房外观，给患者带来自卑及心理障碍，还因乳头凹陷于乳晕之中，使乳头的分泌物和代谢物无法及时清洗，局部积存产生异味、瘙痒，甚至出现湿疹、感染等症状，还可影响日后哺乳等，因此应予以积极治疗。乳头凹陷的治疗包括非手术治疗和手术治疗，目前普遍认为应首选非手术治疗，尤其对于年轻女性患者，非手术治疗能保持正常的哺乳功能。若非手术治疗无效，则需经手术方法治疗。

（一）非手术治疗

对于轻度乳头凹陷，可用手提起乳头慢慢向外牵拉，反复操作后，翻出的乳头部分会逐渐加大。手牵引不能纠正的乳头凹陷，可使用支具进行牵引，如改装的一次性注射器、隆起器、乳头凹陷矫正器等，即根据持续负压吸引原理，将乳头慢慢吸出，使过短的乳腺管及纤维束逐渐伸长，最终使乳头不再回缩，耸立在乳晕表面，恢复正常形态。这种方法治疗乳头凹陷不仅取材方便、操作简单，而且对乳头及其周围皮肤伤害不大，不良反应少，治疗后乳头外观与正常人相似，没有瘢痕，哺乳功能正常，患者易于接受。

简易乳头凹陷矫正器的制作及应用：取两副一次性注射器（大小根据乳头凹陷的程度选择），分别去掉针头，并将一副注射器的活塞拔出。取一根输液管，将其两端分别剪掉，剪成长约5cm的连接软管，并将其两端分别连接在两副注射器的乳头上。将拔掉活塞的一副注射器的针筒尾端紧贴患者的乳头，然后匀速而轻柔地抽拉另一副注射器的活塞，每次固定10～15分钟，坚持做几次，可将乳头慢慢拉出。

（二）手术治疗

目前矫正乳头凹陷的手术方法很多，如菱形瓣法、四瓣法等，还有多种创新和改良术式，如乳晕三角瓣支撑法、四瓣法、Z瓣法、乳腺组织瓣法、乳头下组织瓣移植法等。笔者在临床实践中发现，单纯实行乳头部分切除术治疗乳头凹陷术后易复发，必须结合组织瓣转移才能达到治愈效果。应根据乳头凹陷的程度来选择手术方法，因为还没有一种方法适用于所有的患者。不论采取哪种手术方法，对未哺乳者尽量不切断或少切断短缩的乳腺导管。除松解乳头深部所有短缩的牵拉组织外，还应转移一定量的组织进行充填，以解决乳头下空虚、支撑不足的问题。

1 手术原则

（1）保留正常的哺乳功能：对于年轻女性，尽量不切断或少切断短缩的乳腺导管，以免影响泌乳功能。

（2）用钝性的方法：对乳头乳晕下组织进行松解时，尽量用钝性的方法，避免横向剪断，以免损伤乳腺管。

（3）术后瘢痕不明显：术后要做到切口瘢痕不明显，乳头形态自然。

（4）避免术后复发：术后做一定时间的乳头牵引，防止乳头凹陷的复发。

2 手术方法

（1）麻醉：采用乳头根部局部浸润麻醉，药物为 1% 利多卡因加 1:20 万肾上腺素。

（2）牵引乳头：在乳头中央缝一牵引线，将凹陷的乳头拉出体表。

（3）组织瓣设计：组织瓣的设计方法也很多，如乳头乳晕上新月形对偶真皮复合组织瓣、单侧新月瓣、Z 形瓣、单侧乳晕三角瓣或双侧乳晕三角瓣等。

（4）皮瓣的制备：用亚甲蓝标出凹陷乳头的范围，按设计的瓣作切口，在切口内分离乳腺导管，在乳头乳晕基底部仔细分离，切断乳头纤维束，制备好皮瓣。

（5）缝合：将皮瓣插入乳头下，乳头颈部作荷包缝合，再缝合皮下、皮肤切口。

（6）固定与拆线：固定乳头牵引线，术后 7~10 天拆线。

第三节 乳房异常发育

乳房发育中的任一阶段受到抑制，都会发生乳房异常发育。乳房异常发育常见的有多乳或少乳、乳房不对称、Poland 综合征、女性乳房肥大、男性乳腺增生等，可见于单侧或双侧乳房。乳房异常发育患者可能伴有相关的肌肉畸形，常见的有胸肌、前锯肌畸形，少见的有背阔肌畸形，偶尔可能伴有上肢的畸形，如并指畸形等。胸壁发育畸形如鸡胸、漏斗胸等可伴有乳房不发育或位置的畸形等。

一、多乳或少乳

多乳即副乳。少乳（缺乳）是指只有一个乳房发育，或一侧乳腺组织隐藏，外观只有一个乳房，可根据具体情况行乳房再造及乳头乳晕再造术。

二、乳房不对称

乳房不对称的临床表现有很多种，有单侧或双侧乳房发育不良所致的乳房不对称，表现为一侧乳房正常或肥大，另一侧乳房发育不良，或双侧乳房的不对称肥大，还有因躯干发育异常导致的乳房不对称。治疗需根据相应的表现行对应的乳房缩小术或增大术。

三、Poland 综合征

Poland 综合征又称胸大肌缺损并指综合征，由 Alfred Poland（1841）首先发现并报道，是一种单侧（少见双侧）胸肌先天性发育不良或缺失伴发同侧短指、并指现象的罕见的先天性缺陷综合征，女性患者常合并同侧乳房、乳头乳晕发育不良。有报道 Poland 综合征患者患侧乳腺组织易发生浸润性导管癌，因此 Poland 综合征患者同样需要进行定期防癌监测。目前其病因还不是很明确，但是大多数专家认为，在胚胎第 6~8 周（上肢胚芽的发育期），如果一侧的锁骨下动脉或其某一分支有发育缺陷，就会导致其支配区域内的上肢、乳房、肋骨等组织器官的发育缺陷。

在 Poland 综合征的治疗方面，儿童时期主要针对并指、多指及影响关节功能的畸形进行矫治和修复，其他畸形则在青春期后进行矫治。对于轻度的胸廓畸形，一般都在 3 岁以后进行矫治，目前常用的手术方式为 Nuss 手术或改良 Nuss 手术。对于肋骨缺损，可行肋骨移植手术。若为严重的胸廓畸形影响患者的心肺功能，就要及早进行畸形的矫正，包括肋骨翻转、Nuss 手术或改良 Nuss

手术。胸部软组织缺损的修复一般要在患者发育成熟后再实施,男性患者可在青春期或稍前时间进行手术治疗,以尽早消除心理负担。女性患者一般主张在青春期后正常侧胸壁及乳房发育完全后再行背阔肌移植和乳房再造等手术,这样一次手术就可以重建胸壁和乳房的对称。女性乳房的美容整形可根据胸大肌、胸小肌的缺失程度选择乳房再造的术式,也可根据需要在患侧充填硅凝胶乳房假体进行隆乳。若胸大肌、胸小肌缺失严重,则常用带蒂背阔肌复合组织瓣重建胸大肌,再造及增大乳房,再造乳房完成后,还要进行乳头乳晕的再造,以使两侧乳房对称美观。

四、女性乳房肥大

女性乳房肥大分为青春型乳房肥大、肥胖型乳房肥大及乳腺过度增生性乳房肥大三类。

1 青春型(处女型)乳房肥大 是指在青春期发生的乳房渐进性增大,由于乳腺组织过度增生,乳房呈均匀性肥大。其发生可能与青春期雌激素的强烈刺激有关。

2 肥胖型乳房肥大 这类患者多为中年以后的肥胖妇女,表现为整个乳房均匀性肥大,可伴有不同程度的乳房下垂。术中发现肥大乳房中以脂肪沉淀为主。

3 乳腺过度增生性乳房肥大 由乳腺组织过度增生所致,可见于性早熟的女孩,同时伴有异常毛发分布,可能与内分泌异常有关。也可见于已婚育的妇女,常伴有月经期间自发性疼痛,严重的会带来心理及肉体上的极度折磨。

对于性早熟引起的乳房肥大,治疗原发病灶后,肥大的乳房可自行缩小或不再发展。对于其他类型的乳房肥大,可行乳房缩小整形手术。乳房缩小整形的手术方式非常多,其内容常有相似之处,在此不作赘述,请参阅相关乳房整形书籍。

五、男性乳房肥大

男性乳房肥大常表现为单侧或双侧乳房区域的增大及突出,除局部脂肪堆积外,还可触及增生的腺体,严重者乳房呈女性样发育,严重影响了患者的社会交往和生活质量。男性乳房肥大分为原发性乳房肥大和继发性乳房肥大两种类型。

（一）原发性乳房肥大

约70%的男性在青春期(12～17岁)有轻度的乳房肥大,可累及单侧或双侧,多无自觉症状,少数患者可出现乳腺胀痛或压痛,常在1～2年内恢复到正常状态,这种乳房肥大称为青春期男性乳房肥大。还有一种特发性乳房肥大,表现为乳腺体积增大,乳头、乳晕发育良好,不伴有其他发育异常及病变。患者多为6～8岁男孩,肥大的乳房内除有乳腺导管增生外还有许多腺泡,一般可自行消退。

原发性乳房肥大多为暂时性的,如果肥大不明显,可予以观察,无须处理;若乳房肥大已达女性乳房的程度,且1年以上未见消退,可考虑予以激素治疗,若激素治疗仍无效,可考虑手术切除。手术时一般采用乳晕下缘或乳房皱襞的半环形切口,但中度以上的乳房肥大常伴有乳头乳晕向外下方不同程度的移位,若采用乳晕下缘切口可能会使乳头乳晕位置更下移,这时可采取乳晕内上方切口,术中还可结合脂肪抽吸,在切除增生乳腺和多余脂肪的同时防止乳头乳晕向外下方移位。

（二）继发性乳房肥大

多见于中年以上,甚至老年者,常因生殖腺、肾上腺或腺垂体的分泌失调所致。一般需待原发病变治愈后,乳房肥大才能自行好转。

1 常见的原发病变

（1）睾丸病变:老年男性有时会发生不同程度的睾丸萎缩或功能衰竭,导致睾酮、雌二醇等激素水平改变,引起老年性男性乳房肥大。

（2）肝脏病变:肝炎、肝硬化、肝癌等致肝脏功能受损,肝脏降解雌激素的功能发生障碍,致使雌激素、雄激素比例失调,从而引起男性乳房肥大。

（3）甲状腺功能亢进症:在甲状腺功能亢进症的男性病例中,有 $10\%\sim40\%$ 的患者可并发此症。可能由于雌二醇增多,刺激乳房增大。

（4）垂体病变:腺垂体的增生或肿瘤有时也能引起雌激素分泌过剩,导致乳房肥大。

2　治疗　先针对病因治疗原发性病变,必要时做皮下乳房切除术。手术步骤如下。

（1）术前设计:在站立位标记新乳头、乳晕、乳房基底线、切口线的位置,根据乳房肥大的程度设计切口。轻度肥大作乳晕下半圆形的切口,中重度肥大需行乳晕内上方切口。有文献报道采用双环形切口治疗男性乳房肥大效果良好。

（2）常规术前准备:行局部麻醉或硬膜外阻滞麻醉。

（3）分离整块乳腺组织:沿皮肤切口的边缘钝性分离整块乳腺组织,直到纤维脂肪块的上界为止。

（4）切割胸大肌筋膜:沿胸大肌筋膜解剖,将整块组织从胸大肌筋膜上游离切割下来。

（5）缝合:将乳头部位的皮下组织缝合到胸大肌筋膜上,使乳头位置固定,然后缝合皮肤。酌情放置引流物,加压包扎,术后 $7\sim10$ 天拆线。

第四节　乳房硬结

约 60% 的新生儿在出生后 $3\sim4$ 天,乳腺可出现不同程度的生理性变化,表现为乳头下组织稍肿胀或可触及 $1\sim2cm$ 大小的肿块,有时还可见乳汁样分泌物。病理检查可见乳腺增生性改变,乳管上皮细胞显著增生肥大,导管明显扩张,其内有分泌物。有时乳小管末端可出现萌芽性细胞小团,并有腺泡样结构;有时乳管有上皮细胞脱落,呈囊性改变,间质组织亦有增生。乳管周围纤维组织及血管增多,且有淋巴细胞浸润。

青春期女孩乳腺发育时,由于受雌激素分泌的影响,在乳晕下方出现硬结,可有轻度的疼痛和压痛,多数可自行消退。若青春期后硬结仍未消退,就要考虑乳腺纤维瘤的可能。

乳房硬结应严密观察,多数能在数月后自行消退。若乳腺增大明显,影响患儿的精神状态,应考虑手术治疗。

（张文显）

［1］张金哲,杨啟政,刘贵麟.中华小儿外科学[M].郑州:郑州大学出版社,2006:380-381.

［2］张金哲,潘少川,黄澄如.实用小儿外科学[M].杭州:浙江科学技术出版社,2003:357-358.

［3］何俭,刘晓夏,殷剑波.腋下小切口行副乳切除术[J].中国美容医学,2011,20(1):24-25.

［4］徐力维,姜苏晓,徐政杰.肿胀抽吸术治疗副乳症[J].宁夏医学院学报,2005,27(4):323-324.

［5］左铁,郑斌,李远华.脂肪抽吸联合腺体切除术治疗副乳[J].中国医学创新,2011,8(8):167-168.

［6］骆成玉,张键,杨齐,等.完全腔镜腋窝副乳切除手术的临床经验[J].中国微创外科杂志,2007,7(7):682-683.

［7］马瑛,严晓雪,赵晓丽,等.乳头内陷的非手术和手术治疗[J].中国美容医学,2009,18(10):1413-1415.

［8］陈保国,乔群,赵茹.改良应用矫正器微创治疗乳头内陷[J].中国美容医学,2009,18(10):1400-1402.

［9］Arsenault G. Using a disposable syringe to treat inverted nipples[J]. Can Fam Phys, 1997,43:1517-1518.

［10］Long X, Zhao R. Nipple retractor to correct inverted nipples[J]. Breast Care, 2011,6(6):463-465.

［11］李正,王慧贞,吉士俊.实用小儿外科学[M].北京:人民卫生出版社,2001:363-364.

［12］刘立刚,宋儒耀.乳房整形外科学[M].北京:科学出版社,1995:178-180.

［13］王炜.整形外科学[M].杭州:浙江科学技术出版社,1999:1170-1172.

［14］林军,肖燕,黄莹莹,等.乳晕内上方月牙形切口结合脂肪抽吸治疗中度男性乳房肥大症[J].中国美容医学,2010,19(12):1749-1751.

［15］廖亚平.儿童解剖学[M].上海:上海科学技术出版社,1987:252-254.

第二十五章
先天性腹壁缺损

第一节　脐膨出

　　脐膨出(omphalocele)是一种较常见的先天性腹壁发育畸形,表现为在脐周围发生皮肤缺损,致使腹膜及内脏一起膨出体外,膨出物被腹膜和羊膜形成的半透明囊膜所覆盖,囊壁上有脐带残株。发病率男孩多于女孩,男女之比为3:2。

一、胚胎学

　　脐膨出是一种先天性腹壁发育畸形,多因胚胎体腔关闭停顿所致。胚胎第4周起,胚盘向腹侧包绕,卵黄囊顶部的内胚层发育,形成原始消化管。胚胎6～10周时,消化管的生长速度超过腹腔及腹壁的生长速度,中肠被挤入脐带内,形成暂时的生理性脐疝。脐膨出10周后,腹腔发育增快,腹前壁的头襞、尾襞及两侧皮肤和肌肉迅速从背侧向中线靠拢,接近并折叠,中肠逐渐向腹腔内回纳,并开始中肠的旋转。在胚胎12周时,完成了肠管的正常旋转,同时腹壁在中央汇合成脐环。若在发育过程中任一环节发生障碍,抑制了体腔关闭,就会导致相应畸形的发生,如头襞发育缺陷导致脐膨出、异位心、胸骨缺损及膈疝,侧襞发育缺陷导致脐膨出、腹裂,尾襞发育缺陷导致脐膨出、膀胱外翻、小肠膀胱裂等。

二、病理

　　根据脐膨出的程度及腹壁缺损的范围,将脐膨出分为两型:

　　(一)小型脐膨出(胎儿型脐膨出)

　　腹壁体层在胚胎10周后发育停顿,腹壁缺损直径小于5cm,体腔发育已达到一定容积,部分中肠能回纳入体腔内,囊内容物是肠管,无肝脾膨出,在囊膜中央有脐带残株。

　　(二)巨型脐膨出(胚胎型脐膨出)

　　在胚胎10周前,腹侧中胚叶4个襞的体层发育停顿,发生广泛的腹壁缺损,缺损直径大于5cm,伴有肝、胰、脾等膨出腹腔外,膨出的囊膜是由羊膜和相当于壁层腹膜的内膜构成,在囊膜的下半部或接近下缘处可见脐带残株。

三、临床表现

　　(一)小型脐膨出

　　腹壁缺损直径在5cm以下,脐膨出如苹果或橘子大小,甚至更小如核桃般,囊内大多只含小肠,有时含有部分横结肠。由于膨出物的直径总是超过腹壁缺损的直径,因此外表呈带蒂状,疝囊有一颈部。

(二)巨型脐膨出

腹壁缺损直径超过 5cm,在腹中央可见如馒头或成人拳头大小(甚至可达胎头大小)的肿物。囊的内容物除小肠、结肠外,通常含有肝,还可见到脾、胰、膀胱等。胎儿出生后 24 小时内囊膜呈半透明状,柔软,可看到里面的肠管和肝脏。24 小时后囊膜逐渐变得浑浊、脆弱,直至坏死。这是由于囊膜缺乏血液供应和接触空气后变得干燥的缘故,如未及时处理,囊膜可在几天内出现裂隙,引起腹腔感染。囊膜若进一步出现大的破裂,可引起腹腔内脏器脱出,这两种情况都可以导致新生儿死亡。也有在宫内发生囊膜破裂者,出生时见肠管悬挂在腹壁外,有广泛水肿,呈暗红色,并覆盖着许多胎粪色的纤维素。少数病例囊膜在分娩过程中破裂,可见内脏色泽比较新鲜,没有纤维素覆盖。

四、伴发畸形

脐膨出患儿可伴发其他多种先天性畸形,如唇裂、先天性心脏病、消化道畸形、膀胱外翻等,其发生率为 40%。巨大脐膨出患儿严重畸形的发生率更高。临床上将脐膨出伴巨舌、巨体的异常现象称为脐膨出-巨舌-巨体综合征。

五、诊断及鉴别诊断

脐膨出的诊断较容易,在胎儿期已能通过 B 超检查准确诊断脐膨出,就诊时一望而知,一般不易漏诊。然而在出生时囊膜已破裂者应与腹裂相鉴别,鉴别点如下:①位置和形态。脐膨出时脐带的位置在中央,脐带周围发生缺损,而腹裂时脐和脐带的位置及形态均正常,脐旁有裂口,脐与裂口间有正常皮肤。②内容物。脐膨出时常有肠管、肝、脾、胃、胰腺等脏器于腹壁缺损处脱出,而腹裂时只有肠管脱出。③包膜。脐膨出时膨出的脏器表面有一层略带白色的透明的厚约 1mm 的包膜覆盖,而腹裂时无包膜。④腹壁裂口。巨型脐膨出的腹壁裂口可达 6~10cm 不等,小型脐膨出可在 6cm 以下,而腹裂时腹壁裂口多在 2~3cm 之间,多呈纵行,以脐右侧多见。⑤伴发畸形。50%以上的脐膨出患儿伴有其他畸形,而腹裂患儿除发生肠旋转不良、肠闭锁外,其他畸形不多见。

六、治疗

(一)治疗方法的选择

脐膨出的治疗方法包括保守治疗和手术治疗。传统的治疗原则是以腹壁缺损的大小、囊膜感染的情况、新生儿的出生天数及全身情况作为标准。对于脐膨出患儿全身情况差,有明显合并症如膀胱外翻、严重心脏病或其他多发畸形者,或出生后 3~4 天才就诊,羊膜表面已有感染者,行保守治疗,其余的行手术治疗。现今有学者认为不能简单地把囊膜情况及缺损大小作为是否手术的标准,而应根据患儿的具体情况进行积极有效的手术治疗,从而提高治愈率。

(二)保守治疗

传统的方法是:将结痂剂(70%乙醇、2%汞溴红、0.5%硝酸银溶液、碘附等)涂布在囊膜表面,使囊膜干燥结痂。痂下缓慢生长肉芽组织,而周围皮肤的上皮细胞也缓慢地向中央生长,膨出物渐渐向腹腔内回纳,一般经过 2~3 个月,皮肤可覆盖整个囊膜。待膨出物完全纳入腹腔而无张力时再手术修补腹壁缺损。但是使用汞溴红有引起汞中毒的危险,应该避免汞溴红的使用。在长期使用碘制剂时,注意甲状腺抑制的危险。由于以上弊端,现在这种方法已经逐步被淘汰,而是采取积极的手术治疗。

（三）手术治疗

及早进行手术治疗是提高新生儿脐膨出治愈率的较好方法，中国医科大学报告巨型脐膨出 24 小时内的手术治愈率为 57.9%，而 24 小时以上的手术治愈率为 13.3%。由于新生儿肠内无食物，气体较少，几小时之内手术有利于将膨出的脏器回纳至腹腔内进行修补。脐膨出的传统手术分为一期修补术和分期修补术。目前各种生物补片被应用到脐膨出及腹裂的修复中，生物补片已取代传统的涤纶织物修复，使绝大部分脐膨出患儿得以一期修复，而且并发症较少，效果良好，避免了分期手术给患儿带来的痛苦，也减轻了患儿家庭的经济负担。

1　术前护理

（1）进行血、尿常规检查，拍胸部 X 线片等，了解有无膈疝、肠闭锁等畸形。

（2）由于囊膜和内脏暴露于体外，热量消耗很快，容易出现低体温，因此可将患儿置于保暖箱内，尤其是早产、低体重、低体温的新生儿，更应该注意保暖。Sheldon（1974）提出将分娩后的婴儿的腿和背尽可能装在无菌肠袋内，这样既能通过透明袋观察膨出物的变化，又能限制体液和热量的散失。

（3）充分了解患儿的全身情况，可给予输血浆改善组织灌注，术前应用广谱抗生素，预防感染，纠正水、电解质平衡紊乱。

（4）持续胃肠解压，插鼻胃管，间隔 10 分钟抽吸 1 次，以预防呕吐。

2　一期修补术　沿囊膜基底部皮缘切开皮肤，在缺损中央作 1～2cm 长的切口，与皮下组织分离，在切口上方结扎切断脐静脉，在其下方结扎切断 2 根脐动脉和脐尿管。检查囊膜与脏器有无粘连，有肝脏膨出的患儿，囊膜有时与肝脏紧密粘连，勉强分离易引起肝脏出血或破裂，可将此处的囊壁留在肝脏上，其余的囊膜尽量全部剥离和切除。仔细检查有无伴发其他畸形并作相应处理，然后将脱出的内脏送入腹腔，将腹壁缺损缘对合缝补，张力过大时可使用局部皮瓣转移修复。由于产前诊断水平的提高、新生儿围手术期重症监护技术的发展、麻醉技术的完善、整形手术技巧的提高及生物补片的应用，一期手术治疗的成功率不断得到提高。

3　分期修补术　对于膨出物较大，内容物还纳后有呼吸困难和循环障碍者，可行分期修补术。一期修复时，应用 Silo 袋，或将涤纶织物做成袋状，覆盖于膨出物的表面，将其边缘缝合在两侧腹直肌内缘上，每隔 1～2 天适当加压，使脱出的内脏逐渐还纳入腹腔，直至内容物完全纳入腹腔后行二期手术，去除覆盖材料，分层缝合和修补腹壁。

（四）术后并发症的预防

积极有效的手术治疗是提高脐膨出治愈率的最好方法。脐膨出的手术方法大多是直接将腹壁缺损缘对合缝补，巨型脐膨出修补时需广泛游离腹膜及腹壁皮肤。行一期修补术后，患儿在麻醉状态下虽内脏复位而未发生严重的呼吸、循环障碍，但术后肌张力恢复后，腹壁缺损大、内脏膨出较多的患儿可能发生致死性腹高压，因此，术后继续维持腹肌松弛状态，持续低流量氧气吸入，每天雾化吸入，及时吸痰，使用呼吸机辅助呼吸非常重要。

对于巨型脐膨出应采用分期手术，逐渐还纳膨出的内脏，减少对呼吸系统的影响。手术中一定要探查是否合并肠道畸形以便一并矫正，尤其要检查十二指肠表面有无索带压迫。切口大者，可采用局部皮瓣转移修复或减张缝合。术后持续胃肠减压，静脉高营养，同时减轻肠道积气。

巨型脐膨出由于修补术后的横膈抬升和腔静脉压迫，回心血量减少，易造成心肺功能障碍。由于内脏血供的减少，易造成缺血性坏死。呼吸循环衰竭和感染是巨型脐膨出修补术后的重要并发症，对患儿的预后也有一定的影响。

第二节 腹裂

腹裂(gastroschisis)是指腹中线旁部分腹壁构成成分缺损所致的内脏脱出,是一种较少见的新生儿先天性腹壁发育畸形。

一、流行病学调查

腹裂在世界各地的发病率为1/10000～4/10000。中国出生缺陷监测中心(1996～2007)监测围生儿总数为6308594例,其中腹裂患儿1601例,总发病率为2.54/10000,12年内没有显著增长趋势。其发病率农村高于城市,女性高于男性,孕产妇年龄低于20岁组高于孕产妇其他各年龄组。国内外研究均认为孕产妇年龄小为腹裂的危险因素,可能与该群体身体器官发育不成熟及生活习惯、生活环境欠佳有关。

早年,腹裂的治愈率很低,其病死率常高达80%～90%。近年来,随着医疗技术及设备的不断改进,以及术后护理水平的提高,本病的治愈率逐渐提高。据国外研究报道,近年来腹裂的死亡率仅为10%左右。

二、胚胎学

胚胎早期,腹壁由上、下及两侧的中胚叶性皱襞发育融合而成,若由于某些原因,使上、下两皱襞在中央处会合,或两侧的皱襞之一产生发育障碍,则会使腹壁在腹中线旁发生缺损,形成腹裂。

三、病理

腹裂患儿脐的形态和位置均正常,而在脐的一侧(通常为右侧)有一纵行腹壁裂隙,长2～3cm,裂隙处与脐之间有正常皮肤存在。个别病例裂口较大,甚至可从剑突到耻骨联合。突出体腔外的脏器一般仅为原肠,从胃到结肠均可脱出,少数病例可见膀胱和子宫脱出,但肝、脾脱出者少见。脱出的胃肠道没有羊膜囊和腹膜包裹,肠管发育肥厚,整个肠管较短。腹裂还可伴有肠旋转不良、肠闭锁或肠狭窄等畸形。

四、临床表现

新生儿出生后可见肠管脱出于腹壁的一侧,无囊膜残留物,脐环、脐带正常。脱出的肠管粗大、充血、水肿,肠襻相互粘连,有胶冻样物覆盖,肠蠕动减弱或消失,有时可见胎粪色的纤维素假膜。随着患儿哭闹、咽气,可使脱出的肠管增多、扩张、颜色变暗,甚至发生肠坏死。

五、诊断

近年来由于产前B超检查的普及,新生儿腹裂的产前诊断率有了明显的提高。产后根据腹裂的临床表现不难作出诊断,但需与脐膨出囊膜破裂相鉴别,后者肠管自脐环部脱出,脐孔周围有破裂的羊膜痕迹。

六、治疗

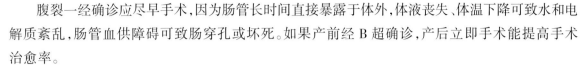

腹裂一经确诊应尽早手术,因为肠管长时间直接暴露于体外,体液丧失、体温下降可致水和电解质紊乱,肠管血供障碍可致肠穿孔或坏死。如果产前经 B 超确诊,产后立即手术能提高手术治愈率。

（一）传统手术

1　手术方法　传统的腹裂手术有一期修补、二期修补和分期整复等方法。选择何种术式应根据腹腔的大小和脱出脏器的多少而定。一期修补方法简单,可减少术后感染的机会,如果条件许可,应尽量争取一期修补。对于外露脏器多、腹腔空间狭小的患儿则不可勉强行一期修补,可采用二期修补或分期整复。一期修补时要充分游离裂口两侧的皮瓣,使其能直接覆盖在内脏表面并缝合,待患儿 1～2 岁腹腔容积扩大后再行二期修补。二期修补时由于内脏粘连广泛,术后易出现感染、肠梗阻等并发症,故此术式现已很少采用。现有较多学者采用硅胶袋分期整复修补腹裂疗效甚佳。

2　术后护理　由于腹裂患儿多为早产儿,体格弱,加上手术创伤,死亡率较高,因此术后护理至关重要。术后护理的内容如下。

（1）一般护理:注意保暖,可将患儿置于保暖箱内。

（2）使用呼吸机:由于腹腔容积较小,将脱出物复位缝合于腹壁后可致腹压骤然升高,腹式呼吸受限,极易引起呼吸循环衰竭,因此术后必须使用呼吸机辅助呼吸,以保证呼吸交换量,并定时吸痰,以保持呼吸道通畅。待患儿病情稳定、自主呼吸较强后,先停机观察,再考虑拔管,拔管后彻底清除呼吸道分泌物,改为面罩持续吸氧,密切观察呼吸变化。

（3）营养的维持:肠管受羊水的刺激扩张、水肿,术后需经 1～2 周肠功能才能逐渐恢复。若过早进食,易引起腹胀腹压增高,增加切口裂开、坏死性小肠结肠炎的风险,因此,早期应严格禁食,静脉给予高营养液 2～5 周,留置胃肠减压。

（4）使用抗生素预防感染:由于术前肠管脱出于体外,可能有不同程度的污染,加之术后切口有一定的张力,故切口极易出现感染和裂开。术前静脉应用广谱抗生素,以期术中达到血药浓度高峰,术中应用抗生素液冲洗肠管,术后常规使用抗生素 5～7 天。

（二）非全身麻醉气管插管下一期免缝手术

Bianchi 和 Dickson(1998)首次提出了非全身麻醉气管插管下一期免缝手术。Kimble(2001)等报道了 25 例腹裂采用非缝合法一期还纳术,均获得成功。Davies(2005)和郑珊(2006)均对传统术式和非全身麻醉气管插管下一期免缝手术进行了对比研究,发现后者治疗新生儿腹裂,避免了机械通气,明显提早了口服喂养和出院时间,减少了治疗费用,取得了很好的疗效。但并非所有的病例都能在非全身麻醉下施行一期免缝手术,据文献报道该手术的适应证为足月正常出生体重儿和出生 8 小时左右的腹裂患儿。

对于腹裂患儿,越早进行手术,治疗效果就越好,因此有人提出了"产房手术"的概念,即产前诊断为腹裂时,患儿出生后数小时内即在产房或手术室在非全身麻醉气管插管下进行一期免缝手术,减少了暴露肠管与空气及污染物的接触,减少了肠壁水肿和感染,加上胃肠道气体少,也增加了一期还纳的机会。

Schuster(1967)首次提出了以 Silo 技术治疗无法一期还纳的腹裂畸形的方法,即用各种材料制成的储袋临时容纳脱出体外的脏器,再将储袋与腹壁裂口缝合固定,以临时扩大腹腔,等腹腔增大、脏器逐渐回纳后再行二期手术关闭腹壁裂口。Fischer(1995)应用改良 Silo 袋(即免缝 Silo 袋)

治疗无法一期还纳的新生儿腹裂畸形。免缝 Silo 袋由医用硅胶制成,是一种可测压力的新生儿腹裂治疗袋。它柔软透明,使用简便易行,无须对患儿进行常规气管插管和麻醉,既减少了患儿的痛苦,又方便了医护人员的治疗和护理。根据腹壁缺损的大小选择直径适合的免缝 Silo 袋。如产前能获得腹裂诊断,则可于产房内安装免缝 Silo 袋,以减少肠管污染和继发性水肿的机会。随着免缝 Silo 袋及各种生物补片在国内的应用及推广,新生儿腹裂的生存率将有大的提高。

七、腹壁缺损修复的展望

随着脐膨出、腹裂的诊断率及手术、麻醉、护理水平的提高,患儿的治愈率有了明显改善。由于材料科学的不断进步,人工生物材料已具有很好的组织相容性,运用人工材料作为补片进行腹壁缺损的修复成为目前的新趋势。脐膨出、腹裂中腹壁缺损的修复目前常用脱细胞异体真皮基质医用组织补片,该补片是取自人体异体的片状或膜状组织,经过生物组织脱细胞去除其抗原性,同时保留完整的细胞外基质成分和三维框架结构,应用于人体后,通过诱导宿主自身细胞黏附、增殖并分泌新的细胞外基质修复组织缺损。该补片的应用减少了术后并发症的发生,为临床治疗脐膨出、腹裂提供了更为安全可靠的治疗方法。但是腹壁缺损的修复还没有达到百分之百的治愈率,所以还需要各科医师进一步提高技术水平和进一步完善修补材料,以期获得更好的疗效。

第三节　脐肠瘘

脐肠瘘(omphalo-enteric fistula)是卵黄管发育异常所致的先天性畸形之一,发病率低,占卵黄管畸形的 2.5%~6%,男性是女性的 5 倍。

一、胚胎学

在胚胎发育早期,中肠与卵黄囊之间有一交通管,称之为卵黄管。正常情况下到胚胎发育 5~6 周时卵黄管就会自行闭锁,以后逐渐萎缩而消失。若在胚胎发育中出现停滞或异常,卵黄管有不同程度的残留,就会形成不同程度的卵黄管畸形。若卵黄管全部残留未闭,脐与末段回肠相交通,就会形成脐肠瘘。

二、临床表现

卵黄管完全未闭,保持开放,脐带脱落后,脐部形成瘘,脐孔处可见突出的鲜红黏膜。大多数患儿以脐部间隙性渗液而就医。瘘管较大者可见瘘管黏膜外翻,液体流出较多,并可有食物残渣,合并肠道寄生虫感染时可有寄生虫自脐孔爬出。瘘管细小者仅有脐部潮湿,多数因肠液腐蚀而出现脐部的局部炎症表现。有粪样恶臭分泌物排出是最明确的临床表现形式。还有先天性脐肠瘘并发肠脱垂的病例。

三、诊断

当新生儿出现脐部恶臭伴有漏粪、排气或蛔虫钻出等,诊断即可确立。对于脐部瘘管较大的病例,可单纯依据临床表现诊断。当脐部瘘口细小或合并脐茸、脐窦等时,明确诊断有一定的困难。还可自瘘口注入造影剂做 X 线检查,若发现造影剂进入小肠即可确诊。但造影需行碘过敏试验,患儿还要接受放射线的直接照射,此检查不但对人体有一定的伤害,而且费用较昂贵,操作较麻烦。另外,脐部无明显瘘口时无法行造影检查,术前容易漏诊。B超可成为脐肠瘘诊断的行之有效的检查方法,患儿B超检查会提示脐下管状或条索样低回声带,上方开口于脐,自腹壁向右下腹腔延伸,并与肠管相连,并能够清晰直观地观察到瘘管在腹壁及腹腔内的走行情况、瘘管的大小及形态、管壁的厚度及内部回声。脐肠瘘应与脐尿管瘘相鉴别,临床上有误将脐肠瘘诊断为脐尿管瘘的病例,所以应引起重视。一般脐尿管瘘的分泌物有尿臭,而不带粪样物。最近有学者报道应用彩超高频探头诊断脐肠瘘、脐尿管瘘等畸形。

在脐肠瘘瘘管较粗或远端肠腔有梗阻时,腹内压骤然增加,可使瘘管及肠管从脐孔翻出、嵌顿,即发生肠脱垂。肠脱垂有三种外形:一般瘘管及肠壁轻度脱垂时呈柱状(Ⅰ型);如继续发展加重,瘘管近远端肠管同时翻出呈叉状(Ⅱ型);如瘘管远端有梗阻时,仅近端肠管翻出则呈单Y状(Ⅲ型)。这三种畸形均可先行手法复位后再予以手术治疗。

四、治疗

脐肠瘘一经确诊应尽早手术,以免发生肠脱垂等并发症。既往多数学者主张将脐和瘘管一并切除,这样不仅损伤了脐部结构,还导致了脐部缺失,影响了美观。随着医学美学的发展,患儿家属对脐肠瘘术后脐部外形的要求越来越高,所以现在多主张保留脐部的瘘管切除术。

（一）术前准备

脐肠瘘患儿,脐部经常受肠液的刺激,周围皮肤可发生湿疹样改变,或局部糜烂、溃疡生成,术前应使局部干燥,溃疡愈合。

（二）手术方法

手术原则是最大限度地保留脐部皮肤,既保证无黏膜残留,又使还纳后的脐部有自然形态的皮肤皱褶和凹陷,术后外观正常。

采用脐下弧形切口,在腹腔内将瘘管切断。肠端瘘管作楔形切除、横行缝合,脐侧端瘘管在腹壁外直视下行瘘管皮肤环行切除。脐肠瘘瘘管长度一般为4~6cm,直径数毫米至数厘米,对于瘘管粗短的病例,可直接游离瘘管,不必在腹腔内切断。

并发肠脱垂的处理:切口同上,可立即剪开脐孔使肠管复位。如肠管尚未坏死,应切除瘘管,修补脐孔;如肠管已坏死或远端肠管有狭窄、闭锁,应直接作肠切除,并一期吻合。有文献报道在腹腔镜辅助下采用脐环小切口治疗小儿先天性脐肠瘘,操作简单,不破坏脐部结构,有正常皮肤皱褶和凹陷,脐部自然美观。

第四节　其他脐部疾患

除了脐膨出、腹裂、脐肠瘘外,脐部先天性疾患还有脐茸、脐窦、脐尿管瘘、脐尿管囊肿等。

（一）脐茸

脐茸是卵黄管脐端的残留黏膜,局部呈樱红色突出,表面湿润,有无色无味的黏液,受到摩擦或损伤后容易出血,脐周围可发生湿疹及脐炎。仅凭以上表现即可诊断。

（二）脐窦

脐窦是卵黄管脐端部分未闭,开口于脐孔的盲管,盲管内衬以黏膜组织,不断分泌黏液,如果黏液排除不畅,则易继发感染,甚至形成脓肿。

除了以上表现外,还可用一探针沿着外口向内探查,往往进入 1~3cm 后受阻。自外口注入造影剂摄侧位 X 线片即可见到盲管的走行及长度,不与肠管相通。

（三）脐尿管瘘

脐尿管瘘即脐尿管未闭,尿液持续或间断地自脐孔流出,脐部开口的边缘是正常皮肤或突出的红色黏膜。由于长期尿液流出,局部有刺鼻的氨水味。自瘘口注入亚甲蓝液后,如尿道排出蓝色尿液或自瘘口注入造影剂后摄侧位 X 线片即可确诊。

（四）脐尿管窦

脐尿管窦是脐尿管的脐端未闭,与脐窦的表现相似,但是较轻。使用探针探查或注入造影剂造影即可确诊。

以上四种脐部疾患均以手术治疗为主,如有湿疹及感染时,则先治疗湿疹和感染,治愈后再行手术治疗。

（张文显）

参考文献

［1］施诚仁.新生儿外科学[M].上海:上海科学普及出版社,2002:497-514.

［2］李正,王慧贞,吉士俊.实用小儿外科学[M].北京:人民卫生出版社,2001:549-555.

［3］张金哲,杨啟政,刘贵麟.中华小儿外科学[M].郑州:郑州大学出版社,2006:449-452.

［4］金龙,俞钢,陈丹,等.产前诊断脐膨出胎儿80例结局分析[J].临床小儿外科杂志,2011,10(3):199-201.

［5］黄庆荣,曹闯,陈凤华.新生儿脐膨出的临床治疗分析[J].河北医学,2009,15(8):948-949.

［6］陈玉喜.31例脐膨出的临床治疗方法[J].中国实用医药,2010,5(29):44-45.

［7］徐丽丽,袁秀琴,朱军,等.中国部分地区1996—2007年腹裂畸形患病率变化趋势研究[J].中华流行病学杂志,2011,32(3):268-270.

［8］张红艳,成春梅,王翠英,等.12例先天性腹裂免缝合一期修补术患儿的术后护理[J].中华护理杂志,2010,45(5):464-465.

［9］杨江兰,汤晓丽.17例新生儿腹裂应用免缝腹裂袋治疗的护理[J].护理学报,2012,19(1A):48-50.

［10］吴晔明,陈其民,诸君,等.非麻醉下床边应用免缝Silo袋处理新生儿腹裂[J].中华小儿外科杂志,2005,26(10):533-535.

［11］Kimble R M, Singh S J, Bourke C, et al. Gastroschisis reduction under analgesia in the neonatal unit[J]. J Pediatr Surg, 2001,36(11):1672-1674.

［12］Davies M W, Kimble R M, Cartwright D W. Gastroschisis: ward reduction compared with traditional reduction under general anesthesia[J]. J Pediatr Surg, 2005,40(3):523-527.

［13］郑珊,沈淳,黄焱磊,等.一期无缝合肠管回纳法治疗先天性腹裂[J].中华小儿外科杂志,2006,27(10):519-521.

［14］欧阳卫,黄淑英,王叶兰,等.彩超高频探头对脐窦、脐肠瘘及脐尿管窦、脐尿管瘘的诊断应用[J].江西医药,2012,47(3):259-260.

［15］徐兵,孙传成,刘虎.先天性脐肠瘘10例的诊断和治疗[J].中国临床新医学,2011,4(3):245-247.

［16］石群峰,余彬彬,黄晶晶.腹腔镜辅助脐环小切口手术治疗小儿先天性脐肠瘘[J].中国微创外科杂志,2011,11(9):815-817.

［17］林海,彭小旅,董琦,等.先天性脐肠瘘的诊断和手术方法的探讨[J].中国优生与遗传杂志,2008,16(1):100-101.

第二十六章
先天性偏身肥大症

先天性偏身肥大症（congenital hemihypertrophy）是以身体一侧的部分或全部肥大为特征的一组临床综合征，是一种较少见的先天畸形。其病因尚不明确，有学者认为是受精卵初次分裂时分成两个大小不同的细胞所致。大部分为散发病例，无家族遗传性，但有文献报道一个家族中有4位成员（外祖父、2个外孙和1个外孙女）均为单纯性的偏身肥大，不伴有其他症状。

一、临床表现

先天性偏身肥大症分为完全性和局限性2种类型，前者通常累及身体一侧的所有器官，后者常表现为单侧肢体或面部肥大、两侧交叉性偏身肥大等（图26-1）。先天性偏身肥大症在临床上比较少见，主要表现为躯干两侧不对称，患侧发育肥大，患肢周径大于健侧，甚至成对的内脏器官也表现为两侧大小不等，但两侧器官的组织结构完全相同。患者的骨骼和骨化中心发育快，并由此引起两下肢不等长，严重者可出现骨盆倾斜、脊柱侧弯、跛行等。偏身肥大症的临床表现常随年龄的增长而更加明显，尤其是下肢的长短不一，可导致站立时身体向健侧偏斜，行走时出现跛行。偏身肥大还可能只是一些综合征中的一个伴发症状，如 Beckwith-Wiedemann 综合征（低血糖、肾原始性肿瘤）、Proteus 综合征（色素痣、皮下肿瘤、颅骨异常、巨指或巨趾）、Russell-Silver 综合征、多发性神经纤维瘤Ⅰ型（NF Ⅰ）和 Klippel-Trénaunay-Weber 综合征（骨肥大性毛细血管瘤综合征）等。这里介绍的先天性偏身肥大症是指单纯性的偏身肥大，不伴有其他系统症状。

二、诊断及鉴别诊断

偏身肥大症主要通过临床表现来诊断。患者身体的一侧较另一侧肥大，或身体的两侧交叉性肥大，或单侧的面部、上肢或下肢肥大。可行 CT 检查（图26-2）、腹部超声、头颅影像学检查了解骨骼和各脏器的发育情况。MRI 能更精确地显示软组织的改变（图26-3）。临床医师面对偏身肥大患者时，一定要明确是单纯性的偏身肥大还是综合征的一个伴发症状，因为两者的治疗方法和预后转归有很大的差别。此外，诊断时还要排除偏身萎缩症导致的双侧发育不对称。

三、治疗

先天性偏身肥大症虽存在双侧身体的不对称，但患者组织器官的结构均正常，故预后多良好，一般无须特殊处理。笔者曾在10年前遇到1例偏身肥大症患儿，当时未留下照片及检查结果等资料，近期电话随访其偏身肥大症状已消失。如果双下肢长度不等，可在短肢侧加用厚鞋底，以使走路平衡。当患侧畸形严重时才予以手术纠正，但在生长发育期不宜进行手术治疗。有文献报道，偏身肥大症患者患肿瘤的风险较正常人增高，故需对患儿进行严密的追踪随访，以期达到对并发症的早发现、早诊断、早治疗。

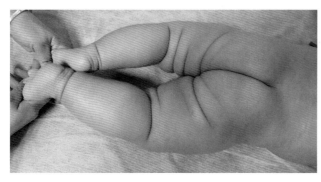
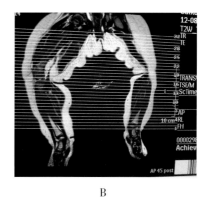

图 26-1　先天性偏身肥大症
A. 右下肢肥大　B. MRI 显示右下肢软组织增厚,骨骼增长

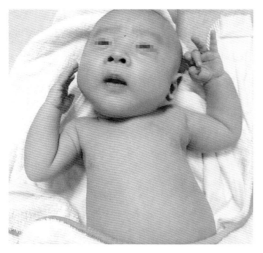
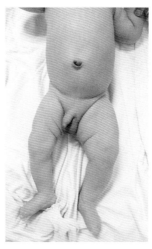
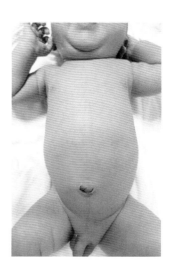

A　　　　　　　　　　B　　　　　　　　　　C

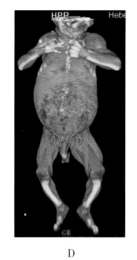
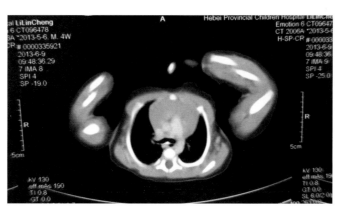

D　　　　　　　　　　E

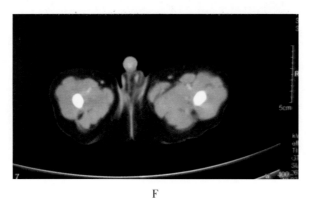

F

图 26-2　偏身肥大症患儿和 CT 检查结果

A、B、C. 左上肢、左下肢肥大,躯干部亦显示左侧肥大,脐和腹白线右移　D、E、F. CT 显示左侧身体肥大,左上肢肥大,左大腿软组织增多

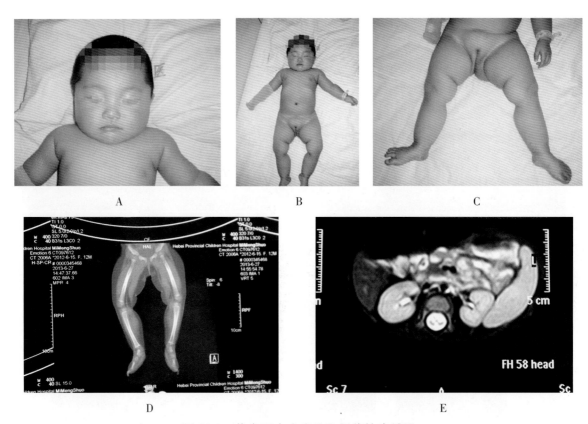

图 26-3　偏身肥大症患儿和影像检查结果

A、B、C. 左面部及左侧上、下肢均较右侧对应部位肥大　D. 影像检查示左大腿肥大　E. 影像检查示脾脏增大

（张文显）

参考文献

［1］李正,王慧贞,吉士俊.实用小儿外科学［M］.北京:人民卫生出版社,2001:1448.

［2］冯崇仁,冯志峰.先天性交叉性偏身肥大症一例［J］.中华儿科杂志,2003,41(5):381.

［3］Heilstedt H A, Bacino C A. A case of familial isolated hemihyperplasia ［J］. BMC Med Genet, 2004,5:1.

［4］高静,王凤珍,刘记存,等.偏侧肢体肥大畸形二例［J］.中华放射学杂志,2004,38(1):102-103.

［5］胡建妙.偏身肥大症 1 例［J］.中国医学影像技术,2002,18(8):767.

［6］许汝钗.先天性偏身肥大症一例报告［J］.中国优生与遗传杂志,2004,12(5):62.

［7］Hoyme H E, Seaver L H, Jones K L, et al. Isolated hemihyperplasia(hemihypertrophy）: report of a prospective multicenter study of the incidence of neoplasia and review［J］. Am J Med Genet, 1998,79(4):274-278.

［8］谢敏,严荔煌.新生儿先天性偏身肥大症一例［J］.中华围生医学杂志,2012,15(11):701-702.

第二十七章
神经管闭合不全

神经管闭合不全（又称脊柱裂）是最常见的神经系统先天性发育畸形，发病率为 1/1000～3/1000。成活患儿多遗留严重的后遗症，如下身瘫痪、大小便失禁、智力低下等。近 30 年来，神经管闭合不全的发病率在全世界范围内出现了下降，在美国，它的发病率从 0.78%～1.44%下降到了0.6‰。其原因与孕期口服叶酸及产前筛查并及时终止妊娠等因素有关。

一、病因

神经管闭合不全的病因尚不清楚，对其产生机制有很多解释，但根本原因是先天性或获得性因素使神经管的形成、腔化、变性和分化过程受到损害。目前认为神经管闭合不全的发病主要与基因、代谢、环境及营养等因素有关。在经济条件差的人群中，神经管闭合不全发病率高。此外，母亲怀孕期间营养不良、叶酸缺乏或服用某些药物（如丙戊酸、卡马西平、甲氨蝶呤及抗组胺药、磺胺类药物等）均可引起神经管闭合不全。有神经管闭合不全家族史的人发病率比较高。

二、分类

根据病变的程度不同，脊柱裂可分为显性和隐性两大类。

（一）显性脊柱裂

显性脊柱裂又称囊性脊柱裂，是指有椎管内容物膨出者。其根据病理类型又可分为以下几种：

1 脊髓脊膜膨出和脊髓外翻　脊髓脊膜膨出表现为背部有一肿块，有的肿块表面为一菲薄囊壁，无皮肤覆盖（图 27-1），有的肿块表面有皮肤覆盖，但该皮肤色青，无皮下脂肪组织，真皮层呈瘢痕样变性，直接与囊壁粘连（图 27-2）。囊肿壁由硬脊膜、蛛网膜、软脊膜及发育畸形的脊髓组成，通过椎管缺损突出到皮肤外。若囊肿不高出皮面，表面呈现一紫红色的肉芽面，称脊髓外翻（图27-3）。

此型好发于腰骶段、腰段及胸腰段，神经损害症状最严重，往往可同时伴有双下肢功能障碍、足畸形、膀胱肛门括约肌功能障碍、脊柱畸形等。Chiari 畸形及脑积水的发生率高达 99%，可伴有脊髓空洞、脊髓纵裂及蛛网膜囊肿等。

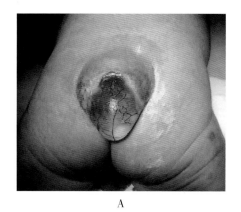
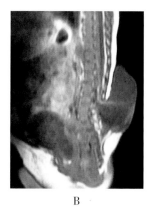

A

B

图 27-1　脊髓脊膜膨出

A. 肿块表面为一菲薄囊壁,无皮肤覆盖　B. 脊髓通过椎管缺损突出到膨出的脊膜囊内

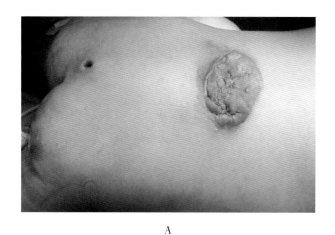
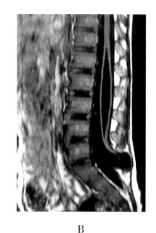

A

B

图 27-2　脊髓脊膜膨出

A. 肿块表面有皮肤覆盖,无皮下脂肪组织,真皮层呈瘢痕样变性　B. 脊髓通过椎管缺损突出到膨出的脊膜囊内

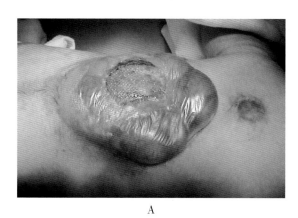
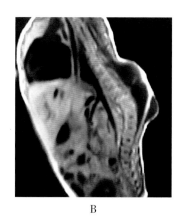

A

B

图 27-3　脊髓外翻

A. 表面呈紫红色的肉芽面　B. 脊髓疝出,直接暴露在外

2 脂肪脊髓脊膜膨出　椎管腔局部膨大,通过椎管缺损向背部突出,形成一高出皮面的肿块,肿块表面皮肤完整,有皮下脂肪组织,内含脑脊液和脊髓。皮下脂肪和疝出的脊髓及硬脊膜混合生长,组成囊肿的顶壁(图 27-4)。在外观上表现为背部一肿块,表面覆盖着正常皮肤,最初体积较小,以后随着年龄增大或在短期内迅速增大。其体积小者通常呈圆形,较大者多不规则,有的有

一细颈样蒂,有的基底宽阔。膨出物的表面,有的皮肤上有疏密不一的长毛和(或)异常色素沉着,有的表现为毛细血管瘤,有的在膨出物上或其附近有深浅不一的皮肤凹陷。

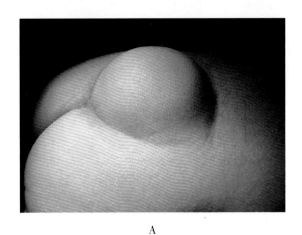
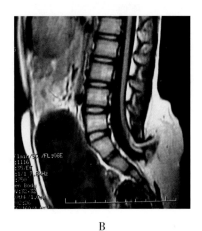

图 27-4 脂肪脊髓脊膜膨出

A. 膨出物表面皮肤完整,有皮下脂肪组织　B. 脊髓疝入膨出物内,和皮下脂肪混合生长,组成
囊肿的顶壁

脂肪脊髓脊膜膨出可发生在脊柱的任何节段,患者可有不同程度的下肢瘫痪、足畸形、步态异常及膀胱肛门括约肌功能障碍,严重者往往合并 Chiari 畸形、脑积水、脑发育不良、脊髓积水、脊髓纵裂等。晚期症状有脊柱侧弯、肾盂积水等。

3 单纯脊膜膨出　脊膜自骨缺损处向外膨出,囊内含脑脊液,无脊髓及马尾神经(图 27-5)。囊肿向脊柱背侧膨出,称背部单纯脊膜膨出;囊肿向骶骨腹侧膨出,称骶前单纯脊膜膨出。过去认为单纯脊膜膨出一般无神经损害症状,现在越来越多的学者发现,单纯脊膜膨出伴有很高的脊髓栓系,随着年龄的增长会逐渐出现神经损害症状。

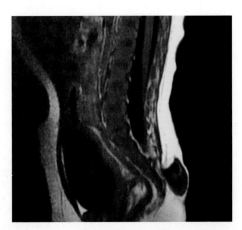

图 27-5 背部单纯脊膜膨出:膨出的脊膜囊内
未见神经组织,圆锥低位,位于腰 4

(二) 隐性脊柱裂

隐性脊柱裂是指无椎管内容物膨出者,常累及第 5 腰椎和第 1 骶椎,病变区域皮肤多数伴有色素沉着。毛细血管瘤、皮肤凹陷、局部多毛、小皮赘等是隐性脊柱裂的特征性表现。在婴幼儿期多不出现明显症状,在儿童期逐渐成长过程中,脊髓受到异常牵拉才产生脊髓栓系综合征表现。有报道,很多患者可以到成年期才出现症状。神经损伤的主要原因是脊髓牵拉或紧张度增加,若不采取

外科治疗,患者的神经损害会进一步加重,且通常为不可逆的。因此,早期诊断非常重要,这样可以尽快实施外科干预。

隐性脊柱裂根据病理类型又分为以下几种。

1 脊髓脂肪瘤 好发于腰骶段和骶尾部。大量的皮下脂肪通过椎管缺损涌入椎管腔内,背侧硬脊膜被皮下脂肪瘤完全侵蚀,失去正常结构。脂肪瘤长入硬脊膜下隙,与低位的脊髓混合生长(图27-6),可终止在脊髓的背侧浅表内(背侧型),也可向脊髓的一侧生长,甚至长到腹侧(腹侧型),脊髓因此被压迫、牵拉,造成栓系。

脊髓脂肪瘤背部外观为一皮下脂肪瘤,表面可见毛细血管痣或皮肤凹陷。有时仅表现为一小皮赘。临床上可有不同程度的膀胱、肛门括约肌功能障碍、下肢瘫痪、足畸形及步态异常等。

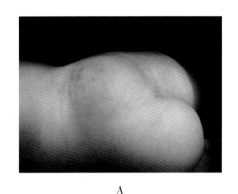
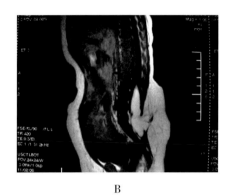

A   B

图 27-6 脊髓脂肪瘤

A. 外观 B. MRI 可见皮下脂肪瘤向内部延伸,通过腰骶筋膜、棘突、硬脊膜及软脊膜的缺损进入椎管腔内,与低位的脊髓混合生长

2 背部皮下窦道 可发生在脑脊髓轴背侧,从枕部到骶尾部之间的任何部位,以骶尾部多见。位于骶尾部的窦道很少进入椎管腔内。若位于骶尾水平以上,窦道可穿过硬脊膜进入椎管腔内或沿脊髓表面行走。50%的窦道终端为一皮样囊肿,可位于椎管腔末端或脊髓表面,脊髓因此被牵拉或压迫。

皮肤外观可见针眼样孔,周围往往有异常的毛发、色素沉着或毛细血管瘤样改变(图27-7)。窦道所经之处,在相应部位可有颅骨或椎管缺损。60%的患者可继发囊肿感染、脑脊髓膜炎等。

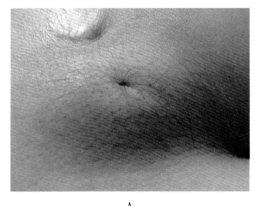
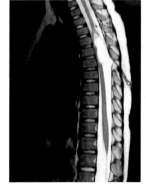
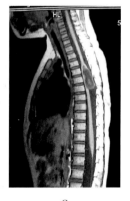

A   B   C

图 27-7 背部皮下窦道

A. 皮肤外观可见针眼样孔 B、C. MRI 可见皮下窦道穿过硬脊膜进入椎管腔内,终端为一皮样囊肿,由脊髓外长入脊髓内

3 脊髓纵裂 根据有无临床症状可分为两种类型。

（1）Ⅰ型（有症状型）：双脊膜囊双脊髓，即脊髓在纵裂处一分为二，有各自的脊膜和蛛网膜，两者之间由纤维、软骨或骨嵴分开，脊髓因此受牵拉而产生症状。

（2）Ⅱ型（无症状型）：脊髓在纵裂处一分为二，但共享同一个硬脊膜及蛛网膜，脊髓不受牵拉，故不产生临床症状。

好发于胸、腰段，外观多为腰背中央异常的毛发丛，可伴有脊髓积水、终丝牵拉征、硬脊膜内脂肪瘤等。90%的脊髓纵裂患者可出现脊柱侧弯（图 27-8）。

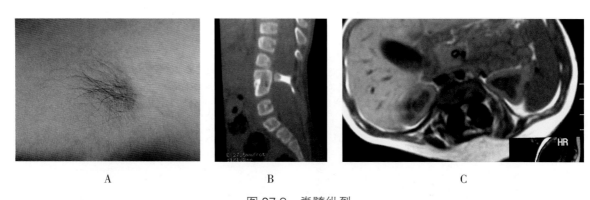

图 27-8 脊髓纵裂
A. 腰背中央有异常的毛发丛 B. 骨嵴穿过椎管腔 C. 脊髓在纵裂处一分为二，中央有一骨嵴分隔

4 终丝牵拉征 正常终丝由室管膜、胶质细胞组成，为胚胎时期退化的脊髓中央管，从脊髓末端发出，向下行走，穿过硬脊膜囊底部，固定在骶骨上。成人终丝直径<2mm。当终丝受到脂肪纤维组织浸润而变性甚至增粗（直径>2mm）时，将牵拉脊髓引起神经症状，如膀胱肛门括约肌功能障碍、足畸形等，此时脊髓圆锥可低位，也可在正常位置（图 27-9）。

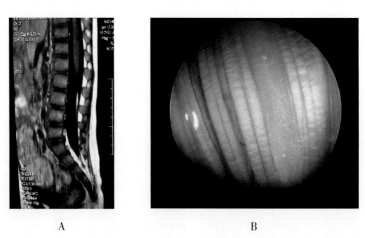

图 27-9 终丝牵拉征
A. 圆锥在腰 2 水平，远端终丝可见脂肪影 B. 术中内镜所见终丝脂肪变性

5 硬脊膜内脂肪瘤 表现为硬脊膜下隙内局限性的脂肪堆积，与背部皮下脂肪组织不相连。通常脂肪瘤的一端与硬脊膜粘连，另一端在脊髓表面，也可浸润到脊髓内，对脊髓形成牵拉和压迫（图 27-10）。

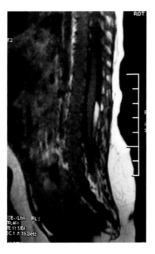

图 27-10　硬脊膜内脂肪瘤

6 椎管内肠源性囊肿　又称神经肠囊肿,是指胚胎期腹腔脏器与背部皮下有一管道连接。此连接可以从食管、胃、小肠及大肠的背侧发生,从不同的方向经过腹腔、后纵隔,穿过脊髓到达背部皮肤。此管道可中断于任何位置,形成囊肿、憩室、瘘管或纤维束带。根据病变所在部位产生相应的名称,如腹腔肠源性囊肿、肠憩室及纵隔肠源性囊肿等。若囊肿在椎管腔内,称椎管内肠源性囊肿。囊壁一般具有无肌层的单层或假复层上皮,囊肿的形态、囊壁的厚度、囊液的黏稠度及颜色很不一致。

三、诊断和鉴别诊断

开放性神经管缺陷,如无脑畸形、脊髓脊膜膨出,可在产前通过超声检查、羊水测定或母体血清甲胎蛋白(AFP)检测而诊断。90%～95%的胎儿神经管闭合不全能够被产前超声诊断出来,而母体血清 AFP 检查能够检测出 50%～90% 的神经管闭合不全,但有 5% 的假阳性。如果以上述检查辅助仍不能确诊,需要进一步做羊水穿刺,检测羊水中的 AFP 及乙酰胆碱酯酶水平,这两项指标的准确率高达 98%。

（一）显性脊柱裂

根据其囊性肿块的外部特征及其他临床表现一般易于诊断。脊柱 X 线平片可了解骨缺损及脊柱畸形情况。脊柱 MRI 检查能直观地了解病变部位、病变类型及有无其他脊髓畸形存在。对于婴儿或囊肿较大的囊性脊柱裂,还可以利用 B 超检查,了解脊膜膨出的内容物及局部椎管内的病变情况。

（二）隐性脊柱裂

如果背部病变区域的皮肤有特征性改变,如色素沉着、毛细血管瘤、皮肤凹陷、皮赘和毛发丛等表现,或 X 线片显示有脊柱裂,应高度怀疑隐性脊柱裂,可进一步行脊柱 MRI 等检查。此外,由于 B 超具有无损伤性及易检查性的特点,尤其是对于小于 1 岁的婴儿,声波较易穿透软骨探查椎管内的病变,因此可作为辅助检查及筛查项目。

四、治疗

治疗的目的是改善神经功能,阻止神经的进一步变性。

（一）手术年龄和适应证

对于没有皮肤覆盖的脊髓外翻和脊髓脊膜膨出,由于囊壁菲薄,为了减少脑脊液漏及感染的风险,控制出生后神经功能的继续变性,通常在胎儿出生后24～72小时内即行缺损的关闭手术,手术前后进行预防性抗生素的应用。

对于有皮肤覆盖的神经管缺陷如脂肪脊髓脊膜膨出,在新生儿期受年龄、体重、全身状况及娇嫩的神经对外界骚扰的耐受力等影响,可以不急于手术。考虑到在生长过程中脊髓受到膨出脊膜内病变的牵拉而进一步造成功能障碍的风险,目前认为脂肪脊髓脊膜膨出也应在出生后半年内尽早进行手术治疗。

隐性脊柱裂多在出生数年后出现症状或发现病变,目前认为只要存在脊髓栓系综合征,就应该尽早手术。

（二）手术原则和技巧

将脊髓从粘连的病灶上分离下来,切除病灶,解除脊髓压迫和栓系。

（三）手术技巧

脊髓外翻和脊髓脊膜膨出时,由于肿块表面没有皮肤覆盖,处理比较特殊。当患儿进入诊室后,应迅速用蘸有盐水的湿纱布覆盖极易发生脑脊液漏的缺损部位,以免外露的神经基板干燥和造成直接损伤。应避免使用具有神经毒性的碘络酮消毒剂。让患儿处于俯卧位或侧卧位,静脉应用抗生素。

在新生儿身上实施任何大手术都会带来一些特有的危险,如低体温、血容量不足和呼吸问题。外科医师有责任采取措施以防止出现低体温(如手术中应尽量避免患儿腹部和胸部被水打湿的手术巾包裹),并保证尽快地按计划完成手术。手术闭合脊髓脊膜膨出的目的是消除脑脊液漏、预防感染,并尽可能保全所有神经的功能。整个手术过程在放大镜下进行,患儿处于俯卧位。为了最大限度地减少脑脊液漏,操作时可在患儿下腹部下方放置一个软垫,将其下腹部和臀部抬高到头部水平以上。

开始时,沿着外露的神经基板边界切开,将基板从四周组织上分离,使其回纳入椎管腔内。再将基板上所有的皮肤成分去掉。接着重新构建一个与脊髓形状相似的管状神经基板,将软脊膜和蛛网膜沿着基板两侧边缘相互靠近,并在神经基板的中线处将它们缝合起来。必须保护所有的神经组织,即使是截瘫病例。在早期的研究中,人们注意到部分基板还有功能,因为使用基板电刺激器可以引起电位变化。在电凝时要特别注意,以防出现基板热烧伤。基板分离完成后,将其放在脊椎管的背侧。

下一步是分离硬脊膜。硬脊膜的一侧紧邻着缺损的皮肤边缘,将硬脊膜环状切开,使之与皮肤连接的地方完全分离。在保证脊髓不受压迫的情况下,可以使用5-0可吸收线将硬脊膜密封缝合。

最后是缝合皮肤。对于大的脊髓脊膜膨出,仅仅通过简单的闭合是不能修复大面积皮肤缺损的,因此需要使用Z形肌皮瓣或进行大范围的皮下游离减张,使皮肤无张力性闭合。使用钝圆剪刀垂直分离筋膜,这样可以避免损伤大血管。这种分离方法不仅可以减少出血,还可以保证肌皮瓣的血供。即使没有整形外科医师的帮助,神经外科医师也可以很容易地完成这个操作。使用Z形肌皮瓣或简单的大范围皮下游离减张直接缝合可以闭合所有患儿的皮肤缺损。

脂肪脊髓脊膜膨出的手术技巧是分离出囊肿后,有时需要在脊柱裂区上下各切除1个椎板,以广泛显露囊的基底部,并切开正常硬脊膜,以利于看清正常脊髓与膨出脊髓之间的关系,以免分离囊壁时误伤神经。在囊壁顶部侧方切开一口,保护好囊内神经,直视下切开其余部分。彻底分离、松解与囊壁粘连的脊髓及神经纤维。脂肪脊髓脊膜膨出时,由于皮下脂肪瘤侵入脊髓内,应先切除脊髓外脂肪,再尽量切除脊髓内脂肪,直到显露出神经基板层。最后将开裂的脊髓间断缝合,并回纳入椎管内。修剪硬脊膜,用自身硬脊膜或补片扩大缝合硬脊膜囊,防止对神经组织造成压迫与粘连。

单纯脊膜膨出时一般沿肿块四周作一直梭形切口,从囊壁外面进行游离,直至膨出的囊颈部。将内囊的顶部切开,探查囊内无神经组织。根据术前MRI的结果,略微扩大囊腔的底部,探查椎管内,解除相应栓系。修剪多余囊壁,于基底缝合硬脊膜。游离椎板缺损周边的椎旁肌筋膜,覆盖椎管缺损,缝合加固。

由于硬膜内脂肪瘤与正常脊髓之间没有明确的边界,故不要企图将其全切除,手术的目的是缩小脂肪瘤的体积,以求达到脊髓重建的目的,使重建的脊髓能较好地悬浮于蛛网膜下腔内,同时解除脊髓的牵拉。

脊髓脂肪瘤的手术技巧是从头端正常处向下剪开硬脊膜,直到完全暴露脂肪瘤。剪开瘤包膜,用显微剪刀逐块切除脊髓表面的脂肪瘤。当脊髓外脂肪瘤大部分切除,脊髓减压后,压迫解除的脊髓逐渐从椎管腔的腹侧抬起。此时,由于脊髓边界尚未分离出来,不要急于切除贴近脊髓的脂肪瘤,以免损伤下方的脊髓。应该轻轻地向一侧牵开脊髓,用显微剪刀从头端向尾侧将脊髓从其附着的两侧硬脊膜上剪开并分离下来,解除栓系并暴露脊髓边界,再用超声吸引器、CO_2激光刀等对脊髓表面的纤维脂肪组织进行最大限度的切除,直至神经纤维层即神经板层。脊髓内残留的少量脂肪组织不强求全切,以保护脊髓功能。最后将开裂的脊髓进行间断缝合,使背侧脊髓与硬脊膜缝合处粘连的可能性降到最低,也将再次栓系的可能性降到最低。

脊髓纵裂的手术要点是切除中隔,不管中隔是骨性的、脂肪的或是软骨的,因为这是个栓系实体。对于骨性中隔,可使用骨钳或小钻子将硬脑膜外的部分尽可能切除。在多数情况下,中隔四周血供丰富,如果撕裂会造成大出血。打开两根脊髓的硬脊膜,通常脊髓在中隔处会与硬脊膜有纤维粘连,需要将半脊髓与硬脊膜的粘连彻底分离。

终丝牵拉征的手术可通过L4～L5或L5～S1棘突间的切口进入,打开硬脊膜及蛛网膜后,根据中线的位置、黄色或银色变、郎飞节的消失及脂肪浸润来确认终丝。将其与周围的神经根分离,然后旋转以确定腹侧没有神经根粘连。电凝并切断约5mm长的终丝,送标本做组织学检查。

皮肤窦道手术需要将脊髓内外的皮样囊肿及窦道完全切除,因此必须探测窦道的终止点。虽然有时在影像学上显示皮肤窦道终止于硬脊膜的表面,但还是有必要行硬膜内探查,因为细小的皮样囊肿MRI常常不能显示出来。

对神经肠囊肿来说,切除是最好的治疗方法。根据囊肿和脊髓的关系,通常通过侧路或前方来完成,在切除术开始时必须尽力做好每一步。由于化学性蛛网膜炎(囊肿内容物所引起的)所导致的粘连比较严重,所以手术切除会比较困难,而且切除不完全会导致复发。

(鲍　南)

参考文献

[1] Castelli E, Rosso R, Leucci G, et al. Huge anterior sacral meningocele simulating bladder retention[J]. Urology, 2013,81(2):e9-e10.

[2] Chen J A, Lazareff J A. Correction of Chiari malformation due to closure of a concomitant thoracic meningocele[J]. Child's Nerv Syst, 2014,30(3):531-534.

[3] Ronchi C F, Antunes L C, Fioretto J R. Respiratory muscular strength decrease in children with myelomeningocele[J]. Spine, 2008,33(3):e73-e75.

[4] Adzick N S, Thom E A, Spong C Y, et al. A randomized trial of prenatal versus

postnatal repair of myelomeningocele[J]. New Engl J Med, 2011,364(11):993-1004.

[5] Herman J M, McLone D G, Storrs B B, et al. Analysis of 153 patients with myelomeningocele or spinal lipoma reoperated upon for a tethered cord, presentation, management and outcome[J]. Pediatr Neurosurg, 1993,19(5):243-249.

[6] Johnson M P, Sutton L N, Rintoul N, et al. Fetal myelomeningocele repair: short-term clinical outcomes[J]. Am J Obstetr Gynecol, 2003,189(2):482-487.

[7] McLone D G, Herman J M, Gabrieli A P, et al. Tethered cord as a cause of scoliosis in children with a myelomeningocele[J]. Pediatr Neurosurg, 1990-1991,16(1):8-13.

[8] 高傅娉,鲍南,杨波,等.单纯性脊膜膨出只需要行脊膜膨出修补术吗?[J].中华神经外科杂志,2013,6:547-549.

[9] Wu H Y, Baskin L S, Kogan B A. Neurogenic bladder dysfunction due to myelomeningocele: neonatal versus childhood treatment[J]. J Urol, 1997,157(6):2295-2297.

[10] Swank M, Dias L. Myelomeningocele: a review of the orthopaedic aspects of 206 patients treated from birth with no selection criteria[J]. Dev Med Child Neurol, 1992,34(12):1047-1052.

[11] McLone D G, Dias M S. Complications of myelomeningocele closure[J]. Pediatr Neurosurg, 1991-1992,17(5):267-273.

[12] Bowman R M, McLone D G, Grant J A, et al. Spina bifida outcome: a 25-year prospective[J]. Pediatr Neurosurg, 2001,34(3):114-120.

[13] Mitchell L E, Adzick N S, Melchionne J, et al. Spina bifida[J]. Lancet, 2004,364(9448):1885-1895.

[14] Fletcher J M, Copeland K, Frederick J A, et al. Spinal lesion level in spina bifida: a source of neural and cognitive heterogeneity[J]. J Neurosurg Pediatr, 2005,102(3 Suppl):268-279.

[15] Hunt G M. Open spina bifida: outcome for a complete cohort treated unselectively and followed into adulthood[J]. Dev Med Child Neurol, 1990,32(2):108-118.

[16] Miller A, Guille J T, Bowen J R. Evaluation and treatment of diastematomyelia[J]. J Bone Joint Surg (Am Vol), 1993,75(9):1308-1317.

[17] Breningstall G N, Marker S M, Tubman D E. Hydrosyringomyelia and diastematomyelia detected by MRI in myelomeningocele[J]. Pediatr Neurol, 1992,8(4):267-271.

[18] Azimullah P C, Smit L M, Rietveld-Knol E, et al. Malformations of the spinal cord in 53 patients with spina bifida studied by magnetic resonance imaging[J]. Child's Nerv Syst, 1991,7(2):63-66.

[19] 鲍南,杨波,陈盛,等.腰骶部脂肪瘤型脊髓栓系的手术治疗[J].中华神经外科杂志,2011,8:817-820.

[20] Kumar R, Bansal K K, Chhabra D K. Occurrence of split cord malformation in meningomyelocele: complex spina bifida[J]. Pediatr Neurosurg, 2002,36(3):119-127.

[21] Johnston L B, Borzyskowski M. Bladder dysfunction and neurological disability at presentation in closed spina bifida[J]. Arch Dis Childhood, 1998,79(1):33-38.

[22] Lapsiwala S B, Iskandar B J. The tethered cord syndrome in adults with spina bifida occulta[J]. Neurolog Res, 2004,26(7):735-740.

第二十八章
先天性肢体畸形

第一节 多指畸形

一、概述

多指畸形是临床上最常见的手部先天性畸形,主要分为轴前型的拇指多指、中央型的中间三指多指、轴后型的小指多指三类,其中以拇指多指最为常见,约占多指总数的90%。

二、病因

多指畸形的病因未明,部分与遗传有关,是一种染色体疾病。环境因素对胚胎发育过程的影响使肢芽胚基分化早期受损,是导致多指畸形的重要原因。某些药物、病毒感染、外伤、放射性物质的刺激等,特别是近代工业的污染,都可成为致畸因素。

三、症状和体征

多指的外形和结构差异很大,大多数是单个发生,也可以多个发生。有的一只手可多余2～3个手指,形成镜影手畸形。单侧手或双侧手均可发生多指,双侧多指可以是相同的类型,也可以是不同的类型。多指可发生在末节指骨、近节指骨或掌骨,也可发生在掌指关节、指间关节的一侧,有明显的主次之分。最轻微的多指仅表现为手指侧方一个突出的小肉赘。多指可以表现为两个指头大小相当,无明显的主次之分。

四、诊断和分型

(一)诊断

依据临床表现及 X 线检查,均可明确诊断。

(二)分型

1. 轴前型的拇指多指 在临床上最为多见。凡多指与主干指有骨关节相连的,目前临床上仍习惯采用 Wassel 分类法。

(1)Wassel 分类法:①Ⅰ型。末节指骨分叉型。②Ⅱ型。末节指骨复指型。③Ⅲ型。近节指骨分叉型。④Ⅳ型。近节指骨复指型。⑤Ⅴ型。掌骨分叉型。⑥Ⅵ型。掌骨复指型。⑦Ⅶ型。指骨全部多指,其中一指为三节指骨型(图 28-1)。

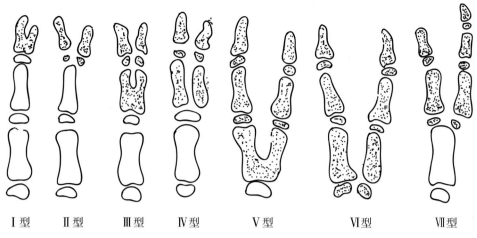

| Ⅰ型 | Ⅱ型 | Ⅲ型 | Ⅳ型 | Ⅴ型 | Ⅵ型 | Ⅶ型 |

图 28-1　拇指多指的 Wassel 分类法

（2）Ⅳ型多指的亚型　Wassel 分类法只能对多指和主干指指骨连接的情况做大致的判断,而对某些类型如Ⅳ型多指,其临床表现可有很大的差异,手术方案也不同,因此有人又将Ⅳ型多指分为 4 个亚型:Ⅳ-1 型,多指发育不全型;Ⅳ-2 型,拇指尺偏型;Ⅳ-3 型,分支型;Ⅳ-4 型,汇聚型。

2　中央型的三指多指　单纯性者在临床上极为少见,通常合并复杂的并指畸形,最常见的是隐藏在中指与环指之间的多指。

3　轴后型的小指多指　其分类多采用 Stelling-Twrek 分类法:Ⅰ型,赘生指;Ⅱ型,存在部分骨结构;Ⅲ型,包括掌骨的完全性多指。

小指多指往往是对称发生,同时合并双手小指多指、双足小趾多趾者也很常见,这通常不影响其余正常手指的发育。

笔者认为,除了对多指的类型进行诊断外,更重要的是对主干指的发育情况进行判断。笔者在此强调,对于有明显主次之分的多指,术前观察的重点不在多指,而在主干指的形态和功能。对于没有明显主次之分的多指,需要仔细辨别哪个手指的外形和功能发育得更好,指甲的大小、形态和有无歪斜是很好的判断依据,指甲发育得较好的手指其指端发育相对更好。此标准有利于手术方式的选择并预测术后效果。

五、治疗

（一）治疗原则

肉赘型多指即使不影响功能,也可能对患儿造成心理阴影。因此,凡诊断明确者,均建议手术切除治疗。

（二）手术时机

1　只有一条细长的皮蒂相连的肉赘型多指,新生儿期就可手术切除,亦可行蒂部结扎,防止扭转后坏死导致感染。对于蒂部较宽而不易扭转的肉赘型多指,可在 3 月龄时于基础麻醉加局部麻醉下实施手术切除。

2　对于与主干指有骨关节相连的多指,如果主干指发育良好,指间关节无侧弯畸形,可在 6 月龄左右实施手术。但目前国内也有单位(包括笔者单位)在 3 月龄后实施手术。

3　对于与主干指有骨关节相连的多指,如果主干指发育不好,指间关节有侧弯畸形,或两个指端无主次之分,单纯切除多指后外观不佳需要做融合手术者,宜在 1 岁后实施手术。

4　对于两个指端均有严重的骨关节异常,或一个指端外形好但无功能,一个指端有功能但外形差,甚至无指甲,或三节拇指伴侧弯等复杂性多指畸形,需要实施拇指移位再造者,应在3岁以后手术。

（三）手术方法

多指切除整复术的目的不是单纯切除多余的手指,而是要重建一个外观和功能正常的手指。手术的关键在于:①切断侧副韧带及修复关节囊,以增强指间关节的稳定性;②将多指上附着的鱼际肌和拇短展肌等肌肉转位到保留的主干指上重新附着,以重建或加强主干指的功能;③保留指有偏斜畸形时,需对屈伸肌腱的止点予以调整,以矫正力线,使其偏斜畸形随生长发育得以修复;④术中保留并修整多指切除后的皮肤软组织,以增加主干指的丰满度。

对于手术麻醉选择,单侧指施术一般为基础麻醉加臂丛麻醉,双侧则为气管插管下全身麻醉。

多指的畸形分型较多,应根据每例患儿的畸形特点,制订个性化的治疗方案。

1 轴前型多指(拇指多指)

（1）Ⅰ型和Ⅱ型

1）对称型:外观和骨关节完全对称者,采用传统 Bilhaut-Cloquert 融合术,即 V 形等量切除分叉的中央部分,包括指甲、指骨及软组织,剩余部分并拢缝合,但这种术式可能导致骨不愈合、关节功能不良。外观基本对称,但骨关节发育略有主次之分者,可采用改良 Bilhaut-Cloquert 融合术,即保留发育好的一套骨关节肌腱,仅做指甲、软组织融合,术后关节活动功能较好(图28-2)。

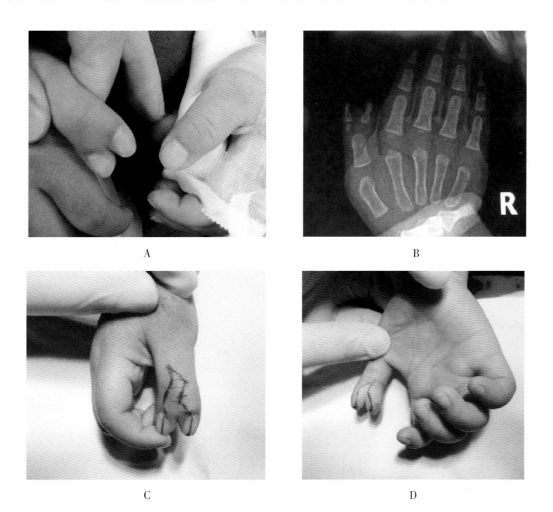

A B

C D

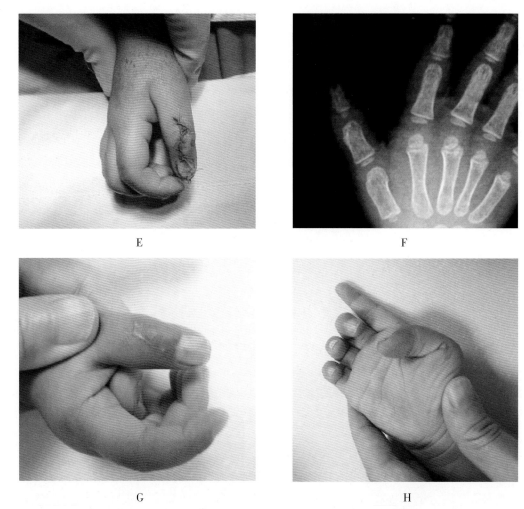

图 28-2　Ⅱ型多指对称型的改良 Bilhaut-Cloquert 融合术

A. Ⅱ型多指，两个指端基本等大　B. X 线片示尺侧指骨关节发育较好　C、D. 术前设计　E. 拇指融合术后即刻　F. 术后 2 个月，X 线片示末节指骨愈合　G、H. 术后拇指外形好，指间关节活动正常

2）不对称型：保留发育较好的主干指，将偏斜的、发育小的多指切除。对于指甲相连者，很多学者倾向于保留拟切除指外侧 1mm 的指甲及完整的甲襞，合并缝合指甲，这样成形的甲沟、甲襞形态正常。笔者推荐切除多指后利用多指皮肤重建甲缘，只要对合仔细，成形的甲沟、甲襞外形自然，指甲光滑，外形更美观（图 28-3）。

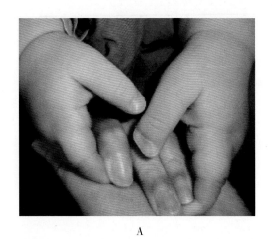

A

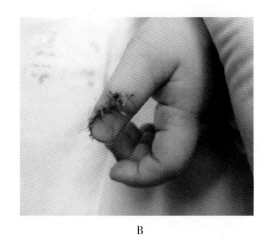

B

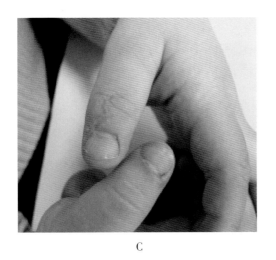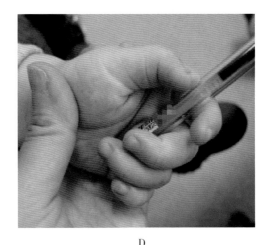

图 28-3　Ⅱ型多指不对称型指甲相连的处理

A. Ⅱ型多指,指甲相连　B. 多指切除,甲缘成形　C、D. 术后 1 年外形好,甲缘自然,指间关节活动正常

（2）Ⅲ型和Ⅳ型

1）对称型:同样可采用传统 Bilhaut-Cloquert 融合术,包括指甲、指骨及软组织,剩余部分并拢缝合,但有时融合的关节功能并不理想。也可根据虎口的大小,将桡侧或尺侧的多指切除,虎口基本正常者一般切除桡侧多指,矫正指间关节后用克氏针内固定,但需注意移植拇短展肌;切除尺侧多指者,应移植拇内收肌(图 28-4)。

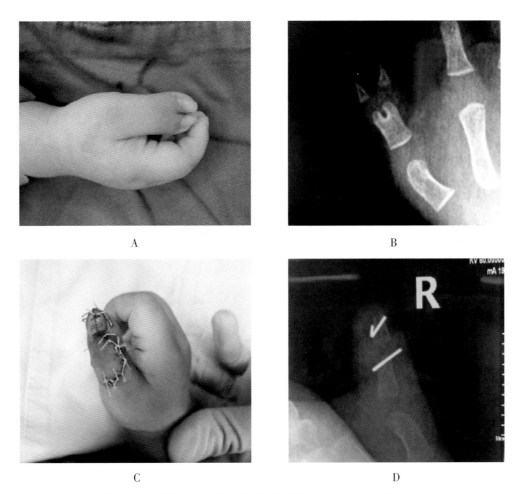

图 28-4　Ⅲ型多指对称型的传统 Bilhaut-Cloquert 融合术

A. Ⅲ型多指,指头细小,基本对称　B. X 线片示近节指骨远端重复　C. 术后即刻　D. 术后 X 线片示克氏针内固定

2）不对称型：切除偏斜的、发育小的多指后，将与多指对应的多余掌骨头斜切。多余掌骨头的软骨面上往往可见一小的切迹，切除范围到此切迹为止。同样，需注意修复侧副韧带和移植鱼际肌（图 28-5）。

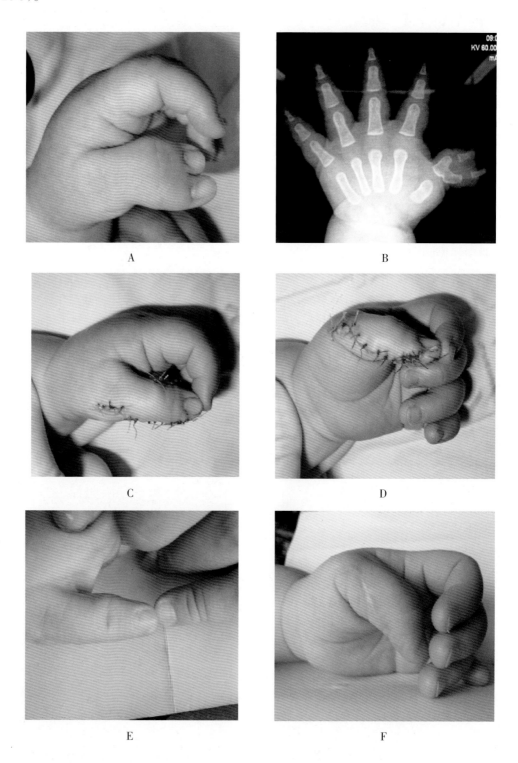

A

B

C

D

E

F

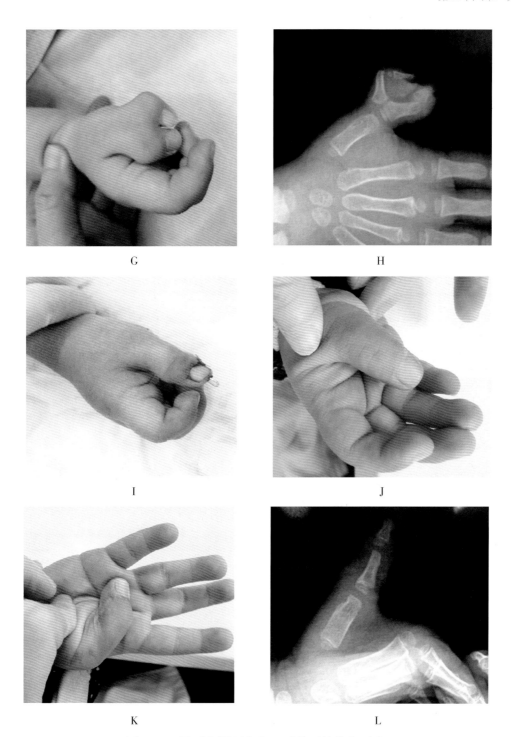

图 28-5 Ⅲ型和Ⅳ型多指不对称型的整复手术

A. 左Ⅲ型多指伴指间关节桡偏 B. X 线片示多指自近节指骨发出 C、D. 切除多指及多余的指骨,指间关节尺侧韧带紧缩,术后即刻 E、F. 术后半年,拇指可伸直,指间关节活动正常 G. 右Ⅳ型多指,呈蟹钳样 H. X 线片示主干指呈 Z 形 I. 切除多指,矫正关节侧弯畸形,术后即刻 J、K. 术后 1 年,手指外形好,关节功能正常 L. X 线片示骨关节位置正常

（3）Ⅴ型和Ⅵ型：切除发育差的多指（通常为桡侧多指）。切除桡侧多指后，可同期行虎口Z成形扩大术，也可采用多指和主干指指背双叶皮瓣转移加大虎口。切除尺侧多指后往往出现虎口扩大，可行虎口紧缩手术（图28-6）。

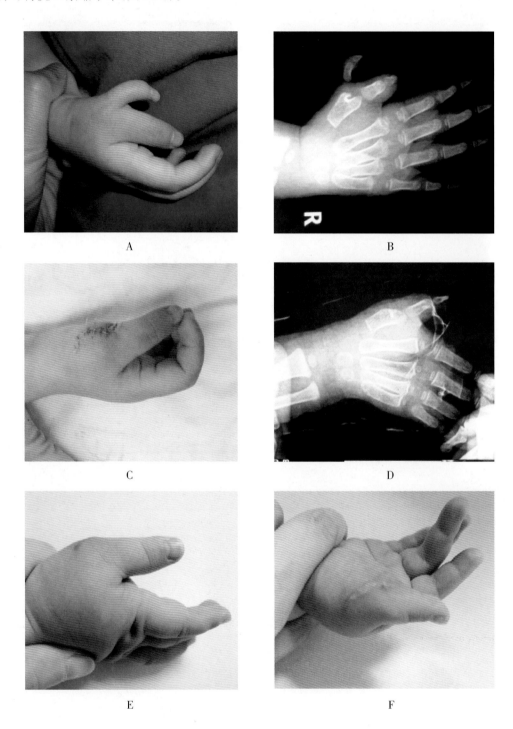

A

B

C

D

E

F

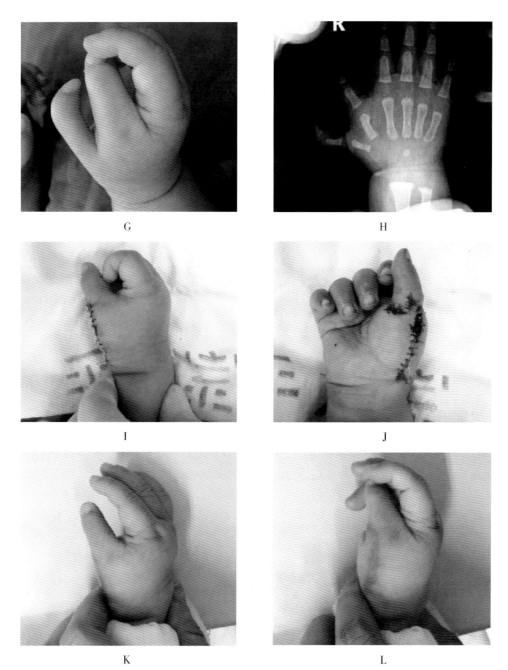

图 28-6 Ⅴ型和Ⅵ型多指的整复手术

A. 右Ⅴ型多指,主干指发育较好 B. X线片示掌骨部分重复 C. 切除多指及多余掌骨,术后即刻 D. 术后X线片 E、F. 术后2个月,手指外形良好,切口瘢痕大部分隐蔽在掌纹里 G. 右Ⅵ型多指,虎口偏小 H. X线片示掌骨完全重复 I、J. 切除多指,第1腕掌关节及韧带重建,术后即刻 K、L. 术后6个月,虎口正常,手指活动正常

(4) Ⅶ型:往往伴有主干指的偏斜,在 X 线片上常可见指间关节的一侧多出一块小籽骨,导致末节向对侧弯曲。手术的关键是主干指的矫形和功能重建。切除多指后,还须切除主干指多余的籽骨,或楔形切骨矫正侧弯畸形,并以克氏针固定指间关节。同样应注意保留附着在多指上的侧副韧带,修复异位肌腱,重建主干指的功能(图 28-7)。

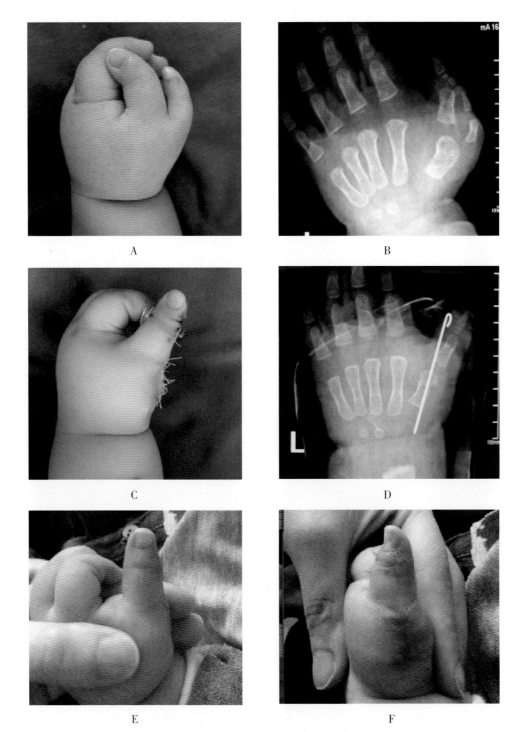

图 28-7　Ⅶ型多指的整复手术

A. 左Ⅶ型多指,主干指为三节指骨畸形,指间关节及掌指关节尺偏　B. X 线片食指间关节多余骨块　C. 切除多指,掌骨楔形截骨,指间关节多余骨块切除,关节成形,术后即刻　D. X 线片示截骨断端对合良好　E、F. 术后 2 个月,拇指可伸直,切口瘢痕位于指侧方

　2 中央型多指(中间三指多指)　单纯的中央型多指应切除发育差的手指,手术原则同拇指和小指多指。合并并指者根据畸形的特点决定手术时机及方案,如因并指畸形导致发育不平衡者应较早手术,最早可在 6 个月时进行;远端指骨融合畸形者应在 1 岁内手术,以使手指能正常的发育(图 28-8)。

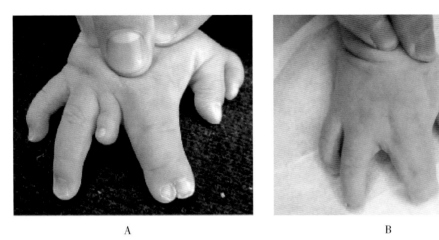

图 28-8 中央型多指的整复手术

A. 第 3、4 指之间中央型多指,伴并指、拇指多指 B. 切除多指后

3 轴后型多指(小指多指) 多指发育较差者单纯切除后缝合即可。对于多指有完整指列者,需剥离并保护附着在多指上的小指外展肌腱,并将其复位到保留的小指上(图 28-9)。

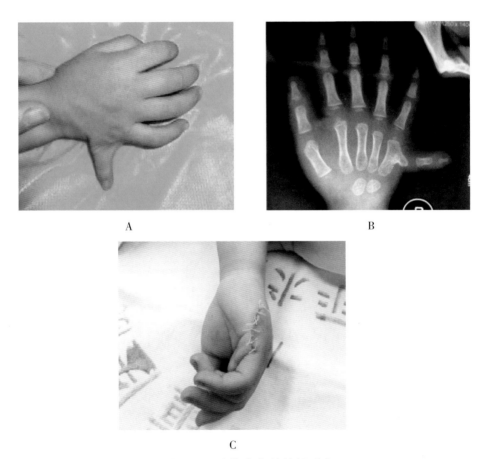

图 28-9 小指多指的整复手术

A. 小指多指 B. X 线片示多指自掌骨发出 C. 切除多指,小指展肌复位,术后即刻

六、术后效果评价及其标准

多指切除整复术理想的手术效果应是在切除多指的基础上,尽可能地重建拇指正常的外形和功能。常用改良 Data 评分来评价手术效果,但该方法强调骨关节的修复效果,未对软组织的外形(尤其是指甲的外形)进行评价。因此笔者推荐以下手术效果评价标准:

1 恢复拇指长轴线,矫正动态和静态的关节侧弯畸形。

2 术后拇指外形的大小与健侧相比不超过 1/3。

3 皮肤平整,指甲形态端正。

4 掌指关节屈伸、内收、外展功能基本正常,指间关节稳定,具有一定的活动度。

(田晓菲　傅跃先)

第二节　并指畸形

一、概述

并指是较为常见的手部先天性畸形,表现为相邻手指的皮肤或骨骼融合。其发病率约为 0.5‰,双侧多见。其中,中环指并指最多,其次是环小指并指,拇食指并指及食中指并指最少。并指常与并趾、多指(趾)、短指、缺指、束带综合征等其他手足畸形同时存在。部分并指为某些特殊综合征的表现之一,最常见的为伴有胸大肌发育不良或缺如的 Poland 综合征,罕见的有 Apert 综合征。

二、病因

并指的病因未明,通常由胚胎期手指分化和指蹼间隙形成不良引起,部分与遗传有关,常为常染色体显性遗传。

三、症状和体征

并指并联的程度可轻可重,轻者仅仅是指蹼稍浅,重者手指尖完全并连。并指可分为以下类型:

1 根据受累手指的多少分为两指并指、多指并指。

2 根据手指间并联组织的多少分为完全并指、不完全并指。

3 根据并连组织的成分分为软组织并指、骨性并指。

4 根据是否伴有肌腱、骨关节异常分为单纯性并指、复杂性并指。

5 若合并短指畸形,则称为短指并指综合征。

四、诊断

依据临床表现及 X 线检查,均可明确诊断。术前需要明确的是,并联手指分开后是否拥有独立的运动功能。某些复杂性并指可有肌腱或骨关节的发育异常,不进行手术分离,尚可以随着健全的手指一块活动,分离后反而会丧失活动力。

五、治疗

(一)手术时机

1 软组织并指　目前多主张 1 岁半手术,部分单位(包括笔者单位)于 6 个月后实施手术也取得了良好的效果。

2 骨性偏斜并指或者边缘性并指　如拇食指并指,第 4、5 指并指可提早手术,最迟应在学龄前完成所有的治疗。

3 3 个以上手指的多手指并指　对于多手指的不全性并指,几乎所有的文献都强调要分期手术,以免发生手指坏死,但仍有学者(如津下健哉)提出可以同期分离。笔者的体会是,多手指的不全性并指,尤其是 Poland 综合征的短指并指,因并联不完全,指间皮肤松弛,可以同时分离 3 个以上的手指。笔者曾在 2011～2012 年做了多例一次性分离 3 个以上的不全性并指的手术,未出现手指坏死的病例。如术中注意保护手指的固有血管神经,不会发生手指缺血性坏死。若发育不良的手指很细小时,可能有一侧指固有血管缺如或者很细,此时可改为分期手术。

(二)手术方法

手术的关键步骤是并指分离、指蹼重建及创面覆盖。

1 并指分离　采用锯齿状切口已经是共识,这样可以避免直线瘢痕造成的指体挛缩。笔者的体会是,锯齿状皮瓣的角度应不小于 60°,以免皮瓣尖端缺血导致愈合不良。另外,术前应评估并联皮肤的紧张度。如果并联紧张,分离时切口可以偏离一侧指,术前设计时应尽可能使这个手指的掌背侧皮瓣能够良好地对合。如此,分离后的掌背侧皮瓣能够缝合关闭一侧指的创面。

2 指蹼重建　宜采用皮瓣成形指蹼。最常用的是并指背侧矩形瓣和掌背侧三角形皮瓣,其他常用的皮瓣还有 M-T 皮瓣及各种改良的背侧矩形瓣,如 V 形尖端皮瓣,因其尖端宽大,能克服传统矩形瓣直线挛缩后指蹼狭窄的缺点,效果较好。但上述各种皮瓣在使指蹼成形的同时,指根部的创面不能完全关闭,均需植皮(图 28-10)。

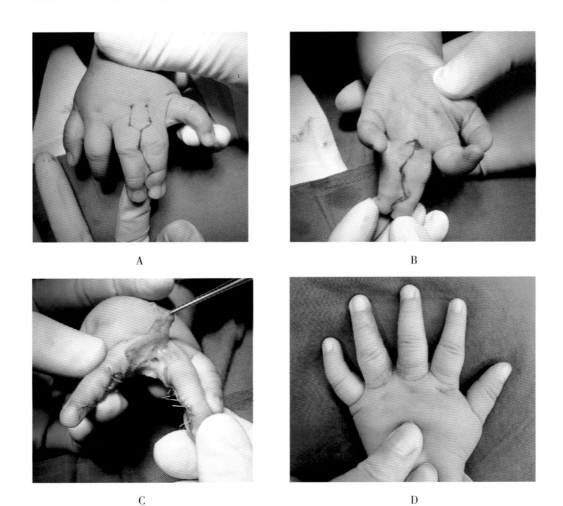

A

B

C

D

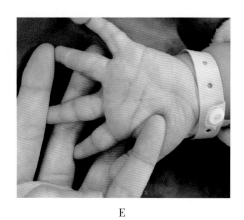
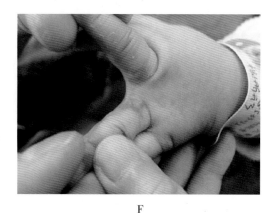

E   F

图 28-10 并指分离加 V 形尖端皮瓣成形指蹼

A、B. 左第 3、4 指并指,采取 V 形尖端皮瓣成形指蹼,设计背侧切口和掌侧切口 C. 皮瓣底部带指蹼穿支,成形指蹼后两侧指根部各有一小块创面需植皮 D、E、F. 术后 3 个月手背侧、掌侧和指蹼

近年来,不少学者利用并指根部背侧横向皮肤的皮瓣(如五边形皮瓣)使指蹼成形,达到指蹼成形的同时指根部不植皮的目的(图 28-11)。

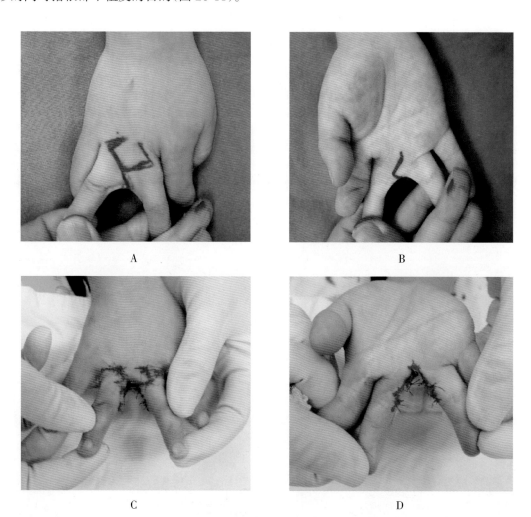

图 28-11 并指分离加五边形皮瓣成形指蹼

A、B. 右第 3、4 指不全性并指,采取五边形皮瓣成形指蹼,设计皮瓣及切口 C、D. 术后即刻,未植皮

还有学者设计掌背侧逆行或顺行皮瓣来使指蹼成形，但会遗留手背部较明显的切口瘢痕，影响美观，且有皮瓣坏死的风险，故对其临床应用应有所限制。

笔者结合五边形皮瓣及 V 形尖端皮瓣的优势，设计了尖端为 V 形、蒂部两侧带三角形皮肤的双翼皮瓣，在使指蹼成形的同时指根部无须植皮，背侧切口张力也相对减小(图 28-12)。

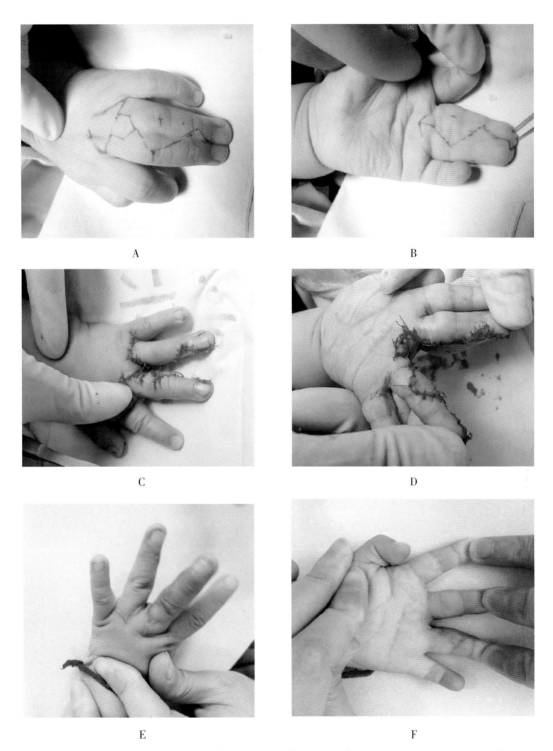

图 28-12　并指分离及指蹼成形

A、B. 用双翼皮瓣使指蹼成形，锯齿状皮瓣分离并指，设计背侧切口和掌侧切口　C. 减脂后两侧指体侧方创面可以各自直接缝合　D. 用双翼皮瓣使指蹼成形的同时关闭指根部创面，未植皮　E、F. 术后3 个月手背侧和掌侧

3 创面覆盖 对于不能通过皮瓣转移关闭的创面,最常用的覆盖方式仍然是全厚植皮。近年来,越来越多的医师通过掌背侧对应皮瓣的精确设计及切除指体脂肪组织的方式,使手指侧方的创面尽可能通过锯齿状皮瓣的对应缝合来减少植皮面积。在某些并联皮肤不紧张的病例,其指侧方无须植皮。笔者的体会是,不应过度追求不植皮,若勉强缝合有张力的创面,很可能造成皮肤坏死、伤口愈合不良,形成瘢痕挛缩,最终导致手指屈曲畸形。

对于骨性并指,可采用一侧皮肤瓣、一侧筋膜瓣加游离植皮来覆盖骨创面。末节指骨并联时,可采用 Buck-Gramcko 技术重建甲襞(图 28-13)。

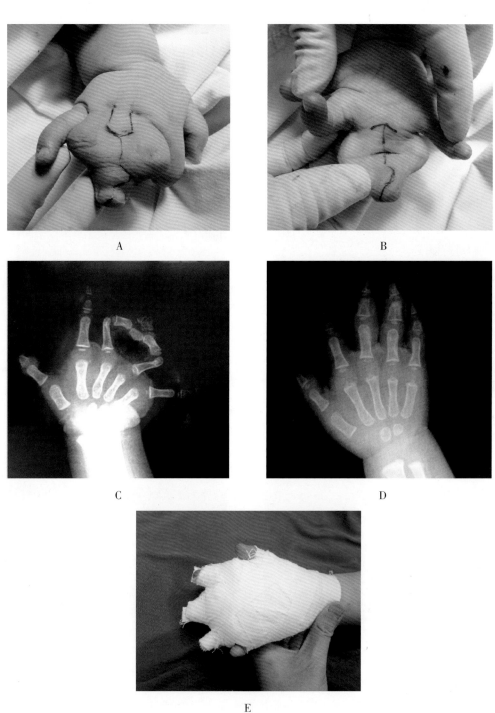

A

B

C

D

E

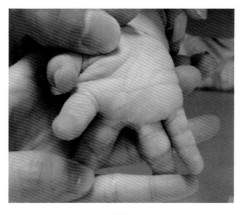
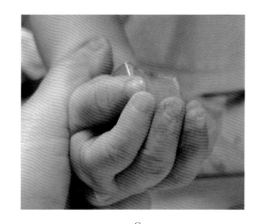

F　　　　　　　　　　　　　　　　　G

图 28-13　骨性并指的整形治疗

A、B. 右第 3、4 指骨性并指伴指间关节侧弯，设计背侧切口和掌侧切口　C. 术前 X 线表现　D. 术后 X 线表现　E. 术后小夹板固定　F、G. 术后 5 个月指蹼正常，指间关节活动正常

　　传统的植皮术在丝线缝合后通常需要打包加压包扎，但笔者采用快吸收线缝合、植皮不打包、敷料加压包扎的方式。由于植皮不打包，对皮片的形态及面积没有限制，皮片缝合时更平整，手术时间也更短。由于术后无须拆线，可以减轻患儿的痛苦。

　　4　固定　植皮术后的固定很重要，因为制动不良可能导致植皮坏死。传统的方法是用石膏托固定，但患儿手小，石膏托整体固定手和前臂后，手指在石膏里往往还会有小的活动，从而引起制动不良。笔者采用薄层敷料行分指包扎后，用与手指基本等宽、长达腕关节的小夹板固定，其制动效果更好。不用笨重的石膏托，患儿感觉更舒适，也方便家属护理，亦更容易换衣服。

六、术后疗效评价标准

　　并指分离术后，应尽可能避免手指屈曲。优良的疗效应达到以下标准：

1　重建正常深度、宽度、坡度的指蹼。

2　分离的手指皮肤平整，无瘢痕性屈曲挛缩。

3　分离的甲缘及指腹饱满。

（田晓菲　傅跃先）

第三节　巨指（趾）畸形

一、概述

　　先天性巨指（趾）（congenital macrodactylia）畸形又称为巨指（趾）症，是一种以手指或足趾体积增大为特征的先天性畸形。其发病率在先天性四肢畸形中约占 0.9%。因发病率很低，故文献多为散发病例的个案报道。需要强调的是，真性巨指（趾）症不包括一些疾病伴发的局部肥大，如 Proteus 综合征、多发性神经纤维瘤病、Ollier 病（先天性多发内生软骨瘤病）、Mafucci 病、骨肥大性毛细血管瘤综合征、先天性淋巴管性水肿等伴发的局部肥大。

二、病因及病理

（一）病因

目前的报道多认为，先天性巨指（趾）畸形的病因不明。有研究报道称，此病的染色体无异常。

（二）发病机制

目前没有定论，仍在研究中。有学者认为，此病与多发性神经纤维瘤有关，即骨膜的多发性神经纤维瘤导致骨破坏和再生，是局限性快速生长的唯一原因，但有报道，临床或组织学上未发现多发性神经纤维瘤的特征。有学者将两种观点联系起来，用"不完全性多发性神经纤维瘤"来定义巨指（趾）畸形。另一种观点认为它是脂肪瘤的变异，因为多数巨指（趾）表现为纤维脂肪组织的增生。巨指（趾）最为显著的特征是肥大，在巨指中扭曲的掌神经及其分支很少见。由于受累的手指大部分发生在掌侧，故神经源学说仍不能被完全否定。最新的观点认为，虽然巨趾的主要损害是过度增殖而蓄积的脂肪组织，而巨指的损害是神经，但不管它们的基本损害是什么，最终的结果都是生长抑制因子的缺乏或局部内因子的表达，导致了手指或足趾所有成分的过度生长。

（三）病理

巨指（趾）可以看成是良性的软组织过度生长，其中有大量的纤维脂肪组织，通常被归类为脂肪瘤。这些组织更像成人的皮下脂肪，因为脂肪小叶很大，难以挤出，或者可以说其病理改变是以脂肪组织为主的瘤样增生。在镜下可见皮下脂肪组织增厚，呈弥漫性分布，无包膜，主要为大量成熟的脂肪组织，肥大的脂肪组织常包绕肌肉、神经等周边组织。巨指的损害主要是神经损害，巨趾的损害主要是过度增殖而蓄积的脂肪组织，两者存在着明显的区别。

三、临床表现

1. 一个或几个指（趾）明显增大，但并不一定累及所有的指（趾）。巨指（趾）可随患儿的生长发育而逐渐变大，其速度不一。

2. 巨指多位于手指的一侧，除见整个手指巨大外，常见一侧过度生长而使手指呈弧形向侧方偏斜。病变以骨骼和脂肪的增殖为特点。如果肿大的病变组织位于腕管内，还会出现神经卡压症状。

3. 巨趾主要是纤维脂肪组织的堆积，也有神经发生纤维脂肪病变的，常发生在侧方或跖面，不对称的肥大导致侧弯。尽管指（趾）端肥大是巨指（趾）的明显特征，但手（足）掌前段的累及常被忽视，使该病是否包括掌骨或跖骨仍存在争议，但最新的观点仍然倾向于将掌骨或跖骨肥大包括在巨指（趾）症内。

4. 在影像学上，巨指（趾）常表现为受累指骨或趾骨的长度、宽度增加，软组织增生，但是对掌骨或跖骨没有清晰的定义。

四、诊断

（一）诊断依据

出生后即发生一个或几个手指或足趾体积增大，其他指（趾）正常。需除外一些疾病伴发的局部肥大，如 Proteus 综合征、多发性神经纤维瘤病、Ollier 病、Mafucci 病、骨肥大性毛细血管瘤综合征、先天性淋巴管性水肿等。

（二）分型

1. 静止型　出生时就出现，与其他手指或足趾成比例关系地增长。

②　进展型　巨指(趾)的生长速度远远超过正常手指或足趾。

（三）影像学表现

受累指骨或趾骨的长度、宽度增加和软组织增生是总体特征,对掌骨或跖骨没有清晰的定义。

五、治疗

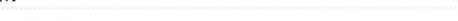

（一）治疗目的

因为手指和足趾的功能不同,且巨指和巨趾有明显不同的病理学改变,所以最新的观点强调巨指和巨趾应区别对待。

①　减少巨指的长度和周径　巨指的治疗目的是减少巨指的长度和周径,并通过分期的减脂术来纠正侧弯,同时保留指尖感觉和掌指关节的活动。因此治疗必须是个体化的,很多因素应该考虑,比如巨指的类型、进展程度和年龄等。

②　形成无痛的、美观的、可以舒适穿鞋的足　巨趾治疗目的则相对简单,主要是形成无痛的、美观的、可以舒适穿鞋的足。

（二）治疗时机

建议在 6 月龄后实施治疗,这时可以较客观地评估畸形累及的范围和模式,决定最佳的手术方案。特发性巨指(趾)可能复发,需要多次手术,直至生长发育停止。

（三）治疗方法

①　单纯软组织切除术　仅适用于静止型巨指(趾)畸形,即那些皮肤和皮下组织肥大明显,很少累及骨的成年患者。亦可将单纯软组织切除术看做骨切除术的有效补充。

②　手指末端缩短整形术　经典的 Barsky 法和 Tsuge 法适用于局限性的手指增大,然而两者都需要分两期手术,即一期手术缩短巨指,制作带蒂的指甲瓣,二期手术切除过剩的皮肤组织。于是,有学者设计了一种一期手术即可完成巨指带血管蒂的指甲瓣缩短并重塑指甲的方法,即在手术中同时切除部分远端和单侧的指甲及部分中节指关节表面的皮肤,骨缩短方法同 Tsuge 法。该手术的优点是可以随意调整指甲的大小;缺点是对于比较严重的巨指,还需增加缩窄的宽度。但该手术不适合进展型的儿童患者。

因上述方法均无法改变手指的横向增宽,有学者设计了一种纵向与横向半指切除加近端指间关节侧副韧带移植的方法。手术方式为 Z 形纵向切除掌面和背面的尺侧部分,包括皮肤、脂肪组织、神经血管束,纵向切除 1/3 左右的关节面和骨组织,包括近节、中节和远端指关节,横向缩短巨指时,指尖和部分指甲被保留。指尖切除术包括了远节 1/3 指甲水平的横向切除,保留了部分掌侧皮肤以覆盖指尖缺损,远节指骨的尖端没有被去除。同时,将从切除的手指中获取的侧副韧带移植到近节指间关节缺损处,从而保证了关节的稳定性。

亦有其他保留指甲的手术方法,如 Sabapathy 方法是切除增大的手指,指甲成为完全游离的指甲瓣。这个方法简单,可以广泛应用,但是血供不能完全保证,可能导致指甲的萎缩和变形。带血管蒂的指甲移植需要血管吻合,技术要求更高,但可以保证较好的血供。

以上几种手术方法均有其优势和不足之处。临床工作中,必须采用个体化治疗,选择最佳的手术方法,同时要充分考虑患方的意愿,如是否积极要求保留指甲、是否接受二期手术等。

③　骨骺阻滞术　适用于进展型巨指(趾)畸形,以阻止骨(包括掌骨、跖骨)的纵向生长。单侧的骨骺阻滞术可用于侧弯的矫正,侧弯亦可用楔形截骨术来治疗,截骨术常与关节融合术同时施行。

④　神经剥离及神经减压术　巨指患者中多数存在指神经病变,所以切除指神经是有效的,

且在儿童期手术对神经功能的影响很小。部分或全部切除受累的肥大神经不是非常有效,因此在切除肥大神经的同时需切除周围过多的脂肪组织,从而减少巨指的体积。为了保留感觉功能,仅切除指神经的分支,保留神经干,即把所有的神经分支从神经干游离后与脂肪组织一并切除。此方法仍存在争议,有报道称,部分指神经切除术治疗后没有产生任何效果。当巨指症伴有正中神经生长失控,使正中神经在腕管处受压时,实施腕管松解可使神经减压。最近有报道,用内镜行腕管释放减压术治疗巨指患者的腕管综合征,取得了较好效果。

5 截骨术 指骨或趾骨截骨术可用于缩短骨的长度。可用楔形截骨术联合骺板切除术来矫正成角畸形。也有报道行去除中节指关节的指缩短术,术中去除中节指关节,通过指间关节成形术使近节和远节指骨连接在一起。因为两者在解剖上是相似的,关节面的大小相似,同时有足够的腔隙可以形成有功能的关节。术中屈肌腱和伸肌腱都被缩短,以达到良好的关节活动,但必须保留神经血管束。该方法能够保留手指的提、捏、抓等基本功能,并且外形好看,但不可用于拇指和踇趾。

6 截指(趾)术 截指(趾)术适用于过大的其本身失去功能且影响其他功能的巨指(趾)。截指(趾)术意味着将牺牲整个指(趾),这个激进的做法会导致严重的美观缺陷和功能丧失。因患指(趾)的形态各异,即使截除后也不一定能达到美观的目的,且不能保证局部组织不再生长,所以仍有可能需实施二期手术。另外,因术中应用皮瓣包裹残端,切除的纤维脂肪组织又影响了局部血供,术后常发生伤口延迟愈合。因此,截指(趾)术通常是最后采取的方法,必须经过慎重考虑和充分的医患沟通。

7 趾骨的放射状切除 趾骨的放射状切除包括肥大的跖骨,以及近节、中节、远节指关节等骨组织和周围的软组织,此为跖骨肥大和前足宽度、高度增加的有效缩窄方法,适合于非踇趾巨趾累及跖骨的患者。趾骨远端截除术或骨骺阻滞术只缩短了足趾的长度,对前足宽度、高度增加的矫正没有帮助,所以趾骨的放射状切除比跖趾关节水平的截除更美观。当跖骨延伸角大于100°时,可以行趾骨的放射状切除。对于踇趾巨趾,则不宜用此法,因为踇趾和第1跖骨在负重和维持正常步态中起着重要的作用。对于单侧踇趾巨趾症,推荐重复进行趾骨、跖骨截骨缩短术。跖骨的骨骺阻滞术是另一个选择,建议当跖骨发育到正常成人跖骨大小时再行骨骺阻滞术。

六、典型病例

1 病例一 患儿女,11岁又10个月,因"右手食指逐渐肥大5年"入院。查体:右手食指长7.5cm,最粗处周径7.5cm,中指末节指间关节长7.5cm,最粗处周径5cm。左手食指长6.5cm,周径4.5cm,中指长7.5cm,周径3.8cm。行手指增生脂肪切除术,术中探查见食指掌侧总神经及固有神经明显肥大,脂肪组织增生明显,术后外观好(图28-14)。

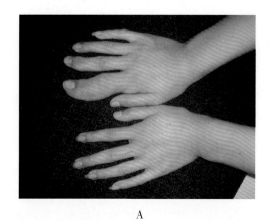
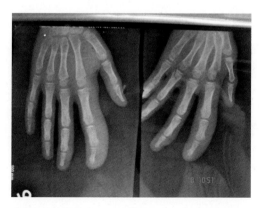

A   B

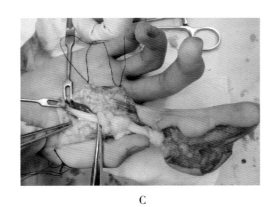
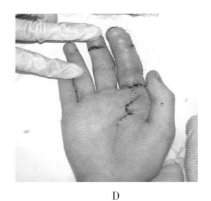

C   D

图 28-14　病例一
A. 术前手外观　B. 术前 X 线表现　C. 术中　D. 术后手外观

2 病例二　患儿女,5 月龄,因"左足第 2 趾肥大 5 个月"入院。查体:左足第 2 趾长 3cm,周径 5cm,掌侧过度生长使足趾呈弧形上翘,右足第 2 趾长 1.5cm,周径 2cm。行第 2 趾趾列切除,术后外观明显改善(图 28-15)。

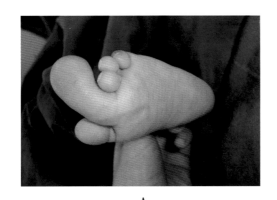
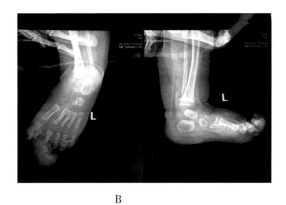

A   B

C

图 28-15　病例二
A. 术前足外观　B. 术前 X 线表现　C. 术后足外观

(田晓菲　傅跃先)

第四节 分裂手(足)畸形

一、概述

分裂手(足)畸形(split hand/foot malformation,SHFM)是一种罕见的先天性缺指(趾)畸形,在肢体形成障碍中属中央纵列缺失。分裂手畸形表现为指骨、掌骨缺失,导致手的桡侧与尺侧分离,严重影响患者的生活与工作。分裂手畸形常合并分裂足畸形。

二、流行病学

国外报道 SHFM 的发生率为 1.5/100000～9.8/100000。代礼等报道,在 4489692 例围生儿中诊断出 SHFM 736 例,总发生率为 1.64/10000。单发和综合征 SHFM 的发生率分别为 0.64/10000 和 1/10000。男性围生儿的 SHFM 发生率为 1.79/10000,女性围生儿为 1.25/10000。城镇的 SHFM 发生率为 1.51/10000,乡村为 1.86/10000。在 SHFM 患儿中,早产儿和低出生体重儿分别占 30.20%和 43.93%。单发和综合征 SHFM 的围生期病死率分别为 24.74%和 66.59%,总病死率为 50.27%。SHFM 以发生在上肢多见。结论是,我国的 SHFM 发生率高于国外的报道。

三、遗传学

SHFM 有明显的家族遗传史,多为常染色体显性遗传,也可见于羊膜束带粘连序列征。典型的分裂手畸形常表现为染色体结构异常,研究证实畸变发生在染色体 7q21.2～q21.3 区,畸变率达 96%,并且畸变的染色体至少有 2 个区。分裂手也可出现在罕见的染色体单体综合征中。有报道称,目前发现 6 个遗传位点与 SHFM 密切相关:①SHFM 1 型定位于 7q21.2～q21.3,候选基因包括DLX5、DLX6 和 DSS1;②SHFM 2 型定位于 Xq26;③SHFM 3 型定位于 10q24.3,候选基因为 DACTYLIN;④SHFM 4 型定位于 3q27,候选基因为 p63;⑤SHFM 5 型定位于 2q31,候选基因不明;⑥SHFM 6 型定位于 8q21.11～q22,候选基因为 FZD6 和 GDF6。杨威等首次在中国 SHFM 患者中发现染色体 10q24.3 区域的 DNA 重复突变。李红艳等收集了一个家系患者的资料,利用基因芯片行全基因组扫描和连锁分析,发现 10q24.3 区域的 DNA 重复与该家系的 SHFM 发生有关。

四、病因

基因缺陷和环境因素共同干涉外胚层顶嵴(apical ectodermal ridge,AER)的功能,影响中央顶端外胚层嵴信号的发放,从而引起先天性分裂手畸形。妊娠第 7～8 周时,手板的辐射状沟纹组织发生凋亡,形成分开的指。由某些因素的作用导致辐射状沟纹组织过分凋亡时,就会发生少指、短指或缺掌畸形。

有学者通过白消安等药物成功诱导了分裂手的鼠动物模型,说明环境因素对分裂手的形成具有重要作用。

五、临床表现与分型

（一）临床表现

手自掌背经指蹼向远端产生不同形式的分裂,常伴有第 2 或第 3 指缺失、手发育不良、并指或多指,以第 3 指伴第 3 掌骨缺失或发育不良多见,可合并唇腭裂、白内障、听力障碍、泌尿生殖系统和心血管系统的先天性畸形。

（二）分型

长期以来,临床上对分裂手的诊断和分型存在争议。以下两种分型方法应用较多。

1　根据畸形的病理表现　将分裂手分为单纯型（Ⅰ型）和复杂型（Ⅱ型）两型。

（1）Ⅰ型（典型型）:从中指部分缺失至单指手畸形。其包括:①Ⅰ-1$_a$ 型。中指指骨型（中指指骨受累,掌骨正常）。②Ⅰ-1$_b$ 型。中指掌骨型（中指指骨、掌骨均受累）。③Ⅰ-2$_a$ 型。2 条指线指骨型。④Ⅰ-2$_b$ 型。2 条指线掌骨型（至少有 1 块掌骨部分受累）。⑤Ⅰ-3$_a$ 型。3 条指线指骨型。⑥Ⅰ-3$_b$ 型。3 条指线掌骨型（至少有 1 块掌骨部分受累）。⑦Ⅰ-4 型。单指手型。

（2）Ⅱ型（非典型型）:Ⅰ型伴有多指和并指畸形者。其包括:①ⅡS 型。伴有并指畸形。②ⅡS$_2$ 型。伴有 2 指并指畸形。③ⅡS$_3$ 型。伴有 3 指以上并指畸形。④ⅡP 型。伴有多指畸形。

2　以闭合裂隙和食指功能重建为治疗原则　将分裂手分为单纯型（Ⅰ型）和复杂型（Ⅱ型）两型。

（1）单纯型（Ⅰ型）:治疗中只需闭合裂隙者。其包括:①Ⅰ$_a$ 型。指蹼重建型。②Ⅰ$_b$ 型。指蹼重建加掌骨截骨型。

（2）复杂型（Ⅱ型）:治疗中不仅需闭合裂隙,而且需要行食指功能重建。其包括:①Ⅱ$_a$ 型。食指转位型。②Ⅱ$_b$ 型。并指分指虎口重建加食指转位型。

产前超声检查对于筛查分裂手（足）畸形具有重要意义。三维超声可直观地显示胎儿肢体的表面结构,从各个角度观察图像,精确评估畸形的缺陷程度。

六、治疗

（一）治疗目的

手术整复为分裂手唯一的治疗方法,即将分裂的两邻指拉拢缝合,缩小裂隙,并整复其他指的畸形,最大限度地恢复手的外观和功能。

（二）手术时机

以往较多的学者倾向于在 3 岁前进行手术治疗。近年来,不少学者在患儿 1 岁前开始实施整复手术,取得了较好的效果。多年来,笔者选择在患儿 6 个月后实施手术治疗,效果良好。笔者认为,各型分裂手畸形应在 1 岁前完成手术治疗,以尽可能修复外观并改善功能。

有学者提出一种观点,即因为有些患儿能较早地"聪明"地适应畸形,所以"最厉害"的分裂手（足）畸形往往不需要实施手术。此观点需获得家长的认可,否则仍应实施整形手术。如果此类畸形伴发多（并）指（趾）,且对外观与功能均产生了不良影响,应当实施整形手术治疗。

（三）禁忌证

1　合并主要脏器畸形或功能异常、营养不良者,在病情纠正之前不应进行整复手术。

2　术区有感染病灶或皮肤疾病未治或未愈者,不宜进行整复手术。

（四）术前准备

1　仔细检查患手的畸形程度和功能情况。

2 做 X 线或 MRI 检查,确定各掌骨和指骨的形态及其排列。

3 必要时做血管造影,了解有无血管变异。

4 了解有无其他器官、系统的先天性畸形,了解患儿的营养与功能状况,以便全面、正确地制订治疗计划,确定修复畸形的方法和顺序。

(五)麻醉与体位

婴幼儿一般采用全身麻醉,年长儿和成人可以采用基础麻醉加臂丛阻滞麻醉。术中取仰卧位,患手取上臂外展位。

(六)手术方法

分裂手的手术治疗应包括如下几个方面:①切除横位的指骨;②闭合裂隙;③松解拇指的内收挛缩;④松解相关的关节挛缩;⑤矫正指偏斜畸形。

1 传统的手术方法

(1)方法一:对于指间隙较宽的分裂手,可于邻指指间隙顶端的尺侧设计带蒂皮瓣,再在指间隙掌背侧行菱形切开,于皮下楔形切除拇收肌,使手指靠拢,继而用 2 枚克氏针固定掌骨,缝合拇收肌,剪除多余的皮肤后缝合(图 28-16)。

(2)方法二:对于合并横位骨的分裂手,可于指间隙掌背侧行菱形切开,暴露指伸肌腱及横位骨。游离指伸肌腱,在横位骨与第 2 掌指关节处形成蒂在远端的骨膜关节囊瓣,向远端掀起皮瓣,切除横位骨,用骨膜关节囊瓣修复第 2 掌指关节囊的缺陷部分。暴露第 2、4 掌骨,用游离的指伸肌腱于第 2、4 掌骨中段的骨膜下作 8 字形缠绕,使掌骨靠拢后重叠缝合,并用 2 枚克氏针作横贯固定后缝合(图 28-17)。术后 4 周拔除克氏针。

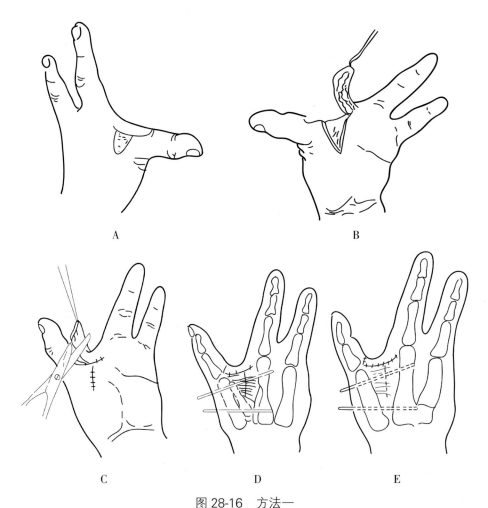

图 28-16　方法一
A. 设计带蒂皮瓣　B. 菱形切开　C. 楔形切除拇收肌　D. 固定掌骨　E. 缝合

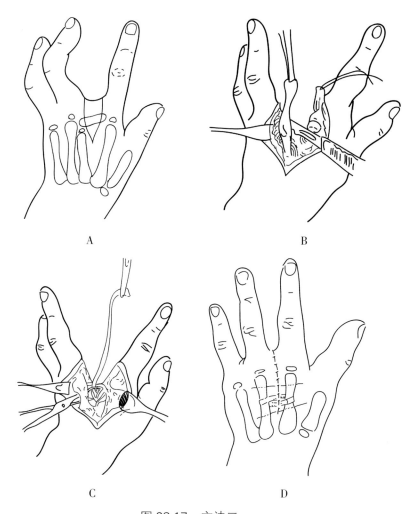

图 28-17　方法二
A. 菱形切口　B. 切除横位骨　C. 修复掌指关节　D. 固定掌骨和缝合

2 其他手术方法　近年来,国内外报告了下列手术方法:

(1) 方法三:适用于裂隙较窄的分裂手(图 28-18)。

1）设计:在裂隙的一侧设计蒂位于掌指关节水平的逆行矩形皮瓣,以备形成新的指蹼。在指蹼的两侧,从裂隙底至掌指关节水平附近设计切口。

2）形成皮瓣:按设计切开皮肤及皮下浅筋膜,在浅筋膜下分离,形成一个矩形皮瓣。

3）重建掌横韧带:沿裂隙两侧切口在皮下组织深层作潜行分离,显露相邻两手指的掌骨,显露范围为掌骨底到掌骨头。将两掌骨分别钻孔,用阔筋膜条或不锈钢丝栓结,使之靠近。若中指缺失,第 3 掌骨残留,可摘除第 3 掌骨,将第 2、4 掌骨靠拢,栓结固定。

4）指蹼形成和缝合:将掀起的矩形皮瓣与裂隙另一侧的手指切口缝合,形成新的指蹼。手掌及手背侧切口作 Z 形缝合,以免术后直线瘢痕影响功能。

5）并指分离:如同时伴有拇食指并指者,可按并指手术原则分开。

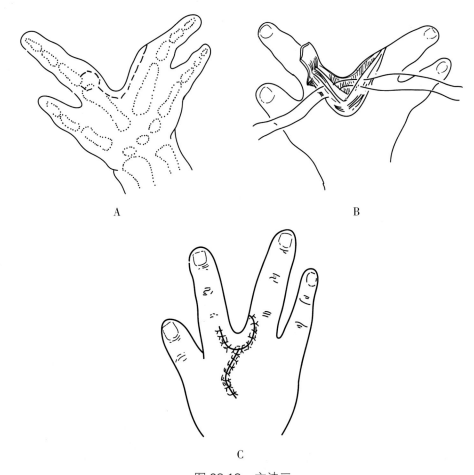

A   B

C

图 28-18　方法三
A. 切口设计　B. 形成皮瓣　C. 指蹼形成和缝合

（2）方法四:适用于裂隙宽、拇指内收、第 3 指缺如仅部分掌骨存在者(图 28-19)。

1）设计:在裂隙处设计蒂位于手掌侧的皮瓣,其远端达裂隙背侧,两侧达裂隙指的掌指关节水平。沿大鱼际内侧缘标记切口线,此线在拇指根部水平与皮瓣切口相接。

2）形成皮瓣:按设计线切开皮肤和皮下浅筋膜,形成皮瓣。

3）食指转位和固定:按大鱼际内侧缘切口线切开皮肤和皮下组织,游离食指两侧的指神经血管束,并予以妥善保护。剥离第 2 掌骨周围附着组织,根据第 3 掌骨的长度,在第 2 掌骨相应部位截断掌骨,将食指移至第 3 掌骨,与经修整的第 3 掌骨对位,用克氏针固定。

4）虎口开大和缝合:沿原食指的桡侧切口切断挛缩的拇收肌横头在拇指上的附着处,使拇指能达外展位。虎口创面用蒂在手掌侧的裂部皮瓣转移覆盖,间断缝合伤口。

5）关闭裂隙处的伤口:按 Z 成形术的原则用细丝线缝合裂隙处的伤口。

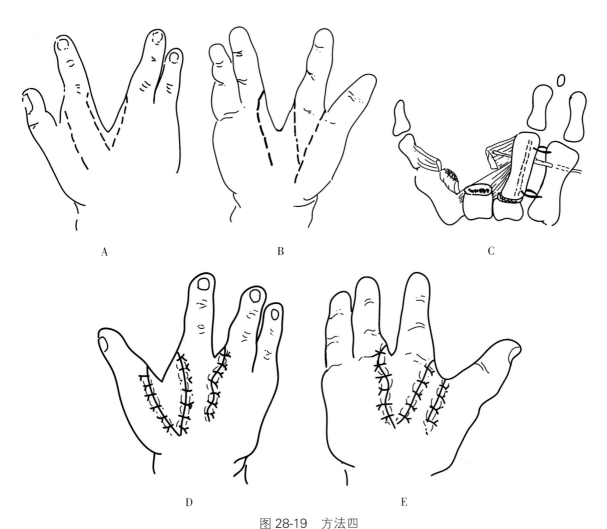

图 28-19　方法四

A、B. 切口设计　C. 食指转位和固定　D. 虎口开大和缝合　E. 关闭裂隙处的伤口

（七）手术注意事项

1　多数情况下，裂隙处存在横位指，术中应将其切除，才可能将两侧的骨与软组织靠拢。

2　在切除软组织、制作皮瓣和指转位的过程中，应避免损伤主要的指血管，防止皮瓣及手指的血供障碍。

3　皮肤勿切除过多，以免张力过大影响愈合。

4　移位合并后的掌骨如不稳定，或为防止术后掌骨分离，应采用克氏针固定掌骨。

5　损坏的关节囊应予以修补，以免造成关节不稳定。

6　行食指移位术时注意不要损伤骺板。

7　用阔筋膜条或不锈钢丝栓结，或游离的指伸肌腱作 8 字形缠绕时，宜从骨膜下绕过掌骨，以免引起血管神经束绞窄。

8　按整形外科原则，尽量采用锯齿形或曲线形皮肤切口，避免形成直线瘢痕。

（八）术后处理

1　包扎时压力应适宜，以免影响皮瓣及手指的血供。

2　如放置引流条，于术后 24 小时拔除，术后 2 周拆线。

3　抬高患肢，促进循环，定时观察皮瓣及指端的血液循环。

4　选用适宜的抗生素防止感染。

5　一旦伤口愈合和骨痂形成，应及时加强锻炼。如采用石膏托外固定制动，可于术后 4～6 周拆除,开始功能锻炼,并辅以理疗和体疗。

（九）术后并发症及其处理

分裂手的术后并发症主要是因切口直线瘢痕或伤口感染引起的瘢痕增生、挛缩,导致指屈曲畸形。一旦发生这种情况,应择期(一期术后3～6个月)行瘢痕切除松解挛缩,Z形缝合切口或植皮(必要时行皮瓣转移),覆盖皮肤松解后的创面。

七、典型病例

患儿男,3岁又5个月,因"右手分裂手畸形"入院。入院查体:第3、4指间裂隙伴中指缺损,残余中指近端指骨异常附着于食指近节指骨。手术切除多余的中指指骨及掌骨,缩小裂隙,指蹼成形,术后外形和功能明显改善(图28-20)。

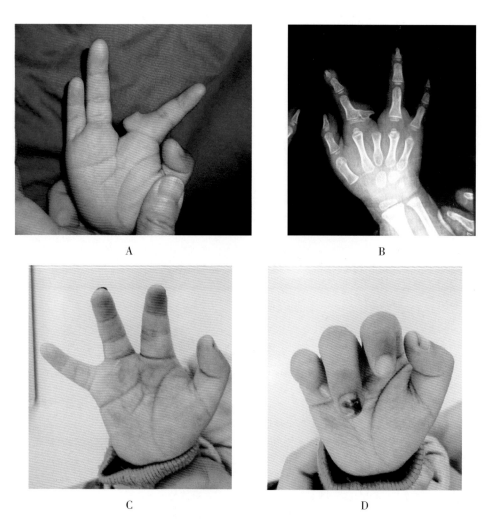

图 28-20　分裂手手术前后
A、B. 术前手外观及X线表现　C、D. 术后手外观

分裂手畸形的治疗目标是合并裂隙,改善手的形态及功能。应以改善功能为主,绝不能为改善形态而损害功能。

（傅跃先）

第五节　海豹手畸形

一、概述

海豹手畸形（phocomelia）是由于上臂或前臂不同程度的横断缺损所导致的肢体畸形，因畸形肢体的外观如海豹肢体而得名。

二、病因与流行病学

本病的病因不清，极少发生，但在抗妊娠呕吐的药物沙利度胺问世后，其发病率显著增加。1962 年 Taussig 报告，妊娠第 38～45 天服用沙利度胺者，60%的胎儿可出现海豹手畸形。海豹手畸形也常与其他畸形，如唇腭裂、脊柱畸形及心脏畸形等并存。

三、临床表现与分型

（一）临床表现

1 患肢的肩胛骨发育完全或不完全，肱骨、桡骨、尺骨可能缺如，或肱骨远端及前臂残留一段骨块。

2 手指数目减少，通常只有三指或四指，拇指一般缺如，但残存手指的功能存在。

3 由于肢体太短或上肢发育障碍，手通常不能触及嘴、脸和外生殖器，两手不能碰到一起，造成生活、学习困难。

（二）分型

1 完全性海豹手　表现为上臂与前臂完全缺失，手与肩相连（图 28-21）。

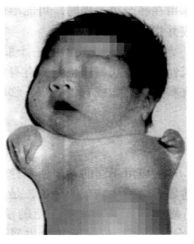

图 28-21　完全性海豹手

2 不完全性海豹手　分为近端型和远端型两型：近端型表现为上臂没有发育，手与前臂相连，远端型表现为前臂没有发育，手与上臂相连。

四、治疗

（一）治疗原则

1 保守治疗　利用辅助工具帮助进食、穿衣等。

2 手术治疗　其目的是延长上肢，使双手能互相接触，同时增强手的功能。

（二）手术方法

1 骨延长术　适用于上肢尚有部分长管状骨的病例，可以使上肢增长。

2 腓骨移植术　如果上肢不能行骨延长术，而下肢发育正常，腓骨存在，可行腓骨游离移植术。腓骨近端与肩胛盂构成关节，腓骨远端与保留的肱骨固定在一起。如腓骨近端与肩胛盂不能构成关节，可行骨融合术。

3 锁骨移植术　若下肢发育也有异常，腓骨不能用，可行锁骨移植术。先在骨膜下游离锁骨，将锁骨的胸骨端切断，以肩峰端为支点旋转，使锁骨的胸骨端与保留的肱骨远端固定在一起。剥离的锁骨骨膜会形成新的锁骨。

4 手指旋转截骨及加深指蹼　如果上肢有一定的长度，可进行手指旋转截骨并加深指蹼，以改善手的对掌功能。

（三）手术效果

Sulamaaj 及 Ryoppy 报道旨在增加上肢长度及肩关节稳定性的锁骨移植术效果令人失望，并不能改善肢体功能。

（田晓菲　傅跃先）

第六节　先天性束带综合征

先天性束带综合征（congenital constricting band syndrome，CCBS）的称谓较多，如先天性环状沟畸形、先天性绞扼轮综合征、Streeter 畸形等，为临床少见病种。患儿出生时可发现完全性或不完全性环绕肢体软组织的凹陷，多发于小腿、足趾、前臂及手指等处，偶尔在躯干出现，同时可伴有肢体畸形。CCBS 最早由 Montgom 于 1932 年提出，发病率约为成活新生儿的 0.01%，不同性别及种族的发病率无明显差异。

一、病因

目前本病的确切病因尚不清楚。没有证据表明本病具有家族遗传性。关于本病的病因有多种学说。

（一）外源性学说

目前多数学者认为，在胚胎发育期间羊膜早期破裂可能是病因之一，羊膜局部损伤导致中胚层组织形成纤维性束带并缠绕于胎儿的某些部位，导致肢体局部的环状受压，阻碍了该部胚胎的正常发育，甚至导致先天性截肢的发生。

（二）内源性学说

有学者认为胚质异常分化导致的胚胎发育缺陷是造成先天性束带综合征的重要原因，此学说可以同时解释由束带造成的颅面部畸形及内脏器官畸形的原因。

（三）其他

其他可能的病因包括局部缺血学说及融合学说等。

目前多数学者认为,CCBS 是由于胚胎的发育缺陷,即皮下中胚层的发育障碍所致,与先天性唇裂的发生相似。

二、病理

束带是一条深深嵌入皮肤中的纤维结缔组织,环绕肢体的长轴,其可发生在同一个肢体的多个平面,也可发生在不同的肢体形成多个束带,可环绕肢体 1 周(或 1/2 周、1/3 周)。束带嵌入的深度多数起于皮肤与皮下组织,止于深筋膜,偶尔可深入肌腱下层而压迫血管、神经,直达骨膜。严重的病例骨骼上有 1 条凹痕,称为 Streeter 综合征,有并发骨折的危险。

三、临床表现与分型

（一）临床表现

因束带嵌入深度不同而表现各异,轻者仅为皮肤表面的压迹,肢体远端正常或有轻度肿胀,重者束带经皮肤与皮下组织层到达深筋膜,血管、神经受压可导致肢体远端明显肿胀,感觉、运动功能减弱甚至出现障碍。极少数病例束带嵌入骨膜,骨骼出现凹痕(Streeter 综合征),可并发骨折甚至先天性截肢。束带部位以上肢及肢体远端多见,患儿多伴有内翻足、并指(趾)、指(趾)发育不全、假关节、骨缺失、周围神经缺陷、唇裂、腭裂及腹壁裂等其他畸形。

（二）分型

1 Hennigan 根据束带的嵌入部位及深度分为四度　Ⅰ度,束带只嵌入皮肤。Ⅱ度,束带深入筋膜,但不影响远端肢体循环。Ⅲ度,束带深入筋膜,影响远端肢体循环,可伴神经损伤。Ⅳ度,先天性截肢。

2 Weinzweig 根据缩窄的程度分为四型　1 型,皮肤的束带浅,没有软组织肿胀。2 型,有束带远端的畸形,伴并指(趾)、神经血管缺损、肌肉肌腱缺损,但没有血管损害,可有不同程度的淋巴水肿。3 型,束带缩窄严重,有淋巴、静脉甚至动脉的进行性损害,有或无软组织缺损。4 型,宫内截肢。

四、诊断

Patterson 提出了本病的诊断标准,即只要满足下列任意 2 个条件就可诊断为先天性束带综合征:①单纯的束带综合征。②束带综合征伴远端畸形,有或无淋巴水肿。③束带综合征伴远端结构融合。④宫内截肢。

五、治疗

（一）治疗目的
解除束带压迫,改善肢体水肿,使肢体正常生长发育。

（二）手术时机
手术时机视畸形的状况决定。

由于束带畸形可随儿童的生长发育逐渐加重,因此对于束带压迫血管神经或影响肢体发育者,应尽早行手术治疗,以减轻肢体远端水肿,改善血供及神经功能。

随着现代诊疗技术的发展,在孕期可通过产前 B 超检查明确胎儿的肢体畸形情况。国外报道,在胎儿出生前,经子宫内镜实施束带松解手术,可达到出生后畸形消失或减轻的目的。

Hennigan 分级法对治疗时机和方式的选择有重要的指导意义。如肢体外观轻度改变,临床症状不明显,可暂行保守治疗,但需要让患儿家属密切关注患儿的病情变化。如束带随生长发育有加深或扩大的趋势,即应采用手术治疗。对于 Ⅱ 度及 Ⅲ 度患儿,由于肢体受到环状束带的压迫,导致循环障碍,远端出现明显肿胀,部分患儿的下肢肿胀处伴有皮肤溃疡,不易愈合,故大多数学者主张尽早进行手术治疗。此外,伴有不同程度的神经功能障碍时,早期解除束带压迫对肢体外形及功能的改善具有重要意义。

（三）手术方式

1 束带切除,多个 Z 形皮瓣缝合　对束带沟较深,贴近或压迫骨质者,采用切开骨膜、骨皮质钻孔、打通髓腔的方法,以使髓腔早期得到血液供应,并刺激骨质生长。需强调,术中应将纤维组织彻底切除,解除血管神经的压迫,防止深层束带组织残留挛缩再次形成缩窄环。

对于有神经受损者,其神经受损可能由缩窄环直接压迫造成轴突或神经中断所致,也可能由新生儿缩窄环远端间隔综合征所致。对于前者,笔者认为应遵循以下原则:①术前全面评估神经受损程度,必要时行肌电图等相关检查。②及早解除压迫。③如神经已发生变性坏死,术中应行神经部分切除及一期神经修补或神经移植术。

2 一期手术环行切除 1 周束带　对于环绕肢体 1 周的完全性束带,近年有学者提出应采用此方法。他们认为束带远端肢体的血供主要由骨组织和未受压肌肉内发出的肌皮动脉供应,动脉穿支则形成毛细血管网,因此环状切除 1 周束带不会损伤束带远端肢体的血供。

但目前多数学者仍倾向于实施传统的手术方式,即分 2 期行束带松解术,一期松解束带的一半,另一半在半年后完成。他们认为同时切除 1 周束带有可能损伤通过束带处的动静脉系统,有引起远端肢体缺血坏死的危险。

3 分阶段手术　有肢体远端畸形者,应分阶段进行手术治疗。

六、典型病例

患儿男,3 个月又 15 天,因"双手、左足畸形"于 2013 年 2 月 1 日收治入院。入院查体:左腕一环状束带凹陷,左手第 2~5 指近节皮肤相连,末节可见束带,第 4 指发育较差;右手第 2~5 指皮肤相连,末节可见束带,第 3 指发育差;左足第 1~5 趾皮肤相连。入院诊断:双手、左足先天性束带综合征。于 2013 年 2 月 4 日行左腕及左手第 4 指环状束带部分松解、W 成形术,右手第 2、3、4、5 指并指分离、全厚植皮术,术后恢复顺利(图 28-22),第 5 天出院。余畸形待 6 个月后行二期手术整复。

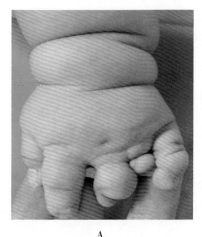 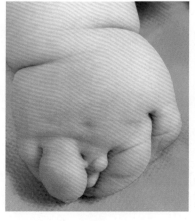 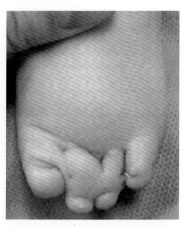

A　　　　　　　　　B　　　　　　　　　C

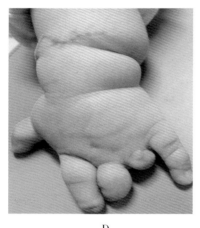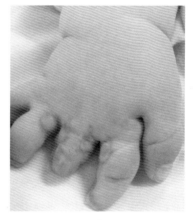

D　　　　　　　　　　　　　　　　E

图 28-22　双手、左足先天性束带综合征一期手术前后
A、B. 术前双手外观　C. 术前左足外观　D、E. 术后双手外观

（邱　林　傅跃先）

第七节　巨肢症

一、概述

巨肢症是指一个或一侧肢体的所有组织结构,包括皮肤、皮下组织、肌腱、血管、神经、骨骼和指甲等均发生肥大。巨肢症是一种罕见的先天性过度生长畸形,可发生在肢体远端,也可累及整个肢体,上下肢均可累及;多发生于单侧,尚未发现累及双侧者。发病者男性略多于女性,非家族性。目前病因不清楚,尚未有染色体异常的报道。国内外文献多为个案报道,命名也未统一。先天性巨指(趾)也被归于这类疾病。

二、临床表现与分型

（一）临床表现

部分患儿出生后即可发现肢体局部肥大畸形;部分患儿出生后肢体外观无异常,但随着年龄的增长,病变肢体不成比例地增长,导致其所有的组织结构,包括皮肤、皮下组织、肌腱、血管、神经、骨骼和指甲等均发生明显肥大。

（二）分型

由于巨肢症的临床表现程度不一,缺乏规律性,因此目前学术界对其分类尚无共识。

巨肢症可根据病变进展程度分为进展型和静止型,还可根据体积大小分为轻型、中型和重型。其病理分型通常采用 Flatt 分型:Ⅰ 型,脂肪纤维瘤病;Ⅱ 型,神经纤维瘤病;Ⅲ 型,骨肥厚病;Ⅳ 型,混合型。

也有学者将巨肢症分为肢体所有成分等比例增大型和淋巴瘤样组织增生型两型。

国内学者认为,Flatt 分型最能指导手术方式的选择,对疾病的预后最具指导意义。

三、诊断

（一）临床诊断

通过典型的不对称的肢体肥大即可作出临床诊断。体检时，应对病变肢体的长度、周径进行测量和如实记录，并与正常肢体作比较。

（二）辅助检查

1 X 线检查　摄正侧位片，对病变肢体的骨骼长度进行测量。

2 B 超检查　对软组织的厚度进行测量。

3 肌电图检查　必要时可通过肌电图对神经传导、肌肉收缩进行评价。

四、治疗

手术是治疗巨肢症的唯一方法。

（一）手术时机

应根据病变进展程度进行综合分析，静止型可密切观察，择期手术；进展型则主张早期手术。多数情况下，笔者选择在患儿 3～6 个月时手术。

（二）手术方式

根据畸形的严重程度及手术目的，目前多采用以下几种术式。

1 软组织切除整形术　适用于静止型巨肢症。目前多选用 Z 形或 W 形切口，切除肥大肢体的局部软组织，特别是皮肤、皮下脂肪，增粗的皮神经也可切除，以改善外观。该手术常见的并发症为修剪皮下组织过薄致皮肤坏死。

2 骨骺阻滞术　适用于进展型和 Flatt Ⅳ型，肢体不断增大者。如为一侧组织过度生长，致使骨关节向一侧偏斜者，可采用一侧骨骺阻滞术，将肥大侧的骨干基底与骨骺部分切除，使其早期融合。

3 截骨矫形术　按照各畸形骨段的成角度数来决定截骨平面及截骨角度。通常推荐楔形截骨联合骨骺切除，即先行骨骺切除，再于近侧干骺端截骨，然后以克氏针纵行固定。

4 截肢术　对过于巨大、病变范围广泛、畸形严重、肢体已完全丧失功能，而且影响身体其他部位的生长发育或功能者，可考虑截肢术。这种方法可给受疾病严重影响的患者带来较好的生活质量。

巨肢症的治疗是一个系统工程，应根据患者的年龄、性别、临床分类、心理状态及经济状况综合制定出系统的治疗方案，且往往需要多种术式联合或分次手术。手术的目的不但要求控制病情的发展，还要求纠正畸形，更需要进行功能重建，应以改善患者的生活质量作为衡量治疗效果的标准。

五、典型病例

患儿男，7 岁又 11 个月，因"左下肢先天性肥大畸形"入院，无伴发畸形，出生史、家族史等均无异常。入院查体：左下肢较右下肢明显粗大，左髂前上棘至内踝长 68cm，右髂前上棘至内踝长 68cm，左膝上 1cm 周径为 30cm，右膝上 1cm 周径为 26.5cm，左小腿最粗周径为 31.5cm，右小腿最粗周径为 28cm，左足最长（第 3 趾至足跟）26cm，右足最长 20cm，左足最宽 10cm，右足最宽 7.5cm。左髂前、腹股沟皮肤有散在的咖啡色斑，左足皮肤感觉正常。完善术前检查后，行左足第 3 趾趾列切除、第 2、4 趾软组织切除减体术（图 28-23）。病理活检可见增生的脂肪组织及粗大的神经束。

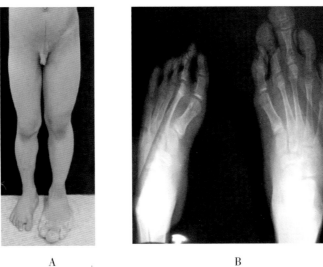

A   B

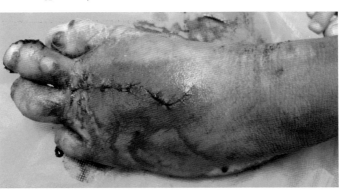

C

图 28-23　左下肢先天性巨肢症手术前后
A. 术前，左下肢巨肢　B. X 线片示左足骨骼较右足粗长，第 3 趾更明显
C. 行第 3 趾趾列切除，第 2、4 趾软组织切除减体术后

（袁心刚　傅跃先）

〔1〕Kotwal P P, Farooque M. Macrodactyly〔J〕. J Bone Joint Surg（Br Vol），1998，80（4）：651-653.

〔2〕Barsky A J. Macrodactyly〔J〕. J Bone Joint Surg（Am Vol），1967，49（7）：1255-1266.

〔3〕Syed A, Sherwani R, Azam Q, et al. Congenital macrodactyly: a clinical study〔J〕. Acta Orthop Belg, 2005，71（4）：399-404.

〔4〕Kalen V, Burwell D S, Omer G E. Macrodactyly of the hands and feet〔J〕. J Pediatr Orthop, 1988，8（3）：311-315.

〔5〕Kelikian H. Macrodactyly: congenital deformities of the hand and forearm〔J〕. Saunders, 1974，18（6）：610-660.

〔6〕Minguella J, Cusi V. Macrodactyly of the hands and feet〔J〕. Int Orthop, 1992，16（3）：245-249.

〔7〕Green D P. Green's operative hand surgery〔M〕. 3rd ed. New York: Churchill Livingstone, 1993：497-509.

〔8〕Chang C H, Kumar S J, Riddle E C, et al. Macrodactyly of the foot〔J〕. J Bone

Joint Surg（Am Vol），2002，84-A（7）：1189-1194.

［9］Dennyson W G, Bear J N, Bhoola K D. Macrodactyly in the foot［J］. J Bone Joint Surg, 1977, 59（3）: 355-359.

［10］尹志江,修春光,尹同德.一家族4例遗传性巨趾畸形［J］.中国罕少疾病杂志,1998,5（4）:封3.

［11］Thorne F L, Posch J L, Mladick R A. Megalodactyly［J］. Plast Reconstr Surg, 1968, 41（3）: 232-239.

［12］王炜.整形外科学［M］.杭州:浙江科学技术出版社,1999:1301-1302.

［13］Krengel S, Fustes-Morales A, Carrasco D, et al. Macrodactyly: report of eight cases and review of the literature［J］. Pediatr Dermatol, 2000, 17（4）: 270-276.

［14］Ben-Bassat M, Casper J, Kaplan I, et al. Congenital macrodactyly, a case report with a three-year follow-up［J］. J Bone Joint Surg（Br Vol）, 1966, 48（2）: 359-364.

［15］Ishida O, Ikuta Y. Long-term results of surgical treatment for macrodactyly of the hand［J］. Plast Reconstr Surg, 1998, 102（5）: 1586-1590.

［16］洪光祥,王炜.手部先天性畸形［M］.北京:人民卫生出版社,2004:119-122.

［17］Akinci M, Ay S, Ercetin O. Surgical treatment of macrodactyly in older children and adults［J］. J Hand Surg, 2004, 29（6）: 1010-1019.

［18］Lagoutaris E D, DiDomenico L A, Haber L L. Early surgical repair of macrodactyly［J］. J Am Podiatr Med Assoc, 2004, 94（5）: 499-501.

［19］Velinov M, Ahmad A, Brown-Kipphut B, et al. A 0.7Mb de novo duplication at 7q21.3 including the genes DLX5 and DLX6 in a patient with split-hand/split-foot malformation［J］. Am J Med Genet A, 2012, 158A（12）: 3201-3206.

［20］杨威,胡周军,余晓芬,等.中国人手足裂畸形患者中染色体10q24.3区域DNA重复突变的鉴定［J］.中华医学杂志,2006,86（10）:652-658.

［21］李红艳,梁德生,龙志高,等.一个中国人手足裂畸形家系疾病位点的定位和分析［J］.中华医学杂志,2009,89（28）:2013-2014.

［22］周凤娟,谢文美,赵小荣,等.先天性双侧手（足）中央纵裂一家系［J］.中华医学遗传学杂志,2012,29（5）:615-626.

［23］Suzuki K, Haraguchi R, Ogata T, et al. Abnormal urethra formation in mouse models of split-hand/split-foot malformation type 1 and type 4［J］. Eur J Hum Genet, 2008, 16（1）: 36-44.

［24］王科杰,关德宏,刘丽晶.大鼠多指（趾）、并指（趾）、分裂手（足）畸形模型的建立［J］.中华手外科杂志,2008,24（2）:115-117.

［25］苏虹,肖艳,申庆欣,等.产前超声诊断胎儿裂手裂足畸形一例及文献复习［J］.中华医学超声杂志（电子版）,2012,9（5）:51-52.

［26］曲智勇,程国良,郝铸仁.实用手外科手术学［M］.北京:人民军医出版社,2005:219-222.

［27］朱大江,唐华建,王剑锋,等.先天性裂手畸形二例手术治疗的初步探讨［J］.中华小儿外科杂志,2005,26（9）:484.

［28］王汉林.小儿骨与关节畸形诊断治疗学［M］.北京:人民军医出版社,2003:6-7.

［29］王澍寰.手外科学［M］.第2版.北京:人民卫生出版社,1999.

［30］Sulamaa M, Ryoeppy S. Early treatment of congenital bone defects of the extremities; aftermath of thalidomide disaster［J］. Lancet, 1964, 1（7325）: 130-132.

第二十九章
骨纤维异常增生症

骨纤维异常增生症(fibrous dysplasia)是一种先天性、非遗传性,以骨局限性突出、正常骨松质被增生的异常骨纤维所替代为特征的良性骨病,该病占非恶性骨肿瘤的7%,恶变率为2%~3%。

病变可仅累及颅骨,也可同时累及身体其他部位的骨骼。根据受累的部位及受累的骨骼数量,目前主要分为单骨型、多骨型及综合征型。病变早期常无明显症状,随着生长发育,病变组织逐渐增大,从而引起局部不对称畸形,严重者可压迫重要组织器官而影响功能。成年后病变趋向成熟及稳定,但无自愈倾向。

第一节　病因和发病机制

本病的确切病因不明,可能与外伤、感染、内分泌失调及局部血液循环障碍有关。

近年来的研究认为本病的发生与环磷酸腺苷(cAMP)或蛋白激酶 A 有关,其发病机制是胚胎合子后期定位于 20q 的 GNAS 基因 α 亚单位发生突变,导致胞内 cAMP 增高,从而引起骨组织的异常增生(图 29-1)。

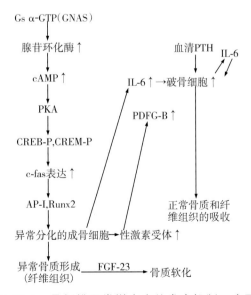

图 29-1　骨纤维异常增生症的发病机制示意图

目前认为,骨纤维异常增生症的病变范围及其严重程度与 GNAS 基因 α 亚单位发生突变的时间相关。在发育过程中,突变发生得越早,突变细胞的数量越多,受累的器官也越多,疾病的程度亦越严重。若在胚胎发育早期,多能干细胞发生突变,病变可累及全身多个器官,从而引起综合征型骨纤维异常增生。若突变发生在胚胎发育后期,病变累及器官少,疾病程度亦较轻。

在单骨型中,突变细胞只存在于骨骼中,而在综合征型中,突变细胞可同时存在于骨骼和多器官中。此外,多骨型的突变多发生在胚胎时期,而单骨型的突变多发生于出生后,因此单骨型不是多骨型的前体,这种理论被美国国立卫生研究院(National Institutes of Health, NIH)的一项长达 25 年的研究所证实。

患儿出生后的临床表现能作为突变发生时间的一种提示,也可作为揭示突变细胞和正常细胞数量间动态平衡的一个证据。有学者认为在疾病产生过程中突变细胞的数量可能存在临界值,当其数量超过这一临界值时即可出现相关症状。突变细胞的数量可随年龄的增长而下降,其原因可能是某些不可控的因素使突变细胞与正常细胞之间的平衡关系向正常细胞数量占优势的方向转变,从而出现了病灶于成年后停止生长的情况。

对于骨纤维异常增生症的发病率,目前尚无公认的数据,有学者报道为 1/30000。国外的研究显示,本病的发病有明显的种族特点,高加索人种占了 80% 左右,而亚洲人种只占了其中的 1% 左右。早期的研究中对于本病的性别分布特点,在不同的人群中有不同的结论,还没有统一的意见,目前多数学者认为男女发病率相当。在 Cheng 等对过去 15 年间报道的 266 例颅面部骨纤维异常增生症的中国患者的研究分析报告中,男女发病之比为 0.716:1,提示在中国人群中,女性患者更为多见。

第二节　临床表现和诊断

一、临床表现和分型

骨纤维异常增生症可发生于全身任何部位的骨骼当中,根据受累部位及受累骨骼的数量,目前的研究将骨纤维异常增生症分为单骨型、多骨型和综合征型三类。其中综合征型又可分为:①Jaffe-Lichtenstein 综合征,表现为多骨型及皮肤咖啡牛奶斑;②McCune-Albright 综合征(MAS),表现为多骨型、皮肤咖啡牛奶斑及内分泌功能障碍三联征,后者在青少年中多表现为性早熟,特别多见于女性,成人多表现为甲状腺功能亢进、肢端肥大症及肾脏磷酸盐消耗过多;③Mazabraud 综合征,表现为骨纤维异常增生及肌肉黏液瘤;④多骨型合并其他畸形,如动脉瘤样骨囊肿、结节性硬化等。

在骨纤维异常增生症的众多分类中,单骨型约占 70%,其发病率较多骨型高 6 倍。单骨型中有 10%～25% 累及颅面部,而多骨型中 50%～90% 累及颅面部。在颅面部的好发部位依次为上颌骨、下颌骨、额骨、蝶骨、筛骨、顶骨、颞骨和枕骨,累及上颌骨的病灶亦常常侵犯颧骨、蝶骨等,因此这一类型骨纤维异常增生症多被统称为颅面部骨纤维异常增生症。

骨纤维异常增生症为良性病变,主要表现为病变组织膨大所致的各种畸形,其临床症状与病变的位置及其周围结构的受压情况有关。

单骨型骨纤维异常增生症病灶随着患者的骨骼生长呈等比例扩大,如并发内分泌功能障碍,则表现为畸形扩张。综合征型骨纤维异常增生症患者,临床上除了受累骨骼的局部症状外,还可伴有皮肤色素沉着、青春期早熟、生长激素过多、高泌乳素血症、甲状腺功能亢进、皮质醇增多症、低磷酸盐血症、肝功能异常和心脏损害等。

颅面部骨纤维异常增生症常导致明显的不对称畸形，严重破坏容貌外观，造成患者的心理负担（图29-2）。常见的首发症状为病变骨局部膨隆、增大，继而导致面部不对称、殆平面倾斜、牙齿移位或缺失，甚至出现巨颅、巨颌和狮面。发生在颞骨者可能压迫其间穿行的面神经、听神经，从而造成面瘫、面部感觉异常、传导性耳聋。发生于上颌骨者经常扩展至上颌窦、鼻腔及眼眶，从而产生相应的临床症状及体征。累及鼻腔及鼻窦时，可出现反复发作的鼻窦炎及三叉神经痛，并有进行性嗅觉减退，严重者可继发黏液囊肿及眶周脓肿。累及颅底时可出现颅腔积气、脑膜炎、脑脊液漏、颅内压增高及脑神经病变。前额、蝶骨及筛骨受累时可致眼睛损害，最常见的症状包括复视、斜视、眼睑闭合不全、眼球突出、眼球移位、眶距增宽，最严重的是视神经受压所造成的急性视觉丧失，这种情况可出现于18%的由视神经包裹的颅面部骨纤维异常增生症患者中。视神经受压可由原发于蝶骨的病灶或继发病灶引起，继发病灶包括黏液囊肿、病灶内大出血及动脉瘤样骨囊肿。

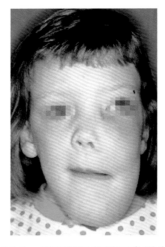

图29-2　颅面部骨纤维异常增生症

无论是单骨型还是多骨型患者，病灶常常在青春晚期或青春期后停止生长。在Hart等对66位患者长达32年的回顾性研究中显示，不管身体任何部位的骨骼受累，病灶均于15岁左右停止生长。其中颅颌面受累患者发现病灶的平均年龄为3.4岁，病灶停止生长的平均年龄为10岁左右。在MAS三联征型患者中，虽然病灶的发展速度与多骨型患者相似，但均于成年后有所减缓，但是受累骨骼的扩张程度及病灶边缘的破坏程度则远较单骨型严重。根据美国国立卫生研究院的研究提示，造成这种差异的主要原因在于MAS患者内分泌激素过度分泌所致。虽然患者成年后病灶继续活跃生长的并不常见，但这种情况仍可见于少量报道中。少数患者甚至出现恶性转变，恶性转变率在单骨型中为0.5%，在MAS等多骨型中为4%。

二、诊断

骨纤维异常增生症的诊断目前主要依靠临床表现、影像学检查及组织病理学检查。

（一）X线平片

X线平片是最简单有效的检查方式。骨纤维异常增生症在X线下的表现取决于纤维组织与新生异常骨组织的比例，并与年龄变化密切相关。早期病变以纤维组织为主，X线表现为单房或多房的射线透光均一性改变，边界清晰或不清晰，其中新生的异常骨小梁较正常骨小梁短、窄，且外形不规则、数量多,形成颗粒状、橘子皮样或指纹样等各异的结构,这种改变多见于 10 岁以下的患儿。当患儿的骨骼发育逐渐成熟后,病灶中异常新生骨增多,X 线表现为射线透光(或不透光)的边界模糊的混合密度影并且逐渐稳定,形成典型的磨玻璃样改变,这种现象多见于 10~20 岁的患者(图 29-3)。

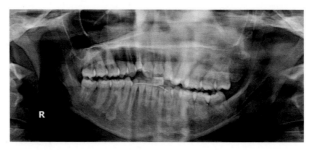

图 29-3　左上颌骨骨纤维异常增生症的 X 线平片

骨纤维异常增生症的 X 线表现可分为致密型、磨玻璃型、囊型和混合型四型。致密型者主要由分化成熟的骨小梁构成,其中夹杂着少许纤维组织。磨玻璃型主要由纤维组织与较成熟的骨小梁混杂构成。囊型者主要由坏死、出血、囊性变或黏液变的骨小梁构成。混合型者则为以上多种病理表现的混合。

(二) CT 扫描

CT 扫描是表现病变组织的特点和范围的最好的影像学检查方式,其图像特点与 X 线平片相似,表现为骨皮质因骨髓腔增大而变薄,骨骼膨胀,骨髓腔内见非均匀结构。CT 扫描除了能有效表现原发病灶的特点外,还可以清晰显示动脉瘤样骨囊肿和病灶内大出血等继发性病变,这些继发性病变可引起病灶快速增大及相邻重要组织受压。在颅面部骨纤维异常增生症的诊断中,CT 扫描能清晰显示颅面部各重要结构之间的毗邻关系,特别是病灶压迫视神经管、听神经管及鼓室上隐窝等重要结构时尤为明显(图 29-4)。同时,CT 三维重建还能获得计算机辅助制造(computer aided manufacturing,CAM)模型,用于辅助手术设计及术中导航技术当中。由于大多数颅面部骨纤维异常增生症通常发生于单侧骨骼中,因此可以通过对 CT 三维重建图像应用镜像技术建立手术模型,以提高术后的对称性。

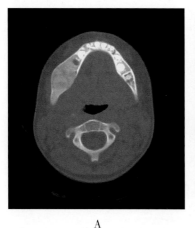 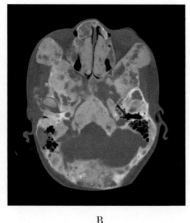 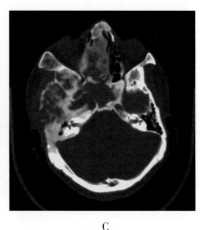

A　　　　　　　　　　B　　　　　　　　　　C

图 29-4　颅面部骨纤维异常增生症的 CT 扫描

A. 儿童期的磨玻璃样改变　B. 成年稳定期表现　C. 混合型,包括磨玻璃样变、囊性变、液化等

（三）骨扫描

当患者既往有病理性骨折或内分泌功能紊乱病史时，全身放射性核素骨扫描显得尤为重要，病灶在骨扫描中表现为核素摄取增加。但同一病灶在成年前后的核素摄取量有明显的差别，骨骼成熟后其摄取量相对偏低。在已报道的呈现恶性转变的病例中，骨扫描亦表现为核素高摄取量。目前，骨扫描技术还不能通过核素摄取量的多少来鉴别病灶是否有恶变，所以应结合 CT、MRI 等检查共同评估病灶范围及发展的阶段。

（四）MRI 扫描

MRI 扫描比 CT 扫描更能精确地表现重要解剖结构（包括眼眶、硬脑膜、脑神经、窦腔结构和颈内动脉等）之间的空间关系，在诊断及鉴别诊断上具有很大的优势。同时，增强 MRI 扫描对检测可疑恶变病灶具有良好的参考价值，它能发现细小的不规则或点状增强改变，而这些改变通常提示异常发育的病灶处于恶性转变的过程中。病灶在 MRI 图像上的表现亦取决于纤维组织与矿化骨质的比例。当矿化骨质占优势时，T1 加权相中主要表现为低信号；当含有大量的纤维组织时，在 T2 加权相中表现为高信号。病灶中纤维组织血管化作用明显，在增强 MRI 中表现为强高信号。

（五）组织病理学检查

组织病理学检查可见病变组织呈黄白色、沙砾样，不成熟的骨小梁不规则地分布于由突变细胞产生的大量纤维基质中，周围有增生的成纤维细胞围绕，但缺乏成骨细胞，形成典型的编织状骨（图 29-5）。

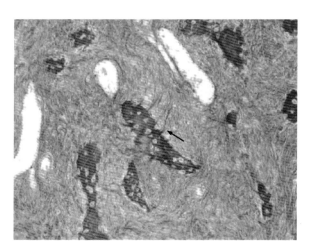

图 29-5　骨纤维异常增生症的组织学改变（×100）
箭头所示为包绕编织状骨的弹性胶原蛋白

显微镜下可见细胞松散地分布于纤维基质中，其形态不规则，不成熟的骨细胞形成不规则的骨小梁，骨小梁之间不连接，同时还可见病灶内散在分布于基质中的营养血管扩张，丰富的血供可引起手术中的广泛出血。

病灶中的骨基质与正常骨相比缺乏骨调素和骨唾液酸糖蛋白（bone sialoprotein，BSP），其中的 BSP 是成骨细胞分化的一个标记物，它在骨矿化的过程中产生。在病灶骨中，骨组织表现为矿化不足，产生局部的骨软化。在长干骨中，矿化不足的编织状骨不能成熟为板状骨，而与病灶毗邻的周围相对正常的骨组织也表现较低的矿化浓度。除骨软化改变外，病灶还表现破骨细胞的活动增强，从而使病灶表现骨吸收增加和骨细胞分化不良的特点。

颅面部骨纤维异常增生症的病理学表现与身体其他部位的病灶有显著的不同：一是颅面部病灶中无软骨分化现象，绝大多数患者不出现病理性骨折，而长干骨累及者则经常出现；二是颅面部病灶以薄片状骨性病灶为主，并不一定形成典型的编织状骨；三是有时可见病灶周围有成骨细胞环绕现象。

（六）生化检查

骨纤维异常增生症的患者的骨骼特殊标志物如血清骨钙素、血清碱性磷酸酶、C端1型交联胶原蛋白可不同程度升高，表示病灶骨增生及骨吸收活跃，这些标志物可作为疾病随访及预后的良好参考指标。MAS患者通常有内分泌激素分泌异常，临床诊断中通过检测甲状腺素、生长激素、糖皮质激素等水平可协助诊断。

（七）基因检测

由于GNAS基因检测要求新鲜样本及检查设备的限制，目前基因检测的覆盖率很低，并不作为常规诊断手段使用。

（八）免疫组化检测

骨纤维异常增生症的自发性恶性转变最常见的类型是低分化的骨肉瘤，由于骨肉瘤能分泌MDM2及CDK4抗原，正常病灶并不分泌，因此通过检测这两种抗原可以为恶性转变的诊断提供有效依据。

骨纤维异常增生症的鉴别诊断见表29-1。

表 29-1　骨纤维异常增生症的鉴别诊断

鉴别点	骨纤维异常增生症	节段性骨营养不良	局部骨营养不良	家族性巨颌	骨化纤维瘤	肾性骨营养不良
遗传性	（－）	（－）	（－）	常染色体显性	（－）	（－）
染色体	20q13	（－）	（－）	4p16	（－）	（－）
病因	GNAS突变	未知	未知	SH3BP2突变	未知	慢性肾衰竭
年龄	青少年	青少年	青少年	青少年	青少年	任何年龄
好发部位	上颌骨＞下颌骨	上颌骨	上颌骨	下颌骨＞上颌骨	上颌骨＞下颌骨	任何部位
多病灶	单骨型（－）多骨型（＋）	（－）	少见	（＋）	（－）	（±）
X线平片	磨玻璃样，或囊肿样，或佩吉特样，边界模糊	骨小梁纵向排列，骨小梁粗糙	僵尸牙	多房性低密度影	以多房性混合密度影或高密度影为主，边界清楚	缺乏硬骨板的磨玻璃样改变
组织病理	良性纤维骨性病灶	年轮样编织状骨或薄片状骨，骨细胞多见	牙釉质异常	纤维基质中见巨大细胞	良性纤维骨病灶、沙粒样骨小梁	良性纤维骨病灶，偶见巨大细胞
实验室检查	GH（－）ALP（±）	（－）	（－）	（－）	（－）	ALP
其他病灶	皮肤咖啡牛奶斑（±）	多毛症（±）	（－）	伴发其他疾病时	（－）	透析患者
牙槽嵴肿胀	（＋）	（＋）	（±）	（－）	颌骨受累时（＋）	（＋）
口腔及牙齿特点	牙齿旋转，少牙畸形，牙齿移位	发病部位牙发育不全，前磨牙多见，局部齿龈增生	牙齿萌出延迟，牙齿畸形，局部齿龈增生	牙齿不萌出或萌出延迟，牙齿移位	（－）	牙齿移位

第三节　治疗策略

一、手术治疗

目前手术仍是骨纤维异常增生症的主要治疗手段，其目的是尽可能地纠正外形并恢复功能。手术方法包括保守性的部分磨削术和根治性切除术。

骨纤维异常增生症通常在成年后就进入稳定期，停止生长，且患者年龄越小术后复发率越高，而彻底切除后重建的移植骨大部分会被吸收，因此多主张成年后进行保守性的刮除手术，但一旦复发，必须彻底切除。

根据疾病的特点，病灶可分为静止性病灶(病灶停止生长)、非侵袭性病灶(病灶于原位缓慢生长)、侵袭性病灶(病灶快速生长、新发的疼痛或感觉异常、病理性骨折、恶性转变或继发病灶形成)三类，手术治疗时机根据病灶所处的不同阶段各有不同。对于无外形及功能损害的静止性病灶，可进行保守性观察和定期随访监测。对于有外形及功能损害的静止性病灶，手术应在保持功能完整及保护邻近重要神经组织不受侵犯的原则下早期手术。对于非侵袭性病灶，手术一般在骨骼成熟且病灶停止生长后进行。对于侵袭性病灶，疾病进展至产生窦腔结构压迫、视神经管受压或颅内生长等严重情况时，手术应在短期内进行，甚至进行急诊手术。

视神经受压的治疗一直是学者们研究的重点，但目前仍缺乏统一的意见。对于有症状的视神经受压患者，目前一致认为应该进行治疗性的视神经减压术。对于急性视觉丧失或视觉丧失1周以内的患者，以及存在视神经病变或视觉恶化的患者，应该考虑行急诊手术减压。如果持续性失明超过了1个月，手术就没有任何改善症状的作用了。而对于无症状患者，是否应该进行手术目前还存在争议。

二、药物治疗

目前仍没有药物能根治骨纤维异常增生症，药物作为手术的辅助治疗手段，其目的在于控制或缓解临床症状。由于骨纤维异常增生症是由 cAMP 产生过多导致 IL-6 异常分泌引起的骨吸收改变，目前药物治疗主要是应用反骨吸收药物——双磷酸盐控制病情，临床应用最多的是氨羟二磷酸二钠、阿仑唑奈、唑来磷酸。双磷酸盐在颅面部骨纤维异常增生症的治疗中可以有效缓解疼痛、降低病灶的生长率及提高病灶的骨密度，在非颅面部骨纤维异常增生症中还可减少病理性骨折的发生率。其中阿仑唑奈被证实，对侵袭性颅面部骨纤维异常增生症而言，缓解头痛症状的效果与手术作用相当。

三、放射治疗

放射治疗由于缺乏敏感性及其引起病灶恶变的高度风险，目前已作为禁忌，而不再使用。

四、预后及随访

大多数患者预后良好，自发性恶变是疾病发展过程中非常罕见的现象，目前的研究提示恶性转变率在单骨型中为 0.5%，在 MAS 等多骨型中为 4%。引起病灶恶变最常见的因素为放射性暴露，

2/5的恶变患者曾有放射治疗的经历。病灶恶变的部位最常见的是颅面部，其次为股骨、胫骨和骨盆。在颅面部恶变部位中，以上颌骨（60.5%）和下颌骨多见，而基本不发生于颅骨。在恶变类型中，最常见的为骨肉瘤（65.6%），其次为纤维肉瘤、软骨肉瘤及纤维组织细胞瘤。恶变不存在明显的性别优势，恶变的平均年龄为39.8岁，其中60%发生于30岁之前。

影像学评估在骨纤维异常增生症的随访中具有重要的作用，患者（特别是病灶部分切除术后的患者）一经明确诊断，均应进行定期检查、治疗，包括保守观察、手术治疗。影像学检查的目的在于确认残留的病变是否存在进行性改变。MRI检查敏感度高，且可以让患者避免放射性暴露，是影像学随访中最理想的检查手段。临床上有原发病灶的快速增大、新发的疼痛及感觉异常、影像学检查发现病灶骨骼进行性破坏等，均提示恶变的可能。全身放射性核素骨扫描有助于发现摄取放射性核素增加的异常区域，提示病变重新生长活跃或出现新的病变。

最近的研究中，血清碱性磷酸酶（alkaline phosphatase，ALP）被作为术后随访可靠的标志物。随着患者症状的缓解，血清中ALP浓度呈现持续下降，因此在随访中，血清中ALP浓度的变化可作为病灶活动性的良好参考指标。

（杨君毅）

参考文献

［1］Rabah S, Salati S, Wani S. Congenital constriction rings［J］. Int J Plast Surg, 2008,6(1):2.

［2］刘伯龄,王科文,张锡庆,等.先天性束带综合征［J］.中华小儿外科杂志,2005,26(6):334-335.

［3］Ruggieri M, Spalice A, Polizzi A, et al. Bilateral periventricular nodular heterotopia with amniotic band syndrome［J］. Pediatr Neurol, 2007,36(6):407-410.

［4］Robin N H, Franklin J, Prucka S, et al. Clefting, amniotic bands, and polydactyly: a distinct phenotype that supports an intrinsic mechanism for amniotic band sequence［J］. Am J Med Genet, 2005,137A(3):298-301.

［5］陈春宝,王敏,宋自强,等.先天性束带综合征一例并文献复习［J］.中国优生与遗传杂志,2009,17(12):92.

［6］Choulakian M Y, Williams H B. Surgical correction of congenital constriction band syndrome in children: replacing Z-plasty with direct closure［J］. Can J Plast Surg, 2008,16(4):221-223.

［7］Taub P J, Bradley J P, Setoguchi Y, et al. Typical facial clefting and constriction band anomalies: an unusual association in three unrelated patients［J］. Am J Med Genet, 2003,120A(2):256-260.

［8］Hennigan S P, Kuo K N. Resistant talipes equinovarus associated with congenital constriction band syndrome［J］. J Pediatr Orthop, 2000,20(2):240-245.

［9］Weinzweig N. Constriction band-induced vascular compromise of the foot: classification and management of the "intermediate" stage of constriction-ring syndrome［J］. Plast Reconstr Surg, 1995,96(4):972-977.

［10］Patterson T J. Congenital ring-constrictions［J］. Br J Plast Surg, 1961,14:1-31.

［11］Allen L M, Silveman R K, Nosovitch J T. Constriction rings and congenital amputations of fingers and toes in mild case of amniotic band syndrome［J］. J Diag Med Sonog, 2007,23(5):280-285.

［12］Tan P L, Chiang Y C. Triangular flaps: a modified technique for the correction of congenital constriction ring syndrome［J］. Hand Surg, 2011,16(3):387-393.

［13］徐易京,傅刚,吕学敏,等.先天性束带综合征的临床治疗分析［J］.中华小儿外科杂志,2011,32(5):362-364.

［14］Barsky A J. Macrodactyly［J］. J Bone Joint Surg (Am Vol), 1967,49(7):1255-1266.

［15］Flatt A E. The care of congenital hand anomalies［M］. 2nd ed. St Louis: Quality Medical Publishing, 1994:317-333.

［16］Takayuki Miura. Atlas congenital hand anomalies［M］. Japan: Kanehara, 1993:253-255.

［17］顾玉东,张高孟,张丽银,等.先天性巨指症10例报道［J］.中华手外科杂志,1998,14(3):137-138.

［18］王澍寰.手外科学［M］.第2版.北京:人民卫生出版社,1999:730-742.

［19］张祥翊,江长青,王拥军,等.先天性巨肢畸形的临床治疗体会［J］.中国实用医药,2008,3(16):29-30.

第三十章
血管瘤和血管畸形

第一节　分类

一、传统分类

Virchow(1863)根据病理组织解剖所见,将血管瘤分为三类:①含有毛细血管的单纯性血管瘤。②含大量异常通道的海绵状血管瘤。③含明显扩张的动脉静脉交通支的蔓状血管瘤。此后,临床上将血管瘤大致分为毛细血管瘤、海绵状血管瘤、蔓状血管瘤和混合型血管瘤。

（一）毛细血管瘤

毛细血管瘤(capillary hemangioma)包括草莓状血管瘤、葡萄酒色斑(鲜红斑痣)、蜘蛛状痣、老年性血管瘤、肉芽状毛细血管扩张症和硬化性血管瘤等。其中草莓状血管瘤(strawberry hemangioma)表现为鲜红或暗红色,质软,稍隆起,表面不光滑,呈草莓状,可迅速生长,大多可自行消退。葡萄酒色斑(port-wine stains,PWS)表现为扁平的边缘不规则的红斑,一般不扩大,可以发生颜色加深及肥厚改变,不消退,也可以为 Sturge-Weber 综合征和 Klippel-Trénaunay 综合征的皮肤表现。

（二）海绵状血管瘤

海绵状血管瘤(cavernous hemangioma)的瘤体似海绵,为充满血液的不规则腔窦和间隙所构成,其界限往往不甚清楚。其较浅表者,局部皮肤微隆起,隐约可见曲张的血管。深在者并不侵及皮肤,体表局部可呈轻度或中度膨隆。海绵状血管瘤扪之柔软,有囊性感和压缩性,瘤体大小可以随体位而改变,阻止静脉回流可见瘤体充盈增大,可侵犯机体各种组织。

（三）蔓状血管瘤

蔓状血管瘤(racemose hemangioma)是以扩张、蜿蜒、堆积的血管团的形态命名,由扩张的小动静脉相互吻合形成的交通支构成。表现为皮下有搏动的呈曲张状态的血管团块,肤色潮红,皮温增高,有震颤、搏动和压缩性,听诊可有持续性往复杂音。

（四）混合型血管瘤

混合型血管瘤中,由浅层的毛细血管瘤和深层的海绵状血管瘤混合而成的毛细-海绵状血管瘤较为常见,其病理组织具有两者的共同特点。

传统分类法的实质是以组织病理描述性为主的命名法,但在临床上血管瘤的治疗方法并不与其组织病理的形态特性完全一致,例如草莓状血管瘤和葡萄酒色斑同属毛细血管瘤,前者的病程常经历快速增长期、退化期和退化完成期,具有自然消退的特征,对激素或干扰素治疗敏感,因此,应以随访或适当干预治疗为主,而后者发展缓慢,从不自然消退,对激素或干扰素治疗不敏感,故应积极治疗,说明此分类法有其不足之处。

二、生物学分类

1982 年,Mulliken 和 Glowacki 依据细胞动力学,并结合物理检查和临床病程,将血管病变分为具有内皮细胞增殖特征的血管瘤(hemangioma)和具有正常内皮细胞的血管畸形(vascular malformations)两类。

(一)血管瘤

所谓的"瘤",应具有细胞增殖的特征。血管瘤恰是以丰富的内皮细胞、肥大细胞、成纤维细胞和巨噬细胞增殖并可转化为特征的肿瘤。血管瘤的血管内皮细胞比正常组织的内皮细胞更易生长,还能摄取 ^{3}H-胸苷,并可见血管形成现象。快速生长的血管瘤需要瘤体周围的血管按比例地形成和扩张,以满足瘤体的营养和引流。

(二)血管畸形

血管畸形的内皮细胞有正常的生长周期, 它是血管先天性形态发育差错造成的结构异常,没有细胞增殖现象,故不属于瘤。尽管血管畸形没有快速增长期,也没有消退期,但是在患者的一生中,血管畸形都在缓慢地进行性扩张,几乎类似于逐渐恶性地生长。遇有外伤、脓毒血症、激素水平变化、血流速度或压力变化,可能出现短暂性快速增大,其增大是指原来存在的血管扩张,而不是血管数量的增殖,所以与血管瘤的细胞增殖、数量增加是不同的。临床上可以进一步将血管畸形分成低流量型(毛细血管畸形、静脉畸形、淋巴畸形或混合畸形)和高流量型(动静脉畸形)。

三、血管瘤与血管畸形的鉴别

(一)临床表现

通过详细的病史询问和体格检查,可以区分大部分的血管瘤和血管畸形,仅一些深部组织病变还需进行影像学检查以便确诊。

血管瘤大部分在出生后很快出现,小部分出生时即可见。初起为小的不高出皮肤的红斑,以后迅速生长。在皮肤的血管瘤,瘤体呈鲜红色,并高于皮肤,酷似草莓状。在皮下的血管瘤,则为快速长大的肿块。6~12 个月时可达到静止期,大部分瘤体以后可以自然消退。血管瘤的快速增殖和自然消退是其区分于血管畸形的两个特征。

血管畸形在出生时即存在,但常常表现不明显,有的在出生几天、几周或几个月后才被发现,少部分到幼年或青少年时才被发现。其瘤体的生长速度与身体的生长发育基本保持同步,既不会快速生长,也不会自行退化。然而,血管畸形在特殊情形下也可以快速增大,如发生血肿、脓毒血症、激素水平变化(如妊娠)、血流速度或压力变化等,但这只是血管的管径增大,并没有发生细胞数量的增加,其与血管瘤的增大是不同的。

(二)细胞学观察

血管瘤的内皮细胞增生活跃,呈团状排列,内皮细胞下为增厚的多层基膜,肥大细胞在增殖和退化早期明显增多, 其内皮细胞不仅体外培养比正常组织的内皮细胞更易生长, 还能摄取 ^{3}H-胸苷,并可见血管形成现象。

血管畸形为异常扩张的血管,其内皮细胞正常,基膜为单层,肥大细胞计数正常,其血管内皮细胞在体外难以培养,无摄取 ^{3}H-胸苷和血管形成现象。

（三）血液病学

部分大范围的血管瘤瘤腔能捕获血小板，使血小板的半衰期缩短，引起严重的血小板减少症（如 Kasabach-Merritt 综合征），也可引起继发性消耗性凝血病。

血管畸形，特别是静脉畸形，可自发发生血管内凝血，产生轻度的血小板减少症。

（四）影像学检查

血管瘤为界限清楚、高密度、多叶状的实质显影伴相应大小的滋养、引流血管。MRI 下的特点是高流速，含有固体组织成分，T1WI 呈中等信号，T2WI 呈高信号。

血管畸形为弥漫、无实质的显影。

（五）骨骼改变

多数血管瘤不引起骨骼的变形或增生，但在增长期血流增加可形成巨耳、上下颌骨过度增生。瘤体也可产生肿块挤压作用，发生颅盖凹陷、鼻骨移位或眶区增大等。

血管畸形常引起骨骼畸形，低动力型血管畸形常引起弥漫性骨骼增生（肥大）、变形、延长或发育不全，高动力型血管畸形易造成骨质破坏。

第二节　血管瘤的发病机制

血管瘤的发病过程是从一开始不存在，到早期快速增殖，再到增殖到一定程度时自行消退，因此，对血管瘤发病机制的研究，不仅对血管瘤的诊断、预后、治疗有极大的帮助，还将使人们对恶性肿瘤的认识和治疗也前进一大步。尽管有关此方面的研究众多，但尚没有令人信服的理论能解释这一现象。下面介绍血管瘤的组织病理学、肥大细胞、性激素及其受体、血管形成因子与血管形成抑制因子、细胞外基质、蛋白酶及其抑制物、细胞凋亡、基因突变与遗传、血流动力学作用等方面的研究进展。

一、组织病理学

血管瘤的不同时期在光镜和电镜下的组织病理表现有所不同：

（一）快速增殖期（<1 岁）

光镜下，血管瘤内皮细胞高度增生，形成团块状。早期阶段，血管腔变小或消失，增生的内皮细胞呈乳头状突入血管腔，肥大细胞明显增多。后期阶段，可见到以丰富的内皮细胞为衬里的血管腔，但很小。电镜下，细胞膜呈回旋状，线粒体肿大，内质网膜粗糙，基底膜呈多板状结构，肥大细胞的长绒毛突起沿血管进入瘤体。

（二）消退期（1～5 岁）

光镜下，血管瘤内皮细胞增生减弱或消失，内皮细胞明显减少，形成数量较多的毛细血管，血管周围纤维组织增多，肥大细胞很少见到。电镜下，血管内皮细胞衬里脱落，脱落的内皮细胞部分阻塞血管腔。

（三）消退完成期（>5 岁）

光镜下，血管管腔部分被脂肪组织所代替，管腔被压缩而变狭窄。电镜下，血管已基本恢复正常结构，管壁可见单层内皮细胞。

二、肥大细胞

肥大细胞数量在血管瘤的发展过程中有很大变化。Glowacki J.和 Mulliken J. B.检测了血管瘤发展过程中肥大细胞数量的变化，增殖期为(27±15)个/HPF(高倍视野)，消退期为(2.6±2.9)个/HPF，血管畸形中为(1.7±3.2)个/HPF，正常皮肤中为(5±1)个/HPF，提示增殖期肥大细胞数量明显增多。有研究认为，干细胞因子(stem cell factor，SCF)可作为肥大细胞的趋化因子。Meininger C. J.等比较了鼠血管瘤内皮细胞和正常血管内皮细胞产生释放 SCF 的能力及对肥大细胞的影响，发现血管内皮细胞的条件培养液可刺激肥大细胞增殖，IL-3 可增强刺激能力，但对 SCF 受体阴性的肥大细胞却无作用，如预先用特异性 SCF 抗体处理其条件培养基则可使它失去刺激增殖能力，正常血管内皮细胞的条件培养基没有刺激肥大细胞增殖的能力，用逆转录聚合酶链式反应(reverse transcription polymerase chain reaction，RT-PCR)技术发现血管瘤内皮细胞和正常血管内皮细胞均表达了同样的 SCF mRNA，因此推测增殖内皮细胞释放 SCF 增多是局部肥大细胞的数量增多所致，SCF 释放增多可能是通过转录后剪接等途径，而非转录水平升高。

在血管瘤的发展过程中，肥大细胞数量结构的变化说明它确实在起作用，但起了何种作用及作用方式目前仍不清楚。1970 年，Kyan 提出肥大细胞能促进血管瘤增殖。1989 年，Azizkhan 等通过体外实验证实肥大细胞肝素能刺激毛细血管内皮细胞移动。但也存在不同观点，Tan S. T.等的研究认为消退期肥大细胞含量最高，且均呈成熟的生物氨表型。Pasyk K. A.对草莓状血管瘤的研究也显示消退早期的肥大细胞含量较高，因此认为肥大细胞是血管瘤开始消退的前体细胞。郑勤田等人的研究结果推测生长期血管瘤中肥大细胞增多是一种自然现象。Hasan Q.发现应用激素治疗血管瘤后其中的肥大细胞含量上升，这一现象也表明肥大细胞与血管瘤的消退有关。

一般认为，肥大细胞通过与内皮细胞、成纤维细胞等相互作用和对其他免疫细胞的趋化来影响血管瘤的发展。Yamashita Y.等的研究证实，肥大细胞产物可刺激成纤维细胞增殖，如用肝素酶预处理则刺激作用减小，因此推测肥大细胞可释放肝素调节成纤维细胞的增殖，内皮细胞与肥大细胞相互作用并通过释放 bFGF 调节成纤维细胞的生长。Qu Z.等发现鼠肥大细胞可分泌 bFGF，推测人肥大细胞可能也具有类似的功能。以上研究支持肥大细胞参与血管瘤自行消退的观点，因为在血管瘤的消退过程中伴随着纤维组织的沉积。

其他免疫细胞对血管瘤的发展也起到了一定的作用，陈光等研究了血管瘤发展过程中免疫细胞分布的变化，发现增殖期和消退期的 T 细胞、树突状细胞数量显著高于消退完成期，B 细胞数量也有降低，但和 T 细胞相比没有显著性。他们认为在肿瘤本身固有增殖分裂因素的刺激下，树突状细胞将必要的信息传递给 T 细胞，使它向肿瘤局部浸润聚集，发生一系列的免疫应答反应，导致活化状态的肿瘤特异性 T 细胞分泌释放血管生成抑制因子并选择性杀伤血管内皮细胞，加速血管瘤消退。血管瘤消退期时，血管内皮细胞增殖分裂能力减弱，凋亡细胞数目增多，机体淋巴细胞反应减弱，使免疫细胞数目相应减少。由此认为，血管瘤的病理演变与局部组织免疫细胞的浸润分布有一定的相互影响作用，对肿瘤的消退有重要意义，其中 T 细胞及树突状细胞是决定肿瘤免疫状态及其作用结果的关键因素。

三、性激素及其受体

有很多证据表明血管瘤的发生、发展受到雌激素的影响，如妊娠期血管瘤在分娩后缩小，子宫、卵巢切除后可缓解某些侵袭性皮肤血管瘤的增殖或复发，月经期血管瘤部位疼痛，肝硬化患者蜘蛛痣的出现也说明了这一点。现已证实血管瘤患儿体内雌激素水平升高，实验研究表明雌激素能扩张微血管。Xiao X.等的研究证实雌二醇(E_2)在试管内可促进血管内皮细胞增殖,但这种促进作用必须有内皮细胞生长添加物(endothelial cell growth supplement, ECGS)的存在,并且可被 4-羟基-三苯氧胺所抑制。Bausero P.则报道雌二醇和 4-羟基-三苯氧胺都可诱导平滑肌细胞表达血管内皮细胞生长因子(vascular endothelial growth factor, VEGF),原因不清。雌激素水平升高并非一定能导致血管瘤的发生,例如并非所有的妊娠期妇女都会发生血管瘤,并非所有的肝硬化患者都会出现蜘蛛痣,这说明还有其他因素在起作用。Gorden 等早在 1989 年就发现草莓状血管瘤组织中雌激素受体(estrogen receptor, ER)增多。刘文英等则认为血管瘤组织中 ER、孕激素受体(progesterone receptor, PR)、雄激素受体(androgen receptor, AR)数量均高于正常,且各种血管瘤之间没有显著差异,这说明血管瘤是雌激素作用的靶组织之一。至于瘤体组织中 PR、AR 数量增加,刘文英等认为可能是雌激素与 PR、AR 之间可发生非特异结合而产生一些特殊的病理生理效应。但李林等的研究却认为小儿血管瘤组织中无 ER。两人的研究结果相左。赵登秋等进行的对比研究表明,小儿血管瘤瘤体中确实存在 ER,且与成人血管瘤、正常皮肤相比有显著差别。

糖皮质激素对某些 ER 阳性的血管瘤治疗有效, 很多研究者认为可能是通过以下两种机制:①非特异性地与 ER 结合,阻断雌激素与 ER 结合和结合后 E-ER 复合物向胞核内转移;②抑制肾上腺皮质分泌雌激素,使血清雌激素水平下降,从而控制血管瘤的发展。这也从侧面反映了雌激素在血管瘤发生、发展中的作用。

综上所述,雌激素可能是通过以下两种途径促进血管瘤的发生、发展的:①与局部 ER(可能还有 PR、AR)结合,经过一系列病理生理过程,刺激血管内皮细胞(vascular endothelial cell, VEC)增殖;②使局部微血管扩张充血。

四、血管形成因子与血管形成抑制因子

Biebenberg 等研究发现,增殖期血管瘤组织表达高水平 bFGF、血管内皮生长因子(VEGF),而 IFN-β 水平并不高,覆盖于瘤体表面的表皮增生,内含多数分裂中的细胞并表达 bFGF、VEGF,但不表达 IFN-β, 来自正常个体或退化血管瘤瘤体表面的表皮则表达正常水平 bFGF、VEGF 和 IFN-β。这提示在血管瘤局部及周围微环境中存在血管形成因子与血管形成抑制因子表达的失衡。

血管形成因子是一系列能促进毛细血管形成的细胞因子。在对胚胎新生血管形成、器官发育中血管发芽及某些病理过程如炎症、伤口愈合、肿瘤生长过程中新生血管形成的研究中,发现了一系列血管形成因子,如 VEGF、bFGF、TGF、PDGF、EGF、Ang 等。

血管内皮生长因子又称为血管通透性因子(VPF),是内皮细胞特异性分裂原。VEGF 是一种分子量在 34～46KD 的分泌性糖蛋白, 有 5 种异构体, 即 VEGF-A、VEGF-B、VEGF-C、VEGF-D 和 PIGF。VEGF 有 3 种酪氨酸激酶受体, 即 VEGFR-1(flt-1)、VEGFR-2(flk-1/KDR)和 VEGFR-3,前两种受体主要在新生血管内皮表达,其中 flt-1 的亲和力是 flk-1 的 50 倍,但在体内新生血管形成中起主要作用的是 flk-1。VEGFR-3 在正常组织内特异地由淋巴管内皮表达,但它在许多血管肿瘤如淋巴管瘤、毛细血管瘤、静脉畸形、卡波西肉瘤中都有表达。VEGF 与受体结合后,使受体自身磷酸化,激发细胞内信号转导,产生以下生物效应:①促进内皮细胞进行有丝分裂;②提高血管的通透性,使内皮细胞产生的整合素及各种蛋白酶外渗,基底膜溶解,成纤维细胞、内皮细胞游走,新生血管形成。

碱性成纤维细胞生长因子(basic fibroblast growth factor, bFGF)由 146 个氨基酸组成,是成纤维细胞生长因子家族原型,由内皮细胞分泌,是一种自分泌血管形成因子。bFGF 与其受体结合可刺激内皮细胞增殖,增加胶原酶及纤维蛋白酶原激活剂的产生释放,诱导毛细血管形成。一般情况

下,bFGF与氨基葡聚糖结合后稳定地存储于基底膜内,在某些病理情况下(如组织缺血、缺氧),bFGF释放,参与组织的病理反应过程。

Chang J.等用原位杂交技术研究了血管瘤发展过程中细胞因子表达的变化,结果显示增殖期血管瘤中表达VEGF mRNA、bFGF mRNA的细胞(大部分是内皮细胞)明显多于消退期;TGF-β_1 mRNA的表达在增殖期和消退期都较低,但有轻度上升。Springer M. L.等用基因工程技术将VEGF基因转入成肌细胞,再将此细胞植入活体鼠肌肉中,发现局部出现内皮细胞、巨噬细胞聚集,而后是血管网密度增高,进一步形成了血管瘤样结构,检测局部VEGF水平升高,但附近组织和对侧肌肉中VEGF水平正常。VEGF是正常血管形成所必需的,但局部浓度过高则可导致血管瘤形成等有害结果。Ramakrishan S.等发现VEGF165-DT385(一种白喉毒素提取物)结合物可抑制人脐静脉内皮细胞(HUVEC)和人微血管内皮细胞的增殖,并呈剂量依赖性,而游离毒素或毒素、VEGF165混合物则无此抑制作用。进一步的研究发现,此种抑制作用与细胞表面的VEGF受体KDR/flk-1有关,VEGF165-DT385结合物可抑制flk-1阳性鼠血管瘤内皮细胞株(PV-4-1)的生长,但对flk-1阴性的卵巢癌细胞株没有作用,由此提供了一种治疗有活跃血管形成疾病的新途径。Reinmuth N.报道周细胞可分泌PDGF-BB,通过PI3-K通路诱导自身表达VEGF,以保护内皮细胞,抑制其凋亡。Arkonac B. M.则发现VEGF也可诱导内皮细胞表达PDGF-B和EGF。

林晓萍等发现,在婴幼儿增殖期血管瘤组织中bFGF水平明显高于正常组织,且在细胞外基质中大量出现,呈线网状分布。Takahashi等研究发现,在增殖期及退化早期的婴幼儿血管瘤组织中有bFGF过量表达,而在退化完成期则没有表达。董长宪等也认为bFGF在血管瘤中的表达明显高于血管畸形,并有随内皮细胞增生程度的加重而增高的趋势。进一步的研究证实bFGF受体在血管瘤中也呈高表达,与bFGF的表达呈正相关。以上研究显示bFGF及其受体在血管瘤的增生、消退中起重要作用。Dosquet等测定增殖期血管瘤、血管畸形患者和正常婴幼儿尿中bFGF水平,结果发现增殖期血管瘤患者尿中bFGF水平升高,而血管畸形和正常婴幼儿尿中bFGF水平正常,由此可见,尿中bFGF水平分析可用于鉴别血管瘤和血管畸形,也可对血管瘤的治疗过程进行监测。

转化生长因子(TGF)有多种亚型,研究较多的是TGF-β家族,由巨噬细胞、血小板等分泌,作用于内皮细胞、成纤维细胞,刺激或抑制复制、趋化、胶原合成、胶原酶生成。

血管形成抑制因子是一类能抑制新生毛细血管形成的物质,主要有糖皮质激素、干扰素(IFN)、肿瘤坏死因子(TNF)、TGF-β、内皮衍生生长因子(NO-EDGF)、氧自由基、前列腺素等,来源于内皮细胞、肥大细胞、周细胞和成纤维细胞等。

糖皮质激素可能是通过与雌激素受体结合而抑制血管瘤生长的。Hasan Q.等研究了糖皮质激素治疗增殖期血管瘤后瘤体内细胞因子表达的变化,发现PDGF-A、PDGF-B、IL-6、TGF-β_1表达减少,但bFGF、VEGF表达没有改变,应用差异显示RT-PCR技术还发现瘤体中细胞色素b基因表达增强,提示PDGF、TGF和细胞色素b等也与糖皮质激素的治疗作用有关。

干扰素可用于某些糖皮质激素治疗无效的婴幼儿血管瘤,其作用机制仍不清楚。Uchida K.等报道了1例患睾丸血管瘤、肝血管瘤和皮肤血管瘤的幼儿,用干扰素治疗后肝血管瘤、皮肤血管瘤消退,但睾丸血管瘤却没有改变,免疫组化检测发现肝血管瘤、皮肤血管瘤组织中有VEGF、bFGF表达,而睾丸血管瘤组织中只有VEGF表达而无bFGF表达,因此推测这可能是干扰素治疗无效的原因。而Hasan Q.等的研究提示糖皮质激素对bFGF表达无影响,而干扰素往往对糖皮质激素治疗无效的血管瘤有效。结合两者的研究推测干扰素可能是通过抑制bFGF的分泌或其作用途径而发挥作用的。Sgonc R.等发现IFN-α可诱导正常毛细血管内皮细胞和婴幼儿血管内皮细胞凋亡,这种作用的发生机制尚不清楚。

肿瘤坏死因子(TNF)在血管瘤中的作用尚有争议。陈光等研究证实增殖期血管瘤的 TNF 表达水平明显高于消退完成期,并由此认为 TNF 是一种血管生成刺激剂。但也有不同的观点认为 TNF 是一种血管生成抑制剂,在血管瘤增殖期,肿瘤本身固有的增殖分裂因素使巨噬细胞向肿瘤局部浸润聚集,刺激它分泌大量的 TNF,杀伤血管内皮细胞,加速血管瘤的消退。血管瘤消退期时血管内皮细胞增殖分裂能力减弱,凋亡细胞数量增多,免疫反应减弱,使巨噬细胞数量及 TNF 分泌相应减少,由此认为 TNF 对血管瘤的消退有重要意义。

TGF-β 对血管瘤演变的影响也无定论。Roberts A. B.的研究认为 TGF-β 可抑制内皮细胞增殖,促使其形成管样结构。Chang J.等的研究也发现血管瘤消退期的 TGF-β_1 mRNA 水平比增殖期高,TGF-β 的作用应是促进血管瘤的消退,但 Hasan Q.等的研究发现糖皮质激素治疗增殖期血管瘤后瘤体内 TGF-β_1 表达减少,这似乎不支持上述推测。Pollman M. J.等研究了 TGF-β_1 对内皮细胞凋亡的影响,发现 TGF-β_1 无论在有无血清的培养基中都可诱导内皮细胞凋亡,并具有剂量依赖性,从他的研究结果可认为 TGF-β 的作用应是促进血管瘤的消退。笔者推测,糖皮质激素治疗后 TGF-β_1 减少的原因是因为血管瘤内皮细胞增殖能力降低,凋亡增强,通过某种负反馈作用使 TGF-β_1 分泌减少。

五、细胞外基质、蛋白酶及其抑制物

基质是细胞赖于生长的土壤,细胞外基质(ECM)作为一种非弥散的固相介质,可调节肿瘤细胞的增生反应和分泌各种活性物质,对细胞的增殖、分化和基质合成等生物功能具有重要的协调作用,因此,管壁基质对血管的发育有重要影响。细胞外基质主要有 Ⅳ 型胶原(Ⅳ-COL)、纤维连接蛋白(fibronectin, FN)、层粘连蛋白(laminin, LN)、细胞黏附分子、玻基结合素(vitronectin, VN)、血小板反应素、单核细胞趋化蛋白等。

胶原由成纤维细胞、基质细胞等分泌,并受到 VEGF、bFGF 等的调节。陈光等研究了血管瘤病理演变过程中胶原蛋白含量的变化,发现 Ⅰ 型、Ⅲ 型、Ⅳ 型胶原在增殖期的表达明显高于消退期和消退完成期,以 Ⅳ 型胶原为主,提示血管瘤内皮细胞增殖与基质内胶原蛋白的变化存在密切的相关性。体外研究证实,不同的胶原蛋白对内皮细胞发挥其各自的影响:Ⅰ 型、Ⅲ 型胶原有利于细胞的增殖、移动,Ⅳ 型胶原则可促进细胞的黏着、扩散。正常情况下,间质胶原为细胞合成基膜成分提供网架,随着血管瘤的退化,胶原蛋白表达减少、断裂,纤维胶原张力降低,造成基底膜结构、胶原连接及细胞表面与基质之间的局部解剖结构破坏,最终导致退化消失。

纤维连接蛋白和层粘连蛋白是胞外基质的主要成分。Kramer 等认为 LN 及其片段具有促进细胞生长、增殖的活性,并能促进毛细血管的成熟,引起内皮细胞与细胞外基质黏附反应的改变,为毛细血管化提供物质基础。FN 能促进内皮细胞分化、迁移基质合成等多种生理和病理过程,对细胞的增殖、分化和基质合成等生物功能具有重要的协调作用。

林晓萍等研究了婴幼儿血管瘤组织中 bFGF 与 Ⅳ-COL、FN、LN 的表达,发现它们之间存在一定的正相关性,其相关回归方程是:

$$y \wedge_{\text{Ⅳ-COL}} = 3856.51 + 0.27x$$
$$y \wedge_{\text{LN}} = 3091.73 + 0.53x$$
$$y \wedge_{\text{FN}} = 3601.12 + 0.26x$$

这种相关性提示在血管瘤组织中,bFGF 与 Ⅳ-COL、FN、LN 的代谢之间存在着某种调节控制关系,Ⅳ-COL、FN、LN 等在过度增生的内皮细胞中大量合成,反过来又进一步促进内皮细胞的黏附、移动、生长和分化,这种正反馈的不断进行可导致血管瘤增殖。

细胞黏附分子介导内皮细胞、胞外基质分子、白细胞、血小板并激活内皮细胞的黏附,它可分为免疫球蛋白、整合素、凝集素(P、L、E)、钙粘连蛋白四个家族。内皮凝集素(endothelium selectin, E-selectin)在增殖期血管瘤标本中的表达显著高于消退期,位于正在分裂的内皮细胞附近,同时也存在于新生儿包皮正常分裂的内皮细胞附近,推测它可能是内皮细胞增殖的标志。Verkarre V.等的研究发现,在处于增殖状态的血管中细胞间黏附分子 3(ICAM-3)表达水平高,而在分化良好的血管中表达很低或没有表达血管细胞黏附分子 1(VCAM-1)在增殖和分化良好的血管中均有表达,提示 ICAM-3 在血管形成中有一定作用。Radisavljevic Z.报道 VEGF 可通过 PI3-K/AKT/N0 通路促进内皮细胞表达 ICAM-1,并进一步调节内皮细胞迁移。Martin-Padura I.等的研究发现,VE-钙粘连素(VE-cadherin)在血管瘤的血管内皮细胞中呈高表达,而在血管肉瘤的血管内皮细胞中则呈低表达。正常血管内皮细胞所具有的抗原性成分,如 CDB1、CD34、ICAM-1、VWF、VLA-整合素等在血管瘤的血管内皮细胞中亦有表达,而且,Ⅳ-COL、FN、LN 等主要的基底膜成分在血管瘤的血管内皮细胞中也正确表达并正确排列。这些观察接果表明,血管瘤的血管内皮细胞保持了大多数正常血管内皮细胞的分化特征,也支持有些学者的推测——异常血管内皮细胞增殖可能是由局部微环境的变化引起,而不是由血管内皮细胞表型的改变引起。

玻基结合素可能也参与调节新生血管形成。Jang Y. C.等发现增殖期血管瘤内有广泛的玻基结合素沉积,而消退期血管瘤和血管畸形中则没有玻基结合素沉积,而且,在含玻基结合素培养基上生长的微血管内皮细胞能更多地合成 FGFR-1 和 FGFR-2 蛋白。

增殖期血管瘤中有单核细胞浸润,说明单核细胞介导的免疫、趋化反应参与了血管瘤的增殖。增殖期血管瘤中血管周围平滑肌细胞和巨噬细胞表达单核细胞趋化蛋白-1(MCP-1)的水平显著高于消退期,应用地塞米松、干扰素可使培养的平滑肌细胞的 MCP-1 表达水平下降,这一方面解释了增殖期血管瘤中单核细胞浸润的原因,另一方面也部分揭示了糖皮质激素、干扰素治疗血管瘤的机制。

蛋白酶及其抑制物的异常也是产生血管瘤的重要因素之一。Stefanova P.等发现,在婴幼儿血管瘤组织的内皮细胞和周细胞中,山梨醇脱氢酶(SDH)、细胞色素氧化酶的活性均有不同程度的降低,大部分瘤体组织中酰基载体蛋白(ACP)活性亦降低,但碱性磷酸酶(AKP)和类特异性酯酶的活性则大大提高。Takahashi K.等发现在增殖期血管瘤中,Ⅳ型胶原酶的表达水平明显高于消退期,金属蛋白酶的组织抑制因子(TIMP)则只在消退期表达。

蛋白酶及其抑制物的失衡使基质蛋白被分解,为内皮细胞的增生、移行提供了空间。

六、细胞凋亡

细胞凋亡(apoptosis)又称为程序性细胞死亡(programmed cell death),是多细胞有机体为调控机体发育、维持内环境稳定,由基因控制的细胞主动死亡过程。婴幼儿血管瘤自发消退的过程中无炎症反应,无组织坏死,非常符合细胞凋亡的过程,因此许多人推测增殖血管内皮细胞凋亡可导致血管瘤自发消退。

Razon M. J.等报道应用 DNA 断裂的原位末端标记法(TUNEL)测定后发现,在增殖期血管瘤中细胞凋亡水平低,而在消退期血管瘤中细胞凋亡水平则升高 5 倍。免疫荧光双标记实验表明,至少 1/3 的凋亡细胞是内皮细胞,这表明细胞凋亡在婴幼儿血管瘤的发生、发展与消退中具有一定的作用。程立新等用免疫组化 SP 法检测了 38 例血管瘤组织(其中毛细血管瘤 19 例、海绵状血管瘤 10 例、蔓状血管瘤 9 例)、6 例正常皮肤组织中凋亡抑制基因 bcl-2 的表达。结果表明,海绵状血管瘤、蔓状血管瘤组织中的 bcl-2 表达无显著差异,但都高于正常皮肤组织,而毛细血管瘤组织中的 bcl-2

表达低于正常皮肤组织。在他们的研究中，毛细血管瘤是真正的血管瘤，海绵状血管瘤和蔓状血管瘤则属于血管畸形，由此可知，血管畸形中凋亡抑制因子的表达高于血管瘤。这似乎可以解释血管瘤会自发消退而血管畸形却不会消退的现象。Clusterin/Apo J 是一种与凋亡有关的多功能糖蛋白，Hasan Q.应用 RT-PCR 和免疫组化技术研究表明，在血管瘤由增殖期向消退期转变的过程中，Clusterin/Apo J 的转录和表达水平均增高，且定位于肥大细胞，因此设想是肥大细胞合成、释放 Clusterin/Apo J 使血管瘤消退，这与上述的 Pasyk K. A.等人的观点一致。Mancini A. J.等的研究也认为 bcl-2 主要表达于间质细胞中。

近来的研究表明，许多细胞因子可诱导血管内皮细胞凋亡，如 TGF-β、IFN-α、血管他丁（angiostatin）、内皮他丁（endostatin）等，因此推测血管瘤发展到一定时期时，通过某种机制使间质细胞合成并释放凋亡相关蛋白及促凋亡细胞因子，诱导血管内皮细胞从增殖走向凋亡，使血管瘤消退。

七、基因突变与遗传

婴幼儿血管瘤形成的基因基础是最近研究的热点。

通常认为血管瘤没有家族聚集性，但调查发现，10%的婴幼儿血管瘤患儿有阳性家族史。高加索人的血管瘤发病率比黑色人种高。在高加索人中，有 1.9%~2.6%的新生儿患血管瘤，到 1 岁时则达 10%~12%。相比之下，在非洲裔美国人中，只有 1.4%的新生儿患血管瘤，而日本人只有0.8%。婴幼儿血管瘤的男女之比为 3:1~5:1。出生体重小于 1000g 的早产儿患血管瘤的概率是正常婴幼儿的 2 倍。婴幼儿血管瘤的发病率在人种、性别和出生体重方面的差异反映了它的发病可能受到遗传和各种宫内宫外因素的影响。

Cheung D. S.等调查了 118 对患婴幼儿血管瘤的双胞胎（两者都有或其中之一有），其中 40 对为单卵双生（32 对为女性，8 对为男性），78 对为双卵双生（30 对为女性，17 对为男性，31 对为不同性别）。结果发现，女性双胞胎同时患血管瘤的一致率，在单卵双生中占 32%，双卵双生中占 20%（卡方检验 $X^2=1.02$，$P=0.5$），男性双胞胎同时患血管瘤的一致率，在单卵双生中占 25%，在双卵双生中占 12%（Fisher 精确检验，$P=0.4$），表明双胞胎同时患血管瘤的一致率在男性和女性中都不具有统计学差别。

从遗传学的角度看，如果某种疾病完全是由基因决定的，那么单卵双生双胞胎的患病一致率应占 100%；如果完全与基因无关，那么单卵双生和双卵双生双胞胎的患病一致率都应很低，且没有统计学差别；如果是多因素决定但以基因为主，那么单卵双生双胞胎的患病一致率应小于100%，但与双卵双生双胞胎相比有显著差别。

从 Cheung D. S.等的调查结果看，假定男性与女性婴幼儿血管瘤的发病机制相同，那么遗传因素似乎不应作为主要病因。支持这一点的还有，将所有单卵双生与双卵双生双胞胎进行统计后发现，男性双胞胎的患病率与女性双胞胎没有显著差别，而根据遗传学的原理，如果某种疾病主要是由基因决定的，那么相对患病率较低的那种性别其患病一致率应比患病率高的性别高，这显然与调查结果不符。

然而，基因方面的影响确实存在，如以上所述的人种、性别之间的患病率差异。可能是在遗传的基础上，再受到早产低体重、性激素水平异常等因素的影响，使血管内皮细胞增殖、血管扩张而导致血管瘤的发生。

Walter J. W.等观察了四个婴幼儿血管瘤家族，应用基因连锁分析的方法发现其中三个家族与 5q 有关，进一步定位研究表明致病基因位于 D5S1409~D5S211，长度为 38，并发现了 FGFR-4、

PDGFR-β、FLT-4(酪氨酸激酶-4)3 个候选基因,这些基因、基因产物可能与许多散发病列有关。Berg J. N.对散发的增殖期血管瘤的研究也发现在 5q 部位有许多微卫星标志的杂合性丢失,他认为这些散发患者的发病原因是体细胞突变。Boye E.也认为个体某个部位的所有血管瘤内皮细胞都来自一个细胞的克隆,这些内皮细胞的生物学特征与正常内皮细胞不同,因此推测可能是微血管发生过程中某个内皮细胞发生了突变而异常增殖形成血管瘤,并非来自父母的基因突变遗传。

有证据表明,HOX D₃ 同源基因介导的血管内皮细胞从静止状态向浸润状态转化。Boudreau N.等用 bFGF 刺激内皮细胞,导致 HOX D₃ 基因表达增强,整合素-α、整合素-β 和 uPA(尿激酶型纤溶酶原激活剂)表达增加,反义 HOX D₃ 序列阻断 bFGF 诱导整合素-α、整合素-β 和 uPA 表达,在没有 bFGF 存在的情况下,HOX D₃ 基因表达增强也会使整合素-α、整合素-β 和 uPA 表达增加。对小鸡尿囊绒膜的研究表明,HOX D₃ 基因表达持续增强可使血管内皮细胞一直处于浸润状态,阻止血管成熟,导致血管畸形或血管瘤的产生。

八、血流动力学作用

血流动力学在血管的发生和形成中具有重要作用。Thoma 在 1893 年提出了血流动力学对血管形态发育影响的 4 个原则:①血流速度决定血管的管径;②周围组织的牵拉力决定血管的长度;③血流侧压决定血管壁的厚度;④终末血管压力增加导致新的毛细血管形成。

增生期血管瘤颜色鲜红,局部温度高,瘤体中血流速度快,穿刺回血为鲜红色。有些血管瘤如 K-M 综合征,MRI 显示瘤体中夹有流空效应,表明瘤体中有许多微动静脉瘘。快速血流产生较高的侧压,可能是增生期血管瘤生长迅速的重要原因之一。采用栓塞剂先堵塞动静脉瘘和回流静脉,减慢瘤体内的血流速度或阻断血流, 再联合应用硬化剂和激素治疗 K-M 综合征等危险性血管瘤,其疗效较单纯局部注射激素有了明显提高。

血流动力学影响血管发育的具体机制是一个复杂而重要的课题,目前研究较少。

九、其他

有人认为血管瘤的血管内皮细胞可能来自胎盘组织。North P. E.应用胎盘相关抗原FcgammaRII、Lewis Y antigen(LeY)、merosin 和 GLUT1 作为标志检测血管瘤组织和胎盘绒毛膜,结果两者都呈阳性,而血管畸形和正常皮肤组织则没有这些抗原表达。但 Bree A. F.进行的类似研究却得出了不同的结果,他用人胎盘泌乳素、胎盘碱性磷酸酶和细胞角蛋白 7、8、17 作为胎盘滋养层标志,检测结果发现血管瘤组织没有这些标志表达,从而认为血管瘤可能不是来源于胎盘滋养层。

已知巨细胞病毒感染可使婴儿发生先天性畸形。Horie Y.报道了 1 例腮腺巨细胞病毒感染并发婴幼儿血管瘤的病例,血管瘤由内皮细胞、基质细胞和残余导管细胞组成,在导管细胞细胞核中抗巨细胞病毒抗体阳性,而内皮细胞、基质细胞中则为阴性,这提示巨细胞病毒对婴幼儿血管瘤的发生可能有一定的作用,但这种联系也可能是偶然的。疱疹病毒感染也可使胎儿发生先天性畸形,Smoller B. R.等用 PCR 技术检测了 15 例婴幼儿血管瘤标本,全未发现疱疹病毒 8(HHV8)存在,基本排除了疱疹病毒感染引起婴幼儿血管瘤的可能性。

研究认为葡萄酒色斑的发病与局部神经支配有密切关系,但血管瘤的发病是否也与此有关呢?Jang Y. C.等研究了血管瘤发展过程中局部神经数量的变化,结果表明,在增殖期血管瘤中,PGP9.5 和 CGRP 阳性的神经非常多,在消退期则显著减少,CGRP 阳性感觉神经的百分比,增殖期亦显著高于消退期。已知感觉神经分泌的一些神经肽如 P 物质等可刺激内皮细胞增殖,而内皮细胞分泌的某些介质又可促进神经纤维生长,两者之间可能起相互促进作用。

十、血管瘤实验模型

目前还没有血管瘤的动物模型，一般用培养的血管瘤内皮细胞作为研究模型。国外这方面的报道很多，通常采用消化法和微小组织块法，近来报道较多的是在三维培养基上培养内皮细胞和平滑肌细胞，加入各种与血管形成有关的因子，观察细胞增殖、迁移和形成管形能力的改变。国内洪莉报道应用微小组织块法培养增殖期血管瘤内皮细胞，在培养基中加入 ECGS 和雌二醇有利于细胞生长。

婴幼儿血管瘤的病理演变机制复杂，综合起来大概有两方面——局部微环境因素的影响、致病基因突变和遗传。因此可从这两方面综合考虑探讨婴幼儿血管瘤的病理演变机制：在一定的致病基因遗传的基础上，加上人种、性别等因素的影响，使某些人具有婴幼儿血管瘤的易患性；致病基因的表达通过一系列病理生理反应过程，导致局部微环境的变化，如血清雌激素水平升高，局部雌激素受体增多，肥大细胞聚集，内皮细胞、周细胞等分泌特性改变，感觉神经分泌促生长神经肽而使血管形成因子 bFGF、VEGF 等增加，血管形成抑制因子 TGF-β、IFN-β 等相应减少，从而刺激血管内皮细胞增殖，而蛋白酶及其抑制物的改变又为内皮细胞的增生、移行提供了空间，如此促使血管瘤增殖，发展到一定时期，通过某种机制使间质细胞合成并释放凋亡相关蛋白及促凋亡细胞因子，使血管形成因子和血管形成抑制因子的分泌发生逆转，诱导血管内皮细胞从增殖走向凋亡，血管瘤逐渐消退。

（袁斯明）

第三节　血管瘤的临床表现和诊断

一、血管瘤的命名

大部分血管瘤在出生后出现，经过第一年的增长期，以后转为消退期并可持续数年。发自真皮乳头层的血管瘤，最初常见为一个淡红色、边界清、不高于皮肤的先驱斑，1～2 个月后即进入生长期，随着增生通常长入表面的皮肤，皮肤瘤体常变成鲜红色的不规则斑块，有饱胀感，触诊较坚实，有轻度压缩性，局部温度高，并高出皮肤，似草莓状，称为浅表血管瘤（superficial hemangioma），这种血管瘤以往称为草莓状血管瘤（strawberry hemangioma）、毛细血管瘤（capillary hemangioma）。发自真皮网状层或皮下组织的血管瘤，由于病灶较深及受真皮浅层内胶原层的阻挡分隔，因而看起来呈淡蓝色或正常肤色，称为深部血管瘤（deep hemangioma），这种血管瘤以往称为海绵状血管瘤（cavernous hemangioma）。若同时有部分血管瘤长入皮肤，则称为混合血管瘤（compound hemangioma），代替以往易混淆的毛细血管海绵状血管瘤（capillary cavernous hemangioma）（表 30-1）。

表 30-1　血管瘤的新命名与传统命名（1999 年 Waner 和 Suen 对生物学分类的修改补充）

传统命名	新命名
毛细血管瘤或草莓状血管瘤	浅表血管瘤
海绵状血管瘤	深部血管瘤
毛细血管海绵状血管瘤	混合血管瘤

二、血管瘤的发生和自然消退

血管瘤是小儿最常见的良性肿瘤,其发生率为3%～10%,多见于头面及颈部,常可多发。男女发生率之比为1:6。

血管瘤有较高的自然消退率,一般认为,5岁以内的自然消退率为50%～60%,7岁以内为75%,9岁以内达90%。多数学者认为,血管瘤的退化不受性别、种族、部位、大小、出现时间、增生期时间和临床表现的影响。

三、血管瘤的自然病程

血管瘤的自然病程包括增生期(proliferation phase)、消退期(involuting phase)、消退完成期(involuted phase)3个阶段。约30%的血管瘤在出生时即存在,而大部分血管瘤在出生后10～40天出现。

最初常见为一个淡红色、边界清、不高于皮肤的先驱斑,2～3个月后即进入生长期,瘤体迅速增大、变厚,皮肤瘤体常变成鲜红色的不规则斑块,具饱胀感,触诊较坚实,有轻度压缩性,局部温度高,并高出皮肤,似草莓。生长期长短不一,但一般认为很少持续8个月以上。经过1～2个月的静止期后,多在8～12个月时进入消退期。

血管瘤消退的最初表现为褪色,皮肤毛细血管瘤常由鲜红变为暗红、淡红,甚至灰白色,从中央到周围逐渐扩散,因瘤体张力降低而软化、变平,体积缩小。80%以上的血管瘤经过2～5年的消退期,缩小至最大时体积的1/3。长期随访观察发现,未经治疗的血管瘤69%有残余病灶,常见的是局部皮肤灰白色或毛细血管扩张,皮肤松弛、瘢痕或萎缩。

四、血管瘤的辅助检查

(一)超声检查

血管瘤在超声声像图上表现为混合性低回声,分布不均,形态不规则,内有大量管腔样或条索状结构,或伴光带、光团,光团后方有声影,后方回声稍增强或不变,边界清晰或欠清晰,有包膜反射光带(断续状)或不明显,体位移动试验的超声检查半数为阳性。在彩色多普勒血流声像图上,肿瘤内部有丰富的彩色血流信号,呈条状或点状。超声检查快速,操作方便,价格低廉,对患者无任何辐射损伤,灰阶超声结合彩色多普勒血流声像图对血管瘤的诊断准确率也比较高。因此,超声可作为婴幼儿血管瘤的首选影像学检查方法。但是超声检查也有其局限性,不能完全准确评估血管瘤的范围,当周围组织与肿瘤回声接近时,难以分辨,如病变位置较深,且被骨骼所阻挡时,则无法显示。另外,由于血管瘤患者多数为婴幼儿,而超声检查需要将探头与患者的皮肤相接触,并不断变换方向进行局部挤压,而婴幼儿的配合度较差,常造成成像困难。当血管瘤病灶继发感染时,探头与患儿皮肤接触会加重感染,以致引起局部破溃、出血等不良反应。

(二)X线平片

X线平片在诊断血管瘤方面的作用非常有限,因其在影像上只能看到病变区软组织轮廓的改变,骨组织没有任何阳性表现。但是,在某些静脉畸形病例中,在轮廓改变的软组织内有时可见静脉石影像。当血管瘤病变引起邻近骨质结构改变,如进行性骨质溶解、病理性骨折时,X线平片有典型显示。

(三)CT

CT是利用全身不同组织对X线的吸收不同而成像的检查方法。CT有较高的密度分辨率,影像没有重叠,对于软组织和骨组织的显示均明显优于 X 线平片。增生期血管瘤的 CT 表现为病变区软组织增厚,密度多均匀,而在消退期血管瘤内,由于纤维脂肪组织的存在而呈不均匀密度表现。静脉注入造影剂后,增生期血管瘤呈均匀强化的软组织团块影,而在消退期,由于纤维脂肪组织的存在,病变亦有部分强化,内部密度不均。CT 的优势在于与患儿没有直接接触,扫描速度快,能显示深部病变和周围正常组织的情况,尤其是病变对周围骨质结构的侵犯情况。但是 CT 检查有辐射损伤,在血管瘤的病灶显示方面,只能显示一较为模糊的软组织团块影,无法显示血管增生或纤维脂肪组织等血管瘤本身的病理特点。因此,临床上不用 CT 作为血管瘤的常规检查方法。

Bittles 等利用三维 CT 血管造影(CTA)技术重建血管瘤及脉管畸形病灶,认为该技术与超声波(US)和 MRI 相比具有更高的空间分辨率,能够清楚地显示病变范围、病灶与邻近重要组织结构间的关系及滋养血管的细节,并能作为鉴别血管瘤和动静脉畸形的一种方法。但是,CTA 检查常受制于造影剂的注射速率及患儿的配合程度。

（四）MRI

MRI 是利用强磁场中无线电射频脉冲和氢核的相互作用而获得人体内部结构信息的成像技术。在增生期血管瘤中,MRI 的 T1WI 呈中等信号,T2WI 呈高信号,静脉注射对比剂后,病变的信号强度明显增高,而在消退期血管瘤中,由于脂肪组织的存在,T1WI 呈高信号、中等信号混杂,T2WI 呈明显高信号,注射对比剂后,病变信号亦有不均匀增高。MRI 的优势在于无须与患儿直接接触,无辐射损伤,软组织分辨率较 CT 更高,多参数成像能提供更多的病变信息,不同序列病变的信号不同,更能反映病变内部的组织病理特点。对于深部血管瘤的病灶范围及其与周围正常组织的关系的显示,MRI 无疑是最佳的选择。MRI 的缺点包括成像时间相对较长,这对于婴幼儿患者的检查来说非常不利。MRI 伪影,尤其是运动伪影的发生率明显较 CT 高,使得图像质量降低,造成诊断困难。另外,对于邻近骨、关节侵犯的显示明显不如 CT。目前已有报道,利用镇静剂全身麻醉的方法进行婴幼儿血管瘤的 MRI 检查,可以避免由于成像时间长及患儿不配合造成的成像困难,能为临床提供更为清晰的病灶影像,为进一步的治疗及治疗后的评价奠定基础。

Chooi 等采用全身麻醉进行婴幼儿 MRI 检查,并利用磁共振数字减影血管造影(MRA)技术显示脉管性病变的供应血管,提供了一种新的非侵袭性的评定供应血管的方法。Tetsumura 等报道用增强三维 MRA 显示血管瘤和供应动脉间的关系,评价血流动力学的变化。

（五）血管造影

血管造影是一种选择性地对动脉或静脉插管,边推注造影剂边摄 X 线片的检查方法,目前常用的技术为数字减影血管造影(DSA)。增生期血管瘤的血管造影表现为边界清晰、造影剂浓聚的实质性肿块,无明显的回流静脉显示,滋养动脉可有轻度扩张或扭曲,而在消退期病变中,可显示组织内造影剂充盈减少,肿块缩小。

X 线血管造影属于有创检查,而且费用高,造影剂剂量大,患者和医师长时间暴露于放射野内,因此它不适合作为血管性病变的首选影像学检查方法。随着无创影像学检查方法的不断发展,有创检查逐渐被无创检查所取代,如 MRA 可能在一定程度上代替血管造影,但在某些高血流病变(如动静脉畸形)的诊断和治疗时,DSA 还是必不可少的。

五、血管瘤的并发症

血管瘤的并发症一般多在生长期和静止期出现。

（一）溃疡

溃疡的发生是血管瘤瘤体增生突破了表皮基膜所致,通常发生在增生期高峰及局部张力大的部位。在溃疡的基础上可继发感染。

（二）阻塞

因瘤体所在的部位不同,受压迫的组织器官不同,可引起不同的阻塞症状。

1 视力障碍　瘤体对视轴的压迫可引起弱视或双眼视力发育障碍。如上睑血管瘤可引起眼屈光参差不齐而导致弱视。眶周血管瘤的挤压能导致角膜发育不全,产生折射误差,形成散光和近视。眼外肌受压麻痹或弱视会产生斜视。眶周和眼附件血管瘤的后期并发症有屈光不正、眼球突出、睑下垂及眼萎缩。

2 呼吸道阻塞　会厌、声门下的血管瘤可引起呼吸道阻塞,甚至威胁生命。直接喉镜可以确诊。

3 听力障碍　耳旁区血管瘤可以堵塞外耳道,引起轻、中度传导性耳聋。这种堵塞可随血管瘤的退化而缓解。持续 1 年以上的听力障碍可影响小儿正常的发音训练。

（三）出血

浅表鲜红色血管瘤的点状自发性出血并不多见,并发溃疡时偶有发生。由全身性凝血功能障碍引发的淤斑或内出血令人棘手。由于巨大血管瘤或广泛多发性血管瘤造成的血小板减少可引起 Kasabach-Merritt 现象。

Kasabach-Merritt 现象主要出现在出生后早期的血管瘤快速生长阶段,它的危象包括急性出血(胃肠道、胸膜、腹膜或中枢神经系统出血),或瘤体内出血后引起血管瘤快速增大。淤点或淤斑开始出现在血管瘤表面或邻近部位,以后出现在其他皮肤区域,直径大于 5cm 的血管瘤或多发性血管瘤,或有淤斑、青紫块、胃肠道出血、不明原因贫血者为高危患儿,需进行全血检查和血小板计数,必要时可进行其他指标(如 PT、APTT)检查。

（四）充血性心力衰竭

新生儿多发性血管瘤病例可发生充血性心力衰竭等严重的致死性并发症。充血性心力衰竭一般在出生后 2～8 周出现,呈心力衰竭、肝大、皮肤多发性血管瘤三联征。皮肤多发性血管瘤通常为半球状的小血管瘤(直径 5～10mm)。内脏血管瘤的发生部位依次为肝、肺、胃肠道。肝血管瘤在女婴中最多见。肝大主要依据心力衰竭程度,并在肿大的肝区常听到收缩期杂音。如为肝血管瘤,可用超声、CT、MRI 确诊,也可在栓塞治疗过程中行选择性腹腔血管造影,以确定形态、范围和血供情况。一般不宜行肝穿刺活检。

尽管内脏及肝脏血管瘤存在自发性消退的可能,但其死亡率达 54%,死亡通常由心衰、感染或出血所致。

（五）骨骼变形

骨骼变形发生在血管瘤之后,如鼻外形偏斜、颅骨凹陷、眶区扩大,其机制可能是血管瘤瘤体挤压邻近骨。

第四节　血管瘤的治疗

由于血管瘤有明显的自然消退的趋势,所以对绝大多数病例的处理不应过于积极。早有学者指出,小儿血管瘤的主要损害不是来自病变本身。因此,对血管瘤的治疗要选择好适应证,避免不必要的干预治疗。

一、治疗原则

由于大部分血管瘤能自然消退,理论上应以随访观察为主。但是,血管瘤在增殖期生长迅速,范围扩大至正常皮肤,局部血供增加往往引起局部组织增生,即使自行消退也遗留局部组织肥厚,需要手术矫正。因此,血管瘤的治疗原则是早期适当控制其快速生长,同时避免过于积极的治疗。

二、随访观察

近年,通过大样本的长期随访观察发现,未经治疗的血管瘤69%有残余病灶。随访观察应仔细测量肿瘤的大小,照相记录,进行2～5年的定期随访。随访期间也无须作局部特殊处理,即使出现溃疡、出血、感染等并发症,也只需局部敷料加压、清洁和抗炎处理。但是患儿家长往往担心瘤体迅速生长造成损害,对自然消退心存疑虑,对随访有顾虑。因此,需向家长详细解释大部分血管瘤有自然消退的可能,建立互相信任的亲密关系,经常给予指导帮助。若血管瘤迅速长大应及时就诊,进行适当处理。如顾虑消除,可获得较满意的结果。

如有下列情况,可选择适当的治疗手段:①血管瘤累及口、咽、颈、生殖器等重要组织,或有生命危险;②血管瘤伴血小板减少综合征(Kasabach-Merritt综合征);③多发性血管瘤或内脏血管瘤伴有心力衰竭;④有活动性出血;⑤经5年随访无消退迹象。

三、激素治疗

1963年,Zarem和Edgerton在用泼尼松治疗伴血小板减少症的面部大范围血管瘤的过程中,意外地发现血管瘤瘤体缩小。泼尼松等激素能加快血管瘤消退的现象在以后的临床实践中得到了进一步证实,其治疗的消退率在30%～90%不等。

皮质激素治疗血管瘤的适应证包括:①引起面颈部畸形的血管瘤;②大面积血管瘤,特别是伴有出血、溃疡或感染者;③威胁到正常生理功能如呼吸、视力、饮食等的血管瘤;④血管瘤并发血小板减少症如Kasabach-Merritt综合征;⑤血管瘤并发充血性心力衰竭。

由于增殖期血管瘤对激素的治疗反应明显优于消退期,因此只在血管瘤增殖期进行治疗。常用泼尼松或泼尼松龙口服,如出现瘤体变软、颜色变淡、生长速度减慢等,表明治疗有效。激素治疗的副作用包括兴奋、厌食、多尿、多毛、短暂性生长停滞、面部水肿及免疫抑制,一般当剂量递减后,症状都会逐渐消失,但在治疗过程中仍需密切注意。赵平萍等(1991)报告用泼尼松口服治疗婴幼儿血管瘤253例,有效率达80%,无一例有后遗症或复发。其治疗方法是泼尼松按每次4mg/kg计算,但总量不得超过50mg,隔天1次,晨起顿服,共服8周,以后每周减量1/2,一直减到每次总量5mg为止,每个疗程为10～11周。如需要第2、第3疗程者,每疗程之间可以间隔4～6周。如经2个疗程治疗后无效,则应改用其他疗法。治愈后应继续巩固1个疗程。

如面部血管瘤导致面部畸形或影响视力等,可以行激素局部注射治疗。取曲安奈德混合剂、地塞米松水剂,按5:1的比例配制混匀,直接呈扇形注入瘤体内,以呈微白色为度,并使药液在瘤体内均匀分布。一般一次注射量为1～5ml,30～45天后再注射一次,共注射2～3次。局部注射治疗要注意防止肾上腺抑制、减缓小儿体重增长及局部并发症(萎缩、坏死等)的发生。

据多数文献报道,全身或局部应用激素治疗后,其效果30%明显,40%不明确,30%没有变化。对Kasabach-Merritt综合征疗效更低。

激素如何加速血管瘤退化的机制仍不清楚。目前有两种学说:一种认为,有实验证实在肾上腺功能不全时醋酸可的松可引起血管收缩，增殖期血管瘤的管道及血窦对激素敏感，血管易收缩而使瘤体毛细血管收缩；另一种认为，激素调节控制内皮细胞增殖状态，即在肝素和肝素片段存在下，激素具有抑制血管形成的作用。血管瘤组织 17β-雌二醇特异性受体增加，低或高剂量醋酸可的松能抑制雌激素与血管瘤组织结合，对泼尼松治疗有效的血管瘤患儿在治疗期血清雌二醇水平明显升高，这些事实均支持第二种学说。

四、干扰素治疗

内脏（如肝脏）的大血管瘤或广泛的皮下血管瘤常引起 Kasabach-Merritt 综合征（主要表现为血小板减少），或发生充血性心力衰竭，所以有人将这种血管瘤称为致命性血管瘤，其死亡率可高达54%，并只有约 30% 的患者对激素治疗有效。为此，1992 年有学者开始试用 α-2a 干扰素，并发现大部分对激素无效的致命性血管瘤患者对 α-2a 干扰素有效。其治疗方法是：重组 α-2a 干扰素，第 1周按 100 万 u/m^2，皮下注射一天 1 次，1 周后增至 300 万 u/m^2，皮下注射一天 1 次，待瘤体缩小至治疗前的 1/3 时，即可停药，此时停药不易产生血小板减少症。大剂量长时间用药是治疗的关键，一般治疗期为 5～11 个月。干扰素治疗的并发症有发热、白细胞减少、转氨酶升高等。其治疗机制不太清楚，有实验证明，干扰素在体外能抑制内皮细胞移行及增殖，在活体内能抑制血管形成，被认为具有类似血管形成抑制因子的作用，可能具有抑制血管源性激活物的作用，如通过抑制特殊生长因子减少内皮细胞、平滑肌细胞或成纤维细胞内的胶原产物，或促进内皮细胞生成或释放前列环素，还可能具有减少内皮细胞对血小板的黏附和捕获作用。

五、平阳霉素局部注射治疗

国内学者用平阳霉素作血管瘤组织的局部注射，取得了较满意的疗效。其治疗方法是：取平阳霉素 10mg，用 0.5% 普鲁卡因溶液 3～5ml 溶解备用。小面积血管瘤直接用皮试针头刺入注药，以注射后血管瘤变苍白和肿胀为佳。大面积血管瘤分点注入，每次注射量不超过 10mg。注射一次未能消退者每隔 7 天重复一次，总量不超过 50mg。瘤内注射平阳霉素可迅速抑制内皮细胞增生，促使血管瘤消退，但应注意平阳霉素可能引起肺纤维化的问题。

六、激光治疗

有学者用氩激光治疗皮肤血管瘤。氩激光的优点是有选择性，其蓝绿光能被瘤内和正常真皮内的血管腔红细胞吸收，吸收的光能量转化为热能，损伤或凝固血管，凝固的深度局限在 1mm。皮肤表面冷敷后再行激光照射可减轻皮肤损害，并可延长照射时间，其凝固深度可达 3.5mm。但该方法可造成真皮损伤，引起血管瘤表面溃疡，最后形成瘢痕，因此目前并不主张用氩激光治疗皮肤血管瘤。

七、放射治疗

人们曾用放射疗法（放疗）治疗血管瘤获得良好疗效，放射治疗在 20 世纪 30 年代达到全盛期，但随访以后发现，放疗容易造成继发性皮肤改变如萎缩、挛缩、色素沉着、血管扩张等，影响美容，并影响骨骼的生长发育。随访小剂量放疗 20～30 年后的病例发现有肉瘤发生，也有面颈部血管瘤放疗后产生甲状腺癌、甲状旁腺功能低下、腮腺瘤、乳房发育不良、颈内动脉闭塞等的病例。因此，目前应用放疗更加慎重。放射治疗应用最多的是放射性核素 ^{32}P，有瘤体注射和贴敷 2 种方法。

八、硬化剂注射治疗

硬化剂注射分瘤腔内注射和瘤体间质注射两种。瘤腔内注射是利用刺激性液体破坏血管内皮细胞及血液中的有形成分，形成栓塞，以闭塞瘤腔，常用的硬化剂有鱼肝油酸钠、明矾、高渗盐水、乙醇、消痔灵等。此法因闭塞血管，易造成局部皮肤坏死，形成溃疡，故适用于深部血管瘤的治疗，以阻止血管瘤的进一步发展。瘤体间质注射是将硬化剂注射于瘤体间质或周边的组织间隙内，以诱发血管内膜炎，导致血栓形成、纤维组织增生、管腔闭塞，最终使血管瘤萎缩减小。此法宜采取多点少量注射，注射部位不宜过浅，以免发生皮肤坏死。

九、栓塞硬化联合激素治疗

其治疗方法是：压迫瘤体周围并向一侧推移瘤体，以减缓瘤体内的血液回流速度。在瘤体中心穿刺，回抽见血后分次缓慢注射无水乙醇，每次 0.2～0.3ml，总量不超过 1mg/kg。如见回抽液中富含凝血颗粒（提示瘤体回流静脉大部分栓塞），随即注入含复方倍他米松注射液（得宝松）的硬化剂（在 5ml 聚桂醇中加入 1ml 得宝松，混匀）。治疗过程中注意观察患儿氧饱和度的变化。

十、普萘洛尔治疗

巨大或多发性血管瘤，或累及重要器官的血管瘤，或位于腮腺、乳房区、会阴区及面部五官而影响容貌的血管瘤，宜选择单纯口服普萘洛尔，或口服低剂量普萘洛尔联合间质注射或栓塞硬化注射的治疗方法。治疗前应通过病史、体格检查及 MRI 明确血管瘤的诊断。

1 单纯口服普萘洛尔 治疗前根据病史、体格检查及 MRI 明确血管瘤的诊断，排除先天性心脏病和哮喘。初始时给予普萘洛尔每天 0.5～1mg/kg，分 2 次口服，治疗有效（一般儿童 6 个月左右）或效果明显时，即维持初始治疗剂量不变，连续服用 15～18 个月。每隔 1～3 个月复查血糖、血钾、肝功能及甲状腺功能指标。

2 口服低剂量普萘洛尔联合间质注射或栓塞硬化注射 先给予普萘洛尔每天 0.5～1mg/kg，分 2 次口服，然后在 1～2 天内进行注射治疗：①激素联合甲氨蝶呤注射。依据病灶的大小、范围，配制得宝松与甲氨蝶呤混合注射液，直接穿刺到血管瘤间质内，回抽无血后注入瘤体内。②栓塞硬化联合激素注射。先压迫瘤体周围并向一侧推移瘤体，以减缓瘤体内血液回流速度，然后在瘤体中心穿刺，回抽见血后分次缓慢注射无水乙醇，每次 0.2～0.3ml，见回抽液中富有凝血颗粒（提示瘤体回流静脉大部分栓塞）时，随即注入含得宝松的硬化剂（5ml 聚桂醇加得宝松 1ml，混匀）。治疗过程中注意观察患儿氧饱和度变化。注射治疗一次后继续口服普萘洛尔，每隔 1～3 个月复查血糖、血钾、肝功能及甲状腺功能指标。随儿童长大及体重增加，按每天 1mg/kg 调整剂量，治疗有效（一般 6 个月左右）后即维持治疗剂量不变，连续服用 15～18 个月。

大部分患儿治疗后第 1 天瘤体即开始缩小，治疗 1 周左右缩小明显。治疗时注意监测患儿的血压、心率、血糖、甲状腺功能等。

口服低剂量普萘洛尔联合间质注射或栓塞硬化注射不仅能早期迅速安全地控制血管瘤的快速生长并加速消退，而且减少了普萘洛尔的使用剂量，副作用明显减少，治疗后能获得医患均满意的效果。

十一、手术治疗

由于大部分血管瘤能自然消退，而手术治疗往往有麻醉、出血、局部组织缺损及手术瘢痕等问题,因此,国内外学者逐渐趋向于严格选择手术适应证。对不同年龄的患儿应选择不同的治疗手段。在婴幼儿期,一般不进行手术治疗,若药物治疗无效,血管瘤威胁生命或损害视力时,可以切除皮肤病变。学龄前,考虑患儿已能意识到面部血管瘤造成的畸形等社会心理因素,可以进行手术,手术主要是矫正局部形态,即切除血管瘤退化后的富余皮肤组织,术中注意皮纹方向,不要切除过多造成继发畸形。如血管瘤消退完全,可以切除多余的纤维脂肪组织。由于血管瘤的自然消退过程在 9 岁时基本完成,因此等到学龄儿童及青少年(8～12 岁)血管瘤退化完全时是局部整形的最佳时期。血管瘤自然消退后,有的皮肤基本正常,有的皮肤有局部萎缩及小区域毛细血管扩张,还有溃疡后产生的色素减退性瘢痕,也有皮肤组织富余呈松垂状。切除多余的皮肤组织或瘢痕,多可直接缝合。如有皮肤缺损,以扩张周围正常皮肤修复缺损最为合适。

第五节　先天性血管瘤

先天性血管瘤(congenital hemangioma, CH)是婴幼儿时期发生的一种少见的血管瘤,临床上容易与婴幼儿血管瘤及血管畸形混淆,但两者的治疗方法有明显的不同。先天性血管瘤的特点是在出生时瘤体就已发育完全,根据肿瘤在出生后的发展情况分为迅速消退型先天性血管瘤(rapidly involuting congenital hemangioma, RICH)和非消退型先天性血管瘤(non-involuting congenital hemangioma, NICH)两种类型。后者表现为局部温度高,血流丰富快速,有发展为动静脉畸形的可能,需要特别引起重视。

先天性血管瘤的发生机制尚未明确,大多是单发,好发于头颈部和四肢,没有明显的性别差异。

一、临床表现

一般表现为直径 5～6cm 的椭圆形斑块或肿物,个别病例可出现巨大肿物。瘤体轻微突起,其表面皮肤呈典型的苍白色,其上可见许多紫色的粗糙扩张的毛细血管,呈花斑样改变,瘤体的温度较周围高。部分瘤体周围可见明显的引流血管。NICH 病例瘤体不会消退,并且通常随着机体的生长而成比例生长。在极个别病例,瘤体可以扩大,在青春期出现结节性增长。

有报道先天性血管瘤患儿可以同时并发其他类型的血管瘤, 如绒毛膜血管瘤和婴幼儿血管瘤,但其自然病程不受影响。先天性血管瘤也可能并发心脏负荷超载和血小板减少,由心脏负荷超载引起的心力衰竭患者需要堵塞分流支血管。

二、影像学检查

先天性血管瘤可以被 X 线、超声多普勒及彩色超声多普勒、血管造影和磁共振(MRI)检查发现。由于 MRI 检查最有意义,故广泛应用于临床。

MRI 检查可显示瘤体的结构、大小,瘤内间隔的组织成分,以及周围解剖结构的累及情况。NICH 和 RICH 的 MRI 表现相似,T2 加权像较 T1 像更有意义。在 T2 加权像上表现为扩张的静脉或毛细血管团,质地均匀,界限清楚,呈现低密度信号区,低于脂肪组织但高于骨骼,大多数病例中瘤体密度信号高于脑组织,少数可以低于脑组织。瘤体小叶内存在脂肪条索。在累及头部的病变中,可以看到颅骨被轻微压缩。基于 MRI 检查,还可以将 NICH 与动静脉畸形加以区别:NICH 虽然存在快速血流和快速充盈,但却没有动静脉畸形的典型性静脉混浊表现。

一般先天性血管瘤活检或者手术切除时不会有失血过多的情况,因此不必常规性地行血管造影检查。

三、病理学检查

NICH 病变组织在光镜下表现为真皮层血管增生(图 30-1),增生的血管被胶原纤维包绕形成血管小叶,小叶结构松散,形状不规则,多为圆形或弯曲形,小叶中可见明显的引流血管。小叶毛细血管管腔比正常的毛细血管大,管壁薄,缺少弹性纤维。管壁内皮细胞较少,血管内皮细胞胞核突向管腔内侧,内皮细胞的胞浆较少,细胞核呈典型的大头钉状(图 30-2),血管基底膜较薄,呈玻璃样变,可为单层或多层,皮下组织较少。

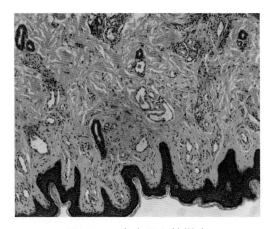

图 30-1 真皮层血管增生

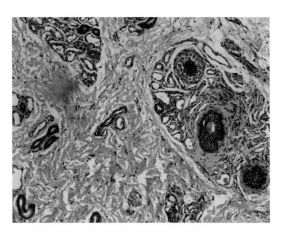

图 30-2 细胞核呈典型的大头钉状

四、治疗

治疗前常规进行 MRI 检查,以确定瘤体的范围及浸润层次。依据不同的部位、层次、大小,采用不同的治疗方法:①手术切除。适用于范围较小,瘤体与周围正常组织界限清楚,瘤体完全切除后创面能够直接缝合或局部皮瓣修复者。②栓塞硬化注射联合手术切除。对瘤体范围较大,界限不太清楚者,于栓塞硬化注射治疗后 5~7 天进行瘤体手术切除,局部皮瓣修复创面。

目前治疗先天性血管瘤的难点在于确诊并区分其类型。可以结合临床表现和各种实验室检查来判断,一旦确诊,即可采取相应的治疗措施。

对 NICH 病例,手术治疗是效果最确切的方法。对于部分较局限、血流不丰富的瘤体,可以直接切除,切除后创面可以直接缝合或皮瓣转移覆盖。手术切除后大多数未见复发和色素残留,效果最满意。

但是一部分先天性血管瘤由于瘤体较大,血流较丰富,存在动静脉瘘,周围引流、滋养血管较多,并且有发展为蔓状血管瘤的倾向,直接切除将将面临以下风险:①直接切除后,动静脉瘘加重,瘤体复发;②血供丰富,直接切除可能出现失血过多;③瘤体巨大,直接切除后导致缺损过大等。所以对这些病例应采取综合治疗:一期栓塞畸形血管,待瘤体局限、周围引流血管栓塞后进行二期手术切除病灶。一期栓塞畸形血管采用"无水乙醇+甲氨蝶呤+鱼肝油酸钠"作为栓塞硬化剂,通过直接注射到瘤体畸形血管内,引起血管腔损伤,诱发腔内血栓形成,栓塞全部或部分畸形血管,使病灶缩小。治疗后间隔1～3周行二期手术切除。栓塞硬化治疗前需根据MRI检查评估瘤体的大小、类型及其与周围组织结构的关系,确定进针点和估计药物使用剂量。治疗时要求将药物注入畸形血管腔内,如果瘤体血流量过大要结扎止血带,以减慢瘤体内血液回流的速度,有利于血栓形成,同时降低栓塞剂随血流流失及出现并发症的可能。在四肢等末梢部位应用栓塞治疗时要特别注意预防硬化剂栓塞指(趾)供血血管,导致指(趾)坏死等并发症。

对RICH病例只需观察,不需要治疗,否则易造成局部组织缺损。

第六节 血管畸形的诊断

一、低流量型血管畸形

(一)毛细血管小静脉畸形

1 葡萄酒色斑(port-wine stains,PWS) 又称鲜红斑痣,由真皮内扩张的毛细血管网构成。发病率为0.3%,无性别差异。通常出生时即可见边缘不规则的平坦红色斑,部分红斑被新生儿出生时的红润肤色所掩盖,或因新生儿贫血而不被发现。红斑可以发生在全身任何部位,但以面颈部多见,占75%～80%,多以单侧并以右侧为多见。面部的PWS中,45%局限在三叉神经的一个感觉分支支配区域,55%累及两个分支的分布区域,超过中线或双侧并呈。黏膜部位的病灶往往与面部斑痣延伸相连。躯干或四肢的PWS呈弥漫性散在分布,部分病例与面部斑痣同时存在。

PWS的面积随年龄增大而相应扩大。其颜色早期为粉红色或红色,在小儿哭闹、发热、于温暖环境时颜色加深。随着年龄的增长,其色泽也发生变化,到青少年可呈深红色,到中年呈紫色。皮肤可逐渐出现增厚和结节,同时可伴有软组织和骨骼的过度发育。

PWS的镜下组织学特点是在真皮的乳头层和网状浅层存在大量扩张的毛细血管和小静脉样大小血管,管壁薄,衬以扁平、成熟的正常生长周期的内皮细胞。畸形毛细血管的平均深度在真皮乳头下(0.46±0.17)mm。随着年龄的增大,虽畸形血管的数目和平均深度增加不明显,但血管的平均密度和面积却明显增加,管腔内含有的红细胞数量也明显增加。用过氧化酶免疫染色技术发现,PWS的血管周围神经密度减少,推测PWS是由于缺乏神经支配而影响血管张力,导致进行性血管扩张,引起斑痣颜色加深。

2 新生儿焰红痣(nevus flammeus neonatorum) 表现为边缘不规则的粉红色斑,压之退色,哭闹时明显,好发于颈项部和眉间。本病常容易与PWS混淆,要注意鉴别。其发病率较高,23.4%～40.3%的新生儿可出现焰红痣。大多数红斑在2～3岁内,特别是1岁内会自然消失。细胞学检查未发现明显的皮肤血管扩张。本病女婴较男婴多见,因而认为可能是能调节血管舒缩状态的激素影响特殊解剖区域的皮肤或真皮的微循环状态所致。

(二)毛细血管扩张症

1 泛发性特发性毛细血管扩张症(generalized essential telangiectasia) 大多于成年期逐渐出现,女性多见。表现为全身性,或在肢体及躯干较广泛区域发生分散或融合的毛细血管扩张,不伴有出血倾向,不伴有其他皮肤损害及全身性疾病。皮损以小腿处多见,向上波及大腿、腹部、臀部、躯干、上肢或沿皮神经方向分布,但头皮、掌跖、生殖器区常不受累。皮损以毛细血管扩张为主,伴有静脉扩张,扩张的血管可融合成小的血管斑痣,无自觉症状。皮损长期存在,病程缓慢。病理上表现为真皮上部血管扩张,血管壁仅由内皮构成,内皮细胞中碱性磷酸酶活性消失。

2 先天性毛细血管扩张性大理石样皮(cutis marmorata telangiectatica congenita, CMTC) 又称 von Lohuizen 综合征、泛发性先天性静脉扩张症(generalized congenital phlebectasia),包括广泛的网状大理石样皮、静脉淤滞和蜘蛛痣样毛细血管扩张。患者在出生时即有广泛的或节段性的青紫灰色网状大理石样皮、蜘蛛痣样毛细血管扩张和静脉扩张,可以在病损皮肤上形成溃疡。病损可发生于局部,也可呈节段性或泛发性,但躯干和四肢的病损较面部和头皮多见。女性多于男性。本病一般不伴有其他方面的异常。随着年龄的增长,症状逐渐好转,身体和智力发育均不受影响,有正常人的寿命。

3 遗传性出血性毛细血管扩张症(hereditary hemorrhagic telangiectasia) 又称 Rendu-Osler-Weber 综合征,系常染色体显性遗传。表现为皮肤、黏膜及内脏器官的多发性毛细血管扩张,以及由于扩张的毛细血管破裂而引起的反复发作的出血,以鼻出血最多见,消化道出血次之。皮损表现为很多扩张的纤细的小毛细血管,出血中心是针头大小的红点,向周围伸出扩张的小血管,颇似蜘蛛状,呈小簇状或弥漫性散布。身体任何部位的皮肤或黏膜都可以发生毛细血管扩张,具有特征性的是唇红缘簇状毛细血管扩张,同时可累及肝、脾、肺、胃等内脏器官。约95%的患者在面部、口腔、鼻咽部或上肢有明显的毛细血管扩张。反复的鼻出血为最初的症状,内脏出血包括胃肠道出血、阴道出血、尿血、咯血、黄斑区出血、颅内出血。雌激素治疗能减少出血倾向。病理上表现为小动脉及毛细血管扩张,管壁变薄,没有平滑肌和结缔组织外膜,管壁扩张形成气球状,易损伤和破裂出血。

4 共济失调-毛细血管扩张症(ataxia telangiectasia) 又称 Louis-Bar 综合征,包括小脑的共济失调、眼及皮肤的毛细血管扩张和肺窦感染,为常染色体隐性遗传。大约于3岁时出现毛细血管扩张,多发生在眼结合膜的暴露部位,皮肤上的毛细血管扩张主要发生在面部两颊、眼睑、耳郭、颈部、肘和膝的屈侧面等处。共济失调表现在婴儿开始走路时步态笨拙不稳,到10岁后加重,出现手足徐动、舞蹈症及眼球假性瘫痪,同时可伴有眼球震颤、语音不清、白发、早衰等。病程中反复出现呼吸道感染,可因肺部感染而死亡。

5 蜘蛛痣(spider telangiectasia) 蜘蛛痣多见于妊娠和肝硬化者,也可发生于健康人,好发于面部和上胸部。皮损中心为略高起的鲜红色小点,向周围放射出扩张的毛细血管,形态颇似蜘蛛。在中央小点处加压,皮损可以完全消失。解除压力,扩张的毛细血管又复充盈。妊娠期出现蜘蛛痣被认为是激素调节真皮血管的舒缩状态。可用点烧灼、激光凝固法或激光光纤治疗蜘蛛痣,但如果异常血管未完全消除就易复发。

（三）血管角化过度

血管角化过度(hyper keratotic vascular stain)表现为凹凸不平的疣状物,以往称为血管角皮瘤(angiokeratoma)。根据组织病理学特点可以分为出生时即可见的侵及真皮和皮下组织的毛细血管淋巴管畸形和出生后出现的只侵及真皮乳头层的血管角皮瘤。

1 毛细血管淋巴管畸形 以往称之为增殖型焰色痣(hypertrophic nevus flammeus)、疣状血管瘤(verrucous hemangioma)、局限性淋巴管瘤(lymphangioma circumscriptum)、淋巴血管瘤(hemangiolymphangioma)。通常出生时即明显可见,开始为单发的蓝红色结节,边缘清楚,表面凹凸不平呈疣状,随年龄增长皮损慢慢扩大,无自愈趋势。组织学检查示病灶的真皮和皮下组织为扩张的毛细血管和静脉样血管,管壁缺乏弹性纤维,畸形的淋巴管成为较大的扩张腔道,部分腔内充满蛋白质性物质。表皮出现反应性过度角化和角化不全。

病灶由局灶性淋巴管畸形和真皮血管畸形混合组成，治疗时需广泛切除病灶，并深达筋膜，缺损可直接缝合或皮片移植修复。

2 血管角皮瘤（angiokeratomas） 基本皮损为直径 1～10mm 的暗红色或紫黑色丘疹。病灶发生在手和足部者称为肢端血管角皮瘤（angiokeratoma of mibelli），发生在外生殖器（阴囊）者称为阴囊血管角皮瘤（angiokeratoma of scrotum），发生在躯干和大腿者称为局限性血管角皮瘤（angiokeratoma circumscriptum）。

肢端血管角皮瘤好发于指（趾）背侧、膝和肘部，皮损表现为数个暗红色或紫黑色丘疹，表面角化过度或稍呈疣状，直径 2～8mm，中央可有血痂。为遗传性疾病，有家族史，通常在儿童期和青春期发病，常有冻疮反复发作和手足遇冷发绀的情况。以电灼或冷冻治疗效果较好。

阴囊血管角皮瘤表现为阴囊部的圆顶丘疹，早期呈鲜红色，质软，可压缩，一般不超过绿豆大小。后期变大，颜色加深，数量增多，角化明显。好发于 30 岁以上的中年人，常伴有精索静脉曲张。

局限性血管角皮瘤通常出生时即有，也可在儿童期或青春期发病。早期损害多为单个，偶为多个淡紫红色聚集性丘疹或充满血液的囊性结节，以后融合成一个或数个疣状斑块，可呈线状排列。皮损可随着年龄增长而增大或加多。皮损往往局限于腿部和足部一定范围内，也可位于躯干、臂部、臀部、腹部或阴部，单侧性。女性较男性多见。根据一些学者的描述，局限性血管角皮瘤也应属于毛细血管淋巴管畸形。

（四）静脉畸形

静脉畸形（venous malformations）即为传统分类中的海绵状血管瘤（cavernous hemangioma）和静脉血管瘤（venous angioma），是静脉异常发育产生的静脉畸形。

1 病理学 表现为从毛细血管到大腔穴不等的扩张血管腔窦，腔内壁衬以正常的扁平内皮细胞，内皮细胞下为一单层基底膜。大管腔壁平滑肌稀少，外膜纤维变性。静脉畸形通常以单一静脉结构存在，也可与其他血管结构混合形成毛细血管静脉畸形或淋巴管静脉畸形。

2 临床表现 静脉畸形的临床表现不一，从独立的皮肤静脉扩张或局部的海绵状肿块到累及多组织和器官的混合型。出生时即存在，大部分可以被发现，少部分在幼年或青少年时才被发现。头、颈、颌面为好发部位，四肢、躯干次之。其"瘤体"生长速度与身体生长基本同步，不会自行退化。发病无性别差异。覆盖在静脉畸形上的皮肤可以正常，如累及皮肤真皮层则呈蓝色或深蓝色。毛细血管静脉畸形表面的皮肤为深红色或紫色。淋巴管静脉畸形表现为皮肤淋巴小滤泡，常伴有过度角化。局部为柔软、压缩性、无搏动的包块，包块的大小可随体位改变或静脉回流的快慢而发生变化。如静脉畸形在面颈部者，在屏气或压迫颈浅静脉时充盈增大，小儿表现为哭闹或用力挣扎时膨大。静脉畸形在四肢者，肢体抬高时缩小，肢体低垂或上止血带时则充盈增大。有时可触知瘤体内的颗粒状静脉石。静脉血栓形成时表现为反复的局部疼痛和触痛，也可因血液淤滞于扩张的静脉腔内而造成消耗性凝血病。瘤体逐渐生长增大后，可引起沉重感和隐痛。

位于眼睑、口唇、舌、口底、咽壁等部位的瘤体，常引起局部肥厚变形，并可引起相应的视力、吞咽、语音、呼吸等功能障碍，侵及关节腔的瘤体可引起局部酸痛、屈伸异常。静脉畸形也可只侵犯肌肉而不侵入皮肤，其中侵犯咬肌最为常见。皮下静脉畸形可影响邻近的骨骼，在面部多数表现为骨骼变形及肥大，而在四肢者多数表现为骨骼脱钙和萎缩，淋巴管静脉畸形多表现为肥大和变形。

3 辅助检查 从病史及详细的体格检查可以确诊大部分静脉畸形，但对于不明确的病灶（特别是在深部组织内）和为下一步治疗提供治疗依据，可以行如下检查：

（1）瘤体穿刺。从瘤体中央处穿刺很容易抽到回血，可排除非血管性包块。笔者通过测定瘤腔压发现,瘤腔压为0.667~2.000kPa,以颈部最低。通过机械性压迫浅静脉回流观察瘤腔压变化,可以了解瘤体的营养和回流状态,压迫后瘤腔压快速上升,去除压迫后瘤腔压快速下降,提示回流静脉数量多或管径粗大,反之则提示回流静脉数量少或管径小。

（2）X线平片。可用于确定瘤体范围及骨质的变化,还可以确认静脉畸形腔内的钙化灶及静脉石。

（3）静脉造影。有经手背或足背浅静脉穿刺的肢体顺行静脉造影和瘤体直接穿刺造影两种方法。顺行静脉造影适合于四肢部位的静脉畸形,尤其是广泛多发性病例。静脉畸形的静脉造影特征为造影剂进入并潴留在与静脉沟通的异常血窦组织内,后者分隔为多腔,单发或多发,形态各异,可表现为：①团块状,边界清晰光整,瘤体外周常有完整的包膜;②团絮状,边界模糊不清,与瘤体内血栓机化、造影剂不能充分进入有关;③绒球状,瘤体边界毛糙如绒球;④串簇状,由多个点状扩张的血窦聚集成葡萄状。瘤体与主干静脉之间常以数条回流静脉沟通。但如瘤体过大或瘤体与静脉间的交通过细,顺行造影常不能充分显示整个瘤体,或造影剂不能进入瘤体而导致不显影,此时宜选用瘤体直接穿刺的造影法。

直接穿刺造影法可确定穿刺的瘤腔大小,特别是可以确认瘤体回流静脉与正常主干静脉的关系。笔者研究发现,瘤体的回流静脉有的开放,有的关闭,当开放的回流静脉被栓塞后,关闭的回流静脉则代偿性开放,所以造影显示的回流静脉实际上只是一部分开放的回流静脉。另外,大瘤体往往有多个瘤腔,而瘤腔间的交通有时不畅,所以要做瘤体多点穿刺造影,这样才能较真实地反映瘤体的大小及侵及的范围。

（4）CT或MRI。CT扫描可以显示瘤体的轮廓、组织成分,以及其与局部组织间的关系。由于静脉畸形内有丰富的血液及流动性,在MRI加权像下能清楚显示静脉畸形的范围及其与周围组织的关系,应作为检查首选方法,如用血管增强剂,则图像更加清晰。

（5）选择性动脉造影。可以显示瘤体的营养和回流血管,对是否存在动静脉瘘有帮助。由于是创伤性检查,可酌情考虑。

二、高流量型血管畸形

高流量型血管畸形（high flow vascular malformations）包括传统分类中的蔓状血管瘤（racemose hemangioma）、搏动性动脉瘤（pulsating angioma）、蜿蜒状动脉瘤（racemose aneurysm）、蔓状动脉瘤（cirsoid aneurysm）、吻合动脉瘤（aneurysm by anastomosis）。高流量型血管畸形可再分为：①动脉畸形（arterial malformation，AM），即动脉瘤、动脉扩张或缩窄;②动静脉瘘（arteriovenous fistulas，AVF），来自大动脉分支的局部动静脉吻合短路;③动静脉畸形（arteriovenous malformations，AVM），为极其丰富的小动静脉瘘,弥漫或局限分布在组织间。

动脉畸形和动静脉瘘属血管外科诊治范畴,这里主要介绍先天性动静脉畸形。动静脉畸形是由小动脉、小静脉和动静脉间的吻合支所构成。

（一）病理学

由于血压增高和血流加快,组织学难以确定异常血管是原发的血管畸形还是继发性改变。静脉可表现为动脉化,即内膜增厚,中层平滑肌增多,滋养血管扩张。而近端动脉因管壁纤维变性、中层变薄、弹力组织减弱而进行性扩张。壁薄的动脉和静脉破裂相通可以形成新的瘘管,这可能是在外伤或妊娠时动静脉畸形快速增大的原因。

先天性动静脉畸形为多发性,其动静脉瘘细小、数量多。由于高压、高阻力的动脉系统与低压、低阻力的静脉系统间的直接交通,高压的动脉血流通过动静脉瘘注入静脉,向心回流,使静脉压升高,周围血管阻力下降,中心动脉压亦随之下降,继发心脏扩大,心率加快,以维持有效的周围循环。患部静脉逐渐扩张,因瓣膜关闭功能异常而出现静脉高压的临床症状。瘘管近端动脉因血流量增加或血管壁结构缺陷而继发扩张成为扭曲状,静脉亦因内膜、中膜和外膜进行性纤维变性而扩张。

（二）临床表现

先天性动静脉畸形好发于头面部,其次是颈部的颈动脉分支附近,也可见于四肢。有报道颅内动静脉畸形的发生率是颅外动脉的 20 倍。

临床表现为皮下有搏动的呈曲张状态的如蚯蚓样聚集的不规则血管团块,肤色潮红,局部皮温升高,有震颤、搏动和压缩性,听诊可有持续性往复杂音。局部组织往往因血氧分压增高而过度发育引起增大肥厚。儿童期瘤体与局部同步发育生长并不引起注意,但有的瘤体在局部创伤、不完全手术切除或结扎、青春期或妊娠期可能发生快速增大。AVM 也可引起疼痛、溃疡出血、充血性心力衰竭或压迫重要组织结构。畸形位于头面部者,可自感搏动及自闻杂音,有头痛和耳鸣等症状,甚为烦恼和痛苦。畸形位于四肢部位者,肢体可因超常供血而过度发育,较对侧增长或肥大,近骨骼时更加显著。

（三）影像学检查

X 线平片可显示患肢骨骼增长、增粗,但骨小梁稀疏,骨质密度减低。前者是动脉血流加快,刺激骨质过度生长所致,后者则与骨髓腔内毛细血管扩张和血流加快造成的破骨细胞活跃有关,常见于骨骺闭合者。

动脉造影可显示动静脉瘘发生的部位、范围及分流量的大小,是本病主要的检查方法。其主要表现为:①动静脉增粗呈蜿蜒扭曲状,血流加快,可有不同程度的短路交通支。②动脉分支(灌注血管)增多、紊乱。③静脉早期显影征象,即动静脉可在同一张动脉影像片中出现。

动脉注射数字减影血管造影(IADSA)较动脉造影能更好地显示异常动脉和动静脉短路交通支的情况,但要考虑如下肢部位的多视野和肢体不自主移动造成的移动伪影。

MRI 能确定病变范围。

第七节　血管畸形的治疗

一、葡萄酒色斑

治疗葡萄酒色斑(PWS),既要去除红斑,又要保留皮肤的正常肤色和质地的美容效果——这既是患者的渴望,也是多年来许多学者的追求。以往的治疗方法较多,均有不同疗效,但难免出现并发症。如冷冻治疗易导致瘢痕增生或残留瘢痕,文身法也遇到染色不持久、色素沉着、病灶与正常皮肤交界处的色泽差异、针刺损伤后的血管样丘疹等并发症,放射治疗历史悠久,有 ^{90}Sr、^{32}P 敷贴和浅 X 线照射等方法,由于葡萄酒色斑不属于增殖的血管瘤,只有在较大放射剂量下才能对毛细血管产生有效损伤,同时会不可避免地损伤病灶周围的正常皮肤组织,产生放射性皮炎、皮肤瘢痕、病灶花斑等并发症,严重者可诱发皮肤恶性肿瘤,并可造成局部软组织或骨骼的发育障碍,目前已不主张使用。其他的疗法如电针凝固法、皮肤磨削、硬化剂注射等均疗效不佳。目前较为推荐的治疗方法有以下几种。

（一）激光治疗

不同激光作用于皮肤血管病变的原理是不同的。皮肤组织内含有大量水分、色素和血红蛋白，在激光照射组织的瞬间，组织损伤具有特异性。若照射时间长，组织产生的热损伤就是非特异性的。这是由于激光照射后产生的损伤与组织散热的时间有关，即与激光热能弥散到周围组织并冷却下来所需的时间有关。照射时间不同，靶部位热弥散的时间也不同。若连续增加激光功率密度击中靶组织，光能转变为热能，结果使组织汽化、炭化和凝固，对组织就不会产生选择性生物效应，而用瞬间、高功率的脉冲激光系击中靶组织，能量有选择地集中在靶组织部位，其产生的热效应只破坏靶组织。最早用于治疗 PWS 的激光是 CO_2 激光，其远红外光能被组织中的水分吸收而产生汽化作用，通过激光本身的热效应直接损伤病灶部位，病灶区域的毛细血管网和皮肤组织都产生损伤，极易产生瘢痕，效果不理想。Nd：YAG 激光也存在这种非选择性光热损伤作用。氩激光能连续输出蓝色光(488～514nm)，其最大的优点是有选择性，能被色素和血红蛋白吸收，被周围组织吸收较少，可以凝固血管从而产生血栓，且较少产生瘢痕。其凝固深度局限在 1mm，皮肤表面冷敷后再行激光照射，可以减轻皮肤损害，并可延长照射时间，凝固深度可达 3.5mm。因此使用氩激光照射血管病变区是通过色素等物质吸收光能量后所产生的热效应，而不是激光直接照射后所产生的热效应，局部正常皮肤组织结构如汗腺、皮脂腺不会有损伤，属选择性的光热作用。它对成人的紫红型 PWS 的疗效好，对小儿的粉红型 PWS(毛细血管灌注少)效果差。肥厚型 PWS 需多次反复治疗。脉冲染料激光为很短(340～500μs)的脉冲，光谱范围为 577～588nm，与血红蛋白的 β 吸收峰重叠，被血红蛋白吸收强，而被皮肤黑色素吸收少，由于脉冲周期大大短于靶血管吸收后残余光热向四周组织释放所需要的时间，大大减少了血管外组织的坏死和损伤，比其他激光有更好的选择性。对平压后能退色的 PWS 病灶效果好，对紫色、肥厚型 PWS 效果不理想。同样，由于选择性光热作用中周围组织也有少量的光吸收，可导致组织损伤产生色素沉着或脱失、轻度皮肤凹陷。

（二）光动力疗法

在适当的光敏剂存在下，生物体在分子氧的环境中都会受到可见光的损伤或破坏，这种光氧化反应称为光动力作用，是由入射光与光敏剂分子相互作用而引发的。通过生物的光动力作用损伤肿瘤或其他病理性增生组织而达到治疗目的的方法称为光动力疗法（photodynamic therapy，PDT）。以往 PDT 主要用于治疗浅表恶性肿瘤，其机制是全身静脉给予光敏剂 24～48 小时后，光敏剂在血供丰富、代谢旺盛的肿瘤组织细胞中高浓度蓄积，在光激发下产生自由基和活性氧物质，对光透射到一定深度的体表肿瘤微循环的内皮细胞及组织细胞产生损伤。

1990 年，Barskey 研究了经全身静脉给予光敏剂(Ⅱ)后早期(1～4 小时内)，用激光(450nm)照射鸡冠，证实了该疗法有高选择性损伤真皮内毛细血管网而不损害局部正常皮肤组织的作用。1992 年，顾瑛等也进行了光动力疗法的基础实验研究和临床应用，获得了较满意的疗效。其方法是：光敏剂(血卟啉衍生物)按 3.5～5.0mg/kg 静脉快速滴入或缓慢推注，15～60 分钟后用氩离子激光(488～514nm)或 KTP 激光(523nm)照射，照射功率密度为 50～100MW/cm，能量密度为 90～540J/cm，光斑直径 2～8cm。照光时周围正常皮肤和眼睛适当遮盖。治疗后避日光照射 1 个月。需 2 次以上治疗，每次需间隔 3 个月以上。此方法对粉红型 PWS 效果好，对紫红型和肥厚型 PWS 效果欠佳，需局部重复多次治疗，其原因可能是激光穿透深度较浅。

笔者在以往用非相干光(非激光)的红光与 PDT 结合治疗浅表肿瘤成功的基础上，研究光敏剂在血管组织中的分布速率，发现给药后 20 分钟内，光敏剂主要在血管腔内分布，给药 40 分钟以后，光敏剂在血管腔内分布有所减少，在组织间隙分布增加。为此，笔者用光能量较稳定的红光光疗仪结合 PDT 治疗 PWS，特别是对紫红型和肥厚型 PWS 照射部位的一次性消除获得了较满意的疗效。其方法是光敏剂 PSD-007 按 4～5mg/kg 静脉快速推注后，立即用 GLH 红光光疗仪照射，光谱波长 600～700nm，峰值波长 630nm，光功率密度 95MW/cm，工作距 5cm，光斑直径 5cm，能量密度 100～150J/cm（粉红型 PWS 用低能量）。一次治疗面积 40～50cm²，照光时间 30～40 分钟。照光区的红斑在第 1 天部分毛细血管栓塞呈紫黑色，第 2 天紫黑色加深且范围扩大，第 4 天照光区大部分呈紫黑色，第 7 天开始缓慢消退，治疗 3 周后紫黑色基本消退并脱去一层薄痂，局部皮肤呈淡粉红色。部分患者治疗部位出现一过性色素沉着，3～6 个月后全部自行消退，皮肤颜色恢复正常。大部分照光治疗部位一次性全部退色，对肥厚型 PWS 效果更佳。其可能的机制是在静脉注射光敏剂早期，即光敏剂在微血管内高浓度聚积但尚未或仅少量渗透到组织间隙内时，用光敏剂吸收高峰的波长光激发，对浅表毛细血管网产生光敏损伤，形成血栓闭塞毛细血管，对含极少光敏剂的血管间正常皮肤组织及深部血管组织不产生损伤作用或仅为可逆性损伤，既能达到消除 PWS 的目的，又不遗留局部瘢痕。由于非相干光的红光具有较好的穿透性，与 PDT 结合，能够有效损伤 PWS 的浅表畸形毛细血管，特别是对紫红型和肥厚型 PWS 有较好疗效。

（三）手术治疗

随着年龄的增长，PWS 可发生明显增厚，并呈结节状，其皮下软组织也可发生过度生长，此时选择手术切除病变，矫正局部软组织畸形是较好的办法。修复皮肤缺损可选用与受区肤色、质地较一致的供区，如耳后、锁骨上等的皮片移植。但由于皮片移植可能产生皮片收缩、色泽差异、植皮边缘瘢痕增殖等问题，可以考虑用真皮下血管网皮瓣或局部皮肤扩张法修复皮肤缺损。

二、海绵状静脉畸形

海绵状静脉畸形多呈渐进性向周围正常组织发展，造成局部组织或骨骼的增生及变形，不仅影响外观形态和功能，到后期还因侵及范围大、异常血流通道大而多、与正常静脉主干的交通通道增粗及数量增多，而增加治疗难度。因此，一旦确诊静脉畸形，宜尽早治疗，以消除异常腔道或控制其进一步发展。

治疗海绵状静脉畸形的方法包括非手术和手术两大类，可视畸形的范围、界限、部位合理选用，必要时各类方法相结合。以往的非手术方法如放射治疗，因其剂量较大常产生放射损伤等后遗症，一般不主张采用；目前的非手术方法包括硬化剂注射治疗（sclerotherapy）、栓塞硬化治疗，这些方法可以完全消除异常腔窦，或为手术切除作准备。手术方法包括单纯手术切除、硬化后手术切除及微波热凝后手术切除。

（一）非手术方法

1 硬化剂注射治疗 硬化剂注射治疗已有 100 多年的历史，因其简单、安全、并发症少、不产生组织缺损而应用广泛。常用的硬化剂有鱼肝油酸钠、明矾、高渗盐水、乙醇、消痣灵和 Ethibloc（欧洲应用）等。硬化剂注射治疗有瘤体间质内注射和瘤腔内注射两种方法。瘤体间质注射是将硬化剂注入瘤体间质或周边组织间隙内，以诱发血管内膜炎，导致血栓形成、纤维组织增生、管腔闭塞，使静脉畸形部位的组织萎缩减小。注射时应做到多点少量，但不可过浅，以免皮肤坏死。由于硬化剂主要在间质内，对畸形血管起间接作用，但畸形的腔窦一直存在血液流动，因而难以彻底消除，易复发。瘤腔内注射是通过注入快速或缓慢作用的刺激性液体，刺激血管痉挛，损伤血管内皮细胞及血液中的有形成分，导致腔窦内血栓形成，其后血栓机化并缓慢吸收，可致静脉畸形消失。其注射方法主要是直接穿刺于腔窦内，回抽有血液后再注射。上述两种方法注射后，用弹力绷带加压包扎 2～3 天，以使药物集聚，防止外流散失，而充分发挥作用。注射后有局部疼痛，偶尔有体温一过性升高等轻度全身反应。

2 栓塞硬化治疗（embolization and sclerotherapy） 由于畸形静脉具有相当丰富的营养和回流静脉，单独使用作用缓慢的硬化剂（如明矾、鱼肝油酸钠等），虽有损伤作用时间长的特点，但不能使血管立刻产生强烈痉挛，大部分硬化剂易流失，不仅使全身毒性增加，而且局部疗效也不肯定，易导致复发，而单独用作用快速的硬化剂（如无水乙醇）能使血管产生强烈痉挛并损伤血管内膜，迅速形成血栓，具有安全、快速但不持久的特点。为此，笔者等在分次注射无水乙醇逐个栓塞静脉畸形的回流静脉的同时作瘤腔内压监测研究的基础上提出，先用少量无水乙醇快速分次注射，以逐渐栓塞静脉畸形的回流静脉，再注入作用持久的硬化剂（如10%明矾液、鱼肝油酸钠、聚桂醇等），使腔窦硬化确实，不易复发。

（1）治疗机制：快速注射少量无水乙醇能使高浓度集中的乙醇流至开放的回流静脉处，迅速致其痉挛，同时产生血栓。由于瘤体的回流静脉处于部分开放、部分关闭的状态，开放的回流静脉栓塞后，关闭的回流静脉就会产生代偿性开放，再次注射无水乙醇又将其栓塞，又有新的回流静脉产生代偿性开放，最后将所有的回流静脉栓塞后，注入的硬化剂能在局部发挥持久而有效的作用。

（2）操作方法：瘤体位于四肢者，在其近心侧缚橡皮管或气囊止血带，压迫体表浅静脉以减缓回流。位于头、颈者，于颈下部缚橡皮管止血带压迫颈浅静脉，以瘤体充盈不影响呼吸为度，持续时间不超过5分钟。位于躯干者，令患者增加胸腔压或腹压，或压迫瘤体四周。在充盈的瘤体中央部穿刺，回抽见血后快速推注无水乙醇，推注压为13.3～26.7kPa，每次注射0.5～1.5ml，间隔2～5分钟进行下一次注射。待出现回流静脉完全栓塞指征（回抽液含丰富凝血颗粒，瘤体张力较大、界限较清楚）时，注入聚桂醇等硬化剂2～10ml（依瘤体大小而定），此时回抽液为较清亮的硬化剂液，瘤体较硬。小范围的静脉畸形一针即可将整个瘤体栓塞硬化，较大范围的静脉畸形往往有多个瘤腔，在硬化的瘤腔旁往往还有压缩性软包块，穿刺见回血后以同法将其栓塞硬化。治疗时应尽可能将瘤体一次性栓塞硬化，因为栓塞硬化一个瘤腔后，会不可避免地损伤邻近瘤腔的血管内膜，使邻近的瘤腔更易于栓塞硬化，并能消除残留静脉畸形的复发隐患，提高疗效。但当瘤体侵及较大范围的组织器官或四肢大部分截面（特别是侵及主干静脉）时，一次性栓塞硬化整个瘤体可造成组织器官缺血甚至坏死，或导致肢体静脉回流障碍，这种情况应分次治疗，每次间隔3个月至半年，待再血管化过程完成。治疗完毕后，压迫穿刺点片刻再暴露，局部制动3天，使患部较心脏位置高，以便使肿胀消退。

（3）并发症：如瘤体侵及皮肤或皮下，可产生水泡和皮肤坏死，必要时可在栓塞硬化治疗后7～10天内行手术清除栓塞瘤体，封闭创面。如深部瘤体侵犯肌肉，治疗后可产生短暂性肌肉痛和肌肉僵硬，1个月后可逐渐恢复正常。如有神经穿过瘤体，多为可逆性损伤。尚未发现肺等重要脏器栓塞的并发症，但这种危险性确实存在，不可掉以轻心。减缓静脉回流是提高疗效、减少并发症的重要措施，在瘤体回流静脉较粗大或躯干部瘤体难以减缓静脉回流速度时，可先用铜针插入瘤体基底和周围，使部分回流静脉血栓形成，约7天后再行栓塞硬化，以避免远离瘤体的正常血管栓塞或导致栓塞剂大量流失到全身，来减少并发症，提高疗效。

（二）手术方法

1 手术切除 静脉畸形有丰富的腔窦及周围血管，除了部分界限较清楚的局限性异常扩张瘤体较容易手术切除外，大多数瘤体为弥漫性，界限不清，畸形血管侵入正常组织内，难以彻底切除。另外，手术切除对局部组织的功能和形态影响较大，创伤大、出血多。由于手术切除不彻底，往往术后半年就复发。因此，要选择好手术适应证，做好必要的术前准备，特别是对术中出血的控制、瘤体切除及创面修复做充分的准备。

手术原则是在保存基本功能的前提下,尽量切除一切病变组织。手术宜在瘤体边缘正常组织处进入,仔细分离,保护神经、血管、肌腱等重要组织结构,作完整的切除。畸形组织切除后,对一些重要组织内的散在病灶,可在手术显微镜下进行电凝处理,以达到破坏瘤体、减少复发、改善组织功能的目的。静脉畸形侵及骨组织或小面积局限的病灶可予旷置,但骨表面宜留有一些软组织,便于止血。

对于局部血管异常扩张,瘤体界限较清楚,侵及范围局限,未广泛侵及深部重要组织器官的静脉畸形,可以在用止血带的情况下将其完整切除。

对于弥漫性、界限不清、广泛侵及周围组织的静脉畸形,术前必须有充分的估计和准备。可先进行一些手术,使瘤体缩小,如结扎瘤体四周可见的输入血管、贯穿褥式缝合结扎,或分期切除小范围瘤体。要做大范围切除时,术前应做好输血准备,手术时可以采取控制性低血压麻醉,头面部手术可行颈外动脉结扎,四肢手术应使用止血带。

2 铜针留置术　王大玫等发现向瘤体内插入铜针对血管畸形有较好疗效。他们将铜针插入静脉内留置 48 小时后,见局部形成血栓,距针周 1cm 半径范围以内的组织呈明显的炎症反应,其他部分无异常。

(1)治疗机制:铜针表面带有正电荷,血管内血液中血小板、白细胞、红细胞等表面均带有负电荷,铜针穿入瘤腔后,改变了正常血窦和血管内的负电位,血细胞纤维素贴于管壁而释放导致血液凝固的各种因子,将血液中的固体成分凝集于铜针周围形成凝血块,诱发血管内膜炎,导致血栓形成,其后血管变性、机化,血管壁呈玻璃样变,血管结构渐被吸收而消失。

(2)操作方法:选工业用直径 1~3mm 铜针,截成 3~7cm 的长度,将一头磨尖,另一端弯成圆形,用细砂纸将外膜擦净,使纯铜外露,高压灭菌后浸于 75% 乙醇内备用。使用前用细砂纸擦亮后露出纯铜,在局部麻醉下,用与铜针直径相似的注射针头在瘤体外缘的正常皮肤处刺孔,将铜针由刺孔处刺入,直达血窦(针刺入血窦有空虚感),每隔 1~2cm 刺入一针,针的另一端外露留置于皮肤上。针刺时注意不要伤及主要血管神经。对于较大的瘤体,可以在针的外端通以 4.5~6V 的直流电,持续 15~30 分钟后拔针。铜针一般留置 3~7 天,待局部水肿渐消,针已松动,并有灰白色血栓样坏死物自针孔周围溢出时即可拔除,拔除铜针后应尽量将针孔周围的血栓样坏死物挤出,以后每天局部换药,将针孔处的结痂去除。一般铜针留置 6 小时即开始出现轻度炎症反应,24~72 小时内出现局部肿胀、发热(38.5℃左右)、压痛明显,72 小时后水肿减轻。拔针后 1 周左右疼痛消失,肿胀迅速消退,局部可有瘙痒。

铜针留置术具有痛苦小、方法简单、对外貌及功能影响小的特点,有一定的疗效。但由于只有针刺到的血管才发生血栓,因此对大范围弥漫性的静脉畸形,特别是营养和回流血管丰富时,难免有"漏网"者,这些残留的异常血管常成为静脉畸形复发的"基地"。为了防止复发,笔者在铜针治疗后,且局部炎症反应基本消退(7~10 天)后再进行栓塞硬化治疗,使疗效更加确实、安全。

3 微波热凝后手术切除　巨大的静脉畸形瘤体,特别是颌面部瘤体血供丰富,手术切除时易发生难以控制的大出血。为了避免术中大出血,在切除瘤体前可在瘤体内插入微波天线针,使其温度达到 43℃以上,即可导致血液凝结,瘤组织迅速缩小,瘤体变实、变硬,组织呈灰白色,针孔处呈焦褐色,并有烟雾状的气体出现,局部温度最高时可达 100℃以上。

(1)微波热凝装置:使用 WBL4 型 2450MHz 血管瘤专用微波治疗机,最大输出功率为 200W。辐射器可用单根或四根天线针,一般针距为 1.2~1.5cm,通电后即能对局部加温,使瘤体内血液凝固。单根针的输出功率为 20~80W,持续通电 0.5~2 分钟,多根针的输出功率为 80~200W,持续通电 0.5~3 分钟。Ⅰ型天线针长 3.1cm,直径 1mm,主要用于病变范围大、皮瓣可翻开的病例。Ⅱ型天线针长 2.5cm,直径 1mm。Ⅲ型天线针长 1.5cm,直径 1mm,主要用于病变范围小和唇、睑、鼻、耳等部位的瘤体。

（2）操作方法：切开后,手术翻瓣,暴露瘤体,如遇有重要组织(如神经)等,将之游离,以免损伤。将微波天线针插入瘤体内,可并排插入 2 根,针距 1.2cm,每根功率 20W。插入天线针时可见血液外溢,加压止血。当天线针放置时间达 1 分钟以上时,热凝出现,瘤体随之缩小,并见针孔处针呈焦黑色,瘤体发白变硬,即可关闭机器,取出天线针,进行手术切除瘤体。当手术进行至邻接区域,可继续在瘤体内置入 2 根天线针作热凝,使瘤体缩小,以利于手术切除和止血。手术完毕后清洗伤口,作必要的结扎,填入明胶海绵,置入引流器,分层缝合,加压包扎。

治疗中应注意尽可能避免天线针破坏皮肤,插入时避开神经等重要组织,不宜插入过深。较大面积的畸形,需进一步整复。

4 栓塞硬化后手术切除 大范围切除时,为了减少出血,减轻对功能和形态的影响,减少畸形血管残留引起的复发,笔者采用先栓塞硬化瘤体再进行手术切除的方法,获得了良好疗效。对于中小范围的静脉畸形,在瘤体中央部栓塞硬化后,还要将侵及周围正常组织的瘤体营养血管和回流静脉也予以栓塞,这样只需将瘤体中央部切除即可,不必切除瘤体周边组织,手术创伤小,术中出血少,而且消除了术后复发的隐患。一般在栓塞硬化治疗后 7～10 天进行手术,也可在 3～6 个月内进行。

三、蔓状动静脉畸形

蔓状动静脉畸形在处理上较棘手,治疗效果差,往往在出现反复出血、疼痛、胀痛、缺血性溃疡或充血性心力衰竭等并发症时才考虑手术治疗。单纯手术切除往往因残留病变血管而复发,甚至加重。近端营养血管结扎术是一个古老的外科处理手段,通过长期随访观察研究的结果,目前认为这实际上是一种危害性处理方法,特别是对面颈部动静脉畸形。其原因是,结扎近端的动脉,可造成其远端分支血压下降,引起侧支循环形成。如结扎颈外动脉,可出现从颈内动脉系统逆行而来的血流,这种逆行血流也可来自其他的吻合支,特别是从脑膜动脉到眼部动脉这一途径。随着时间的推移,同侧或对侧血管的侧支通道开放,畸形血管进一步增粗。有报道颈动脉结扎可导致严重的幕上血管动脉粥样硬化、慢性半球缺血、脑干萎缩,还有报道结扎动静脉畸形的近端血管后可发生膨大和组织破坏。

蔓状动静脉畸形以快速血流为特征,其病情多数不稳定,到某个时期会快速生长扩大,或呈缓慢恶性扩展,治疗难度大。治疗方法上常用手术切除,但难以切除干净,且创伤大、出血多,极易复发。用超选择动脉介入治疗能够获得较好的效果,但有时会发生区域性坏死的严重并发症。新近研究认为,蔓状血管瘤的中心病灶是扩张的毛细血管。

治疗前必须行 MRI 检查,以确定动静脉畸形的范围、浸润层次及其与周围组织的关系。部分病例需进行 DSA 检查。

（一）超选择性动脉栓塞术

作为控制出血、术前辅助性栓塞和治疗性栓塞的手段, 超选择性动脉栓塞术(superselective intra-arterial embolization)与单纯近端动脉结扎的效果是不一样的。超选择性动脉栓塞术是通过血流将栓塞物堵于畸形血管的中心部位,首先堵塞最小的血管,并且由内向外堵塞。面部动静脉畸形的选择性动脉造影证实,栓塞一支营养动脉后立即出现来自面部其他血管的血流增加现象。

该栓塞术按栓塞目的分临时性术前栓塞和永久性栓塞两种。临时性栓塞是在诊断明确的前提下进行栓塞,其目的是阻断瘤体血供,使瘤体缺血,从而减少术中出血。手术的最佳时间一般认为

［1］Nathan D, Oski F. Hematology of infancy and childhood［M］. Philadelphia: Saunders, 1987:1344-1478.

［2］Enjolras O, Riche M C, Merland J J, et al. Management of alarming hemangiomas in infancy: a review of 25 cases［J］. Pediatrics, 1990,85(4):491-498.

［3］el-Dessouky M, Azmy A F, Raine P A, et al. Kasabach-Merritt syndrome［J］. J Pediatr Surg, 1988,23(2):109-111.

［4］Sloan G M, Reinisch J F, Nichter L S, et al. Intralesional corticosteroid therapy for infantile hemangiomas［J］. Plast Reconstr Surg, 1989,83(3):459-467.

［5］Ricketts R R, Hatley R M, Corden B J, et al. Interferon-alpha-2a for the treatment of complex hemangiomas of infancy and childhood［J］. Ann Surg, 1994,219(6):605-612; discussion 612-614.

［6］欧阳天祥,郭恩覃.海绵状血管瘤内压监测指导栓塞及硬化剂注射治疗［J］.中华整形烧伤外科杂志,1997,13(3):171-174.

第三十三章
淋巴水肿性疾病

　　肢体淋巴水肿是由于先天性淋巴管发育不全或后天各种因素致使淋巴液回流受阻所引起的肢体浅层软组织内体液积聚,继发纤维结缔组织增生、脂肪硬化、筋膜增厚及整个肢体变粗的病理状态。因皮肤增厚,表皮过度角化,皮下组织增生(其中包括大量纤维成分),使晚期的肢体病变组织坚硬如象皮。病情严重者,除肢体增粗外,还常伴有丹毒发作、皮肤赘疣样增生及溃疡等,甚至致残丧失活动能力。

　　肢体淋巴水肿发病原因很多,其中 10%属于先天性淋巴系统缺陷引起的先天性淋巴水肿,其余 90%则属于后天性。

　　淋巴水肿属于高蛋白滞留性水肿,主要表现为组织中存在过多的蛋白质和体液,超过了淋巴系统的运转能力,从而积聚在组织中。早期以水肿为主,后来高浓度蛋白质刺激成纤维细胞增生,继发组织内淋巴回流受阻,最终形成淋巴淤滞,同时淤积高蛋白又是细菌繁殖的良好内环境,其可导致患病肢体的急、慢性炎症,进一步加剧了淋巴管的功能损害。此外,组织内的巨噬细胞又失去了正常的吞噬功能,降低了它对大分子蛋白质的分解作用,这样就逐渐形成了一个恶性循环,最终出现肢体淋巴水肿典型的临床和病理改变。

第一节　淋巴系统的解剖和生理

　　淋巴管在组织结构与生理功能上与静脉有相似之处，但淋巴系统本身又是一个独立的系统,它主要回收组织间隙的大分子(主要为蛋白质)进入静脉,从而在机体体液平衡与物质交换方面发挥重要作用。此外,淋巴结还有过滤、防御和免疫的功能。

一、淋巴管与淋巴结

（一）淋巴管

　　体内各器官除脑、脊髓、视网膜、角膜、肝小叶等以外,均有无瓣膜的毛细淋巴管(又称原始淋巴管)存在并呈网状广泛分布,它们引流所在区域的淋巴液,汇集成集合淋巴管。集合淋巴管无色、透明,管腔内有瓣膜,呈念珠状,它们再汇成淋巴干。淋巴干包括腰干、肠干、支气管纵隔干、锁骨下干和颈干,其中除肠干外均成对分布,右侧的颈干、锁骨下干和支气管纵隔干在右颈静脉角处汇集成右淋巴干进入静脉,而其余各淋巴干则经由乳糜池、胸导管在左颈静脉角处进入静脉。

（二）淋巴结

　　在集合淋巴管与淋巴干的行程中常经过一组或几组淋巴结,淋巴结的大小、形状可以有很大的差别,但一般均由皮质和髓质两部分构成。皮质包括包膜和淋巴滤泡,淋巴滤泡内含有淋巴胚细胞与巨噬细胞的生发中心。髓质为海绵样,含有大量淋巴细胞、巨噬细胞,围绕着小动静脉,此外还有较多纤维组织及少许脂肪。肢体远端来源的淋巴管注入淋巴结包膜下的窦状隙(边缘窦),通过放射状中间窦穿过皮质,逐渐变成大而迂曲的髓质窦,最后形成许多小的管道,汇成输出淋巴管,离开淋巴结上行。

二、肢体的淋巴解剖

肢体的淋巴管被深筋膜分为筋膜上的浅淋巴系统和筋膜下的深淋巴系统。浅淋巴系统起始于真皮内毛细淋巴管网,到皮下组织中汇成集合淋巴管,两者相延续处有瓣膜控制淋巴流动的方向。一般来说,浅层集合淋巴管数量较多,常与上、下肢的头静脉、贵要静脉、大小隐静脉伴行。深淋巴系统引流骨、肌肉、筋膜、关节、韧带的淋巴液,集合淋巴管数量较少,常与深部血管伴行。肌肉内没有淋巴管。由于筋膜的屏障作用,除通过腘窝、腹股沟、肘、腋部淋巴结外,深、浅淋巴系统之间没有交通支。

(一)上肢的浅淋巴管

手指有丰富的毛细淋巴管网,形成淋巴丛,在指根处和来自掌心的淋巴丛汇集后,于指蹼间转到手背浅面,形成 30 多条集合淋巴管,分为前臂背面桡侧组和前臂背面尺侧组,分别与头静脉和贵要静脉伴行。手掌的淋巴丛经腕部向上到前臂深面,约有 10 条浅淋巴管,分为前臂掌面桡侧组、前臂掌面尺侧组和与正中静脉伴行的前臂掌面中央组。上行过程中,背面两组逐渐向掌面与掌面的桡、尺组汇合,一部分注入肘浅淋巴结,另一部分与正中组一起注入滑车上淋巴结。

(二)上肢的深淋巴管

前臂深淋巴管分别与桡、尺骨间的前后血管伴行,注入肘深或肘上淋巴结。肘深淋巴管与肱动脉伴行,并与肘深淋巴结、滑车淋巴结的输出淋巴管汇合注入腋淋巴结群。上臂还有一支深淋巴管,沿头静脉进入胸三角肌沟,随腋静脉注入腋淋巴结外侧组。

(三)上肢的淋巴结

1　肘部滑车上淋巴结　接受前臂浅淋巴管、输出管与一部分尺侧淋巴管,与贵要静脉伴行,和肘深淋巴管汇合后进入腋淋巴结外侧组。另有一部分桡侧与正中组淋巴管不经过滑车上淋巴结而上升,在上臂中 1/3 处转向内侧,注入腋淋巴结中央组。

2　腋窝淋巴结　共分 5 组:①外侧组,在腋静脉周围排列,接受上肢深、浅淋巴回流;②前组,在胸小肌下缘,接受前胸壁与乳房外侧淋巴回流;③后组,在腋后壁沿肩胛下动静脉排列,接受肩、背、颈下部的淋巴回流;④中央组,在腋窝脂肪组织中,接受上述 3 组淋巴结的输出管;⑤锁骨下组,在腋窝尖端沿腋静脉上段周围排列,接受以上 4 组淋巴结和锁骨下淋巴结的输出管,以及乳腺上部和周围的淋巴液,其输出管可直接注入颈静脉,也有部分注入颈深淋巴结。

(四)下肢的浅淋巴管

1　内侧组　起于第 1~3 趾、足背及足内侧,有 4~16 条淋巴管,其中 2~4 条较粗。与大隐静脉伴行向上,注入腹股沟下浅淋巴结,少部分注入腹股沟下深淋巴结。

2　外侧组　数量很少,沿小腿外侧缘上行,多数在上行过程中与内侧组汇合。

3　后外侧组　起于足背外侧缘,有 3~5 条淋巴管,其中 1~2 条较粗。与小隐静脉伴行向上,经腓肠肌间沟注入腘窝淋巴结浅组,偶有一条集合淋巴管直接向上,注入腹股沟下浅淋巴结。

(五)下肢的深淋巴管

下肢的深淋巴管与下肢的主要血管伴行,分别注入淋巴结与腹股沟下深淋巴结。

（六）下肢的淋巴结

1 腹股沟下浅淋巴结 沿腹股沟韧带分布的淋巴结以卵圆窝为界分为内侧组与外侧组，接受腹前壁、腹外侧壁、臀部、会阴部的淋巴管，其输出管注入髂外淋巴结；沿大隐静脉末端垂直分布的淋巴结为下组，接受下肢的浅淋巴管及臀部、会阴部的少量淋巴管，其输出管注入腹股沟下深淋巴结及髂外淋巴结。

2 腹股沟下深淋巴结 位于股环及大隐静脉处，接受下肢深淋巴管及会阴部淋巴管，注入髂外淋巴结。

3 其他淋巴结 大多数接受小腿与足部的淋巴回流，其输出管与股血管伴行，注入腹股沟下深淋巴结；少数可与大隐静脉伴行，注入腹股沟下浅淋巴结。

三、淋巴系统生理

（一）淋巴液的成分

组织液进入淋巴管即成为淋巴液，因此，来自某一组织的淋巴液其成分与该组织的组织液非常相近。由于组织液很难采集样品，故常以淋巴液的成分间接推测组织液的成分。除蛋白质外，淋巴液的成分与血浆非常相似。淋巴液中的蛋白质以小分子居多，也含纤维蛋白原，故淋巴液在体外能凝固。不同器官的淋巴液中所含的蛋白质浓度不同，肢体静息时淋巴液的蛋白质含量为10～15g/L。蛋白质可能通过毛细淋巴管的细胞间隙或吞饮作用而进入淋巴管。

（二）淋巴液的生成量

健康成人在安静时，从淋巴管引流入血液循环的淋巴液每小时约120ml，其中经胸导管引流入血液的淋巴液每小时约100ml，以右淋巴导管进入血液的淋巴液每小时约20ml。正常人平均每天生成淋巴液2～4L，相当于人体血浆的重量。值得指出的是，淋巴液中共含蛋白质约195g，因此淋巴液回流入血液对保存血浆量与血浆蛋白有重要意义。淋巴液的生成速度缓慢而不均匀，可能在较长一段时间内处于停滞状态，但体力劳动、运动、按摩、血量增多或静脉压升高等会使淋巴液生成增快。

（三）淋巴液的生成与回流

1 毛细淋巴管的组织学特点与通透性 毛细淋巴管是一端为封闭盲端的管道，其管腔较大而不规则，管壁与毛细血管相似，也是由单层扁平内皮细胞构成，细胞之间不相连接，而是呈瓦片状或鱼鳞状互相叠盖，即一个内皮细胞的边缘重叠在邻近内皮细胞的边缘上。这种排列方式允许组织液及悬浮其中的红细胞、细菌等微粒通过内皮细胞间隙向毛细淋巴管内流入，但不能倒流，因而具有活瓣样作用。内皮细胞还通过胶原细丝与组织中的胶原纤维束相连。当组织液积于组织间隙内时，组织中的胶原纤维与毛细淋巴管之间的胶原细丝可将互相重叠的内皮细胞边缘拉开，使内皮细胞之间出现较大的缝隙。此外，毛细淋巴管的内皮细胞也有吞饮机制。毛细淋巴管的壁外无基膜，故通透性极高。这些特点均有利于组织液中的蛋白质与微粒进入淋巴管。

2 影响淋巴液生成的因素 由于淋巴液来源于组织液，而组织液是毛细血管渗出的液体，因此决定淋巴液成分的重要因素是毛细血管壁的通透性。不同器官组织中淋巴液所含的蛋白质等的量不同，与该组织毛细血管壁的通透性有关。淋巴液中含有各种血浆蛋白，据实验分析，一天内循环血液中50%以上的血浆蛋白可通过毛细血管进入组织间隙，并与组织液中的蛋白质混合，然后随同水和盐等从毛细淋巴管经淋巴系统回流入静脉。在静息状态下，从一个组织间隙进入淋巴的蛋白质的量是一定的，如淋巴液流量增加，则其中蛋白质浓度降低，但单位时间内回流入血的蛋白质总量不变。毛细血管内的各类脂质进入组织间隙与毛细淋巴管时，均需与蛋白质结合后才能通过。乳糜中的中性脂肪可能通过吞饮等作用由毛细血管内进入组织间隙与毛细淋巴管。

液体进入毛细淋巴管的动力是组织液压力与毛细淋巴管压力之差，任何能增加组织液压力或降低毛细淋巴管压力的因素均可使淋巴液流量增加，其中组织液压力的变化对淋巴液生成的影响更为重要。

3　淋巴管瓣膜与影响淋巴液回流的因素　毛细淋巴管汇合而成集合淋巴管，后者的管壁中有平滑肌，可以收缩。另外，除毛细淋巴管上皮细胞边缘重叠排列，在组织液与淋巴液之间起着瓣膜作用外，淋巴管内部还有许多活瓣（在大淋巴管中每隔数毫米就有一个瓣膜，在小淋巴管中瓣膜更多），其方向均指向心脏方向，因此淋巴液的流动方向只能是从外周向中心流动。淋巴管壁平滑肌的收缩活动和瓣膜一起构成了淋巴管泵，当淋巴管被淋巴液充盈而扩张时，其管壁的平滑肌就会收缩，产生压力，迫使淋巴液通过瓣膜流入下一段淋巴管。大淋巴管的平滑肌由交感神经支配，可进行主动收缩。除了淋巴管壁平滑肌收缩外，由于淋巴管壁薄、压力低，任何来自外部的压力也能推动淋巴液流动，例如骨骼肌的节律性收缩、邻近动脉的搏动及外部物体对身体组织的压迫和按摩等，都可成为推动淋巴液回流的动力。

（四）淋巴循环的生理意义

回收组织间液的蛋白质是淋巴回流最重要的功能，因为由毛细血管动脉端滤出的血浆蛋白分子不可能逆着浓度差从组织间隙重吸收入毛细血管，但却很容易通过毛细淋巴管壁进入淋巴液，因此组织液中蛋白质浓度能保持在低水平。正常情况下，每天由淋巴管回流入血管的蛋白质占血浆蛋白总量的50%左右，如果身体中的主要淋巴管发生阻塞，则组织液中的蛋白质必将积聚增多，组织液的胶体渗透压不断升高，这又会进一步增加毛细血管液体的滤过，引起严重的组织水肿。如果某一肢体的淋巴管发生阻塞，则该肢体将发生淋巴水肿。另外，淋巴回流还具有运输脂肪及其他营养物质、调节血浆和组织液之间的液体平衡等作用，淋巴结对机体也有防御屏障作用。

第二节　肢体淋巴水肿的发病机制、临床表现、诊断

一、发病机制

淋巴水肿形成的基本因素是淋巴液滞留，造成淋巴液滞留的起始因素是淋巴回流通道中断。有学者称淋巴水肿为低产出衰竭，以区别于淋巴液生成增多、淋巴循环负载超荷而引起的组织水肿，如低蛋白血症、静脉栓塞、下肢动静脉瘘等。后者称为高产出衰竭，因为此类水肿的起始因素在淋巴系统之外，淋巴输出功能不足是静脉压升高、水分和蛋白质渗出过多的结果，故此类水肿不属于淋巴水肿。

从解剖学观点看，淋巴回流障碍可发生在各级淋巴通路上，如起始淋巴管、真皮淋巴管网、集合淋巴管、淋巴结、乳糜池和胸导管。由于淋巴受阻的部位不同，其所引发的淋巴水肿的病理生理改变也有不同，例如盆腔大集合淋巴管阻塞时其病理生理改变一定不同于起始淋巴管闭塞。此外，不同的发病因素如外伤、感染、放射等所造成的淋巴管病变也有差异。原发性淋巴水肿如 Nonne-Milroy 病的发病原因尚不清楚。

皮肤组织炎症可导致局部起始淋巴管闭塞，淋巴管及其周围组织炎症、盆腔或腋窝淋巴结清扫、放射治疗后的继发性病损均可能导致集合淋巴管部分或全部闭塞。造成淋巴管闭塞的确切机

制尚不清楚,有人认为存留在肢体远端(足、手)皮肤淋巴中的细菌繁殖可能是引起淋巴管闭塞的原因。手术切除淋巴管或淋巴结及局部放射治疗后均可引起急性淋巴水肿,此时组织中的淋巴管扩张,并有大量毛细淋巴管形成。平时关闭的淋巴管与静脉之间交通支开放,淋巴管侧支循环形成,同时巨噬细胞分解大分子蛋白质的功能进一步增强,通过以上代偿机制,急性水肿大多能自行消退。然而,随着组织中瘢痕组织的日益成熟,大量新生的毛细淋巴管逐渐消失,扩张的淋巴管的瓣膜功能减退或丧失,淋巴管壁肌纤维萎缩、内膜增厚、胶原沉积使淋巴管腔狭窄,收缩功能丧失,在急性水肿消失后的数月或数年后,水肿又出现,成为不可逆的慢性淋巴水肿。

二、临床表现

肢体淋巴水肿表现为单侧或双侧肢体持续性进行性肿胀。水肿早期,按压皮肤后出现凹陷,称为凹陷性水肿,此时若将肢体持续抬高,水肿减轻或消退,临床上无组织纤维化或轻微纤维化,称为淋巴水肿Ⅰ期。随着病程的延续,水肿和纤维化加重,患肢明显增粗,若两侧肢体的周径相差不足 5cm,称为淋巴水肿Ⅱ期。若两侧肢体的周径相差超过 5cm,称为淋巴水肿Ⅲ期。严重的晚期水肿表现为皮肤组织极度纤维化,常伴有严重的表皮角化及棘状物生成,整个肢体异常增粗,称为淋巴水肿Ⅳ期,因形似大象腿,故又叫象皮肿。

三、诊断

根据病史和临床表现,淋巴水肿的诊断一般不困难。单侧的下肢淋巴水肿有时需与先天性动静脉瘘鉴别,后者患肢较健肢增长。下肢淋巴水肿需要与静脉水肿相鉴别。据统计,下肢水肿中静脉性水肿占 95%,而淋巴静脉混合性水肿只占少数,单纯淋巴性水肿不超过 3%。静脉性水肿的患者多有急性深部静脉栓塞的病史,由于毛细血管灌注不良,患肢组织质地变硬,皮肤色素沉着,趾甲缺失,病程长者局部(常见胫前区)形成难以愈合的慢性溃疡。如果怀疑淋巴水肿与静脉性水肿同时存在,可借助淋巴闪烁造影和多普勒深静脉血流测试进行确诊。

第三节　淋巴水肿的分类

淋巴水肿是一组系统性疾病的总称,其病因的多源性和发病机制的复杂性决定了很难将它分为简单类别而包含所有因素。既往国内各专业书籍阐述淋巴水肿时均未能很好地解决其分类问题,甚至把先天性或后天性淋巴水肿同感染性淋巴水肿等混在一起,造成概念交叉不清。肢体淋巴水肿可分为原发性淋巴水肿和继发性淋巴水肿两大类,然后按照具体病因作进一步分类。值得一提的是,临床上有不少肢体淋巴水肿患者是先天性淋巴管发育缺陷与后天创伤或感染因素共同促成的。

一、原发性淋巴水肿

(一)先天性淋巴水肿

先天性淋巴水肿可有家族遗传史,称为 Nonne-Milroy 病,出生时就存在淋巴水肿症状。此类淋巴水肿占所有原发性淋巴水肿的 10%～25%,且多见于女性,女性病例为男性的 2 倍多。下肢多于上肢,上下肢的发病率之比为 1∶3。除四肢外,外生殖器、小肠、肺部均可累及,并可与其他先天性畸形并存。其发育障碍的分子生物学基础不明,淋巴淤滞的机制也缺乏深入的探讨。

（二）先天性淋巴过度发育

先天性淋巴过度发育通常在患儿 5～10 岁时确诊,但回顾病史往往发现在其出生后即存在轻度水肿。淋巴回流淤滞的原因可能是乳糜池部位的阻塞,但尚缺乏客观依据证实这一点。临床表现为整个下肢或双侧下肢肿胀,不过很少并发感染。它有别于其他类型淋巴水肿的特点是皮下淋巴管增粗和数量增加,这些淋巴管扩张、纤曲,并存在瓣膜功能不全,常见乳糜反流。组织学检查可发现扩张的淋巴管肌层增厚。

二、继发性淋巴水肿

引起继发性淋巴水肿的病因可归纳为以下几种:

（一）外伤性或损伤性淋巴水肿

此类淋巴水肿包括医源性淋巴结活检和切除后造成的淋巴回流通路的阻断,临床上常见的有腹股沟、腋窝淋巴结清扫后引起的肢体淋巴水肿。任何外伤因素,包括烧伤,尤其是双侧腋窝和腹股沟区的损伤及大面积瘢痕都可导致肢体淋巴回流障碍而诱发淋巴水肿。

（二）感染或炎症性淋巴水肿

感染和炎症是引起淋巴管形态和功能障碍的重要因素。肢体慢性湿疹、足癣及其并发的细菌感染容易导致皮肤裂伤,链球菌与葡萄球菌通过裂口侵入肢体,若得不到适当的治疗,可引起淋巴管炎的反复发作,出现高热、肢体肿胀,最后淋巴管回流功能失代偿造成肢体淋巴水肿。

（三）丝虫感染性淋巴水肿

丝虫病是一种线虫感染,20 世纪 50 年代前在我国,尤其是江南各省市流行。淋巴系统是丝虫感染的主要侵犯部位之一。我国虽已消灭丝虫病,但丝虫感染引起的淋巴水肿依然存在。

（四）恶性肿瘤及放疗后淋巴水肿

乳腺癌根治术可引起上肢淋巴水肿,盆腔肿瘤、阴茎癌等手术切除、区域淋巴结清扫或术后的放射治疗都可引起下肢淋巴水肿。霍奇金病也可导致肢体淋巴水肿,这是因为淋巴肿瘤细胞侵犯淋巴管和淋巴结,造成淋巴通路的阻塞或破坏。淋巴肉瘤和艾滋病以侵犯淋巴系统为主,发生淋巴水肿也不少见。肿瘤引发的淋巴水肿的特点是水肿起于肢体近端,然后向远端扩展,淋巴造影可显示其阻塞部位,有助于临床诊断。肿瘤导致的淋巴水肿往往有比较明确的病史和手术、放疗史,但不应忽视一些肿瘤的早期淋巴水肿表现,以免延误肿瘤治疗的时机。

第四节　淋巴水肿的检查和诊断

一、淋巴水肿的检查

（一）淋巴管造影

因淋巴管细小,尤其是肢体的淋巴管,而且淋巴液无色透明,肉眼观察只能看到较粗大的集合淋巴管、淋巴干及淋巴导管,所以如何通过淋巴系统造影来显示淋巴管和淋巴结的形态及功能状况相当重要。

将遮光物质直接或间接注入淋巴管,然后进行 X 线造影,来观察显影的淋巴管、淋巴结,分别称为直接淋巴管造影和间接淋巴管造影。依据淋巴管的显影情况可以了解有关肢体淋巴循环的情况。

1 直接淋巴管造影 1933年,Hudack和McMaster应用11%酸性湖蓝制成的等渗液作皮下注射,使淋巴管染色。1952年,Kinmonth为诊断下肢淋巴水肿,将碘制剂直接注入淋巴管,进行淋巴管造影,取得了良好效果,为临床诊断打下了基础。直接淋巴管造影方法的建立为肢体淋巴水肿的诊断和疗效观察提供了非常可靠的手段。

此方法主要用于临床患者,也可用于动物实验。但是由于淋巴管的管径较细,且壁薄而透明,使得肉眼难以从其周围组织分辨,所以在直接注入造影剂之前需先用间接注射的方法注入显色剂(即引导注射),使淋巴管充盈着色,然后再向显色的淋巴管注入造影剂。

(1)引导注射:一般常用2.5%~11%酸性湖蓝或0.5%~3% Evans蓝0.5~1ml,可与等量的1%利多卡因或1%普鲁卡因制成混合液。其中以酸性湖蓝的效果最好,因为它在组织内的扩散性较强,很快即可进入淋巴管,其毒性也较低,注入后24~48小时经尿液排除,在注射部位不遗留色素。引导注射的部位可根据淋巴管造影来确定。四肢淋巴管造影时,在指、趾蹼间皮下作引导注射。在注射点处常出现蓝色皮丘和数条蓝色细丝,蓝色细丝便是皮下的浅淋巴管。

(2)注入造影剂:临床上常用的造影剂为碘剂,有水性和油性两种。水性碘剂主要有70%醋碘苯酸钠和胆影葡胺(biligrafin)、泛影葡胺(urografin)等。水性碘剂无不良反应,但在淋巴管内停留时间短,容易外溢,显影浅淡,所以不适合用于较长时间或远隔部位的淋巴管造影。油性碘剂为含碘的植物油(碘油),主要有乙碘油(ethiodol)、碘油(lipiodol)等。碘油不易外溢,扩散慢,显影效果好,在淋巴管及淋巴结内停留时间长,但有时会发生一过性肺栓塞,所以必须掌握注射量和注射速度。

造影时,患者平卧,常规消毒铺巾后,在引导注射点近侧数厘米处(足背为4~6cm),于局部麻醉下作2~3cm长的横切口,切开表皮和真皮后仔细分离,在真皮下找到蓝染的淋巴管。选择较粗的一条,充分游离,剥去一段1~2cm长的外膜,在1~2倍手术放大镜下用直径0.30~0.35mm带导管的穿刺针穿刺。结扎固定,用加压推进器缓慢注入碘剂,上肢淋巴管造影每侧注入4~6ml,下肢每侧注入7~10ml(在造影剂进入腹股沟淋巴结时可有轻胀感),此时即可摄片。若清晰,即可停止注射造影剂,拔出针头,缝合伤口。术后常因造影剂外溢或刺激淋巴管而引起炎症反应,应常规应用抗生素,并嘱患者抬高患肢,休息。

(3)正常淋巴管造影表现:正常淋巴管呈线状,直径0.5~0.6mm,远近端口径基本一致。其行走可呈波纹状,相连的淋巴管间可有分支或互相合并,个别的可见节段性弯曲,但口径不变。因管腔内有瓣膜,可呈纺锤形或串珠样。穿刺点远端淋巴管不显影,深浅淋巴管间亦无交通支。

(4)肢体淋巴水肿淋巴管造影表现:不同类型的肢体淋巴水肿其淋巴管造影表现也不同。原发性肢体淋巴水肿的淋巴管数量和结构变化多端,表现为:①淋巴管发育不良。约80%的病例淋巴管数量减少,小腿部仅1~2条,大腿部只有2~3条。但其径路是正常的,临床上也不一定表现水肿。淋巴引流失常者常伴有淋巴管狭窄、瓣膜稀少甚至缺如,因瓣膜功能不全而造成真皮淋巴反流。②淋巴管增生。10%~15%的病例淋巴管数目增加,并有扩张、迂曲。这类患者发病较早,常发生于一侧肢体。③淋巴管生成不全。占3%~5%,造影时肢体远端找不到淋巴干,仅偶在真皮内见到极细的毛细淋巴管。

继发性阻塞性肢体淋巴水肿表现为淋巴管中断,呈盲端肢体远端淋巴管数量增多,管径粗细不一,多数有扩张、迂曲,常有真皮淋巴反流。阻塞近端的淋巴管充盈不良或呈空旷区,附近有多量侧支循环。淋巴管分布常不规则,瓣膜影像消失。有些患者因炎症发作导致远端淋巴管萎缩而无法进行淋巴造影。静脉曲张并发肢体淋巴水肿时可产生不可逆的皮肤改变与淋巴管异常,造影可显示淋巴管严重畸形。

2 间接淋巴管造影 将造影剂注入体内迅速被淋巴管吸收而显影的方法称为间接淋巴造影,但是由于早期研制的造影药物刺激性强,而且药物吸收与显影极不规则,可与血管影像相混淆,因此未能在临床上应用。但随着 1988 年新一代造影剂碘酞硫(iotasul)的问世,使间接淋巴管造影开始在临床上广为应用。干季良(1989)应用伊索显(Isovist-300)对不同病因的肢体淋巴水肿患者作间接淋巴管造影,取得了良好效果。以正常肢体的下肢为例,注射造影剂 2～3 分钟后即可见到淋巴管充盈,造影剂呈斑块状快速向心扩散,并在踝关节内后方行走,呈 Y 形分支,越过膝关节后方,呈集束状到达大腿。注射后 10 分钟,腹股沟淋巴结已经显影,整个行径连续无中断。淋巴管直径约 1mm,光滑,无扭曲或扩张现象,并可见到纺锤状瓣膜影像。继发性淋巴水肿主要表现为:①集合淋巴管呈扩张、扭曲状,管径粗细不一,并有部分中断现象,正常瓣膜影像消失,并可见广泛的真皮淋巴反流,皮下淋巴管网状扩张,无或极少见到初级淋巴管。②初级淋巴管数量增多,未见粗大的集合淋巴管。③未见任何初级或集合淋巴管。而原发性肢体淋巴水肿仅表现为注射部位圆形、边缘不规则的造影剂斑片。

传统的单体苯环造影剂如泛影酸盐,其碘原子与溶液中颗粒的数量之比为 1:5,为了获得足够的碘深度以满足诊断需要,常使渗透压高达 1600mmol/L。新一代等渗的非离子型水溶性造影剂伊索显为二聚体结构,其碘原子和溶液中颗粒的数量之比为 6:1,因此能被制成高浓度、与血液、脑脊液等渗的制剂。伊索显每毫升含碘 300mg,具有较理想的等渗性、满意的显影密度、较低的化学毒性等特点,在淋巴管造影中有其独特的优点。由于伊索显具有良好的理化特性,在皮肤间质内注射后能进入毛细淋巴管,并通过内淋巴的转运而到达血液循环,最后由肾脏排除。

间接淋巴管造影具有操作简便、容易掌握的优点,它基本上是一种无损伤的检查方法,而且造影所需时间短,平均 30 分钟即可完成,而直接淋巴管造影一般需 2 小时以上,并且还存在未能发现淋巴管或穿刺淋巴管失败的可能性。另外,间接淋巴管造影不良反应少,无肺、脑、肾栓塞等并发症,对淋巴管刺激作用小,并能显示非常细小的初级淋巴管。检查可反复进行,这在临床上有很重要的意义,不但可用于了解病变的发展和转归,而且可用于治疗效果的判断。

(二)放射性核素淋巴造影

如前所述,由一层扁平内皮细胞组成的毛细淋巴管起始于组织间隙,其主要功能是吸收组织间隙中的蛋白质和清除大分子物质。将大分子的反射性示踪剂注入组织间隙后,几乎全部进入毛细淋巴管顺淋巴回流而被清除。应用 γ 相机或 SPECT 显像设备,即可显示放射性淋巴显像剂的淋巴回流途径及其分布。以此为基础的核医学淋巴显像技术可用于观察淋巴链的形态和淋巴动力学检查。新一代的 SPECT 比早期的放射性核素扫描仪及 γ 相机有更高的灵敏度,图像处理技术也相当完善。

自 1953 年 Sherman 等首次介绍核素淋巴显像以来,示踪剂的研究有了很大进展,先后有胶体 [198]Au、99mTc-HSA、99mTc-硫化锑胶体等应用于临床检查。张涤生(1978)采用 [198]Au 进行下肢淋巴结扫描取得了良好结果,报告淋巴管阻塞病例淋巴结显影欠佳或不显影。但上述淋巴显像剂都各有不足和应用局限性,比如显像剂制备复杂、放射剂量偏大等。99mTc 右旋糖酐(99mTc-Dextram)作为淋巴系统的显像剂始于 1982 年,它是一种非胶体化合物,能溶于淋巴液,因其分子量大,不会穿过毛细血管膜,故能特异地显示淋巴系统的形态。99mTc-Dextram 主要以渗透方式进入淋巴系统,并以分子溶液形式随淋巴流运动,因此在淋巴系统定向速度快,图像细腻,药物在淋巴结定向程度高,能客观反映淋巴回流,而且可以制成药盒,临床使用方便,现已作为新型淋巴显像剂被广泛接受。

上肢淋巴系统检查即使采用直接或间接淋巴管造影技术也比较困难,而放射性核素淋巴显像能清楚显示腋窝周围淋巴结甚至上肢淋巴干的图像。乳腺癌根治术或放疗后可能不发生上肢淋巴水肿，也可能出现轻重不等的淋巴水肿，其发生率各家报道差异很大，Leis 报告改良乳腺癌根治术后有 15.4%并发上肢淋巴水肿。近年来放射性核素造影研究显示，即使施行同样的术式，对不同患者的上肢淋巴系统变化的影响也不相同。Witte 等甚至认为放射性核素淋巴显像可作为一个有效指标来预测淋巴水肿发生的可能性。

放射性核素淋巴显像能清楚显示下肢淋巴干的局部淋巴结，髂周围淋巴管常能看到，有时甚至能显示乳糜池或胸导管。但是一旦放射性示踪剂进入血液循环，就很快被肺、心、肝和脾摄取，从而影响上腹部、纵隔淋巴干的显示。应该指出的是，油剂淋巴管造影能显示淋巴结的结构特征，而放射性核素淋巴造影只能确定淋巴结的位置，对淋巴结的存在或缺失给予证实，但它能确切显示集合淋巴管，并可以示踪剂的转运作为衡量淋巴回流的指标，这是它最大的价值。除此之外，此检查方法安全、简便易行、重复性好，患者无痛苦，相对于直接淋巴管造影更乐于接受。因此，放射性核素淋巴显像是目前评价肢体淋巴水肿治疗前后变化的最佳方法，可用于淋巴管重建手术疗效的评价，如淋巴管-静脉吻合、静脉代替淋巴管移植术等，而且其显像剂对淋巴管内皮细胞无任何损害。此外，放射性核素淋巴显像还可用来检查原因不明的四肢特发性水肿，对其淋巴回流功能作出评价，从而有助于明确诊断。

（三）其他影像学检查

与放射学有关的淋巴影像学检查还有干板 X 线照相术、CT、MRI 等。Clouse 用干板 X 线照相术检查了 11 例肢体淋巴水肿患者，显示患肢的皮肤厚度为健肢的 4 倍，患肢皮下组织的厚度为健肢的 2 倍。Kalima 等用 CT 对 15 例单侧下肢淋巴水肿患者进行了检查，并与正常肢体作对照，发现患肢的皮下脂肪和肌肉清晰可辨，其皮下组织和肌肉组织分别比健肢增加 85%和 5%，而慢性、急性静脉水肿时的皮下组织和肌肉组织增加量分别为 65%和 25%、30%和 60%，说明肢体淋巴水肿时皮下组织增加最多，肌肉组织增加相对较少。还有学者报道用 MRI 测量肢体淋巴水肿的程度和组织学变化，虽图像质量好，但费用昂贵，不宜作为常规淋巴学检查。上述几项检查只能反映肢体淋巴水肿的形态学改变，不能像放射性核素淋巴显像那样能同时提供淋巴管的功能信息。多普勒探查和静脉造影能了解静脉系统的状况，对肢体淋巴水肿的鉴别诊断有一定价值。

二、淋巴水肿的诊断和鉴别诊断

肢体淋巴水肿以其特征性的外观和凹陷性水肿及晚期组织纤维化造成的皮肤、皮下组织象皮样变作为临床表现，结合淋巴造影和淋巴显像，临床诊断一般不难。但由于水肿是临床各科都可能遇到的问题，与多种疾病有关，所以肢体淋巴水肿应与静脉曲张、静脉瓣膜功能不全、深静脉栓塞后的肢体水肿相鉴别。除了病史和临床表现外，血管造影是鉴别静脉性水肿和淋巴性水肿的有效手段。应该注意的是，晚期静脉阻塞或回流不畅引起的肢体肿胀几乎没有例外地合并有淋巴回流障碍的因素，因为静脉和淋巴管共同承担着防止水肿发生的机制，两者相辅相成，尤其是静脉性水肿使淋巴回流负荷增加，长期影响淋巴管的瓣膜和收缩功能。瓣膜功能不全是淋巴淤滞的原因之一。女性周期性肢体肿胀，特别是以下肢踝关节周围、小腿、足背部为明显，与月经周期及内分泌变化有关。脂肪水肿的表现与肢体淋巴水肿相似，但其淋巴显像示淋巴管和淋巴回流功能无异常。随着淋巴学的发展，淋巴显像技术的更新，使得原来无法检测的潜在的淋巴管发育缺陷或过度发育得到诊断，深、浅淋巴管（即二室淋巴管）显像技术可用于肢体淋巴水肿的鉴别诊断。

第五节　肢体淋巴水肿的治疗

肢体淋巴水肿的治疗分为保守(非手术)和手术治疗两大类。

一、保守(非手术)治疗

肢体淋巴水肿的保守治疗最有代表性的是烘绑疗法(张涤生首创)、复合理疗法(Foldi 夫妇创用)、苯吡喃酮类药物治疗(Casley-Smith 研制使用)等。

(一)烘绑疗法

自从 1964 年张涤生首创烘绑疗法(烘疗)以来,先后成功设计了远红外烘疗机和微波烘疗机,治疗效果得到进一步改善和提高。迄今为止,已收治各种原因引起的肢体淋巴水肿近 3000 例,总有效率为 95%,优良率(消肿 75%以上)达 68%。烘绑疗法已被意大利、日本、印度等国家先后引进采用,取得了良好的临床疗效。它不仅能使患肢消肿、周径缩小甚至恢复正常,而且能非常有效地控制丹毒发作,具有疗效高、安全方便、医疗费用低、易于操作和推广等优点。

烘绑疗法主要包括远红外或微波加热烘疗、弹力绷带或弹力袜加压及皮肤护理三部分内容。治疗时将患肢伸入烘疗机烘箱内加热,温度可用调节器由低逐渐调高。温度的设置可应根据患者的耐受性决定,最低为 60℃,温度高可达 120～130℃,一般在 80～100℃之间。每次治疗后应用弹力绷带作加压包扎。治疗一天 1 次,每次治疗 1 个小时,20 次为一疗程,每个疗程之间可相隔 2～3 个月。根据临床观察,治疗 1～2 个疗程后已可见到明显效果,病情较重者则需 2～3 个疗程。以后每年均应定期进行 1～2 个疗程以巩固疗效。

烘绑疗法适用于各期淋巴水肿的治疗。肢体皮肤破溃或有近期植皮者因不能耐受高温而不能选用远红外烘疗法,必要时可采用微波烘疗法。急性淋巴管炎或丹毒发作期患者往往有高热症状,须全身应用抗生素,控制感染后再行烘疗。确定烘疗有效有三个指标:①丹毒发作被控制或减少;②肢体周径或体积缩小;③病变皮肤弹性改善趋向正常,肢体活动能力恢复。

20 世纪 80 年代初对烘绑疗法治疗肢体淋巴水肿的机制进行了初步探讨,并取得了重要结果。应用淋巴闪烁造影技术对 20 例肢体淋巴水肿患者进行对照研究,结果显示烘绑治疗能促进患肢的淋巴回流,使 85%(17 例)的患者得到不同程度的改善。同时,对下肢淋巴水肿患者进行了局部高温对皮肤影响的观察研究,并将微波烘疗与热水浴进行了比较。结果表明,局部微波高温使淋巴水肿消退的主要原因可能与局部组织内炎症的消退、组织液和蛋白质的重吸收有关。烘疗还能降低皮肤组织中的羟脯氨酸含量,从生物化学角度佐证了其能够降低病变组织的纤维化程度。近期的研究结果进一步阐明,烘疗能增强细胞免疫功能,提高机体的抵抗力,从而有效地防止丹毒发作,还能增强组织内的蛋白水解酶活性,促进淋巴水肿组织内多余蛋白质分解和重吸收,从而减轻或消除组织水肿。烘疗治疗肢体淋巴水肿的机制总的来说还不十分清楚,其具体机制的阐明对改进这一传统的治疗方法,进一步提高疗效具有非常重要的意义。

(二)复合理疗法

复合理疗法(CPT)由德国的 Foldi 夫妇首先创用并倡导,其治疗肢体淋巴水肿有长期的实践经验。总的来说,CPT 分为两个阶段:第一阶段包括皮肤护理、手法按摩治疗、治疗性锻炼及多层弹力绷带包扎压迫。第一阶段结束后即开始第二阶段,即侧重于康复治疗,仅必要时才重复手法按摩治疗,以巩固第一阶段取得的治疗效果。手法按摩治疗的基本原则是：首先从淋巴水肿肢体近侧的非水肿部位开始,以先近后远的离心方式按摩,然后再逐步过渡到肢端。整个疗程由包括医师、护士和理疗师在内的治疗组来完成。Foldi夫妇主张应用低弹力绷带包扎患肢,以维持复合理疗的效果,但是应避免对动脉性疾病或深静脉疾病患者使用,因为这可能会加剧病情。从原则上讲,包扎压力保持在患者能够耐受的最高压力(5.3～8.0kPa)时最有助于取得良好疗效。

复合理疗的设想是依据肢体及躯干淋巴系统而有一定的分区：上肢通过腋窝淋巴结回流,下肢通过腹股沟淋巴结回流,躯干部同侧上下也有若干集合淋巴管交通,但在躯干中央线和腰部则存在天然屏障,很少互相交通,称为水障。手法按摩的目的是为了将淋巴液推向血液循环,加强水障之间的淋巴交通系统,促进淋巴回流。Foldi夫妇虽然一再倡导该治疗方法,但似乎收效甚微,目前仅局限于个别国家采用。关键是该方法复杂,须经过专门培训的按摩师担任,疗程很长甚至达1年以上,且医疗费用极高,不易推广。

（三）间歇气压（或液压）治疗

早在20世纪60年代,Zelikovski等曾设计可移动的上肢外加压装置用于上肢水肿的治疗。Richmond和干季良先后报道使用自行设计的间歇加压设备治疗肢体淋巴水肿的结果,在随访期间内(最长达2年)疗效满意,肢体肿胀明显消退。本方法通常分为两个阶段：第一阶段是在淋巴水肿肢体外加压(最好是序列泵),第二阶段是选择大小合适的弹力袜、弹力袖或弹力绷带来保持加压后的肢体,使其水肿消退,但一定要避免把水肿驱赶到肢体近心端或外生殖器部位,否则在肢体根部形成的纤维环可能会加剧淋巴回流障碍,使水肿加重。

（四）药物治疗

1 苯吡喃酮类药物 其中比较有代表性的是香豆素(coumarin),可用于治疗高蛋白水肿。此类药物首先由澳大利亚Casley-Smith研制并使用,在国外已进行了大量动物实验和临床研究。上海交通大学医学院附属第九人民医院也曾经与澳大利亚合作对香豆素与烘绑疗法治疗淋巴水肿作了系列研究,并取得了良好疗效。这是迄今为止治疗淋巴水肿比较有效的药物,但其单独应用不及烘绑治疗效果好。类似的国产药品克炎肿已研制成功并投入临床应用,其治疗效果与之相近。口服苯吡喃酮类药物具有提高巨噬细胞活力、促进组织内多余蛋白质分解的作用,从而使大分子的蛋白质分解后直接被吸收进入血液循环,组织中蛋白质浓度降低,胶体渗透压下降,从而有利于组织内水分重吸收,最终减轻或消除水肿。目前因各国对药物管理制度不同,使用剂量差别较大,其治疗方法尚须进一步规范化。同时,因其疗效慢,单独应用效果不是特别理想,因此只能作为治疗肢体淋巴水肿的辅助药物。香豆素因存在肝脏毒性作用未能获得美国FDA的批准,澳大利亚也已注销其应用,其新的替代药物已经问世。

2 抗微生物类药物 肢体淋巴水肿并发急性淋巴管炎时应常规应用抗生素治疗。真菌感染是淋巴水肿的常见并发症,一经证实,给予相应的治疗是必要的。Olszewski和Jamal对丝虫性淋巴水肿患者的皮肤、组织液等进行了组织学、细菌学和免疫学的系列研究,并设计了正常对照组,近期结果为：75%的组织标本细菌培养阳性,其中Ⅲ、Ⅳ级淋巴水肿的培养结果均阳性,并且与正常皮肤组织的细菌种类不同。Olszewski指出,继发细菌感染是丝虫性淋巴水肿发病和进展的重要因素,而不是由丝虫在患肢的活动和血液循环中的微丝蚴引起的。预防性应用青霉素的双盲对照干预研究正在进行之中,可望取得预期效果。另外,丝虫性淋巴水肿定期使用偏碱性水或清水清洗患肢,配合应用抗生素、抗真菌霜剂对治疗有所帮助,活动期应选择使用抗微丝蚴药物。

3 利尿剂 肢体淋巴水肿应用利尿剂治疗偶可短期见效,但长期应用疗效不佳且容易引起水和电解质紊乱。目前多数学者均倾向于非特殊情况一般不用利尿药物,因为其作用弊大于利,但有报道称对恶性肿瘤造成的淋巴管阻塞所引起的肢体淋巴水肿应用利尿剂可出现部分症状缓解。

4　其他　其他尚有动脉内注射自体淋巴细胞来加强免疫功能及应用透明质酸来松解细胞外间质纤维化等,其实际疗效均不肯定,尚待研究证实。目前无特殊的饮食调节可有助于肢体淋巴水肿治疗,但对乳糜反流综合征患者来说,饮食中含低长链、高短链、中链甘油三酯可能有益。通常情况下,肢体淋巴水肿患者的液体进入不受特殊限制。

二、手术治疗

肢体淋巴水肿的外科治疗经过几十年的发展、演变,出现过多种手术方法,但真正经得起临床实践检验并有确切远期疗效的式式很少。手术的成功与否往往取决于手术时机和适应证的把握。淋巴水肿是一组系统性疾病,各类淋巴水肿均有其各自的临床和病理特点,同一类型的淋巴水肿其早、中、晚期也存在显著差别,因此应根据每个患者的病情特点选择合适的治疗方法。有关肢体淋巴水肿的外科治疗途径主要有以下三类:①病变组织切除术,切除病变组织,创口用游离植皮或皮瓣覆盖;②促进淋巴回流术;③淋巴回路重建。第一种可称为整复手术,如切除阴囊象皮肿、下肢淋巴水肿的晚期病变组织。后两种为生理性手术,目的是改善和恢复肢体的淋巴回流。

（一）病变组织切除术

手术切除发生病理改变的皮肤、皮下组织和筋膜,创面用中厚皮片游离移植覆盖。此手术方式由 Charles(1917)首先报告,故又称 Charles 手术。因为这种手术常引起术后淋巴瘘和伤口长期不愈等并发症,现已基本弃用。有些病例术后还出现植皮区过度增生性改变、慢性蜂窝织炎,最后不得不截除患肢。但它作为早期淋巴学外科治疗的探索仍给后人带来启迪意义。也有个别病例取得良好效果的报道。

与 Charles 手术相似的是 Kondolean 术式,是由 Sistrunk(1917)首先创用的。其手术构思是尽量多地去除病变的皮肤和皮下组织,但保留足够的可封闭创面的自体皮瓣,这样可以避免Charles 手术创面大面积游离植皮的缺点,从而实现手术伤口的早期愈合。此术式分两期施行,比如下肢象皮肿先行内侧半手术,3 个月后再做外侧半切除。术后除出现切口瘢痕形成和皮肤感觉减退外,其他并发症较少。Miller 报道通过病变组织切除、自体皮瓣覆盖的术式可以取得较稳定的疗效,患肢的体积可缩小 50%左右。笔者认为此术式仅适用于保守治疗和淋巴回路重建术失败的病例。

（二）促进淋巴回流术

肢体淋巴水肿主要是浅表淋巴系统的病变,通过切除浅表淋巴结促进淋巴回流是此类手术设计的基础。Thompson(1967)将过去单纯切除病变组织直接缝合的方法改良成将真皮皮瓣埋入深部肌肉内,以促进淋巴回流。皮下组织内埋置丝线也是早期探索促进淋巴回流的方法之一。随访观察发现,埋置丝线可因异物反应引起周围纤维化和感染,使真皮皮瓣本身出现纤维化或坏死,临床疗效有限。Goldsmith(1967)在 Dick 大网膜瓣转移治疗生殖器淋巴水肿的基础上,设计了将大网膜带蒂转移到大腿部的肌肉组织上,使淋巴水肿肢体的淋巴液通过丰富的大网膜淋巴循环来回流,据报道有 1/3～1/2 的肢体水肿有中等程度的消退。近年来又改进手术方法,将大网膜游离移植到淋巴管阻塞部位,取得了一定疗效。本法的缺点是需进腹腔手术,可能并发腹疝、肠粘连等,重要的是移植的大网膜是否可实现与受区淋巴循环的交通,尚待证实。带蒂皮瓣移植或游离皮瓣移植对肢体淋巴水肿的治疗作用仍在探索之中,有研究显示皮瓣移植后淋巴循环能够与受区再通。

（三）淋巴回路重建术

此类手术旨在重新修复已被阻断或损坏的淋巴通道(包括淋巴管和淋巴结),以恢复肢体的淋巴回流。显微外科技术应用于肢体淋巴水肿治疗的研究始于 1964 年,由 Howard 和 Danese 等首先开展动物实验探索,澳大利亚的 O'Brien、波兰的 Olszewsri、意大利的 Campisi 和我国的张涤生等做了很多前沿性工作,真正用于系列病例的临床治疗集中于 20 世纪 70 年代和 80 年代早期。显微淋巴外科的手术方法包括淋巴管-静脉吻合及其衍生的各手术方式,如节段性淋巴管移植桥接和静脉代替淋巴管桥接等,至于选择何种术式及是否适合手术,视患者的具体病情而定。自体淋巴管移植手术由 Baumeister(1980)首创。从理论上来说,用淋巴管来修复淋巴管缺损无疑是最理想的方法,尽管 Baumeister 在随访 10 年以上的术后病例中未见健肢继发性淋巴水肿,然而提供集合淋巴管的健侧肢体诱发淋巴水肿仍是可能的。自体静脉代替淋巴管的手术始于 1982 年,由张涤生率先创用。在解剖学和功能作用上,静脉和淋巴管有许多相似之处,如瓣膜结构、回流方向等,应该说除了淋巴管外,自体静脉是桥接淋巴管最好的代用品,且浅表静脉取材方便、来源广,不存在自体淋巴管移植对健肢影响的风险。但每种术式都有其优缺点。此处仅以淋巴管(结)-静脉吻合为例说明显微淋巴外科的适应证和手术治疗原则。

淋巴管(结)-静脉吻合的适应证是原发性或继发性阻塞性淋巴水肿,术中估计至少能够解剖到2 根具有自主收缩功能的淋巴管,患肢皮肤和淋巴管无急性炎症。术前必须明确淋巴管的阻塞部位,做淋巴显像检查有助于了解患肢淋巴管的形态和功能状况。如淋巴管失去自主收缩功能或皮肤淋巴管有炎症,均不适合做显微淋巴外科手术;深静脉系统病变或静脉瓣膜功能不全、静脉过度曲张,原则上也不适合手术。原发性肢体淋巴水肿原来认为不属于显微淋巴外科治疗范围,但随着术前淋巴管形态和功能检查的发展,对其中淋巴管发育尚好或淋巴管过度增生是可以手术治疗的。显微淋巴外科手术的禁忌证主要有淋巴显像或直接、间接淋巴管造影无淋巴管影像显示,或只显示间断、细小的侧支,组织学检查示淋巴管病理改变严重,有管壁肌纤维化甚至淋巴管栓塞。晚期象皮肿和反复发作的淋巴管炎属显微淋巴外科的相对禁忌证,必要时视患者具体情况对病变组织施行手术,如阴囊象皮肿整复术,术前应用大剂量抗生素和皮肤表面用药控制肢体包括淋巴系统感染。

经术前明确诊断,确定是手术适应证后,不应做常规术前检查,如淋巴 γ 闪烁造影和静脉造影。通过淋巴管造影可观察淋巴管、淋巴结的形态和数量变化及淋巴系统的功能状况,例如造影剂在注射部位消失的速度反映起始淋巴管的吞噬功能和淋巴液在组织中滞留的程度。测量淋巴液的流速有助于鉴别阻塞性淋巴水肿与静脉栓塞、静脉回流不畅导致淋巴系统超负荷引起的水肿与其他类型的水肿,前者淋巴流速减慢,后者淋巴流速比健侧肢体快。手术后做淋巴 γ 闪烁造影可观察吻合口是否通畅,淋巴液流速是否增快,淋巴结、淋巴管是否显像。

周围静脉造影有助于发现静脉系统的异常。多普勒血流探测仪可检测深静脉的回流状况。静脉系统的病变与淋巴水肿同时存在不仅可加重水肿,还可能影响淋巴管(结)-静脉吻合的效果,因此静脉系统的检查不仅有助于术前的诊断和鉴别诊断,还可对术后效果作预测,此项检查应列为术前的常规检查项目。

淋巴管(结)-静脉吻合的显微外科方法分为直接端端吻合、端侧吻合及套入法吻合,选择何种吻合法应视淋巴管的口径、数量和可供使用的静脉情况而定,但必须确保吻合质量。

术后常规应用抗生素、肝素、右旋糖酐 5~7 天。患肢用弹力绷带包扎并抬高。清醒后可在病床上做肢体远端关节(如踝、腕关节)的功能锻炼。3 天后即可下床活动,以促进淋巴回流,防止静脉血流淤滞。

应用显微淋巴外科技术治疗肢体淋巴水肿实际上是此病系统性治疗的一个组成部分,它涉及术前适应证的选择、手术过程和术后长期管理三大环节,任何一方面处理不当都可能影响最终疗效。Campisi 是国际上在显微淋巴外科领域治疗系列病例最多(760 例)的学者,他认为显微淋巴外科手术可使 70% 左右的患者受益。影响手术效果的因素分为局部因素和全身因素两类,局部因素包括伤口感染、输入淋巴管损伤、吻合栓塞机化使淋巴管狭窄、循环受阻等,全身因素包括淋巴管失去收缩功能、吻合口远侧淋巴管的炎症性改变、由于集合淋巴管循环不足致其部分或全部栓塞、淋巴结严重纤维化和近端静脉不畅使淋巴回流受阻。此外,淋巴管与静脉内压力的差别也可影响吻合口的通畅。淋巴水肿发生后淋巴液滞留,淋巴管内压力增高,超过静脉压时,淋巴液分流至静脉。然而,水肿缓解到一定程度后,淋巴管内压力等于或小于静脉内压力时,淋巴回流变缓甚至停滞,或者静脉血反流入淋巴管,可以造成吻合口血栓形成,从而影响手术的远期效果。静脉压影响通畅率的另一个理由是,上肢淋巴管-静脉吻合的长期疗效比下肢好,由于地心引力的作用,下肢的静脉内压力通常较上肢高,所以吻合的失败率较高。目前比较一致的观点认为,应严格掌握手术的适应证,只有局部阻塞但仍有自主收缩功能的淋巴管及皮肤和淋巴管没有明显的炎症改变时才可能取得满意和持久的疗效。原发性淋巴水肿的淋巴管扩张增生型应选用淋巴结-静脉吻合,而淋巴管缺失型水肿则应采用保守疗法。

第六节　外生殖器象皮肿

外生殖器如阴茎、阴囊或阴唇均可发生象皮肿。在丝虫病流行区,外生殖器象皮肿甚为常见,其患者数量仅次于下肢象皮肿。阴茎、阴囊同时发病者较少,而单独发生于阴茎者较多。

除丝虫性象皮肿外,亦有非丝虫性原因引起的外生殖器象皮肿,如溶血性链球菌感染反复发作、结核、腹股沟肉芽肿及外伤等。

阴茎阴囊象皮肿时,阴囊局部水肿,表面有淋巴管扩张的水白泡,刺破后有乳白色或草黄色液体流出;当出现继发性感染时,局部疼痛、肿胀、潮红、全身发热。这样反复发作后,阴囊即逐步增大,稍久,皮肤变得粗糙,伴有疣状增生组织,或发生慢性溃疡;如继续增大,阴茎即被埋入其中,仅有部分露出外面,形成屈曲畸形。

病变大部分是在肉膜及真皮下疏松组织内潴留大量积液及组织增生,极少数病例可发生癌变。

此种象皮肿一般对健康影响不大,但患者行动极不方便。

女性外阴部可因淋巴回流阻滞而发生阴唇象皮肿,这种象皮肿可以与下肢象皮肿同时发生,亦可单独发生。

对于女性外阴部象皮肿,迄今尚未有根治办法,局部切除缝合或进行游离植皮可得以改善,是最常用的治疗方法。伤口未愈合前常可能有淋巴液从创缘中渗出,但都能逐渐闭合,不致形成慢性淋巴瘘。

对于阴茎、阴囊象皮肿,则以手术治疗最为满意,手术可消除过分肿大的组织,恢复生殖器的外形。切除病变组织愈彻底,则效果愈好,可减少或避免复发。手术后患者还可恢复性生活能力,并保持睾丸的生理功能。

术前应去除病因,积极治疗丝虫病或其他病原体。手术前 3 天,用高锰酸钾溶液浸泡局部,并仔细去除污垢;前 1 天作供皮区的皮肤准备。术前 3 天每天服用雌激素,以防止术后阴茎勃起。

手术操作选用全身麻醉或硬膜外麻醉,采用截石位或仰卧位。用亚甲蓝在相当于阴茎根部靠近耻骨联合的皮肤处画一横线,到两侧腹股沟外环部;再从两侧外环部向下方到肛门前各画出一个三角形皮瓣,皮瓣基底朝向两侧大腿。沿切口切开皮肤,将切口内的所有病变组织完全切除。小心分离出精索及睾丸,并将鞘膜翻转或切除。在阴茎部应切到白膜上方的阴茎海绵体为止,并保留部分包皮内板以便于缝合。先在两个睾丸间用细丝线固定一针,以免移动或扭转。将原先设计的皮瓣稍作潜行分离后交叉拉向中间,覆盖精索及睾丸,以构成新的阴囊皮肤。皮肤上用丝线作间断缝合,并放置小橡皮片引流。阴茎部分应作中厚皮片移植,皮片不宜过薄,以 0.4mm 左右为宜。在阴茎根部宜作锯齿形缝合。术后宜进行适当理疗,以使植皮片早日柔软,更好地恢复功能。

(干季良　李圣利)

[1] Inoue Y, Ohtake T, Wakita S, et al. Flow characteristics of soft-tissue vascular anomalies evaluted by direct puncture scintigraphy[J]. Eur J Nucl Med, 1997,24(5):505-510.

[2] Nornes H, Grip A. Hemodynamic aspects of cerebral arteriovenous malformations [J]. J Neurosurg, 1980,53(4):456-464.

[3] Guo H H, Pan Y H, Zhou L F, et al. Research on hemodynamics of cerebral arteriovenous malformation by Doppler ultrasound[J]. Chin Med J, 1993,106(5):351-356.

[4] 欧阳天祥,郭恩覃.海绵状血管瘤内压监测指导栓塞及硬化剂注射治疗[J].中华整形烧伤外科杂志,1997,13(3):171-174.

[5] De Salles A A, Manchola I. CO_2 reactivity in arteriovenous malformations of the brain: a transcranial Doppler ultrasound study[J]. J Neurosurg, 1994,80(4):624-630.

[6] Song J, Rolfe B E, Hayward I P, et al. Effects of collagen gel configuration on behavior of vascular smooth muscle cells in vitro: association with vascular morphogenesis [J]. In Vitro Cell Dev Biol Anim, 2000,36(9):600-610.

[7] Kramer R H, Cheng V F, Clyman R. Human microvascular endothelial cells use beta 1 and beta 3 intergrin receptor complexes to attach to laminin[J]. J Cell Biol, 1990,111(3):1233-1243.

[8] Robinson J R Jr, Awad I A, Zhou P, et al. Expression of basement membrane and endothelial cell adhesion molecules in vascular malformations of the brain: preliminary observations and working hypothesis[J]. Neurol Res, 1995,17(1):49-58.

[9] Rothbart D, Awad I A, Lee J, et al. Expression of angiogenic factors and structural proteins in central nervous system vascular malformations[J]. Neurosurg, 1996,38(5):915-924; discussion 924-925.

[10] Kilic T, Pamir M N, Kullu S, et al. Expression of structural proteins and angiogenic factors in cerebrovascular anomalies[J]. Neurosurg, 2000,46(5):1179-1191; discussion 1191-1192.

[11] Stins M F, Gilles F, Kim K S. Selective expression of adhesion molecules on uman brain microvascular endothelial cells[J]. J Neuroimmunol, 1997,76(1-2):81-90.

[12] Shalaby F, Rossant J, Yamaguchi T P, et al. Failure of blood-island formation and vasculogenesis in Flk-1-deficient mice[J]. Nature, 1995,376(6535):62-66.

[13] Fong G H, Rossant J, Gertsenstein M, et al. Role of the Flt-1 receptor tyrosine kinase in regulating the assembly of vascular endothelium[J]. Nature, 1995,376(6535):66-70.

[14] Ferrara N, Carver-Moore K, Chen H, et al. Heterozygous embryonic lethality induced by targeted inactivation of the VEGF gene[J]. Nature, 1996,380(6573):439-442.

　　[15] Carmeliet P, Ferreira V, Breier G, et al. Abnormal blood vessel development and lethality in embryos lacking a single VEGF allele[J]. Nature, 1996,380(6573):435-439.

　　[16] Gerber H P, Vu T H, Ryan A M, et al. VEGF couples hypertrophic cartilage remodeling, ossification and angiogenesis during endochondral bone formation[J]. Nat Med, 1999,5(6):623-628.

　　[17] Kaipainen A, Korhonen J, Mustonen T, et al. Expression of the fms-like tyrosine kinase 4 gene becomes restricted to lymphatic endothelium during development[J]. Proc Natl Acad Sci USA, 1995,92(8):3556-3570.

　　[18] Jeltsch M, Kaipainen A, Joukov V, et al. Hyperplasia of lymphatic vessels in VEGF-C transgenic mice[J]. Science, 1997,276(5317):1423-1425.

　　[19] Sato T N, Tozawa Y, Deutsch U, et al. Distinct roles of the receptor tyrosine kinases Tie-1 and Tie-2 in blood vessel formation[J]. Nature, 1995,376(6535):70-74.

　　[20] Maisonpierre P C, Suri C, Jones P F, et al. Angiopoietin-2,a natural antagonist for Tie-2 that disrupts in vivo angiogenesis[J]. Science, 1997,277(5322):55-60.

　　[21] Suri C, Jones P F, Patan S, et al. Requisite role of angiopoietin-1,a ligand for the Tie-2 receptor, during embryonic angiogenesis[J]. Cell, 1996,87(7):1171-1180.

第三十四章

男性外生殖器、会阴和肛周组织的畸形和缺损

男性外生殖器先天性畸形包括尿道下裂、尿道上裂等。此外,男性外生殖器也可能由于外伤或手术创伤而产生各种畸形和缺损,如阴茎缺损、阴囊皮肤撕脱、包皮过短等,这些均可造成严重的功能障碍,应进行整形治疗。

第一节　男性外生殖器的局部解剖

一、阴茎

阴茎由两个阴茎海绵体及一个尿道海绵体组成。阴茎海绵体固定在耻骨支上,被坐骨海绵体肌所附着。尿道海绵体从尿生殖膈下筋膜到尿道外口,其远侧端膨大成为龟头。

阴茎的皮肤很薄,皮下有疏松的结缔组织,具有极显著的收缩性。阴茎的皮肤与眼睑相似,均为人体最薄嫩的皮肤,皮下组织稀松,手术后局部易发生肿胀。阴茎前端的皮肤形成包皮,在治疗尿道下裂时常用来作为再造尿道之用,故遇此类患者时,在尚未修复尿道前不可任意切除或做包皮环切手术。成人的龟头完全被包皮包裹时,称包皮过长或包茎,须做包皮环切手术,但若切除过多,则称包皮过短,可引起勃起困难、性交不能等症状,也须手术治疗。

阴茎有筋膜包被所有的海绵体,由浅及深分别称为会阴浅筋膜、阴茎筋膜及白膜。阴茎筋膜自冠状沟至尿生殖膈,构成阴茎海绵体和尿道海绵体的强韧保护组织。白膜包绕每个海绵体,并在两个阴茎海绵体之间形成阴茎中隔。

阴茎深筋膜又称 Buck 筋膜,位于阴茎浅筋膜深层和白膜浅层,将阴茎的三条海绵体包裹成一个整体。其后端于阴茎根部向上续腹白线,并附着于耻骨联合前面,称阴茎悬韧带。它又可分成浅、深两条股悬韧带,分别附着于耻骨中央的前后部。

二、阴囊

阴囊为一袋形物,由阴囊隔分为左、右两囊,囊内有睾丸、附睾和精索的阴囊段。阴囊皮肤薄而柔软,富有弹性,色泽较深。阴囊除中缝外均有毛分布,在作为阴茎皮肤缺损或尿道再造材料时,须加以注意。阴囊皮肤皱襞是皮肤附着于其底面的阴囊肉膜所致。肉膜位于皮下,以代替皮下组织,其内含有许多平滑肌纤维,因其收缩或松弛,可使睾丸保持较低于体温的温度,以利于精子的发

育。故阴囊皮肤撕脱时,应尽早予以修复。

阴茎和阴囊在淋巴系统病变时均可形成象皮肿。

<h2 style="text-align:center">第二节 尿道下裂</h2>

尿道下裂的发生率约为 1/2300～1/2000。尿道下裂一般发生于男性,亦可发生于女性,但后者极为少见。女性尿道下裂多无症状,无须处理。

一、症状和分类

尿道下裂有三个特殊症状,即阴茎弯曲、尿道部分缺失及尿道口异位。阴茎弯曲的原因是在尿道先天性缺失的一段阴茎上,尿道海绵体发育不全而被纤维组织形成的条索状瘢痕所代替,可将阴茎向腹侧拉紧,使阴茎呈弓弦状弯曲。尿道口愈移向后端,阴茎弯曲就愈严重。异位的尿道口可因下裂的程度不同而出现在从冠状沟至阴囊、会阴间的任何位置上,有时近尿道口的小段尿道组织亦非正常,而只是膜性组织,手术中常须予以切除。

依据尿道口的位置,尿道下裂一般可分为四型(图 34-1)。

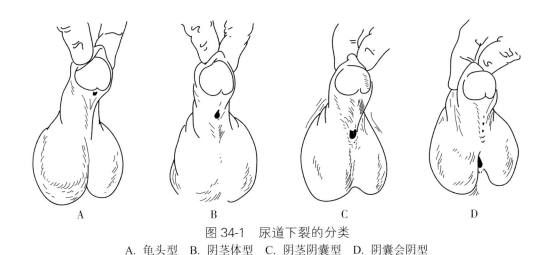

图 34-1　尿道下裂的分类
A. 龟头型　B. 阴茎体型　C. 阴茎阴囊型　D. 阴囊会阴型

① 龟头型　此型是程度最轻的一种尿道下裂,其尿道口位于龟头基部的后面,离正常尿道口的位置仅差数毫米,包皮覆盖在龟头背侧,龟头可略向腹侧弯曲,但阴茎体基本上无弯曲,因此在排尿及性功能方面一般并无障碍,无须进行修复。

② 阴茎体型　此型是最为多见的一种,尿道口位于阴茎腹侧,介于冠状沟与阴茎根部之间。有时尿道口十分细小,造成婴儿排尿困难,须予以切开扩大。阴茎有不同程度的弯曲,尿道口愈近阴茎根部,弯曲愈严重。患者幼小时常不能直立排尿,成年后可有性交困难,泄精时精液也不能射入阴道内,以致影响生育。

③ 阴茎阴囊型　尿道口位于阴茎根部与阴囊的结合部。

④ 阴囊会阴型　尿道口位于阴囊中线或阴囊基部后方的会阴部。

阴茎阴囊型及阴囊会阴型是最严重的两类尿道下裂,尿道口位于阴囊中线上,甚至在会阴部,阴囊常有裂为两半的情况。如并发隐睾,则阴囊几乎完全不发育,近似女性的大阴唇。阴茎常短小、发育不全,有时龟头及阴茎海绵体亦发育不全,但仍能保持勃起能力。患儿排尿时均须下蹲,成年后严重影响性交与生育。严重的尿道下裂在外形上常易被误认为女性。成年后如阴茎发育极度不良,则必须对患者的性别作出正确诊断,特别是阴囊会阴型尿道下裂,应与假两性畸形鉴别。应仔细检查阴囊内有无睾丸或是否隐睾症,并进行性染色体、尿-17酮类固醇、尿道造影等检查。在内分泌检查不能得出结论时,最后可进行剖腹探查。

二、治疗原则

除龟头型尿道下裂一般无须进行治疗外,其他类型的尿道下裂均须进行外科手术修复。尿道下裂过去都采用分两期手术的方法修复:一期手术主要是将阴茎腹侧的纤维性条束切除,使阴茎海绵体得到松解而伸直。二期手术进行尿道重建,把移位的尿道口接到龟头部位。近年来已采用一次手术中进行阴茎矫直和尿道重建。

(一)手术时机

如在一次手术中同时进行阴茎矫直和尿道重建,则以6岁左右为宜。如分两期进行修复手术,一期的阴茎矫直手术应较早进行,一般在2岁左右就可施行。对于二期尿道重建手术的年龄还存在着不同意见,多数医师认为在学龄前进行较妥,这样可以避免儿童入学后发生不良心理影响,但有些人主张待年龄较大(10岁以后)、阴茎已发育较好时进行手术,这样较易成功。笔者认为在6～7岁时进行尿道修补手术是适宜的,不必再推迟手术年龄,但在阴茎发育不良而过于短小的情况下可以推迟手术。如患者已经成年,则随时可以进行手术修复,但两期手术之间最好相隔半年或更长时间,以待局部组织软化,有利于二期手术的进行。

(二)麻醉方法

在2岁左右进行手术时,以全身麻醉为佳;6～7岁儿童及成人施行手术时可采用腰麻或硬膜外麻醉,亦可选用局部浸润麻醉。

(三)手术注意点

尿道下裂的修复是一项复杂而细致的外科手术,医务人员必须具备熟练的外科技术,耐心细致,谨慎负责,才能保证手术的成功。

1. 尿路改道引流术如采用一次手术方法,可做耻骨上膀胱造瘘术来引流尿液,如分两期手术,一期手术后一般只需放置导尿管引流排尿,但在二期手术时必须加做尿路改道手术,并在重建尿道中放置Foley导尿管,术后10天拔除。尿路改道除耻骨上膀胱造瘘术外,有时还可做会阴部后尿道造瘘术。会阴部后尿道造瘘术虽然比较简单易行,但术后易使导尿管阻塞或滑脱,影响尿液引流,因此笔者认为采用耻骨上膀胱造瘘术引流尿液较为通畅可靠,也可进一步提高尿道重建的成功率。

后尿道造瘘或膀胱造瘘都在手术开始时进行。后尿道造瘘时患儿取截石位,造瘘完毕后改为平卧位,进行尿道重建。

2. 阴茎皮肤薄嫩,皮下组织疏松,易受损伤及发生术后水肿,因此手术中必须轻柔操作,并使用精细的手术器械,如眼科组织镊及眼科缝针,缝合时采用6-0或8-0的细丝线。另外,阴茎皮肤松软而多皱褶,切开时应注意四周张力一致,否则常造成错误的切口。

3. 术中须彻底止血,以防止术后形成血肿。

4. 加强术后护理是十分重要的,其方法包括:①术后阴茎部敷料外用砂袋(0.5～1.0kg)加压,以防止渗血并减轻水肿,一般可维持5～6天;②手术部位应有可靠的制动固定,以防导尿管滑脱;③局部创口应保持清洁干燥,在这方面,医务人员同患儿家属的密切配合是十分重要的;④术后用温盐水冲洗膀胱，一天 1 次；⑤引流导尿管一般可在术后 2 周左右拔除。

5　为了防止术后阴茎勃起而影响创口愈合，可给予适量镇静剂或雌激素，如己烯雌酚。术后给予流质饮食 1 周，并酌情给予止泻药物(如碱式碳酸铋、氢氧化铝或阿片酊等)，以控制术后 1 周内的排便。

三、手术方法

(一)一期修复手术

1　Broadbent 一期修复手术　近年来，尿道下裂一期修复手术较多，Broadbent(1961)手术是其中之一。手术在 6 岁左右进行为宜，因这时阴茎多已较好发育，便于手术操作。本法适用于阴茎体型及阴茎阴囊型尿道下裂的修复。

先用细钢丝作龟头牵引。在阴茎腹侧围绕尿道口设计两条平行切口，两切口之间的皮瓣宽度约为阴茎周径的 1/3。在尿道口中插入 10 号导尿管一段，皮瓣宽度以能松弛地包绕此导尿管为度。然后将两切口从左或右侧逐渐斜向阴茎背侧延长，直到近冠状沟近侧的包皮上连接在一起，其远端可略超过中线。将皮瓣的远端掀开，与皮下组织略作分离后拉向腹侧，但皮瓣从尿道口到阴茎腹壁仅略作皮下潜行分离，使皮下组织与皮瓣形成似系膜状的血供联系。注意勿损伤皮下的血管网。将皮瓣围绕导尿管卷成管状，用 8-0 丝线作间断缝合，在管腔内打结，以后可自行脱落随尿液排出。在腹侧中线切口下方完全切除，造成弯曲的纤维组织，使阴茎伸直。随即在腹侧冠状沟处用尖头止血钳在龟头中做一通道，直到龟头前端，将形成的尿管引入龟头通道。由于阴茎皮下组织十分松弛，故新形成的尿道极易转移到新部位而不致造成扭曲及影响血供。将龟头创口与尿道口创缘作缝合。随即将创口两侧的皮肤作广泛的皮下分离，并沿冠状沟作附加切开，将皮瓣拉拢后覆盖于阴茎腹侧创面，予以缝合。为保证创缘良好愈合，可用褥式减张缝合，并在阴茎背侧作纵切口，以得到进一步减张，也可在此背侧面进行游离植皮。手术结束时拔去用来形成尿道的导尿管，最后作局部固定包扎及加压。

手术后 7 天拆除减张缝线，10～12 天可拆除其余缝线。

2　前尿道延伸一期修复手术　1975 年张涤生首创前尿道延伸手术进行尿道下裂的一次性修复并获得成功。但本手术仅适用于龟头型和阴茎体型尿道下裂，或曾用其他手术方法修复术后复发存在尿道狭窄或瘘孔的病例。

一般成年男性的前尿道自球部到尿道口长约 15cm，四周有尿道海绵体包绕，附着于两个阴茎海绵体的浅沟内。海绵体具有丰富的弹性纤维和平滑肌纤维，富于弹性和延伸性，其延伸的长度足以用来修复阴茎体型的先天性尿道下裂。

手术在全身麻醉下进行。患者取仰卧位，根据年龄选择不同型号的橡皮导尿管，将其插入尿道内。在龟头上穿一缝线，将阴茎拉向背侧，并固定于下腹部。在阴茎腹侧皮肤的中央线上，绕过尿道口，设计并用亚甲蓝画出一 S 形切口，直到阴囊中部。用 11 号尖头刀片切开皮肤，以导尿管为准，将阴茎腹侧皮肤向两侧分离，直到阴茎海绵体上方。从导尿管外仔细分离尿道海绵体和尿道，逐步将其从阴茎海绵体的浅沟中完全游离出来。术中切勿损伤尿道海绵体、尿道和阴茎海绵体。若只注意阴茎海绵体不被剥破，就有可能剥穿尿道或尿道海绵体，故务必谨慎操作，兼顾两者。对年幼病例，可在 2～4 倍手术放大镜下操作。分离完毕后，松开与下腹部的固定，再沿导尿管继续向下分离，直至尿道球部的中段。这时，前尿道连同导尿管在内，便可充分松解并延伸上提，达龟头处。接着，将阴茎腹侧前端皮下的条索状纤维组织进行充分切除，以使阴茎完全伸直，并彻底止血。

继而在龟头上打一隧道，通向阴茎腹侧创口，将导尿管连同尿道通过此隧道在龟头切口上引出。将尿道口和龟头上的切口作周缘间断缝合。为保持尿道海绵体延伸的长度，并防止弹性回缩，须将整个尿道海绵体和阴茎海绵体的周围组织用5-0肠线缝合固定。然后在阴茎腹侧皮肤上设计两个斜切口（Z成形术），以增加腹侧皮肤切口的长度。在阴囊部创口内放置一橡皮引流条，缝合皮肤。用小棉垫轻轻包绕阴茎，并固定于直立位。术后2～3天拔除导尿管，嘱患者自行排尿，10天左右拆线。无须做膀胱造瘘或后尿道造瘘，也无须顾虑尿液污染创口或可能造成瘘孔等。

3 阴茎腹浅动脉岛状皮瓣一期修复手术 陈宗基等于1989年依据12具尸体和24例病例手术解剖观察证实，阴茎皮肤血供来自阴茎外动脉，阴部内动脉无分支供养，并进一步查明，由阴茎外侧面进入阴茎的血管（阴茎浅动脉）在阴茎干近端分为背外侧支和腹外侧支。腹外侧支走行稳定，在肉膜层沿腹外侧面向阴茎远端走行，到包皮外板后折向内板而终止于冠状沟，出现率为100%。在此基础上，他设计了以阴茎浅血管腹外侧支为蒂的轴型岛状皮瓣再造尿道，并用阴囊纵隔岛状皮瓣修复阴茎腹面的皮肤创面，一期手术即可完成尿道下裂的修复。

按常规方法彻底矫正阴茎弯曲畸形。在尿道口前方5mm处，沿阴茎腹侧挛缩带及其两侧作W形切口。切断挛缩带，并向前后方松解，使尿道口向阴囊方向退移，将尿道前方的挛缩带从白膜底掀起并退向远端，或予以切除，以彻底矫正阴茎弯曲。沿尿道口外周3mm处切开皮肤，其切口与前方的W形切口相衔接。

依据尿道缺损的长度，在阴茎腹侧创缘的皮肤上设计和形成阴茎腹侧浅动脉岛状皮瓣。皮瓣宽1.8～2mm，其远端可环绕包皮帽，以使其有足够的长度。将皮瓣从白膜浅面掀起，其肉膜层较皮瓣宽3～5mm。其背侧仅切开皮肤，在真皮层分离，形成包含阴茎腹浅动脉的岛状皮瓣，使它可以无张力地转移到阴茎腹侧部。

取8号导尿管一段作为支架，将上述皮瓣表面朝内卷成管状，用5-0或7-0丝线缝合，缝结打在管腔内，可任其自行脱落。再将肉膜缝合一层。然后紧贴阴茎海绵体腹侧沟浅面，向龟头顶端作一隧道，以使未来的尿道口开口于龟头顶端。在顶端开口处作十字形切开，以使与尿道外口缝合后呈曲线，避免发生环状挛缩及狭窄。

将已形成的尿道连同支架导管经隧道引出龟头，并与顶端的十字形皮瓣作交叉缝合，将再造尿道口和原尿道口吻合。尿道支架插入原尿道内，但不插入膀胱，保留到拆线时拔除。

最后，用阴囊中隔皮瓣修复阴茎腹侧创面。可依据阴茎腹侧面的大小，于阴囊中隔设计比创面略大的皮瓣（含肉膜层，且较皮肤宽5mm），将此皮瓣旋转180°覆盖阴茎腹侧创面。先将皮瓣的肉膜和阴茎肉膜层相缝合，最后缝合皮肤，阴囊创面则作拉拢缝合。创口内放置橡皮引流片，24小时后拔除。术后7～10天拆线。

尿道下裂一期修复手术除了上述三种方法以外，还有包皮皮瓣转移重建尿道法（Hodgson法）、阴囊纵隔血管丛轴型皮瓣形成尿道法（李式瀛法，1984）等。

（二）二期修复手术

传统的方法是分两期手术修复尿道下裂，此修复手术曾在20世纪40～60年代广泛应用，因它仍具有一定的优点和适应证，故于此处进行介绍。

1 一期手术——阴茎矫直 阴茎矫直手术是把阴茎腹侧的纤维条索状组织进行彻底切除，使阴茎海绵体得到松解而伸直。此种纤维挛缩组织有时甚至可侵及两侧阴茎海绵体，手术中也必须作彻底切除。有时还需要切开阴茎筋膜及阴茎腹侧与基底粘连的皮肤后，方能使阴茎海绵体获得充分伸直。然后设计局部皮瓣转移来覆盖阴茎腹侧创面。

先在龟头上用细钢丝穿过一针作牵引用。在阴茎腹侧正中线上作一纵行切口，将切口两侧的皮肤分离掀开，小心切除中央部的条索状纤维组织，包括侵及两侧海绵体间的纤维组织，直至阴茎海绵体外面的白膜为止。勿损伤白膜，以防止刺破阴茎海绵体而引起出血。术中边切边将阴茎拉直，以观察切除范围及程度是否充分。此时如发现中线两侧的皮下组织亦有牵拉，可用小剪刀作横行切断，以使阴茎伸直。在尿道口周围略作分离，使之稍向后退，以达到使阴茎充分伸直的目的。如尿道口前端有一部分膜性尿道存在，亦应切除。

当阴茎全部伸直后，在阴茎腹侧皮肤上设计两个 Z 形切口。可先在两侧各作一斜切口，分别与纵切口成 60°角，方向相反，相互平行。再在冠状沟下方的阴茎包皮两侧各切开一部分，直到阴茎背侧（一般不必作环状切开）。将包皮的两层皮肤组织分开，并在被分开的包皮组织上作第二个 Z 形切口。然后在两个 Z 形皮瓣组织与阴茎海绵体之间作较广泛的分离，小心止血。最后将形成的几块三角形皮瓣互换位置后交错缝合，皮瓣下放一小橡皮片引流，24 小时后拔除。插入留置导尿管后将龟头部的钢丝连同橡皮筋用胶布固定于腹壁。创口包扎后用砂袋加压。术后 1 周可拆除缝线，再过 1～2 天即可拔除导尿管。

2 二期手术——尿道重建　尿道重建手术大致有将阴茎腹侧皮肤卷成尿道的手术、将阴茎腹侧皮肤和部分阴囊皮肤合并形成尿道的手术、游离植皮重建尿道法、游离膀胱黏膜移植法及利用阴茎腹侧皮肤作埋藏皮条法等。

将腹侧皮肤卷成尿道及将阴茎腹侧皮肤和部分阴囊皮肤合并形成尿道的方法具有不少缺点：前者因组织张力过大，容易导致手术失败，而后者往往存在术后外形臃肿、尿道口过宽而造成排尿散射、阴囊皮肤易生长毛发等缺点，故现已很少应用。兹将过去应用最广的埋藏皮条法和游离植皮重建尿道法介绍如下。

（1）埋藏皮条重建尿道法（Dennis Brown 手术）：先在阴茎腹侧面切出 1～2cm 宽的条状皮肤，作为构成新尿道的基本材料，然后将切口两侧的皮肤予以充分游离后覆盖于皮条上进行缝合。由于节约了形成尿道的组织，故作为覆盖用的阴茎皮肤相当松弛，有利于创缘的愈合，也减少了尿道瘘孔的发生。

手术须在阴茎矫直手术完成 6 个月以后进行。先用细钢丝穿过龟头一针作牵引用，在阴茎腹侧中线两旁作两个平行切口，切口间距在小儿约 1cm，成人则为 2cm。切口自冠状沟开始，绕过尿道口后与对侧切口相连接。在尿道口后方的皮肤不应留得过多，以免将来在该处形成囊状扩张，导致尿液潴留。皮条边缘不作皮下分离，切口两侧的阴茎皮肤则作广泛的皮下分离，以使皮瓣能毫无张力地覆盖于埋藏皮条上方并与对侧创缘相吻合。小心结扎或压迫止血，然后进行创缘缝合。缝合应分两排进行，第一排是将两侧皮肤边缘用细丝线（6-0）作间断缝合，第二排是减张缝合，Dennis Brown 建议用铅丸及圆珠进行这排缝合。打结不宜过紧，否则术后水肿压迫组织易发生尿道瘘孔。此种褥式减张缝合，缝合 5～6 针已足够。

为使尿道口开口于龟头顶端，可在切口最前端的龟头上切除两个三角形皮肤组织造成新鲜创面，这样就可把皮瓣缝合到三角形创面的尖端上，使尿道口尽量推到龟头前端。最后，在阴茎背侧皮肤上作一纵切口，从阴茎根部直抵冠状沟，目的是使腹侧创缘得到进一步的减张，以利于创缘愈合。背侧创面用碘仿油纱布覆盖，任其自愈，愈合后一般不产生瘢痕。手术结束后将龟头钢丝牵引固定于腹壁上。龟头段尿道口内用小橡皮条作引流，48 小时后拔除，外加敷料包扎。回病房后局部可用砂袋（0.5～1.0kg）加压，防止渗血及减轻水肿。术后注意尿液引流的通畅。术后 7 天可先拆除第二排减张缝线，再过 3～5 天拆除另一排缝线，拆线后 1～2 天可拔除导尿管。

埋藏皮条重建尿道法的要点：①手术操作要细致轻柔，不使组织受严重损伤；②缝针缝线应细小；③创缘应无张力；④减张缝合切忌过紧，以免造成压迫性坏死；⑤术中彻底止血，防止术后产生血肿；⑥预防感染。

（2）游离植皮重建尿道法：手术分两期进行，实际上，连同阴茎矫直手术，共需三期手术。第一期手术在阴茎腹侧皮下从移位尿道口前方开始到龟头顶端打通一隧道，然后在这个隧道中进行中厚皮片移植来再造尿道。动物实验表明，这种游离皮片形成的尿道周径虽在以后略有收缩，但仍然能随年龄的增长而增大。第二期手术进行尿道口吻合。除应用中厚皮片外，有人提出采用膀胱黏膜、大阴唇黏膜、阑尾肠膜等组织来代替皮肤的移植，但这些组织不易得到，不如应用中厚皮片理想。也有人将阴茎矫直和皮肤移植在一期手术中完成，二期再做尿道口吻合术。

游离植皮重建尿道手术的优点是操作较为简单，缺点是术后常需作长时间的持续扩张以防止尿道狭窄，尿道吻合口有时可能产生瘘孔，皮片过厚时管道内可能有皮脂腺分泌物难以清除。此手术只适用于阴茎皮肤过紧，不适合用其他方法进行修复者，或应用其他手术方法修复失败者。

先在上臂内侧或大腿内侧无毛区用切皮机取中厚皮片（0.4mm）一块，其大小可按所形成的尿道口径及长度来决定。取旧导尿管一段，其直径约为阴茎直径的1/3。将皮片肉面朝外，用胶水粘裹于导尿管上，边缘用细羊肠线作间断缝合。在导尿管的两端，再用细羊肠线各作一道结扎固定后备用。在离移位尿道口前方约2mm处和龟头顶端各作一小切口，用与上述导尿管相同口径的钻头从阴茎上切开钻入，通过阴茎腹侧皮下组织从龟头小切口穿出，形成皮下隧道。拔出钻头压迫止血，然后将裹有皮片的导尿管插入此皮下隧道中，剪除两端过多的皮片，将切口创缘与皮片边缘用细丝线缝合。

最后用细钢丝穿过龟头一针，以便将阴茎用胶布固定于腹壁。阴茎腹侧用敷料包扎后以砂袋加压，术后8～9天皮片成活后即可拔除导尿管、拆除两端缝线。尿道中置入适当口径的扩张探子，取出冲洗一天1次，冲洗后立即放回，以防止皮片收缩。

二期尿道口吻合手术可在6个月后进行，这时用皮片重建的一段尿道口已基本稳定，不再收缩。手术前先作会阴部后尿道造瘘以暂时改道尿路。从龟头顶端插入导尿管，经过吻合部位进入移位尿道口内。环绕两开口外围适当距离作梭形切口，游离边缘组织，向内翻转后互相缝合，以形成尿道内壁，然后将两侧皮肤作较广泛的皮下分离，拉拢并作褥式缝合。注意尽可能避免两道缝线重叠，以防发生尿道瘘孔。如有张力，可在局部设计旋转皮瓣作为外层覆盖组织。

（三）阴茎阴囊型及阴囊会阴型尿道下裂的修复

这两型尿道下裂的修复原则和上述类型大致相同，一般亦需分三期进行手术。一期进行阴茎矫直。二期修复阴囊段的尿道，将尿道口移到阴茎根部。三期进行阴茎段尿道的修复。在阴囊上重建尿道时可采用阴囊中线两侧平行切口的皮肤瓣内卷形成尿道，然后游离两侧阴囊皮肤作拉拢缝合。

（四）尿道瘘孔的修补术

尿道下裂修复手术后，并发瘘孔的概率随临床经验的逐渐增多而减少。这种瘘孔可产生在缝合线的任何一点上，也可能同时存在着一个以上的瘘孔。针眼样的小瘘孔有可能逐渐缩小而消失，但较大的瘘孔常需进行手术修补。修补瘘孔的手术虽较小，但颇难成功，反复多次修补会造成局部更多的瘢痕组织，从而增加下一次手术修复的困难。多发性的较大瘘孔常是切除整个尿道进行重新修复的适应证。

修补瘘孔的常用方法是在瘘孔周围切开，分离到靠近尿道处，予以切除，然后用细羊肠线在瘘孔口作袋形缝合，再在皮下作适当缝合以固定，最后将外壁皮肤用细丝线作褥式缝合。为了避免两道缝合线重叠，减少复发，也可在邻近设计转移皮瓣覆盖创口。有时可以采用下述方法来修补瘘孔：先在瘘孔四周作切开及分离，但不切除此段组织。用褥式缝合法缝合创缘后，将缝线从尿道口引出，拉紧缝线后就可将瘘孔创缘固定于尿道内呈外翻状。再将此缝线用一橡皮筋及另一缝线轻轻固定于腹壁上，以维持一定的拉力。最后缝合皮下组织及皮肤创缘。

第三节　尿道上裂

尿道上裂远较尿道下裂少，其发生率约为 1/30000。

在尿道上裂中，尿道缺损是主要症状。尿道常在阴茎背侧裂开，或向上方伸展到尿道深部。阴茎短而粗，龟头呈裂开状。仅在阴茎背部裂开者常无尿失禁，但尿道深部亦有缺损时可发生尿失禁。严重时甚至可以用手指探入膀胱中，最重者可同时出现膀胱外翻畸形。除此之外，尿道上裂常有阴茎被纤维组织及阴茎悬韧带牵累而变短缩而靠向腹壁，排尿时污染衣裤，勃起时紧贴腹壁。

如并发尿道深部缺损及尿失禁，则应同时修补膀胱颈以治疗失禁。如阴茎被拉紧靠近腹壁者，手术中须将两侧阴茎海绵体附着于耻骨降支上的坐骨海绵体肌，并对阴茎悬韧带作适当切断分离，使阴茎得到部分松解下垂，但欲完全纠正这种畸形，效果并不理想，有待继续改进治疗方法。

手术开始时先作尿路改道，后尿道造瘘术仅适用于最轻度的尿道上裂，其他均需行耻骨上膀胱造瘘术。

可先按尿道下裂方法在裂开的尿道两侧直到龟头处作平行切口，在一侧尿道黏膜及阴茎海绵体上分离，直达阴茎腹侧，并将此段新形成的尿道附着于另一海绵体上以保证血供。将尿道黏膜翻转卷成管道后用细羊肠线作连续缝合，再将海绵体连同形成的尿道向腹侧翻入，使尿道转入腹侧皮下。然后将两侧海绵体穿过白膜作缝合固定。最后将阴茎及龟头两个半瓣合拢后作皮下及皮肤缝合。在龟头上作两个褥式缝合，将龟头拉向下方，按以上手术方法予以加压固定。

如尿道上裂并发深部尿道裂开及尿失禁等，则在修复时须在耻骨上将膀胱剖开，暴露膀胱中的尿道内口，然后在内口处切除一块三角形组织，并将三角形组织的尖端深入尿道中，这样缝合后可形成一较正常略宽畅的尿道内口及尿道。尿道口径以能通入 12 号导尿管为标准。用细羊肠线缝合尿道部分。在尿道内口部位应尽可能将膀胱的肌肉组织拉拢缝合于其上方。尿道口径宜小而不应过大，因过大时不能纠正尿失禁，如嫌狭小可进行扩张。

第四节　包皮过短

包皮过短多为包皮环切术时包皮切除过多的后遗症。包皮过短常引起阴茎勃起疼痛、弯曲及性交不能等症状。

若要纠正这种功能障碍，必须补充阴茎皮肤，皮肤来源包括游离植皮及阴囊皮瓣移植，但以后者效果更好。应用阴囊皮瓣修复的手术需分两期进行。一期手术时可在阴茎冠状沟上方 0.5～1.0cm 处作环切口，将上方皮肤略作分离及推移，使暴露出一段创面，再在相对合处的阴囊少毛或无毛部位上作两条横切口，切口间宽度与阴茎创面宽度相等。将切口间皮下组织分离，形成一块双蒂皮瓣，随即将阴茎穿过皮瓣下，将阴茎背部创缘与阴囊皮瓣的上下缘分别缝合，使阴茎与阴囊暂时粘连在一起。3 周后施行二期手术，在双蒂皮瓣两端的适当部位切断蒂部，将阴茎与阴囊分开，随即将阴囊皮瓣绕过阴茎而相遇于腹侧作创缘缝合。

本手术效果颇为明显，缺点是可能有少许阴囊毛发被移植到阴茎上。

第五节　阴茎海绵体发育不全畸形

这是很少见的一种畸形,由阴茎一侧海绵体先天性发育不全所致。成年后当阴茎勃起时患侧海绵体无勃起能力,而健侧功能正常,使阴茎向患侧偏斜,造成性交不能。针对畸形及功能障碍情况,修复手术包括两个步骤:

1 在患侧海绵体组织和尿道间隙中移植一段自体软骨组织。

2 采取一条阔筋膜通过健侧阴茎侧壁皮下隧道,一端固定于龟头下方冠状沟处,另一端则与同侧耻骨骨膜缝合固定。在阴茎勃起时,由于筋膜的牵拉作用,矫正了偏斜现象。

第六节　阴茎阴囊皮肤撕脱伤

阴茎和阴囊的皮肤可因外伤而造成撕脱,在严重撕脱时阴茎及阴囊可同时受伤甚至波及会阴部。此种创伤通常是衣裤被快速转动的机器卷入时,阴茎或阴囊皮肤随同衣服一并扯去所致。在少数病例中也可以见到部分阴茎海绵体、一侧或两侧睾丸被撕脱的严重情况。如会阴部同时被损伤,应检查肛门括约肌是否因受伤而致大便失禁。亦可因电击伤或烧伤而造成阴茎及阴囊的皮肤缺损,此类损伤常波及较深的海绵体。其他如感染、化学性灼伤、束扎伤等亦可造成阴茎及阴囊的皮肤损伤,但这些损伤常不是即时治疗的适应证。

当阴茎及阴囊的皮肤被撕脱后,一般不致发生严重出血,这是由于阴茎皮肤常在浅层撕脱,而阴囊皮肤则在内膜下方撕脱,这些都是血管分布较少的组织。患者受伤后可因剧烈疼痛而发生休克,急症处理时应包括给予止痛药物、防止休克、给予广谱抗生素、局部清创等。处理这类撕脱伤的重要原则是争取在受伤后 12 小时内进行清创和植皮手术,以消灭创面,避免创口感染导致更严重的畸形。阴茎及阴囊皮肤撕脱伤的处理略有不同,兹分述如下。

一、阴茎皮肤撕脱伤的修复

当阴茎皮肤部分撕脱时,冠状沟处常留有较多包皮组织可供利用,可将它拉向阴茎根部以闭合创面。在完全撕脱时,以中厚皮片移植最好,应用大腿或腹壁皮瓣修复的效果并不理想。其修复步骤如下。

先用大量生理盐水冲洗创口,剪去已失去活力的边缘坏死组织,并去除异物、污物或血肿。沿冠状沟将包皮剪除,只留少量组织,在与皮片缝合时用。

随即在大腿内侧采取中厚皮片一块,厚度为 0.4～0.5mm,面积为 10～20cm²。如大腿内侧亦被损伤时,宜另选供皮区。将龟头用细不锈钢丝穿过一针作牵引用,并放置导尿管。将皮片包绕裸露的阴茎,并行锯齿状缝合(3-0 丝线),缝合线宜在阴茎背侧中线上,以避免术后发生挛缩。分别在阴茎根部及冠状沟部作间断缝合,留置缝线作打包加压用。然后在阴茎四周植皮面上盖一层细网油纱布,外加适量软性纱布敷料加压包裹,将留置在阴茎根部及冠状沟的长缝线相对结扎,结扎后将缝结置于不同水平,以便用此线再作几个围绕阴茎的结扎,使植皮片的固定更为可靠。最后去除牵引龟头的钢丝。

手术后应用抗生素,给予止痛剂,也可应用镇静剂或雌激素(己烯雌酚)以防止阴茎勃起。随时观察龟头血供情况,判断是否包扎过紧。术后9～10天打开敷料检视创口并拆除缝线,以后局部加压包扎仍须持续2～3周。导尿管可在术后2周拔除。

阴茎被利器离断后,如断离端的阴茎海绵体无严重挫伤,清创后可考虑再植,再植后应注意局部固定、适当加压及应用抗生素防止感染。如阴茎海绵体已破碎不堪或有严重挫伤,则成活机会不大,宁可舍弃,待作后期修复。

二、阴囊皮肤撕脱伤的修复

由于阴囊皮肤极为松弛,故部分撕脱时常有足够的残余皮瓣组织可供包埋睾丸,以便直接缝合。缝合后阴囊虽然一时比较紧束,但经过数月后阴囊皮肤可逐渐再度扩张、松弛,适应正常的睾丸活动。

但在阴囊皮肤组织全部撕脱后,则必须应用植皮方法予以修复。睾丸的功能是产生精子,但必须在其本身处于低于体温的温度的情况下。有实验证明,将睾丸埋入紧贴大腿内侧的皮下浅层,可以获得适合正常精子产生的温度,而将它埋入皮下脂肪层,则可导致睾丸退化,失去正常功能。故受伤后立即将睾丸埋入大腿内侧皮下也可视为一种永久性的处理方法,但目前一般多采用游离植皮或皮瓣移植的方法来修复,而以游离植皮比较常用。

(一)游离植皮

清创后将两侧睾丸及精索用细羊肠线靠拢缝合,并使睾丸处于一高一低的位置,使创面平整,以利于皮片成活。取中厚皮片一块(厚度为0.4mm左右),将整个睾丸组织兜住缝合。取2块海绵,制成适当大小的凹陷形态,分置于阴囊的前、后面,两半相对合后使阴囊恰位于凹陷中,为此可得到良好的加压及固定,外面加以敷料包扎固定。术后9～10天拆线。

(二)皮瓣修复

应用皮瓣修复有下述三种修复方法:

1 将裸露的两个睾丸分别埋入两侧大腿内侧皮下或腹股沟皮下组织内,以后经延迟手术,先与大腿或腹股沟部分分离,最后将该部皮瓣连同睾丸整复成整个阴囊。

2 在两侧大腿内侧设计皮瓣,立即转移在中央部合拢,将睾丸包埋整复成阴囊。

3 将睾丸先埋入大腿内侧皮下,以后在腹壁制备皮管,经几次转移后整复成阴囊,将睾丸取出纳入形成的阴囊中。

第七节　外阴、会阴和肛周部烧伤后瘢痕挛缩

当外阴、会阴及肛周部烧伤后,常在伤口愈合后形成瘢痕挛缩,甚至会带来严重的功能障碍和不良后果。外阴、会阴及肛周部烧伤后瘢痕挛缩畸形基本上可分为会阴周围型及会阴中央型两种类型,而以周围型为多见。

会阴周围型多发生于儿童,因儿童常穿开裆裤,活动多而年幼无知,冬天不慎坐在热容器上,或在夏季跌入沸水中,或拉翻煮锅、开水壶等造成下腹部及会阴部烫伤,到晚期造成瘢痕挛缩。成人的会阴周围型烧伤一般见于下半身广泛的严重烧伤后。

较轻的会阴周围型畸形的特点是在会阴部两侧大腿之间形成较紧的蹼状瘢痕。横蹼可有 1 个或 2～3 个,其可以在会阴的前方、正中或后方,影响两侧大腿的外展。这种典型的横蹼是由下腹部、阴阜、腹股沟及大腿根部的功能活动时张力过大所致。在畸形形成后,如患者在生活及工作时坚持劳动锻炼,则横蹼可能变得很大、很薄,有时脐孔也被拉向下方,这说明正常皮肤具有很大的代偿作用。严重病例中,在两侧大腿之间及会阴前后均有瘢痕粘连,形成圆周形挛缩,挛缩的部位可以包埋外生殖器或肛门,甚至完全包围会阴及其四周组织,并在瘢痕组织内面形成假憩室。当圆周形挛缩的外口收缩得很小时,可造成内部器官的假性闭锁和排大小便困难,女性则在月经期中带来许多不便。有时两侧大腿被瘢痕粘连于一处,导致行走不便,不能做下蹲活动。此外,无论男女都可在性功能方面出现严重障碍,更由于排便困难,在生活上会有极大的困难。

会阴中央型畸形较为少见,是由于损伤直接作用于外生殖器、会阴及肛周组织所致。如电击伤可以造成阴茎坏死和缺损,肛门癌放射治疗后可造成放射性皮炎及溃疡。会阴部皮肤亦可以因放射性治疗超量而造成皮炎,常可导致肛门部分或全部闭锁或失禁。

本型的症状视损伤及缺损的程度而定,严重时有阴茎或阴囊的全部缺失,阴道、肛门闭锁或肛门失禁给患者带来各种病痛,并造成治疗上的困难。除此之外,也可能由于创伤的严重和广泛而造成更复杂的情况,出现中央型及周围型的复合畸形。

会阴周围型和会阴中央型的烧伤瘢痕畸形在治疗方面各不相同。在周围型中,由于瘢痕部位离外阴和肛门有一定的距离,瘢痕大多分布于周围,治疗时一般只需将瘢痕切除、解除挛缩加游离植皮就可,其方法比较简单,手术效果也较好。但对于中央型的治疗就比较复杂,由于畸形及缺损涉及外阴等重要器官,有时须涉及器官再造问题,手术较前者复杂得多。

一、中厚皮片移植

这是最常见的一种修复方法,适用于会阴周围型的病例。手术时先将挛缩的瘢痕切除,但在瘢痕延及下腹部、腹股沟或大腿根部等广泛部位时,全部切除瘢痕组织非但没有必要,而且也徒然增加了植皮面积。此时只需将关键部位的挛缩瘢痕切除,恢复会阴、外阴等部位的正常解剖形态即可,然后在仔细止血后采取中厚皮片(0.4cm 厚)移植,皮片缝合后可应用打包加压法。术后取平卧位,将两下肢分开,用石膏托固定。放置导尿管引流小便,以免污染创口。

二、局部皮瓣转移

本法一般适用于会阴中央型瘢痕挛缩。如有肛门假性闭锁,则应检查肛门口或外阴附近有无正常皮肤组织存留,若能尽量利用这种正常皮肤设计局部皮瓣转移修复,常可望得到远较游离植皮为佳的效果。会阴部的蹼状瘢痕如组织厚实柔软,可作 Z 形或 W 形切开,将皮瓣交错转位进行修复。手术中注意皮瓣的角度不宜太尖,皮瓣不应过薄,以防止血供障碍而造成组织坏死。

三、皮管移植术

在会阴中央型合并器官缺损或严重瘢痕挛缩时,局部无法供应足量皮瓣组织,这时就需要应用远位皮管进行移植修复,例如阴茎或阴囊的再造术等,具体内容将在本章第八节中进行叙述。

四、术前及术后的特殊处理

(一)有关肠道及尿路的处理

在进行会阴部修复手术时,必须考虑大小便对手术区的污染问题,因为它可能影响移植皮片的成活和术后效果。会阴部的血供一般较丰富,局部组织的抵抗力强,只要重视它,并采用各种措施,移植皮片的成活率一般较高。术前应采用肠道抑菌措施及清洁灌肠。

若有肛门假性闭锁,术前做皮肤准备时要特别注意憩室内皮肤的清洁工作。对某些外口过小,术前无法做彻底的皮肤准备的病例,往往需要在手术中切开挛缩瘢痕,重新进行冲洗及消毒。

对于会阴中央型的病例,有的还需要在手术前做好结肠造瘘术或膀胱造瘘术。

会阴部手术患者在术前1天应进少渣饮食。术后除进流食约1周外,还应给予碱式碳酸铋等收敛剂,以控制排便。术后保持局部创口清洁、干燥。留置导尿管,保持1周后拔除。

（二）术后创面的护理

在应用局部皮瓣修复时,可采用暴露法,以便于术后的清洁及护理工作。在会阴及肛门两侧,可用油质纱布分隔。游离植皮区可采用打包固定法,手术后10天拆除缝线。皮片开始收缩时,可动员患者在白天起床,逐步加强活动锻炼。肛周植皮区可用温热高锰酸钾液(1:5000)坐浴浸泡。晚上则仍必须用石膏型分腿固定。这些措施有利于术后功能的恢复。

第八节　阴茎缺损及其再造

阴茎常因各种外伤如枪弹伤、爆炸伤、撕脱伤、切割伤等原因而造成部分或全部缺损,阴茎癌根治术后常造成阴茎完全性缺损。其他原因如先天性阴茎发育极度不良（常与尿道下裂同时存在）、先天性阴茎缺失等都需要进行修复或做阴茎再造术。阴茎部分缺损有时可以进行残端延长手术,既可达到改善排尿等目的,又无须做阴茎再造术,但完全性缺损及阴茎过于短小往往有再造手术的适应证。阴茎再造术的目的是恢复正常的排尿及生殖功能。

一、阴茎海绵体延伸术

对阴茎大部分缺损,龙道畴(1984)创用切断阴茎悬韧带,使阴茎海绵体得以延伸的手术,可使阴茎获得5～7cm的延长,再用下腹部岛状皮瓣或阴囊皮瓣覆盖阴茎创面,可使阴茎具有正常的勃起和感觉功能。

1　切口设计　由于阴茎无阴茎头,必须根据阴茎形态重新塑造阴茎头。在相当于阴茎冠状沟处作一环切口,直达阴茎深筋膜,保留阴茎前端皮肤及其感觉功能,将皮缘作真皮内缝合后固定于白膜,以免皮肤向前滑移,使之形如阴茎头。

2　切断阴茎悬韧带,延长海绵体　当阴茎皮肤切开后,阴茎皮肤便回缩至阴茎根部,显露阴茎悬韧带及皮下浅静脉。在切断皮下浅静脉后分离韧带两侧的疏松结缔组织,显露阴茎浅悬韧带,紧靠耻骨联合将此浅悬韧带完全切断。再深入分离至阴茎深悬韧带,切断部分深悬韧带,以能显露阴茎的深、浅静脉为度。术中勿损伤这些静脉。若阴茎的深、浅两组静脉均被切断,有造成阴茎静脉回流障碍而导致阴茎体坏死的可能。在切断全部阴茎浅悬韧带及部分阴茎深悬韧带后,残存阴茎得以松解而延长3～6cm。

3　阴茎皮肤缺损创面的修复

（1）下腹壁岛状皮瓣:用多普勒听诊仪探测腹壁浅动脉的走向,根据阴茎皮肤缺损创面设计一岛状皮瓣。皮瓣蒂长8～10cm,皮瓣大小在7cm×9cm到10cm×12cm之间。切开蒂部,显露腹壁浅动、静脉,从深筋膜下掀起皮瓣,通过皮下隧道将皮瓣转位于阴茎皮肤缺损创面,两端与阴茎皮肤缝合固定。若腹壁脂肪太厚或血管畸形不能使用下腹壁皮瓣时,可改用阴囊带蒂皮瓣。

（2）阴囊带蒂皮瓣:根据阴茎海绵体的周径和长度设计蒂在上的阴囊皮瓣,按设计线切开阴茎皮肤和阴囊皮瓣,分离出长7～9cm的海绵体。阴囊瓣形成带双蒂的桥形皮瓣或双侧单蒂皮瓣。从桥形皮瓣中点切断,两瓣包绕阴茎海绵体后缝合固定,前端因保留了原有的皮肤,形如阴茎头。阴囊皮肤直接缝合,术后阴囊暂时缩小,但半年后由于睾丸的重力关系,阴囊会逐渐扩展。

（3）腹壁带蒂皮管:由于阴茎、阴囊及腹股沟区均已烧伤,只好采用上腹壁皮管转移至阴茎根部,在皮管成形的同时将尿道预制其中。在二期皮管转移时,将耻骨前的阴茎海绵体分离出来,并分离皮管内腔,将已分离出的海绵体置入皮管内,并与阴茎根部缝合固定,同时吻合其尿道,术后3周切断皮管。由于海绵体勃起时仅有7cm,多留7cm的皮管,并塑造成阴茎。术后半年于阴茎远端植入一块肋软骨,并将其固定于海绵体末端,当阴茎勃起时能使阴茎上举至80°～90°。

二、阴茎再造手术

阴茎全部或大部分缺损后严重影响排尿和生殖功能,给患者带来生理功能障碍和心理创伤,故需进行阴茎再造手术。此外,在先天性阴茎缺失或短小,或两性畸形需要恢复男性外生殖器者,亦需要进行阴茎再造术。

传统阴茎再造术使用皮管转移,分几次手术才能完成。Borgoras(1936)首先应用腹部皮管和肋软骨移植分期再造阴茎。Gillies和Harrison(1948)应用腹壁三条平行切口,以大皮管套小皮管的方法再造阴茎。以后Hoopes(1973)加以改良,但仍然需要分四期手术。Noe Birdsell等应用下腹部中央部皮管分两期再造阴茎,并应用Telflon棒临时插入作支撑组织,但不做尿道再造,尿道口仍留在阴茎根部。高学书等应用大腿皮管法及腹部双皮管法为5例患者进行阴茎再造术,再造的阴茎包括阴茎体、尿道和支持组织三部分。阴茎体应用皮管来进行再造,皮管供应区可选自下腹壁或大腿内侧。尿道可应用另一小型皮管来形成,或采取尿道下裂手术中尿道重建的方法。支持组织以选用自体肋软骨较好。

手术前应先检查有无尿道口狭窄或异位,有狭窄时必须先行手术修复。外伤性缺损常有尿道异位,尿道甚至开口于会阴部,应先进行尿道再造手术,将尿道口移到正常阴茎根部后再进行阴茎再造术。阴茎癌切除后须经较长时期的观察(一般是3～5年),待确保无复发时方能进行再造手术。在做尿道吻合手术前必须做耻骨上膀胱造瘘术或后尿道造瘘术,以保证手术成功。

近年来常用的阴茎修复方法简述如下。

（一）双皮管阴茎再造术

手术分四期进行。

1 一期　在一侧腹壁上制备斜行皮管一条,长17～20cm,宽约8.5cm。在另一侧腹壁下方靠近腹股沟处制备另一较小皮管,长12～14cm,宽4～5cm,皮管的下端均应靠耻骨联合部位,以便于转移。

2 二期　在一期手术后3～4周进行。切断大皮管的上端,将它扭转后转移到阴茎根部位置,并与在该处切开的创面缝合。手术时要注意两点:一是皮管上的缝合创痕应放置在侧方,而不宜放在阴茎腹面正中线上;二是皮管腹侧的缝合处应和残留的尿道口上方作最大限度的接近。同时切断小皮管的上端,将它扭转后移植于尿道口下方切开的创面上。此时也应注意将皮管的缝合创痕放在侧方,在紧靠尿道口下方处缝合。

3 三期　在二期手术较长时间后进行(一般是在5～6周后,皮管经夹压训练确定有充分血供保证以后)。手术前先做耻骨上膀胱造瘘术。切断大小皮管的下端,将它们相互靠拢拼合在一起,然后在大小皮管的对合面上,从尿道口开始各作两条平行切口,直达皮管游离端。每一皮管的两平行切口的距离以能容纳 20 号导尿管周径的 1/2 为度。在切口边缘两侧皮下略作分离,将相对的切口内侧创缘作真皮层的缝合,这样即可形成尿道。最后将大小皮管的外侧创缘再各作相对缝合以形成阴茎。如两个皮管缝合后所形成的阴茎嫌过粗时,也可考虑将小皮管的皮肤处保留以形成尿道,其余皮肤组织予以全部切除,而将大皮管两平行切口的外侧创缘多加分离后,用小皮管围绕包裹。创口愈合后拔除耻骨上导尿管。

4　四期　可在三期手术后 3～4 周进行。手术内容是软骨移植及龟头成形。

(二)大腿部套入式皮管阴茎再造术

手术分四期进行。

1　一期　在一侧腹股沟下方的大腿根部作两条斜向的平行切口,两切口相距 4cm,长度视所需修复尿道的长度而定。在此皮瓣创缘两侧的皮下各分离约 1/3,注意皮瓣下的脂肪宜较薄,否则未来的阴茎会过于臃肿。然后在皮瓣上放置适当口径的导尿管一条,将皮瓣的创面朝外,围绕导尿管用 3-0 缝线缝合成尿道,缝合时只缝皮下组织及真皮层。然后在这条翻转皮管内侧另作一宽 6～7cm、长于外侧皮管 3～4cm 的平行切口,形成一宽大的双蒂皮瓣。将此皮瓣作皮下潜行分离,以能向外侧移动松弛覆盖新形成的尿道为度。与此同时,切取第 8 肋软骨一段,修剪成所需长度的柱状体,随即埋入尿道旁的皮瓣下。将此双蒂皮瓣向侧方滑移以覆盖新形成的尿道,并埋入软骨,将创缘缝合。内侧所遗留的创面则以中厚皮片移植修复。

2　二期　于一期手术后 3～4 周进行。先在新形成尿道缝合线的内外两侧作纵切口,将皮瓣连同所植软骨及尿道与深筋膜组织完全分离后掀起,并将它包绕尿道及软骨,在对侧将创缘相互缝合成柱状,即成为未来的阴茎预制体。皮瓣下所保留的脂肪厚度可决定再造阴茎的粗细,不宜过多或过少。大腿部所留创面用中厚皮片移植。

3　三期　于二期手术后 5～6 周进行。术前先做膀胱造瘘术。切断大腿部皮管的上端,移植于阴茎残端部位,同时作尿道口的吻合。吻合时最好采用斜切口对斜切口的方式,以防止术后吻合口挛缩狭窄。将软骨端插入残留的阴茎海绵体之间,深约 2cm 处,用铬制羊肠线或较粗的丝线作数针缝合固定。切断阴茎悬韧带可使残余的阴茎海绵体略为延长。大腿部创面用中厚皮片移植。

4　四期　在三期手术后 5～6 周进行。手术时先切断皮管的下端(即接连于大腿端),并做再造阴茎末端龟头成形术。术后 4 周可作尿道吻合口的扩张及试行排尿。术后 3 周拔除膀胱造瘘管。

(三)龟头成形术

在再造阴茎末端做龟头成形术时,可在阴茎背部及两侧,距末端约 4cm 部位作 3/4 环状切口,并削除宽约 0.5cm 的表层皮肤,游离创缘,重叠于切除表皮部的创面上进行缝合。

(四)一期阴茎再造术

在杨果凡应用前臂皮瓣成功的基础上,1981 年底, 张涤生萌发了应用前臂皮瓣一期手术再造阴茎的设计构想,并于 1982 年 3 月在临床上获得首例成功。

1　皮瓣设计和手术步骤　手术可分两组或三组同时或交叉进行。第一组在左前臂腕部上方设计皮瓣,长 11～12cm,宽 14～15cm。皮瓣分成三区:a 区宽 2.5～3cm,将皮瓣向内翻卷可构成 0.8～1cm 直径的尿道;b 区宽 1～1.5cm,为去上皮组织区,以便将 c 区皮瓣卷成管状包绕尿道皮管后的缝合创面;c 区宽 10cm 以上,其内包含桡动脉和头静脉,用来卷成管状包绕尿道和软骨形成阴茎体。为了更好地获得静脉回流,还可以在 a 区内保留另一条前臂浅静脉,以作吻合之用。此外,在 a 区和 c 区皮瓣的远端各作 1cm 的延伸,a 区呈扇形,以便于形成龟头和将阴茎末端皮瓣创缘及尿道口创缘顺利缝合。

2 前臂皮瓣的解剖和分离要点　　在前臂设计皮瓣时,应注意将 a、b 两区置于桡动脉和头静脉桡侧(即前臂的伸面),以免使血管蒂处于需剥去上皮组织的 b 区。整个皮瓣宜置于前臂腕关节的近心端,这样可以获得较长的桡动、静脉血管蒂。

前臂皮瓣是以桡动脉和头静脉为主要血供的一块皮瓣,桡动脉远端 1/3 部位比较表浅,位于桡侧腕屈肌肌腱和肱桡肌肌腱间的浅沟中。在这段桡动脉上有 6～7 支细小动脉分出,分布于前臂皮瓣内,若妥善地保留这些分支不受损伤,就可得到充分的血供,以供应制备阴茎的皮瓣。静脉回流以头静脉为主,但如能在 a 区多保留一条前臂浅静脉,则可得到更好的静脉回流。

在皮瓣的近心端,沿桡动脉径路向上方作切口,以暴露桡动脉、头静脉及第二条静脉和皮神经。带动、静脉血管蒂的皮瓣应有足够的长度,至少应在 10cm 左右,以便与股部受区血管吻接。故必须向上分离桡动脉,在靠近尺、桡动脉分叉处结扎切断。此外,也应找出前臂内侧皮神经,并向上游离出 10cm 的长度,以便和受区感觉神经吻合,使再造阴茎可以更快更好地恢复感觉。

皮瓣全部分离后暂勿结扎切断血管蒂,随即在 b 区进行上皮切削,上皮切削时宜浅,不可过深而损伤真皮下血管网,导致皮瓣血供障碍。然后用 14～16 号导尿管作支架,将 a 区皮瓣向内方翻卷,用细羊肠线作间断缝合,以形成尿道。最后将 c 区皮瓣围绕尿道管腔和 b 区尺侧创缘作缝合,并缝合龟头及尿道口部分。手术至此,阴茎外形已初步形成,将患者一段自体肋软骨(10cm×1.5cm)埋植于此皮管内,作为再造阴茎的支撑体。

这时再造阴茎的体部、尿道和支撑体已基本完成,只待和受区血管吻接,以完成移植和再造手术。

前臂供皮瓣区用中厚皮片移植修复创面。

3 肋软骨的截取　　肋软骨的截取由第二组进行。在右侧肋缘作斜切口,暴露第 8、9 肋软骨联合部,截取一段长 10～11cm、宽约 1.5cm,并尽可能较直的肋软骨备用。另取一块长 2cm 的软骨组织结扎固定于软骨的一端使之呈 T 形,以增大龟头部。如软骨较弯,无法形成直条,笔者建议在软骨的最大弯曲部作楔形切除,但保存下方的软骨膜,将克氏钢针一段埋植于此断开的软骨间,以保持软骨的直条形态,术后未见并发症发生。

(1) 将皮瓣分成三个区:a 区宽 2.5～3cm,以形成尿道;b 区削除上皮组织,以接受 c 区皮瓣的创缘缝合;c 区宽约 10cm,以包绕尿道,形成阴茎。

(2) 将 a 区皮瓣翻转,和 b 区创缘作皮下缝合,以形成尿道,用导尿管作为依据。

(3) 阴茎体已缝合形成,并插入一条肋软骨。

4 受区的准备　　受区有两个切口,其中一个在残留的尿道口。先围绕尿道口作圆形切口,并扩大四周皮肤创缘,以接受再造阴茎的创面缝合。再在尿道口作上、下、左、右四个小切口,形成四块小皮瓣,准备和再造阴茎尿道口的锯齿形创缘作吻合,以防止环状吻合后形成环状狭窄。另在右侧腹股沟区大腿根部作纵切口,逐层暴露大隐静脉及其分支、股动脉及其分支(如股深动脉、旋髂浅动脉、股外侧动脉等),以选择进行血管吻合的动静脉,并决定血管吻合的方式(端端吻合或端侧吻合)。并从这个切口沿皮下作一隧道通向原尿道口的创口。

此外,应做好耻骨上膀胱造瘘术,以备术后短期内导尿改流。

5 血管吻合　　待受区准备完毕后,将前臂上预制的阴茎断蒂,并将它立即移植到受区作血管吻合。先将残留尿道口创缘的锯齿状切口和再造阴茎尿道的切口作缝合,并将软骨末端用羊肠线缝合固定于残存的阴茎海绵体中间,然后将阴茎体部的创缘和受区创缘作缝合,最后通过皮下隧道将血管、皮神经蒂引向腹股沟创口内,将桡动脉、头静脉和内侧皮神经分别与股动脉分支、大隐静脉或其分支、阴茎背侧皮神经作端端吻合(或端侧吻合),完成整个再造移植过程。这些血管的口径为 2～3mm，故在手术显微镜下吻接应无困难，手术成功率极高。

（五）阴茎残端移植的阴茎再造术

程开祥等（1984）创用了将小阴茎龟头部分截下，或将外伤性阴茎的残端截断，重新移植到应用前臂皮瓣制备的人工阴茎体远端的手术方法。手术可分为下述几个主要步骤：

1　阴茎体部成形术　按照前述方法，采用前臂皮瓣再造阴茎体部。术中除桡动脉、桡静脉、头静脉外，注意找出前臂皮神经的两条分支。暂时勿离断皮瓣。

2　阴茎根部受区的准备　在一侧腹股沟部作 S 形切口，解剖出大隐静脉及其分支、股动脉及腹壁下动静脉。在阴茎根部环状切开皮肤，解剖出阴茎背动静脉及阴茎背神经。将先天性小阴茎的龟头或阴茎残端完全截断游离，注意小心分离，保持其血管神经束的完整性，以备吻合之用。将它转移到前臂皮瓣制成的阴茎体远端，并与其血管神经束分别作吻合。

3　血管、神经的吻合　将前臂皮瓣制成的阴茎体部近心端的桡动、静脉和头静脉切断，分别和阴茎根部的动、静脉作吻合。将前臂皮瓣皮神经的两个分支和阴茎根部背神经的两个分支作吻合。最后分别缝合尿道口及皮肤切口。

（程开祥）

参考文献

［1］Barone C M, Jimenez D F. Endoscopic craniectomy for early correction of craniosynostosis［J］. Plast Reconstr Surg, 1999,104（7）:1965-1973; discussion 1974-1975.

［2］Blount J P, Louis R G Jr, Tubbs R S, et al. Pansynostosis: a review［J］. Child's Nerv Syst, 2007,23（10）:1103-1109.

［3］Bristol R E, Lekovic G P, Rekate H L. The effects of craniosynostosis on the brain with respect to intracranial pressure［J］. Semin Pediatr Neurol, 2004,11（4）:262-267.

［4］Carmichael S L, Ma C, Rasmussen S A, et al. Craniosynostosis and maternal smoking［J］. Birth Defects Res（Part A）Clin Mol Teratol, 2008,82（2）:78-85.

［5］Cerovac S, Neil-Dwyer J G, Rich P, et al. Are routine preoperative CT scans necessary in the management of single suture craniosynostosis?［J］. Br J Neurosurg, 2002,16（4）:348-354.

［6］Chumas P D, Cinalli G, Arnaud E, et al. Classification of previously unclassified cases of craniosynostosis［J］. J Neurosurg, 1997,86（2）:177-181.

［7］Cohen M M Jr, MacLean R E. Craniosynostosis: diagnosis, evaluation, and management［M］. 2nd ed. Oxford: Oxford University Press, 2000.

［8］Collmann H, Sörensen N, Krauss J. Hydrocephalus in craniosynostosis: a review［J］. Child's Nerv Syst, 2005,21（10）:902-912.

［9］Cunningham M L, Heike C L. Evaluation of the infant with an abnormal skull shape［J］. Curr Opin Pediatr, 2007,19（6）:645-651.

第三十五章
女性生殖器畸形

第一节 小阴唇粘连

　　小阴唇粘连(labial adhension)是儿童泌尿外科的常见病,多见于 3 个月到 7 岁的女孩,主要见于小婴儿。新生儿罕见该病变,推测可能与该时期母体雌激素的保护作用有关。

一、病因

　　小阴唇粘连主要与雌激素水平降低及局部刺激、损伤等有关。

二、临床表现与诊断

　　本病可没有任何症状,常在更换尿布或体检时被发现,也可以因并发尿路感染、阴道炎等就诊时被发现。典型表现为小阴唇在中线黏合成薄膜状,遮盖阴道口及尿道口,往往在膜的远端近阴蒂处留有一孔,由此排尿,有时黏合线呈断续状,可出现两个孔隙(图 35-1)。本病需与处女膜闭锁、阴道闭锁、先天性肾上腺皮质增生症等鉴别。

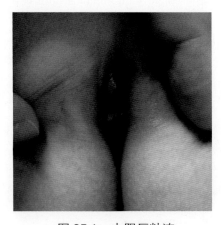

图 35-1　小阴唇粘连

三、治疗

　　本病虽有自愈趋势,但对具有症状或家属强烈要求治疗的病例,可采用局部外用雌激素或倍他米松,或手术分离粘连的方法予以治疗。近期有文献报道,局部外用雌激素或倍他米松只有15%左右的治愈率。手术分离可在局部消毒后,用平镊或弯钳从前端小孔轻轻插入,并逐渐向后方分离,将粘连分开,术后外涂紫草油。

第二节　阴蒂肥大

阴蒂肥大(clitoral hypertrophy)分为病理性肥大和单纯性肥大两种,以病理性肥大(图35-2)多见。

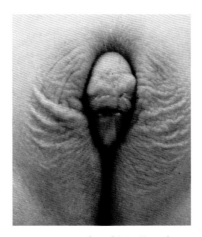

图35-2　病理性阴蒂肥大

一、病因

（一）病理性阴蒂肥大

1 激素水平异常　激素水平异常所致的阴蒂肥大常常合并不同程度的男性化表现,其原因是患儿出生前或出生后暴露于雄激素过多的环境。具体病因为:①先天性肾上腺皮质增生症(CAH)。皮质激素合成中羟化酶缺乏,导致雄激素合成增多。②母亲孕期罹患可导致男性化的肿瘤,如卵巢囊肿、肾上腺良性肿瘤或黄体瘤等。③母亲孕期使用雄激素类药物。④患儿罹患肾上腺肿瘤,常伴有高血压、库欣综合征表现。

2 非激素水平异常　非激素水平异常所致的阴蒂肥大需考虑到染色体异常导致的先天性卵巢发育不全综合征(Turner综合征)、真两性畸形及阴蒂神经纤维瘤病。

（二）单纯性阴蒂肥大

目前仅有2例报道,患儿均无染色体或性激素等异常。

二、临床表现与诊断

正常阴蒂的大小应为长<16mm,宽<5mm,若面积>35mm²,即为阴蒂肥大。诊断时,应做包括激素水平、染色体、内生殖系统、肾上腺等的全面检查。

三、治疗

除积极治疗原发疾病外,还可对肥大阴蒂进行手术整形。虽然对最佳手术时机尚存争议,但考虑到对患儿性别抚养的问题,在3岁以前手术较为适宜。

手术时,为保留阴蒂头,应保护好阴蒂背侧血管神经束,切除阴蒂体,使前庭黏膜与阴蒂头相连。

第三节　无孔处女膜

无孔处女膜又称处女膜闭锁(imperforate hymen)，为临床上最常见的女性生殖道梗阻。

一、病因

处女膜闭锁是在胚胎发育过程中，泌尿生殖窦上皮重吸收异常所致。

二、临床表现

大多在新生儿时期发现阴道口处向外膨出的肿物，或 11~13 岁少女因腹痛、急性尿潴留、盆腔包块就诊时被发现。体检所见的新生儿阴道积液是由于在母体雌激素作用下产生的阴道分泌物无法排出所致。

三、诊断与鉴别诊断

本病只要检查外阴即可诊断，即阴道口处有向外膨出的肿物，颜色略暗青，穿刺有陈旧性积血。部分患儿除阴道有积血扩张外，可合并子宫扩张积血。B 超是重要的辅助检查手段。

无孔处女膜需与输尿管囊肿经尿道脱垂相鉴别，方法是：无孔处女膜患儿的尿道口位置正常，而输尿管囊肿患儿的阴道口正常；无孔处女膜经穿刺抽吸数十毫升液体后膨出的肿物并无多大变化，而输尿管囊肿经穿刺抽吸数毫升液体后，囊肿即回缩。

四、治疗

手术是唯一的治疗方法。

手术方法较为简单：用电刀在处女膜正中作十字形切开，排除积血，采用 5-0 可吸收线缝合切口边缘，即可治愈。

第四节　小阴唇肥大

小阴唇肥大(hypertrophic labia minora)指突起的小阴唇组织超出大阴唇的范围。

一、临床表现与诊断

目前对于小阴唇肥大的诊断尚无统一标准，有学者提出小阴唇的宽度不应超过 3~4cm。单侧或双侧小阴唇肥大可造成局部不适、慢性炎症或疼痛，尤其在跑跳、骑车、游泳等运动时更为明显。另外，小阴唇肥大也可造成患儿家长心理上的负担。

二、治疗

症状不明显的患儿无须手术治疗，但需向患儿及家长解释小阴唇外观异常是解剖变异，需做好个人卫生,避免穿紧身裤。即使手术整形,也可能因局部瘢痕增生导致会阴部长期慢性疼痛或不适。

小阴唇整形手术的最佳时机是 16 岁左右,可避免术后小阴唇继续生长而再次手术。

最简单的手术方式是直接切除外观多余的小阴唇组织,间断缝合创面,但该方法的术后瘢痕暴露在小阴唇外缘,可能造成局部不适。也可采用 V 形切口切除多余的小阴唇,其优点在于保留了完整的小阴唇外缘。

第五节　先天性无阴道或阴道发育不全

先天性无阴道或阴道发育不全是一种先天性近端阴道缺如,患儿多伴有子宫缺如或发育不全,新生女婴的发生率约为 1/5000。

一、临床表现与诊断

患儿多至青春期后以原发性闭经就诊,少数患儿以周期性腹痛就诊。体检可发现阴道浅短。腹腔镜检查可见正常卵巢和输卵管,但子宫多呈双角残迹状。患儿的卵巢多能正常发育,故第二性征、促卵泡素、黄体生成素等激素水平可无异常。

二、伴发畸形

本病常伴发泌尿系统及骨骼畸形,约 70% 的患儿可伴有肾发育异常,包括异位肾、肾发育不全、重复肾等,还有 10%～20% 的患儿可伴有骨骼发育异常,如颈椎融合畸形等。

Mayer-Rokitansky-Kuster-Hauser(MRKH)综合征是一组包括副中肾管、肾脏及骨骼系统发育异常的疾病,诊断先天性无阴道或阴道发育不全时需注意伴有该疾病的可能。

MRKH 综合征表现为阴道、子宫、输卵管不同程度的缺如或发育不良。

三、治疗

可选择在性生活开始前行阴道再造手术。有子宫者,手术应在月经初潮前完成。

(何大维)

[1] de Jong T, Bannink N, Bredero-Boelhouwer H H, et al. Long-term functional outcome in 167 patients with syndromic craniosynostosis; defining a syndrome-specific risk profile[J]. J Plast Reconstr Aesthet Surg, 2010,63(10):1635-1641.

[2] Delashaw J B, Persing J A, Broaddus W C, et al. Cranial vault growth in craniosynostosis[J]. J Neurosurg, 1989,70(2):159-165.

[3] Duke B J, Mouchantat R A, Ketch L L, et al. Transcranial migration of microfixation plates and screws, case report[J]. Pediatr Neurosurg, 1996,25(1):31-34; discussion 35.

［4］ Eide P K. Assessment of quality of continuous intracranial pressure recordings in children［J］. Pediatr Neurosurg, 2006,42(1):28-34.

［5］ Fearon J A, Munro I R, Bruce D A. Observations on the use of rigid fixation for craniofacial deformities in infants and young children［J］. Plast Reconstr Surg, 1995,95(4): 634-637; discussion 638.

［6］ Posnick J C. Craniofacial anomalies: growth and development from a surgical perspective［J］. Plast Reconstr Surg, 1996,97(3):677-678.

［7］ Gardner J S, Guyard-Boileau B, Alderman B W, et al. Maternal exposure to prescription and non-prescription pharmaceuticals or drugs of abuse and risk of craniosynostosis［J］. Int J Epidemiol, 1998,27(1):64-67.

［8］ Gault D T, Renier D, Marchac D, et al. Intracranial pressure and intracranial volume in children with craniosynostosis［J］. Plast Reconstr Surg, 1992,90(3):377-381.

［9］ Ghali G E, Sinn D P, Tantipasawasin S. Management of nonsyndromic craniosynostosis［J］. Atlas Oral Maxillofac Surg Clin North Am, 2002,10(1):1-41.

第三十六章
性畸形疾病

第一节 性畸形的一般概念

在探讨性别畸形前首先要正确了解什么是性,实际上,性体现在遗传学、化学、解剖学、生理学及心理学等方面。

一、遗传学

儿女常和父母有许多相似的地方,这就是遗传现象。但生儿还是生女取决于父母生殖细胞中的性染色体,这生殖细胞就是男性的精子和女性的卵子,两者是维持种族延续所必不可缺的。后代个体与亲代有相似的遗传性状,这是因为后代个体中的蛋白质酶和亲代的相同。蛋白质酶的特异性是由它们的结构决定的,蛋白质酶中氨基酸的种类、数量和排列顺序是由遗传密码传给后代的,而遗传密码就包含在细胞核内染色体的脱氧核糖核酸(DNA)中。

脱氧核糖核酸是核酸中的一种。核酸由戊糖、磷酸、碱基组成。若其所含的戊糖是核糖,便称为核糖核酸(RNA)。若其所含的戊糖是脱氧核糖,便称为脱氧核糖核酸。核糖核酸主要存在于细胞质内。脱氧核糖核酸主要存在于细胞核内,它与组蛋白相结合便形成了染色体。染色体上的脱氧核糖核酸从亲代带来了遗传信息,并把这种信息复制到较小的核糖核酸上。这种核糖核酸再把脱氧核糖核酸带来的遗传信息传送到细胞中的微粒那里去,所以称它为信使核糖核酸(mRNA)。微粒分布在细胞质中的内质网上,它是细胞中的蛋白质合成中心,它把 mRNA 带来的遗传密码翻译出来,制造出氨基酸的种类、数量和排列顺序不同的酶和蛋白质来。由此可见,染色体在遗传中具有重要作用,它决定着酶和蛋白质的合成,决定着遗传的面貌。

人体细胞中有 46 条染色体,即 23 对,其中 22 对染色体在男女两性都一样的,称为常染色体(也称体染色体),而有 1 对在男女两性是不同的,称为性染色体。两条性染色体分别称为性染色体 X 和性染色体 Y,人体的性别正是由它们所决定的。

在男性,细胞中的性染色体是 X 和 Y(称为 XY 型);在女性,细胞中的性染色体是 X 和 X(称为 XX 型)。由此可见,性染色体 Y 带有决定男性的基因。

成熟的生殖细胞有 23 条染色体,即 22 条常染色体和 1 条性染色体,这是因为生殖细胞在分裂发育过程中,染色体数目只有原数的一半,即所谓减数分裂。这样,在卵子中有 22 条常染色体和 1 条性染色体 X,而在精子中,有半数是 22 条常染色体上和 1 条性染色体 X,另外半数是 22 条常染色体和 1 条性染色体 Y。当卵子受精形成合子(受精卵)时,染色体便重新组合成 46 条。假如卵子和含有性染色体 X 的精子结合,其合子的性染色体为 XX 型,胎儿便是女性。假如卵子和含有性染色体 Y 的精子结合,其合子的性染色体为 XY 型,胎儿便是男性,这便是遗传上的性分化。由此可见,胎儿性别的决定,是由父亲 X 或 Y 性染色体的精子和卵子结合所决定的。

事实上,在体细胞中,性的差别还有一些形态上的差异。如女性的中性粒细胞的多形核上常有鼓槌状小体,而男性则不太有,这便是白细胞形态上的性别差异。由于这种形态上的差别是染色体团块所形成的,所以又称染色体上的性或性染色质小体,简称性染色质。性染色质是由一个在遗传上不活动的性染色体 X 所形成的,正常男性是 XY 型,只有一条性染色体 X,一般不形成性染色质,而正常女性是 XX 型,有两条性染色体 X,在遗传上不大活动,常形成染色质。性染色质现象不仅可在中性粒细胞的多形核上表现出来,而且可在其他不处在细胞分裂中的细胞中,如颊黏膜细胞、毛发根细胞中检查出来。

二、性腺

性腺是人体的主要性器官,它既是精子和卵子的产生部位,又是雄激素、雌激素和孕激素的分泌器官,在人体生殖过程中起主要作用。

1 睾丸 位于阴囊内,左右各一,呈卵圆形。睾丸的表面有一层坚韧的白膜,内部有许多纤维间隔将其分成许多小叶,小叶内有曲细精管,它们互相交织构成睾丸网,再经输出小管与附睾相延续。青春期后,曲细精管之间的结缔组织中出现间质细胞,它可以分泌性激素,以睾酮为主。

2 卵巢 位于盆腔内,为白色椭圆体,左右各一。生育年龄妇女的卵巢比拇指头大一些,一般重 4～6g。卵巢的表层是生发上皮,其下是一层致密组织,称白膜,再向内为卵巢的实质部分,分为皮质和髓质。皮质居外,是卵巢的主要部分,其内有许多处在不同发育阶段的卵泡。未发育的卵泡称为初级卵泡,生下时多达 200 万个,以后不断退化,到性成熟期约有 10000 个。至发育年龄,每月都有几个初级卵泡发育为次级卵泡,但只有一个能发育为成熟卵泡,其他都在中途退化成闭锁卵泡后被吸收。成熟卵泡将其中的卵细胞排出,称为排卵,排出的卵细胞就是卵子。成熟卵泡排出卵子后,其剩余部分因卵泡膜血管破裂出血,血液溢入卵泡腔内,称为血体。由于存留在卵泡内的颗粒细胞增生,细胞质内出现巨黄色颗粒,卵泡内膜细胞也出现黄色颗粒,这时血体变成了黄体,黄体最大时直径可达 1～3cm,约占整个卵巢的 1/3。如果排出的卵子没有受精,黄体在排卵后 9 天便开始退化,变成白体,最终逐渐被吸收而消失。

卵泡膜的内膜细胞和黄体都能够分泌雌激素和孕激素。

胚胎的性染色体若为 XY 型,生殖嵴在胚胎第 7 周就发育为睾丸,若其染色体为 XX 型,则生殖嵴在胚胎第 9 周发育为卵巢,因此性腺的分化是由染色体上的性染色体种类所决定的。

三、生殖道和生殖器

1 男性生殖道 包括附睾、输精管、射精管及尿道,此外还有精囊腺、前列腺和尿道球腺等附属腺体与之相连通。

(1)附睾:与睾丸的输出小管相连续,为高度卷曲的细管,总长度达 4～6m。从曲细精管产生的精子缺乏活动能力,它们必须在附睾中停留 5～25 天(平均 12 天)才能成熟,这时才具有使卵子受精的能力。此外,附睾还有吸收、解体精子的功能。

(2)精囊腺:能分泌一种淡黄色黏稠的碱性液体,其主要成分为果糖、枸橼酸和前列腺素。这种碱性分泌物对阴道和子宫颈部的酸性物质起中和作用,有利于精子的活动和生存。果糖可被精子直接利用。精子本身在附睾内的活动能力很差,但它一旦和果糖接触后就能获得正常的活动能力。

（3）前列腺：能分泌一种乳白色浆性液体，呈碱性。其分泌液中还含有大量的玻璃酸酶，这种酶在精液中能起到为精子开路的作用，使精子能穿过子宫颈的黏液栓和卵细胞的透明带，在受精过程中起到有利的作用。前列腺素是作用较广泛的一种激素，它与精子的成熟密切相关。有人曾报道，每毫升精液中的前列腺素 E 不足 11mg 时，精子就不能成熟，这将导致男性不育症。

2　女性生殖道　包括输卵管、子宫和阴道。

（1）输卵管：长 8～14cm，位于盆腔内，左右各一条。其远端开口处为伞部，与卵巢并不相连，但靠得很近。卵巢排卵到腹腔后，伞部将卵吸进输卵管内。受精多发生在膨大的壶腹部。输卵管壁为平滑肌，肌纤维收缩时便引起输卵管蠕动，有助于受精卵向子宫输送。

（2）子宫：呈倒置的扁梨状，壁厚腔小，平均大小为 7.5cm×5cm×2.5cm。宫腔内的子宫内膜由单层柱状上皮和包含神经、血管及子宫腺体的结缔组织组成。子宫内膜下面是很厚的平滑肌，构成子宫肌层，具有很强的收缩力。子宫的下 1/3 称为子宫颈，能分泌少量碱性黏液，有利于精子的活动。

（3）阴道：为前后略扁的肌性管道，伸缩性较大。其黏膜由复层鳞状上皮构成，上皮细胞含有糖原，可被阴道内细菌分解为乳酸，因而阴道内呈酸性，不利于致病菌的生长，是人体的一种抗感染的防御屏障。但是，酸性环境不利于精子的生存和活动。精液中精囊腺、前列腺等分泌物的碱性具有中和阴道酸性的作用，从而保证了精子的成活和活动能力。

3　外生殖器　男性外生殖器包括阴茎和阴囊，女性外生殖器包括阴阜、大阴唇、小阴唇、阴蒂、前庭、前庭球、前庭大腺、尿道口、阴道口、处女膜和阴唇系带等结构。

看起来，男女性的生殖道和外生殖器迥然不同，但是生殖道和外生殖器的差别并不是性别差异中具有决定性意义的东西。无论是母体内的胚胎发育还是离开母体的出生后发育，生殖道和外生殖器的发生、发育完全取决于性激素的作用。

四、第二性征

正常成人身体外形上的性别差异是显著的，这种差异是从青春期以后逐步形成的，女性一般从 8 周岁开始，男性则要到 10 周岁。从呱呱坠地就已成形的生殖器上的差别称主性征或称第一性征，青春期以后才成形的非生殖器本身的差别称副性征或第二性征。男性的第二性征包括长胡须、身体高大、肩宽、骨盆窄、肌肉健壮、喉结突出及声音低沉等，女性则表现为不长胡须、肩窄、骨盆宽大、肌肉不发达、皮肤细腻、皮下脂肪较丰满、乳房发达及声音高尖等。第二性征的出现及持续，是与性激素的作用分不开的。

五、社会性别及心理性别

男性和女性不仅在装束上有别，在待人接物及职业状况等方面也有差异，而且在心理上也有情感、爱好、性格等方面的差别，这些都属于社会心理学上的性别差异。虽然有人把这些差异称为第三性征，但实际上它的形成和发展远比体形上的性别差异（即第二性征）要早些。一般认为，幼儿在 2 岁左右便形成了把自己当成男孩或女孩的角色，基于这一特点，他（她）们不论在衣着、发式、梳妆习惯还是玩具爱好等方面都表现不同。当然，这些特点的形成主要来自社会，首先来自父母、兄弟姐妹、保育人员及周围其他人的交往和养育过程，并不断地被强化，其次就是自身心理的认可。客观研究上也可说明，如果把一个在性腺和生殖器上表现为男性的幼儿有意当成女孩来抚养，或把一个女孩当成男孩来抚养，长大后他（她）无论在社会上还是在心理上的性别特征，都与其所养育的性别一致，而与其解剖生理上的性别恰恰相反。可见，男性和女性的心理性别特征常由社会因素及自身心理所决定，而并非完全是生理上的性腺和性激素所决定。

六、激素与性别的关系

激素是人体内的"化学使者",它分泌的量极少,一般只有几毫微克甚至几微微克,却能在体内产生很显著的作用。每一种激素所影响的器官或组织细胞称为靶器官或靶细胞,说明激素像箭射向特定的靶一样,对体内的器官或组织细胞产生特定的生理作用。

（一）胎儿与性激素

性激素的重要作用早在胎儿时期就开始产生了,胚胎发育成男、女性是自然而然的。之所以能产生两性的差别,关键在于是否有睾丸的存在,以及睾丸是否能发挥其正常功能。正常睾丸的存在,就使胚胎发育成男性,也就是说胚胎的男性化不是自动的,而是睾丸主动作用的结果。

胚胎睾丸分泌的雄激素等物质具有四大作用:①抑制副中肾管的发育,使之退化;②刺激中肾管的发育,使之变成附睾、输精管、射精管和精囊腺;③促使泄殖腔诸结构发育为阴茎、阴囊等;④使下丘脑促性腺激素释放激素的分泌不呈现周期性。

胎儿睾丸能分泌雄激素,但出生后,睾丸的间质细胞退化,便不再分泌雄激素（即睾酮）,可见它在宫内的分泌活动也是受到某种促性腺激素控制的。可以设想,胎儿睾丸分泌雄激素可能受到三种来源的促性腺激素的刺激,第一种是母体垂体分泌的黄体生成素,第二种是胎儿垂体分泌的黄体生成素,第三种是胎盘分泌的绒毛膜促性腺激素。绒毛膜促性腺激素具有和黄体生成素同样的作用,它们都是糖蛋白,结构和功能相似。现在认为,主要是绒毛膜促性腺激素促使胎儿睾丸分泌雄激素,因为无脑儿的睾丸间质细胞也可分泌雄激素,这至少可以证明,胎儿垂体分泌的黄体生成素并非必要的。睾酮对促进胎儿内、外生殖器,特别是外生殖器的发育作用极为显著,并且在性分化中起着决定性的作用。假若女性胎儿血液循环中出现过量的雄激素,即使其内生殖器是女性化的,外生殖器也可完全男性化,若出生时根据外生殖器来判断性别,就可能会出错。睾酮在宫内不仅决定内、外生殖器的分化,也决定脑的性别分化,即决定下丘脑促性腺激素释放激素的分泌,这一作用能影响终身,也非常重要。女性胎儿由于没有睾酮的作用,其下丘脑促性腺激素的分泌便是周期性的,这就造成了女性青春期后性激素的规律性波动,形成了月经周期;男性胎儿由于有睾酮的作用,其下丘脑促性腺激素释放激素的分泌便失去周期性,成为连续性的分泌,这就是男性能连续不断地生成精子的原因。因此可见,雄激素的重要作用早在胚胎发育中就显现了,它既是内、外生殖器发育中性分化的决定者,又是下丘脑这个高级性中枢性分化的决定者。

出生后性激素的分泌暂告停止,直到青春期才又重新开始,这时雄激素、雌激素和孕激素表现多种多样的作用。

（二）附属性器官与性激素

附属性器官是性激素的靶器官,它们的发育、维持和正常的功能活动都取决于性激素的作用。

外生殖器和生殖道在出生后发育还是不发育、早发育还是晚发育、发育得好不好、发育之后能否继续维持其发育状态,都取决于性腺的功能状态。性腺就是通过分泌性激素来管理附属性器官的发育和功能的。以下分别叙述雄激素、雌激素和孕激素在青春期开始之后对男、女性附属性器官的作用。

1 雄激素 能促进前列腺、精囊腺、尿道球腺、阴茎等性器官的正常发育,并能使它们维持在成熟状态而不致萎缩。这是因为雄激素经常分泌,在血液中总是保持着一定浓度之故。

2 雌激素 能促进输卵管、子宫、阴道和外阴部的发育,并使它们维持在成熟状态。由于雌激素对生殖道各部分的作用各有特点,需要分别加以介绍。

（1）子宫雌激素:能促使子宫发育增长,并能加强子宫平滑肌的自动收缩,还能使子宫对缩宫素的敏感性升高,即使子宫更易受缩宫素的作用而出现收缩。雌激素还能使子宫内膜增厚,使子宫腺体及血管增生,这些增生就是月经周期中的增生期变化。

（2）子宫颈雌激素:能使子宫颈变软,宫口松开,使宫颈黏液分泌增多,变稀薄,有利于精子通过子宫颈。

（3）输卵管雌激素:能使输卵管活动性增高,能加强输卵管上皮纤毛的运动,并促进输卵管黏液腺的分泌,有利于卵子向子宫方向移动。

（4）阴道雌激素:能促进阴道黏膜上皮增生变厚,并使上皮细胞角化。临床上常取阴道液作涂片检查,以观察阴道脱落细胞的角化程度,作为测定雌激素分泌水平的指标。在雌激素的作用下,阴道上皮细胞糖原储存增加,阴道内呈酸性,有利于抑制细菌生长,增强对感染的抵抗力。

3 孕激素　孕激素对女性附属性器官的作用通常是在雌激素作用的基础上发挥出来的。孕激素能抑制子宫平滑肌收缩,降低子宫的紧张度和子宫肌肉对缩宫素的敏感性,故常用于安胎,也可减轻痛经。孕激素能使子宫内膜充血、增厚,腺体分泌增加,为受精卵的着床做好准备。

（1）子宫颈孕激素:能使宫颈口闭合,宫颈黏液分泌减少和变稠,不能拉成细丝,也不透明,使精子不易通过,并使宫颈黏液羊齿状结晶消失而形成椭圆体。临床上常用宫颈黏液结晶的形态来间接了解卵巢的内分泌情况。

（2）输卵管孕激素:能抑制输卵管肌肉收缩,延缓卵子向子宫方向移动。

（3）阴道孕激素:能使阴道上皮细胞中角化前细胞的比例增加,角化细胞大大减少,脱落细胞积聚成堆,边缘卷皱。

总的来说,雄激素主要起着促进和维持雄性生殖器发育的作用,雌激素主要起着促进和维持雌性生殖器发育的作用,孕激素的作用主要是为受孕做准备,并保证妊娠过程的顺利发展。

（三）性激素与第二性征

19 世纪末至 20 世纪初,英国著名学者艾利斯(Havelock Ellis)在他的专著《男人和女人:人类第二性征的研究》中对第二性征作了如下定义:第二性征是在两性间高度分化呈现差别的一些特点,起到增强两性间互相吸引的作用,从而促进精子和卵子的结合。随着性激素研究的发展,有些学者开始证实,第二性征与性激素有着密切的关系。人类两性体形上的差别,在正常成人是非常明显的,青春期后男性有胡须生长、体格高大、肌肉发达、喉结突出、声调低沉等特征,而女性有皮肤细腻、脂肪丰满、声调较高、乳腺发达、骨盆宽大等特征。一旦发生性腺功能障碍,像附属性器官一样,第二性征也会提前或延缓出现,或根本不出现,或出现后又消失,证明了性激素对第二性征的发育具有决定性的作用。

睾丸和卵巢虽然通过其分泌的性激素控制着附属性器官和第二性征,然而它们本身的发育、维持和功能活动又受到腺垂体的控制。若在青春期前,由于感染或肿瘤等原因造成腺垂体功能减退,可以出现性器官不发育及第二性征缺乏。男性表现为睾丸细小如黄豆,不产生精子,前列腺小,外生殖器小似幼儿,胡须、腋毛、阴毛均不生长,声调似小孩。女性则表现为卵巢不发育,原发性闭经,子宫小,外阴似小女孩,乳房、臀部均不发达,体形无成年女性的特征,腋毛、阴毛均不生长。腺垂体病变时因不能刺激性腺,可出现睾丸和卵巢的形态和功能障碍,继而不能保持附属性器官和第二性征的正常状态。腺垂体是通过分泌促性腺激素来控制性腺活动的,人类腺垂体分泌的促性腺激素有两种,一种称卵泡刺激素(FSH),另一种称黄体生成素(LH)。卵泡刺激素的作用主要是促进卵泡的发育和成熟,在男性则是促进精子的生成。黄体生成素的主要作用是促使排卵,并使排卵后的卵泡转变为黄体,促进黄体分泌孕激素和雌激素,在男性则刺激间质细胞分泌雄激素。需要指出的是,卵泡刺激素和黄体生成素的作用有着复杂的内在联系,这两种激素的分泌又是由下丘脑的卵泡刺激素释放激素和黄体生成素释放激素控制的。因此,下丘脑是性生殖的高级控制中心,它控制着垂体的活动,垂体则控制性腺,性腺再直接控制附属性器官及第二性征。

第二节　性别的分化与性畸形疾病

一、性别的分化

人胚胎的性别不是一开始就能从外观上看出来的。妊娠第 2 个月末,胚胎身长约 3cm,还分不出是男是女。直到妊娠第 3 个月末,胎儿身长达 9cm,已具人形,外生殖器才显示男女差别。性腺和生殖道大部分是由中胚层的生肾节分化而来的,由生肾节演化出生殖嵴、中肾管(Wolff 管)、副中肾管(Müller 管)等结构。生殖嵴又称原始生殖腺,后来分化为睾丸或卵巢。中肾管后来分化为附睾、输精管、射精管和精囊腺。副中肾管后来分化为输卵管、子宫和阴道上中段。外生殖器则由胚胎腹面的结构演化而成,男女大体由同样的泄殖腔结构分化而来。

就生殖道和外生殖器的发育来说,不管受精卵的性染色体是 XY 还是 XX,都将自动地发育为女性,即副中肾管将自动发育,变成输卵管、子宫和阴道(上、中段),而泄殖腔结构将自动发育为阴道(下段)和女性外阴,这些发育和卵巢的作用无关。也就是说,一切胚胎发育成女性是自然而然的。之所以能有两性的差别,关键在于有无睾丸的存在,以及睾丸是否能发挥其正常功能。正常睾丸及其作用的存在,就可使胚胎发育成男性,即胚胎的男性化不是自动的,而是睾丸主动作用的结果。

睾丸发育的关键在于性染色体 Y 的存在,只要有一条性染色体 Y 的存在,不管性染色体 X 有多少,生殖嵴就发育为睾丸,这大约发生在胚胎第 7 周时。而只要不存在性染色体 Y,不管存在两个还是两个以上性染色体 X,生殖嵴都发育为卵巢,这大约出现在胚胎第 8、9 周时。如仅仅出现一个性染色体 X 即 XO,则表现为性腺发育不全。

凡是含有性染色体 Y 的胚胎,约在第 7 周时出现睾丸,那时绒毛膜促性腺激素正大量分泌,第 8 周时睾丸的间质细胞出现,随之分泌睾酮,再经 2~3 周后,内、外生殖器在睾酮的作用下发育成男性。假如不存在性染色体 Y,则没有睾酮的作用,胎儿便发育为女性,这样就形成了怀胎 3 个月后男女已可定形的结论。现在可通过测定母体血浆、尿液及羊水中睾酮的含量来早期鉴别胎儿性别的方法。

睾酮在宫腔内不仅决定内、外生殖器的分化,还决定大脑的性别分化,同时决定下丘脑促性腺激素释放激素的分泌特点。

此外,出生后性激素暂停分泌,直到青春期又重新开始分泌,雄激素、雌激素和孕激素就可以表现多种多样的作用,从而造成性生殖系统的一系列复杂化表现。

二、性别的鉴别

生殖系统先天性畸形的种类很多,而这些畸形的产生大多由性别分化控制紊乱所致。性别的控制主要取决于含有何种性染色体的精子与卵子结合、所构成的染色体组型、原始生殖细胞的发生发育情况和胚胎激素等因素。以上任何一个环节发生紊乱,都会导致生殖腺、生殖道或外生殖器的畸形。

性腺的发育异常主要表现为生殖细胞的发育异常,由精子或卵子的性染色体数目或结构不正常所致。性染色体异常的精子与正常的卵子相结合,或者正常的精子与性染色体异常的卵子相结合,或者精子与卵子的性染色体均异常,都会形成染色体组型异常的新个体,从而导致性腺分化紊乱而出现性异常。例如,染色体组型为47XXY,虽有性染色体Y,但睾丸发育不全(可见于克氏综合征)。又如染色体组型为45XO,另一性染色体X缺失,会导致卵巢发育不全(可见于Turner综合征)。有的患者性染色体数目正常,但是染色体上短臂缺失,也会引起性腺发育异常,如男性性染色体Y部分缺失会引起睾丸发育不全。还有的患者染色体数目和结构并无异常,但由于原始生殖细胞没有发生,或在胚胎后期原始生殖细胞发生变性,也会引起性腺发育异常。

生殖道和生殖器的发育取决于有无雄激素和雄激素受体等。不论雄激素不产生或产生过多,还是雄激素受体不形成,都会引起生殖道发育异常。如有的男性患者染色体组型虽然是46XY,但睾丸发育不全,不产生雄激素,导致生殖道和外生殖器异常。有的男性患者雄激素产生正常,但缺乏雄激素受体,生殖道和外生殖器也会产生异常,如男性假两性畸形中的睾丸女性化综合征。有的女性患者虽然染色体组型是46XX,但由于缺乏生物合成酶,致使肾上腺皮质分泌雄激素过多而导致外生殖器异常,如女性假两性畸形中的肾上腺皮质增生综合征。

三、性染色体畸变与性畸形

性染色体是决定性别的主因,故性染色体畸变必然导致性畸形。染色体畸变包括染色体数目的畸变和染色体结构的畸变。这两大类的畸变可发生在受精之前,也可发生在受精之后。如果畸变发生在受精之前,也就是父体或母体的生殖细胞在减数分裂的过程中,染色体发生了异常变化,形成了不正常的配子,从而产生了不正常的受精卵,导致死胎或畸胎的发生。如果畸变发生在受精之后,也就是受精卵本来是正常的,可是在它的早期细胞分裂过程中,染色体发生了异常变化,也会发育成畸胎。染色体畸变可发生于性染色体,也可发生于常染色体。

（一）染色体数目的变化

染色体数目多了一两条或少了一条所引起的畸形,一般认为是由于亲体的生殖细胞在减数分裂过程中有一条或两条染色体发生了不分离的现象或染色体丢失而引起的。这些变化也是目前染色体检查的主要项目,在临床诊断上具有一定价值。

（二）染色体结构的变化

如果一条染色体由于某种原因发生断裂,其中的一个片段接到另一条染色体上,它们之间交换了一个片段,这种情况叫做易位。还有一种变化称倒位,是指一条染色体断裂后,它的片段经过颠倒后又接上,其结构就会发生改变,其基因位点也随之而倒置。如果染色体在减数分裂时有一部分进行有规律的交换,这是正常的,但如果这种交换不是相等的,结果就会使一条染色体缺少了一段,而另一条染色体却增加了一段,前者称为缺失,后者称为重复。

无论是染色体数目的畸变还是染色体结构的畸变,都与染色体疾病的发生有关。

第三节　性畸形的分类

一、两性畸形

两性畸形就是个体的性器官有男女两性的表现。若在一个个体内既有睾丸又有卵巢,称真两性畸形。若外生殖器与性腺不相一致,称假两性畸形。若性腺为睾丸,而外生殖器却似女性,称男性假两性畸形。反之,若性腺为卵巢,而外生殖器却似男性,称女性假两性畸形。

(一)真两性畸形

患者体内具有男女两性的性腺,即既有睾丸又有卵巢,但常常不完整及发育不全。一般可有三种类型:①一侧为睾丸,另一侧为卵巢,此类占 40%;②一侧为卵巢或睾丸,另一侧为卵睾,即在一个性腺内既有卵巢组织又有睾丸组织,两者之间有纤维组织相隔,此类也占 40%;③两侧均为卵睾,在卵睾附近常有输卵管,偶尔有输精管与输卵管并存,大部分患者有子宫,但常有畸形或发育不全,此类占 20%。

真两性畸形所具有的核型包括:①46XX,约占 60%;②46XY 及其嵌合体型,如 46XX/46XY、46XY/45XO,约占 40%;③其他嵌合体型,如 47XXY/46XX、47XXY/46XY/46XX 等。

(二)男性假两性畸形

这类患者体内具有睾丸组织,性染色体为 XY,性染色质阴性,但是有发育程度不等的女性内、外生殖器官。一般可根据外生殖器的形态、睾丸的大小及部位、阴囊的完整性及整个阴部的外观等分为以下三型:

1 睾丸女性化综合征 为男性假两性畸形的代表,发生率为男性新生儿的 1/120000,有家族性特征。可能是 X 性连锁遗传或常染色体显性遗传,但真正的遗传方式尚未清楚。本综合征染色体组型为 46XY,染色体数目和结构均无异常,细胞膜上有 H-Y 抗原,原始生殖腺分化成睾丸,雄激素产生尚正常,但由于其靶细胞缺乏雄激素受体,雄激素即使存在也不能起作用。雄激素受体是一种蛋白质,决定雄激素受体的基因存在于性染色体 X Tfm 位点上,如果这个位点发生了基因突变,使雄激素胞浆受体的合成发生缺陷,因细胞质中无雄激素受体,故对睾酮或双氢睾酮均无生物效应。

睾丸女性化综合征患者的性腺为睾丸,常位于腹股沟管内,有的降入阴囊内,青春期不发育,呈幼稚型。曲细精管变细,管内充满支持细胞和未成熟的生精细胞,精子生成过程产生障碍,但间质细胞仍增生。这种睾丸易患恶性肿瘤,一般于第二性征出现后即应做睾丸切除术。

根据对外阴部的观察,临床上可分为女性化完全型和不完全型两种。女性化完全型患者大部分自幼当做女性养育,其外阴部酷似女性,阴道深浅不一,呈盲端,睾丸多在腹股沟管内,触压有痛感。这类患者身材较苗条,肩窄,臀宽,皮肤细腻,皮下脂肪较丰满,喉结不明显,乳房为少女型,无腋毛和阴毛。女性化不完全型患者有明显的阴茎和睾丸,自幼常当做男性养育,少数阴囊分成两瓣,睾丸左右各一,正常大小,尿道口位于阴茎根部,骨盆小,肩较宽,有明显的女性乳房,皮下脂肪少。

2 外生殖器似男非男型 此型常有阴囊会阴型尿道下裂,阴囊分裂成两瓣,尿道开口在会阴部,其下方还有盲端阴道开口,假阴道能容一指,深度常不及 5cm,阴茎短小,睾丸发育正常,有附睾、输精管,但前列腺小,乳房外观似正常男性。其发病的机制主要是胚胎发育过程中,睾丸形成之后,间质细胞分泌雄激素,使胚胎进一步向男性分化。这类患者雄激素的分泌还是正常的,但终末器官靶细胞的雄激素受体黏附蛋白不足,致使细胞对雄激素缺乏反应,自发地向女性生殖器官发育。由于受体缺乏的程度不等,从而产生不同程度的临床表现。其遗传方式主要是 X 性连锁隐性遗传。同时外阴部及前列腺的发育有赖于 5α-双氢睾酮的作用,而 5α-双氢睾酮又需要 5α-还原酶,控制 5α-还原酶的基因位于常染色体上。此基因突变时,5α-还原酶缺乏,就必然影响 5α-双氢睾酮的合成,从而影响外阴部及前列腺的发育。这类患者有正常的中肾管分化,血浆雄激素、雌激素含量在正常男性范围,但 5α-双氢睾酮则明显降低,青春期后乳房不发育,黄体刺激素含量亦在正常范围,表示垂体的黄体刺激素分泌的反馈调节是正常的。

3 男性外生殖器型 这类患者虽然有阴囊型尿道下裂,但阴茎发育却是正常的,常伴有一侧隐睾。此型的特征是常在隐睾侧发现小子宫及输卵管，甚至有上段呈条索状的阴道。其发病机制是受到胎睾足细胞分泌的副中肾管移动抑制因子与胎睾间质细胞分泌的雄激素抑制因子的控制，使移动抑制因子（MIF）的生物合成发生障碍，影响了性器官的分化，副中肾管就自动地发育为子宫、输卵管和阴道上段。这类患者血浆睾酮含量均为正常男性水平，可见缺陷的产生与雄激素分泌无关。

（三）女性假两性畸形

这类患者体内具有卵巢组织，性染色体为 XX，性染色质阳性，但是外生殖器有程度不等的男性化。大多数女性假两性畸形伴有肾上腺性征综合征，由于隐性基因突变，引起肾上腺中遗传性激素生物合成酶缺陷，导致皮质激素合成障碍，雄激素合成过多。皮质激素减少通过负反馈增加了 ACTH 的分泌，使肾上腺肥大，故又称先天性肾上腺增生症。由于雄激素合成过多，使女性出现男性化。肾上腺性征综合征主要由以下三种酶的缺陷引起。

1 21-羟化酶缺陷　最常见，几乎占95%。由于这种酶缺陷，肾上腺素和醛固酮合成障碍，而雄激素合成过多，致使女性出现男性化，外生殖器呈男性形态。

2 11-羟化酶缺陷　这种酶缺陷使皮质醇合成障碍，而去氧皮质醇和去氧皮质酮合成过多，因此除女性男性化外，还出现高血压和低血钾。

3 3β-醇甾脱氢酶缺陷　这种酶缺陷导致皮质激素、醛固酮、睾酮和雌二醇合成缺陷，脱氢异雄酮合成过多。由于醛固酮不足会导致严重失盐，而脱氢异雄酮合成过多会使雄激素产生过多，因而刺激阴蒂增大。脱氢异雄酮是睾酮的前驱物质，雄性化作用较弱，因而这类女性幼儿的外生殖器畸形程度不及 21-羟化酶缺陷所造成的畸形显著。女婴出生后数天内可发生频繁呕吐，并有低钠血症和高钾血症，可以很快死亡。此型虽然少见，但对新生儿呕吐应特别引起注意。

三种酶缺陷引起的异常表现程度不一，但以 21-羟化酶缺陷所引起的男性化最为明显。在女婴出生时就有外生殖器异常和阴蒂肥大，甚至类似小阴茎，大阴唇则融合，类似阴囊，留有一小尿生殖窦，尿道如男性的尿道下裂，甚至尿道与阴道有一共同开口，这点常为经验不足的临床医师所忽略而造成误诊，应引以为戒。其子宫、输卵管和阴道皆呈幼稚型，性腺为卵巢，幼儿时其组织结构均正常，青春期初级卵泡较多，以后卵泡减少或消失。青春期无月经来潮，乳房不发育，无女性第二性征，但有多毛、痤疮、声音低沉、皮肤粗糙、面部如男性、上唇多毛如须等男性化表现。

二、性分化异常综合征

（一）Turner 综合征

Turner 综合征又称先天性卵巢发育不全，其发病率占女性新生儿的 1/2500。发病原因主要是生殖细胞在减数分裂时性染色体不分离。不含性染色体的精子与含性染色体 X 的卵子相结合，或不含性染色体的卵子与含性染色体 X 的精子相结合，都可形成 45XO 的染色体组型。Turner 综合征患者的性染色体 X 75% 为母源性的，仅有 25% 为父源性的，因此多数是由父方的精子缺少性染色体引起的。患者的细胞间期核内无性染色质 X，因此其受精卵形成后，如果有丝分裂时染色体不分离，则可形成嵌合体。Turner 综合征的染色体组型除典型的 45XO 外，还可有嵌合体型及各种性染色体异常，嵌合体型可有 46XX/45XO、47XXX/45XO 及 X 环状染色体 46Xr（X）/45XO 等。

这类患者主要表现为外生殖器呈女性幼稚型，偶有阴毛，子宫未发育或发育不全，有时有双角子宫，输卵管正常或细长。性腺呈白色条索状，切片镜下观察为由类似卵巢皮质的纤维组织组成，无生殖细胞和卵泡。身材矮小，成人宛如小女孩，瘦弱，项部发际低，颈项偏短有颈蹼，两内眦间距较宽，常有内眦赘皮，胸宽呈盾形，乳头间距较宽，两侧肘外翻也为其典型表现。有些患者伴有主动脉狭窄、色盲等症状。

45XO 或性染色体 X 短臂缺失者具有典型的表现型。如果性染色体 X 长臂缺失或为 X 环状染色体,则只引起性腺发育障碍,很少有体格方面的异常。

(二)克氏综合征

1942 年,Klinefelter 等首先发现此症患者的细胞核中有 X 小体,其睾丸萎缩如花生米大小,无生精功能,故克氏综合征又称先天性睾丸发育不全综合征。其发病率约为男性新生儿的 1/2000。一般认为其发生与父母的年龄无关。这种综合征的染色体组型为 47XXY,其形成原因可能是卵细胞在减数分裂过程中性染色体不分离,形成含有两个性染色体 X 的卵子。这种卵子若与 Y 精子相结合,即形成 47XXY 型受精卵。如果生精细胞在减数分裂过程中第一次减数分裂时性染色体 X、Y 不分离,则形成 XY 精子,这种精子与 X 卵子相结合也可形成 47XXY 型受精卵。一般认为大多数 47XXY 的形成系卵子在减数分裂过程中性染色体不分离引起的。这种综合征的典型核型为 47XXY,约占 80%,也可以是嵌合体型,如 47XXY/46XY、47XXY/46XY/45XO,约占 20%。

47XXY 型克氏综合征在儿童期无异常发现,常于青春期或成年期方出现异常。患者的体形一般较高,四肢细长,指距(双手侧平举,双侧中指指尖间的距离)大于身高,肩窄、骨盆宽等倾向女性骨盆,有乳房增大,但乳晕仍属男性,全身体毛、阴毛、腋毛都稀少,无胡须,皮肤较细腻,皮下脂肪较丰满。男性外生殖器短小如小儿一般,睾丸小而软,精液中无精子,尿内常有大量促性腺激素。一般智力稍有障碍,性染色体 X 越多,睾丸发育越差,智力低下的程度也就越明显。有人曾在 1972 年对 47XXY 型和 47XXY/46XY 型克氏综合征患者作了睾丸病理改变的比较,发现 47XXY 型患者的睾丸组织曲细精管排列不整齐,有萎缩和玻璃样变,支持细胞和间质细胞增加,无精子形成,无生育力。47XXY/46XY 嵌合体型患者不仅可以结婚,也可以生育。若为 48XXXY 型,其临床表现基本上与 47XXY 型相仿,唯性腺发育更差,智力障碍更明显,部分细胞核内有两个性染色质 X。

(三)46XX 男性性反转综合征

1964 年 de la Chapelle 首先报道 1 例 XX 男性,以后陆续出现有关这类患者的报道,至今已超过 100 例。患者的染色体为 46XX,表现为皮肤细腻,男性乳房,无胡须,阴毛、腋毛稀疏,阴茎较短,伴有阴茎体型尿道下裂,阴囊发育较好,但睾丸仅黄豆大小。

46XX 男性性反转综合征属于染色体畸变的性畸形,实属少见,其发生率为男性新生儿的 1/20000。临床上这类患者的体征很像 47XXY 克氏综合征,外阴部为男性,但比 47XXY 克氏综合征要好,阴茎外形较正常稍短,两侧睾丸小,精液中无精子,身高较 47XXY 克氏综合征矮,皮肤细白,血雄激素水平正常或偏低,H-Y 抗原试验阳性。

46XX 男性性反转综合征的发病机制较为复杂,20 世纪 60 年代中期 Ferguson-Smith 提出 46XX 男性性反转综合征患者的遗传物质中可能存在一小部分 Y-DNA,并使其发生性别反转。此后细胞遗传学也发现个别 46XX 男性性反转综合征患者的两条性染色体 X 的长度不相等,并推测是 Y-DNA 转移到了较长的性染色体 X 的短臂上所致。近年来分子生物学技术的发展和睾丸决定因子(TDF)的最佳候选基因 SRY 的克隆,为人们研究 46XX 男性性反转综合征的基因组成成分和探讨其发病机制提供了有力的手段。46XX 男性性反转综合征的病因只与这段包括 SRY 基因在内的 Yp-DNA 片段有关,同时也说明人类睾丸组织的形成只与性染色体 Y 短臂上的 TDF 基因直接相关,而性染色体 Y 上的其他基因也许与随后的男性性别的分化发育及精子的发生有关,但未必是性别决定所必需的。这也许是 46XX 男性性反转综合征患者具有睾丸组织却不能产生精子的原因。如果 SRY 确实是 TDF,则不论是何种染色体核型,临床表现均为男性。对于 46XX 男性性反转综合征中 SRY 的来源,现认为是 Xp-Yp 的不等交换所致,即在父源减数分裂过程中 Xp 和 Yp 的同源区域进行配对并发生了错误的重组交换,性染色体 Y 上的 TDF 基因转移到父源的性染色体 X 上,使其核型为 46XX 的后代表现为男性。

（四）47XYY 综合征

47XYY 综合征又称超雄综合征,其发病率为 1/1000~1/900,青春期前无症状,成年后身材高大,较克氏综合征患者还高,智商较低,性情暴躁,常有攻击性,易激动,犯罪率较高,性器官发育正常,有生育能力,睾丸活检约 80% 的精曲小管严重损伤。1961 年 Sandlerg 等首次报道此病,其发生机制是精细胞形成过程中减数分裂二期染色体不分离,从而使一部分精子含有两条性染色体 Y,和正常卵子受精后形成 47XYY 核型,但目前尚无治疗方法。

第四节　性畸形疾病的诊断

个体性别的准确判断必须在染色体核型、性腺、外生殖器及生殖道这四方面的表现完全一致的基础上,这也是确定性别的基础。除此之外,个体的社会性别及其心理状态(如对同性或异性的态度、性格及交友等方面)一般也应符合其性别。如果染色体核型、性腺、外生殖器及生殖道出现矛盾,就称为两性畸形。

对一个外阴部男女难分的患者,两性畸形的诊断一般是不困难的,但要对两性畸形的性别审定有时却非常困难,最终甚至需要剖腹探查。

能在早期正确确定两性畸形的性别并即时予以相应的手术和激素治疗,是一个非常重要的课题,若对此处理不当,将会影响患者的一生。一个医师单凭外生殖器的形态偏向于男性或女性就贸然确定患者的性别是极不妥当的,因为即使是一个外生殖器完全正常的人,如果一侧有隐睾,也常有两性畸形的可能。

一、性畸形的检查

（一）体格检查

首先,在询问病史时应该注意到父系及母系的家族中有无类似的情况发生,父母的婚配是否属于近亲结婚,母亲怀孕时是否应用过雄激素等。其次,在进行体检时应注意体形外貌、第二性征的发育程度、毛发的分布、皮下脂肪的丰满程度、身高与指距(双手侧平举,双侧中指指尖间的距离)的关系、乳房的发育等,特别是外阴部。临床医师有时会把两性畸形误诊为会阴型尿道下裂,因此,对外阴部检查必须非常仔细,如果在腹股沟或阴囊部位能扪到性腺,绝大多数为睾丸,卵巢的可能性非常小。然而对尿道下裂患者,特别是阴囊会阴型,也应想到两性畸形的可能。在检查时要注意尿道口的形态,如果尿道口呈椭圆形并有两根系带,更要提高警惕,这时应用手指把尿道口下缘的皮肤向肛门方向推移,这种手法往往可看到隐约的阴道口。肛指检查可发现子宫和阴道,在发育期前的儿童,肛指检查可摸到较硬的子宫颈。成年患者若无雄激素的作用,就不能摸到前列腺。这些都需要一一检查清楚。

（二）染色体及染色质检查

染色体检查对性畸形的诊断十分重要,因为其核型不但能确定性腺为睾丸还是卵巢,而且对治疗有很大的帮助,对性腺是否需要切除也有决定性的意义。目前最常用的是检查周围血中的白细胞,有时为了避免遗漏嵌合体,组织检查一般选择两种以上组织,除白细胞外还可采用皮肤组织。

性染色质在正常女性的细胞核中可以找到,如口腔黏膜细胞、阴道壁细胞、尿沉淀细胞及皮肤组织,甚至头发中都能查到,尤以口腔黏膜涂片最为常用。性染色质 X 又称 Barr 小体,是一条失活的性染色体 X 在间期细胞核内的表现,它的数目与形态和失活的性染色体 X 有密切关系。女性的两条性染色体 X 必须有一条失活,因此女性的性染色质 X 试验阳性,而男性仅有的一条染色体不失活,故男性的性染色质 X 试验阴性,但核型 47XXY 的男性其颊黏膜细胞的 X 小体也为阳性。

核型鉴定的另一用途是对患者的性腺是否需切除作出判断,外生殖器呈女性而具有性染色体 Y 核型的患者应切除性腺,因为其恶性肿瘤的发生率高。

（三）实验室检查

实验室检查主要是测定性激素及其代谢物,尿 17-酮类固醇测定应列为常规。一般在女性假两性畸形中,皮质增生引起的畸形比较常见,如果早期诊断并加以处理可获得满意效果。若皮质增生患者的尿 17-酮类固醇不高,应测定血 17-羟孕酮。因为在 21-羟化酶缺陷的诊断中,17-羟孕酮测定远比尿 17-酮类固醇测定和孕三醇试验可靠。在男性假两性畸形中,血浆 LH 和睾酮测定有助于了解个体对雄激素的反应情况。如果两者都高,表明患者对雄激素不敏感,如睾丸女性化症和 Reifenstein 综合征（小睾丸症）等。诊断 5α-还原酶缺陷引起的男性假两性畸形,需要测定睾酮与双氢睾酮的比值,如其比值显著大于正常（正常男性 $8\sim16$）即可确诊。在某些情况下,睾丸的发育并不依靠性染色体 Y 的存在,而是 H-Y 抗原的表达。

（四）物理检查

目前一般采用 B 超检查盆腔有无卵巢或隐睾的存在及两侧肾上腺有无肿大,对疾病的诊断有很大的帮助。

二、真两性畸形的诊断与鉴别诊断

（一）诊断

真两性畸形患者体内必定具有男女两种性腺,但表现不一。有的是外阴部表现为男性或女性,同时存在男性及女性的生殖器官,在阴唇部能扪及睾丸,也有明显的阴茎,结合主诉有月经来潮者,很容易确诊,但这种类型很少见,为 46XY/46XX 型。另一种是有阴茎,但阴囊两侧空虚,中等身材,毛发较浓,体形似女性,乳房不大,检查染色体为 46XX。所以对阴囊会阴型伴单侧或双侧隐睾的尿道下裂患者,都应该考虑其患真两性畸形的可能性,其中 46XX 真两性畸形占 60%。

（二）鉴别诊断

1 尿道下裂　对尿道下裂伴有隐睾的病例首先应该想到两性畸形的可能性,若两侧有隐睾,一定要作进一步的详细检查,如染色体检查、尿 17-酮类固醇测定和 B 超检查等。

2 男性假两性畸形　在真两性畸形核型为 46XY 的情况下,最好的鉴别是作病理切片证实。当然,激素测定及副中肾管抑制物质 5α-还原酶的测定在诊断上也有很大的价值。

3 女性假两性畸形　在真两性畸形核型为 46XX 的情况下,其 24 小时尿 17-酮类固醇在正常范围,而假两性畸形的尿 17-酮类固醇远远超过正常值。

4 46XX 男性性反转综合征　在真两性畸形核型为 46XX 的情况下,B 超可发现下腹部有性腺的存在,而 46XX 男性性反转综合征在下腹部不会有性腺发现。但前者的两侧均为卵睾的情况下,需作剖腹检查以证实。

5 克氏综合征　其染色体核型为 47XXY,如果是嵌合体,应该是 47XXY/46XY,而真两性畸形的核型若是嵌合体,可呈 47XXY/46XX 或 47XXY/46XY/46XX。体检中克氏综合征患者身材高大,体毛稀少,生殖器如小儿。真两性畸形患者身材一般,体毛分布如常人,生殖器官呈两性,也可呈男性生殖器,但阴囊空虚。

6 Turner 综合征 其染色体核型为 45XO,H-Y 抗体阴性,而真两性畸形的染色体核型或嵌合体可呈46XY/45XO,而且 H-Y 抗原呈阳性。Turner 综合征患者身材偏矮小,其特殊体征为后发际过低,常有蹼颈、肘外翻、两乳头偏向外侧,更明显的是性器官呈幼稚型,卵巢发育不全,H-Y 抗体呈阴性,而真两性畸形却无以上症状。

三、男性假两性畸形的诊断

这类患者的性腺是睾丸性染色体 46XY,只是有不同程度的女性生殖器官,如盲端阴道或发育不良的小子宫等。患者的雄激素分泌也在正常范围,由于其靶细胞缺乏雄激素受体,故雄激素不能起作用。如睾丸女性化患者不论是完全型还是不完全型睾丸,大多数都在两侧阴囊内或在腹股沟管处能触及,B 超无卵巢发现,这在真两性畸形中较少出现。为慎重起见,还可进一步作睾丸组织学检查,以确定有无卵睾发现。

四、女性假两性畸形的诊断

这类患者的性腺是卵巢性染色体 46XX,只是有不同程度的男性生殖器官,外观似阴囊会阴型尿道下裂,但两侧大阴唇内空虚,B 超能发现两侧卵巢。特别要注意尿道外口的形态,如呈椭圆形并有两根系带,可以用手把尿道口下缘的皮肤向下推,此时能够看到阴道外口。肛指检查可触及子宫。患者身材偏矮,体毛浓。内分泌检查尿 17-酮类固醇与孕三醇明显增高,17-羟孕酮偏低,血浆睾酮也明显增高,即可确诊。在鉴别诊断中应特别注意会阴型尿道下裂,首先应检查分辨阴囊内有无睾丸,若两侧都有,则是男性,若一侧有睾丸,另一侧隐睾,就必须探清隐睾侧的内容物究竟是睾丸还是输卵管、子宫、卵巢,以明确诊断。女性假两性畸形须与真两性畸形进行鉴别,女性假两性畸形有尿 17-酮类固醇、孕三酮增高,血浆睾酮明显增高,而真两性畸形都在正常范围内,身材也较前者偏高。此外,女性假两性畸形还应与 46XX 男性性反转综合征鉴别,46XX 男性性反转综合征外观呈男性,阴茎稍短小,阴囊内有发育不良的睾丸,B 超检查腹部空虚,H-Y 抗原呈阳性,而女性假两性畸形 H-Y 抗原呈阴性。

五、克氏综合征的诊断

这类患者多为男性,具有发育不良的小睾丸性染色体 47XXY。患者的特征为身材高大,指距(双手侧平举,双侧中指指尖间的距离)大于身高,全身体毛稀少,皮下脂肪如女性,阴茎小如幼儿,阴囊内有发育不良的小睾丸。内分泌检查显示血浆睾酮降低,雌激素水平相对增高,血尿中的 LH、FSH 均增高。由于雄激素分泌低下,造成男性性器官及第二性征发育不全。嵌合型正常细胞占优势者病情较轻,可有生育能力。克氏综合征应与小睾丸症鉴别,小睾丸症的核型为 46XY,身材不如克氏综合征患者高,体毛分布正常,阴茎偏小,但比克氏综合征患者大,睾丸如蚕豆大小,发育不良,与对雄激素不敏感有关。

六、Turner 综合征的诊断

这类患者多为女性,具有发育不良卵巢,性染色体为 45XO。患者的特征为身材矮小,后发际偏低,有蹼颈、肘外翻、外阴发育不全,如小女孩,无色素沉着,常伴有阴道闭锁。根据染色体的核型为 45XO 及其特征不难得出明确诊断。

第五节 性畸形疾病的治疗

一旦诊断明确,对性畸形患者进行治疗时还应该进行多方面的考虑,除对畸形病变的具体情况进行分析外,更重要的是考虑治疗后性别改变对患者心理上可能出现的影响。新生儿出生后,某些外观畸形较小者往往不易被父母察觉,就根据外生殖器官形态决定的性别抚养其成长,并培养其习惯于这个性别,直到青春期异常征象逐渐出现、第二性征与原定性别不符合时才来就诊的患者不在少数,而患者却按照异性性别生活了十几年或几十年,这样似男非男、似女非女的假两性畸形患者,以及其他性畸形患者在心理及社会上的压力极大,他们都羞涩寡言,不愿意再改变性别,只希望在原有的基础上更趋完善。也有的患者其社会性别与生理性别不符,而心理要求又与生理性别是一致的,这类患者也不愿轻易吐露自己的隐私,这就需要医师的耐心、真诚,从爱护患者的立场出发为患者今后的出路考虑。因此,对性别畸形的患者不能单纯按照明确诊断去进行手术治疗,应该根据患者的实际情况,跟患者本人进行磋商后才能决定。社会性别更改后,必须出具证明到有关单位进行更改性别、名字等手续。

外科手术方法有阴茎成形术、阴道成形术、尿道下裂修复术、阴蒂阴唇成形术及阴道外口增宽术等。

一、假两性畸形的治疗

如果存在阴蒂肥大,可以选用阴蒂成形术,特别是女性假两性畸形。睾丸女性化患者如存在不完全型性器官发育不良,并以女性社会性别长期生活者,应按女性治疗,进行阴蒂阴唇整形。

保留阴蒂头部,可以改善阴蒂成形术的效果。采用改良的 Rumer 及 Kiefer 手术方法,先将阴蒂背侧呈工字形切开后形成两瓣,自身折叠缝合,形成部分小阴唇。再将背侧神经血管束游离至阴蒂头部,并保留其腹侧的皮瓣,使之成为一带蒂阴蒂头,将体部切除,并将肥大的头部于 3、9 点处分别作较大的楔形切除,以缩小其体积。最后,将其缝合固定于阴蒂脚部。这种手术既符合女性外生殖器的外观,又保留了正常的性感觉。

在阴唇后联合、阴道外口有狭窄环,仅容一指通过时,手术的要点是将过长的阴唇后联合作一较宽的矩形瓣,蒂在会阴部,于阴道外口 6 点处切开后缝合,使狭窄环松开,阴道口能伸进两指余,将矩形瓣插入创面。这样既解决了阴道外口的狭窄环,又能充分暴露阴道外口。

二、真两性畸形的治疗

治疗方法应根据患者的社会性别、心理性别及本人的要求而取舍,这是最主要的,而根据性腺、性器官的生理优势而取舍是次要的。患者若为男性打扮,要改变其性别是很难得到同意的,但大部分能够接受保留无明显功能的性腺。相反,患者若按女性装束,可切除男性性腺并进行性器官的整复术,这样不仅可以结婚,有的还可有生育能力。若两侧均为卵睾,则卵睾都应切除,以免发生恶变。根据术后的性别,再给予雄激素或雌激素延续治疗。

三、男性假两性畸形的治疗

确定性别的年龄越小越好,一般以 2～3 岁为宜。若为男性外生殖器型,当做男性为佳,原则上只需做阴茎矫直及尿道成形术,伴有盲端阴道者可将盲端阴道变浅(但无法完全闭合)。若伴有一侧隐睾的女性内生殖器官,在不影响男性生殖器官的条件下予以切除。对于外生殖器似男非男型病例,主要根据阴茎及睾丸的发育情况而定,应同时结合患者的社会性别、心理性别和家长及本人的意愿慎重行事。对于睾丸女性化患者,无论是完全型还是不完全型,若其社会性别属女性,且乳房发育良好,应将两侧睾丸切除,并行阴道再造术;若其社会性别属男性,应做乳房切除,并行阴茎再造术,术后再辅以雄激素治疗。

四、女性假两性畸形的治疗

首先应对肥大的阴蒂施行阴蒂阴唇整复术(图 36-1),这一手术对青春期前的女童已足够,但对成年女性,还应将过长的阴唇后联合作一矩形瓣并插入阴道底面,此法不仅能使阴道口外露,而且增宽了阴道周径。更为重要的是终身服用泼尼松治疗,开始服药期间,一般 3 个月左右到内分泌科检查一次血、尿 17-酮类固醇的含量,并根据检查情况在医师的指导下调整剂量,半年后再复查一次,将用药剂量调整到能维持 24 小时尿 17-酮类固醇于正常水平。用药可使乳房有所发育,继而有月经来潮,随之体毛也相应减少,并出现皮肤细腻、面部秀美等,至此即可婚配。但切记,服药将是终身的,一旦停药,以上症状又将出现。

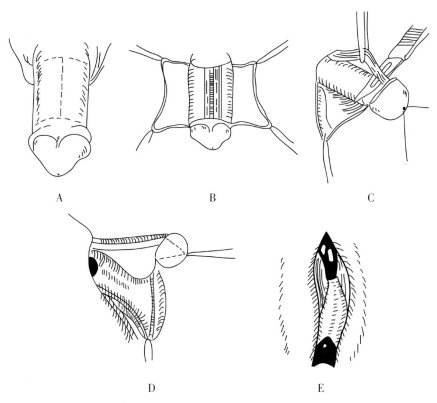

图 36-1　阴蒂阴唇整复术

A. 切口设计　B. 工字形分开阴蒂下包皮皮瓣　C. 保留带神经血管束的阴蒂尾端　D. 切除海绵体　E. 形成阴道

五、克氏综合征的治疗

47XXY 克氏综合征患者只能以补充雄激素为主,但疗效不佳,而嵌合体 47XXY/46XY 克氏综合征患者不仅可以结婚,还有生育能力,但平时每周需补充雄激素。

六、Turner 综合征的治疗

如同染色体核型多的克氏综合征一样,Turner 综合征也表现为先天性性腺发育不全,即使增加性激素的治疗也无济于事。目前对此征尚无有效治疗。这类患者若有阴道闭锁,可行阴道成形术,术后可以结婚,但无生育能力。

(黄文义)

[1] Eroglu E, Yip M, Oktar T, et al. How should we treat prepubertal labial adhesions? Retrospective comparison of topical treatments: estrogen only, betamethasone only, and combination estrogen and betamethasone[J]. J Pediatr Adolesc Gynecol, 2011, 24(6): 389-391.

[2] Street M E, Weber A, Camacho-Hübner C, et al. Girls with virilisation in childhood: a diagnostic protocol for investigation[J]. J Clin Pathol, 1997, 50(5): 379-383.

[3] Lara-Torre E, Kives S. Isolated clitoral hypertrophy[J]. J Pediatr Adolesc Gynecol, 2003, 16(3): 143-145.

[4] Gordon L S, Morillo-Cucci G, Mulholland G, et al. Progressive idiopathic clitoral hypertrophy in a child: a previously undescribed type of female pseudohermaphroditism[J]. Birth Defects Orig Artic Ser, 1971, 7(6): 201-203.

[5] Shiraishi K, Ishizu K, Takeuchi K, et al. Idiopathic clitoral hypertrophy [J]. Urol Int, 1999, 62(3): 174-176.

[6] Munhoz A M, Filassi J R, Ricci M D, et al. Aesthetic labia minora reduction with inferior wedge resection and superior pedicle flap reconstruction[J]. Plast Reconstr Surg, 2006, 118(5): 1237-1247; discussion 1248-1250.

参考文献

第三十七章

连体双胎

连体双胎是指身体的一部分解剖结构相连、共用一个或多个器官、基因型完全相同的一对个体。在活产新生儿中的发生率为 1/100000～1/50000,目前仍是小儿外科界的难题之一。神话中双面人和九头蛇的形象可能就是古人受连体双胎的启发而虚构的。古文化中连体双胎的形象经常出现,但直到 19 世纪人们让一对连体双胞胎 Chang 和 EngBunker 参加马戏表演,这一疾病才逐渐被人们认识。分离连体双胎在技术上难度极大。

一、病因

连体双胎是由于原始胚盘分离不完全所致,因此连体双胎为单卵、单绒毛膜、同性的双胞胎,并具有完全相同的基因组和指纹。胚盘分离不完全的原因尚不清楚,但值得注意的是,2/3 的连体双胎是女性。Spencer 在其论著中指出,考虑到所有连体双胎的头和下肢均位于相同的方向,而且多是身体中部相连,因此连体双胎为同源的,这可以印证原始胚盘纵向分离不全这一机制。异性连体双胎极为少见,可能是两个独立的胚胎融合所致。

二、分类

连体双胎融合的部位、范围和结构各不相同,使每一对连体双胎的解剖都难以准确表达。许多分类方法都试图简化其解剖描述。根据连体的部位可分为腹侧连体和背侧连体两大类,进一步根据连体的水平分为许多亚型。对称性连体和不对称性连体是另一种分类方法,不对称性连体包括胎内胎、无心无头畸形和寄生胎。家族性连体畸形和各类器官畸胎瘤的区别在于前者或多或少含有残留的脊柱成分,而后者没有脊柱成分。无心无头畸形是指各种缺少心脏和头部的寄生胎,可通过胎盘边缘的血管与发育正常或接近正常的胎儿(寄主)相连,并获得血液循环和营养。不对称性连体的寄生胎一般附着于解剖上相对正常胎儿的腹壁,间或伴有脐膨出,其包含各种器官和肢体,但不能独立维持血液循环。对称性连体包括头部连体(头部融合)、胸部连体(胸部融合)、腹部连体(腹部融合)、脊柱连体(脊柱融合)、坐骨连体和臀部连体(尾骨融合),偶有侧方连体(身体纵轴侧方融合)。

三、临床表现

目前在发达国家,多数连体双胎可在产前通过 B 超确诊,从而避免了严重的分娩问题。除了共用一个心脏的胸部连体和非对称性连体以外,连体双胎的胎心音可能与正常双胞胎相同。正常双胞胎的头和下肢一般在相反方向,而连体双胎则在相同方向(同源性),通过胎儿超声检查可进行诊断,进一步作详细的超声和磁共振检查可以明确融合的部位和分离手术的可能性。

多数连体双胎可以通过剖宫产产出,并可在第一时间得到跨学科团队的治疗。顺产经常会造成长骨骨折、脐膨出破裂等产伤。由于连体部位和结构的不同,各种连体双胎在解剖上的差别很大。共用心脏的胸部连体双胎多伴有严重的心血管畸形,会在早期出现症状甚至死亡。腹部连体和胸部连体是常见的类型,这类患儿常伴有脐膨出,脐膨出的包膜可成为连接的一部分,多有肝脏融合,肠道相互连通或共用肠道,或共用胆囊,常有外翻并开口于连接部位的下部。由于消化道和泌尿生殖道开口的多样性,臀部连体患儿在解剖上也复杂多样。由于连体双胎的体液系统相通,共用同一个内环境,当一方有严重畸形或受到严重创伤时,另一方可产生一定的代偿作用,同时也可能因内环境失衡、毒素或药物受到损害。连体双胎的内环境可控性差,是临床医师面临的极为棘手的问题。

四、诊断

全面了解连体双胎各脏器的解剖和功能情况是分离手术的前提。X 线平片、消化道和泌尿生殖道造影可以辅助了解相应器官的连接情况。由于连体双胎的解剖结构不典型,术前了解不全面可能会导致手术意外。超声检查对每个诊断过程皆有帮助。CT 和 MRI 逐渐取代血管造影来用于了解共用器官的血供情况。CTA 是显示血管走行的最好方法。对于头部连体、脊柱连体、坐骨连体和臀部连体,MRI 在显示神经组织和脑膜组织的融合情况时更有优势。对于心脏连接的患儿,CT 和 MRI 都很重要。螺旋 CT 可以了解骨连接的情况。放射性核素检查可了解肝脏、肾脏等的功能解剖情况。

由于交叉循环的存在,血液和生化检查可能会误导临床医师的判断。如果两者的交通血管较大,那么他们的血液和生化学指标可能完全一样;如果两者仅在较小的范围内沟通,那么他们可能维持有差异的内环境,此时必须分别进行血液学检查以辅助诊断。对于心脏连体的患儿,心电图检查可能较为困难。通过热量测定进行代谢率的检查可能显示连体双方的重要差别。

五、治疗

（一）术前伦理问题

常规医疗中的伦理原则常会使医师陷入进退两难的境地,难以指导连体双胎的治疗。自主、公平、获益和无害原则对连体双胎分离手术有一定的帮助。

1 自主原则（尊重患者的决定） 对于儿童患者,自主原则一般通过其代理人即父母的意愿来实现。如果父母之间、父母与医师或法院之间不能达成一致意见,可能因此而带来纠纷。

2 公平原则（双方享有同等的机会） 当分离共用器官的时候容易破坏公平原则。

3 获益和无害原则（寻求使患者获益并免受伤害的方法） 获益和无害原则是任何医疗决断的道德基石,但当连体双胎分离手术后仅有一方可以成活,或分离手术时不能均匀分配器官,或分离手术可能会导致原来存在的一些功能丧失时,这一原则就难以完美执行了。

连体双胎在接受分离手术时他们的父母往往很年轻,父母的决定主要受到医师或治疗团队建议的影响,而治疗团队往往因为过于庞大而难以达成一致的意见。因此,在告知家属分离手术的机会和可能的结果之前,对每一个问题都应该经过开放讨论并得到权威的确认。在决断过程中,如果所有参与治疗人员的意见不一,则可能需要诉诸法院。另外,媒体可能带来新的困难（由于连体双胎分离牵涉人较多,媒体的干预难以避免）,因此需要保护患儿和家属免受这些因素的伤害。如果可能,整个决断过程和分离手术过程最好对外保密。

（二）术前会议

决定实施分离手术以后,至少需举行一次多学科会议进行术前讨论,参加会议的人员应包括助理护师、护师、麻醉师、手术涉及领域(包括小儿外科、整形外科、矫形外科、泌尿外科、神经外科、心血管外科)的外科专家。会议讨论的内容应包括技术方面的问题,并排练手术过程,如连体双胎置于手术台上后各种仪器设备的安放、备皮与消毒铺巾、连体双胎分离后将其中一个在连接麻醉设备的情况下转移至另一手术台行重建手术等。对手术的每个流程需要制定相应的时间表。需要一个协调各参与小组手术的外科医师,像乐队指挥一样将各小组的任务贯穿于整个分离手术的过程中。

(三)分离手术

由于解剖学异常,气管插管、血管通路建立及有创血压检测的置入都非常困难。另外,由于内环境的相通与共享,一条通路输注的药物会同时影响两者,两者生化和血气的指标也会相互影响,因此,对于麻醉来讲是很大的挑战。一般来说,不对称性连体双胎面临的问题相对较小,如夹闭脐带时无心无脑寄生胎就已经无法成活,胎中胎一般可作为肿瘤切除。在切除寄生胎时应尽可能多保留正常的组织、器官和体表,以方便完成寄主的重建。

因神经组织、动静脉的相互连接,颅连体双胎的分离极为困难,甚至是不可能的,连体双胎共用的脑组织和血管网的数量和成分限制了分离手术。现代神经影像和高科技神经生理监测技术有助于这类病例的分离。

腹部连体双胎分离手术的难度取决于共用器官的多少。肝脏和胃肠道的融合较为常见,如果连接部位较小且没有较大的血管,则连接相对易于分离。相反,如果连接部位较大,有广泛的动静脉和胆管相连,则分离难度较大。术中超声和肝切除专用的分离设备(如水刀、氩气刀等)有助于肝脏的分离。空肠上段至回肠远端融合是胃肠道融合最常见的形式,这类病例的分离一般是双方各分得相同长度的肠管。一方有肠管闭锁或中肠囊样扩张时则会面临更多的问题。

胸部连体双胎不伴有心脏连接时是可以分离的。但只有少数胸部连体患儿可在体外循环的情况下实施分离手术,这类患儿常伴有心血管缺陷,如主动脉和肺动脉可能发育不良,膈下大动脉常有许多侧支相连,这可能会使手术复杂化甚至妨碍手术进程。不能分离的患儿往往在出生后最初的几个月或几年内死于心力衰竭。

脊柱连体、坐骨连体、臀部连体和侧向连体的患儿常不同程度地共用部分脊柱、中枢神经系统、胃肠道和泌尿生殖道,这可能会带来难以处理的挑战。骨连接的分离需要有经验的整形外科医师。有些病例的骨盆重建需要作双侧髂骨截骨和耻骨固定。有些病例重建骨盆是不可能的,并且后续的假体替代也是十分困难的。这些病例常伴有脊柱畸形,在随访中要注意脊柱侧突的发生。

神经外科的分离手术涉及共用脊髓和硬膜的分离和重建。因为神经组织的融合部位往往在远端,所以对运动和感觉的影响一般不大。

下消化道的分离会导致一方或双方的胃肠道失去连续性。腹侧连体患儿的回肠常常在靠近回盲瓣汇合并连接单一的结肠。盆腔器官功能重建的概率极小。偶然情况下一方的直肠功能可能保留,但多数情况下不能,而是必须接受肠造瘘。因此有必要改进肠道管理方法,从而使这类患者获得正常或相对正常的生活。

泌尿生殖道的分离与消化道的分离有相似的问题。对于多数腹侧连体的患儿,保留一方的膀胱和尿道的可能性极小,同样,尿路重建、膀胱扩大、间歇性清洁导尿和人工尿流改道可以帮助这类患者更好地适应生活。如果有两套生殖道存在,可以进行分离重建,但有时不得不实施代阴道手术。

体表的巨大缺损是分离连体双胎的主要技术难题之一。在只有一方可以成活的情况下可以取另一方的体壁进行修补。在双方都可成活的情况下,术前可用皮下球囊扩张皮肤,必要时可采用各种皮瓣、生物材料和合成材料进行修补。由于要将材料用于污染的手术区,因此感染的概率会随之增加。

六、并发症

由于解剖结构的异常,术中对重要脏器的损伤和术后出血的概率很高。骨骼和脑膜的开放与胃肠道和泌尿生殖道的开放同时进行易导致严重的术后感染。为防止筋膜室综合征,关闭创面使用的人工材料也易于污染,因此伤口裂开和感染并不少见。其他大手术不常见的各种并发症,如内出血、脓肿、血栓和术后肠套叠等也可能发生。

七、预后

连体双胎的死亡率是很高的。在发达国家,怀孕早期检出连体畸形尤其是预后较差的连体类型一般选择终止妊娠,也有的导致胎死腹中或死产。发展中国家医院常不能进行有效的孕期检测,难以在产前作出诊断,分娩死亡和严重产伤的风险较大。很大比例的连体双胎可能会在出生后最初的几小时内死于多种伴发的畸形。确认连体双胎可分离后,由于新生儿期手术死亡率较高,不可急于实施分离手术,而应在明确解剖或功能特征后再行手术,只有在新生儿期有危及生命的疾病(如其中一方患有严重疾病或有肠梗阻等)时才有手术指征。

共用心脏的胸部连体双胎极少能够成活,因为这类患儿多数伴有严重畸形,即使进行分离手术,也仅有少数能够成活一胎。然而有各自心脏的胸部连体可以成功分离。

如果不伴有严重产伤或多发畸形,腹部连体双胎多可分离并成活。其他各种形式的连体中,很大一部分是可以分离并能成活的,尽管或多或少会存在缺陷。

长期来看,分离后的患儿很少能够做到无后遗症并且生活自理。部分不对称性连体和腹部连体患儿术后可能有相对正常的生活,其他大多数患儿术后都存在骨和神经方面的后遗症、大小便控制问题等。骨骼和运动功能的缺陷需要长时间的修复和人工假肢替代。永久性的结肠造瘘患儿也并不少见,因此任何能使患者控制排尿和排便的先进方法都是有必要的。

在发达国家,先进的医疗可以为患者提供终身的救助,开放的社会环境也有助于患者融入社会。遗憾的是,这些国家多能在产前作出诊断并选择终止妊娠,而欠发达国家往往只能在出生后才能作出诊断,但是他们却缺少相应的治疗设备。分离连体双胎是检验小儿外科水平的重要指标,只有在拥有经验极为丰富的小儿外科专家的医院,实施分离手术才有一定的成功率。

(李　昊)

参考文献

[1] Miller G D, Anstee E J, Snell J A. Successful replantation of an avulsed scalp by microvascular anastomoses[J]. Plast Reconstr Surg, 1976,58(2):133-136.

[2] Buncke H J, Rose E H, Brownstein M J, et al. Successful replantation of two avulsed scalps by microvascular anastomoses[J]. Plast Reconstr Surg, 1978,61(5):666-672.

[3] Spira M, Daniel R K, Agris J. Successful replantation of totally avulsed scalp, with profuse regrowth of hair: case report[J]. Plast Reconstr Surg, 1978,62(3):447-451.

[4] Biemer E, Stock W, Wolfensberger C, et al. Successful replantation of a totally avulsed scalp[J]. Br J Plast Surg, 1979,32(1):19-21.

[5] Nahai F, Hurteau J, Vasconez L O. Replantation of an entire scalp and ear by

microvascular anastomoses of only 1 artery and 1 vein[J]. Br J Plast Surg, 1978,31(4):339-342.

[6] Manders E K, Graham W P 3rd, Schenden M J, et al. Skin expansion to eliminate large scalp defects[J]. Ann Plast Surg, 1984,12(4):305-312.

[7] Cheng K X, Zhou S, Jiang K, et al. Microsurgical replantation of the avulsed scalp: report of 20 cases[J]. Plast Reconstr Surg, 1996,79(6):1099-1106; discussion 1107-1108.

[8] 王舸,项维,刘祖洞.组织相容性抗原 Y 测定鉴别真假两性畸形(附 7 例报告)[J].上海医学,1982,5(4):187-191.

[9] Dewhurst C J, Ferreira H P, Gillett P G. Gonadal malignacy in XY females[J]. BJOG, 1971,78(12):1077-1083.

[10] Morris J M, Mahesh V B. Further observation on the syndrome "testicular feminization"[J]. Am J Obstet Gynec, 1963,87(6):731-747.

[11] Sarto G E. Genetic disorders affecting genital development in 46,XY individuals (male pseudohermaphroditism)[J]. Clin Obstet Gynec, 1972,15(1):183-202.

[12] Walsh P C, Madden J D, Harrod M J, et al. Familial incomplete male pseudohermaphroditism, type 2, decreased dihydrotestosterone formation in pseudovaginal perineoscrotal hypospadias[J]. N Engl J Med, 1974,291(18):944-949.

[13] Wilson J D, Harrod M J, Goldstein J L, et al. Familial incomplete male pseudohermaphroditism type 1,evidence for androgen resistance and variable clinical manifestations in a family with the Reifenstein syndrome[J]. N Engl J Med, 1974,290(20):1097-1103.

[14] Chapelle A D, Schröder J, Murros J, et al. Two XX males in one family and additional observations bearing on the etiology of XX males[J]. Clin Genet, 1977,11(2):91-106.

[15] Ford C E, Jones K W, Polani P E, et al. A sex-chromsome anomaly in a case of gonadal dysgenesis (Turner's syndrome)[J]. Lancet, 1959,1(7075):711-713.

[16] Kumer H, Rosenthal I E, Clark S, et al. Clitoroplasty: experience during a 19-year period[J]. Plastic & Reconstr Surg, 1974,54(4):504.

[17] Williams R H. Textbook of endocrinology[M]. 6th ed. Philadelphia: WB Saunders, 1981:423-506.

第三十八章
儿童体表肿物

第一节　皮肤囊肿

一、表皮样囊肿

表皮样囊肿(epidermoid cyst)为复层鳞状上皮构成的囊肿,是最常见的皮肤囊肿之一。本病大多为先天性,在胚胎发育中,表皮脱落至其他部位,或表皮基底层细胞残留于某处继续发育,从而形成囊肿,亦可因外伤(如裂伤、刺伤)或手术,将含有生发层的小块表皮组织带入皮下或皮内,表皮继续增殖及角化,被结缔组织包裹,形成创伤性或植入性囊肿。

表皮样囊肿可发生于各种年龄,尤以儿童及青年人多见。多呈单发性,可发生于身体任何部位。先天性囊肿因其胚胎基础是在胚板的闭合线附近,常好发于身体中轴线及中轴线附近,如眼睑、眶周、头顶、额、鼻、耳前及臀部、背部等处。外伤性囊肿好发于手掌及足跖,尤其是手指。手术引起的植入性囊肿常位于瘢痕深面,病变通常较小。此外,皮肤附属器的新生、衍化,皮脂腺囊肿的鳞状化生也可形成表皮样囊肿。

（一）临床表现

本病起病缓慢,逐渐长大,囊肿呈圆形或椭圆形,光滑,多有囊性感,无触痛。肿物与皮肤粘连,基底有一定的活动度,表面皮肤变薄,但无皮脂腺开口堵塞所形成的黑点。囊肿位于手、足、臀部者,可因长期受压出现疼痛,影响活动。囊肿位于骨质内者,多在末节指(趾)骨,指(趾)端呈鼓槌状膨大,伴有疼痛,触及硬物时疼痛加重,有时可引起病理性骨折。

（二）组织病理

表皮样囊肿只含一个胚层,即外胚层成分。囊壁结构与皮肤的表皮相同,由一层较薄的复层鳞状上皮构成,囊壁内无皮肤附属器。其角质层在囊壁内层,而基底细胞层在外层。囊内为脱落的过度角化的上皮细胞,无结构的角质蛋白呈环层状排列,但无臭味,中心部分大多为细胞碎屑,常含有脂肪、胆固醇结晶,少数患者可见有钙化。若囊肿破裂,其内容物侵入真皮内,常引起异物巨细胞反应。极少数可以发生恶变,多为分化良好的鳞状上皮癌,以头部的表皮样囊肿多见。

（三）检查

1 B超　肿物为圆形或椭圆形囊实性包块,边界清楚。因囊内容成分不同而表现为回声多而分布不均,声衰减少,后囊壁回声增强,可见包膜反射光带。囊液内的细胞碎片可造成假实性表现。由于表皮不断生长角化,典型者囊内呈洋葱皮样改变或见环形钙化。

2 CT　表皮样囊肿CT平扫时多为单囊均匀的水样密度表现,边界清晰,增强时囊壁可强化。

3　MRI　一般较少使用,因表皮样囊肿的信号表现和一般囊肿相同,多呈 T1WI 上的低信号和 T2WI 上的均匀高信号,边界清晰。

（四）鉴别诊断

1　皮脂腺囊肿　两者均与皮肤紧密粘连。皮脂腺囊肿常伴有一个黑点(粉刺样小栓),其内容物有恶臭,挤压时可排出豆渣样物,而表皮样囊肿无黑点,其内容物无臭。

2　皮样囊肿　两者均含有表皮组织。皮样囊肿含外胚层及中胚层两个胚层式分,其囊壁中有一种或多种皮肤附属器,如毛囊、汗腺或皮脂腺、毛发,而表皮样囊肿只含一个胚层,即外胚层成分,其囊壁内无皮肤附属器。

（五）治疗

表皮样囊肿是无自愈的可能,且容易继发感染,并有恶变的可能,应尽早行手术切除。术中需小心剥离囊肿,勿弄破,以免复发和继发感染。如已合并感染,轻度感染时需先行抗生素及消肿治疗,待炎症消退后再行手术切除。如已形成脓肿,则需切开引流,二期再行手术切除。

二、皮样囊肿

皮样囊肿(dermoid cyst)是儿童最常见的皮肤囊肿之一,为含有表皮组织和皮肤附属器的良性肿物。皮样囊肿多为先天性疾病,发病机制不明。有学者认为皮样囊肿起源于异位的胚胎上皮细胞,是胚胎发育早期(3～5 周)神经沟闭合形成神经管时,将皮肤组织植入深部组织所致。胎儿因羊膜带的压迫,使上皮植入体内,也是形成皮样囊肿的原因之一。在胚胎期,表面上皮与硬脑膜接触,随胎儿的生长发育,两者之间形成颅骨,将上皮与脑分开。若两者之间粘连,在颅骨形成过程中,上皮黏着于硬脑膜或骨膜,深埋于眶缘或眶内,出生后,此种异常上皮继续生长,形成皮样囊肿。

皮样囊肿常出生后即有,且生长缓慢,多于儿童期及青春期时症状明显而就诊。好发于眼睑、眉弓外侧、头顶部、额部颞侧、眶周、鼻根、颈前胸骨上窝、上唇、耳后和耳下、枕部、口腔底部或其他身体中线部位,即胚胎发育中各突起结合的缝隙处。因其形成于胚胎期,位于眶周的皮样囊肿在患儿出生后 1～2 个月内即可被发现。

（一）组织病理

皮样囊肿含外胚层及中胚层两个胚层成分。囊肿大多呈圆形或椭圆形,少数呈哑铃状,有厚而光滑的囊壁,呈淡黄色。囊腔内容物为牛油样的黏稠脂质状物,混有皮脂腺样物质、角化物质、胆固醇、毛发、坏死细胞等,可有钙化,但无气味。镜下可见囊壁由两层构成,外包一层结缔组织囊膜,内衬为角化的复层上皮,表皮组织面向囊腔内,含有发育不全的皮肤附属器,如毛囊及毛发结构、汗腺、皮脂腺、血管等。若囊肿曾因外伤而破裂或手术切除不完全,则常有围绕毛发的一种异物巨细胞反应。

（二）临床表现

皮样囊肿多呈单发,偶有多发,为直径 1～2cm 的皮下肿物,亦可大至十余厘米,质软,有囊状感,无压痛。肿物与皮肤无粘连,但有的却与深部组织、筋膜、骨膜紧密粘连,基底宽而不能推动,尤以位于眼眶骨膜下的囊肿多见,可造成颅骨外板受压凹陷,严重者可导致内板受压吸收,压迫硬脑膜。在囊肿破溃或穿刺时可见囊内皮脂、毛发及脱落上皮。皮样囊肿一般无疼痛和其他不适症状,但若囊肿压迫颅骨内板、硬膜,可能产生头痛、眩晕、抽搐、视力障碍及其他神经系统症状。

（三）检查

1　B 超　与表皮样囊肿大致相同。

2　X 线摄片　若为头顶或眶周等处的囊肿,可见颅骨因肿物的长期压迫而有一小的凹陷压迹,有的甚至突入颅骨到达颅内,形成一哑铃状肿物。

3 CT 平扫时多呈圆形或半圆形的囊性病变,也有的呈哑铃状。病变内密度呈多样化,低密度区为囊内脂肪影像,CT值可为负值,介于脑脊液和脂肪之间,最低值为−61Hu。高密度区为囊壁的脱落物和毛发影像,CT值可高达77Hu。增强后囊壁可呈环形强化。眶周骨膜下方的囊肿因长期压迫,多伴有压痕样凹陷或骨窝形成,有的甚至表现为骨质吸收缺损。

4 MRI 其脂性成分在T1WI和T2WI均为高信号强度。脂肪抑制扫描,除去高信号,则可见囊壁及内容物中的非脂肪成分,可表现为斑驳状、均匀高信号或中低信号等。

(四)鉴别诊断

1 表皮样囊肿 两者均含有表皮组织且临床表现相似,但在病理组织上两者略有不同。皮样囊肿含外胚层、中胚层两个胚层成分,其囊壁中有一种或多种皮肤附属器,如毛囊、汗腺、皮脂腺或毛发,而表皮样囊肿只含一个胚层,即外胚层成分,其囊壁内无皮肤附属器。

2 增大的淋巴结 增大的淋巴结为实质性包块,多为扁圆形或肾形,合并感染时可有红肿及压痛,结合B超等检查可与皮样囊肿合并感染相鉴别。

3 甲状舌管囊肿 颈部的皮样囊肿需与甲状舌管囊肿相鉴别,后者位于舌骨上方,呈囊性,质地较硬,基底部固定,并随吞咽动作而上下活动。结合CT检查可鉴别。

(五)治疗

皮样囊肿以尽早手术摘除为宜。手术原则是尽量完整地将囊壁及内容物摘除。位于眶缘的皮样囊肿,为了防止损伤上睑提肌,同时为了美观,应尽量沿眉弓的上下缘方向切开皮肤。如囊肿位于骨膜下方,分离时动作应轻柔,沿囊壁仔细剥离,也可以采用开窗减压的方法切开囊壁,挤出囊内容物后再完整摘除囊壁组织。特别是哑铃状的囊肿,要避免只摘除一半。向眶内深部分离时应避免损伤泪腺。

三、皮脂腺囊肿

皮脂腺囊肿(sebaceous cyst)亦称皮脂腺瘤或粉瘤,是常见的体表肿瘤之一,其非真性肿瘤,为皮脂腺排泄受阻形成的潴留性囊性病变,容易发生感染。由于皮肤附属器中皮脂腺的开口或排出管因感染、外伤、毛囊角化而阻塞,致使皮脂淤积其内,形成一潴留性囊肿。囊壁结构与皮脂腺腺泡相同。囊外为纤维结缔组织。囊腔内充满逐渐分解的皮脂细胞,为半流质状的物质,含有大量的胆固醇和胆固醇结晶,并常伴有钙化。囊内容物具有恶臭。当囊肿破裂时内容物可侵入真皮内,引起异物巨细胞反应,并使囊壁部分分解。

皮脂腺囊肿以青少年和成人为多见,好发于皮脂腺丰富的头面部、臀部及胸背部,多为单发性,亦可多发。

(一)组织病理

囊壁结构与皮脂腺腺泡相同,衬以厚的复层扁平上皮,外周基底细胞呈栅栏状排列,棘细胞肿胀,细胞周界不清,无细胞间桥,不演变为颗粒层,内面无角化形成,腔内含大量嗜酸性的胆固醇和胆固醇结晶,当囊壁破裂时可导致异物巨细胞反应。

(二)临床表现

为位于皮肤和皮下组织内,直径1～3cm的囊性肿物,质软,稍突出于体表,无压痛,界限清楚,多与皮肤粘连,基底可以移动,表面皮肤略带青色,并可见一小孔,为扩大的皮脂腺开口,此处皮肤与肿物紧密粘连。在推动肿物时,因牵拉作用,小孔处下陷形成一小凹,且常伴有一个黑点(粉刺样小栓)。用力挤压,可从小孔中挤出灰白色蜡样半流质物,有恶臭。部分患者有挤压后排出豆渣样物的病史。

（三）检查

B超显示为边界清晰的圆形或椭圆形病变，多数有完整包膜伴侧边声影，内部为较均匀的点状低回声，后方回声增强，可见一条索样低回声区连于皮肤表面，此征为诊断的关键。

（四）鉴别诊断

1 表皮样囊肿　皮脂腺囊肿亦可长得较大，容易发生感染，也伴有硬化和钙化，这些与表皮样囊肿相同，有时两者极难鉴别。主要鉴别点为皮脂腺囊肿的内容物有恶臭，而表皮样囊肿无臭。

2 钙化上皮瘤　当钙化上皮瘤合并感染或未成熟时与皮脂腺囊肿的外观相似，易引起误诊。但钙化上皮瘤的质地较硬，为实性包块，其内含有砂粒状的钙化颗粒。体检时注意触诊及询问病史可鉴别。

（五）治疗

皮脂腺囊肿无自愈的可能，因其容易继发感染且有恶变的可能，因此要持积极的态度，择期手术切除。手术中注意沿堵塞而扩大的皮脂腺开口作梭形切口，并小心分离囊肿，勿弄破，以免复发和继发感染。

第二节　脂肪瘤和脂肪母细胞瘤

一、脂肪瘤

脂肪瘤（lipoma）是体表最常见的良性肿瘤之一，占软组织良性肿瘤的80%左右。其来源于脂肪组织，由成熟的脂肪细胞积聚而成。可发生于任何年龄和有脂肪组织存在的任何部位。

（一）组织病理

脂肪瘤多呈分叶状，质地偏软，切面为淡黄色、油腻的实性组织，由成熟的脂肪细胞构成，细胞不具有异形性。肿瘤细胞间可见一些其他间叶成分，将其分隔为大小不一的叶状。根据间叶成分的不同，脂肪瘤可分为不同的形态学类型：①纤维脂肪瘤，脂肪小叶中含有较多的成熟纤维组织束；②黏液性脂肪瘤，脂肪组织内有局灶性的黏液性变；③血管脂肪瘤，肿瘤周边富含血管成分；④软骨脂肪瘤，可见肿瘤内软骨化生；⑤梭形细胞脂肪瘤，在黏液性或纤维性背景上可见到肿瘤由成熟脂肪细胞和形态一致的梭形细胞混合而成；⑥多形性脂肪瘤，在纤维间隔间含有核深染的多核瘤细胞。成熟的脂肪细胞对波形蛋白（vimentin）、S-100蛋白和瘦蛋白（leptin）呈阳性表达。

（二）临床表现

脂肪瘤常见于躯干如颈、肩、背、臀等处，也可见于四肢、面部或内脏，好发于皮下，也可见于深部组织如肌间隔、肌肉深层或腹膜后等。位于皮下的脂肪瘤多有薄弱的纤维组织包膜，而位于深部的脂肪瘤无包膜，并呈伪足状向周围组织浸润生长。

脂肪瘤常表现为局限性肿块，由单个或多个大小不一的扁平团块构成，呈圆形、类圆形或分叶状，表面皮肤多无明显异常。触诊瘤体质地柔软或稍韧，与皮肤无粘连，基底较宽泛。瘤体较大时可呈局部膨隆，高低起伏不平，推挤肿瘤有时可见橘皮样征。

脂肪瘤生长缓慢，并具有一定的自限性。多数瘤体在初期表现为隐匿性生长，达到一定体积后可停止增长，有时也可出现自发性萎缩或钙化、液化。

除特殊类型外，脂肪瘤本身多无自觉症状，仅当瘤体较大、位于重要组织器官时可出现压迫症状、功能损害或其他继发症状。

多发性脂肪瘤需考虑到脂肪瘤病(lipomatosis)的可能。此类患者常有家族史,瘤体可达数百个,体积较小,直径1～2cm,常为对称性分布。伴有触压痛者,称为痛性脂肪瘤。多发性脂肪瘤通常分为两种。一种为先天性,在出生时即被发现,表现为成熟的脂肪组织呈弥漫性、过度性生长,位于一侧肢体,随年龄的增长而逐渐增大,肿瘤质地柔软,边界不清。患儿多伴有弥漫性肢体血管畸形如静脉畸形等,也可有骨关节畸形和横纹肌发育畸形,表现为巨肢。另一种多为后天性,常见的有良性对称性脂肪瘤病(benign symmetric lipomatosis,BSL),又称Madelung病,病因仍不清楚。其临床分为两型:Ⅰ型发生于成年男性,病变主要位于颈、肩、背及上肢,呈马项圈的特征性表现,部分患者可因压迫而产生呼吸、吞咽困难等严重并发症;Ⅱ型男女均可发生,表现为全身皮下脂肪沉积,呈单纯的全身性肥胖症状。

（三）检查

1 MRI MRI对脂肪瘤的诊断具有较强特异性,表现为T1、T2均为高信号,抑脂后呈低信号,增强后强化不明显。这是其他实质性占位性病变不具有的MRI信号特点。

2 CT CT对脂肪瘤的诊断也有一定意义。正常脂肪的CT值为−100～−80Hu,脂肪瘤因内部含有其他组织成分而密度稍高,但无论是平扫还是增强,总表现为CT值为负值的低密度影,且增强后强化不明显。

3 B超 B超多表现为均匀回声、细光带间隔的实质性包块。彩色多普勒(CDFI)探查显示包块内多无明显血流信号。

（四）诊断

依据临床表现,结合影像学、病理学检查,脂肪瘤不难诊断,亦不难与血管瘤、淋巴管瘤、神经纤维瘤、脂肪肉瘤等疾病鉴别。

（五）治疗

对体积较小、无明显症状且无生长趋势的脂肪瘤可保持观察,暂不处理。

手术切除是治疗脂肪瘤最有效的方法。对于浅表有包膜的瘤体,可沿包膜分离,易于完整切除;对无包膜的瘤体,因肿瘤组织与正常脂肪组织之间无明显界限,较难彻底切除。脂肪瘤表面的皮肤多属正常,可予以保留。对切除后形成的较大空腔,可放置负压引流,以避免术后血肿、感染等并发症(图38-1)。

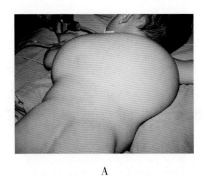 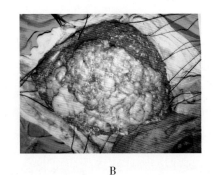

A   B

图38-1 脂肪瘤的手术治疗
A. 术前 B. 术中

吸脂术尽管具有表面创伤小的优点,但无法彻底吸除肿瘤组织,故不作为常规治疗手段,仅在以改善外观为主要目的时酌情采用,但需向患者说明肿瘤残留和复发的可能。

二、脂肪母细胞瘤

脂肪母细胞瘤（lipoblastoma）是一种少见的脂肪组织良性肿瘤，主要发生于 3 岁以下的婴幼儿，其中 1 岁以内发病者占 55%，罕见于年长儿。男性多于女性。本病发病原因目前仍不清楚，但细胞遗传学研究发现患者存在 8 号染色体异常。

（一）组织病理

依据 Chung 和 Enzinger 分类方法，可将脂肪母细胞瘤分为局限型和弥漫型两种：局限型的肿块位于皮下浅表部位，一般包膜完整，境界清楚，占脂肪母细胞瘤的大多数；弥漫型者又称脂肪母细胞瘤病，肿瘤起源于深部组织，体积较大，呈浸润性生长，包膜多不完整，复发倾向大。肿瘤大体观呈分叶状，质地柔软，切面为淡黄色，并较脂肪瘤颜色偏浅，常有黏液样区域，镜下可见未成熟和成熟的脂肪组织，由富含毛细血管、小静脉的纤维间隔将其分隔为叶状，脂肪细胞从原始的星形、梭形间质细胞到多泡性脂肪母细胞、印戒细胞，再到成熟的脂肪细胞都可见到。核分裂象少见，无异常核分裂象。

（二）临床表现

脂肪母细胞瘤最常发生于四肢近端，其发病部位依次为下肢、上肢、躯干、腹部、头颈等，也可发生于阴囊、纵隔等少见部位。其临床表现为局部较大的包块，形态不规则，质地较硬，活动度差。多数浅表瘤体呈缓慢生长，不伴有疼痛。少数可在短时间内迅速增大。体积较大或位置深在者，可因浸润或压迫邻近组织器官而出现相应的临床症状。

（三）诊断

本病的诊断主要依靠病理学特征。影像学检查不具有特征性，主要用于术前评估及术后随访。CT、MRI 显示脂肪和软组织混合密度的肿块，增强扫描软组织成分有轻度不均匀强化。超声表现为稍高回声团，CDFI 可见短线状血流信号。

脂肪母细胞瘤需注意与脂肪瘤和脂肪肉瘤相鉴别。脂肪瘤均为成熟的脂肪细胞，而无脂肪母细胞。脂肪肉瘤多见于成人，病理可见核异形、多形性及异常核分裂等恶性肿瘤表现。

（四）治疗

本病为一种良性肿瘤，预后较好，首选的治疗方式为完整切除肿瘤（图 38-2）。对于婴幼儿患者，并不主张采用放疗和化疗。其中，局限型肿瘤较浅表，沿包膜分离常可完整切除；而弥漫型肿瘤由于位置深在，且呈浸润性生长，往往难以彻底切除。术后复发与肿瘤残留有关。目前尚无该肿瘤转移、恶变的病例报道。

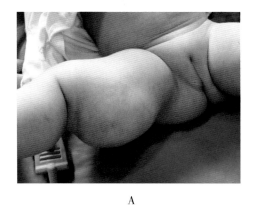
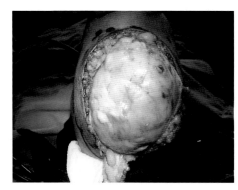

A　　　　　　　　　　　　　　　B

图 38-2　脂肪母细胞瘤的手术治疗
A. 术前　B. 术中

第三节　钙化上皮瘤

钙化上皮瘤（calcifyingepithelioma）于 1880 年首先由 Malaherb 命名，1961 年 Forbis 和 Lhelwig 又将其命名为毛母质瘤（pilomatrixoma），认为其来源于毛囊的外根鞘细胞，是一种趋向毛发细胞分化的肿瘤。肿瘤来源于毛细胞或其原始胚芽细胞，是一种良性肿瘤，而钙化是其继发性改变。其发病率大致在 0.01%～0.1% 之间。它好发于面部、头皮、颈部或上臂，就面部而言，最好发的部位是腮腺区及面颊部（图 38-3），可发生于任何年龄，但 60% 发生于 20 岁以下，40% 发生于 10 岁以下。

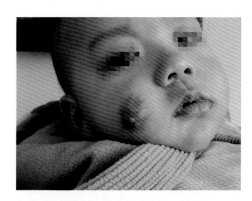

图 38-3　面颊部钙化上皮瘤

一、临床表现

钙化上皮瘤为孤立的紧贴皮下的坚硬肿瘤，可隆起于皮肤表面，直径 0.5～5cm，瘤体可与表皮粘连，并随表皮的移动而移动，多生长缓慢，无自觉症状，少数有疼痛、触痛及痒感。局部皮肤色泽正常，也可呈浅蓝色、浅褐色、淡红色、部分皮肤有破溃。触诊时肿块位于皮下，大多与皮肤粘连，可随皮肤推动，形态不规则，多呈结节状或类圆形，质硬。钙化上皮瘤主要发生在真皮深部与皮下脂肪交界处，多与真皮粘连，但与皮下组织无粘连。

二、组织病理

肿瘤有完整包膜，常与表面皮肤粘连，切面呈灰褐或灰黄色，切开时有磨砂感。镜下观，肿瘤主要由嗜碱性粒细胞及影细胞组成，呈条索状或团块状，两者的比例往往可反映肿物生长的时间，时间越短嗜碱性粒细胞越多，反之越少，偶见嗜碱性粒细胞向影细胞过渡。瘤细胞排列成脑回状，中央为影细胞，边缘为嗜碱性粒细胞，瘤细胞内常见钙化。瘤内血管壁薄，常常有红细胞外溢，有时可见到黑色素和含铁血黄素。因此，诊断钙化上皮瘤的依据应以影细胞为主。较大的病灶（直径大于 10～15cm）为具有侵袭性生物学特征的钙化上皮瘤，存在恶变为毛母细胞瘤的潜在可能。

三、诊断与鉴别诊断

由于钙化上皮瘤主要发生在真皮深部与皮下脂肪交界处，大多与真皮粘连在一起，而与皮下组织无粘连，可随皮肤被推动，浅表、质硬、多呈结节状是其主要特征，临床上常易被误诊为皮肤感染、皮下脂肪瘤和皮脂腺囊肿。皮肤感染或脓肿病程短，质地软，有疼痛。皮下脂肪瘤和皮脂腺囊肿多见于成人,前者质地较软,常多发,超声表现为高回声结节,内光点分布尚均匀;后者呈囊性感,超声表现为囊性肿块,两者均无明显钙化表现。淋巴结炎和淋巴结结核常为多发病灶,常侵犯颈深淋巴结群,前者淋巴结皮髓质分界尚清,呈肾形,后者发生钙化时常可见多个类似病灶,同时可见干酪坏死征象,CDE 示病灶内部较丰富的血流信号。

四、治疗

钙化上皮瘤为皮肤的良性肿瘤,手术切除是唯一的治疗手段。完整切除肿块后一般不会复发,预后良好。

第四节　黄色瘤

黄色瘤(xanthoma)又称黄瘤病(xanthomatosis)或黄疣病,通常指发生在皮肤或肌腱部位的黄色或橙黄色斑丘疹或结节,由真皮或肌腱中含脂质的泡沫状巨噬细胞浸润所致,是脂蛋白代谢系统紊乱的重要临床表现。眼睑黄色瘤好发于单眼、双上睑和(或)双下睑内侧,可与下睑融合,常呈对称性蝴蝶状分布,为扁平或稍隆起的黄色斑块,表面光滑,边界清楚,质地柔软,呈椭圆形或不规则形,早期多为单侧。患者一般被认为有潜在的高胆固醇血症。本病为脂肪代谢障碍性皮肤病变,原发性者常有家族性高脂蛋白血症,可伴有或不伴有血脂异常。

一、分类

1 原发性黄色瘤　多有家族性高脂蛋白血症病史,其脂质和脂蛋白代谢异常多因先天性家族性缺陷所致。非家族性者其发病多与饮食不当、营养不良或药物等因素有关。

2 继发性黄色瘤　多继发于糖尿病、甲状腺功能减退(黏液性水肿)、动脉粥样硬化、肾病综合征、胰腺炎、肝胆疾病及痛风等慢性代谢性疾病,常有血清胆固醇、甘油三酯和脂蛋白水平升高。少数可由乙醇中毒、肥胖、雌激素治疗或其他单核-巨噬细胞系统疾病(如组织细胞病、X 淋巴瘤、白血病等)引起,因而又称为症状性黄色瘤。

3 血脂和脂蛋白正常性黄色瘤　包括幼年性黄色瘤、青年性黄色瘤、播散性黄色瘤等。

4 其他　外伤损害、物理与化学性刺激等,均可对实验性动物及人类诱发黄色瘤,其黄色瘤多见于肘部及眼部,这与患者反复动作刺激局部组织增殖、淋巴循环中脂蛋白蓄积,被组织细胞吞噬有关。

二、临床表现

1 扁平黄瘤(plane xanthoma)　较常见,好发于颈肘窝、腋窝、股内侧及躯干等部位,黏膜往往不受损害。患者常有高脂蛋白血症。

2 睑黄瘤(lid xanthoma)　青中年女性较多见,常发生在眼睑内眦处,可单发或多发,逐渐发展,形成较大范围的黄色瘤,也可与其他型黄色瘤伴发。

3 结节性黄瘤(tuberous xanthoma)　多发于肘、膝关节,皮疹隆起,呈圆形、橘黄色结节状,较硬,可单发也可多发,大者直径可达 7~8cm,呈巨大结节性黄色瘤。患者可伴有高脂蛋白血症及冠心病等。

4 发疹性黄瘤(eruptive xanthoma) 多为针头大小的皮肤损害,多发生于臀部、臂部、大腿屈侧与腹股沟等部位。小黄瘤呈黄棕色,可迅速成群发生,并有瘙痒性皮疹,数周后可自行消散。本型多伴有高脂血症的高乳糜微粒血症。

5 腱黄瘤(tendon xanthoma) 它是发生在肌腱上的黄瘤。皮疹为丘疹或结节状,多发于手足背伸肌腱及跟腱部位。血脂可升高,也可在正常范围内。

6 掌黄瘤(palmar xanthoma) 它是发生在手掌和手指掌面的扁平黄色瘤,瘤体常很微细,呈线状分布。患者多有高脂血症。

7 播散性黄瘤病(disseminated xanthoma) 临床上比较少见。皮损呈多发性小黄丘疹或小黄结节,成群分布于颈、腋、肘、腘窝、腹股沟等部位。

三、组织病理

为真皮内多数泡沫状组织细胞。

四、并发症

部分黄色瘤患者可有黏膜损害,甚至发生尿崩症,病程较长且可自行缓解,也可伴有血脂增高、冠心病等。

五、诊断与鉴别诊断

根据其皮肤损害的特点,如颜色分布、形状等,再加上家族史等,比较容易诊断。但应鉴别其临床类型,以了解其基础疾病以便治疗。组织病理学检查和血脂检查等可辅助诊断。一般主要鉴别诊断原发性还是继发性,以及是否为正常血脂性黄色瘤等。

六、治疗

本病实际上并非真正的肿瘤,一般可不必治疗。有的人因其影响面容,有将其去除的要求。单纯治疗其伴发的全身性疾病并不能使黄色瘤自行消退。常用的治疗方法有高频电离子浅层烧灼、手术、口服银杏叶片、局部注射药物(平阳霉素、肝素钠、藻酸双酯钠)、低温冷冻等,大多有复发可能。药物治疗可给予降脂药物,如考来烯胺(消胆胺)、烟酸、非诺贝特、洁脂、洛伐他汀、辛伐他汀(舒降之)、红曲提取物(脂必妥)、藻酸双酯钠等,一般采用1~2种即可。中药可采用泽泻、虎杖、首乌、山楂、毛冬青或决明子等。患者如伴有糖尿病、肾病综合征、甲状腺功能减退症、胆汁性肝硬化、胰腺炎、痛风、骨髓瘤等疾病,必须同时治疗。

第五节 毛发上皮瘤

毛发上皮瘤(trichoepithelioma)又称囊性腺样上皮瘤(epithelioma adenoides cysticum)、多发性良性囊性上皮瘤(multiple benign cystic epithelioma)、多发性丘疹性毛发上皮瘤(trichoepithelioma papulosum multiplex),是一种皮肤附属器肿瘤,起源于多分化潜能的基底细胞,并有向毛发分化的趋势。本病可分为单发型及多发型两型,多发型者与遗传有关,多为常染色体显性遗传,单发型者则未见家族史,且发病时间较晚。

一、临床表现

多发型毛发上皮瘤通常在青少年时发病,女性多见,常呈多发性,以面部最常见,少数较大损害可发生于头皮及背部。肿瘤直径在 2~5mm,通常为正常皮色、硬固的丘疹,呈半球形或圆锥形,质地坚实,有时有透明感,有时尚可见毛细血管扩张,偶可形成斑块,极少破溃。肿瘤发生后可在数年内渐渐长大,但以后停止增长。个别病例小损害可融合成较大的结节,甚至如皮肤黑热病的狮面状。面部损害的特点为沿鼻唇沟对称分布的多数丘疹,但发生在额部、眼睑、上唇、颈部者也较常见,有时甚至在外耳部。儿童期发病者到青春期仍可出现许多新疹。通常无自觉症状,有时有轻度烧灼感或痒感。

二、组织病理

主要表现为向毛囊、皮脂腺导管分化的基底细胞样细胞增生,少数细胞可向皮脂腺分化,这支持瘤细胞起源于多能的基底细胞,属于皮肤附属器的错构瘤。瘤团由基底样细胞组成,有角质囊肿,瘤团周围纤维组织增生明显。肿瘤位于真皮,界清,表皮基本正常。由基底样细胞组成的瘤团呈束状或筛孔状排列,周围细胞呈栅栏状排列,瘤团由增生明显的纤维组织互相分隔,角质囊肿常见中央角化突然而完全。肿瘤破裂时可出现异物巨细胞反应,核分裂象及坏死细胞少见或无。多发性毛发上皮瘤可伴发圆柱瘤、小汗腺螺旋腺瘤、外毛根鞘瘤和基底细胞癌。

三、诊断与鉴别诊断

毛发上皮瘤的临床表现多种多样,可有其他继发病变,容易误诊。本病在临床上应与结节性硬化症、汗管瘤等鉴别。汗管瘤好发于中年女性,多位于下眼睑,呈半球形的丘疹或结节,遇热出汗时加重,而毛发上皮瘤主要发生于眼睑周围,皮疹较小,大小一致。结节性硬化症以脑、眼、皮肤、心、肾和肺受累最常见,癫痫发作、智力障碍和多种形态的皮损是其临床特征。本病在组织学上需与角化性基底细胞癌相鉴别,后者发病年龄大,多单发,肿瘤分布不对称,边界不清,呈浸润性生长,间质相对较少,角质囊肿内可见角化不全细胞或坏死团块。

四、治疗

目前对于单发性毛发上皮瘤可通过手术治疗。较小的单发性损害可用电灼、冷冻或激光治疗,而多发者缺乏治疗方法,可试行皮肤磨削,但易发生瘢痕。也可采用激光、冷冻及电外科治疗,但复发率高。

第六节　肥大细胞瘤

肥大细胞增生症是一组罕见的以单克隆肥大细胞在一个或多个器官或系统内异常增生和累积为特征的疾病,1969 年由 Nettieshio 首先描述,称其为"留有褐色斑的慢性荨麻疹",肥大细胞瘤(cutaneous mastocytoma, CM)是其中相对较常见的一种类型,占肥大细胞增生症的 10%~35%,最易累及四肢和躯干。根据皮损及临床特点,肥大细胞增生症可分为四种类型:①肥大细胞瘤。基本损害为粉红色、棕红色或黄白色的斑块或结节,直径达 1cm 以上,稍隆起于皮面,受到机械刺激后会突然肿胀或呈风团样,潮红,甚至有水疱形成(Darier征,由大量组胺释放引起),皮损数目常多于5个。②色素性荨麻疹(urticaria pigmentosa,UP)。基本损害为较大的棕色斑疹,皮损数目多于5个。③弥漫性(系统性)皮肤肥大细胞增生症。多见于成人,基本损害为丘疹、结节,偶见水疱,有时以水疱为首发症状,一定伴有皮肤外的损害。④持久性发疹性斑状毛细血管扩张症。基本损害为泛发性、棕红色斑块,伴有毛细血管扩张。皮肤肥大细胞增生症的发病机制不清,c-kit基因突变可能参与其中。

一、临床表现

CM为棕红色、粉红色或黄白色的结节或斑块,直径大于1cm(图38-4)。主要发生于儿童,一般在出生时或出生后3个月内发现,极少数可在成年期发病。8%的患者有全身症状和体征,最常见的症状是无触发因素的面部潮红、支气管痉挛、哮喘、黑便、腹痛等。Darier征对于肥大细胞增生症的诊断具有特异性,但并非所有的患者均有Darier征。

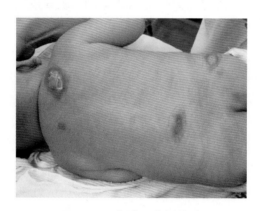

图38-4 皮肤肥大细胞瘤

二、组织病理

肥大细胞瘤的病理改变具有特征性,表现为表皮一般正常,在真皮内出现多而密集的肥大细胞,并常累及皮下脂肪组织。关键在于认识肥大细胞,肥大细胞较小,界限清楚,大小、形态一致,呈短梭形或卵圆形,胞浆中等或较少,嗜酸性或略嗜碱性,呈不明显的细颗粒状。部分肥大细胞含有丰富、淡染的胞质,颗粒稀疏,几乎呈透明样,细胞核圆形或卵圆形,无核仁,甲苯胺蓝或吉姆萨染色示胞浆中有紫红色的异染性颗粒。大多数CM的肥大细胞表达CD117。虽然CD117是肥大细胞瘤特征性的标记物,但并不具有特异性,其他髓系肿瘤也可以表达。

三、诊断与鉴别诊断

一般通过典型皮损、Darier征阳性、组织病理、甲苯胺蓝染色、免疫组化染色或吉姆萨染色可以确诊皮肤肥大细胞瘤,但还需与以下疾病鉴别:

1 朗格汉斯组织细胞增生症(LCH) 当皮肤肥大细胞增生症间质内出现较多嗜酸性粒细胞时易与LCH混淆。两者均好发于儿童和年轻人,均可累及皮肤形成棕褐色的丘疹、斑块,但LCH往往会出现孤立或多发性骨质破坏。另外,LCH表达CD1a和S-100蛋白,而CM不表达。LCM电镜下可找到Birbeck颗粒。

2 皮肤淋巴瘤 皮肤T细胞或B细胞淋巴瘤的皮损与肥大细胞相似,偶尔Darier征也可阳性,且光镜下与肥大细胞不易区分,然而两者在治疗及预后上差异很大,故鉴别两者十分必要。皮肤淋巴瘤可表达淋巴细胞的分化抗原,如 CD20、CD79a、CD3、CD43、CD2、LCA、MPO 等,而 CM 均不表达。

3 **毛细胞白血病**　两者均可累及皮肤,当 CM 的肥大细胞胞质丰富淡染、颗粒稀疏呈透明样时,可类似毛细胞白血病的瘤细胞,然而后者是一种小 B 细胞性肿瘤,可表达 CD20、CD79a、LCA等。

4 **幼年性黄色肉芽肿**　两者均可发生于婴儿期,也均可自愈,颜色均为棕色、红色或黄红色,但幼年性黄色肉芽肿 Darier 征阴性,组织学可见泡沫样组织细胞、图顿巨细胞及数量不等的嗜酸性粒细胞,没有大量的肥大细胞浸润。

5 **粒细胞肉瘤**　两者在病理形态和免疫组化上部分有交叉,但两者的性质和预后截然不同,因此需要鉴别。粒细胞肉瘤是发生于髓外的,由原始粒细胞或幼稚粒细胞形成的恶性肿瘤,伴有或不伴有白血病,可发生于儿童皮肤,组织病理学上表现为形态一致的呈未分化状态的细胞弥漫性浸润,易见核分裂象;而皮肤肥大细胞瘤的瘤细胞类似正常肥大细胞,且核分裂象极少见。粒细胞肉瘤的免疫组化 MPO、CD68、溶菌酶、CD43、CD117 呈阳性,而皮肤肥大细胞瘤 MPO 阴性。除上述组织形态及免疫组化的不同外,粒细胞肉瘤甲苯胺蓝染色阴性,且 Darier 征阴性,均与皮肤肥大细胞瘤不同。

6 **皮内痣**　皮内痣的痣细胞亦位于真皮内,但痣细胞排列呈实体团块状、条索状或器官样,有时含有色素,由浅至深地出现痣细胞的成熟现象,与肥大细胞瘤不同。

四、治疗与预后

CM 是好发于儿童的一种少见病,目前尚无特殊治疗方法,处理原则为缓解症状,防止并发症,避免触发因素。儿童孤立性皮肤肥大细胞瘤预后良好,一般无系统性损害,进展为系统性肥大细胞增生症者罕见。儿童皮肤肥大细胞瘤在青春期会自动消退,因此一般无须特殊治疗;若因肥大细胞释放介质引起严重的系统症状,可行皮肤肥大细胞瘤局部切除。

第七节　疣状痣

疣状痣(verrucoid nevus)又称表皮痣(epidermal nevus)、线状表皮痣、疣状线状痣等,是一种遗传性角化增生性表皮肿瘤。病因不明,可能是表皮细胞发育过度引起的表皮局限性发育异常。

一、临床表现

通常在出生后或婴幼儿时期开始出现,缓慢发展。皮损由密集的乳头瘤样、角化过度性丘疹组成,其特征为淡黄色至棕褐色,或为正常肤色、淡红色、黄褐色至黑色的疣状损害,增生时呈乳头状隆起。损害常排列为单侧连续或断续性线状、带状或斑片状,境界清楚。四肢皮损可沿张力线或 Blaschko 线行走,而躯干皮损可形成不规则的波纹形或几何形状。一般只发生于身体一侧,因此又称单侧痣。发生于四肢者,多呈纵行线状或螺旋状排列。发生于躯干者,多呈横行带状或波纹状排列,但不超过身体的中线(图 38-5)。炎症型疣状痣患者可有不同程度的瘙痒等症状,而局限型和泛发型疣状痣一般无自觉不适。

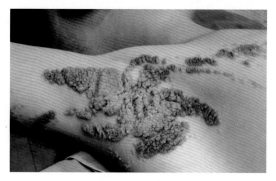

图 38-5　疣状痣

二、分型

本病可分为局限型、炎症型、泛发型三型。局限型皮损常单侧排列为线状或斑片状。炎症型皮损处发红,自觉瘙痒。泛发型又称系统型,皮损广泛分布于全身,呈线状、片状、涡纹状排列,常并发骨骼和神经系统疾患,如智力迟缓、癫痫、神经性耳聋等,并可呈显性遗传。本病可并发皮脂腺痣或乳头状汗管囊腺瘤,亦可侵犯黏膜,易误诊为尖锐湿疣。少数患者可并发基底细胞上皮瘤或鳞状细胞癌。

三、组织病理

表皮有不同程度的增生,主要表现为角化过度、棘层肥厚、表皮突伸长及乳头瘤样增生,并可见颗粒层增厚及柱状角化不全,基底层黑色素增多。炎症型患者尚可见灶状角化不全及轻度棘层水肿,真皮内轻度慢性炎症细胞浸润。部分泛发型患者可见表皮松解性角化过度。

四、鉴别诊断

本病需与线状苔藓、线状扁平苔藓、线状银屑病鉴别。线状苔藓表现为线状炎症性皮炎,有自限性,组织病理检查无乳头瘤样增生及棘层肥厚。线状扁平苔藓由紫红色多角形扁平丘疹组成,表面有 Wickham 纹,组织病理检查可见表皮颗粒层楔形增生,表皮突呈锯齿状,基底细胞液化变性,真皮乳头层可见红染的胶样小体及嗜黑色素细胞。线状银屑病可见蜡滴、薄膜、点状出血现象,组织病理示表皮有成层融合的角化不全,其间有中性粒细胞聚集形成的微脓肿,表皮突呈棒槌状向下伸展,真皮乳头毛细血管扩张迂曲,且达乳头顶部。

五、治疗

本病不能自行消退,并可影响容貌和心理健康,故应积极治疗。本病的治疗方法多样,目前有局部药物治疗、皮肤磨削、冷冻、激光及手术等。可单独或联合外用维 A 酸、5-氟尿嘧啶或糖皮质激素等,也可作手术切除、液氮冷冻去除或激光去除等。其中 CO_2 激光、铒激光是治疗疣状痣较理想的方法,术后患者表现为表浅的瘢痕、色素沉着和色素减退,其复发率也较其他治疗方法低。手术切除是治疗疣状痣最有效且可靠的方法,切除应达到真皮深部或以下。皮肤软组织肿物切除后创面修复的整形外科技术很多,包括皮肤松解后直接拉拢缝合、皮瓣转移修复、植皮修复、皮肤扩张后二期皮瓣转移修复、皮肤外牵引、分期切除等。

第八节　黑头粉刺痣

黑头粉刺痣（nevus comedonicus）又称痤疮样痣（nevus acneiformis）、角化性毛囊痣（nevus follicularis keratosus），于 1895 年由 Kofmann 首次描述，临床少见。本病由毛囊发育过程中向毛囊分化的上皮干细胞分化异常所致，大多在青春期前出现，或出生时即有，青春期加重，通常无自觉症状。好发于面部、颈部、上臂、前胸部和腹部，有时泛发累及掌跖，罕见于头皮和生殖器部位。

一、分型

黑头粉刺痣可分为两种类型，一种是黑头粉刺，另一种在粉刺的基础上发生了炎性改变，可形成瘢痕、瘘管、囊肿等后遗症。

二、临床表现

其特点为成簇的、略高出皮面的毛囊性丘疹，大小一致，针头大或稍大，直径不超过 2cm，顶部中央有角质栓，似黑头，有时因炎症破坏而产生萎缩性瘢痕，酷似聚合性痤疮。损害单发，单侧分布，排列成线状，偶呈双侧或散在分布，累及半侧躯干（图 38-6）。有报道可并发三叉神经分布区的血管瘤病和血管扩张性肥大、单侧性先天性白内障、先天性肺动脉狭窄。组织病理检查可见每个黑头粉刺为一扩张的毛囊漏斗部，其中充满角质物，在扩张毛囊的底部偶可见一至数根毛干，还可见萎缩的皮脂腺小叶。临床上本病的损害持久，分布局限，愈合后可形成萎缩性瘢痕。罕见家族患病，褚学森等报道了姐妹同患黑头粉刺痣的个案。

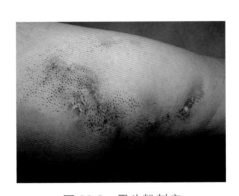

图 38-6　黑头粉刺痣

三、组织病理

病变处每个黑头粉刺样损害是由一宽而深的表皮凹陷所组成，凹陷中央充满角蛋白，类似扩张的毛囊，可伸向真皮网状层甚至接近或达到皮下组织。

四、鉴别诊断

1　外源性痤疮或婴儿痤疮　本病损害持久，分布局限，可与外源性痤疮或婴儿痤疮鉴别。

2　萎缩性毛周角化病　萎缩性毛周角化病的角质栓小而不明显，一般对称分布于颊部，可与本病鉴别。

3 其他　婴儿时期应与婴儿寻常痤疮鉴别,伴随感染时还应与毛囊性痤疮鉴别。

五、治疗

本病一般不需治疗,有继发感染时可选用适当的抗生素。小范围可行冷冻或激光治疗,必要时可行手术切除。国外有报道外用维A酸乳膏或凝胶后,黑头粉刺丘疹明显变平,感染减轻,复发率减少。

第九节　疣

疣(verruca 或 warts)是由多种病毒感染引起的发生在皮肤浅表的良性赘生物,因其皮损形态及部位不同而名称各异,一般分为寻常疣、扁平疣、传染性软疣、掌跖疣和丝状疣、尖锐湿疣等。由于病毒分型有 100 多种,各种疣的症状略有区别,但治疗方法基本一致,临床上常用激光、冷冻等方法治疗,可取得良好的效果。

一、寻常疣

寻常疣(verruca vulgaris)俗称瘊子,是由人乳头瘤病毒(HPV)感染所致,可单发,也可多发,常顽固难治。

(一)临床表现

多发于儿童及青年。最初为一个针头至绿豆大的疣状赘生物,呈半球形或多角形,突出于皮肤表面,色灰白或污黄,表面蓬松枯槁,状如花蕊,粗糙而坚硬,以后体积渐次增大,发展成乳头状赘生物。此为原发性损害,称母疣。此后由于自身接种,数目增多,一般为两三个,多则十余个至数十个不等,有时可呈群集状。好发于手指、手背,也可见于头面部。一般无不适,但长在甲缘或足底者可有疼痛。

寻常疣外观为丝状突起者称丝状疣(filiform warts),常见于眼睑及颈部。外观为几个指状突起并聚集在共同的基底上者,称为指状疣(digitate warts)。寻常疣病程呈慢性,约 65% 可在 2 年内自然消退。一般无自觉症状,常因搔抓、碰撞、摩擦破伤而易出血,故应避免摩擦和撞击,以防止出血。

(二)组织病理

皮肤组织角化过度,间有角化不全,棘层肥厚,乳头瘤样增生,表皮突延长,在疣周围向内弯曲呈放射状向中心延伸。在棘层上部和颗粒层内有大的空泡化细胞,电子显微镜下此种细胞核内可见大量病毒颗粒。

(三)鉴别诊断

初起的寻常疣形状略圆,表皮角化增厚不著,应注意与传染性软疣相鉴别,后者中心有凹陷,略具光泽。

(四)治疗

寻常疣的治疗方法主要是用水晶膏(用生石灰、浓碳酸钠溶液、糯米制成,含氢氧化钠)腐蚀,外用水杨酸火棉胶,也可作冷冻、激光、电凝固等,内服药物疗效不显著。目前使用高频电离子手术仪、CO_2 脉冲激光治疗寻常疣、丝状疣,具有手术野清晰、易于掌握组织破坏的范围和深度、操作简便准确、治疗时间短、不出血、不留色素沉着和瘢痕、效果非常显著等优点。

二、扁平疣

扁平疣(verruca plana)是最常见的一种疣,多发于青年男女,故又称青年扁平疣,是人乳头瘤病毒(HPV)感染所致的一种赘生物。

（一）临床表现

骤然发生,多发于颜面、手背及前臂等处,皮损为表面光滑的扁平丘疹,从针头、米粒到黄豆大小,呈淡红色、褐色或正常皮肤颜色,圆形或椭圆形,多数散在或密集。在扁平疣患儿中常可见到皮疹呈串珠状排列,这是由于搔抓导致的病毒的自身接种,所以皮疹会沿着抓痕呈现线状排列。患者一般没有自觉症状,不痛不痒。病程缓慢,有时可以自行消退,消退前常出现炎症反应,瘙痒明显,也可以持续多年不愈。扁平疣消失后一般不留瘢痕。

（二）组织病理

表皮棘层及颗粒层角朊细胞增生及空泡化导致局部角朊细胞数量增加和体积增大,表皮角化过度,角质层呈网篮状,颗粒层及基底层轻度增厚,在棘细胞上层内可见多数空泡化细胞。

（三）诊断与鉴别诊断

在青少年中,扁平疣是一个比较常见的疾病,诊断也比较容易,但是仍然需要与一些其他疾病进行鉴别。如果全身出现泛发性的扁平疣样损害,数目不断增多,而且有可疑家族史者,则需要考虑到一种遗传性疾病——疣状表皮发育不良。这种疾病也与人乳头瘤病毒感染有关,而且其中的某些类型可能会导致皮肤癌变,因此需要引起一定的重视。扁平疣有时可与扁平苔藓相混淆,后者多发于四肢伸侧、背部、臀部,皮损为多角形扁平丘疹,表面有蜡样光泽,多数丘疹可融合成斑片,色暗红,有特殊的紫色,表面有网状细纹,一般瘙痒剧烈。

（四）治疗

扁平疣的治疗主要分为局部治疗和系统(全身)治疗。对于儿童的扁平疣,初期可以观察,因为一部分儿童期的扁平疣可以自行消退,但应教育患儿不要搔抓皮疹,因为搔抓是造成病毒传播的重要原因。如果皮疹数目较多,而且在不断增多,可以首先考虑局部治疗。局部治疗分为物理治疗、化学治疗及免疫治疗三大类。其中物理治疗最为常用,相对来说也是最安全和快速的方法,包括液氮冷冻、电干燥治疗、电灼等,但需要患儿有一定的自主行为能力,能够在治疗过程中跟医师配合。化学治疗主要包括1%～5%氟尿嘧啶霜、3%酞丁安软膏、3%甲醛溶液、维A酸软膏外用等,这些药物对扁平疣有良好的效果,但通常需要比较长的起效时间,而且其中一些药物有可能引起局部刺激、过敏等症状。免疫治疗包括DNCB丙酮溶液外用、灭活卡介苗划痕法等,这些方法可能需要更长的治疗周期,因此目前使用较少。对于泛发的、难以控制的皮损,可以考虑系统治疗,但对扁平疣的有效率及系统治疗对人体正常免疫系统的影响尚存在争议。儿童患者系统治疗时可用多抗甲素口服液、左旋咪唑、卡介菌多糖核酸注射液、溶菌酶片等药物,用药的剂量及时间需要听从皮肤科医师的指导。

三、传染性软疣

传染性软疣(molluscum contagiosum)是一种由传染性软疣病毒感染引起的传染性疾病,为世界流行性疾病,在我国好发于儿童,成人发病多与性传播有关。

（一）临床表现

成人皮损好发于生殖器部位,主要通过不洁性接触传染。儿童皮损多见于面部、躯干和四肢,主要通过直接接触传染,在公共浴室或游泳池中易被传染。10%～15%的患儿有生殖器皮损,见于搔抓导致的自体接种。皮损呈散在性或簇集性分布,但不融合,多为半球形丘疹,早期质地坚韧,后渐变软,呈灰色或珍珠色,从米粒、黄豆到豌豆大小,中央有脐凹,表面有蜡样光泽,挑破顶端后可挤压出白色乳酪样物质。病程缓慢,可自行消失。头部的传染性软疣呈密集的粟粒状或半球形大丘疹,色淡红,有蜡样光泽,顶端凹陷如脐窝,能挤出乳酪状物。

（二）鉴别诊断

对于单个较大皮损或不典型皮损,需与基底细胞癌、角化棘皮瘤、汗管瘤、扁平疣、扁平苔藓、表皮痣等鉴别,必要时可作病理组织活检。目前认为传染性软疣的发病与免疫功能低下有关,免疫功能正常的宿主皮损数一般为 10～20 个,免疫功能受损者皮损可达几百个,细胞免疫异常时皮损有广泛爆发的危险。另外,接受免疫抑制剂、类固醇激素和甲氨蝶呤等药物治疗者其皮损也易泛发。

（三）治疗

治疗传染性软疣的疗法很多,临床上多用锐匙刮除,也可用电干燥、液氮或干冰冷冻、三氯醋酸外涂等。不需口服或注射药物,用镊子夹住疣体,将其中的软疣小体挤出,然后涂以 2%碘酒即可。

四、跖疣

跖疣(verruca plantaris)是发生于足底的寻常疣,也是青少年的一种常见病,由体内的疱疹病毒感染所致。此病发病年龄广,学龄儿童为高峰,呈慢性经过,具有很强的自愈性,儿童可达 2/3,成年后明显下降。通过直接或间接接触感染。外伤为病毒的成功接种起到重要作用。跖疣病毒感染表皮细胞后需经过 2～8 个月才能长出可见病灶。

（一）临床表现

皮肤外伤可以是钉子扎伤、石头杂物刺伤、足癣皮肤损伤及不易察觉的皮肤微小损伤,穿鞋不当所致的挤压摩擦是促进病情加重的一个条件。遇有足汗多时,病灶长得更快,播散也快,可通过自身接种、直接或间接接触感染波及远处皮肤。易泛发,少则一两个,多则十几个,甚至几十个或上百个集簇成片。皮损为污灰色、绿豆至黄豆大小的扁平疣状丘疹或胼胝样斑块,表面粗糙不平,一般痛轻或早期不痛,或向皮内深扎根生长,可呈圆顶状,中间凹陷,边缘隆起,盖以高度增生的角化硬皮,特别是用过一些方法治疗后硬皮更明显,去除角质层后可见疏松角质软芯和毛细血管破裂出血形成的小黑点,伴明显的压痛和挤捏痛。

（二）组织病理

组织病理基本同寻常疣,但整个损害陷入真皮,角化过度更为明显,棘层上部细胞的空泡形成亦较明显。

（三）鉴别诊断

因跖疣好发于足底部位,临床上常易与鸡眼、胼胝相混淆。跖疣与鸡眼、胼胝在临床表现方面确有许多相同或相似之处,表现为:①皮损的好发部位相同,均易发生在足底部;②自觉症状相似,局部常伴有不同程度的疼痛;③皮损形态相似,多为豆大或更大的圆形角化性丘疹和斑块,稍隆起于皮面,触之较硬。除此以外,少数临床医师经验不足或诊察不细也是造成误诊的原因之一。

跖疣和鸡眼、胼胝的不同之处在于:①发病原因不同。跖疣是人乳头瘤病毒感染所致,而鸡眼和胼胝则与长期的挤压摩擦有关。②发病年龄不同。跖疣可发生于任何年龄,尤其多见于儿童;而鸡眼和胼胝则仅见于成人,儿童罕见。③自觉症状不同。虽然三者都有不同程度的疼痛,但跖疣的挤捏痛更为明显;鸡眼则以压痛为主,或行走时有顶撞样痛,而胼胝则自觉症状较轻。④皮损形态不同。跖疣为角化性丘疹,表面粗糙不平,去除角质物后可见白色松软角质芯或小黑点;鸡眼为圆形角质斑块,表面光滑,中央有锥形角栓;胼胝为角化性斑块,中央角化厚,边缘薄。⑤好发部位不同。跖疣可发生于足部任何部位,同时可伴有头面、手等其他部位的寻常疣,而鸡眼和胼胝则多见于跖部、小趾外侧或骨突出部,其他部位无异常。⑥发病数目不同。跖疣可单发或多发,鸡眼和胼胝多为单发或仅 2～3 个。根据上述不同点可进行鉴别。

(四) 治疗

最常采用的治疗方法是外敷鸡眼膏(这里所要提及的是,药名和所治疾病的名称是不一致的)。早期病灶尚小且浅,应用鸡眼膏是有效的,但作用机制不清,可能利用水杨酸的化学腐蚀性消除其表面的角质层,直至感染的表皮细胞。机体的免疫能力对皮损的消退也起重要作用。但有的病灶应用鸡眼膏后病灶呈环状向外增大,继续外敷鸡眼膏只能引起化学腐蚀性疼痛而不能治愈病灶,也可能加重病情,这可能是表皮损伤造成的病毒自身接种。用其他方法治疗后复发再应用鸡眼膏也是无效的。因此鸡眼膏只能用于疾病初期的孤立小病灶,而不宜用于深扎根的增大病灶,若继续应用,只能表现其副作用。

理想的治疗包含两个目的——跖疣组织消退和亚临床感染病毒消失。治疗方法有多种,多采取口服抗病毒药物,辅以激光、冷冻及外敷药物等。对疣体连成片的跖疣,由于激光、冷冻对其损伤较大,治疗过程有一定的痛苦,且疗效不满意。角质分离剂、冷冻、激光和手术仅能清除可见病灶。整块切除术复发率高,且能加重病情。有报道 18 岁以下术后复发率为 5%～10%,25 岁以后复发率迅速增加,可达 20%～40%,而复发与手术切除的范围和深度无关。疣有潜伏感染、亚临床表现的特点,又有自体接种的传播方式,手术时组织创伤本身为病毒接种创造了条件。另外,年轻人脚汗分泌旺盛,对跖疣生长、病情加重提供了良好环境,因此 Jack 等明确提出,跖疣整块切除术通常应避免,因为复发和瘢痕跖疣是不可避免的。术后复发可见到疣乳头状血管较前明显增粗、增长并伸延到表皮层,此时再使用角质分离剂或削皮减轻疼痛已不可能,因触之即痛,削皮又易出血。再次手术只能加大病灶,促进瘢痕跖疣形成,甚至出现夜晚安静时疼痛,患者终身痛苦,因此新的国内外皮肤科教科书已见不到跖疣外科切除法。对跖疣作诊断时,绝不能将跖疣误诊为鸡眼而采用手术切除,其深层组织损伤疗法也要慎之又慎。所有术后复发的跖疣都有脚汗重,因此年轻人多发跖疣深层组织损伤疗法应审慎,而手术应被视为禁忌。

第十节　纤维瘤

纤维瘤(fibroma)是来源于纤维组织、生长缓慢的良性肿瘤,成人及儿童均可发生,多发生于体表皮下,也可发生于口腔、上呼吸道、肠道、卵巢及肾脏等处。纤维瘤一般较小,生长缓慢,瘤体边缘清楚,表面光滑,质地较硬,可以推动。若混有其他成分,则称为纤维肌瘤、纤维腺瘤、纤维脂肪瘤等。纤维瘤,尤其是腹壁肌肉内的硬纤维瘤(desmoid)可发生恶变,应尽早手术完整切除。

一、病理类型

根据肿瘤的结构特点可分为硬纤维瘤和软纤维瘤。

(一) 硬纤维瘤

硬纤维瘤是指具有包膜的由增生的纤维组织构成的硬性结节,切除后不复发、不发生转移者。

1 **肉眼所见** 硬纤维瘤大多体积较小,直径在 2～3cm 之间,瘤结节超过 10cm 以上时必须考虑为其他病变。瘤结节为圆形或椭圆形,亦可呈分叶状,有明显的包膜,切面灰白色,编织状。

2 **镜下所见** 瘤组织主要由成纤维细胞、纤维细胞和胶原纤维构成,不见核分裂。成纤维细胞核较大,呈椭圆形,染色质细,分布均匀,有小核仁。纤维细胞核小而深染,呈梭形。胶原纤维呈粗细不等的纤维束,散布于纤维细胞之间。瘤细胞与胶原纤维的比例不一,有些胶原纤维很多,瘤细胞少,胶原纤维可以发生玻璃样变或钙化。有些胶原纤维少,瘤细胞较丰富,增生甚为活跃,瘤体生长也较快。

（二）软纤维瘤

软纤维瘤又称皮赘,多发于女性的外阴部、面部、腋窝和躯干。

1 **肉眼所见** 皮肤软纤维瘤常向外突起下垂,形成带蒂的息肉样瘤结节,没有包膜,质软,故又称皮赘,瘤结节直径 1～2cm。

2 **镜下所见** 肿瘤无包膜,由黏液样间质、疏松的纤维和脂肪组织构成,偶见炎细胞浸润。

二、 临床类型

1 **黄色纤维瘤** 好发于躯干、上臂近端的真皮层或皮下,常起自外伤或搔痒后的小丘疹,肿块硬,边缘不清,因内出血含铁血黄素,呈深咖啡色。瘤灶若超过 1cm 且生长较快,应疑为纤维肉瘤变。因病理切片中有黄色泡沫状细胞聚集在纤维组织之中而得名。手术切除须彻底。

2 **隆突性皮纤维肉瘤** 好发于躯干,位于真皮层,突出于体表,表面皮肤光滑,形似瘢痕疙瘩。低度恶性,具假包膜,切除后易复发,多次复发恶性度增高,可血行转移,故应尽早切除含足够多正常皮肤和深部相邻筋膜的瘤灶。

3 **带状纤维瘤** 由腹壁肌肉因外伤或产伤后修复性增生所致,无明显包膜。宜手术切除。

三、诊断和鉴别诊断

硬纤维瘤应与纤维瘤病、皮肤平滑肌瘤、神经纤维瘤和真皮纤维瘤鉴别,软纤维瘤应与皮肤黏液瘤、皮肤神经纤维瘤和黏液型脂肪肉瘤鉴别。

根据肿瘤发生的部位、形态和组织构成,一般诊断不难。其诊断要点为:可见于全身各部,瘤体大小不等,表面光滑,或呈现头状,可自由推动,亦可见带蒂者,增大可至数千克,多松弛悬挂,触之柔软,有色素沉着。据其组织成分与性质,又有软、硬两种特殊类型。病理切片可确定肿瘤性质。

1 **皮肤黏液瘤** 软纤维瘤与皮肤黏液瘤在组织学上是非常相似的。软纤维瘤多发生于女性外阴部皮肤,瘤结节常向外突起下垂,形成带蒂的息肉样,瘤组织内常混杂有成熟的脂肪组织和炎症细胞,而皮肤黏液瘤多发生于面部和躯干,瘤组织内局部真皮胶原纤维为黏液物质所取代,成纤维细胞呈梭形或星芒状,可有小囊腔形成。

2 **皮肤神经纤维瘤** 皮肤神经纤维瘤的基质可发生黏液变,其形状极似软纤维瘤。神经纤维瘤的瘤细胞核纤细而弯曲,纤维呈波浪形,细胞分布不均,有时可见触觉样小体形成,免疫组化 S-100 蛋白呈阳性反应,VG 染色瘤细胞呈橙黄色, 而软纤维瘤 S-100 蛋白呈阴性表达,VG 染色瘤细胞呈红色。

3 **黏液型脂肪肉瘤** 软纤维瘤发生于皮肤,呈息肉状突起,而黏液型脂肪肉瘤发生于深部软组织,瘤体大,血管增生成网状,可找到分化程度不同的脂肪母细胞,S-100 蛋白阳性,这些皆有别于软纤维瘤。

四、治疗

纤维瘤宜早期手术切除,并适当切除与之相连的周围组织。硬纤维瘤更应行早期广泛切除,术后送病理检查以排除恶性情况。多发的纤维瘤可以在皮损内注射皮质激素或以肤疾宁外贴。本病不宜作冷冻或激光治疗。

第十一节　神经纤维瘤

神经纤维瘤(neurofibroma,NF)是起源于神经主干或末梢的神经轴索鞘的施万细胞和神经束膜细胞的良性肿瘤,多发生于皮肤及皮下组织,多为单发。早在 1935 年,Geschikter 在进行一系列相关研究中发现,约90%的神经纤维瘤为单发,因此称为孤立性神经纤维瘤(solitary neurofibroma)。由于无法对年幼出现神经纤维瘤的患者及没有家族史的患者排除神经纤维瘤病,目前很难得出精确的发病率。表浅的神经纤维瘤有包膜,不发生恶变。较深的位于软组织内的神经纤维瘤因没有包膜,可不断生长增大,有恶变为神经纤维肉瘤的可能。

一、病因

神经纤维瘤是包含有四种细胞类型(施万细胞、神经元细胞、成纤维细胞、神经束膜细胞)的良性异质肿瘤。由于这种肿瘤的异质性,人们很难分辨其成分及其对肿瘤的作用。近年来,人们倾向于认为施万细胞与神经突变导致 NF 形成有关。施万细胞占神经纤维瘤中所有细胞的 40%～80%,而且有促进血管内皮生长和外侵的性质。

二、组织病理

神经纤维瘤的病理特征是皮肤囊样肿瘤和色素斑,标本切面呈灰白色,光滑发亮,除紧密的瘤组织外可有胶样物质。有些瘤体内有许多大小不等的血窦和疏松的蜂窝状组织,血供丰富,窦腔壁无收缩功能,出血时不易控制。发生于主干神经上的瘤体呈梭形膨大,可见正常神经穿插于瘤体中。肿瘤主要由两种细胞组成,即施万细胞和成纤维细胞,其组织学特点因所包含的细胞、黏蛋白及胶原的不同而异。神经纤维瘤特征表现为核呈波浪状,深染的细长形细胞交织成束,这些细胞与胶原紧密排列,其间可见少量黏液样物质,偶见肥大细胞、淋巴细胞和极少量的黄色瘤细胞。有些瘤体没有黏液样物质,为施万细胞及较均匀的胶原组织。肿瘤内细胞排列成索状或旋涡状,还可以找到 Wagner-Meissner 小体等特征性分化物,并可分离出 S-100 蛋白。

三、临床表现

神经纤维瘤的表现形式多样,多数在出生后或发育期出现大小不等、单个或多个皮下硬结样肿物。小者如针尖大小,突出皮面,无蒂或者有蒂,或在皮下分布呈小结节状。大者可重达数千克,柔软松弛,向下悬垂如袋状。皮肤有色素沉着,呈浅棕色斑,又称咖啡牛奶斑,其大小、颜色、范围和质地均不相同,男女无明显差异。肿瘤可随年龄的增长缓慢生长,在青春发育期后可迅速增大,可有局部压痛或感觉异常。

1 疣状神经纤维瘤　多发性,肿物可呈袋状、半球状、卵圆状,或为有蒂样肿物,好发于头皮、颜面部、背部。肿物活动度大，血供丰富，可向深部浸润，累及肌肉骨骼关节。侵及头皮时，可有局部毛发稀疏或脱落。侵及颜面部时，可造成局部组织松垂，严重变形。侵及眶骨时，可使眼球突出，造成视力减弱或失明。

2 丛状神经纤维瘤　多发，肿瘤常延神经干集结，形成不规则的串珠样团块。多见于颞部、颈后、上睑、下肢等处，病变区域皮肤增厚，有色素沉着，压迫时可有疼痛或感觉异常，有恶变可能。

3 象皮肿样神经纤维瘤　多发于背部、四肢末梢，肿瘤巨大、柔软、界限不清，侵犯肢体时常造成肢体严重变形。

四、诊断和鉴别诊断

典型病例可根据特征性皮肤肿瘤、咖啡牛奶斑等得出诊断，不典型病例则需与一些疾病相鉴别。

（一）辅助检查

1 病理学检查　细胞学穿刺或小块组织活检有助于神经纤维瘤的诊断。

2 X 线　神经纤维瘤常伴有骨骼的改变，X 线片可见骨质缺损、骨内的囊状改变和骨畸形。骨质缺损、囊状改变见于肋骨、眼眶、颅骨，骨畸形则见于脊柱、肋骨、肢体骨。

3 CT 或 MRI　CT 或 MRI 可见到特征性肿块及对周围组织及骨骼的压迫，也可见骨组织的病理改变等。

（二）鉴别诊断

神经纤维瘤常需与一些疾病相鉴别。皮下多发、分散的小结节者，需和绦虫囊蚴皮下结节相鉴别。咖啡牛奶斑需和皮肤色素痣、毛细血管扩张等鉴别，后者皮下无结节，毛细血管扩张压之可退色。呈弥漫性分布或体积较大者，需和静脉畸形、淋巴管瘤、脂肪纤维瘤、象皮肿等鉴别，静脉畸形为静脉血管扩张、充盈，压之可缩小。淋巴管瘤多有囊袋感，皮肤无色斑。脂肪纤维瘤无色斑，无结节。象皮肿为淋巴水肿，多有原发疾病。

五、治疗

神经纤维瘤只能进行手术切除治疗。肿物较小、单发，具有光滑的纤维组织包裹者，可能完全切除达到痊愈。如肿物多发，散在分布，波及全身多个部位，手术难以逐一切除。如肿物体积巨大，边界不清，呈袋状，或发生在一些特殊部位，如头面部、四肢末梢、会阴部等，只能进行部分切除，以改善局部的形态和功能。如肿瘤侵犯肢体末梢且造成形态、功能严重障碍时，常需行截肢手术。

神经纤维瘤血供十分丰富，瘤体内常有许多血窦，不能收缩，故术中出血多，止血困难，术者应有充分的思想准备。瘤体切除后小创面可直接缝合，大创面可行植皮或皮瓣修复，也有术者将切除瘤体的皮肤制成皮片回植于创面。如肿瘤短期内增大，色素斑加重，伴有明显的疼痛或感觉异常，则有可能出现瘤体恶变，必须尽快手术切除，不能切除的恶变瘤体必须行放疗或化疗。

第十二节　神经纤维瘤病

神经纤维瘤病（neurofibromatosis，NFT）由 von Recklinghausen（1882）最早阐述，故又称 von Recklinghausen 病。现在认为它是发生于神经主干或末梢的神经轴索鞘神经膜细胞及神经束膜细胞的良性肿瘤,是一种常染色体显性遗传性疾病。瘤体多由皮肤神经长出,亦可发生于深部神经、脑神经或内脏神经。多见于皮肤组织,亦可发生在胸、腹腔内,常伴有骨、软组织、神经系统和皮肤组织的多种病理损害。一般在出生后不久即可发现,无性别差异。病程进展缓慢,在青春期或者妊娠期间可迅速发展,有恶变可能。1982 年美国国立卫生研究院(NIH)根据神经纤维瘤病的致病基因将 NFT 分为 NFT1 型和 NFT2 型两型,其中 NFT1 型为周围型神经纤维瘤病,较常见,约占 NFT 的 85%,可累及全身多个系统。

一、病因及发病机制

NFT 是基因缺陷导致神经嵴细胞发育异常所造成的多系统损害,可归类于神经皮肤综合征,根据临床表现和基因定位分为神经纤维瘤病Ⅰ型（NFT1）和Ⅱ型（NFT2）。Ⅰ型神经纤维瘤病(NFT1)的发病率为出生人口的 1/3000～1/2500),属于外显率很高的常染色体显性遗传病,半数患者有家族史。Ⅰ型神经纤维瘤病的发病与其基因的缺失、插入和突变有关。现在已清楚,它是一个定位于第 17 号染色体长臂(17q11,2)的抑癌基因,长为 300kb,编码一种作用于微管系统的神经纤维素。目前对该神经纤维素的功能还未全部了解,但已知与 RAS 的 GTP 酶的活化蛋白有显著的同源性。神经纤维素通过与 RAS 蛋白的互相作用而调节细胞的增殖,突变的神经纤维素则失去了这种调节功能,导致不适当的细胞生长与肿瘤形成,引起神经纤维瘤病的各种表现。

Ⅱ型神经纤维瘤病(NFT2)也是常见的常染色体显性遗传性疾病,其发病率为 1/210000。临床上表现为以双侧听神经受累为主的多种类型的肿瘤,如视神经胶质瘤、脑膜瘤等。Ⅱ型神经纤维瘤病的基因定位于 22q12.2,长为 144bp,其突变类型多,但无明确的突变热点。近年研究发现,蛋白产物 Merlin 具有肿瘤抑制的功能。

二、组织病理

神经纤维瘤病分为两型,较常见的为Ⅰ型神经纤维瘤病,又称周围型神经纤维瘤病,较少见的是Ⅱ型神经纤维瘤病,又称双侧听神经纤维瘤病,既往称为中心型神经纤维瘤病。

组织学特征为无结缔组织包膜,由波浪状原纤维组成,原纤维疏松排列成束,呈旋涡状或螺旋状,在原纤维间有许多梭形或椭圆形细胞核,大小均匀,色淡,无弹性纤维,有些可出现黏液样变性,胞核埋入均一的淡蓝色基质内。

三、临床表现

1 Ⅰ型神经纤维瘤病　在临床上有许多特征性症状和体征,主要表现为周围神经多发性神经纤维瘤、皮肤咖啡牛奶斑和骨骼发育异常,很少或无神经系统损害。1988 年美国国立卫生研究院(NIH)的诊断标准是:同一患者存在下列 2 种或 2 种以上表现者,可以诊断为Ⅰ型神经纤维瘤病。①青春期前的患者全身可见 6 个以上直径大于 5mm 的咖啡牛奶斑,青春期后的患者咖啡牛奶斑直径大于 15mm;②两个或两个以上任何类型的神经纤维瘤,或一个丛状神经纤维瘤;③腋区或腹股沟区雀斑样色素斑;④视神经胶质瘤;⑤两个或两个以上虹膜错构瘤(Lisch 结节);⑥特征性骨骼病变,如蝶骨发育不良、胫骨假关节形成、长骨皮质菲薄等;⑦一代血亲(父母、同胞及子女)中存在经正规标准诊断的神经纤维瘤病患者。

2 Ⅱ型神经纤维瘤病　又称双侧听神经纤维瘤病,远较Ⅰ型神经纤维瘤病少见。与Ⅰ型神经纤维瘤病相似,是一种高外显率(95%)的常染色体显性遗传病,致病基因位于第 22 号染色体内。该病多在青春期或稍后发病,儿童少见。

四、诊断和鉴别诊断

（一）辅助检查

1 影像学检查　CT 或 MRI 均能清楚地显示肿瘤的部位、来源，特别是 MRI 能提供较准确的诊断依据。

2 病理检查　细胞学穿刺切片活检能较快得出诊断。

（二）鉴别诊断

1 血管瘤　有压缩性，色红或黯黑。

2 淋巴管瘤　表面常有透明小颗粒突出，无皮肤黑色素沉着。

3 色素斑　仅发生在皮肤上，无皮下结节及皮下组织增生。

4 黏液瘤　组织病理上无神经轴及胶原纤维束。

5 黏液型脂肪肉瘤　病理上可见不同发育阶段的脂肪母细胞，核深染，可有瘤巨细胞、无波纹核的长梭形细胞，无神经轴索及胶原纤维束。

6 猪绦虫病　非典型病例呈皮下多发，散在分布的小结节者，必须和猪绦虫囊蚴引起的皮下结节相鉴别。

7 象皮肿　下肢的神经纤维瘤偶可与象皮肿相混淆，也应予以鉴别。

8 其他　肿瘤弥漫性分布、体积较大者，需与海绵状血管瘤、淋巴瘤、神经鞘膜瘤、象皮肿等鉴别。这些病变表面的皮肤都较正常，除海绵状血管瘤可能存在淡蓝色的斑块外，肤色均无明显变化，而神经纤维瘤表面的皮肤颜色经常因色素沉着而加深。

五、治疗

神经纤维瘤病的治疗主要是手术切除，但由于病灶数量多，散在分布，加上常常累及深部组织，因此手术切除不可能清除所有的神经纤维瘤小病灶，只能切除那些体积较大、引起疼痛，或可导致功能障碍的瘤体。对于经组织活检证实已有恶变的瘤体，应立即行根治性切除，但由于此类病灶体积大，无明显界限，无包膜，血供丰富，要考虑正常神经组织的去留，手术时应有合理的设计和必要的准备，如术前充分备血、术中仔细小心分离及止血，较大创面的修复常选择植皮、岛状皮瓣、游离皮瓣等方法修复。由于很难彻底切除瘤体组织，术后复发率较高。伴发颅内脑膜瘤、神经胶质瘤、周围神经肉瘤和其他恶性肿瘤者预后不良。

皮肤的咖啡牛奶斑可用具有选择性光热作用的激光治疗。

第十三节　鼻神经胶质瘤

鼻神经胶质瘤（glioma nasal）是一种罕见的中枢神经组织异位性疾病。虽然被称之为"瘤"，但其实质上是一种先天性发育畸形，而非真正的肿瘤。自 Reid 于 1852 年首次报道以来，本病存在较多称谓，包括胶质瘤、神经胶质瘤、异位胶质瘤、神经胶质异位（glial heterotopia）、异位脑组织（heterotopic brain tissue）等，至今仍未取得一致意见，其中"神经胶质瘤"作为一种误称，却得到了最为广泛的应用。但随着人们对其认知的深入，并且为了与脑胶质瘤相区分，"神经胶质异位"的命名已经得到了越来越多的认可。

本病的病因和发病机制尚不明了，目前存在的推测有：①病变早期来源于脑膨出，颅骨融合后导致膨出的脑组织与颅内失去联系，最终形成异位组织；②在胚胎发生早期，神经外胚层细胞移位，最终在异位发育成熟；③来自嗅球的胶质细胞异常迁移。

一、临床表现

鼻神经胶质瘤常于出生时发病，无家族遗传性或恶性倾向。其生长速率与患儿成长速率基本一致。除最常见于鼻部外，其他发病部位包括皮肤、舌部、咽部、软腭、鼻窦、颌下区、扁桃体窝、眼眶、头皮、肺和中耳等。其中鼻部病变可分为鼻外型（位于鼻背）、鼻内型（位于鼻腔内）和混合型（两处皆有）三种，分别约占60%、30%和10%。鼻外型表现为皮下质硬、不可压缩的包块，呈圆形或卵圆形，多位于眉间、鼻上颌缝、鼻背或两眼间距之间，包块无搏动及透光性，哭闹、用力时体积无改变，Furstenber征阴性（压迫颈静脉时包块不增大）。鼻内型者肿块可呈息肉状，多位于鼻腔外侧壁或鼻中隔，常以鼻塞、鼻中隔偏曲为主要临床表现（图38-7）。

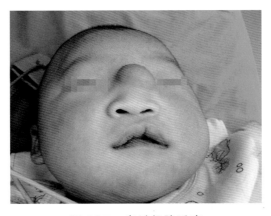

图38-7 鼻神经胶质瘤

二、组织病理

镜下病变由被血管和纤维性结缔组织包绕的神经胶质岛构成，神经元少见，可有室管膜、脉络丛和视网膜分化色素性神经上皮样结构等较为复杂的成分。星形胶质细胞呈巢状排列，无核分裂象。免疫组化S-100、GFAP呈阳性。

三、诊断和鉴别诊断

鼻神经胶质瘤临床少见且缺乏特征性表现，初诊时易误诊。部分病变通过纤维组织蒂、颅骨缺损处与颅内相连，可引起脑脊液漏、脑膜炎等严重并发症。此部分病例的手术方式存在差异，因此应重视本病的术前鉴别诊断。鼻外型病变需与常见的鼻根部肿物如血管瘤、皮样囊肿、脑膜脑膨出等相鉴别。血管瘤多质软，部分皮温增高，压之可缩小，CT、MRI增强扫描可见肿物强化。皮样囊肿经CT、MRI检查可见其囊性结构。脑膜脑膨出的包块常为半透明状，可随脉搏或呼吸搏动，哭闹或用力时包块可增大，张力随之增加，Furstenber征阳性。鼻内型病变常被误诊为鼻息肉，后者肿物柔软，对麻黄碱敏感，而前者反之。诊断性穿刺可能导致颅内损伤和感染，需谨慎施行。

四、治疗

本病需早期进行手术切除，以防止气道阻塞、鼻中隔偏曲及颅颌面畸形等并发症。术前应常规做 CT、MRI 等影像学检查,除有助于鉴别诊断外,更为重要的是帮助了解病变与颅内关系。对于单纯的颅外病变,鼻外型者可经包块表面纵梭形切口切除,鼻内型者传统可经鼻侧径路或鼻正中部翻揭径路切除,近年来国外报道多采用鼻内镜下切除,术后在外观改善和减小创伤方面更具优势。对于和颅内相连的病变,不建议轻易行开颅手术,但应充分完善术前准备,术中切断病灶根蒂、缝合硬脑膜、封闭骨质缺损并加强术后观察。即使术前诊断为单纯颅外病变,术中也应注意探查,避免遗漏导致复发。并发其他畸形者,可视患儿状况一次或分次手术治疗。

手术充分切除后,本病即可治愈。对于和皮肤粘连紧密的鼻外型病变,勿因过度保留皮肤而姑息肿物,否则病灶复发仍需再次手术切除。

第十四节　皮肤黑色素细胞病变性疾病

一、色素痣

在人体皮肤表层,黑色素细胞与表层基底细胞存在一定的比例,两者之比为 1:10 左右。人体皮肤的色差主要由表层细胞中的黑色素含量决定。

黑色素细胞痣简称色素痣,其分类主要采用病理学分类,即依据黑色素细胞巢在皮肤各层的位置深浅来确定。

(一)交界痣

交界痣(junctional nevus)因黑色素细胞分布于表皮与真皮的交界处而得名。交界痣大多发生在婴儿期或儿童期,临床表现为皮肤出现直径 1~10mm 不等的圆形或卵圆形、界线清楚、淡棕色或深褐色斑块,扁平或略高于皮肤,中央色素较周围深,表面光滑无毛发,有皮纹存在。好发于颜面部、四肢、躯干,以及掌跖、甲床、外生殖器。交界痣有潜在的恶变可能,其发生率为 1/1000000~1/100000,但儿童期不会发生恶变。随着年龄的增长,交界痣逐渐向皮内痣过渡,但手掌、足底、外生殖器等处的交界痣不易变为皮内痣,存在恶变的可能。当交界痣在短期内出现迅速增大,颜色加深发黑,表面破溃出血,边缘发红渗出,或出现墨水点样的卫星小痣时,表明该痣组织有恶变的趋势。

(二)皮内痣

皮内痣(intradermal nevus)的痣细胞呈巢状或条索状,位于真皮的不同层次,很少低于网状层的上 1/3,在痣细胞巢和表皮之间有明显的正常区域。在真皮上部的痣细胞巢内一般含有中等量黑色素,临床表现为突出皮肤表面的圆顶状或蒂状丘疹或结节,直径一般小于 1cm,好发于成人的头皮、颈部、面部等有毛发生长的部位,不发生在掌跖、足底、外生殖器等部位。皮内痣一般不增大,也无消退趋势。

(三)混合痣

混合痣(compound nevus)的痣细胞巢呈条索状伸向真皮层,不含或少含黑色素。其外观类似于交界痣,但突出于皮肤外,为半球状丘疹,表面光滑,界线清楚,呈褐色或黑褐色,多见于中青年。

一般来说,平滑的色素痣多为交界痣,稍高出皮肤的痣多为混合痣,而半球形或有蒂的痣多为皮内痣。

二、先天性色素痣

先天性色素痣(congenital nevus)与其他色素痣不同,患儿出生时皮肤上即有病灶,但无遗传倾向。其累及范围大多较广泛,可从几厘米大小至占背部、头皮、肢体等大部分面积。发生在特殊部位(如颜面部),面积达到 $144cm^2(12cm×12cm)$ 或接近此面积的痣,称为巨形色素痣,简称巨痣(giant nevus)。在儿童,颜面部病变面积达到2%、肢体达到3%、躯干达到5%亦可称为巨痣。据文献报道,有10%～13%的病例会出现恶变,转化为恶性黑色素瘤,其病理变化类似混合痣,但痣细胞团块向下伸展较深,有时可达皮下,在头部甚至可达颅骨。

临床表现为皮肤出现深褐色斑块,隆起,表面不规则,有小乳头状突起或疣状增生,累及范围可从几厘米至几十厘米,甚至位于整个背部、头皮、肢体,形状可呈帽子、坎肩、袜套样,早期有黑色粗毛,外形奇特,俗称兽皮痣。发生于头皮,呈肉色,表面有弯曲沟纹者则称为巨型脑回状痣(图38-8)。

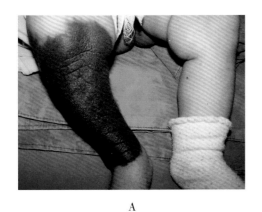 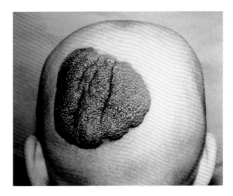

A 　　　　　　　　　　　　B

图 38-8　先天性色素痣

A. 兽皮痣　B. 脑回状痣

三、其他类型的色素痣

(一)晕痣

皮肤病学将晕痣(halo nevus)归为白癜风中的一型。它是一种出现在皮肤上的圆形或卵圆形的白斑,中央有一颗色素痣(图38-9)。儿童少见,常见于年轻人的躯干部、背部,可以出现一个到数十个不等。晕痣通常为混合痣,半数患者经过数月至数年后中心痣自然消退,周围的白晕也随之消失;也有的患者中心痣呈炎性改变,并不消退。

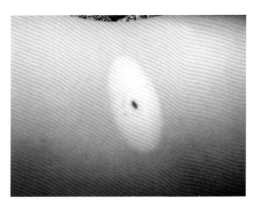

图 38-9　晕痣

（二）Spitz 痣

Spitz 痣又称良性幼年黑色素瘤,常见于年龄大于 14 岁的青少年。临床表现为面颊、耳部出现粉红色或红褐色结节,直径一般不超过 1～2cm,表面光滑无毛,或呈疣状,略高出皮肤,开始时生长较快,轻微外伤可引起出血、结痂,少有溃疡,损害可持续到成年。此痣是一种活动性混合痣,在表皮和真皮交界处增殖,细胞较大。临床上常需要和血管瘤、化脓性肉芽肿、寻常疣鉴别。Spitz 痣属于良性,但其病理标本与结节性恶性黑色素瘤的鉴别仍比较困难。

（三）甲母痣

甲母痣是甲基质中的交界痣,其色素浸润至甲板,并随着甲板的生长而向前推移至甲缘。多数为儿童时期出现或出生时即有,表现为甲板下一褐色或黑色纵行条带,边缘清楚、规则,色泽均匀(图 38-10),多为单发,也有报道伴有多指或有家族史。甲母痣较其他色素痣更易出现恶变,当出现褐色条带近期扩大,甲缘出现斑块、结节、溃疡、出血时,应警惕恶变的可能性,尽早行手术治疗。

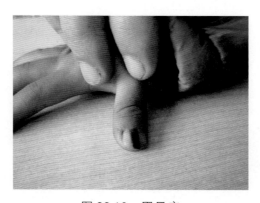

图 38-10　甲母痣

四、治疗

儿童全身出现 15～20 个痣是比较正常的,一般不需要治疗。现代人对容貌的要求越来越高,特别是儿童长在颜面部的痣,其家长常希望进行治疗。有些病灶面积过大、色泽过深,并有较多毛发生长,虽然不在面部,家长也担心影响孩子的正常发育及美观,或担心恶变,同样会提出治疗要求。

（一）手术治疗

对于直径大于 3mm 的黑痣,多数学者建议采用梭形切除的方法。如面积较大,也可以采用分次手术切除,面积更大者则可以采用植皮术或皮瓣及扩张皮肤后手术修复的方式。所有切除后的病灶标本,原则上均应行病理检查,除了解痣组织的性质外,还可以确定有无痣组织的残留。儿童由于病灶小、皮肤弹性好,早期进行色素痣的切除有利于创面修复,术后瘢痕也较轻。对于能通过手术切除,并能用植皮、皮瓣或扩张皮肤后修复创面的巨痣而言,在儿童期手术是值得推崇的。

儿童甲母痣的手术可采用拔除指甲、切除甲床处的黑色素沉着等方法,但容易复发。反复发作时可采用扩大切除。在没有确定存在恶变前,尽量不做截指手术。

（二）非手术治疗

对于直径小于 1～2mm 的黑痣,非手术治疗更容易被家长及患儿接受,但由于失去病理检查的机会,创面容易形成凹陷,或对残余病灶反复治疗,也使治疗留下一些缺憾。

1 激光治疗　现在多采用脉冲或超脉冲 CO_2 激光进行祛痣治疗,儿童需要作皮下浸润麻醉。在激光的汽化过程中不断擦去表面的炭化物,露出白色真皮即可,发现有残留后应及时再次治疗,但应避免一处多次治疗。也有文献报道因反复激光刺激造成痣组织恶变的病例。

2 化学烧灼 常用 30%～50%三氯醋酸或冰醋酸等腐蚀药物进行化学烧灼,俗称"点痣",但因深度难以控制,容易残留,创面愈合时间较长,不应作为现代常规方法。其他方法如冷冻、电灼等亦有同样的缺点,不是理想的治疗手段。

第十五节 黑色素细胞增生性疾病

一、蒙古斑

蒙古斑(mongolian spot)又称真皮黑变病,最常见于黄种人或黑人婴儿,是由于胚胎时黑色素细胞从神经嵴移行至表皮时停留于真皮深部而造成的。因黑色素颗粒位于较深部位,通过皮肤的光波分散,出现特殊的青灰色或蓝色。

临床表现为新生儿的臀部、骶尾部、背部出现淡灰蓝色、蓝色或蓝黑色皮肤斑块,不高出皮面,大小不等,多为单个,偶有多发,常在幼儿期自行消退,不留痕迹,偶可持续至成人甚至扩大。

蒙古斑一般不需要治疗。

二、太田痣

太田痣(nevus of Ota)又称眼上腭部青褐色痣,是由太田氏首先描述的一种累及巩膜及同侧三叉神经分布区域的灰蓝色斑片状皮损。由于斑片沿周围神经分布,提示黑色素细胞可能来自局部神经组织。

由于黑色素细胞在真皮中的分布不均衡,临床表现为斑片呈淡棕色至深蓝色,不同部位可有不同的颜色。斑片好发于额、上下眼睑、颧、颞部,常发生于颜面一侧,偶可发生于双侧,部分患者可累及巩膜,皮损广泛者可累及睑结膜、鼻翼、耳部、上腭及颊黏膜。50%以上的太田痣为先天性,出生时即有,其余多发生于 10 岁以后,随年龄的增长斑片逐渐扩大、颜色加深,病损边缘不清。本病无遗传倾向,无恶变可能。

太田痣的治疗首选 Q 开关激光,波长为 500～700nm,通过选择性光热作用破坏黑色素细胞,使病损皮肤逐渐恢复正常色泽。治疗效果因色素细胞所在真皮层深浅不同而有所差别,浅层易治疗,深层需要多次。先天性太田痣的治疗在 3 月龄后即可施行,目前的技术水平可使大部分病例达到较为满意的程度。

三、伊藤痣

伊藤痣(nevus of Ito)又称肩峰三角肌褐青色痣,是一种类似太田痣的色素斑,所不同的是其分布于上臂、肩部、锁骨上区等臂外侧神经支配区域。从儿童期开始出现病损,随着年龄的增长,经日晒后逐渐明显。

临床表现为在肩、前胸、肩胛骨区、上臂、腕、面颊部出现与太田痣类似的青灰色斑,可相互融合,数年后可长出粗毛。病损皮肤纹理粗厚,边界不清楚,呈地图样改变。

镜下特点与太田痣相同。

因生长部位对美观影响不大,多无须治疗。如有治疗要求,可参照太田痣的治疗方法。

四、雀斑

雀斑(freckles)为常染色体显性遗传病,是发生于体表部位皮肤上的黄褐色斑点。多见于女性,常在 5 岁左右出现,随着年龄的增长数目增多,颜色加深。其发展与日晒有关,随季节变化,夏季斑点数目增多,颜色加深,冬季则相反,数目减少,颜色变淡。

其病理改变为表皮基底层细胞黑色素含量增加,但黑色素细胞数量不增加,代谢活跃。

雀斑的治疗以防护为主,应减少阳光过量照射,可涂防晒霜保护患处。化学剥脱、皮肤磨削有明显的治疗效果,目前使用的光子激光技术效果更为安全、简便、有效。

五、咖啡牛奶斑

咖啡牛奶斑(café au lait spots)是一种出生后即有的边缘规则而清晰的色素沉着斑,颜色从淡棕色至深棕色,类似咖啡。其色泽均匀,大小不等,可单发,亦可多发,部分患者可伴有神经纤维瘤病。70%的神经纤维瘤病患者伴有咖啡牛奶斑,但多数咖啡牛奶斑患者并无神经纤维瘤病。

本病使用 755nm 紫翠宝石激光机可以得到有效的治疗,颜色较深者需要多次激光治疗。

六、蓝痣

蓝痣(blue nevus)是起源于神经嵴的一种衰退性黑色素细胞,不规则地集中在真皮下 1/3 层面,由于真皮下部的黑色素细胞在光波折射后呈蓝色而得名。一般分为普通蓝痣和细胞性蓝痣。

普通蓝痣表现为自幼发生的蓝色或蓝黑色斑丘疹或小结节,隆起于皮肤表面,边缘清楚,表面光滑,大部分直径小于 1cm,多为单个,好发于头面部、颈部、四肢伸侧,偶可发生于口腔、外阴黏膜。细胞性蓝痣比较罕见,出生时即有,好发于臀部、骶尾部,为蓝色或蓝黑色坚实结节,直径常大于 1cm,色素密集,可呈分叶状,一般为良性,少数可恶变成黑色素瘤。

蓝痣的治疗以手术切除为主,小于 3mm 的蓝痣可行脉冲激光治疗,但易复发,需反复治疗。

(周启星　杨　文)

参考文献

[1] Mulliken J B, Gripp K W, Stolle C A, et al. Molecular analysis of patients with synostotic frontal plagiocephaly (unilateral coronal synostosis)[J]. Plast Reconstr Surg, 2004,113(7):1899-1909.

[2] Olshan A F, Faustman E M. Nitrosatable drug exposure during pregnancy and adverse pregnancy outcome[J]. Int J Epidemiol, 1989,18(4):891-899.

[3] Panchal J, Marsh J L, Park T S, et al. Sagittal craniosynostosis outcome assessment for two methods and timings of intervention[J]. Plast Reconstr Surg, 1999,103(6):1574-1584.

[4] Panchal J, Uttchin V. Management of craniosynostosis[J]. Plast Reconstr Surg, 2003,111(6):2032-2048; quiz 2049.

[5] Khanna P C, Thapa M M, Iyer R S, et al. Pictorial essay: the many faces of craniosynostosis[J]. Indian J Radiol Imag, 2011,21(1):49-56.

[6] PassosBueno M R, Serti Eacute A E, Jehee F S, et al. Genetics of craniosynostosis: genes, mutations and genotype-phenotype correlations[J]. Front Oral Biol, 2008,12:

107-143.

　　［7］Persing J A. MOC-PS（SM）CME article: management considerations in the treatment of craniosynostosis［J］. Plast Reconstr Surg, 2008,121(4 Suppl):1-11.

　　［8］Renier D, Lajeunie E, Arnaud E, et al. Management of craniosynostoses［J］. Child's Nerv Syst, 2000,16(10-11):645-658.

　　［9］Slater B J, Lenton K A, Kwan M D, et al. Cranial sutures: a brief review［J］. Plast Reconstr Surg, 2008,121(4):170e-178e.

　　［10］Speltz M L, Kapp-Simon K A, Cunningham M, et al. Single-suture craniosynostosis: a review of neurobehavioral research and theory［J］. J Pediatr Psychol, 2004,29(8): 651-668.

　　［11］Tamburrini G, Caldarelli M, Massimi L, et al. Intracranial pressure monitoring in children with single suture and complex craniosynostosis: a review［J］. Child's Nerv Syst, 2005,21(10):913-921.

　　［12］Wilkie A O. Craniosynostosis: genes and mechanisms［J］. Hum Mol Genet, 1997,6(10):1647-1656.

第三十九章
处理儿童创伤时的整形外科原则

儿童不同于成人,更不是成人的缩小版。成人已经完成了身体发育,而儿童却正在成长当中。因此,处理儿童创伤时千万不能照搬成人的处理方法和模式。作为一名合格的整形外科医师,处理儿童创伤时须遵循以下原则。

一、"储存"原则

"储存"原则是指为孩子以后的修复储存更多的材料,能多留的组织一定不要少留,哪怕近期一个阶段外观不好看也要留下,以便为以后的修复创造条件,这是处理儿童创伤的总原则。由于有些医院缺乏整形美容外科的手术器械,或普通外科医师不太了解创伤后的整形外科处理原则,对伤口进行简易清创后缝合治疗,或者对疑似挫灭的组织进行大刀阔斧地清除,等孩子伤口愈合或青春期后,发现组织缺损畸形影响美观或功能再到医院进行畸形修复时,整形外科医师就会面临"巧妇难为无米之炊"的尴尬局面。因此,对儿童进行创伤处理时,医师必须懂得整形外科伤口处理的原则和方法,尽量多保留组织,唯有如此才有可能为后期的美容修复创造条件。在处理复杂和重大创伤时,一定要在处理前进行周密设计,制订详细的治疗计划、手术方案和各种应急措施,遵循"物归原主"、"同物相济"等原则进行操作。

二、"担当"原则

儿童的组织修复能力非常强大,因此在清创的时候除了一些确实挫灭的组织外,大部分损伤的组织使用温盐水湿敷一段时间后均能恢复其活性。笔者曾经遇到这样一个例子,家长误将绳子拴在孩子手腕上 8 小时,来医院后发现患儿的整个手已经完全发黑了,处理的时候感到很困难,但后来还是决定切开引流,用温盐水作反复灌洗,没有截肢,术后采取相应的保暖、扩血管等措施,结果患儿恢复得很好,保住了这只手。因此不要怕承担风险和责任而放弃一些机会,有时候这些机会对于一个孩子的一生来说是至关重要的。

三、"微创"原则

该原则就是要求将整形外科的微创原则应用到儿童的早期清创手术中。对出血的伤口首先进行止血,然后仔细检查损伤情况,如局部是否有异物等,再精细清理创口,评估组织缺损情况,仔细检查哪些组织发生了缺损、坏死或移位。儿童的组织比较娇嫩脆弱,因此对创伤组织的清除要适当,要小心翼翼地进行操作,如使用精细剪适当修剪创缘,减少组织损伤,缝合时将组织分层对合,使用小针细线,尽量做到无张力缝合,消灭无效腔,对不规则伤口应尽量顺皮纹方向缝合。目前许多医院使用组织胶水对创口进行黏合,一则可以保护创面不受污染,二则避免了皮肤表面针线缝合所留的痕迹,术后效果很好。

四、"兼顾整体与局部"原则

在修复组织缺损时,要根据缺损所在的部位,缺损的大小、形态等综合考虑,尤其是在修复面部缺损时,要考虑到是否会对面部美观产生影响,将创伤的救治和容貌的重塑结合起来。

五、"等待"原则

有时候,并不是所有的创伤均需要立即修复,如有些伤口可能被污染,处理时若将伤口缝合起来,日后可能会发生感染,此时就需遵循"等待"原则,即对伤口进行适当的清创和冲洗后,让其敞开着,等待二期缝合伤口。

此外,后期的治疗也很重要,如创面愈合后早期使用激光对愈合创面进行处理,以阻塞增生的毛细血管,减少瘢痕血供,同时使用硅酮凝胶类材料进行外敷,还可使用弹力绷带对术后创面加压包扎 3～6 个月,以抑制瘢痕增生。

儿童往往对任何事情都感到好奇,但是他们对周围的环境缺乏认识,再加上儿童的动作协调性差,容易发生一些意外创伤,如烧伤、化学灼伤、电击伤、摔伤等,因此对儿童各种意外创伤的预防就显得尤为重要。一旦发生了意外创伤,懂得早期处理创伤的原则及方法也极为重要,后面的章节将针对各种创伤的早期处理及修复作详细介绍。

(张文显)

参考文献

[1] 王炜.整形外科学[M].杭州:浙江科学技术出版社,1999:446-452.

[2] 汪良能,高学书.整形外科学[M].北京:人民卫生出版社,1989:406-409.

[3] 张金哲,杨启政.实用小儿肿瘤学[M].郑州:郑州大学出版社,2001:527-528.

[4] 董蒨.小儿肿瘤外科学[M].北京:人民卫生出版社,2009:339-345.

[5] 赵辨.临床皮肤病学[M].第 3 版.南京:江苏科学技术出版社,2001:1134-1135.

[6] Sternberg S S.诊断外科病理学[M].回允中,译.第 3 版.北京:北京大学医学出版社,2003:751-754.

[7] 李铁一.儿科 X 线诊断学[M].天津:天津科学技术出版社,1992:236-237.

[8] 朱学骏.皮肤病的组织病理学诊断[M].北京:北京医科大学、中国协和医科大学联合出版社,1990:348-349.

[9] 朱德生.皮肤病学[M].第 2 版.北京:人民卫生出版社,1982:774-775.

[10] 王琦,李俊林,王颖,等.神经纤维瘤病的 CT 和 MRI 表现[J].医学影像学杂志,2008,18(6):593-596.

[11] 王侠生,廖康煌.杨国亮皮肤病学[M].上海:上海科学技术文献出版社,2005:983.

[12] 徐光召,王伟.头面颈部钙化上皮瘤 25 例误诊分析[J].临床误诊误治,2000,13(5):379-380.

[13] 柿坂.小儿钙化性上皮瘤[J].日本小儿科临床,1981,4:802

[14] 孙建方,王为平,曾学思,等.多发性毛发上皮瘤临床病理分析[J].临床皮肤科杂志,1997,26(2):90-91.

[15] Jeffe E S,Harris N L,Stein H,et al.造血与淋巴组织肿瘤病理学和遗传学[M].周小鸽,陈辉树,译.北京:人民卫生出版社,2006:109-110.

[16] Guldbakke K K, Khachemoune A, Deng A, et al. Naevus comedonicus: a

spectrum of body involvement[J]. Clin Exp Dermatol, 2007,32(5):488-492.

[17] Lee J W, Yang W S, Chung S Y, et al. Aggressive systemic mastocytosis after germ cell tumor of the ovary: C-KIT mutation documentation in both disease states[J]. J Pediatr Hematol/Oncol, 2007,29(6):412-415.

[18] Ramadass T, Narayanan N, Rao P, et al. Glial heterotopia in ENT-Two case reports and review of literature[J]. Indian J Otolaryngol Head Neck Surg, 2011,63(4): 407-410.

[19] Kurban Y, Sahin I, Uyar I, et al. Heterotopic brain tissue on the face and neck in a neonate: a rare case report and literature review[J]. J Matern Fetal Neonatal Med, 2013,26 (6):619-621.

[20] Rahbar R, Resto V A, Robson C D, et al. Nasal glioma and encephalocele: diagnosis and management[J]. Laryngoscope, 2003,113(12):2069-2077.

第四十章
儿童瘢痕

瘢痕组织是人体创伤修复过程中的必然产物,从广义上说,没有瘢痕组织就没有创伤的愈合,但如果瘢痕的生长超过一定限度,就会发生各种并发症,诸如外形的破坏及功能障碍等。临床上最常见的是发生在皮肤组织上的瘢痕,但实际上任何深部组织及器官在创伤修复和愈合过程中都会产生各种程度的瘢痕。如果在创伤过程中进行正确处理(包括无菌、清创、切开缝合或组织移植等技术),就可能产生最轻微的瘢痕,并且可能避免功能上的障碍。若创伤未曾得到较理想的处理,或并发严重的感染,就会产生明显的瘢痕及功能障碍。儿童瘢痕的主要病因包括烧创伤、皮肤病变(如皮肤肿瘤)、软组织感染、坏死、面部手术等。

一、瘢痕的性质和分类

瘢痕组织是人体创伤修复过程中的一种自然产物。在组织受创伤后数分钟内,伤口内即有血清和纤维蛋白渗出凝集,创伤较大时,还有凝血块充填其间。在受伤后3～4天,局部就有成纤维细胞出现和增生,并有毛细血管及神经末梢再生,直到全部纤维蛋白为结缔组织所替代为止,这样就形成了瘢痕组织。在瘢痕组织形成早期,成纤维细胞增生和毛细血管扩张是它的主要特征。在增生现象十分旺盛的阶段,瘢痕组织外观上发红增厚,瘢痕真皮下出现明显的毛细血管网,有痛痒难耐的感觉。瘢痕组织的另一个特征就是它能不断地收缩,这种收缩可以引起周围正常组织的断发性变形,从而造成挛缩及畸形。当瘢痕经过一个相当的时期(几个月到几年不等)就进入比较稳定的阶段,此时痒痛就不是最主要症状,瘢痕也会变软变薄,色泽由红转暗褐,但其所造成的挛缩及畸形则多属永久性。

根据组织学及临床表现,瘢痕组织可分成四种类型。

(一)表浅性瘢痕

这是指皮肤浅表的一种瘢痕,多由于皮肤轻度擦伤,或由于皮肤浅Ⅱ度烧伤,或由于皮肤受浅表的感染而形成。这种瘢痕除了表面粗糙或有色素变化外,一般都无功能障碍,因此一般无须处理。有些表浅性瘢痕随着时间的推移亦可逐渐退去而不明显。

(二)增殖性瘢痕和瘢痕疙瘩

增殖性瘢痕和瘢痕疙瘩在病理上很难区分,因为两者都表现为异常增殖的胶原束。两者都是伤口异常愈合的一种表现,目前普遍认为它们是由于伤口处过多的成纤维细胞参与和胶原分布造成的。在伤口炎症期晚期,大量巨噬细胞异常释放细胞因子,使伤口的增殖期延长而延迟了愈合反应。增殖期内产生大量细胞外基质,包括纤维素、Ⅲ型胶原和Ⅰ型胶原。不同的是,瘢痕疙瘩最后以增厚的透明胶原为主,而增殖性瘢痕则主要表达α-平滑肌肌动蛋白和螺旋状排列的胶原纤维。

色素深的人种较易发生瘢痕疙瘩,因为此类皮肤质厚,含脂肪高,含硫量亦高,而硫的新陈代谢可能与瘢痕疙瘩的形成有一定关系。另外,瘢痕疙瘩可能有家族遗传性,日本人、非洲裔美国人和汉族人染色体上的 2q23、7p11 和 10q23.31 位点可能是瘢痕疙瘩的易感基因。在日本进行的一项大范围的基因筛查发现，日本人群中，有 3 条染色体(1q41、3q22.3～q23 和 15q21.3)内的 4 个单核苷酸多态性(SNP)基因位点(rs873549、rs1511412、rs940187 和 rs8032158)显示与瘢痕疙瘩有显著关系，尤以 rs873549 最明显。

任何切口经缝合愈合后的瘢痕往往是增殖性的，这与局部的张力或活动有关。顺着皮纹方向进行的切口缝合后一般不致产生瘢痕增殖，说明这种瘢痕的形成与皮肤的张力和活动有一定关系。头面部一般较少形成瘢痕疙瘩或增殖性瘢痕，但是在耳郭等张力较大部位可能形成。在非洲裔人群中，头皮瘢痕疙瘩和增殖性瘢痕的比例明显大于其他人群，这可能和他们喜欢编辫子，从而使头皮皮肤张力变大有关。

增殖性瘢痕和瘢痕疙瘩常出现在皮脂腺较多的部位，而青春期前后皮脂腺分泌旺盛，所以发病率较高。

此外，感染也是一个重要因素，创面感染愈严重，则愈合后瘢痕的增殖现象也愈严重。外科手术切口缝合后所出现的线状瘢痕增殖，除与两侧组织张力有关外，还与手术中所使用的器械是否精细、手术技术是否轻巧细致，以及有无感染、是否早期拆线等因素有关。故此，从预防观点上来说，缝合任何手术切口时，以上所述诸点应予特别注意，以免产生不必要的瘢痕增生。

增殖性瘢痕和瘢痕疙瘩在病理及组织学表现上有诸多类似，但是在临床表现上却有所区别。增殖性瘢痕有时在外形上虽然和瘢痕疙瘩相似，但它只限于皮肤受损伤的部位，不向正常组织扩张，而瘢痕疙瘩具有肿瘤的部分特征，它可以向周围正常皮肤扩张，形成蟹足样增生，并可以在身体各个部位同时出现，手术切除后很容易复发，抗凋亡能力强。颈项部的瘢痕疙瘩常向左右两侧蔓延伸展，波及两耳及下颌，可融合成带状硬块。被埋入的皮脂腺毛囊可造成囊肿，易并发急性化脓性感染，需作切开引流，可屡次发作，形成瘘管，经久不愈。

(三) 萎缩性瘢痕

萎缩性瘢痕是一种不稳定的瘢痕组织，故又称不稳定瘢痕，常发生于较大面积的Ⅲ度烧伤，特别是创面深及脂肪层，未经植皮，经过较长时间，仅依靠四周边缘上皮细胞生长而使创面愈合者。

这种瘢痕组织很薄，表面平坦，但局部血液循环极差，扪之有坚硬的感觉。其外层仅覆盖一层萎缩的上皮细胞，经受不起外力的摩擦，容易破裂造成溃疡，经久不愈，或时愈时溃，晚期有发生癌变的可能。瘢痕底层含有大量胶原纤维，往往与深部组织如肌肉、肌腱、骨骼、神经或血管粘连。这种瘢痕具有很大的收缩性，可牵拉邻近的正常组织而造成较增殖性瘢痕更严重的挛缩性功能障碍。

瘢痕挛缩是一个非常复杂的病理过程，而肌成纤维细胞是瘢痕挛缩的动力来源，它通过胞内肌动蛋白、肌球蛋白及钙离子/钙调蛋白等构成非肌细胞收缩系统，在外界信号的刺激下产生强烈而持久的收缩，这一收缩运动通过细胞外基质的传导而传遍整个创面，从而导致肉芽组织的收缩。细胞因子，如血小板源生长因子(PDGF)、转化生长因子 β(TGF-β)和 γ-干扰素(IFN-γ)则通过单独或协同作用参与其中的正负调节。

这种瘢痕具有很强的破坏性，故应注意预防。凡较大面积的皮肤缺损，如烧伤、皮肤撕脱伤、慢性溃疡等必须及早进行植皮手术，勿任其自愈。创面挛缩与植皮的绝对厚度并无关系，其关键在于皮片组织学上的厚度，即全层真皮的存在，使肌成纤维细胞的生命周期早日完成，早期停止挛缩。而当创面一旦开始挛缩，缺损区的皮肤移植对于抑制创面收缩则收效甚微。因此，早期皮肤覆盖，加上由所在区域的骨骼组织或外用设备提供机械支撑，是目前减少伤口挛缩最有效的方法。

二、瘢痕的治疗

儿童头面部严重的瘢痕可能影响到儿童面部组织器官的正常发育,造成器官移位、张口困难等,进而导致营养吸收障碍影响全身发育。对于学龄儿童,严重的颜面部畸形还可能影响患儿的心理,造成自卑孤僻的性格,致融入社会障碍,故应积极治疗。

（一）非手术治疗

1 药物外用 目前硅制剂已经成为治疗增殖性瘢痕的一线外用药物。此类药物使用方便,价格适中,没有严重的不良反应,儿童使用安全,与其他外用药物相比相对有效。现在市场上有凝胶和贴膜两种制剂。贴膜可以减少瘢痕处的皮肤张力,所以能够减少瘢痕处的疼痛和瘙痒,长时间使用可以使增生的瘢痕变薄、变软。多个临床实践已经证实,使用硅制剂可以预防和减轻瘢痕的产生。

2 糖皮质激素局部注射 糖皮质激素治疗瘢痕的机制目前仍未完全明了,普遍认为可能与抑制炎症反应有关。糖皮质激素局部注射的方法包括单独皮损内注射、皮损切除后注射、联合氟尿嘧啶或者激光治疗等。但对儿童应用时应注意剂量及治疗时间,避免影响儿童骨骼及生长发育。

3 激光治疗 随着激光技术的日益革新,激光越来越多地被应用到增殖性瘢痕和瘢痕疙瘩的治疗中。脉冲染料激光目前被认为是治疗增殖性瘢痕最有效的方法,其他激光如 Nd:YAG 激光、点阵激光等也被证明可以用来治疗手术后瘢痕和表浅性瘢痕。

4 压力治疗 为了减少切口处的皮肤张力,可以使用弹力头套或者耳夹等,以降低形成瘢痕的风险。

（二）手术治疗

1 手术时机 对于局部小范围或轻度的瘢痕,如外观或功能影响轻微,可在瘢痕形成半年后手术。对于大范围或全面部瘢痕,严重影响外观或功能者,可在瘢痕形成 3 个月左右手术。凡出现明显的功能障碍者,无论瘢痕的面积大小或程度如何,均应尽早进行手术,并以解决功能障碍为主,其根治性的整形手术则可在瘢痕形成半年左右实施。

2 手术方法 对于形成半年以上,伴或不伴色素沉着的头面部浅表凹陷性瘢痕,可以使用磨削术来治疗。磨削术需要术者掌握合适的磨削深度,一般建议磨削至乳头层中部。术后应注意防晒及保持创面干燥,防止色素沉着和感染。

对于影响功能和限制面部重要器官活动的瘢痕,原则上都应尽早切除,以解除挛缩状态,使正常组织复位。若切除后创面不大,经创缘充分游离后可以低张力缝合的瘢痕,可以选择切除后直接缝合。缝合时应注意按照面部的自然皮纹线,逐层、仔细对合,保证创口平整。在头面部活动区域内如眼周、口周等的瘢痕,可选择 Z、V-Y、W 等成形术进行改形,必要时可分次切除缝合,避免面部器官移位或异常的组织减量与增量。对于切除后创面不能直接缝合,或直接缝合后将导致面部器官移位的瘢痕,可以切除后联合皮片移植术或者皮瓣转移术。在头皮部位或者邻近部分无法提供足够面积的皮瓣时,可以使用扩张器进行皮肤扩张,但是需向患儿家长讲明扩张过程中可导致面部器官的移位或对颅面骨压迫的可能性。扩张时尽量选择 2 岁以上的儿童,2 岁以下的儿童必须应用时应缩短扩张时间,密切观察扩张过程中患儿颅内压改变的症状和体征,防止高颅内压的产生。

在口周和唇部的瘢痕,若瘢痕较深厚、挛缩较重者,应以组织瓣转移修复为佳。如严重的唇外翻、小口畸形时,唇红大面积瘢痕切除后,应以口腔侧黏膜移植修复。还需要注意的是,无论是皮片还是皮瓣移植,术后口唇局部均应良好固定,并控制饮食,防止口唇活动过度及食物污染导致移植组织成活不佳甚至坏死。

（吴颖之）

　　[1] 张明媚,胡永璐,郝瑜,等.颜面部皮肤软组织损伤的护理[J].中国美容医学,2010,19(10):1557.

　　[2] 王炜.整形外科学[M].杭州:浙江科学技术出版社,1999:6-7.

　　[3] 戴维·拉尔夫·米拉德.整形外科原则[M].程宁新,王原路,熊斌,等,译.广州:广东科技出版社,2004.

第四十一章
人及动物咬伤

由于管理缺乏规范及防护不善,动物咬伤是儿童创伤较常见的原因之一。广义的动物咬伤包括各种哺乳动物、爬行动物、禽类及昆虫的咬、蜇伤,其中以犬伤最为多见。动物咬伤后需预防狂犬病的发生,因为哺乳动物,特别是犬科与猫科动物对狂犬病病毒易感。目前我国预防狂犬病的处理主要依据卫生部 2009 年印发的《狂犬病暴露预防处置工作规范(2009 年版)》。

一、临床表现

(一)挫擦伤
动物咬伤后损伤较轻时,常表现为软组织挫伤、表皮擦伤(图 41-1)。

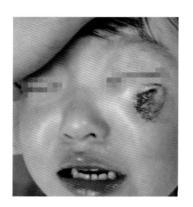

图 41-1　左面部咬伤创口

(二)撕裂伤
动物撕咬时可导致局部组织撕裂,表现为伤口不整齐,甚至出现多层组织的缺失(图 41-2)。

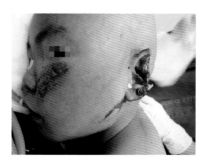

图 41-2　左面部、耳部犬咬伤创口

动物咬伤后,因为其唾液本身的蛋白成分及细菌、病毒等刺激,组织反应较重,肿胀明显,容易发生感染。

二、诊断

大部分情况下家属或者患儿能提供明确的致伤史,根据病史及体征即可明确诊断。被狂犬病病毒易感动物咬伤后,按照接触方式和暴露程度将狂犬病暴露分为三级:①Ⅰ级,接触或者喂养动物,或者完好的皮肤被舔;②Ⅱ级,裸露的皮肤被轻咬,或者无出血的轻微抓伤、擦伤;③Ⅲ级,单处或者多处贯穿性皮肤咬伤或者抓伤,或者破损皮肤被舔,或者开放性伤口、黏膜被污染。

三、治疗

(一)隔离

被狂犬、疑似狂犬或者不能确定健康的狂犬病宿主动物咬伤、抓伤、舔舐黏膜或者破损皮肤处,或者开放性伤口、黏膜接触可能感染狂犬病病毒的动物唾液或者组织时,需按照狂犬病处置流程处理,伤人动物有条件时应予以隔离观察10天。

(二)伤口的处理

1 伤口冲洗、消毒 立即予以肥皂水清洗,然后以过氧化氢溶液、生理盐水、1%聚维酮碘液反复冲洗伤口,深部伤口以注射器冲洗。高度怀疑狂犬病病毒暴露者,可用碘酊(碘附)或者75%乙醇消毒伤口。如伤口碎烂组织较多,应当首先予以清除。如伤口情况允许,应当尽量避免缝合。

2 伤口缝合 伤口的缝合和抗生素的预防性使用应当在考虑暴露动物的类型、伤口的大小和位置及暴露后时间间隔的基础上区别对待。

(1)伤口轻微时,可不缝合,也可不包扎,用透气性敷料覆盖创面。

(2)伤口较大或者面部重伤影响面容或功能时确需缝合者,在完成清创消毒后,应当先用抗狂犬病血清或者狂犬病免疫球蛋白作伤口周围的浸润注射,使抗体浸润到组织中,以中和可能存在的狂犬病病毒,2小时后再行缝合和包扎。伤口深而大者应当放置引流条,以利于伤口污染物及分泌物的排出。

因儿童动物咬伤后伤口换药痛苦、护理困难及家属对美容要求较高,笔者单位近年来对犬咬伤伤口均予以缝合。

(3)存在组织缺损时,若情况允许,可在彻底清创的前提下考虑一期行断层皮片移植或者邻近皮瓣转移修复手术。

3 伤口感染的处理 需要注意的是,动物咬伤后伤口感染的发生率虽较低,但较普通外伤高,一般发生在咬伤后3～5天。

(1)未发生全身感染者,如有局部感染,应及时拆除1～2针缝合线,创腔内以过氧化氢溶液、生理盐水、1%聚维酮碘液反复冲洗后放置引流条。

(2)面部伤口通常口小腔大,普通盐水纱条放置困难,裁剪后易导致棉絮残留,笔者的经验是将"优拓"湿性敷料裁剪成宽2～3mm的细条置入创腔。该材料虽无虹吸作用,但不易断裂,组织相容性好,不粘连组织,临床使用效果较好。

4 狂犬病免疫球蛋白的使用 按照药物说明,将该药局部浸润注射2小时后再行清创缝合,但这难免会推迟手术时间或者在手术清创时稀释药液。根据笔者单位的经验,若条件允许,入院后最好尽快安排手术清创,术中彻底清创后再行创周药物注射。若确实需等待较长时间才能手术,可考虑先行封闭注射,不应拘泥于规则。

（三）药物治疗

狂犬病疫苗及狂犬病免疫球蛋白的应用应越早越好。但在人咬伤中，仅有狂犬病患者在发病前后才可能发生病毒传播，故健康人咬伤无须进行狂犬病疫苗接种。

尽早注射破伤风抗毒素(TAT)及人破伤风免疫球蛋白。

根据伤口情况酌情使用抗生素，伤口较深者需预防厌氧菌感染。

根据笔者单位的经验，为预防感染，术后应使用足量广谱抗生素联合甲硝唑 3～5 天左右；发生伤口感染者，以局部换药处理为主，静脉输注抗生素的时间可适当延长。

四、典型病例

（一）病例一

患儿男，9 岁，因"右侧面部被狗咬伤 2 小时"急诊入院。入院诊断：右侧面部狗咬伤后软组织缺损。入院后于全身麻醉下行面部清创、中厚植皮术，术后 10 天拆线，皮片成活良好，一期愈合（图41-3）。

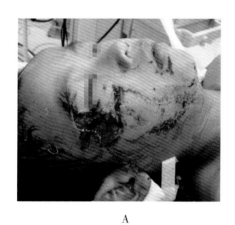
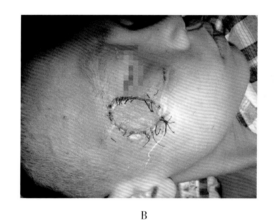

A   B

图 41-3 病例一
A. 术前 B. 术后

（二）病例二

患儿女，2 岁，因"面部及唇部被狗咬伤 1 小时"急诊入院。入院诊断：右侧面部狗咬伤后挫裂伤，上唇软组织缺损。入院后于全身麻醉下行清创缝合、唇黏膜瓣 V-Y 推进修复术，术后 7 天伤口一期愈合（图 41-4）。

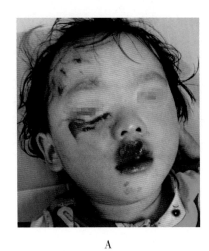 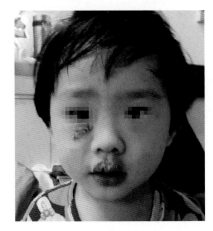

图 41-4　病例二
A. 术前　B. 术后

（肖　军　傅跃先）

[1] 张涤生.张涤生整复外科学[M].上海:上海科学技术出版社,2002.

[2] Kim S, Choi T H, Liu W, et al. Update on scar management: guidelines for treating Asian patients[J]. Plast Reconstr Surg, 2013,132(6):1580-1589.

[3] O'Brien L, Jones D J. Silicone gel sheeting for preventing and treating hypertrophic and keloid scars[J]. Cochr Datab Syst Rev, 2013,9:CD003826.

[4] 李正,王慧贞,吉士俊.实用小儿外科学[M].北京:人民卫生出版社,2001.

《整形美容外科学全书》

立足创新，博采众长，

传播世界整形美容外科的理念、技艺和未来！

邮购地址：杭州市体育场路347号浙江科学技术出版社

邮政编码：310006

联系电话：0571-85058048 0571-85176040

网购方式：**Bookuu**博库网 http://www.bookuu.com

当当网 http://www.dangdang.com

亚马逊 amazon.cn http://www.amazon.cn